ESSENTIAL HUMAN ANATOMY

핵심

국소해부학

대한해부학회 편

집필진

김명주	단국대학교 의과대학 해부학교실
김영석	인제대학교 의과대학 해부학교실
김이석	가톨릭대학교 의과대학 해부학교실
박 찬	경희대학교 의과대학 해부학교실
송우철	건국대학교 의과대학 해부학교실
송대용	을지대학교 의과대학 해부학교실
주경민	성균관대학교 의과대학 해부세포생물학교실
한승연	건양대학교 의과대학 해부학교실
허경석	연세대학교 치과대학 구강생물학교실
황승준	울산대학교 의과대학 해부학교실
황영일	서울대학교 의과대학 해부학교실

핵심 국소해부학을 내면서

셋째판 국소해부학이 출간된 지 4년이 흘렀다. 둘째판 이후 10 여년이 지나 출간된 셋째판은 의학교육과정 구성 변화에 따라 임상의학교육에 방점을 두는 방향으로 바뀌었다. 또한 타 기초의학과 마찬가지로 해부학 교육에 할애되는 시간이 점차 줄어드는 현실을 반영하고 통합교육이라는 교육과정 흐름에 따라 줄어든 학습량에 대응하기 위한 의지로 제작되었다. 그러나 최근 급격히 변화되는 교육과정의 기조로 보았을 때 여전히 학생들이 접근하기에는 쉽지 않은 분량이었다. 이러한 변화에 따라 셋째판 국소해부학의 출간과 더불어 학생들에게 편하게 읽히고 공부할 수 있는 간략본을 만들어야 한다는 필요성이 학회 차원에서 논의되었다. 해외 해부학 교과서들의 간략본 출간 등의 시대적 흐름을 반영해야 할 의무감도 피할 수 없었다.

대한해부학회의 공식적 논의를 실천하기 위해 빠른 기간에 다방면의 검토가 이루어 졌다. 학생에게 쉽게 읽히고 정리된 내용을 갖춘 핵심적 내용의 교과서를 만들기로 한 것이다. 그러기 위해 단원 담당자가 책임 집필하는 기존의 방식과는 다른 새로운 방법을 모색하게 되었다. '셋째판 국소해부학'을 근간으로 각 편찬위원에게 단원을 나누어 축약본을 만들게 한 후 모든 편찬위원이 모여 다듬어진 내용을 놓고 함께 토론하였다. 일 년 넘게 매달 모인 편찬위원은 각 단원 내용을 줄이고 다듬었으며, 그림과 표를 보충하고 정비하였다. 노력의 결과 책의 분량은 줄었고 내용은 간결해졌다. 편찬위원들의 노력과 열정으로 축약본을 만들고자 실천에 옮긴 지 1년 6개월만에 '셋째판 국소해부학'에서 '핵심국소해부학' 이라는 책이 나올 수 있게 되었다.

지난 한 해 적잖은 위원회를 참석하기 위해 지방에서 먼 길을 마다 않고 올라와 주신 여러 편찬위원들과 최종 교정을 담당해주신 고기석 교수, 그리고 '핵심국소해부학' 편찬의 기획과 마무리까지 온 열정을 쏟아주신 황영일 교수가 계셨기에 이 책의 출간이 가능하였다는 점을 말씀드리지 않을 수 없다. 또한 해부학 관련하여 좋은 책을 만들겠다는 일념으로 많은 어려움을 감수하면서 전폭적인 지원을 아끼지 않은 고려의학 최병진 사장과 임직원 여러분께 감사를 드린다.

'핵심국소해부학' 출간에 관여한 모든 분들의 노고에 다시 한번 감사드린다.

2020년 8월 10일

대한해부학회 교재편찬위원회

위원장 황 승 준

추천사

의과대학의 교육과정이 변화되면서 기초의학 강의시간이 많이 줄었습니다. 각 대학마다 상황은 다르지만 해부학 교과과정도 과거에 비해 많이 줄어, 이에 따라 내용을 요약한 해부학 교과서가 필요하게 되었습니다. 이를 대한해부학회에서 공식적으로 논의한지 5년 만에, 먼저 만든 국소해부학 교과서의 내용을 줄이고 다듬은 핵심국소해부학이 나오게 되었습니다.

교육과 연구로 바쁜 업무일정에도 핵심국소해부학 교과서가 만들어지기 위해 노력해주신 교재편찬위원회의 황승준 위원장을 비롯한 편찬위원들과 집필과 교정에 참여해주신 교수님들께 감사드립니다.

이제 대한해부학회는 계통해부학 교과서와 국소해부학 교과서를 포함해 핵심국소해부학 교과서를 우리말로 만들어 가지게 되었습니다. 3차원인 사람 몸의 구조를 이해하기 위해 해부학을 공부하는 사람들에게 이 교과서들은 많은 도움이 되리라 생각합니다. 특히 이번에 만들어진 핵심국소해부학 교과서는 국소해부학 교과서 보다 쪽수를 줄였지만 꼭 필요한 내용들은 놓치지 않고 모두 담아서, 의과대학과 치과대학 및 한의과대학뿐만 아니라 생명과학을 다루는 보건계열의 대학들에서도 부담감을 줄이고 해부학 교과서로 쓸 수 있으리라 생각합니다.

대한해부학회가 계통해부학 교과서로부터 시작하여 핵심국소해부학 교과서까지 다양한 교과서를 만드는데 지원을 아끼지 않으신 고려의학이 있었기에 가능했던 일이기에 감사드립니다.

해부학은 의학의 기본이자 임상의학의 시작이라 생각합니다. 많은 분들이 수고하여 만들어진 이 교과서가 널리 읽혀지길 바라며, 이를 통해 얻어진 지식이 환자를 대하는 모든 의료분야에서 필수적인 기초지식으로 활용되길 바랍니다.

2020 8월 10일

대한해부학회 이사장

한 승 호

CONTENTS

01 총론

02 등

09 목

찾아보기

01 총론

I. 해부학이란

1. 해부학의 분류
2. 해부학용어

II. 피부와 근막

1. 피부의 구성
2. 피부 관련 구조물

III. 뼈대계통

1. 뼈의 분류
2. 뼈의 일반적 구조

IV. 관절

1. 관절의 분류
2. 관절의 혈관과 신경

V. 근육계통

1. 뼈대근육
2. 심장근육
3. 민무늬근육

VI. 순환계통

1. 동맥
2. 정맥
3. 모세혈관

VII. 림프계통

1. 림프관
2. 림프절
3. 가슴림프관
4. 오른림프관

VIII. 신경계통

1. 신경조직
2. 중추신경계통
3. 말초신경계통
4. 몸신경계통
5. 자율신경계통

IX. 해부학적 변이

X. 의학영상

1. 단순X선 촬영
2. 전산화단층촬영
3. 초음파촬영
4. 자기공명영상
5. 핵의학검사

I 해부학이란

해부학은 사람의 몸을 해부하여 구조와 기능을 연구하는 학문으로, 의학의 기본이 되는 분야이다. 해부학은 해부학, 조직학, 발생학, 신경해부학으로 나뉘며, 각 분야는 서로 다른 관점과 관찰 방법으로 연구한다. 해부학에서는 눈으로 볼 수 있는 구조물들을 관찰하고, 조직학에서는 현미경을 이용하여 사람 몸의 조직을 자세히 관찰하고 연구한다. 발생학은 출생 전 사람 몸의 발달과정을 연구하며, 신경해부학은 뇌와 척수를 포함한 신경계통을 연구 대상으로 한다.

1. 해부학의 분류

해부학은 관찰과 기술 방법에 따라 다음과 같이 나눌 수 있다.

1) 계통해부학

우리 몸은 비슷한 기능을 하는 세포들이 모여 기본 조직(tissue)인, 상피조직, 결합조직, 근육조직, 신경조직을 만든다. 이 조직들이 섞여 콩팥, 심장, 간 등 기관(organ)을 형성하고, 기능적으로 관련 있는 여러 기관들이 모여서 계통(system)을 이룬다. 우리 몸에는 뼈대계통, 근육계통, 관절계통, 피부와 감각기관을 포함하는 신경계통, 소화계통, 호흡계통, 비뇨생식계통, 순환계통, 내분비계통 등이 있다. 이런 계통별로 관찰하여 우리 몸을 기술하는 것을 계통해부학(systemic anatomy)이라고 한다.

2) 국소해부학

계통해부학과는 달리 우리 몸을 부위별로 관찰하여 기술하는 것을 국소해부학(regional anatomy)이라 한다. 몸을 팔, 머리, 목, 등, 가슴, 배, 샅, 골반, 다리로 나누는 것이 일반적이다(그림 1.1). 각 부위를 이해하기 위해서는 이 부위에 있는 여러 계통 사이의 상호 관계 등 구조적인 연관성을 공부할 필요가 있다.

3) 임상해부학

임상적으로 유용한 몸의 구조와 기능을 강조한 해부학으로 임상 문제 해결과 임상 처치 또는 수술 등에 직접 활용할 수 있는 해부학 내용을 임상해부학(clinical anatomy)이라 한다. 여기에는 구조물의 해부학변이, 단면해부학, **영상해부학**(imaging anatomy), 3차원해부학 등이 포함된다.

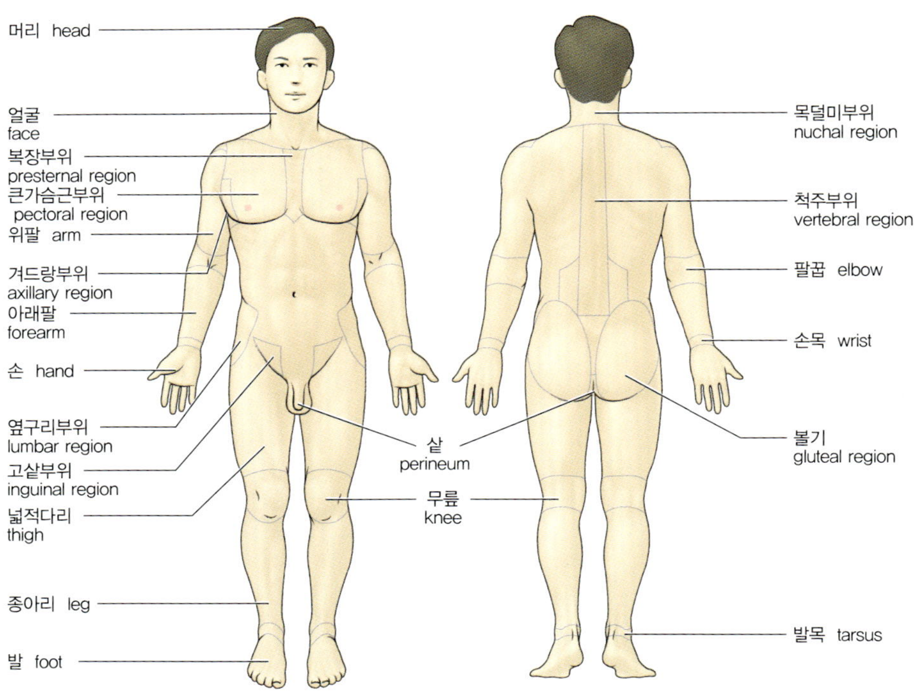

그림 1.1 해부학자세에서 본 몸의 부위

2. 해부학용어

우리 몸의 각 부위를 나타내는 용어는 국제적으로 통용되는 해부학용어로 제정되어 있다. 기초의학, 임상의학 분야를 막론하고 의학적인 내용을 설명하거나 이해하기 위해서는 국제적으로 통용되는 의학용어를 사용하여야 한다.

이 책에서 사용한 해부학용어는 1998년 국제해부학회 용어소위원회(Federative Committee on Anatomical Terminology)에서 정한 'Terminologia Anatomica : International Anatomical Terminology'와 대한해부학회에서 정한 '해부학용어(여섯째 판, 2014)'를 사용하였다.

해부학을 포함한 의학의 시작은 기본 언어를 익히는 것이다. 다음 용어들은 몸 부위, 구조물의 위치, 이들 사이의 관계 등을 기술하기 위해서 사용하는 가장 기본적인 용어들이기 때문에 반드시 익혀야 한다.

1) 해부학자세(anatomical position)

해부학 구조물의 위치는 해부학자세를 기준으로 정확하게 표현한다. 해부학자세란 바로 서서 얼굴과 눈은 앞을 향하고 팔은 몸통 옆으로 내려 손바닥이 앞을 향하며 두 발을 모아 발끝이 앞을 향하는 자세이다(그림 1.2).

2) 몸의 단면

사람의 몸을 여러 방향에서 자르는 가상의 면은 다음과 같다(그림 1.2).

- **정중면**(median plane) : 몸을 좌우 양쪽이 대칭이 되도록 나누는 수직면을 말하며, 정중시상면(midsagittal plane)이라고도 한다.
- **시상면**(sagittal plane) : 정중면에 평행한 모든 면을 말하며, 정중옆면(paramedian plane)이라고도 한다. 따라서 정중면은 하나이지만 시상면은 여러 개가 존재하며, 수많은 시상면 중에서 가운데에 있는 것이 정중면이다.
- **관상면**(coronal plane) : 몸을 앞뒤로 나누는 수직면으로 정중면에 직각인 수직면이다. 이 용어는 이 면의 방향이 머리뼈의 관상봉합(coronal suture)과 일치하는 것에서 유래하였으며, 이마면(frontal plane)이라고도 한다.
- **수평면**(horizontal plane) : 수평으로 지나는 면으로 정중면, 관상면과 직각을 이룬다.
- **가로면**(transverse plane) : 우리 몸이나 장기의 긴 축에 직각을 이루는 면으로 수평면일 수도 있지만 아닌 경우도 있다.

그밖에 비스듬하게 잘려 생기는 빗면(oblique plane)도 있다.

3) 상대적 위치 용어

해부학용어에는 상대적인 위치를 표현하는 용어가 있다.

- **바깥**(external)과 **속**(internal), **얕은**(superficial)과 **깊은**(deep), **중심**(central)과 **말초**(peripheral) 등은 일반 용어와 같은 의미로 사용된다.
- **안쪽**(medial)과 **가쪽**(lateral)은 각각 몸의 정중면에 가까이, 멀리 위치하는 것을 나타내는 용어이다.
- **배쪽**(ventral)과 **등쪽**(dorsal)은 배와 등 방향을 말하며, 사람에서는 **앞**(anterior)과 **뒤**(posterior)를 의미한다.
- **머리쪽**(cranial)과 **꼬리쪽**(caudal)은 사람에서는 각각 위(superior)와 아래(inferior)의 의미로 쓰인다.

이밖에 팔에서 **노쪽**(radial)과 **자쪽**(ulnar), 다리에서 종아리쪽(fibular)과 **정강쪽**(tibial)은 가쪽과 안쪽을 가리킬 때 사용된다.

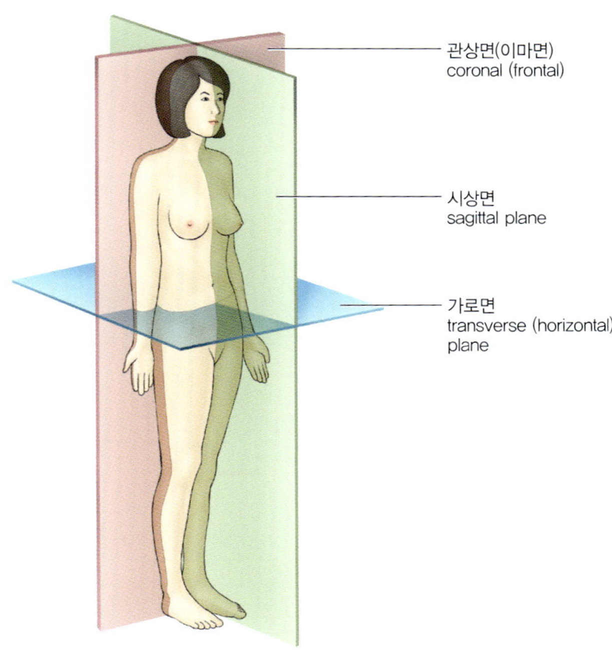

그림 1.2 해부학자세와 몸의 절단면

4) 움직임을 나타내는 용어(그림 1.3)

- **굽힘**(flexion)과 **폄**(extension) : 관절을 이루고 있는 두 뼈 사이의 각도가 작아지는 운동을 굽힘, 이와 반대로 커지는 운동을 폄이라고 하며, 펴는 운동이 관절의 정상 운동범위를 지나칠 경우에는 젖힘(hyperextension)이라고 한다.
- **벌림**(abduction)과 **모음**(adduction) : 정중면에서 멀어지는 운동을 벌림, 정중면으로 다가가는 운동을 모음이라고 한다. 손에서는 셋째손가락을 기준으로 이에서 멀어지는 운동, 즉 손가락을 쫙 펴는 운동을 벌림, 반대로 셋째손가락으로 다가가는 운동을 모음이라고 한다.
- **휘돌림**(circumduction) : 한 관절에서 몸쪽뼈를 중심으로 굽힘, 벌림, 폄, 모음이 연속적으로 일어나는 운동이다. 어깨관절에서 볼 수 있는 운동이며, 그 궤적은 어깨를 꼭짓점으로 하는 원뿔 모양이다.
- **돌림**(rotation) : 어떤 구조물의 긴 축을 중심으로 도는 운동이다. 예를 들면, 해부학자세에서 팔 앞면을 정

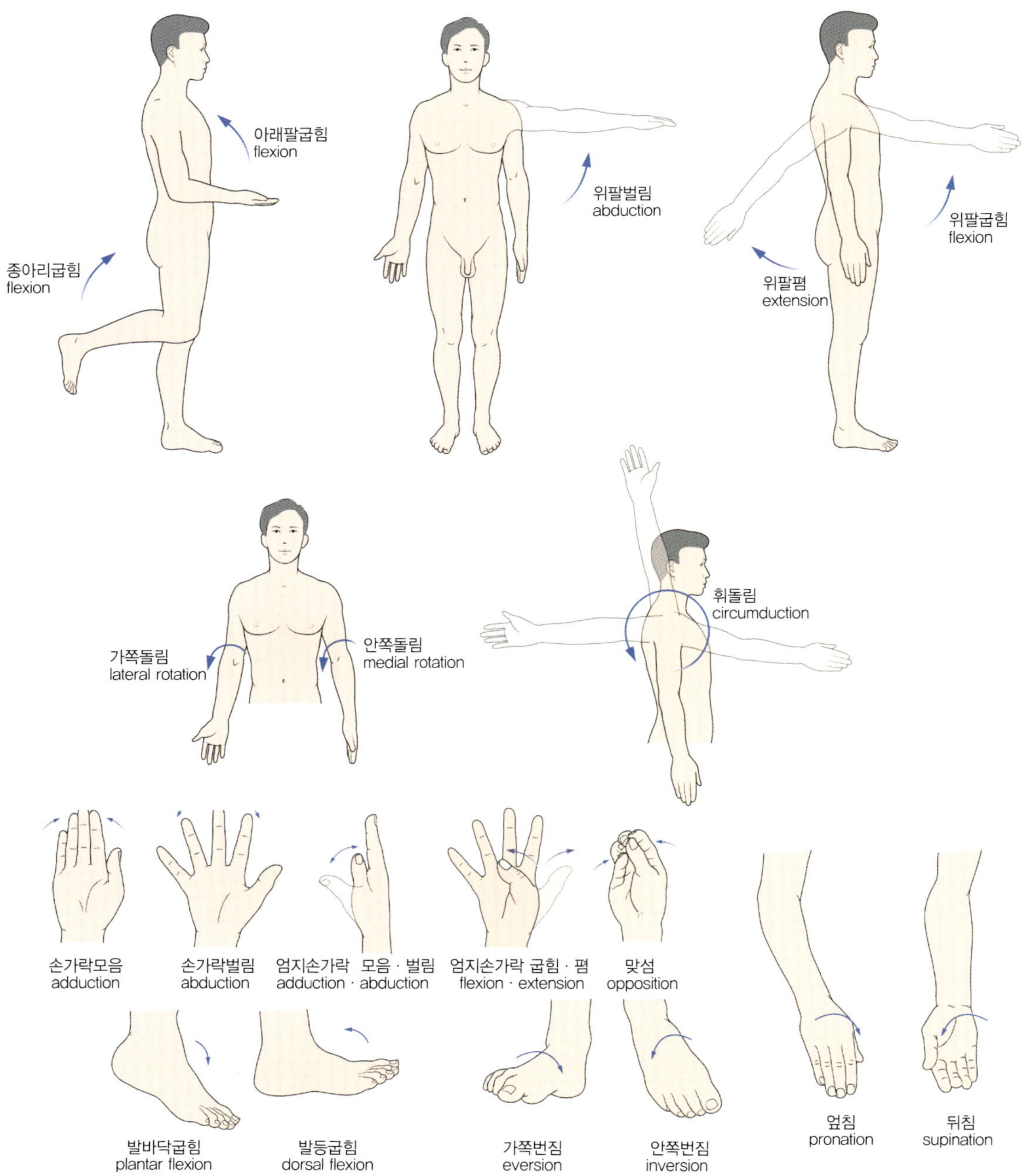

그림 1.3 움직임을 나타내는 용어

중면 방향으로 향하게 하는 운동은 안쪽돌림(medial rotation), 그 반대로 향하게 하는 것이 가쪽돌림(lateral rotation)이며, 이 운동은 팔의 긴 축을 중심으로 이루어진다.

- **바닥쪽굽힘**(또는 발바닥굽힘, plantar flexion)과 등쪽굽힘(또는 발등굽힘, dorsiflexion) : 발목(ankle)에서 일어나는 운동으로 발끝이 각각 발바닥쪽과 발등쪽으로 이동하는 운동을 말한다. 팔꿉(elbow)에서는 이러한 운동을 각각 굽힘(flexion)과 폄(extension)이라고 표현한다.
- **안쪽들림**(**안쪽번짐** inversion)과 **가쪽들림**(**가쪽번짐** eversion) : 발에서 일어나는 운동으로 발바닥을 안쪽과 가쪽으로 향하게 하는 운동이다.
- 엎침(pronation)과 뒤침(supination) : 아래팔에서 일어나는 운동으로, 아래팔 긴 축을 중심으로 팔을 안쪽으로 돌려 손등이 보이도록 노뼈와 자뼈가 엇갈리게 하는 운동을 엎침, 손등이 보이는 상태에서 팔을 가쪽으로 돌려 손바닥이 보이도록 노뼈와 자뼈가 평행되게 하는 운동을 뒤침이라고 한다.
- **맞섬**(opposition) : 찻잔의 고리를 잡을 때와 같이 엄지손가락과 다른 손가락 끝마디 부분이 서로 만나는 운동을 말한다.

엄지손가락 운동은 다른 부위와 다르게 정의한다. 손가락을 가지런히 모으고 손바닥이 하늘을 향하는 상태에서 엄지손가락이 천장을 향하도록 움직이는 것을 벌림, 이와 반대 운동을 모음이라고 하며, 엄지손가락이 손바닥을 가로질러 새끼손가락쪽으로 향하는 운동을 굽힘, 이와 반대 운동을 폄이라고 한다. 그밖에, 아래턱을 앞으로 내미는 것과 같은 운동을 내밈(protrusion), 그 반대는 들임(retrusion)이라고 하며, 어깨를 드는 것과 같은 운동을 올림(elevation), 반대의 경우를 내림(depression)이라 한다.

II 피부와 근막

피부(skin or integument)는 몸의 표면을 감싸는 기관으로, 외부에서 침입하는 세균 등 해로운 물질로부터 몸을 보호하고, 수분 소실을 막으며, 혈관이나 땀샘을 통하여 체온을 조절한다. 또한 피부에는 감각신경과 신경종말이 있어 여러 종류의 감각을 감지한다. 피부 표면적은 대개 1.5~2 m^2이다.

1. 피부의 구성(그림 1.4)

피부는 겉층인 표피와 깊은(속)층인 진피로 구성되며 피부 밑에는 피부밑조직이 있다.

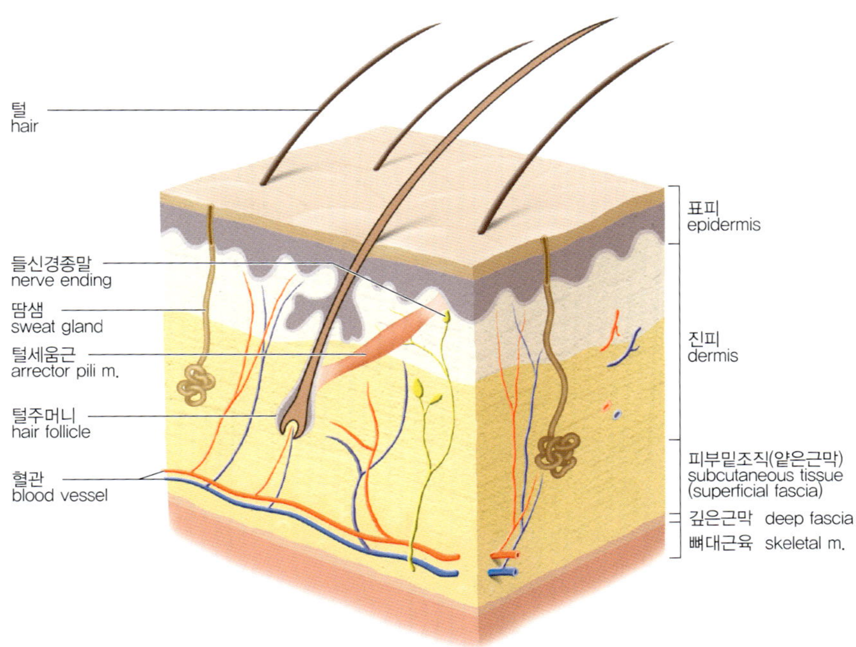

그림 1.4 외피의 절단면

1) 표피(epidermis)

여러 층의 상피세포로 구성되며 혈관이나 림프관은 분포하지 않는다.

2) 진피(dermis)

아교섬유(collagen fiber)와 탄력섬유(elastic fiber) 등이 불규칙하게 배열한 치밀결합조직으로 이루어져 있으며 털주머니(hair follicle), 털주머니에 딸린 털세움근(arrector muscle of hair), 기름샘(sebaceous gland), 땀샘(sweat gland) 등이 있고 혈관과 신경이 이곳에 닿는다.

3) 피부밑조직(hypodermis, subcutaneous tissue)

지방조직을 많이 포함하는 성긴 결합조직으로 이루어져 있다. 몸 부위에 따라 그 구성이 상당히 다르며, 성별과 영양 상태에 따라 개인 차이가 심하다. 지방은 체온 조절에 관여하며 엉덩이와 같이 뼈가 튀어나온 곳을 보호하기도 한다. 피부밑조직에는 땀샘, 혈관, 림프관, 피부신경(cutaneous nerve) 등이 존재한다. 육안해부학에서는 피부밑조직을 **얕은근막**(superficial fascia)이라고 한다.

2. 피부 관련 구조물

1) 피부밑윤활주머니(subcutaneous bursa)

마찰이 심한 관절 주변의 피부밑조직에 있는 구조물로, 윤활막(synovial membrane)으로 만들어진 주머니이다. 그 안에는 윤활막에서 분비된 윤활액(synovial fluid)이 소량 들어 있어서 운동할 때 발생하는 피부와 뼈 사이의 마찰을 줄인다.

2) 피부지지띠(피부인대 skin ligament; retinacula cutis)

진피 깊은 층에서 피부밑조직을 지나 그 아래에 있는 깊은근막(deep fascia)을 연결하는 가는 섬유띠(fibrous band)로 젖(유방), 얼굴, 손바닥, 발바닥 등에서 발달되어 있다. 피부지지띠는 성긴결합조직으로 구성된 피부밑조직의 형태를 유지하고 피부밑조직에서 피부의 움직임을 제한하는 역할을 한다.

3) 깊은근막(deep fascia)

얕은근막 바로 밑에서 근육 전체를 둘러싸는 매우 질긴 섬유막으로, 특히 팔다리에서 발달되어 있다. 팔다리에서 깊은근막은 **근육사이막**(intermuscular septum)으로 연결되며, 근육은 근막에 의하여 여러 부분으로 나뉘어 있어 감염이나 종양(신생물 neoplasm, tumor)이 주위로 퍼지는 것이 어느 정도 억제된다. 근육이 수축할 때 근육이 확장되는 것을 막아 근육이 주위의 정맥을 눌러 혈액을 짜주는 역할을 돕기도 한다(그림 1.16).

4) 털(hair)

몸 전체에 분포하나 손바닥, 발바닥, 손가락 끝마디, 입술의 붉은부분(vermilion), **음경귀두**(glans penis), 음경꺼풀(prepuce of penis), 대음순 안쪽, 소음순과 젖꼭지(nipple)에서는 관찰되지 않는다. 털은 부위에 따라 굵기와 길이가 다양하다.

5) 땀샘(sweet gland)

땀샘은 크게 샘분비땀샘과 부분분비땀샘의 두 종류가 있다.

- **샘분비땀샘**(eccrine sweat gland) : 입술과 바깥 생식기를 제외한 몸 대부분에 분포하며 수분과 나트륨 등을 주성분으로 하는 땀을 분비한다. 땀은 체온조절에 중요한 역할을 하며, 주로 교감신경 콜린섬유가 분비를 조절하지만 정서적 스트레스로 나는 땀은 아드레날린신경에 의해 조절된다.
- **부분분비땀샘**(apocrine sweat gland) : 사춘기에 이르러 발달하기 시작하는 땀샘으로 겨드랑(axilla), 항문, 젖꽃판, 대음순 등에 분포한다. 여성에서는 월경 주기에 따라 주기적 변화를 일으킨다. 이 샘의 분비물에는 다량의 단백질, 탄수화물, 지방 등이 함유되어 분비된 직후에는 냄새가 나지 않지만, 시간이 지나면서 피부 박테리아 작용에 의해 고유한 냄새가 나게 된다. 부분분비샘 분비는 정서적 자극에 의해 일어난다.

6) 기름샘(sebaceous gland)

기름샘은 털주머니(hair follicle)와 함께 위치하며, 손바닥, 발바닥, 손가락 끝마디에는 없으나 입술, 입꼬리 주변, 귀두와 음경꺼풀 안쪽면, 소음순, 음핵, 젖꼭지와 젖꽃판에는 털이 없어도 기름샘이 분포한다. 기름샘에서 분비되는 기름(sebum)은 피부가 마르지 않게 한다.

III 뼈대계통

뼈대계통(skeletal system)은 뼈와 연골로 이루어져 있다. 뼈(bone)는 특수하게 분화된 결합조직으로, 뼈대(skeleton)를 이루어 우리 몸의 중요한 장기(organ)를 보호하고, 몸을 지지하며, 운동을 하고, 칼슘, 인 등의 무기물의 저장소이며, 혈구형성(조혈, hematopoiesis) 기능을 한다.

연골(cartilage)은 뼈와 마찬가지로 특수하게 분화된 결합조직이지만 뼈보다는 약간 무르다. 연골은 바탕질(matrix)을 구성하는 섬유의 특성에 따라 **유리연골**(hyaline cartilage), **탄력연골**(elastic cartilage), 섬유연골(fibrous cartilage)로 나눌 수 있다. 일반적으로 연골에는 혈관이 분포하지 않아 주변 조직에서 확산에 의해 영양분과 산소를 공급받는다. 연골과 뼈의 비율은 몸이 성장함에 따라 달라진다. 출생 시 대부분의 뼈대는 연골로 되어 있으나 점차 뼈로 대체된다.

뼈대는 그 위치에 따라서 크게 두 부분으로 나뉜다.

- **몸통뼈대**(axial skeleton) : 몸의 축을 이루며, 머리뼈(skull), 척추뼈, 엉치뼈, 갈비뼈, 복장뼈로 구성된다 (그림 1.5).
- **팔다리뼈대**(appendicular skeleton) : **팔이음뼈**(shoulder girdle)와 다리이음뼈(pelvic girdle)를 포함하여 팔다리뼈들로 이루어져 있다.

1. 뼈의 분류

뼈는 관찰 방법에 다음과 같이 분류할 수 있다.

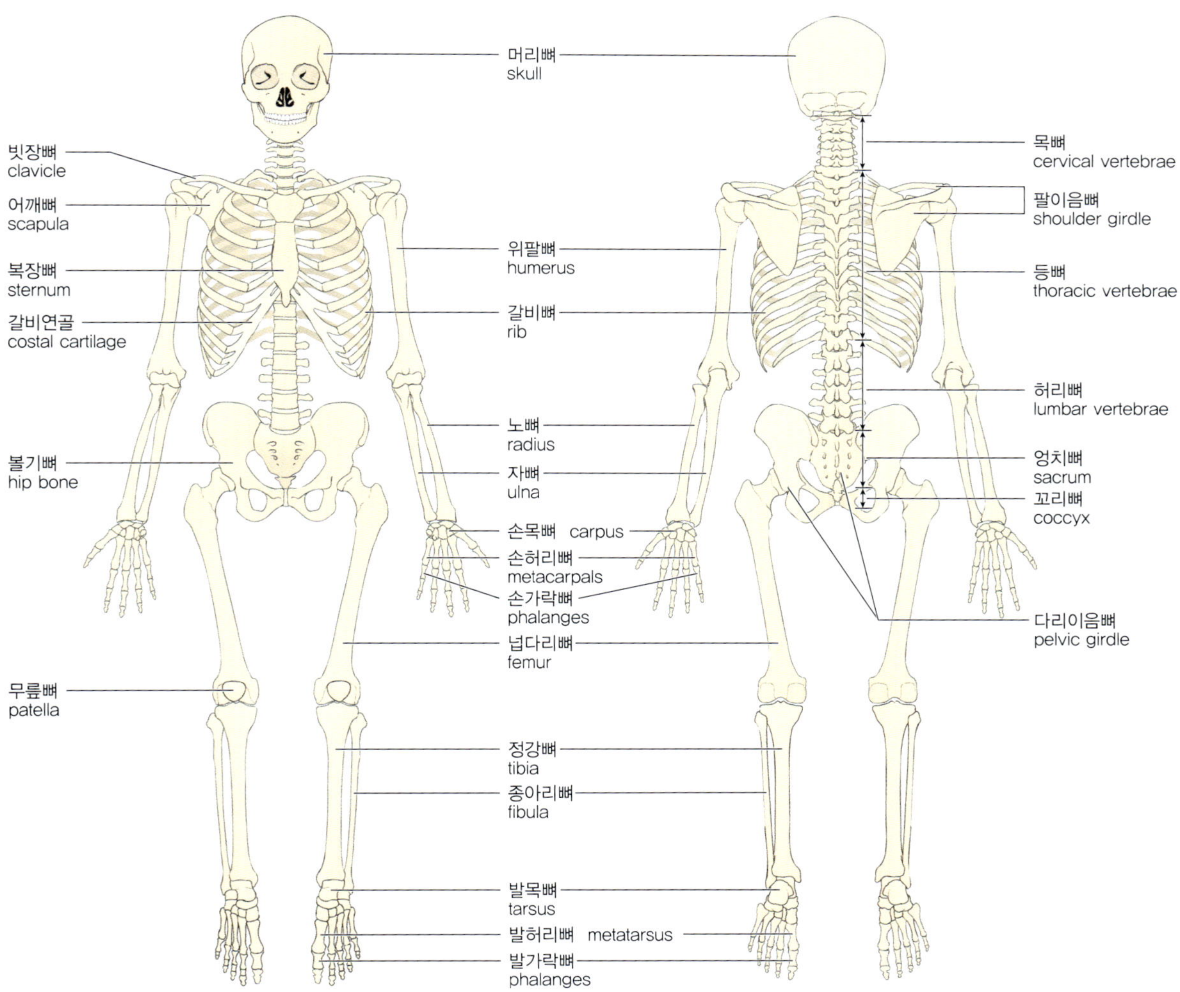

그림 1.5 뼈대계통

1) 생김새에 따른 분류

- **긴뼈**(long bone) : 길이가 너비보다 긴 뼈로 팔다리 대부분의 뼈가 여기에 속함
- **짧은뼈**(short bone) : 길이와 너비가 비슷한 뼈로 발목뼈와 손목뼈가 속함
- **납작뼈**(flat bone) : 편평한 모양의 뼈로 머리덮개뼈, 어깨뼈, 엉덩뼈 등이 속함
- **불규칙뼈**(irregular bone) : 척추뼈처럼 생김새가 불규칙한 뼈
- **종자뼈**(sesamoid bone) : 무릎뼈처럼 다른 뼈와 관절을 이루지 않고 힘줄(tendon) 같은 물렁조직(soft tissue)에 묻혀 있는 뼈

2) 조직학적 구성에 따른 분류(그림 1.6)

- **치밀뼈**(compact bone) : 뼈조직이 빈틈없이 치밀하게 채워진 뼈로, 긴뼈 몸통이나 납작뼈 표면(겉질뼈 cortical bone)이 이에 해당
- **해면뼈**(spongy bone, cancellous bone, trabecular bone) : 뼈기둥이 스펀지처럼 엉성하게 얽힌 부분으로, 긴뼈의 뼈몸통끝(metaphysis)과 뼈끝(epiphysis)에서 볼 수 있음

2. 뼈의 일반적인 구조

마른뼈(dry bone)를 절단하면 겉은 **치밀뼈**(**겉질뼈** cortical bone)로, 속은 해면뼈로 구성된다. 긴뼈 몸통 속, 빈 공간과 해면뼈 사이 공간에는 골수(bone marrow)라는 혈구형성 결합조직이 들어 있다. 납작뼈인 머리덮개뼈(calvaria)의 단면을 보면(그림 1.6 B) 치밀뼈인 바깥판(outer table)과 속판(inner table)이 있고, 그 사이에 있는 판사이층(diploe)을 구성하는 **뼈잔기둥**(trabecula)이 만드는 공간에 골수가 들어 있다.

관절면을 제외한 뼈 표면은 결합조직인 뼈(바깥)막(periosteum)이 싸고 있으며, 뼈 속면 골수공간은 뼈속막(endosteum)이 덮고 있다. 뼈막 깊은 층에는 뼈발생층(osteogenic layer)이 있어, 뼈가 부러지거나 뼈질환이 있는 경우에 새로운 뼈를 만드는 역할을 한다.

긴뼈는 중간 부분인 **뼈몸통**(diaphysis), 양쪽 끝부분인 **뼈끝**(epiphysis), 뼈몸통과 뼈끝 사이인 뼈몸통끝(metaphysis)으로 구성된다. 뼈의 성장이 채 끝나지 않은 긴뼈의 뼈끝과 뼈몸통끝 사이에 있는 얇은 층의 연골판(cartilage plate)은 방사선 사진에서 **뼈끝판**(epiphyseal plate)으로 보이고 이 부위의 연골이 증식하여 뼈가 만들어지면 긴뼈의 길이성장이 일어나게 된다. 뼈 성장이 끝나면 뼈끝판은 **뼈끝선**(epiphyseal line)이 된다. 뼈몸통에는 뼈에 영양을 공급하는 동맥이 뼈 속으로 들어가는 **영양구멍**(nutrient foramen)이 있다(그림 1.7).

1) 뼈 표면의 구조물

뼈에서 솟아오른 부위는 힘줄과 근육, 인대, 근막 등이 붙어서 힘을 받는 부위이고, 주변보다 얕은 부위는 혈관, 신경, 인대가 지나는 자리이다. 솟아 오른 구조물로 관절융기(condyle), 능선(crest), 위관절융기(epicondyle), 선(line), **복사**(malleolus), **융기**(eminence), **가시돌기**(spinous process), **돌기**(trochanter), **결절**(tubercle, tuberosity), **거친면**(tuberosity) 등이 있고, 패인 구조물로는 **패임**(notch), **구멍**(foramen), **오목**(fossa), **고랑**(groove) 등이 있다.

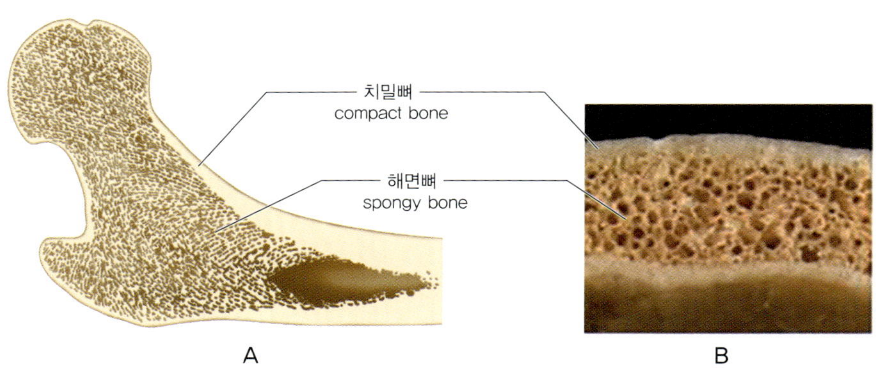

그림 1.6 긴뼈(A)와 납작뼈(B)의 단면. 각각에서 치밀뼈와 해면뼈가 관찰된다.

2) 골수(bone marrow)

뼈에서 치밀뼈가 만드는 **골수공간**(marrow cavity)과 해면뼈 뼈기둥 사이의 공간 속에는 **골수**(bone marrow)가 차 있다.

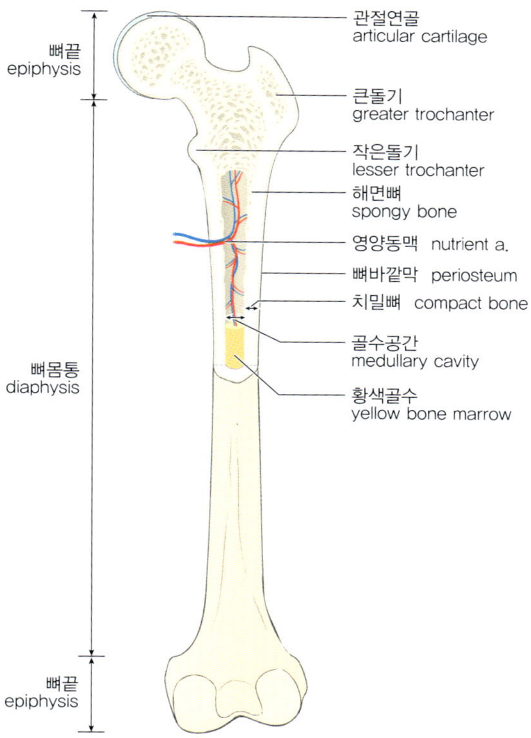

그림 1.7 전형적인 긴뼈의 모습

골수는 조혈과정 중의 다양한 세포들로 구성되며, 특히 적혈구 계통 세포가 많아서 빨갛게 보인다. 조혈 작용이 활발하게 일어나 빨갛게 보이는 골수를 적색골수(red marrow), 조혈작용이 멈추고 지방으로 대체되어 노랗게 보이는 골수를 황색골수(yellow marrow)라고 한다. 출생 시에는 모든 뼈에 적색골수가 차지만 어른이 되면 몸통뼈대(axial skeleton)와 팔다리뼈대(appendicular skeleton)의 일부에서 뼈끝 해면뼈 사이의 골수공간에만 적색골수가 남게 된다.

IV 관절

관절은 2개 이상의 뼈가 서로 만나 결합하고 있는 것으로 형태와 운동성이 다양하다.

1. 관절의 분류

관절은 관절을 이루는 뼈 사이 구조물의 성분에 따라 세 종류로 구분할 수 있다(그림 1.8).

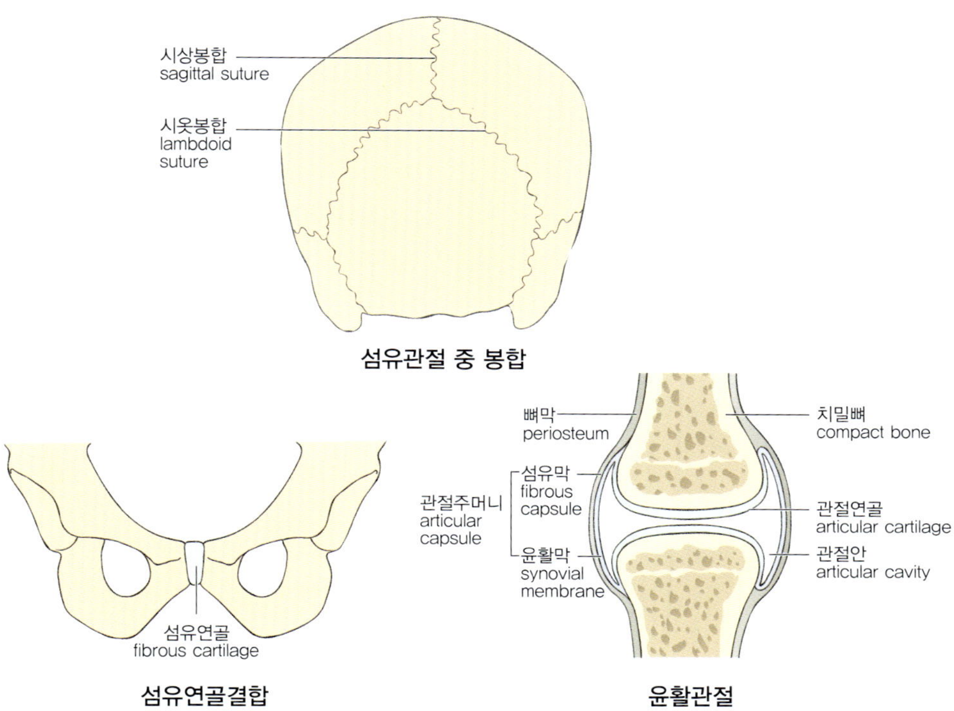

그림 1.8 관절의 종류

1) 섬유관절(fibrous joint)

두 뼈가 섬유조직으로 연결되는 관절로 봉합(suture), **인대결합**(syndesmosis), **못박이관절**(gomphosis; 치아가 이틀에 박힌 것)이 이에 속한다.

2) 연골관절(cartilaginous joint)

두 뼈가 연골로 이어진 것으로, 두 종류가 있다.

- **유리연골결합**(synchondrosis) : 두 뼈가 유리연골(hyaline cartilage)로 연결된 관절을 말하며, 성장하면서 뼈 사이의 연골은 결국 뼈로 변한다. 일차연골관절(primary cartilaginous joint)이라고도 한다.
- **섬유연골결합**(symphysis) : 두 뼈가 섬유연골(fibrocartilage) 원반으로 연결된 관절이며 약간의 운동성이 있고, 척주에서 척추뼈 사이의 척추사이원반(intervertebral disc)이 대표적인 예이다. 이차연골관절(secondary cartilaginous joint)이라고도 한다.

3) 윤활관절(synovial joint)

가장 흔하게 볼 수 있는 관절로 자유롭게 운동할 수 있고, 팔과 다리에 있는 대부분의 관절이 이에 속한다.

윤활관절은 **관절안**(joint cavity), **관절연골**(articular cartilage), **관절주머니**(joint capsule) 등으로 구성된다(그림 1.8). 관절을 이루며 마주보는 두 뼈의 접촉면은 유리연골(hyaline cartilage)인 관절연골로 덮여 있다. 두 뼈의 관절면은 관절주머니(articular capsule)라는 질긴 섬유막(fibrous membrane)으로 싸여 있고 관절주머니 속면은 윤활막(synovial membrane)으로 덮여 있다.

관절주머니 안쪽 공간인 관절안(joint cavity)은 실제 좁은 공간으로 잠재공간(potential space)이며, 관절주머니 윤활막에서 분비된 소량의 윤활액(synovial fluid)이 관절안을 적시고 있다. 윤활액은 미끄러운 물질로, 운동을 할 때 뼈 사이의 마찰을 줄여 관절을 보호하고 미끄럼운동이 가능하게 한다. 관절주머니 바깥으로 인대(ligament)와 힘줄(tendon)이 지나면서 관절의 안정성 유지에 도움을 준다. 윤활관절은 관절면의 형태에 따라 다음과 같이 나눈다(그림 1.9).

- **평면관절**(plane joint) : 마주하는 두 관절면이 평면에 가깝고 면의 크기도 작아서 미끄럼운동(sliding movement)이 가능하다. 손목뼈사이관절(intercarpal joint)과 봉우리빗장관절(acromioclavicular joint)에서 볼 수 있으며, 이 관절은 운동축이 없는 축없는관절(nonaxial joint)이다.
- **경첩관절**(hinge joint) : 한쪽 관절면은 볼록하고 다른 쪽 관절면은 이에 맞추어 오목한 형태이며, 두 뼈의 긴 축과 직각이 되는 가로축을 중심으로 각운동(angular movement)이 가능하다. 팔꿉관절(elbow joint)과 발목관절(ankle joint)이 그 예이며, 홑축관절(uniaxial joint)이다.
- **중쇠관절**(trochoid joint; pivot joint) : 맷돌의 위 · 아래짝을 맞추는 중쇠와 같이, 한쪽 뼈의 긴 돌기가 관절하는 뼈와 인대가 만드는 고리 안에서 도는 운동을 하는 관절이다. **몸쪽노자관절**(proximal radioulnar joint)과 정중고리중쇠관절(median atlantoaxial joint)이 그 예이며, 홑축관절이다.
- **두융기관절**(bicondylar joint) : 관절의 한쪽은 공처럼 솟은 관절융기가 2개 있고, 다른 한쪽은 얕게 패인 평면으로 굽힘과 폄, 약간의 돌림운동이 일어난다. 무릎관절(knee joint)이 이에 속하고, 두축관절(biaxial joint)이다.
- **타원관절**(ellipsoid joint) : 볼록한 한 쪽 관절면이 얕게 패여 있는 다른 쪽 관절면과 맞닿아 있는 모양이다. 관절면의 긴 축과 짧은 축을 중심으로 운동이 일어나 굽힘과 폄 이외에도 벌림과 모음운동이 가능한 두축관절이며, 손목관절(radiocarpal joint)과 손허리손가락관절(metacarpophalangeal joints)이 그 예이다.
- **안장관절**(saddle joint) : 관절면이 말안장처럼 앞뒤와 양쪽 방향으로 다르게 패인 관절로 두축관절에 속하며, 엄지손가락 손목손허리관절(carpometacarpal joint)이 그 예이다.
- **절구관절**(spheroid joint; ball and socket joint) : 한 면은 공 또는 절구공이 모양이고 맞은편 면은 공 또는 절구공이에 맞게 움푹 패인 모양의 관절로 전형적인 뭇축관절(multiaxial joint)이다. 운동축이 여러 개이므로 운동 범위가 넓고 자유롭다. 어깨관절(shoulder joint)과 엉덩관절(hip joint)이 이에 속한다.

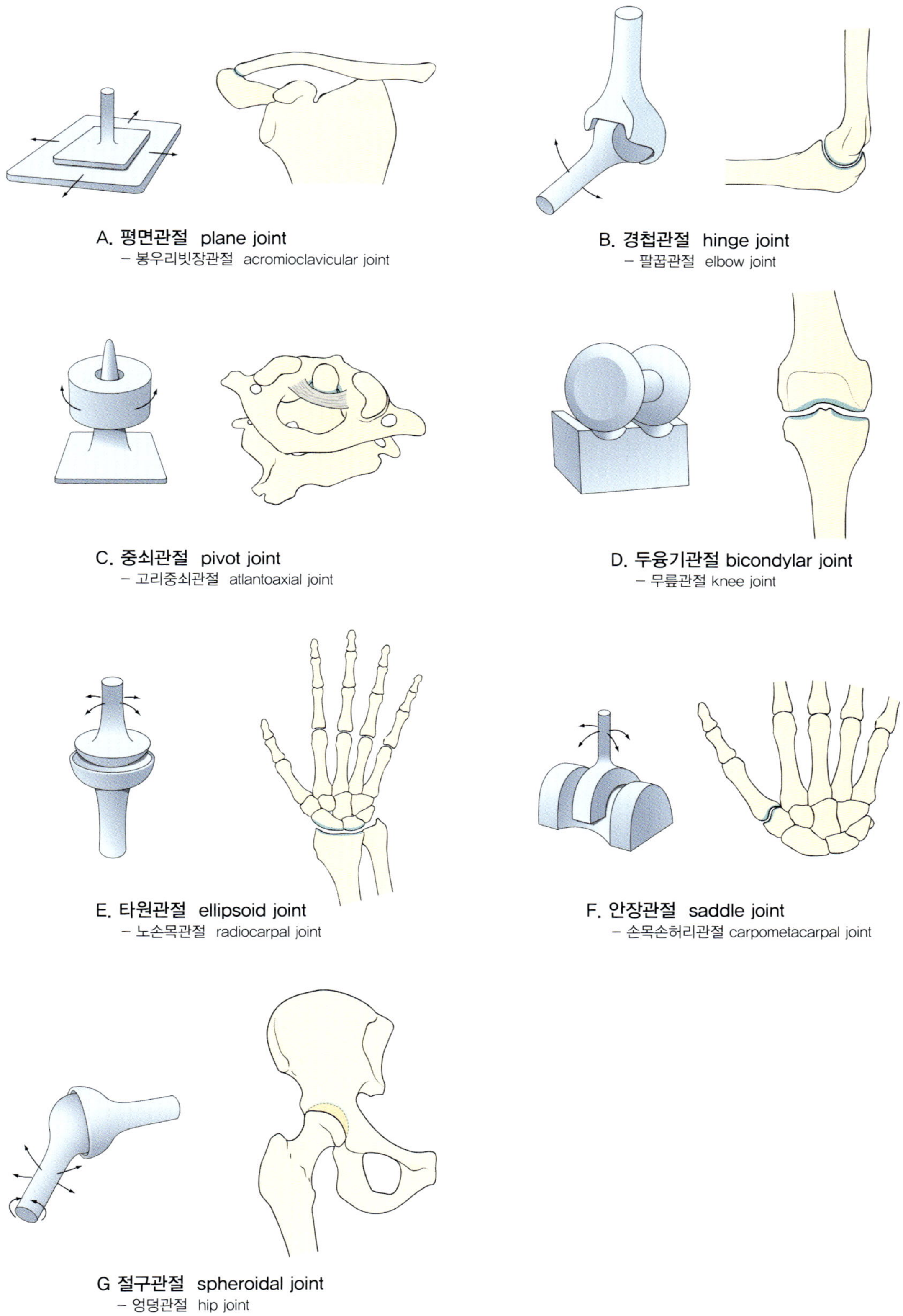

그림 1.9 윤활관절의 종류

2. 관절의 혈관과 신경

관절 주위에서는 주변 동맥들이 서로 연결(anastomosis)되어 그물을 형성하고 가지를 만들어 관절을 구성하는 구조물에 분포한다. 관절에는 신경분포가 풍부하며, 이들은 특히 몸의 운동과 위치를 감지하는 **고유감각**(proprioception)을 전달한다.

V 근육계통

근육세포(muscle cell)는 **근육섬유**(muscle fiber)라고도 하며, 조직학적 형태와 위치에 따라서 가로무늬근육(뼈대근육), 심장근육, 민무늬근육으로 분류한다.

1. 뼈대근육

일반적으로 **뼈대근육**(skeletal m.)은 직접 또는 힘줄(tendon)을 통해 뼈, 연골, 인대, 근막에 붙지만, 일부 근육은 장기(안구), 피부(얼굴근육), 점막(혀근육)에 붙는다.

뼈대근육은 대부분 사람의 의지대로 움직일 수 있기 때문에 수의근육(맘대로근육, voluntary muscles)이라고도 한다. 그러나 이들의 작용 중 일부는 사람의 의지와 관계없이 반사적으로 이루어지는 것도 있다. 예를 들면, 가로막(diaphragm)은 평상시에 숨을 쉴 때는 사람의 의지와는 관계없이 반사적으로 수축과 이완이 반복되지만 의식적으로 깊은 숨을 쉬고자 할 때는 수의적으로 조절할 수 있다. 뼈대근육이 수축하면 길이가 줄어드는 대신에 지름은 증가하게 되어, 근육 주위에 있는 정맥을 눌러 혈액을 밀어내는 펌프작용을 한다(그림 1.16)

1) 이는곳과 닿는곳

뼈대근육이 수축하여 운동이 일어날 때, 일반적으로 붙는 부위 중 한쪽은 고정되어 있고 다른 쪽은 움직이게 된다. 이때 고정되는 부분을 이는곳(origin), 움직이는 쪽을 닿는곳(insertion)이라고 한다. 대개 이는곳은 근육의 몸쪽 붙는 부위이고, 닿는 곳은 근육의 먼쪽 붙는 부위에 해당하는 경우가 많다(그림 1.10). 그러나 몇몇 근육은 경우에 따라 양쪽 방향으로 움직일 수도 있으며 사람 몸의 자세나 운동의 종류에 따라 이는곳과 닿는곳이 뒤바뀔 수도 있다.

2) 뼈대근육의 일반 구조

뼈대근육의 구조와 모양은 다양하지만, 기본적으로는 양쪽 끝부분에 힘줄(tendon)이 있고 그 중간에는 근육섬유가 모여 있는 힘살(belly)이 있다. 그러나 근육의 힘살 부위가 뼈와 근막 등에 직접 붙기도 한다. 일부 근육의 힘줄은 판 모양의 널힘줄(aponeurosis)이 되어 뼈에 붙는다.

3) 근육 이름 짓기

근육은 그 기능, 생김새, 위치 등에 따라 이름이 지어졌다. 그 예를 보면 다음과 같다.

- 생김새에 따른 이름 : **등세모근**(trapezius m.), 큰마름근(rhomboideus major m.)
- 위치에 다른 이름 : **앞정강근**(tibialis anterior m.)
- 근육갈래에 따른 이름 : **위팔두갈래근**(biceps brachii m.), 넙다리네갈래근(quadriceps femoris m.)
- 근육이 붙는 부위에 따른 이름 : **두덩정강근**(gacilis m.)
- 기능에 따른 이름 : **어깨올림근**(levator scapulae m.), **손엎침근**(supinator m.)
- 복합적인 이름 : **얕은손가락굽힘근**(flexor digitorum superficialis m.), **네모엎침근**(pronator quadratus m.)

4) 근육섬유 배열에 따른 뼈대근육의 분류

근육섬유의 배열 상태에 따라 뼈대근육의 힘이 작용하는 방향과 범위, 강도가 달라진다(그림 1.11).

- **납작근육**(flat muscle) : 근육섬유가 근육의 작용 방향과 평행하게 배열된 근육으로 근육의 두께가 가늘고 납작함
- **네모근육**(quadrate muscle) : 근육의 형태가 네모꼴이며 근육섬유가 근육의 작용 방향과 평행하게 배열
- **방추근육**(fusiform muscle) : 역시 근육섬유는 근육의 작용방향과 평행하나 근육힘살이 둥글고 두꺼우며 양끝으로 갈수록 점점 가늘어짐
- **깃근육**(pennate muscle) : 근육섬유가 힘의 방향과 각

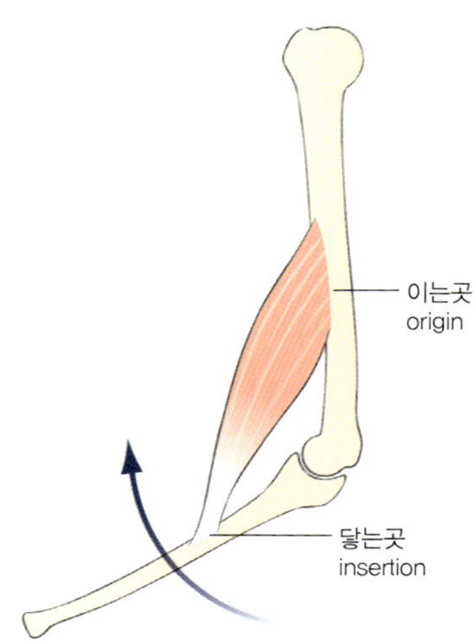

그림 1.10 근육의 이는곳과 닿는곳

을 이루며 배열된 근육으로 근육섬유의 배열이 마치 깃털처럼 생겼다. 깃털이 한 쪽만 있는 경우에는 반깃근육(unipennate muscle), 두 쪽인 경우에는 깃근육(pennate muscle), 어깨세모근(deltoid m.)처럼 여러 방향인 경우는 뭇깃근육(multipennate muscle)이라고 한다.

- **둘레근육**(circular muscle) : 몸의 관 구조나 구멍을 둘러싸고 있어 수축작용으로 구멍을 조이거나 닫는 근육이다. 예로 **눈둘레근**(orbicularis oculi m.)이 수축하면 눈이 감긴다.

5) 운동단위

근육의 구조적 단위(structural unit)는 근육세포, 즉 근육섬유(muscle fiber)이다. 운동단위(motor unit)란 운동신경세포 하나와 이 세포에서 나온 축삭돌기(axon; 신경섬유, nerve fiber)가 분포하는 근육섬유들로 구성되는 기능적 단위(functional unit)를 말한다. 즉, 운동단위 하나에 연결된 근육섬유 수는 근육의 기능과 크기에 따라 여러 개에서 몇 천 개까지 다양하다.

큰가슴근(pectoralis major m.)이나 다리근육처럼 운동단위가 큰 경우에는 신경세포 하나가 몇 천 개의 근육섬유를 동시에 수축시켜 큰 힘을 내지만 정교함은 떨어진다. 반대로, 눈과 손의 근육은 큰 힘보다는 정밀한 운동이 요구되기 때문에 신경세포 하나에 근육섬유 몇 개만이 연결되어 운동단위가 작다.

6) 근육의 상호 작용에 따른 분류

우리 몸의 운동은 특정 근육 하나에 의한 것이라기보다는 여러 근육이 상호작용을 한 결과이며, 이때 여러 근육은 다음과 같은 역할을 한다.

- **주작용근**(prime mover; agonist) : 능동적으로 수축하여 원하는 운동을 일으키는 근육
- **대항근**(antagonist) : 주작용근의 운동에 반대되는 작용을 하는 근육으로, 주작용근이 수축하면 반대로 대항근은 점차적으로 이완됨으로써 부드러운 운동이 가능하게 함

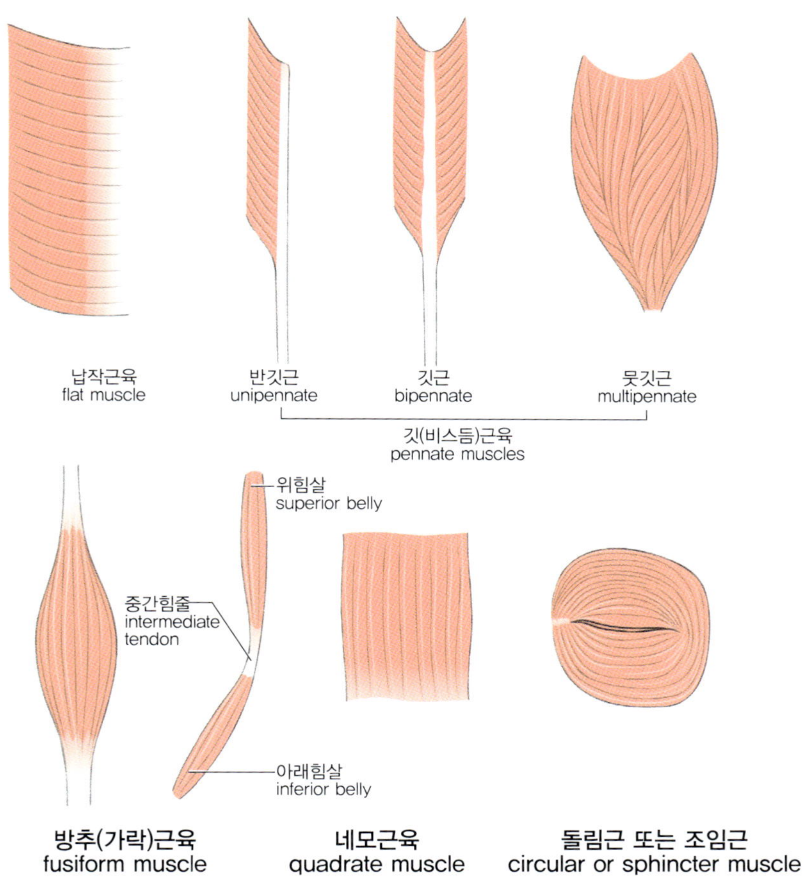

그림 1.11 근육섬유의 배열에 따른 뼈대근육 분류

- **협동근**(synergist) : 주작용근의 활동을 돕는 근육. 주작용근과 같은 방향으로 수축하여 같은 운동을 일으키거나 주작용근이 여러 관절에 걸쳐 작용할 때 중간 관절의 움직임이 일어나지 않도록 고정시키는 역할을 함
- **고정근**(fixator) : 주작용근이 효과적으로 작용할 수 있도록 주작용근의 이는곳을 고정하는 근육. 보통 고정근으로 작용할 때는 근육 길이는 변하지 않고 긴장도만 강해짐

같은 근육이라도 운동 종류와 상황에 따라서 주작용근, 대항근, 협동근 또는 고정근으로 작용할 수 있다.

2. 심장근육

심장벽을 구성하는 근육세포가 심장근육세포(cardiac muscle cell)이며, 심장근육섬유(cardiac muscle fiber)라고도 한다. 심장근육의 수축은 자율신경계통의 조절을 받는다.

3. 민무늬근육

혈관, 소화기관, 호흡기관, 비뇨기관 등 대부분 내장들도 운동을 하며, 이 운동 역시 근육에 의해 일어난다. 이들 혈관과 내장 벽에서 운동을 일으키는 근육은 가로무늬가 없는 **민무늬근육**(smooth muscle)이다. **털주머니**(hair follicle)에 있는 털세움근(arrector muscle of hair), 렌즈 두께와 눈동자 크기를 조절하는 홍채나 섬모체근(ciliary muscle)도 민무늬근육이다. 민무늬근육은 심장근육과 마찬가지로 자율신경 계통의 지배를 받는 불수의근육(제대로근육, involuntary muscle)이다.

VI 순환계통

심장과 혈관은 우리 몸에서 혈액을 운반하는 통로로 **순환계통**(circulatory system) 또는 심장혈관계통(cardiovascular system)을 구성한다. 심장의 펌프작용으로 혈액은 혈관을 통하여 우리 몸의 각 부위로 전달된다.

관에는 동맥, 정맥, 모세혈관의 세 종류가 있다. 산소와 영양분을 충분히 지닌 동맥혈액은 심장에서 나와 벽이 두꺼운 동맥계통(arterial system)을 통해 몸의 여러 부위로 가고, 동맥의 끝가지인 세동맥(arteriole)을 지나 모세혈관(capillaries)으로 전달된다(그림 1.12). 모세혈관은 혈액과 조직액(tissue fluid) 사이에 산소, 영양분, 노폐물 등 여러 물질들의 교환이 이루어지는 모세혈관그물(capillary bed, capillary network)을 형성하고, 모세혈관그물의 혈액은 모세혈관과 비슷하게 벽이 얇은 세정맥(venule)으로 간다. 이 혈액은 정맥(vein)을 거쳐 가장 큰 정맥인 위대정맥과 아래대정맥(superior and inferior venae cavae)을 통하여 심장으로 돌아간다(그림 1.13).

1. 동맥

동맥(artery)은 심장에서 나온 혈액을 몸의 각 부분으로 운반하며 심장에서 멀어질수록 지름이 점점 작아진다. 동맥벽은 바깥막(tunica adventitia), 중간막(tunica media), 속막(tunica intima)으로 구성된다(그림 1.14). 동맥의 형태는 중간막의 두께와 구성에 따라 구별되나 동맥은 연속적인 구조물이므로 그 크기도 점진적으로 변한다. 동맥의 세 가지 유형은 다음과 같다.

1) 탄력동맥(elastic artery)

우리 몸에서 크기가 가장 큰 동맥으로, 대동맥과 그 가지들이 여기에 속하며 **전도성동맥**(conducting artery)이라고도 한다. 이들 동맥의 벽은 심장이 수축할 때 혈압이 순간적으로 올라가면 탄력적으로 확장될 수 있으며, 심장이 이완하면서 혈압이 낮아지면 원래 위치로 돌아오면서 혈압을 유지시킨다. 심장이 수축하면서 생긴 혈압이 수축기혈압(systolic pressure)이고, 심장이 이완할 때 대동맥 벽의 탄력성으로 인해 발생하는 혈압이 이완기혈압(diastolic pressure)이다.

2) 근육동맥(muscular artery)

몸의 각 부위와 여러 장기로 가는 주요 혈관으로 중간 크기의 동맥(medium-sized a.)이며 **분배동맥**(distributing a.)이라고도 한다. 해부실습을 하면서 보게 되는 동맥들이 대부분 근육동맥이다.

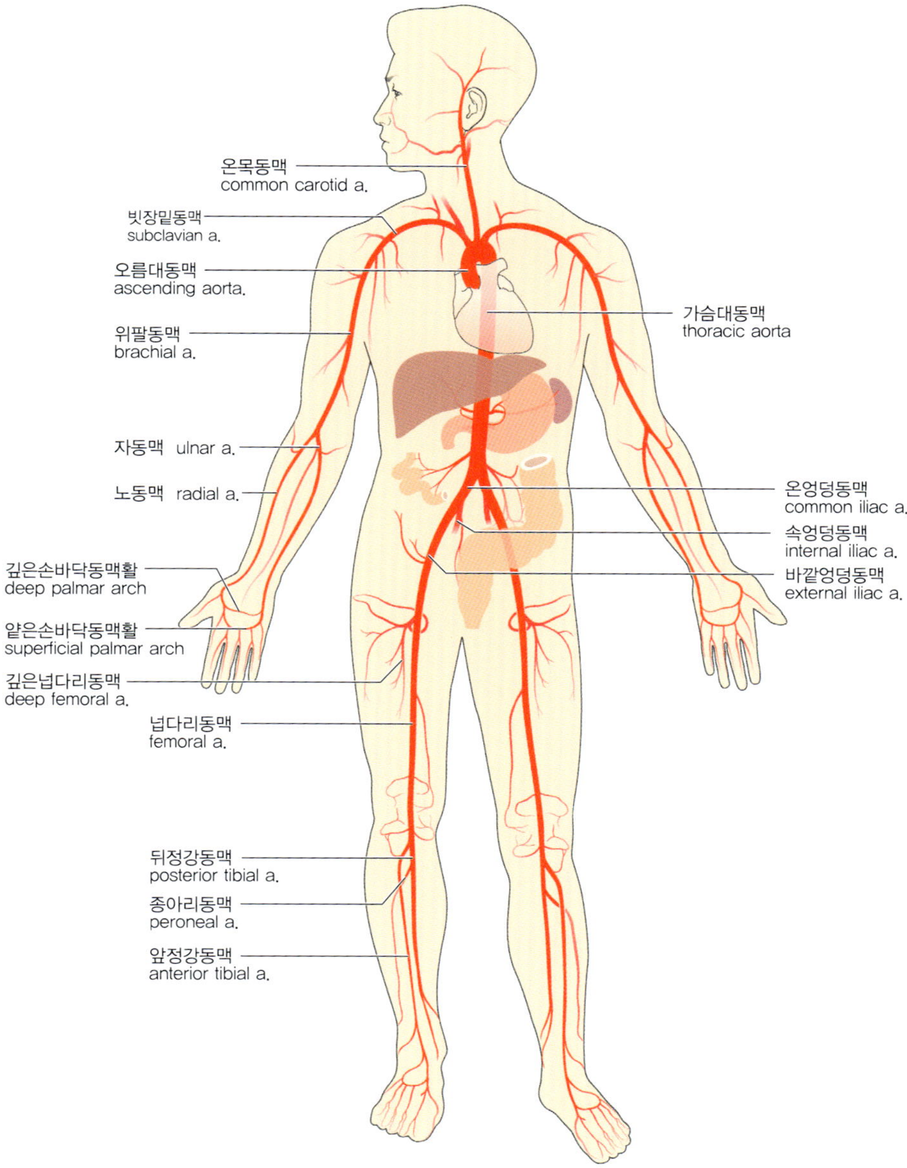

그림 1.12 심장동맥계통

3) 세동맥(arteriole)

크기가 가장 작은 동맥이며(그림 1.15), 내강(lumen)의 지름에 비해서 벽의 근육 층이 두껍다. 맥관 계통의 동맥 압력은 주로 세동맥 벽에 있는 민무늬근육의 긴장도에 의해 조절된다.

2. 정맥

정맥(vein)은 모세혈관그물에서 산소 농도가 낮은 혈액을 모아 심장으로 향하는 혈관이다. 그러나 허파 정맥은 그 이름과는 달리 허파에서 심장으로 산소가 풍부한 혈액을 운반한다. 정맥 혈관벽은 정맥계통의 낮은 혈압 때문에 동맥 혈관벽에 비해 얇다(그림 1.14). 정맥은 크기에 따라 소형, 중형, 대형정맥으로 구분할 수 있다. 그중 가장 작은 **세정맥**(venule)은 흔히 **정맥얼기**(venous plexus)를 형성한다.

다리에 분포하는 정맥에서는 혈류가 중력과 반대되는 방향으로 흐르기 때문에 이들 정맥에는 심장쪽으로만 혈액이 흐르고 반대 방향으로 역류를 방지하는 판막(valve)이 있다(그림 1.16). 정맥은 흔히 동맥과 함께 달린다. 몸 깊은 곳에 있는 동맥과 함께 달리는 동반정맥(accompanying veins, vena comitans)은 동맥 주위에 불

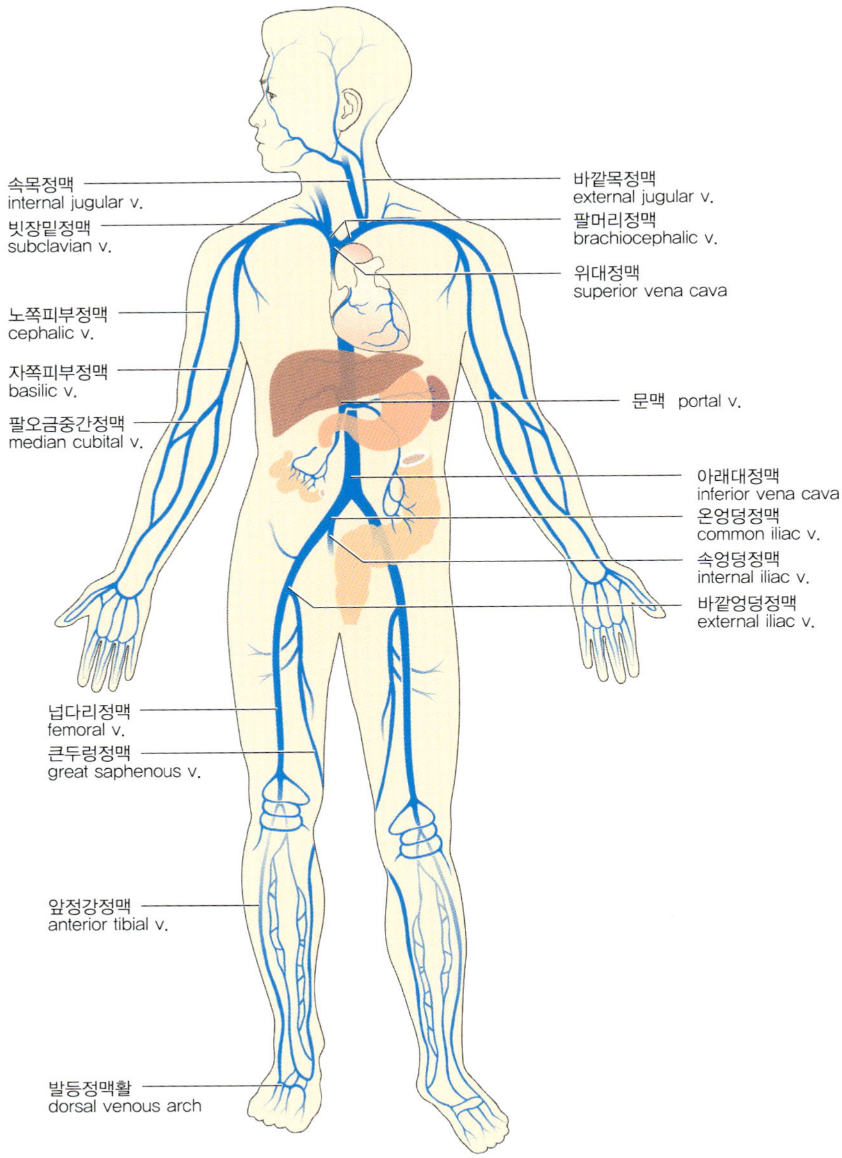

그림 1.13 정맥계통

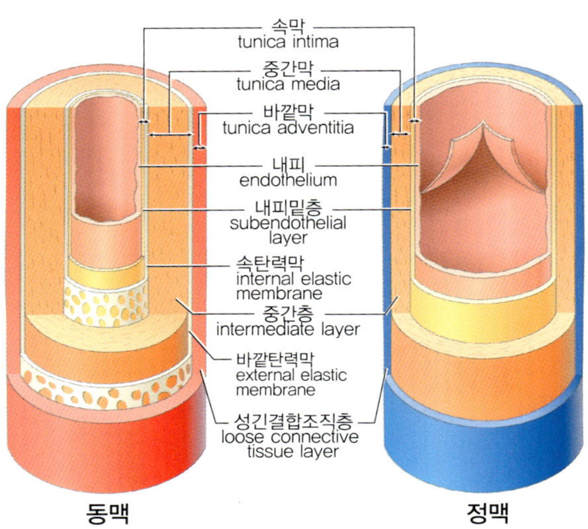

그림 1.14 동맥과 정맥 벽의 일반적인 구조

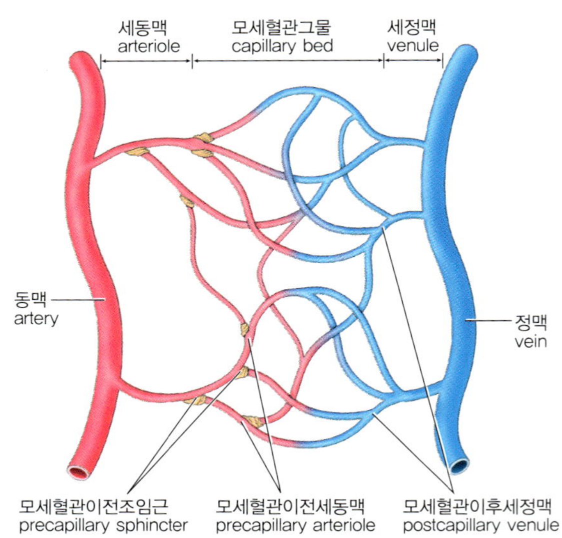

그림 1.15 세동맥, 모세혈관, 세정맥의 배열

규칙한 그물을 형성하면서 동맥을 둘러싸고 있다. 이들 정맥은 동맥과 가깝게 맞닿아 있고 동맥과 함께 혈관집(vascular sheath)으로 싸여 있다. 따라서 심장 박동에 따라 동맥이 확장될 때 정맥이 눌리며, 이는 정맥혈을 심장 쪽으로 운반하는 데 도움이 된다.

팔다리에 있는 뼈대근육이 수축하면 힘살이 팽창하여 정맥을 누르게 되고, 결국 심장 쪽으로 혈액을 짜서 근육정맥펌프(musculovenous pump) 역할을 하게 된다(그림 1.16).

3. 모세혈관

모세혈관(capillary)은 정맥과 동맥을 연결하는 혈관으로 내피세포 한 층으로 구성되며, 세동맥과 세정맥 사이에서 모세혈관그물(capillary beds)을 형성한다(그림 1.16). 모세혈관그물로 들어오는 혈류는 세동맥에서 모세혈관앞세동맥(precapillary arteriole)을 거쳐 들어오고, 모세혈관뒤세정맥(postcapillary venule)을 거쳐 세정맥으로 나간다.

세동맥의 정수압(hydrostatic pressure)에 의해 혈액이 모세혈관을 지나면서 주변 조직과 산소, 영양분, 그 밖의 물질 교환이 이루어진다. 손가락에서는 모세혈관그물 근처에서 작은 동맥과 정맥이 직접 연결되는 것을 볼 수 있는데, 이런 형태의 연결을 **동정맥연결**(arteriovenous anastomosis; AV shunts)이라고 하며 이곳에서는 혈액이 모세혈관을 통과하지 않고 세동맥에서 세정맥으로 직접 통과한다. 동정맥연결은 피부에 많으며, 혈액이 피부 모세혈관을 거치지 않으므로 체온을 유지하는데 중요한 역할을 한다.

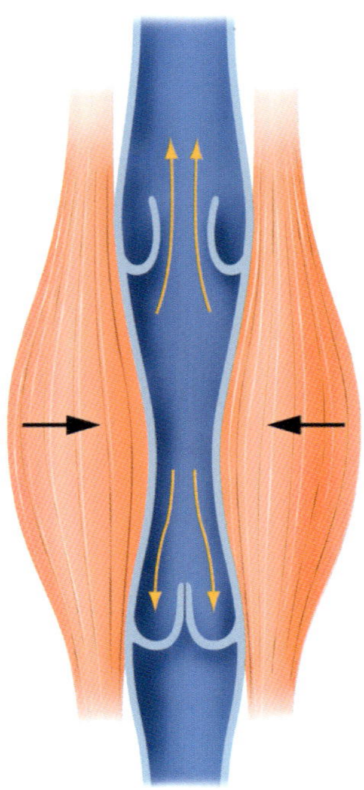

그림 1.16 정맥에 대한 근육의 펌프작용

VII 림프계통

림프계통은 순환계통의 일부분으로 우리 몸의 거의 대부분에 그물처럼 퍼져 있는 림프관과 림프관 중간 중간에 끼어 있는 작은 림프조직 덩어리인 림프절로 구성된다. 모세혈관그물에서 조직으로 빠져나간 혈액 성분 중 대부분은 정맥계통을 통해 심장으로 다시 거두지만 일부는 림프계통을 통해 거두며, 이처럼 림프관으로 운반되는 조직액을 **림프**(lymph)라고 한다. 림프는 혈장과 같은 구성 성분으로 맑은 물과 같다. 림프계통의 기능은 조직에 있는 조직액을 배출시키고, 림프를 정맥계통으로 운송하며, 몸의 방어기전을 담당하는 면역기관으로 외부에서 유입되는 이물질을 걸러내고, 유입된 항원에 대한 항체를 형성하는 면역반응을 일으킨다.

1. 림프관

림프관(lymphatics)은 혈관과 같이 동맥, 모세혈관, 정맥으로 순환하는 체계가 아니라, **세포사이공간**(intercellular space)에 **모세림프관**(lymphatic capillary)이 나타나면서 시작되며, 이들이 모여 림프관이 된다. 피부와 **피부밑조직**(subcutaneous tissue)에는 얕은림프관(superficial lymphatic vessel)이 있고, 이 관들은 근육과 피부밑조직 사이 깊은근막(deep fascia)에 있는 깊은림프관(deep lymphatic vessel)으로 유입된다. 림프관은 온몸에 방대한 그물구조를 형성하며 림프절 사이를 연결한다.

2. 림프절

림프절(lymph nodes)은 **피막**(capsule)으로 싸인 콩알 크기의 계란 모양 구조물로, 림프구, 큰포식세포 등이 있어 면역기능을 수행한다. 림프절(lymph node)은 우리 몸 전체에 분포하지만, 특히 겨드랑이나 샅 등 특정 부위에 많이 모여 있는 것이 특징이다.

림프절을 구성하는 **림프조직**(lymphoid tissue)은 소화관과 호흡기관의 점막, 편도, 지라, **가슴샘**(thymus) 등에서도 관찰할 수 있다. 림프는 하나 또는 그 이상의 림프절을 거친 뒤, 보다 큰 림프관인 **림프관줄기**(lymphatic trunks)로 들어가며, 이들은 합쳐져 가슴림프관이나 오른림프관이 된다(그림 1.17).

3. 가슴림프관

가슴림프관(thoracic duct)은 배안에 있는 주머니 모양의 **가슴림프관팽대**(cisterna chyli)에서 시작하여 가슴으로 올라가 **왼속목정맥**(left internal jugular v.)과 왼빗장밑정맥(left subclavian v.)이 만나는 부분인 정맥각(venous angle)으로 들어간다.

작은창자 점막에서 흡수된 지방을 **기름죽관**(lacteals)을 통해 받아들여 가슴림프관을 거쳐 정맥계통으로 기름죽(chyle)을 전달하는 역할도 한다.

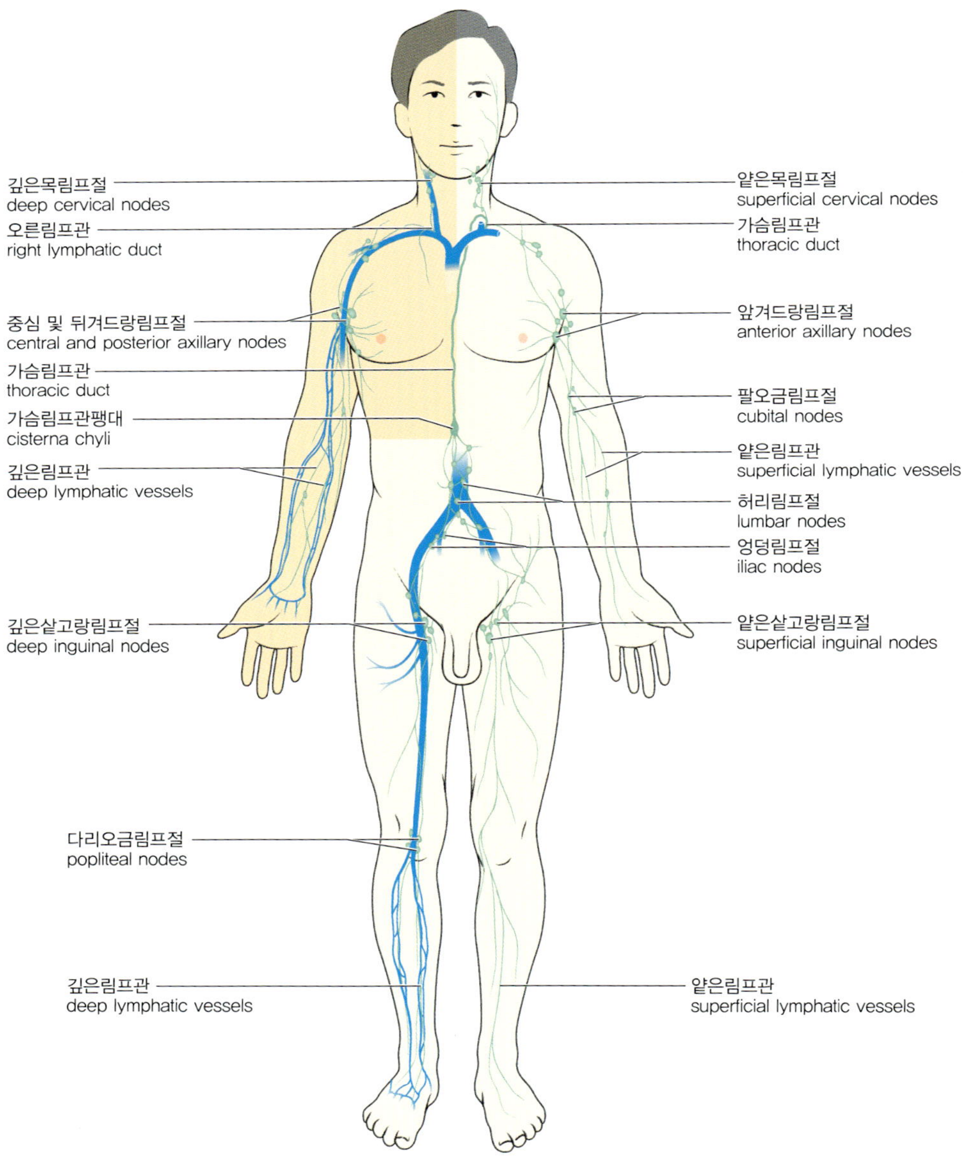

그림 1.17 림프계통

4. 오른림프관

오른림프관(right lymphatic duct)은 몸에서 오른쪽 머리와 목, 오른팔, 가슴의 오른쪽 반에서 림프가 유입되는 관으로 **오른속목정맥**(right internal jugular v.)이나 **오른빗장밑정맥**(right subclavian v.)으로 유입된다. 가슴림프관으로는 몸의 나머지 부위에서 림프가 유입된다.

VIII 신경계통

신경계통은 우리 몸 안팎의 환경 변화를 느끼고, 이에 대해 몸이 반응할 수 있도록 한다.

신경계통은 다음과 같이 구분된다. 구조적으로 중추신경계통(central nervous system, CNS)과 말초신경계통(peripheral nervous system, PNS)으로 나눌 수 있고, 기능적으로는 몸신경계통(somatic nervous system)과 **자율신경계통**(autonomic nervous system)으로 구분한다.

1. 신경조직

신경조직(nervous tissue)은 크게 두 종류의 세포, 즉 신경세포(neuron)와 신경세포를 지지하는 신경아교세포(neuroglia)로 구성된다.

1) 신경세포(neuron)

신경계통의 형태적, 기능적 단위로 신경세포에는 **신경세포체**(cell body), **가지돌기**(dendrite), **축삭**(axon) 등이 있다(그림 1.18). 신경세포 하나에 가지돌기는 여러 개가 있을 수 있지만 축삭은 하나뿐이며, 가장 길게 뻗어나간 것이 축삭이다.

지질과 단백질로 구성된 **말이집**(myelin)으로 둘러싸인 축삭을 신경섬유(nerve fiber)라고 하며, 비슷한 기능의 신경섬유가 다발을 이루어 일정 지역으로 향하는 것을 신경(nerve)이라고 한다.

2) 신경아교세포(neuroglial cell)

신경세포를 지지하고 영양분을 공급하는 등 신경세포를 돕는 역할을 하는 세포들로 비흥분성 세포이며, 그 수가 신경세포에 거의 다섯 배에 이른다.

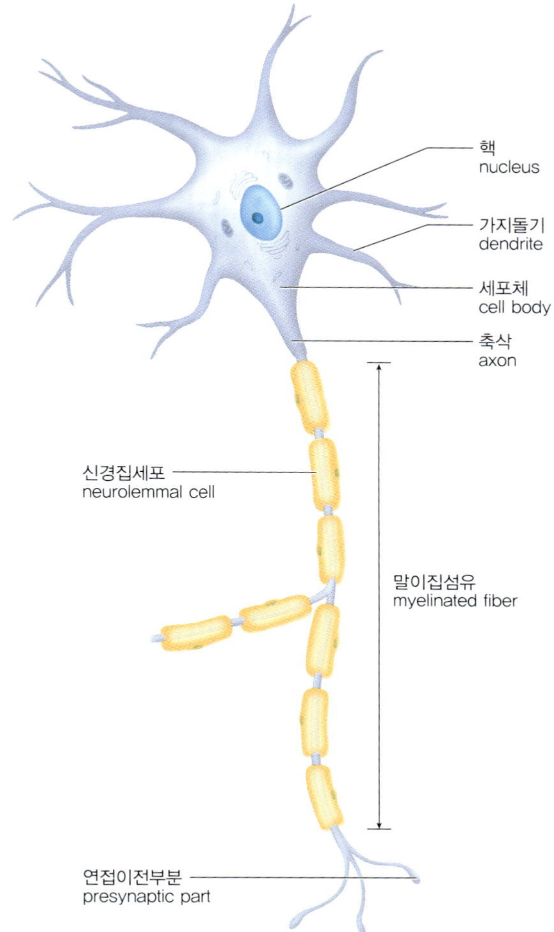

그림 1.18 운동신경세포의 구조

중추신경계통에 존재하는 중추아교세포(central glial cell)로는 아래와 같은 것들이 있다.

- **희소돌기아교세포**(oligodendroglia) : 중추신경계통에서 신경섬유 주위를 둘러싸며 말이집을 만드는 세포
- **별아교세포**(astrocyte) : 우리 뇌에 가장 많이 존재하는 세포. 혈액뇌장벽(blood brain barrier)을 지지하고, 신경조직에 영양분을 공급하며 손상된 신경조직을 회복시키는 역할을 함
- **미세아교세포**(microglia) : 중추신경계통의 면역 기능을 담당하는 세포
- **뇌실막세포**(ependymal cell) : 뇌실(ventricle) 공간 안쪽을 덮고 있는 상피세포

말초신경계통에 존재하는 말초아교세포(peripheral glial cell)로는 아래와 같은 것들이 있다.

- **위성세포**(satellite cells) : 신경절(ganglion)에서 신경절세포 주위를 둘러싸는 세포

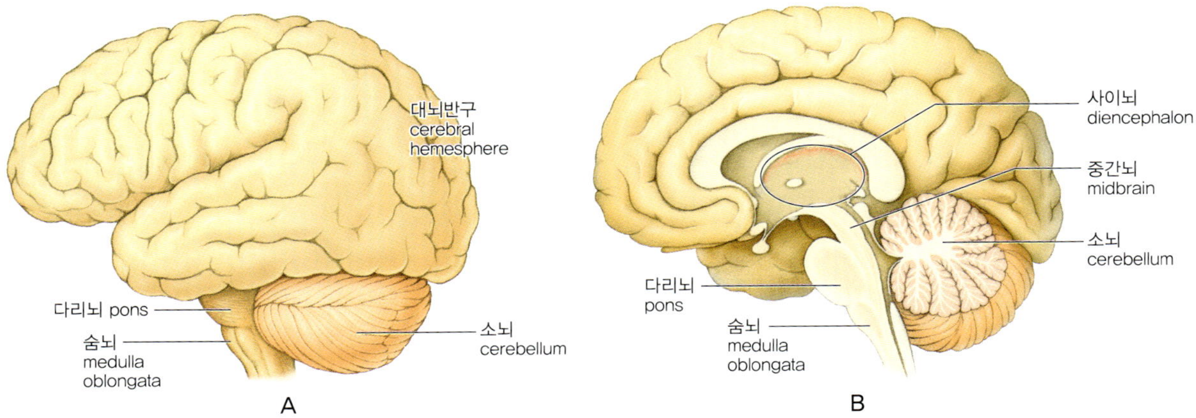

그림 1.19 중추신경계통의 구성

- **신경집세포**(neurolemmal cell; 슈반세포 Schwann cell) : 말초신경계통에서 신경섬유 주위를 감싸서 말이집을 만드는 세포

2. 중추신경계통

중추신경계통(central nervous system)은 뇌와 척수로 구성된다.

1) 뇌와 척수를 둘러싸는 막

뇌와 척수는 모두 세 층의 뇌척수막(meninges)으로 둘러싸여 있다. 가장 안쪽에는 섬세하고 투명한 연막(pia mater)이 뇌와 척수 표면에 밀착하여 감싸고 있다. 연막 바깥에는 **거미막**(arachnoid mater)이 있다(그림 1.20).

연막과 거미막 사이에는 실제 공간인 거미막밑공간(subarachnoid space)이 있고, 이 공간 속에는 연막과 거미막을 연결하는 미세한 기둥인 거미막잔기둥(trabecula of arachnoid)이 많으며, 뇌와 척수를 보호하는 뇌척수액(cerebrospinal fluid)이 흐른다. 가장 바깥쪽에는 매우 두껍고 질긴 **경막**(dura mater)이 있으며 경막은 머리뼈에서는 뼈 속면에 붙어 있다.

2) 중추신경계통의 일반적 구성

뇌와 척수를 절단해서 맨눈으로 관찰하면 백색 부분과 회색 부분으로 구분할 수 있다.

회색 부분은 신경세포체들이 모여 있는 부위로 회색질(gray matter)이라고 하며, 반면에 희게 보이는 부분은 대부분 신경섬유로 구성된 부분으로 백색질(white matter)이라고 한다.

3. 말초신경계통

말초신경계통(peripheral nervous system)은 뇌와 척수 바깥의 신경계통 구성 성분을 일컫는 말로, 다음과 같은 구조물이 있다.

1) 뇌신경(cranial nerves)

뇌에서 시작되어 여러 머리뼈 구멍을 통해 말초로 나오는 12쌍의 신경이다.

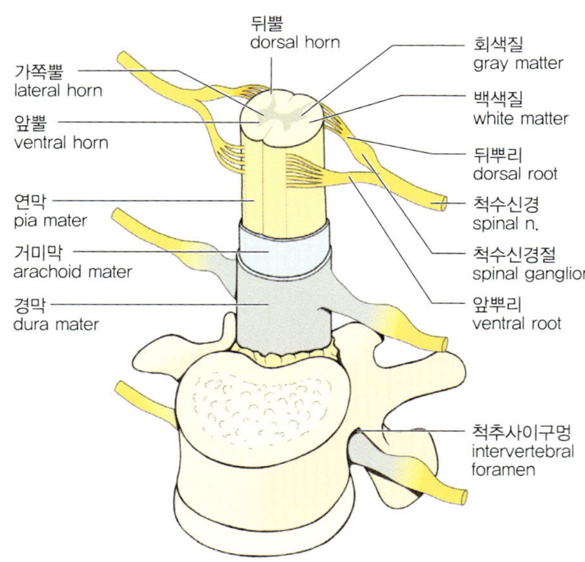

그림 1.20 척수를 둘러싸는 막

2) 척수신경(spinal nerves)

척수신경은 모두 31쌍이 존재하며, 척주 속에 들어 있는 척수에서 시작되어 **척추사이구멍**(intervertebral foramen)을 통해 밖으로 나온다(그림 1.21).

3) 신경절(ganglion)

말초신경계통에서 신경세포체가 무리지어 있는 것을 말하며, **척수신경절**(spinal ganglion), **교감신경절**(sympathetic ganglion), **부교감신경절**(parasympathetic gangion) 등이 있다.

4) 말초신경의 구성

말초신경(peripheral nerve)은 뇌신경이나 척수신경 모두 신경세포체에서 나온 축삭, 즉 신경섬유가 모여서 이루어진 것이다. 말초에서 신경섬유는 **슈반 세포**(Schwann cell)가 만든 말이집(myelin sheath)에 싸여 있으며(그림 1.18), 축삭과 말이집을 합쳐서 신경섬유라고 한다. 각각의 신경섬유는 결합조직인 신경속막(endoneurium)으로 싸여 있으며, 신경섬유가 모인 신경 다발(fascicle)은 신경다발막(perineurium)으로, 신경 전체는 지방조직, 혈관, 림프관을 포함하는 **신경바깥막**(epineurium)으로 싸여 있다. 이들 결합조직 막은 신경을 지지하고 보호하는 기능을 한다.

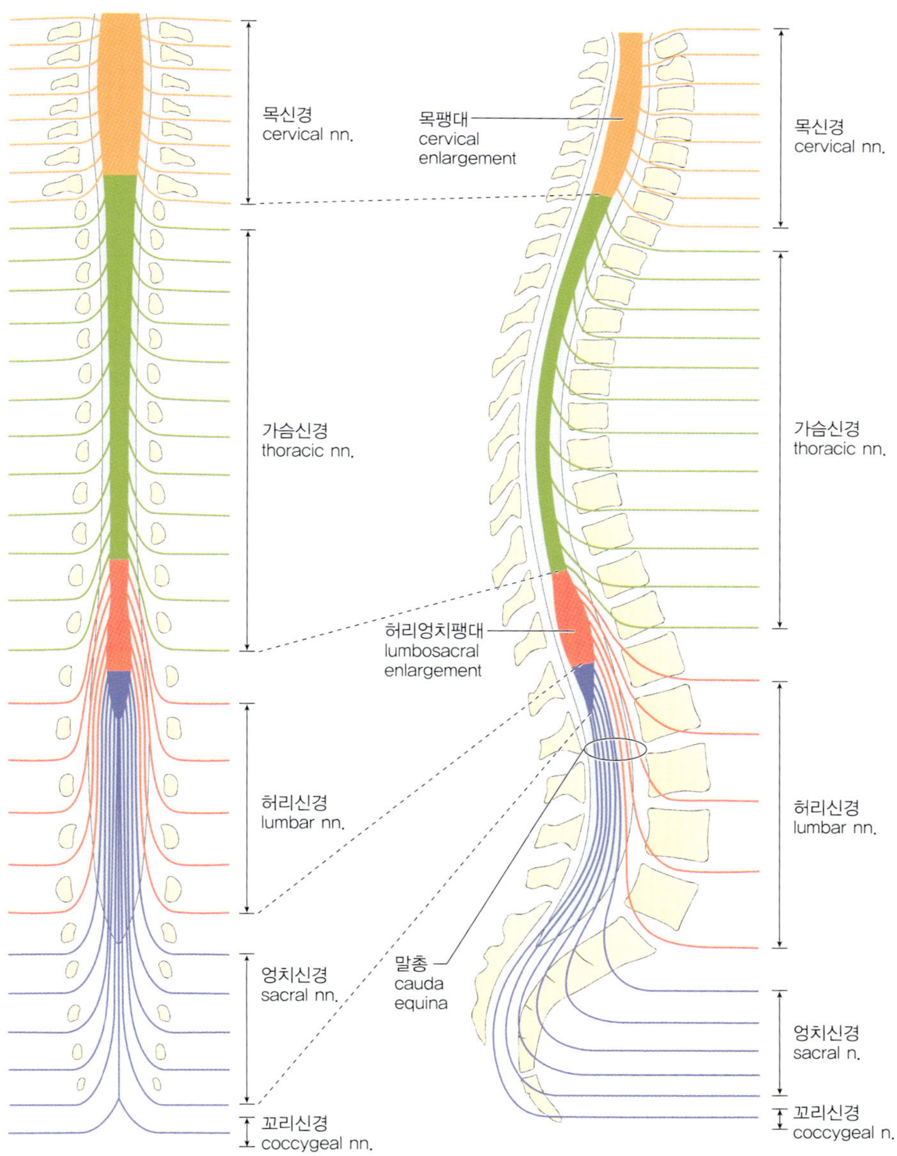

그림 1.21 척수신경의 구성

5) 말이집신경섬유와 민말이집신경섬유

축삭이 말이집에 싸여 있는 경우를 **말이집신경섬유**(myelinated nerve fiber), 말이집이 없는 경우를 민말이집신경섬유(unmyelinated nerve fiber)라고 한다. 말이집이 잘 발달되어 있을수록 신경자극 전달속도가 훨씬 빠르다.

6) 들신경섬유와 날신경섬유

피부, 내장기관, 근육, 관절, 혀, 눈, 코 등에 있는 말초감각수용기에서 느낀 감각을 신경자극으로 변환하여 중추신경계통으로 전달하는 신경섬유를 들신경섬유(afferent fiber) 또는 **감각신경섬유**(sensory fiber)라고 하고, 중추신경계통에서의 명령을 근육, 분비샘 등의 작용기관으로 전달하는 신경섬유를 날신경섬유(efferent fiber) 또는 운동신경섬유(motor fiber)라고 한다.

7) 척수신경의 구성[제2장 등 참조]

척수신경(spinal nerve)은 목신경(cervical nn.) 8쌍, 가슴신경(thoracic nn.) 12쌍, 허리신경(lumbar nn.) 5쌍, 엉치신경(sacral nn.) 5쌍, 꼬리신경(coccygeal n.) 1쌍으로 되어 있다.

각각의 척수신경은 다음과 같이 구성된다(그림 1.19, 1.22).

- **잔뿌리**(rootlet) : 한 척수분절 앞면과 뒷면에서 각각 잔뿌리(rootlet) 4~6개가 나옴
- **뿌리**(root) : 한 척수분절의 잔뿌리가 모여 하나로 되면서 각각 앞뿌리(anterior root)와 뒤뿌리(posterior root)가 됨
- **가지**(ramus) : 앞뿌리와 뒤뿌리가 하나로 합쳐진 척수신경은 바로 앞가지(ventral ramus)와 뒤가지(dorsal ramus)로 다시 나뉨. 뒤가지는 몸통 뒤쪽에 분포하고, 앞가지는 팔다리와 몸통 앞쪽에 분포함(그림 1.22)

8) 백색교통가지와 회색교통가지

척수에서 가슴분절과 위쪽 허리분절 **가쪽뿔**(lateral horn)에는 교감신경 신경절이전신경세포(preganglionic neuron)가 있다(자율신경계통 참조). 이들 신경세포에서 나온 교감신경 신경절이전섬유는 척수신경 앞뿌리를 따라 오다가 앞가지를 벗어나 척주 양 옆의 **교감신경줄기**(sympathetic trunk)로 들어간다. 그곳 신경절에서 연접(synapse)을 이룬 후 나온 신경절이후섬유는 다시 척수신경으로 되돌아와, 앞가지와 뒤가지에 실려 온 몸의 혈관, 땀샘, 털 등에 분포한다. 이때 신경절이전섬유는 말이집신경섬유이며 신경절이후섬유는 민말이집신경섬유이다. 따라서 척수신경에서 교감신경줄기로 가는 신경섬유들은

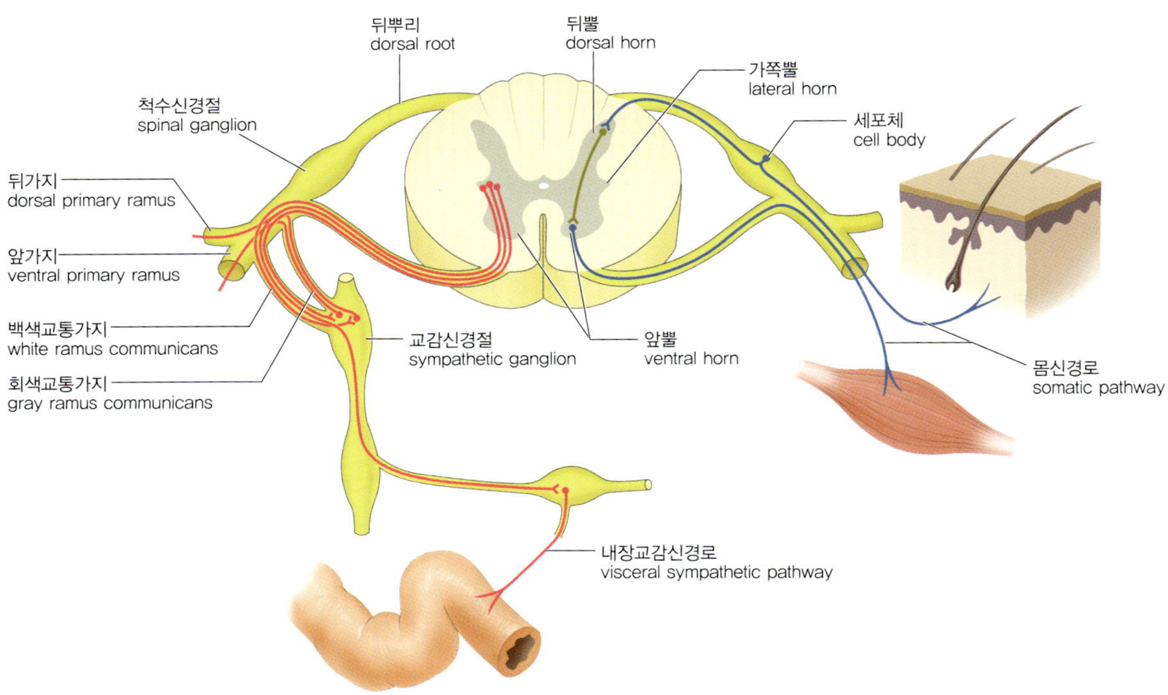

그림 1.22 몸신경과 내장신경의 구성

희게 보여서 백색교통가지(white ramus communicans)라고 하며, 교감신경줄기에서 척수신경으로 돌아오는 신경섬유들은 회색으로 보여 **회색교통가지**(gray ramus communicans)라고 한다.

4. 몸신경계통

몸신경계통(somatic nervous system)은 중추신경과 말초신경의 몸부분(somatic part)으로 구성되는데, 몸감각신경섬유(somatic sensory fiber)는 피부의 바깥수용성 감각(exteroceptive sensation; 통증, 온도 감각, 촉각, 압력)이나 근육, 힘줄, 관절의 **고유감각**(proprioceptive sensation)을 척수로 전달하며, **몸운동신경섬유**(somatic motor fiber)는 뼈대근육에 신경 자극을 전달하여 근육을 수축시킨다.

5. 자율신경계통

자율신경계통(autonomic nervous system)은 내장신경계통 중에서도 운동신경계통을 말하며, 불수의근육, 심장전도계통, 샘 등을 지배하는 신경섬유들로 구성된다. 이들 내장날신경섬유는 내장들신경섬유를 동반한다. 내장들신경섬유는 자율신경반사의 반사활(reflex arc)을 이루어 내장통증자극을 중추신경계로 전달하여 내장기관의 기능을 조절한다. 따라서 일부 학자들은 내장들신경섬유를 자율신경계통의 일부분으로 생각하기도 한다.

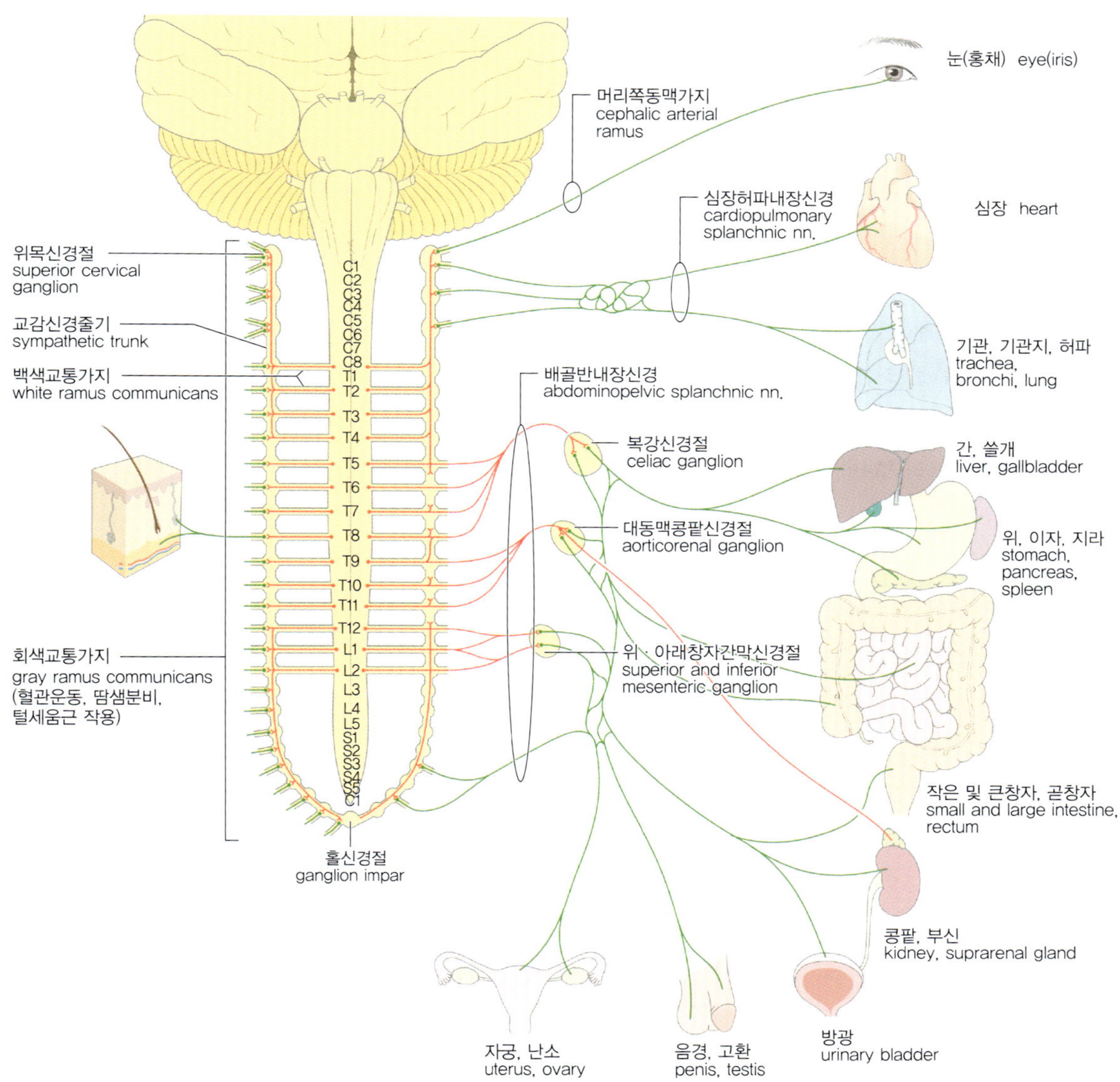

그림 1.23 교감신경계통의 구성과 분포

자율신경계통은 기능적으로 **교감신경계통**(sympathetic system)과 부교감신경계통(parasympathetic system)으로 구분된다. 중추신경계통에서 작용기관에 이르는 자극전도는 교감신경계통이나 부교감신경계통 모두 신경세포 2개, 즉 신경절이전신경세포(presynaptic 또는 preganglionic neuron)와 신경절이후신경세포(postganglionic 또는 postsynaptic neuron)로 이루어진다.

신경절이전신경세포의 세포체는 중추신경계통의 회색질에 위치하며, 그 축삭은 신경절이전섬유(preganglionic fiber)가 되어 신경절이후신경세포의 세포체와 연접한다. 신경절이후신경세포의 세포체는 중추신경계통 밖에 있는 자율신경절에 위치하며, 작용기관인 민무늬근육, 심장근육, 샘 등에 신경절이후섬유(postganglionic fiber)를 보낸다.

1) 자율신경계통의 교감신경부분

교감신경계통의 신경절이전세포체는 척수의 중간 가쪽 신경세포기둥(intermediolateral cell column)에 위치한다. 이 기둥은 첫째가슴분절(T1)에서 둘째 또는 셋째허리분절(L2 또는 L3) 사이 회색질에 위치한다(그림 1.23). 척수 가로단면에서 이 세포기둥은 가쪽뿔(lateral horn)에 해당한다. 신경절이후세포체는 척주옆신경절에 주로 있으며, 그 외에 척주앞신경절에도 위치한다.

(1) 척주옆신경절(paravertebral ganglion)

척주 양 옆에서 **교감신경줄기**(sympathetic trunk)를 이루며 척주와 평행하게 척주 전체길이를 따라 놓여 있다(그림 1.24). 가장 위에 있는 위목신경절(superior cervical ganglion)은 머리뼈 아래에 위치하며, 가장 아래에 있는 홀신경절(ganglion impar)은 꼬리뼈 높이에서 좌우 양쪽 교감신경줄기가 합쳐지면서 만들어진다.

(2) 척주앞신경절(prevertebral ganglion)

배대동맥에서 큰 가지가 나오는 부위를 둘러싸는 신경얼기에 위치하며, 혈관의 이름을 따라 신경절 이름이 붙었다. 그 예로 복강동맥(celiac trunk)이 나오는 곳을 둘러싸는 신경절을 복강신경절(celiac ganglia)이라 한다.

(3) 신경절이전섬유(preganglionic nerve fiber)

신경절이전신경세포의 축삭은 운동신경섬유이므로 첫째가슴신경에서 둘째나 셋째허리신경 사이 부위에서 척수앞뿌리를 따라 나간다(그림 1.22). 척수신경 앞가지(ventral ramus)로 들어가자마자 신경절이전섬유는 백색교통가지를 통해 척주 옆의 교감신경 줄기로 간다. 신경절이전섬유는 교감신경줄기로 들어간 그 위치에서 척주옆신경절의 신경절이후신경세포와 연접을 이루거나, 교감신경줄기 속에서 위로 올라가거나 아래로 내려가 그곳의 신경절이후신경세포와 연접을 이루고, 배안과 골반안에 분포하는 내장신경(abdominopelvic splanchnic nn.)이 되어 교감신경줄기 밖 척주앞신경절 속에 위치하는 신경절이후신경세포와 연접을 이룬다(그림 1.22, 1.23).

(4) 신경절이후섬유(postganglionic nerve fiber)

신경절이후섬유는 교감신경줄기 속 척주옆신경절에서 회색교통가지를 통해 인접한 척수신경으로 다시 들어가 척수신경 성분이 되어 목, 몸통벽, 팔다리에 분포한다. 이들은 척수신경 가지를 따라 퍼지게 되며, 혈관 수축, 털세움근(arrector pilli m.) 수축, 땀을 내는 작용을 한다. 머리에 분포하는 신경절이후섬유의 세포체는 교감신경줄기 위쪽 끝 부분에 위치한 위목신경절(superior cervical ganglia)에 있으며, 신경절이후섬유는 목동맥(carotid a.) 가지 주위에 동맥주위신경 얼기(periarterial plexus)를 형성하여 목동맥 가지를 따라 목적지에 도착한다(그림 1.24).

2) 자율신경계통의 부교감신경부분

(1) 신경절이전신경세포체

부교감신경계통의 신경절이전신경세포체는 뇌와 척수 엉치부분에 위치한다(뇌엉치부분, craniosacral division). 뇌에서는 **뇌줄기**(brain stem) 회색질에서 셋째, 일곱째, 아홉째, 열째뇌신경을 따라 나와 뇌부교감신경(cranial parasympathetic nerve)을 구성하며, 척수부분 신경섬유는 둘째~넷째 엉치신경분절(S2~S4) 척수 회색질에서 나와 해당 높이의 척수신경 앞뿌리를 통해 앞가지를 거쳐 **골반내장신경**(pelvic splanchnic nn.)이 된다. 이 신경섬유들은 엉치부교감신경(sacral parasympathetic nerve)을 구성한다(그림 1.25).

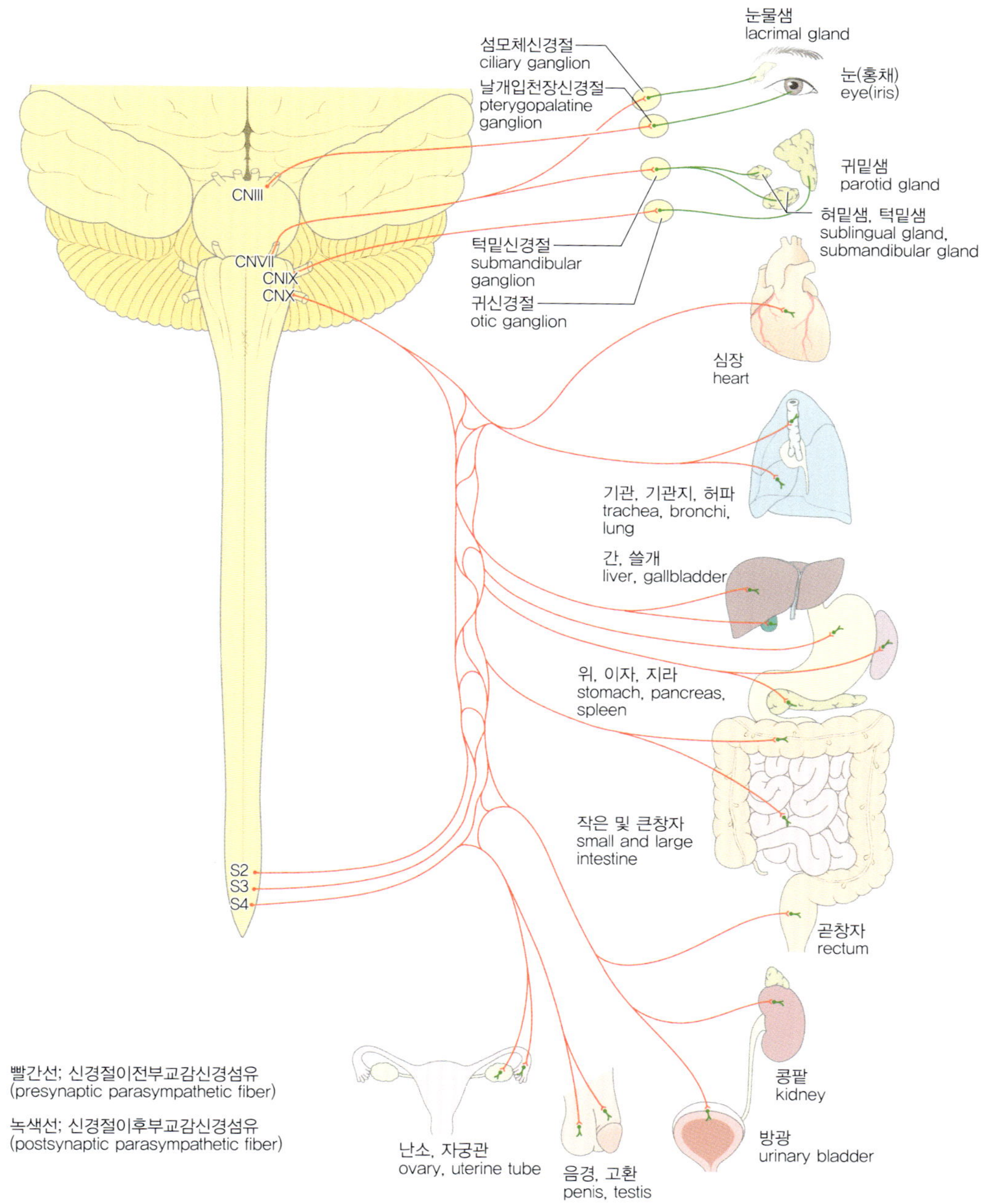

그림 1.24 부교감신경계통의 구성과 분포

(2) 신경절이후신경세포체

머리부위에 있는 4쌍의 부교감신경절은 **섬모체신경절**(ciliary ganglion), **날개입천장신경절**(pterygopalatine ganglion), **턱밑신경절**(submandibular ganglion), **귀신경절**(otic ganglion)이다. 이 신경절에서 신경절이전섬유와 신경절이후세포체의 연접이 이루어진다.

머리를 제외한 다른 부위에서는 신경절이전부교감 신경섬유가 목표기관(target organ)의 벽 속에 존재하는 신경절의 신경절이후세포체와 연접을 이룬다.

(3) 부교감신경의 분포

머리부위에서 부교감신경은 셋째, 일곱째, 아홉째, 열째뇌신경을 통해 분포하며 가슴안 내장과 식도에서 왼창자굽이(left colic flexure)에 이르는 대부분 배안장기는 미주신경(vagus n., CN X)에 의해서, 내림창자(descending colon), 구불창자(sigmoid colon), 곧창자(rectum)를 포함한 골반장기는 엉치부교감신경이 분포한다. 부교감신경은 그 분포가 교감신경보다 훨씬 더 제한적이어서 머리, 몸통 내장, 바깥생식기관의 발기 조직에만 분포하고, 몸통벽이나 팔다리에는 분포하지 않으며, 둘째~넷째 엉치신경 앞가지의 시작부분을 제외하고는 척수신경 성분에도 포함되지 않는다.

3) 자율신경계통의 기능

교감신경계통과 부교감신경계통은 같은 장기에 함께 분포하여 불수의적으로 기능을 조절하며, 서로 대항적으로 영향을 미치지만 조화된 효과를 나타낸다. 대체로 교감신경계통은 스트레스에 대한 이화작용(에너지 방출)을 하며, 부교감신경계통은 주로 항상성 혹은 동화작용(에너지 보존)을 하며 몸을 편안하고 안정된 상태로 이끈다. 표 1.1에 자율신경계통의 기능을 요약해 놓았다.

4) 내장감각

내장들신경섬유는 자율신경계통에서 해부학적으로나 기능적으로 중요한 역할을 한다.

우리들은 대개 몸 안 환경에 대한 감각을 인식하지 못하지만, 이 정보는 중추신경계통에서 통합되어 종종 내장반사나 몸반사를 이끌어낸다.

내장감각은 일반적으로 위치가 뚜렷하지 않은 통증이나 배고픔, 메스꺼움 같은 형태로 나타나며, 내장반사는 심장 박동수나 호흡수, 혈관저항 같은 기능 변화에 의해 혈압과 화학적 조성을 조절한다. 내장기관의 갑작스런 팽창(sudden distension), 경련이나 강한 수축(spasms or strong contractions), 화학적 자극(chemical irritants), 기계적 자극(mechanical stimulation)은 강한 통증을 일으킨다. 정상적인 내장기관 활동은 보통 아무런 감각을 일으키지 않지만, 혈액공급이 부적절하여 국소적인 허혈이 생긴 경우에는 느낄 수 있다.

표 1.1 자율신경계통의 기능

기관, 전도로, 혹은 계통		교감신경자극의 효과	부교감신경자극의 효과
눈	눈동자	눈동자가 커진다(더 많이 빛이 들어감)	눈동자가 작아진다(빛이 적게 들어감)
	섬모체		섬모체근을 수축하여 가까운 거리의 물체를 볼 수 있도록 수정체를 두껍게 한다(수정체의 원근조절)
피부	털세움근	털을 세운다(소름끼치게 한다)	영향이 없다(분포되지 않음)
	말초혈관	혈관을 수축시킨다(피부, 입술색을 희게 하고 손가락 끝이 푸르게 된다)	영향이 없다(분포되지 않음)
	땀샘	땀분비를 촉진한다	영향이 없다(분포되지 않음)
샘	눈물샘	분비가 약간 감소한다	분비가 촉진된다
	침샘	분비가 감소되며, 더 진하고 점성이 있게 한다	풍부하고 물 같은 분비가 촉진된다
심장		박동수와 수축력이 증가된다; 심장혈관에 대한 부교감신경계통의 효과가 억제되어 이완된다	박동수와 수축력이 감소된다(에너지보전); 요구감소에 따라 심장혈관이 수축된다
허파		부교감신경계통의 효과가 억제되어 최대의 공기교환이 가능하도록 기관지확장, 분비물 감소가 일어난다	기관지가 수축되고 기관지 분비가 촉진된다
소화관		꿈틀운동이 억제되고 근육이 혈액을 이용하도록 하기 위해 소화기관으로 가는 혈관이 수축된다; 배변억제를 위해 속항문조임근이 수축된다	꿈틀운동과 소화액의 분비가 자극된다. 곧창자가 수축되고 배변을 위해 속항문조임근의 수축이 억제된다
간과 쓸개		글리코겐이 포도당으로 분해되는 것이 촉진된다(증가된 에너지 사용을 위해)	글리코겐의 합성이 촉진된다; 쓸개즙의 분비가 증가된다
요로		콩팥혈관의 혈관수축으로 오줌형성이 느려진다; 방광의 조임근이 수축되어 오줌을 모을 수 있다	방광속 조임근의 수축이 억제되고 배뇨를 위해 방광근육이 수축된다
생식계통		사정이 일어나고 발기를 완화시키도록 혈관이 수축한다	바깥생식기관의 발기조직이 충혈되어 발기가 이루어진다
부신속질		아드레날린이 혈액으로 분비된다	영향이 없다(신경이 분포되어 있지 않다)

IX 해부학적 변이

실제 시신의 약 30% 정도에서 교과서 내용과 다른 구조, 즉 **변이**(variation)가 나타날 수 있다. 이러한 변이들은 인종이나 개인적 차이에 따라 나타나는데, 동맥과 정맥의 가지에서 가장 흔하게 나타난다. 변이는 임상적인 증상이 나타나지 않는 구조적인 이상이 의심될 때는 변이를 생각하여야 한다.

X 의학영상

방사선학이란 영상진단 기계들을 이용하여 염증이나 종양 같은 질환, 골절과 같은 외상에 의한 손상, 선천기형 등 다양한 병변을 찾아내고, 그 병변의 위치, 성격, 주위 조직으로의 침범 정도를 평가하여 질병의 진단과 치료에 도움을 주는 의학의 한 분야이다.

질병이나 외상에 의한 변화 등 이상소견을 알아내기 위해서는 우선 영상진단 기계로 얻어진 영상에서 구조물의 정상소견을 알아야 한다. 방사선해부학(radiologic anatomy)이란 방사선학적 기법들을 이용하여 우리 몸의 구조물과 기능을 공부하는 해부학의 중요한 한 부분이다.

의학 분야에서 가장 흔히 사용하는 영상진단 기법은 다음과 같다.

- 일반촬영(conventional radiography) 또는 단순 촬영(plain radiography)
- 전산화단층촬영(computed tomography; CT)
- 초음파검사(ultrasonography)
- 자기공명영상(magnetic resonance imaging; MRI)
- 핵의학검사(nuclear medicine image)

1. 단순X선 촬영

방사선 사진의 원리를 쉽게 설명하면 투과력이 강한 방사선이 우리 몸을 투과(transilluminate)하면서 몸통 여러 조직들에서 서로 다른 정도로 흡수되고, 나머지 방사선이 우리 몸을 통과하여(투과도) 방사선 필름을 감광시키며(감광도), 감광된 필름을 현상하여 방사선 사진이 만들어진다(그림 1.25). 방사선 필름에 나타나는 음영의 정도에 따라 검은 것에서 하얗게 보이는 순서는 **공기음영**(air density), **지방음영**(fat density), **물음영**(water density), **석회화**(calcification), **뼈**(bone), **금속음영**(metallic density)이다. 방사선 사진에서는 방사선이 통과한 부위의 모든 장기나 조직들에서 방사선이 흡수된 정도가 더해져서 이들 구조물들이 중첩되어 한 평면에 보이기 때문에 병변의 깊이에 대한 정보를 알 수 없다. 따라서 병변을 정확히 찾아내고 병변의 위치(병소 localization)를 알기 위

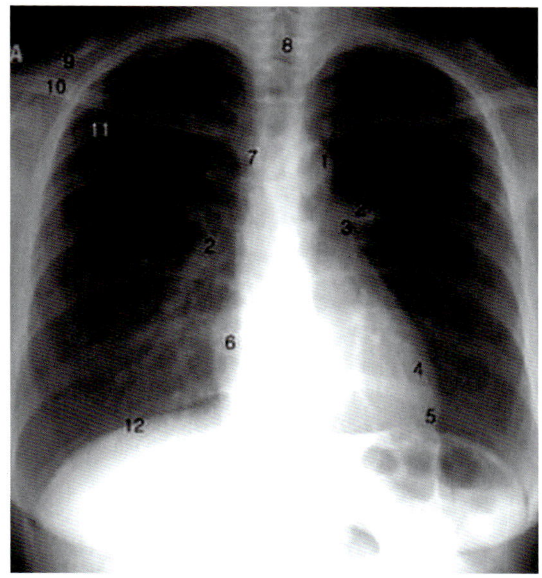

그림 1.25 가슴뒤앞촬영. 1. 대동맥활 2. 허파동맥 3. 왼심방귀 4. 왼심실 5. 심장꼭대기 6. 오른심방 7. 위대정맥 8. 기관 9. 어깨뼈 10. 빗장뼈 11. 갈비뼈 12. 가로막

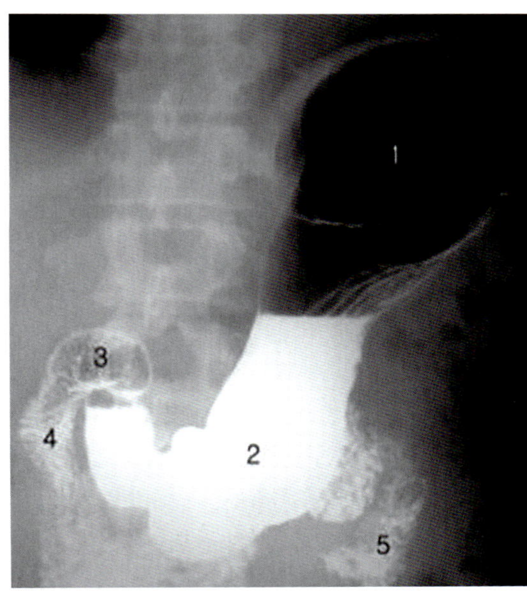

그림 1.26 상부위창자촬영. 1. 위바닥 2. 위몸통 3. 샘창자팽대 4. 샘창자 5. 빈창자

해서는 많은 경우 서로 다른 방향(예를 들면 직각이 되는 두 방향 : 앞뒤방향과 가쪽방향)의 촬영을 한다.

2. 전산화단층촬영

전산화단층촬영(CT 촬영, computed tomography)에서는 우리 몸의 해부 절단면과 비슷한 방사선 영상을 볼 수 있다. CT 촬영 기계가 우리 몸의 선택된 단면 주위를 부채꼴 또는 원모양으로 돌면서 방사선을 조사하면, 수많은 방사선이 서로 다른 위치에서 우리 몸을 통과한다. 각 방사선은 통과하는 위치에 따라서 그 경로에 놓여 있는 공기, 지방, 수분, 뼈의 비율에 따라 흡수되는 양이 달라질 것이다. 이 에너지 흡수량을 측정하고 컴퓨터에 입력하여 계산하면 촬영된 면 각 지점의 흡수량을 알 수 있고, 그 결과를 모니터나 필름에 투영하여 영상을 만들어낸다(그림 1.27). CT 영상에서는 우리 몸의 절단면 영상을 보게 되므로 일반촬영에서와 같이 몸 속 구조물의 중첩이 없어 병변의 위치를 정확히 알 수 있다.

3. 초음파촬영

초음파촬영(ultrasonography)은 음파의 전달 속도가 다른 조직들의 경계면에서 반사되는 초음파의 맥(pulse, 펄스)을 기록하여 영상화한 것이다. 우리 몸 속의 구조물들

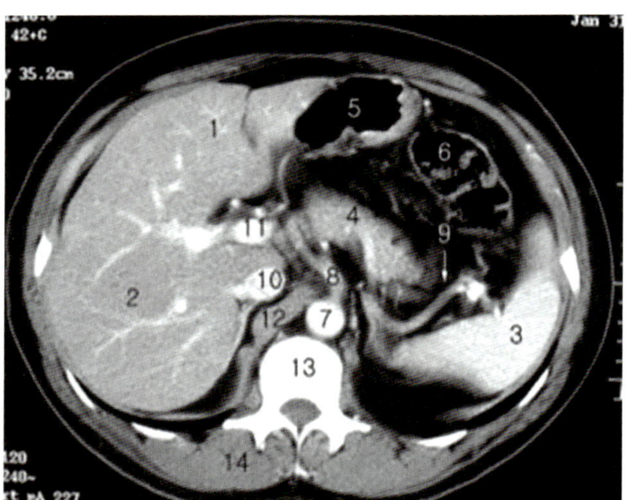

그림 1.27 배 전산화단층촬영. 1. 왼간엽 2. 오른간엽 3. 지라 4. 이자 5. 위 6. 잘록창자 7. 대동맥 8. 위창자간막동맥 9. 지라동맥 10. 아래대정맥 11. 허파정맥 12. 가로막 13. 척추뼈몸통 14. 등근육

중 음파의 전달 속도가 다른 경계면이 많을수록 반사되는 메아리(반향반사, echo)가 많아 하얗게 보이고 소변, 쓸개즙과 같은 액체에서는 반사가 없어 검게 보인다.

초음파촬영은 전산화단층촬영이나 핵자기공명영상보다 비교적 시술가격이 저렴하고 기계를 운반할 수 있어 진찰실이나 병실에서도 검사를 시행할 수 있고, 음파를 이용하기 때문에 방사선 노출의 위해가 없다는 장점이 있다.

초음파는 뼈나 공기는 통과하지 못하므로 머리뼈 안의 중추신경계통이나 허파, 위, 창자와 같이 공기가 들어 있는 기관에서는 초음파검사를 할 수 없다. 그밖의 대부분 장기나 조직에서는 초음파검사를 할 수 있다(그림 1.28).

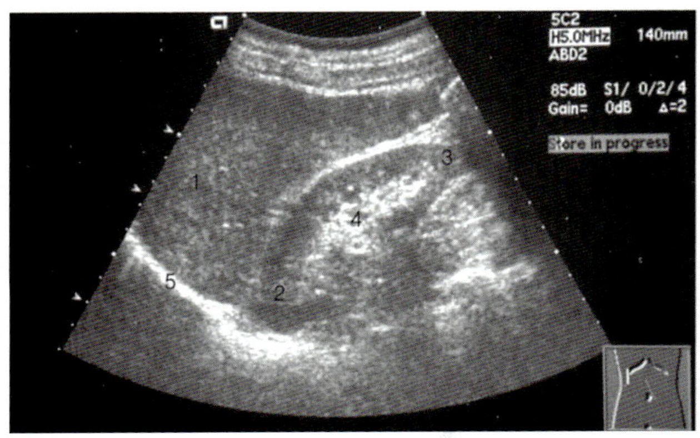

그림 1.28 간초음파촬영(가로면) 1. 간 2. 오른콩팥위끝 3. 오른콩팥아래끝 4. 콩팥깔때기 5. 가로막

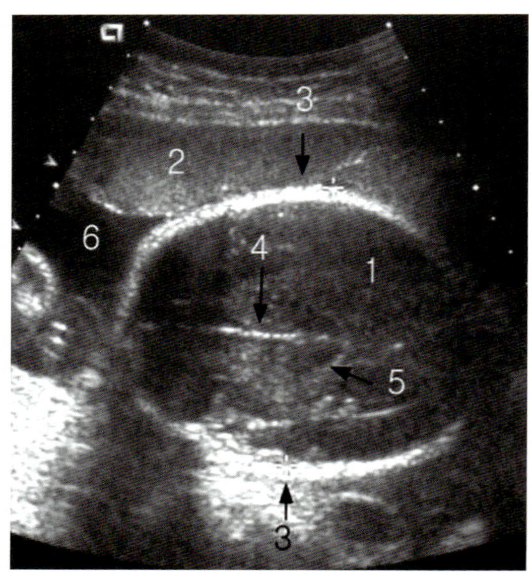

그림 1.29 태아초음파촬영. 1. 태아머리 2. 태반 3. 머리뼈 4. 대뇌낫 5. 뇌실 6. 양막공간(amniotic cavity)

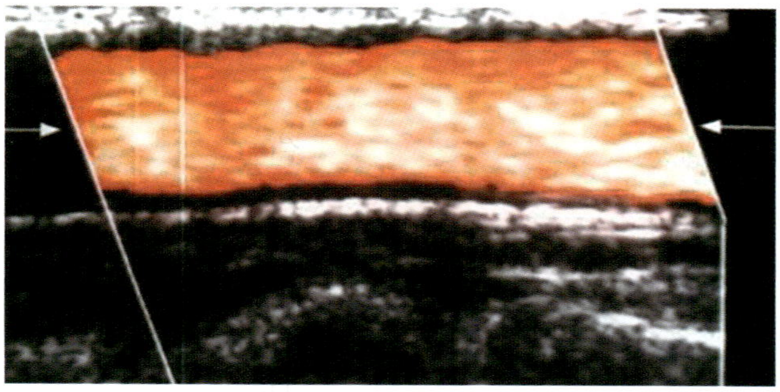

그림 1.30 색조 도플러 초음파촬영(온목동맥)

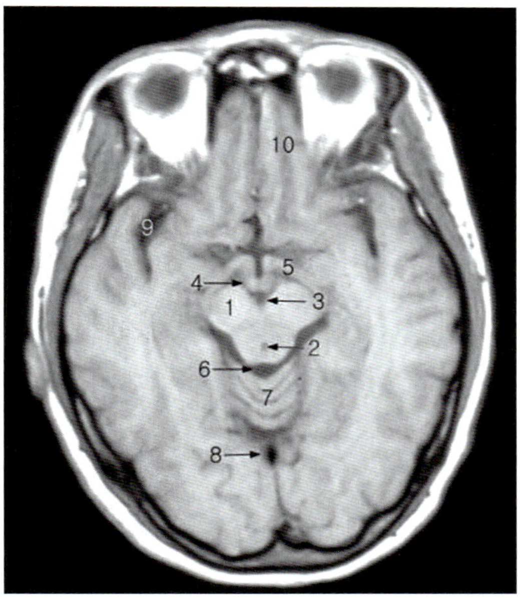

그림 1.31 뇌 자기공명영상 가로절단면. 1. 대뇌다리 2. 대뇌수도관 3. 다리사이팽대 4. 유두체 5. 시각로 6. 토리팽대 7. 위소뇌벌레 8. 곧은정맥굴 9. 가쪽(실비안)틈새 10. 곧은이랑

4. 자기공명영상

자기공명영상(magnetic resonance imaging, MRI)은 CT 촬영과 비슷한 몸의 영상을 보여주지만 MRI가 조직을 감별(differentiation)하는 데 더 우수하다. MRI가 CT보다 좋은 점은 자장을 이용하므로 방사선의 위해가 없다는 점이다. CT에서는 대부분 가로면의 영상만 얻을 수 있지만 MRI에서는 가로면뿐 아니라 시상면(sagittal planes), 이마면(coronal planes), 경사면에서도 해부학적 소견을 볼 수 있다(그림 1.32, 1.33). 따라서 뇌, 척추, 근육뼈대계통(musculoskeletal system) 등 신경외과, 정형외과 분야에서 특히 많이 사용되며 MRI를 이용하여 혈관조영술과 같은 영상을 얻을 수도 있다(MR Angiography).

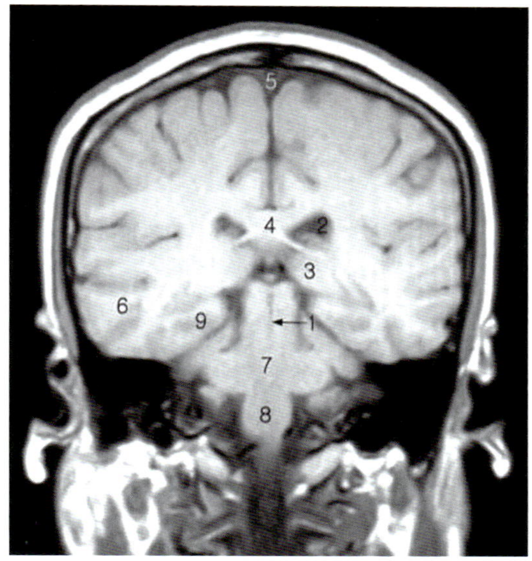

그림 1.32 뇌 자기공명영상 이마면. 1. 중간뇌수도관 2. 가쪽뇌실 3. 시상 4. 뇌들보 5. 위시상정맥굴 6. 해마 7. 다리뇌 8. 숨뇌 9. 해마곁이랑

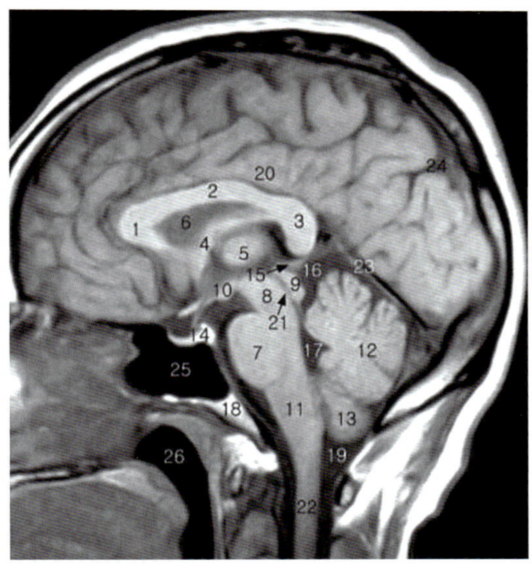

그림 1.33 뇌자기공명영상 C1> <시상면. 1. 뇌들보무릎 2. 뇌들보줄기 3. 뇌들보팽대 4. 뇌활 5. 시상 6. 가쪽뇌실 7. 다리뇌 8. 중간뇌 대뇌다리 9. 덮개판 10. 유두체 11. 숨뇌 12. 소뇌 13. 소뇌편도 14. 뇌하수체 15. 솔방울샘 16. 큰대뇌정맥수조 17. 넷째뇌실 18. 비스듬틀 19. 소뇌숨뇌수조 20. 띠이랑 21. 중간뇌수도관 22. 척수 23. 소뇌천막 24. 마루뒤통수틈새 25. 나비굴 26. 코인두

5. 핵의학검사

핵의학검사(nuclear medicine imaging techniques)는 우리 몸에 주입한 극미량의 방사성물질의 분포에 대한 정보를 제공한다. 핵의학검사는 소량의 방사성물질을 대개 정맥을 통해 주사한 후 특정 장기의 영상을 얻는다.

임상에서 암의 뼈전이(bone metastasis)를 찾는데 흔히 사용되며 미세한 골절을 단순X선 촬영보다 더 초기에 민감하게 찾을 수 있다(그림 1.34). 그 외의 검사로 혈관에 조영제를 주입하여 색전증이나 동맥류(aneurysm), 동정맥기형(arteriovenous malformation) 등을 보기 위한 혈관촬영술이 있다(그림 1.35).

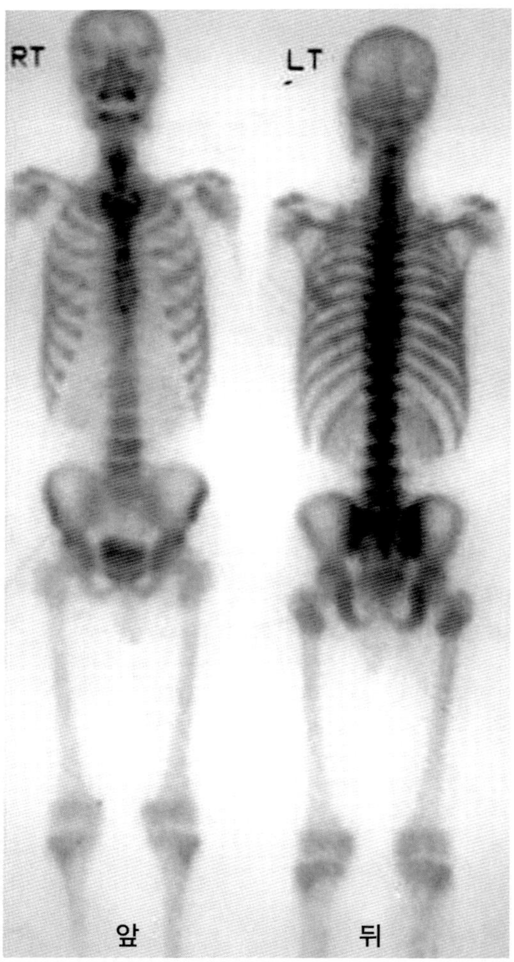

그림 1.34 뼈 동위원소검사

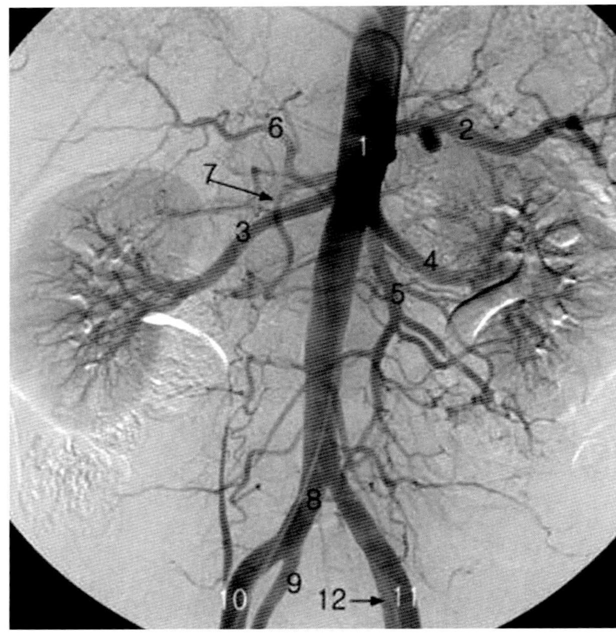

그림 1.35 배대동맥 혈관촬영술. 1. 배대동맥 2. 지라동맥 3. 오른콩팥동맥 4. 왼콩팥동맥 5. 위창자간막동맥 6. 온간동맥 7. 위샘창자동맥 8. 온엉덩동맥 9. 오른속엉덩동맥 10. 오른바깥엉덩동맥 11. 왼바깥엉덩동맥 12. 왼속엉덩동맥

02 등

I 척주 (Vertebral column; Spine)

1. 척주의 구성

1) 부위별 구성

척주는 **머리뼈**(skull) 바로 밑에서 시작하여 **꼬리뼈**(coccyx) 끝에 이르며, 목과 등을 포함하여 **몸통뼈대**(axial skeleton)의 주요 부분을 구성한다(그림 2.1). 척주는 척추뼈와 척추뼈 사이의 **척추사이원반**(intervertebral disc)으로 구성되는데, **섬유연골**(fibrous cartilage)인 척추사이원반은 전체 척주 길이의 약 1/4을 차지한다.

2) 척추뼈는 다음과 같이 구성된다.

- 목뼈(cervical vertebrae) 7개
- 등뼈(thoracic vertebrae) 12개
- 허리뼈(lumbar vertebrae) 5개
- 엉치뼈(sacral vertebrae) 5개
- 꼬리뼈(coccygeal vertebrae) 4(3~5)개

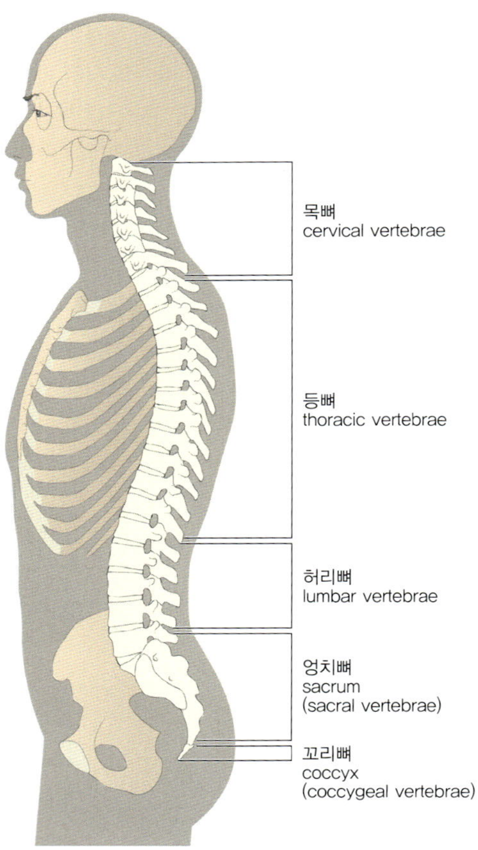

그림 2.1 척주의 구성

3) 척주의 기능

척주는 척수와 척수신경을 보호하고, 머리뼈, 다리이음뼈(pelvic girdle), 갈비뼈 등이 붙을 자리를 제공한다. 또한 몸무게를 지탱하고, 단단하면서도 유연한 축을 형성하며, 머리의 회전축을 제공함으로써 자세와 동작에 중요한 역할을 담당한다.

2. 척주굽이(curvature of vertebral column)

1) 정상 척주굽이

어른의 척주는 부위에 따라 앞쪽 또는 뒷쪽으로 휘어 있어 이를 척주굽이(vertebral curvature)라고 하며, 척주굽이에는 다음과 같은 것들이 있다(그림 2.2).

- **일차굽이**(primary curvature) : 뒤로 볼록하며, 태아기에 나타난다. 등굽이(thoracic curvature)와 엉치굽이(sacral curvature)가 이에 속한다.
- **이차굽이**(secondary curvature) : 앞으로 볼록하며, 태어난 후 뚜렷해지고, 목굽이(cervical curvature)는 어린이가 목을 가누기 시작할 때, 허리굽이(lumbar curvature)는 어린이가 걷기 시작할 때 나타나며 일반적으로 여자에서 더욱 뚜렷하다.

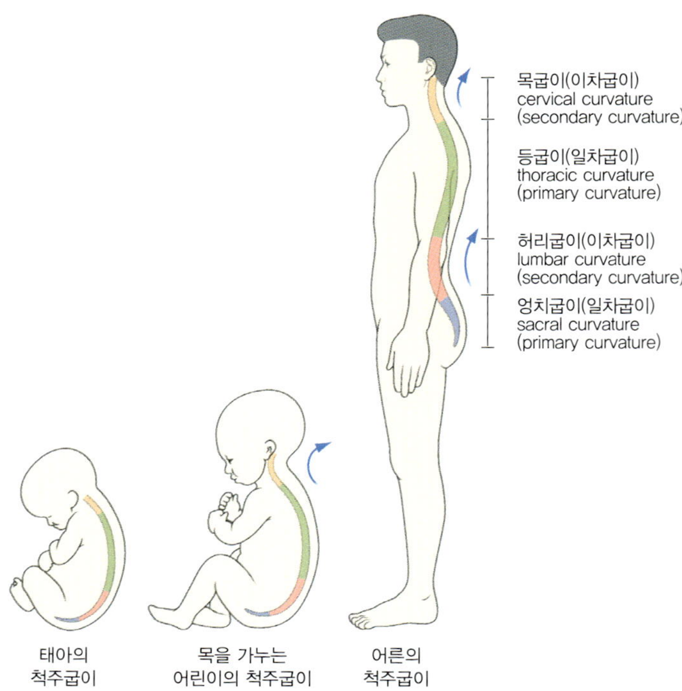

그림 2.2 척주굽이

2) 비정상 척주굽이

척주가 일차굽이와 이차굽이처럼 정상적으로 휜 범위를 넘어서 앞뒤로 과도하게 휘어 있거나 가쪽으로 휘어 있는 것을 비정상 **척주굽이**(abnormal curvature)라고 하며, 대표적으로 척주뒤굽음증, 척주앞굽음증, 척주옆굽음증 등이 있다(그림 2.3).

- **척주뒤굽음증**(kyphosis) : 등뼈와 엉치뼈가 뒷쪽으로 볼록하게 향해 있는데, 이 굽이가 과도해진 것을 말한다.
- **척주옆굽음증**(scoliosis) : 정면이나 뒤면에서 보았을 때 일직선이어야 할 척주가 가쪽으로 일부 휘어 있는 상태를 말한다.
- **척주앞굽음증**(lordosis) : 목뼈와 허리뼈가 앞쪽으로 볼록하게 향해 있는데, 이 굽이가 과도해진 것을 말한다. 척주앞굽음증이 있는 경우에는 허리엉치각(lumbosacral angle)의 크기가 증가하며, 이 각도를 측정하여 진단을 내린다.

3. 척추뼈의 일반적 특징

척추뼈는 크기와 모양이 각각 조금씩 다르지만 같은 부위에서는 공통적인 특징을 보인다. 전형적인 척추뼈는 척추뼈몸통, 척추뼈고리, 여러 돌기로 구성된다(그림 2.4).

1) 척추뼈몸통(vertebral body)

척추뼈 앞쪽의 크고 묵직한 원통 모양 부분을 척추뼈몸통이라고 한다. 몸무게를 지탱하는 부분이기 때문에 허리쪽으로 내려갈수록 몸통 크기가 점점 커지며, 특히 넷째 등뼈(T4)부터는 확연하게 커진다. 척추뼈몸통의 윗면과 아랫면은 **유리연골**(hyaline cartilage)로 덮여 있다.

2) 척추뼈고리(vertebral arch)

척추뼈고리는 척추뼈몸통 뒷쪽에 위치하며, 양쪽 고리뿌리(pedicle of vertebral arch)와 **고리판**(lamina of vertebral arch)이 이어져 형성된다. 고리뿌리는 척추뼈고리가 몸통과 연결되는 부위로, 짧고 튼튼한 돌기 모양이다. 이 뿌리는 폭이 넓고 편평한 판 모양의 부위인 고리판과 뒷쪽에서 만난다. 척추뼈고리는 몸통 뒷부분과 함께 **척추뼈구멍**(vertebral foramen)을 형성한다. 척주에서는 위아래 척추뼈구멍이 이어져 척주관(vertebral canal)이 되며, 그 안에는 척수, 뇌척수막, 지방, 척수신경뿌리, 혈관 등이 들어 있다.

3) 척추뼈패임(vertebral notch)

몸통, **고리뿌리**, **위 · 아래관절돌기**(superior and inferior articular process) 사이에 있는 패인 부분을 척추뼈패임이라고 한다(그림 2.4). 한 척추뼈의 아래척추뼈패임

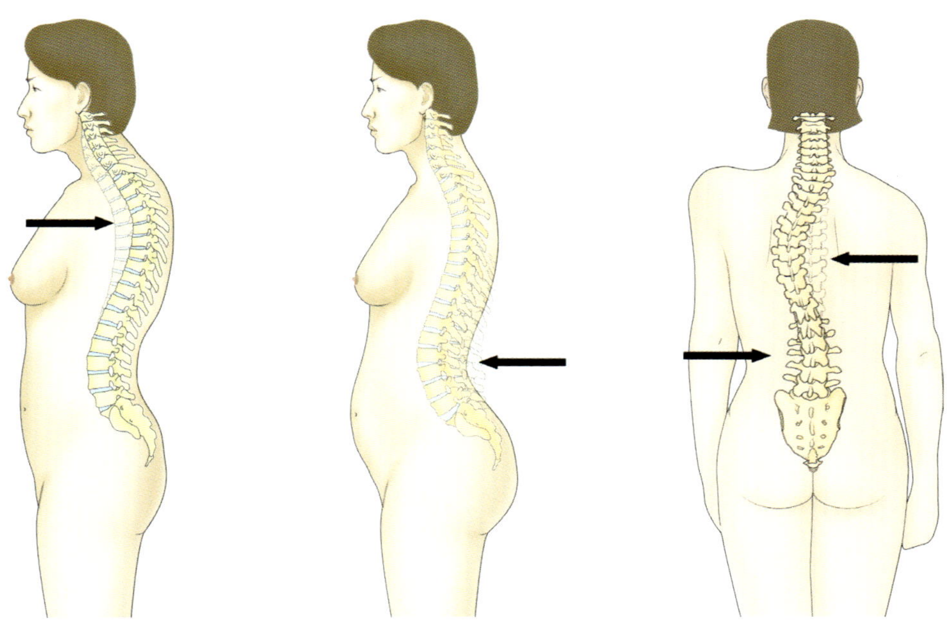

그림 2.3 여러 종류의 척주굽이 이상을 보여주는 모식도

(inferior vertebral notch)과 그 아래 척추뼈의 위척추뼈패임(superior vertebral notch)이 함께 척추사이구멍(intervertebral foramen)을 만들어서 척수신경뿌리와 혈관이 지나는 길이 되며, 척수신경절(spinal ganglion; dorsal root ganglia)이 이 구멍에 위치한다.

4) 척추뼈돌기(vertebral process)

양쪽 고리판이 정중면에서 만나 뒷쪽으로 뻗는 돌기를 **가시돌기**(spinous process)라고 하고, 척추뼈의 고리뿌리와 고리판이 만나는 부위에서 뒤가쪽으로 뻗는 돌기를 **가로돌기**(transverse process)라고 한다. 가로돌기와 가시돌기에는 등의 깊은층 근육(deep back mm.)이 붙어서 척주를 움직인다. **관절돌기**(articular process)는 고리뿌리와 고리판이 만나는 부위에서 위 · 아래로 양쪽에 하나씩 모두 4개가 돌출되어 있다(그림 2.4).

4. 척추뼈의 부위별 특징

척주 각 부위의 척추뼈 모양은 전형적인 형태에서 약간씩 변형되어 부위별로 특징이 나타난다. 척추뼈몸통은 아래로 갈수록 크기가 커지고, 등뼈의 가시돌기는 가늘고 긴 형태로 비스듬하게 아래방향을 향하는데 반해서 허리뼈의 가시돌기는 네모꼴의 형태로 수평방향을 향한다. 관절돌기의 관절면 방향도 부위마다 다르다.

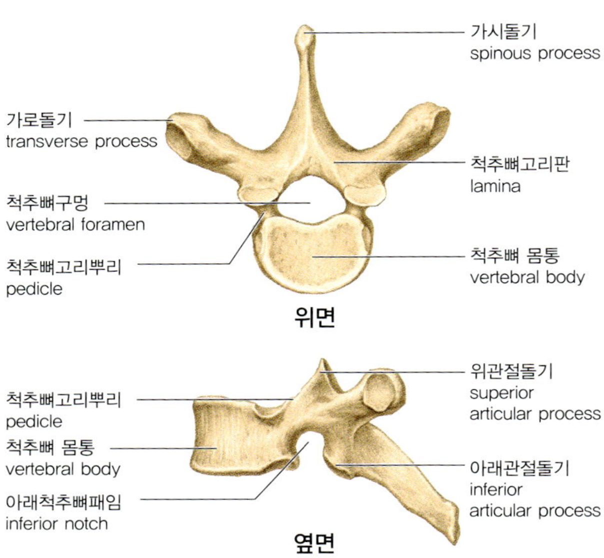

그림 2.4 일반적인 척추뼈의 모습

1) 목뼈(cervical vertebrae)

목뼈는 머리뼈와 등뼈 사이에서 목의 뼈대를 형성하며, 전형적인 목뼈인 넷째목뼈의 경우 다음과 같은 특징이 있다(그림 2.5).

- 아래쪽 척추뼈에 비해 몸무게를 적게 받아 그 크기가 상대적으로 작다.
- 가시돌기가 짧고, 그 끝이 둘로 갈라져 있다.
- 가로돌기에 타원 모양의 **가로구멍**(transverse foramen)이 있으며, 이 구멍으로 척추동맥(verte bral a.)이 지나간다.
- 가로돌기 끝에 앞결절과 뒤결절(anterior and posterior tubercles)이 있다.

① 첫째목뼈

비전형적인 목뼈로, 몸통과 가시돌기가 없이 전체적으로 고리 모양을 하고 있어서 **고리뼈**(atlas)라고도 한다(그림 2.6). 고리뼈 앞부분을 **앞고리**(anterior arch), 뒷부분을 **뒤고리**(posterior arch)라고 하며, 앞 · 뒤고리 사이에는 **가쪽덩이**(lateral mass)가 양쪽에 하나씩 있다. 앞고리 앞쪽에는 **앞결절**(anterior tubercle)이 있고, 앞고리 뒤면

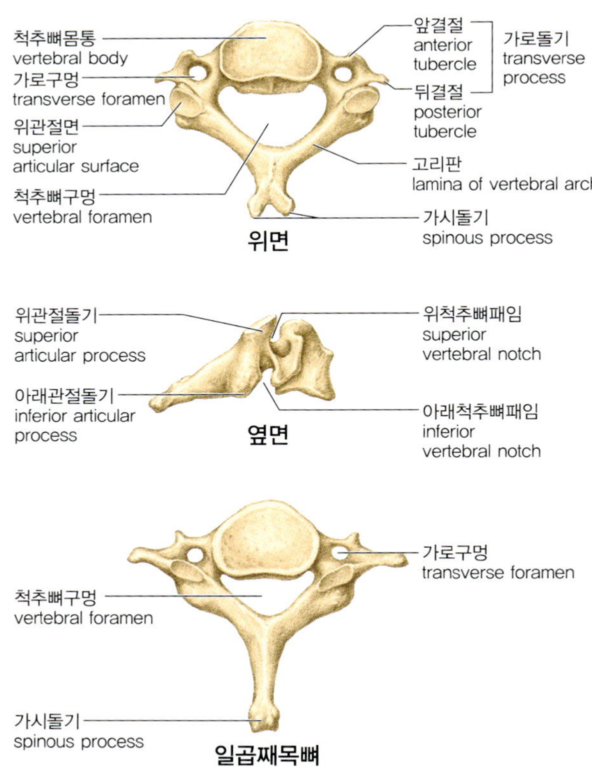

그림 2.5 전형적인 목뼈와 일곱째목뼈(솟을뼈)

에는 **치아돌기오목**(fovea dentis)이 있어서 둘째목뼈 **치아돌기**(dens)와 관절을 이룬다. 뒤고리 뒷쪽에는 **뒤결절**(posterior tubercle)이 있으며, 뒤고리 윗면에는 척추동맥이 지나는 **척추동맥고랑**(groove for vertebral a.)이 있다. 첫째목신경도 이 고랑 위를 지난다. 가쪽덩이 윗면에는 콩팥 모양의 오목한 **위관절면**(superior articular surface)이 있어서 **큰구멍**(foramen magnum) 양쪽에 있는 뒤통수뼈관절융기(occipital condyle)와 관절을 이룬다.

② 둘째목뼈

고리뼈와 마찬가지로 비전형적인 목뼈이다. 특징적으로 척추뼈몸통 윗면에 뭉툭한 구조물인 **치아돌기**(dens, odontoid process)가 위로 솟아 있다. 치아돌기는 고리뼈 몸통에 해당되는 부위가 둘째목뼈에 붙은 것이다. 이 돌기는 고리뼈 앞고리 치아돌기오목에 닿으며 그 자리에서 고리가로인대(transverse ligament of atlas)에 의해 위치가 고정되어, 머리뼈를 좌우로 돌릴 때 고리뼈가 돌아가는 축, 즉 중쇠 역할을 한다. 따라서 둘째목뼈를 흔히 **중쇠뼈**(axis)라고도 한다(그림 2.6). 위관절면(superior articular facet)은 크고 편평해서, 고리뼈가 치아돌기를 축으로 이 관절면 위에서 돌림운동을 할 수 있다.

③ 일곱째목뼈

일곱째목뼈는 목뼈보다는 오히려 등뼈에 가까운 특징을 보인다. 즉, 가시돌기가 다른 목뼈와는 달리 등뼈처럼 길고, 끝이 둘로 갈라져 있지도 않다. 목을 굽히고 목 위쪽에서부터 아래로 더듬어 갈 때 목 뒤 정중면에서 피부 밑으로 가장 먼저 만져지는 가시돌기 끝이 바로 일곱째목뼈의 것이다. 따라서 이 뼈는 **솟을뼈**(vertebra prominens)라고도 한다(그림 2.5). 척추동맥이 일곱째목뼈 가로구멍은 지나지 않기 때문에 이 뼈의 가로구멍은 다른 목뼈에 비해 작으며, 때로 없는 경우도 있다.

2) 등뼈(thoracic vertebrae)

등뼈는 전형적인 척추뼈로 척추뼈몸통, 척추뼈고리(vertebral arch), 돌기 7개로 이루어져 있다. 등뼈는 갈비뼈(rib)와 관절을 이룬다. 등뼈 몸통은 갈비뼈머리와 관절을 이루고, 위쪽 10개 등뼈에서는 가로돌기와 갈비뼈결절(tubercle of rib) 사이에서도 관절을 이룬다. 따라서 등뼈

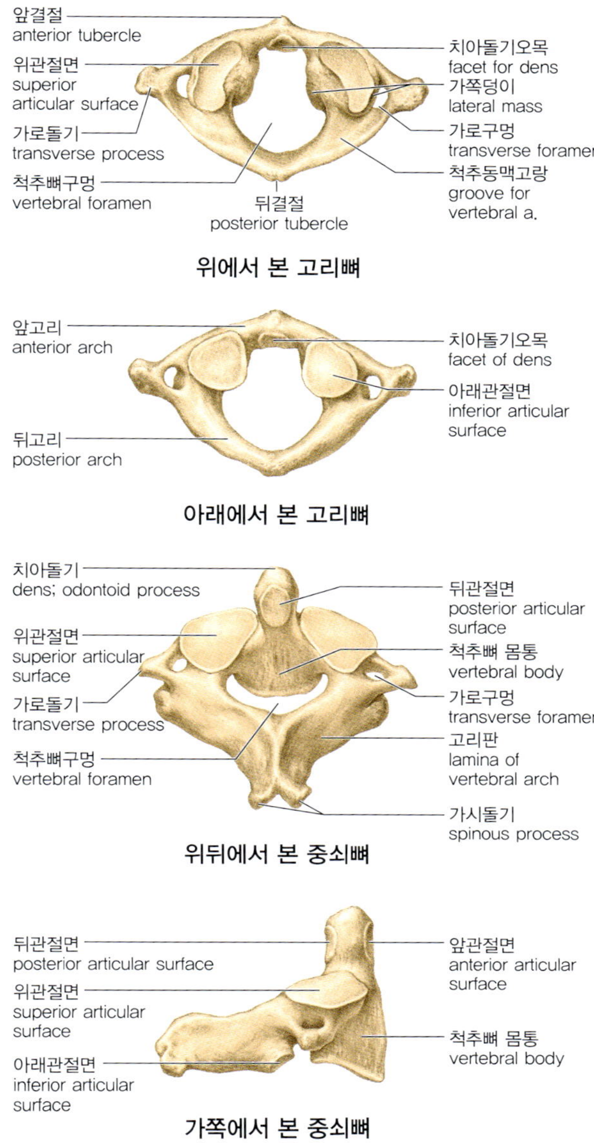

그림 2.6 고리뼈와 중쇠뼈

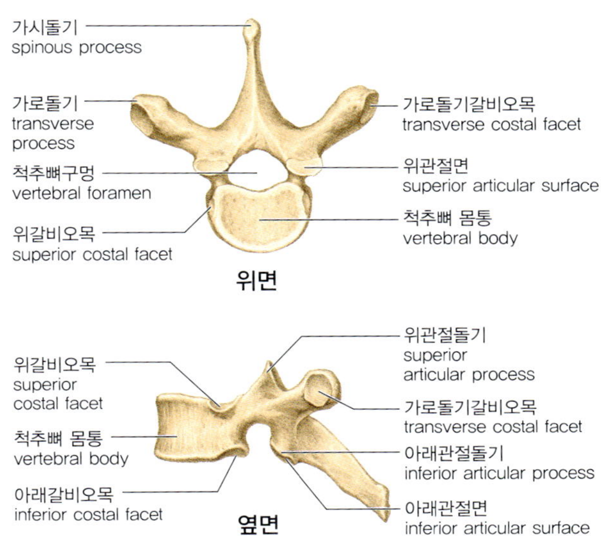

그림 2.7 전형적인 등뼈의 모습

몸통과 가로돌기에는 갈비뼈와 관절을 이루는 **갈비오목**(costal facet)이 있다(그림 2.7).

보통 **갈비뼈머리**(head of rib) 하나는 위아래 등뼈 몸통에 걸쳐 관절을 이루기 때문에, 등뼈 몸통 위모서리와 아래모서리 가쪽에는 각각 **반관절면**(demifacet)이 있게 된다. 이들을 각각 위갈비오목(superior costal facet)과 아래갈비오목(inferior costal facet)이라고 한다. 첫째갈비뼈머리는 첫째등뼈 몸통하고만 관절하기 때문에 첫째등뼈 몸통의 위갈비오목은 **온관절면**(complete facet)이다. 또한 아래쪽 2개 등뼈는 각각 아래쪽 2개 갈비뼈하고만 관절을 이루기 때문에 이들에는 몸통 중간에 온관절면 하나만이 존재한다. 전형적인 등뼈의 가시돌기(spinous process)는 길고, 아래로 기울어져 있다.

3) 허리뼈(lumbar vertebrae)

허리뼈는 몸무게의 상당 부분을 지탱하기 때문에 몸통이 크고 묵직하며 척추뼈 **고리판**(lamina)도 튼튼하고 갈비오목이 없는 것이 특징이다. 허리뼈 몸통은 위에서 보았을 때 대체로 콩팥 모양이다(그림 2.8). 가시돌기는 네모꼴로 두껍고 넓으며, 수평하게 뒤로 향한다.

허리뼈에는 다른 부위 척추뼈에 없는 돌기가 2개 있다. 가로돌기가 시작되는 부분 뒤아래쪽에 작은 **덧돌기**(accessory process)가 있으며, 여기에는 **가로돌기사이근육**(intertransverse mm.)이 붙는다. 또한 **위관절돌기**(superior articular process) 뒷면에는 **꼭지돌기**(mammillary process)가 있어 **뭇갈래근**(multifidus mm.)과 가로돌기사이근육이 붙는다.

4) 엉치뼈(sacral vertebrae, sacrum)

어른에서 엉치뼈는 낱개뼈 5개가 융합하여 하나의 커다란 쐐기 모양 뼈를 이루고 있다(그림 2.10). 위로는 다섯째 허리뼈와 관절을 이루며, 양 옆으로는 볼기뼈(hip bone)와 관절을 이룬다. 엉치뼈는 양쪽 볼기뼈 사이에서 골반안(pelvic cavity)의 뒷벽을 형성하며, 척주를 지지하고, 골반을 안정시키고, 다리이음뼈(pelvic girdle)에 몸무게를 전달한다. 엉치뼈는 약간 기울어져 있으면서 다섯째허리뼈와 관절하여 **허리엉치각**(lumbosacral angle)을 형성하는데, 그 각도는 30°에서 40° 정도이다(그림 2.9).

① 엉치뼈바닥(base of sacrum)

엉치뼈 윗면을 말한다(그림 2.10). 첫째엉치뼈 몸통 위모서리에 해당하는 앞쪽으로 튀어나온 모서리를 **엉치뼈곶**(sacral promontory)이라고 하며, 몸통 양 옆으로는 가로돌기에 해당하는 **엉치뼈날개**(ala)가 있다. 위관절돌기는 위쪽으로 솟아 다섯째허리뼈 아래관절돌기와 관절한다. 엉치뼈바닥 뒷쪽으로 척주관의 연속인 **엉치뼈관**(sacral canal)이 있으며, 그 안에는 **말총**(cauda equina)이 들어 있다.

② 골반면(pelvic surface)

엉치뼈의 앞면을 골반면이라고 하며, 편평하고 오목하다(그림 2.10). 골반면에는 **앞엉치뼈구멍**(anterior sacral

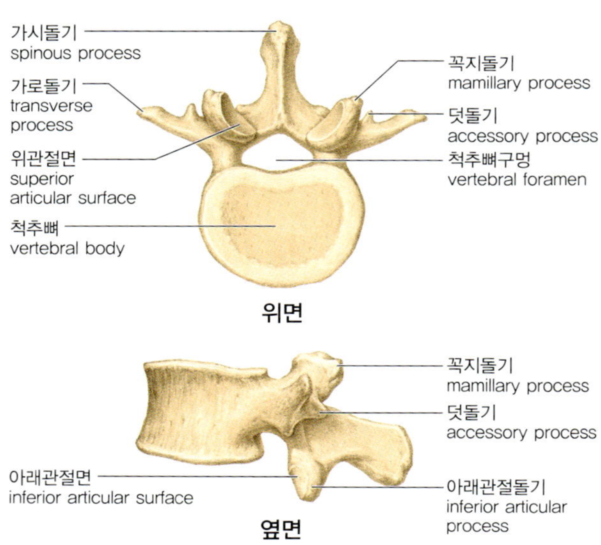

그림 2.8 전형적인 허리뼈의 모습

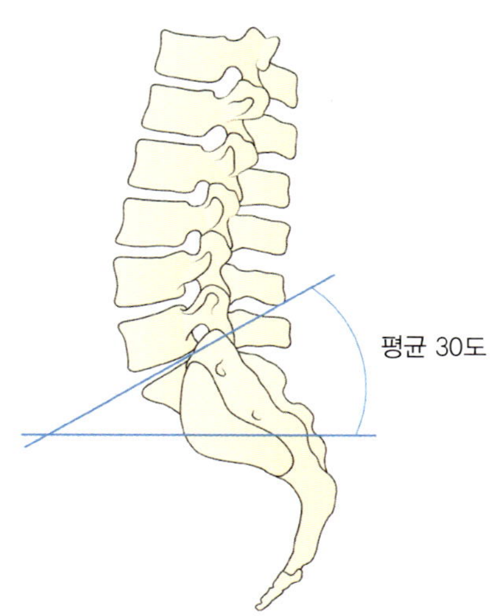

그림 2.9 허리엉치각

foramen) 4쌍이 위아래로 배열되어 있다. **엉치척수신경**(sacral spinal nn.) **앞가지**(ventral ramus)가 엉치뼈관에서 척추사이구멍을 지난 후 앞엉치뼈구멍을 통해 골반 안으로 들어온다. 골반면에는 양쪽 앞엉치뼈구멍 사이를 잇는 **가로선**(transverse line) 4개가 서로 평행하게 나있는데, 이는 낱개 엉치뼈가 융합된 흔적이다.

③ **뒤면**(dorsal surface)

거칠고 볼록하며, 세 종류의 뚜렷한 세로융기가 있다(그림 2.10). 가운데 있는 **정중엉치뼈능선**(median sacral crest)은 가시돌기 3~4개가, **중간엉치뼈능선**(intermediate sacral crest)은 관절돌기가, **가쪽엉치뼈능선**(lateral sacral crest)은 가로돌기 끝이 융합하여 만들어진 것이다. 골반면에서와 마찬가지로 4쌍의 구멍이 보이는데, 이는 **뒤엉치뼈구멍**(posterior sacral foramen)이며 척수신경 뒤가지가 이 구멍을 지난다. 뒤면 맨 아래쪽에는 **엉치뼈관**(sacral canal)이 아래로 뚫린 구멍인 **엉치뼈틈새**(sacral hiatus)가 보인다. 이는 다섯째엉치뼈(때로 넷째 엉치뼈를 포함) 척추뼈 고리판과 가시돌기가 없어져 생긴 것으로, 이 틈새에는 지방조직이 차 있으며, 다섯째엉치신경, 꼬리신경, 척수 아래끝에서 나오는 결합조직 끈인 종말끈(terminal filum)이 이 틈새를 지나 나온다. 엉치뼈틈새 양 옆으로는 다섯째엉치뼈 아래관절돌기에 해당되는 구조물인 **엉치뼈뿔**(sacral cornu)이 아래쪽으로 돌출되어 있다.

④ **가쪽부분**(lateral part)

위쪽에는 **귓바퀴면**(auricular surface)이 있다(그림 2.10). 이 면은 **엉치엉덩관절**(sacroiliac joint) 윤활부분을 이루며, 관절면은 유리연골로 덮여 있다.

⑤ **엉치뼈끝**(apex of sacrum)

엉치뼈 아래쪽 끝을 말하며, **꼬리뼈**(coccyx)와 관절하는 오목이 있다(그림 2.10).

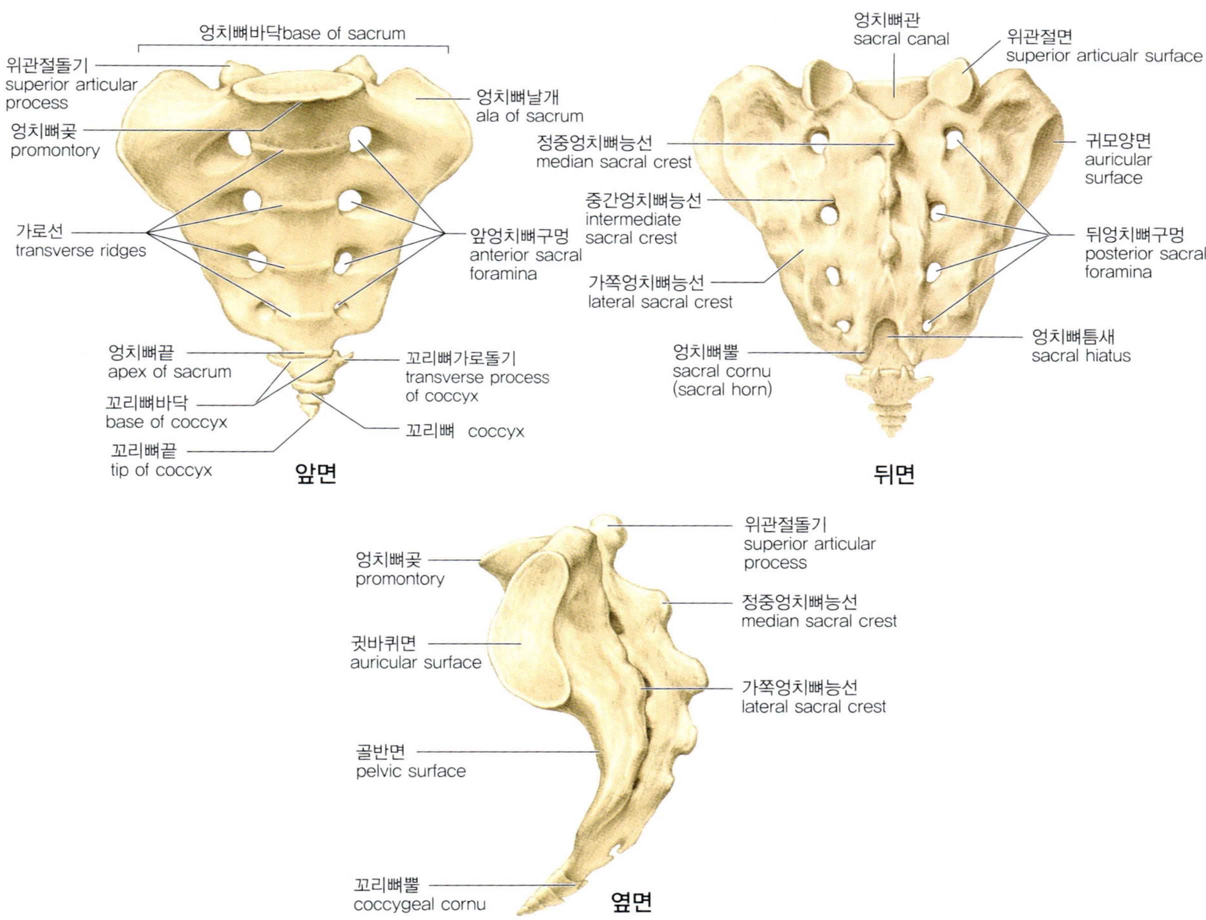

그림 2.10 엉치뼈와 꼬리뼈의 모습

5) 꼬리뼈

꼬리뼈(coccyx)는 보통 4개, 때로는 3~5개가 있으며, 첫째꼬리뼈는 나이가 들면서 엉치뼈와 융합되고, 나머지 꼬리뼈 3개는 서로 융합하여 하나의 작은 세모꼴 뼈가 된다(그림 2.10). 이 뼈는 꼬리를 이루던 뼈대의 흔적으로, 몸무게를 지탱하는 데 관여하지 않지만 **큰볼기근**(gluteus maximus m.), **꼬리근**(coccygeus m.)의 일부, 항문꼬리인대(anococcygeal lig.), **두덩꼬리근**(pubococcygeus m.) 등이 부착하는 장소가 된다.

5. 척주관절(vertebral joints)

척추뼈와 척추뼈 사이를 연결하는 척주관절에는 크게 세 종류가 있다. 우선 위아래 척추뼈몸통 사이를 연결하는 척추사이결합이 있고, 위아래 척추뼈의 척추뼈고리, 가로돌기, 가시돌기 사이를 인대로 연결하는 척주인대결합이 있으며, 마지막으로 관절돌기 사이의 척주윤활관절이 있다.

1) 척추사이결합

척추뼈몸통과 몸통 사이의 관절은 연골관절(cartilagenous joint)인 **섬유연골결합**(symphysis)으로, 이를 **척추사이결합**(intervertebral joint)이라고 한다. 이웃한 척추뼈몸통 사이에는 **척추사이원반**(intervertebral disc)이 들어 있으며, 몸통의 위 · 아래 관절면은 척추사이원반과 인대로 연결된다. 척추사이원반은 바깥쪽의 섬유테와 안쪽의 아교성 물질인 속질핵의 두 부분으로 구성되어 충격을 흡수하기 때문에, 척추사이결합은 몸무게를 지탱하기 좋은 구조를 하고 있는 셈이다(그림 2.11).

① 섬유테(anulus fibrosus)

척추사이원반 주변부에 동심원으로 배열된 아교섬유와 섬유연골(fibrous cartilage) 층판으로 척추뼈몸통 관절면의 둥근 몸통둘레뼈끝(anular epiphysis)에 닿는다(그림 2.11). 각 층판의 섬유는 이웃한 층판 섬유와 직각으로 배열되어 운동성에는 제한을 주지만 위 · 아래 척추뼈를 강하게 연결한다.

② 속질핵(nucleus pulposus)

척추사이원반 중심부를 차지하고 있는 구조물로(그림 2.11), 처음에는 젤라틴 모양이지만 나이가 들면서 점차 섬유연골로 대체된다. 탄력이 커서 세로축에 가해지는 힘에 대해 충격을 흡수하거나, 척주가 움직일 때 받침 역할을 한다. 속질핵은 눌리면 넓어진다. 속질핵에는 혈관이 없어서 섬유테 가장자리와 척추뼈몸통에 있는 혈관에서 확산에 의해 영양 공급을 받는다. 첫째목뼈와 둘째목뼈 사이에는 척추사이원반이 없으며, 가장 아래쪽에 위치하는 척추사이원반은 다섯째허리뼈와 엉치뼈 사이에 있다. 척추사이원반은 허리부분에서 가장 두껍고 위쪽 등뼈에서 가장 얇다.

2) 척주인대결합

척추뼈는 위아래 척추뼈의 동일한 부위를 연결하는 여러 인대에 의해서 강력하게 연결되어 있으며, 이러한 연결을 모두 척주인대결합(syndesmosis of vertebral column)이라고 한다. 척주인대결합을 형성하는 인대에는 다음과 같은 것들이 있다.

- **앞세로인대**(anterior longitudinal lig.) : 척추뼈몸통과 척추사이원반 앞가쪽을 덮고 연결하는 강하고 넓은 섬

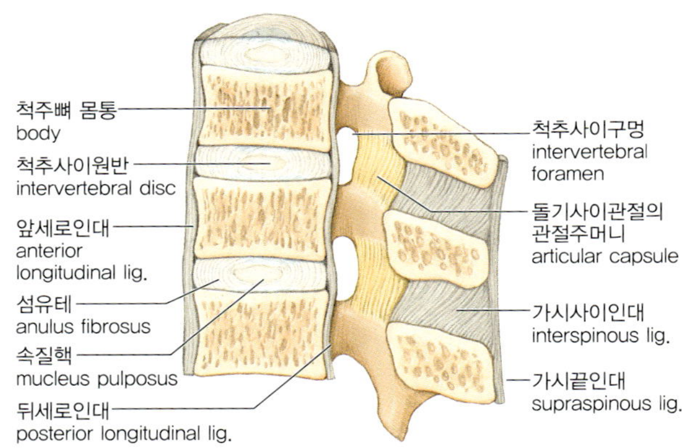

그림 2.11 척추사이결합

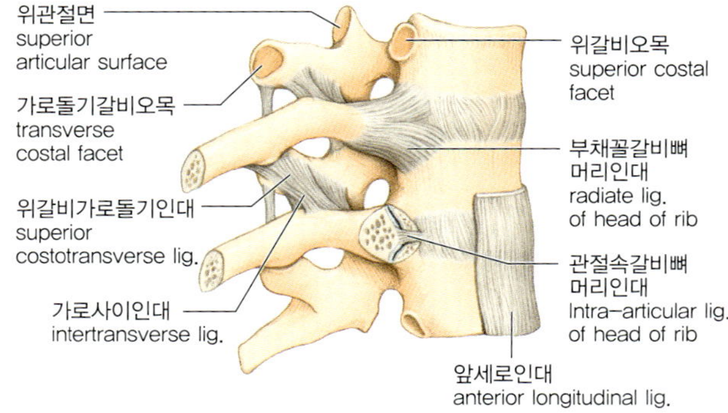

그림 2.12 척주의 여러 인대

유띠(그림 2.11, 2.12)이다.

이 인대는 엉치뼈 골반면에서 첫째목뼈 앞결절과 큰구멍(foramen magnum) 앞쪽 뒤통수뼈까지 이어져, 척주의 안정성을 유지해 주고 척주의 과도한 젖힘(hyperextension)을 방지한다.

- **뒤세로인대**(posterior longitudinal lig.) : 척주관 속에서 둘째목뼈에서 엉치뼈까지의 척추사이원반과 척추뼈몸통 뒤모서리에 붙어서 위아래로 주행하는 인대(그림 2.11, 2.12)이다. 앞세로인대보다는 다소 약하고 좁은 띠로, 척주의 과도한 굽힘(hyperflexion)을 방지하는 역할을 하며, 척추사이원반이 뒤쪽으로 튀어나오는 것을 막아준다.
- **황색인대**(ligamentum flavum) : 인접한 위아래 척추뼈 고리판 사이를 연결하는 인대이다. 탄력섬유 성분이 많아서 약간 노랗게 보여 '황색인대'라는 이름이 붙었다(그림 2.13). 위아래 고리판 사이에서 거의 수직으로 뻗어 있어, 고리판 사이를 결합시키고 동시에 척주관 뒷벽의 일부를 형성한다. 이 인대는 고리판의 분리를 방지하고, 척주의 급격한 굽힘을 방지하여 척추사이원반을 보호하며, 강력함과 탄력성으로 척주의 정상 굽이 유지와 굽힘 후 척주를 다시 세우는 데 도움을 준다.
- **가시사이인대**(interspinous lig.) : 인접한 위·아래 가시돌기 사이에서, 앞쪽으로는 황색인대까지, 뒤로는 가시끝인대까지 뻗어 있는 얇은 막모양 인대이다(그림 2.11, 2.14).
- **가로사이인대**(intertransverse lig.) : 인접한 위아래 가로돌기 사이를 연결한다(그림 2.12). 가로돌기 사이에는 **가로돌기사이근육**(intertransversarii mm.)이 있어서 이 인대는 그렇게 강력하지는 않다.
- **가시끝인대**(supraspinous lig.) : 일곱째목뼈에서 아래쪽 허리뼈의 가시돌기 끝을 서로 연결하는 강한 끈 모양의 인대이다(그림 2.11, 2.14).
- **목덜미인대**(nuchal lig.) : **바깥뒤통수뼈융기**(external occipital protuberance)와 뒤통수뼈 큰구멍 뒤끝에서 일곱째목뼈 가시돌기까지 뻗어 있는 두툼한 섬유탄력조직(그림 2.14)이다.

3) 척주윤활관절(vertebral synovial joints)

척주에서 관찰되는 윤활관절로는 정중고리중쇠관절, 가쪽고리중쇠관절, 돌기사이관절, **허리엉치관절**(lumbosacral joint), **엉치꼬리관절**(sacrococcygeal joint)이 있으며, 이밖에 머리뼈와 첫째목뼈 사이의 관절인 고리뒤통수관절이 있다. 이들 관절은 머리와 척주의 움직임에 관여한다.

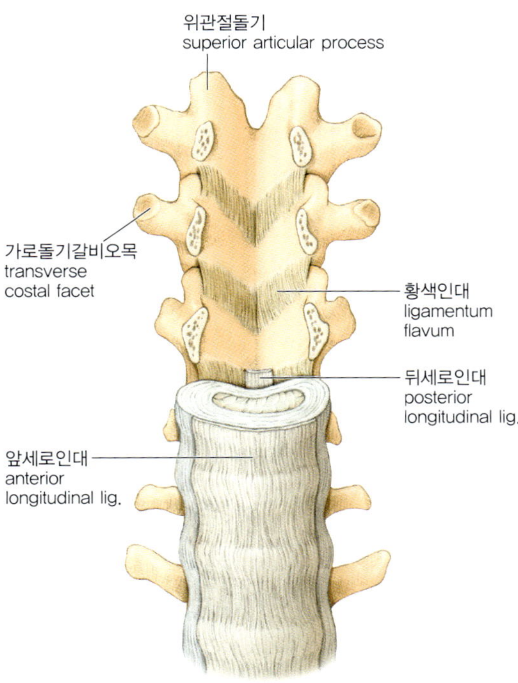

그림 2.13 척주를 앞에서본모습 그림 윗부분에서는 척추뼈몸통을 제거하여 황색인대가 잘 보이게 하였다.

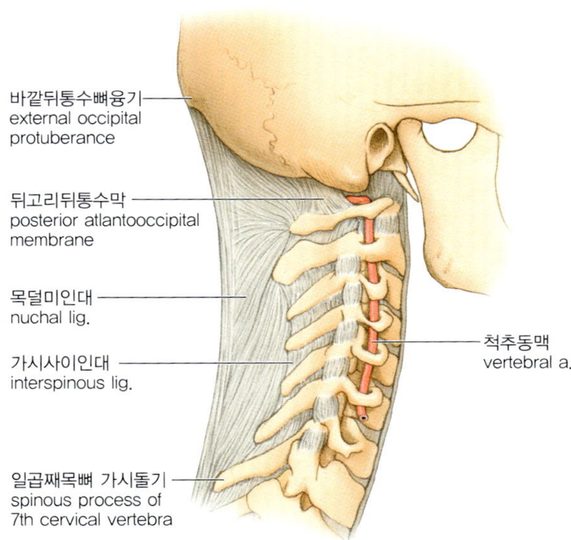

그림 2.14 목 부위의 인대

① **고리뒤통수관절**(atlantooccipital joint)

고리뼈 **가쪽덩이**(lateral mass)와 뒤통수뼈관절융기(occipital condyle) 사이의 윤활관절로, **타원관절**(ellipsoid joint, condylar joint)에 속한다. 주요 운동은 굽힘과 폄이며(머리를 끄덕임), 약간의 가쪽굽힘과 돌림운동이 가능하다. 머리뼈와 고리뼈는 **앞 · 뒤고리뒤통수막**(anterior and posterior atlantooccipital membranes)으로 연결되는데, 이 막은 고리뼈 앞고리와 뒤고리에서 뒤통수뼈 큰구멍 앞모서리와 뒤모서리까지 뻗어 있어 관절의 과도한 운동을 방지하는데 기여한다(그림 2.15).

② **고리중쇠관절**(atlantoaxial joints)

고리뼈와 중쇠뼈는 세 곳에서 관절을 이룬다. 먼저 중쇠뼈 치아돌기와 고리뼈 앞고리 뒤면 **치아돌기오목**(fovea dentis) 사이에서 **정중고리중쇠관절**(median atlantoaxial joint)을 이루고, 양쪽 고리뼈 가쪽덩이 아래관절면과 중쇠뼈 위관절면 사이에서 **가쪽고리중쇠관절**(lateral atlantoaxial joints)을 이룬다. 이들은 모두 윤활관절이며 정중고리중쇠관절은 중쇠관절(pivot joint), 가쪽고리중쇠관절은 **평면관절**(plane joint)에 속한다. 이들 세 곳의 관절은 머리를 옆으로 돌리는 돌림운동에 관여한다. 돌림운동에서 중쇠뼈 치아돌기가 축 역할을 하며, 치아돌기 뒷쪽에는 양쪽 가쪽덩이를 서로 연결하는 강한 띠인 고리가로인대(transverse ligament of atlas)가 있어서 축 운동이 일어나는 동안 중쇠뼈 치아돌기를 고정시키는 역할을 한다(그림 2.15).

③ **돌기사이관절**(zygapophysial joint)

이웃한 척추뼈의 위관절돌기와 아래관절돌기 사이의 평면관절(plane joint)로, **관절면사이관절**(facet joint)

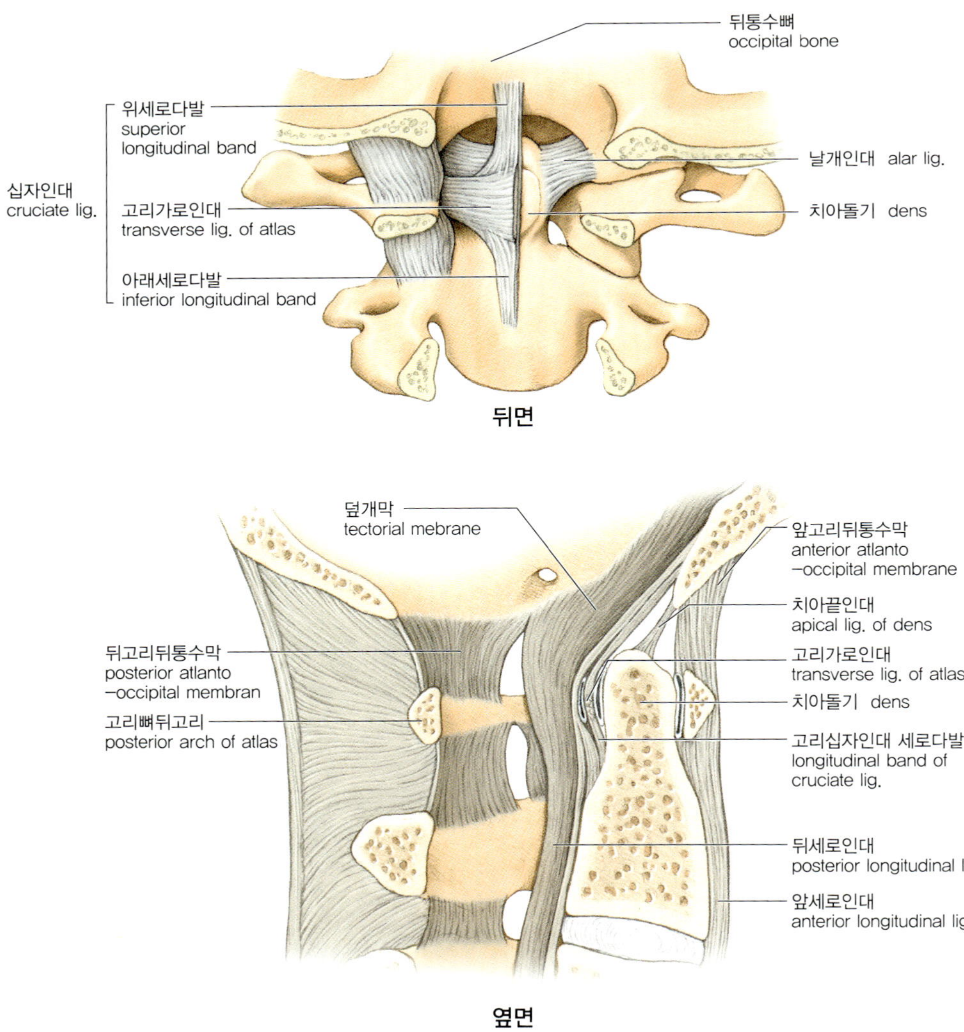

그림 2.15 머리뼈와 척주 사이의 관절

이라고도 한다. 각 관절을 싸고 있는 성긴 관절주머니(articular capsule)는 이웃한 척추뼈 관절돌기 모서리에 붙는다. 돌기사이관절은 척추뼈 사이의 미끄럼운동을 가능하게 한다.

6. 척주의 혈관

1) 척주의 동맥

척추뼈에는 아래와 같이 여러 동맥의 척수가지(spinal branch)에서 나오는 분절척수동맥(segmental medullary a.)이 분포한다(그림 2.16).

- 목부위 : **척추동맥**(vertebral a.)과 오름목동맥(ascending cervical a.)
- 가슴부위 : **뒤갈비사이동맥**(posterior intercostal aa.)
- 배부위 : **갈비밑동맥**(subcostal a.)과 허리동맥(lumbar aa.)
- 골반부위 : **엉덩허리동맥**(iliolumbar a.), **가쪽엉치동맥**(lateral sacral aa.), **정중엉치동맥**(median sacral a.)

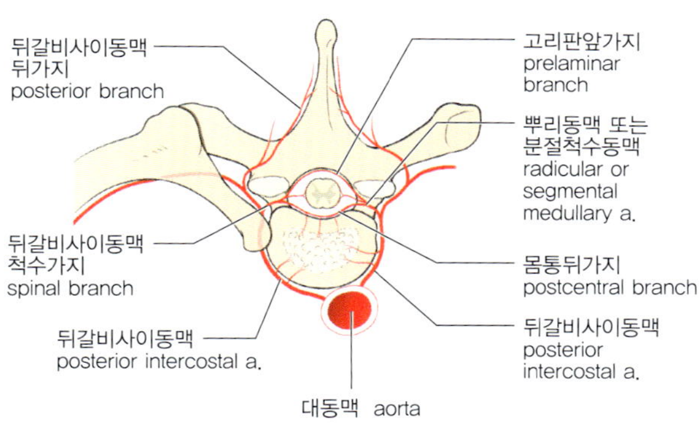

그림 2.16 척주의 동맥(가슴부위)

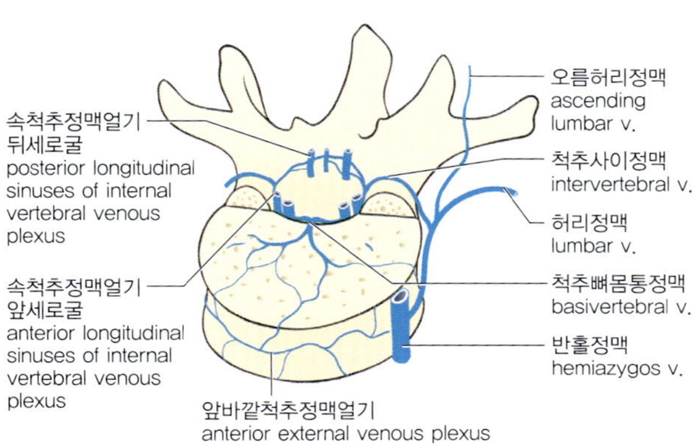

그림 2.17 척주의 정맥

분절척수동맥은 척추사이구멍으로 들어간 후 척수신경 앞뿌리와 뒤뿌리, 척수, 뇌척수막에 분포한다. 척수가지의 일부는 뿌리동맥(radicular a.)이 되어 척수신경 앞뿌리와 뒤뿌리를 따라 척수로 간다.

2) 척주의 정맥

척주관(vertebral canal)의 안쪽과 바깥쪽에서 척주를 따라 세로방향으로 형성된 **속척주정맥얼기**(intern al vertebral venous plexus)와 **바깥척주정맥얼기**(external vertebral venous plexus)로 척수의 정맥혈액이 모인다(그림 2.17). 크고 꼬불꼬불한 **척추뼈몸통정맥**(basivertebral v.)은 척추뼈몸통 실질 속에 있는 정맥으로 척추뼈몸통 뒤면에 있는 구멍을 통해 주로 속척주정맥얼기로 연결된다. **척추사이정맥**(intervertebral vv.)은 척추사이구멍을 통과할 때 척수신경과 동반주행한다.

II 척수(Spinal cord)와 척수막(Spinal meninges)

1. 척수의 구조

척수는 다소 납작한 원통 모양으로, 척수막에 싸여 척주관(vertebral canal) 안에 들어 있다. 각 척추뼈에 해당하는 척수분절(spinal segment)이 있고, 각 척수분절에서는 양 옆으로 **척수신경**(spinal nn.)이 하나씩 나온다. 척수에는 다음과 같은 부분이 있다.

1) 목팽대(cervical enlargement)와 허리엉치팽대(lumbosacral enlargement)

척수는 주요 반사중추이고 몸과 뇌 사이의 전달 경로를 이루어 팔다리가 위치하는 부위의 척수는 다른 부위에 비해 커져 있다. 이를 각각 목팽대와 허리엉치팽대라고 한다(그림 2.18, 19). 목팽대는 넷째목분절(C4)에서 첫째가슴분절(T1) 사이에 걸쳐 있고, 이곳에서 나오는 척수신경 앞가지는 대부분 팔신경얼기(branchial plexus)를 이루어 팔에 분포한다.

허리엉치팽대는 열한째가슴분절(T11)에서 첫째엉치분절(S1) 사이에 걸쳐 있으며, 이곳에서 나오는 척수신경 앞

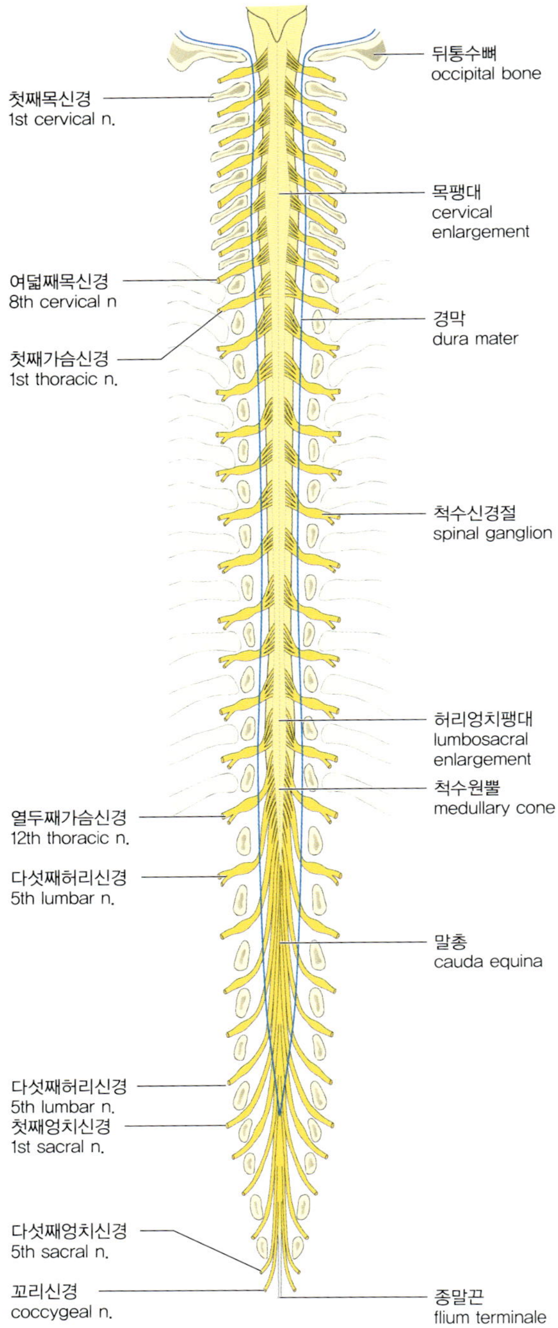

그림 2.18 척수의 전체 모습

가지는 허리엉치신경얼기(lumbosacral plexus)를 이루고 다리에 분포한다.

2) 척수원뿔(medullary cone; couns medullaris)

허리엉치팽대에서 아래쪽으로 갈수록 척수는 점차 가늘어져 원추형이 되는데, 이 부위를 척수원뿔이라고 한다(그림 2.18, 19).

3) 종말끈(terminal filum; filum terminale)

척수원뿔 아래끝에서 뻗어 나온 결합조직, 연막, 신경아교조직 등으로 이루어진 띠를 말한다(그림 2.18). 종말끈은 아래쪽으로 계속해서 경막(dura mater)에 싸인 채 엉치뼈틈새(sacral hiatus)를 지나 꼬리뼈 뒷면에 부착한다. 종말끈은 경막주머니를 꼬리뼈에 고정시키는 역할을 한다.

4) 말총(cauda equina)

허리엉치팽대와 척수원뿔에서 일어나는 척수신경뿌리가 허리수조(lumbar cistern)에서 다발을 이루어 아래쪽으로 주행하는데, 이를 말총이라고 한다(그림 2.19).

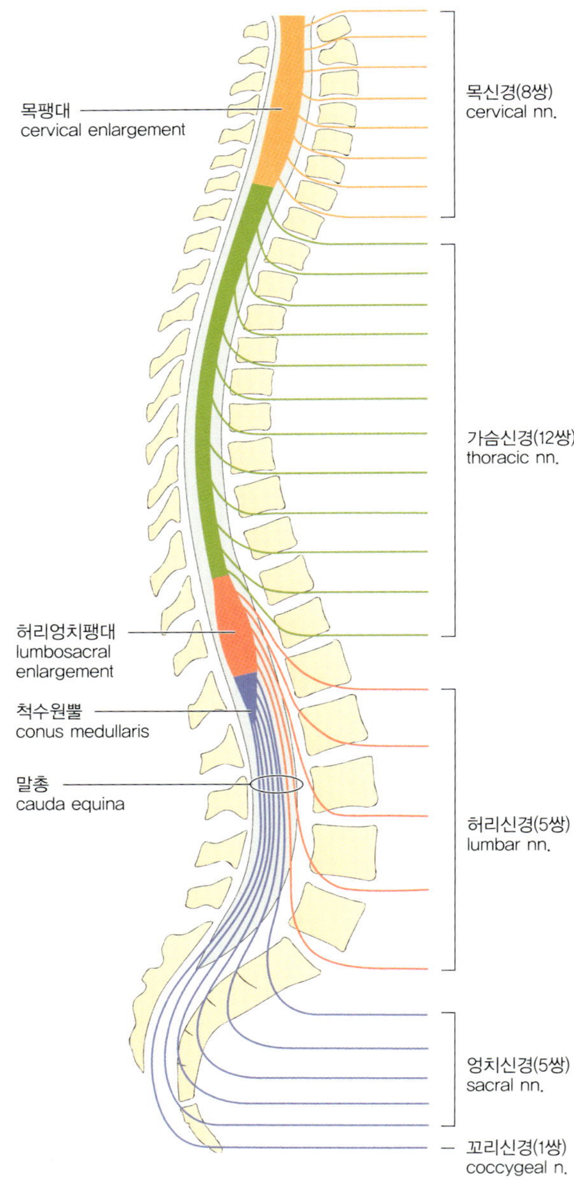

그림 2.19 척수신경이 나오는 모습

2. 척수의 높이 변화

배아기(embryonic period)에 척수 길이는 척주관 길이와 같다. 따라서 각 척수분절은 해당 척추뼈와 대략 같은 위치에 있으며, 척수신경은 가쪽으로 달려 해당 척추사이구멍을 지나 척주관을 빠져나간다. 배아기를 지나면서 척주가 척수보다 더 빠르게 성장한다. 따라서 태아기(fetal period) 동안에 척수는 척주관 안에서 상대적으로 올라가게 되며, 출생 시에는 척수 끝인 척수원뿔은 둘째허리뼈에서 셋째허리뼈(L2~L3) 높이에 있게 된다.

어른이 된 후에 척수 전체 길이는 약 42~45 cm로, 척주보다 짧다. 척수원뿔 끝의 위치는 대개 첫째와 둘째허리뼈(L1~L2) 사이로, 척수는 전체 척주관의 위 2/3에만 들어 있다. 따라서 아래쪽으로 갈수록 척수 분절과 해당 척추뼈 사이의 거리가 멀어지면서 척수신경뿌리의 길이는 점점 길어지고 비스듬하게 달린다(그림 2.19). 특히 허리신경과 엉치신경 뿌리는 각각 출구인 척주 허리부위와 엉치부위에 있는 척추사이구멍에 이를 때까지 먼 거리를 내려가야 하며, 따라서 척주관 속에서 척수원뿔 아래쪽 허리수조에는 척수신경뿌리의 다발이 말꼬리와 비슷한 모습으로 모여 말총(cauda equina)이 된다(그림 2.18, 2.19).

3. 척수신경의 구성

척수신경은 모두 31쌍으로, **목신경**(cervical nn.) 8쌍, **가슴신경**(thoracic nn.) 12쌍, **허리신경**(lumbar nn.) 5쌍, **엉치신경**(sacral nn.) 5쌍, 꼬리신경(coccygeal n.) 1쌍으로 구성된다(그림 2.19). 각 척수신경은 잔뿌리, 뿌리, 척수신경, 척수신경 가지 등의 과정을 거쳐 온몸에 분포한다.

1) 잔뿌리(rootlet)

척수 각 분절(segment) 앞쪽과 뒷쪽에서 각각 4~6개의 잔뿌리가 나오는데, 이를 각각 앞잔뿌리와 뒤잔뿌리라고 한다.

2) 뿌리(root)

척수분절 하나에서 나오는 앞잔뿌리와 뒤잔뿌리는 각각 서로 합쳐져서 신경다발을 이루는데, 이를 척수신경 **앞뿌리**(anterior root)와 **뒤뿌리**(posterior root)라고 한다(그림 2.20). 척수신경 뒤뿌리는 들(감각)신경섬유(afferent fibers)이고, 척수신경 앞뿌리는 날(운동)신경섬유(efferent fibers)이다.

3) 척수신경

앞뿌리와 뒤뿌리가 척주관을 벗어나자마자 척추사이구멍(intervertebral foramen)에서 서로 합쳐져 하나의 **척수신경**(spinal n.)이 된다(그림 2.20).

4) 앞가지와 뒤가지

앞뿌리와 뒤뿌리가 합쳐져 척수신경이 된 후에 척수신경은 곧바로 둘로 나뉘어 **앞가지**(ventral ramus)와 **뒤가지**(dorsal ramus)가 된다(그림 2.21). 앞 · 뒤가지에는 각각 앞뿌리와 뒤뿌리에 있던 운동신경섬유와 감각신경섬유가 모두 들어 있으며, 앞가지는 몸통 앞면과 옆면, 팔다리 근육과 피부에 분포하며, 뒤가지는 척주와 척주 뒷쪽에 있는 등 깊은층 근육과 피부에 분포한다. 뒤가지가 분포하는 영역보다 앞가지가 분포하는 영역이 넓으며, 따라서 앞가지는 뒤가지보다 굵다.

4. 척수막과 뇌척수액

인체에서 척수는 경막, 거미막, 연막의 3종류 막으로 둘러싸여 있으며, 이들 막을 일컬어 척수막(spinal meninges)이라고 한다. 이 막과 거미막밑공간에 있는 뇌척수액은 척수와 척수신경뿌리를 둘러싸고 지지하며 보호하는 역할을 한다(그림 2.21).

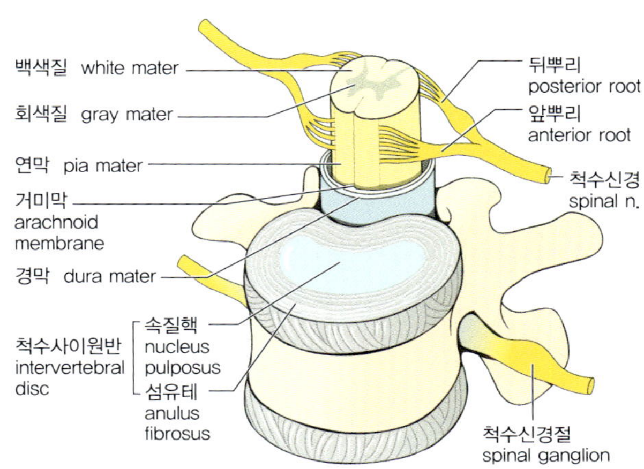

그림 2.20 척수와 척수신경

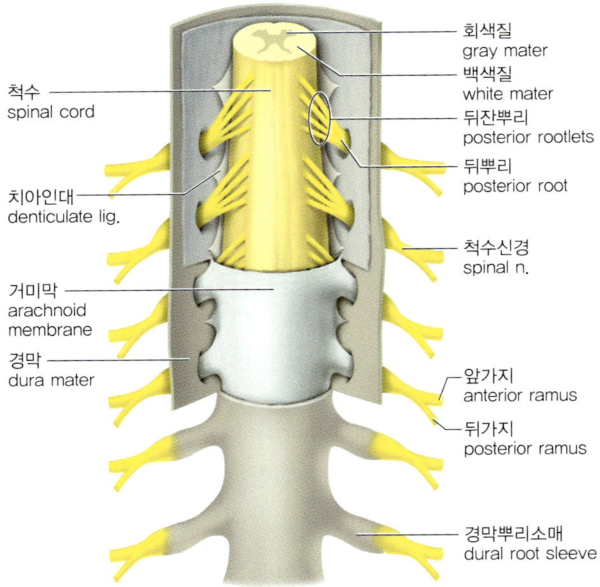

그림 2.21 일부 척수막을 열고 뒤쪽에서 본 모습

1) 경막(dura mater)

척수 경막은 척수막 중에서 가장 바깥에 있는 것으로 질긴 섬유와 탄력조직으로 구성된다. 이 막과 척추뼈 뼈막 사이는 실제 공간인 **경막바깥공간**(epidural space; extradural space)이 있고, 속에는 지방조직과 속척주정맥얼기(internal vertebral venous plexus) 등이 들어 있다. 척주관 속에서 경막은 길이가 긴 관 모양의 집(sheath)을 이루는데, 이를 **경막주머니**(dural sac)라고 한다. 경막주머니는 위로는 뒤통수뼈 큰구멍 둘레에 부착하고, 이곳에서 뇌경막으로 이어지며, 아래쪽에서는 종말끈으로 이어져 꼬리뼈에 고정된다(그림 2.22). 각각의 척수신경이 경막주머니를 뚫고 나오는 곳에서 척수경막은 척수신경 앞·뒤뿌리를 따라 척수신경절까지 척추사이구멍(intervertebral foramen)으로 연장되어 **경막뿌리소매**(dural root sleeve)를 형성한다.

2) 거미막(arachnoid mater)

척수 거미막은 경막주머니와 경막뿌리소매 속면을 따라가면서 척수, 척수신경뿌리, 척수신경, 척수신경절 등을 감싸는 약하고 혈관이 없는 막으로, 아교섬유를 주성분으로 하는 섬유조직과 세포성분으로 구성되어 있다. 거미막은 경막에 부착되어 있지는 않고, 단지 밀착되어 있을 뿐이다. 따라서 허리천자(lumbar spinal puncture)를 하면, 바늘은 경막과 거미막을 동시에 통과한다(그림 2.23). 경막과 거미막이 맞닿은 면을 **경막밑공간**(subdural space)이라고 하며, 정상적으로는 존재하지 않는 공간이다. 그러나 출혈이 생기면 경막밑혈종(subdural hematoma)이 이 부위에 생긴다.

거미막과 연막 사이 공간을 **거미막밑공간**(subarachnoid space)이라고 하며, 이 공간은 경막밑공간과는 달리 실제 공간으로, 속에는 **뇌척수액**(cerebrospinal fluid, CSF)이 들어 있다. 뇌척수액의 압력으로 인해서 거미막은 경막 속면에 밀착된다. 척수원뿔보다 아래쪽에서 거미막밑공간은 매우 넓어져 있는데, 이를 허리수조(lumbar cistern)라고 한다. 허리수조는 둘째허리뼈에서 둘째엉치뼈 사이에 걸쳐 있으며, 속에는 **말총**(cauda equina)이 있다.

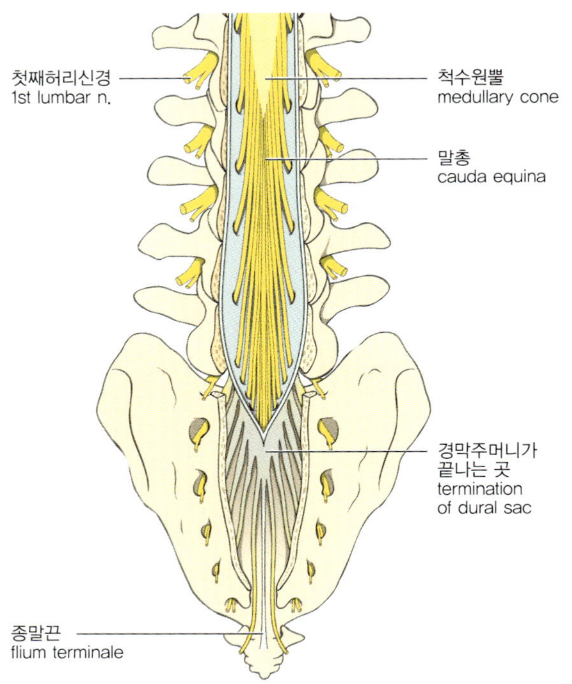

그림 2.22 척수와 경막주머니 아래쪽 모습

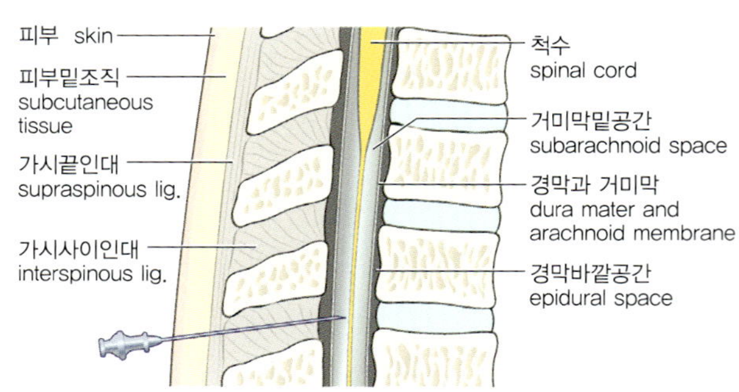

그림 2.23 허리천자

3) 연막(pia mater)

척수 연막은 척수를 둘러싸고 있는 가장 속막으로, 척수 표면에 밀착하여 직접 덮고 있으며 척수신경뿌리와 척수혈관까지 덮는다. 척수원뿔보다 아래에서는 연막이 종말끈으로 이어진다(그림 2.18, 2.21). 앞뿌리와 뒤뿌리 중간 부위의 연막은 비교적 두껍고, 가쪽으로 연장되어 경막주머니 속면에 부착하는데(그림 2.21), 이것을 치아인대(denticulate lig.)라고 한다.

치아인대는 척수를 경막주머니에 매다는 역할을 하며, 그 수가 대략 20~22개로, 가장 위의 것은 큰구멍 바로 안쪽에 있는 뒤통수뼈 경막에 부착하고, 가장 아래 것은 열두째가슴신경뿌리와 첫째허리신경뿌리 사이에 있다.

5. 척수의 혈관

1) 척수의 동맥

척수에는 **척추동맥**(vertebral a.), **오름목동맥**(ascending cervical a.), **깊은목동맥**(deep cervical a.), **갈비사이동맥**(intercostal aa.), **허리동맥**(lumbar aa.) 등에서 나온 **분절척수동맥**(segmental medullary aa.)의 가지들이 혈액을 공급한다. 척추동맥의 가지인 **앞척수동맥**(anterior spinal a.)과 **뒤척수동맥**(posterior spinal a.)은 척수 앞뒤면을 따라 척수원뿔까지 주행하며 척수에 혈액을 공급하고, 나머지 동맥에서 나온 분절척수동맥들이 앞척수동맥 및 뒤척수동맥과 연결된다(그림 2.24).

① 앞척수동맥(anterior spinal a.)

양쪽 척추동맥에서 나온 가지가 정중선에서 합쳐져 앞

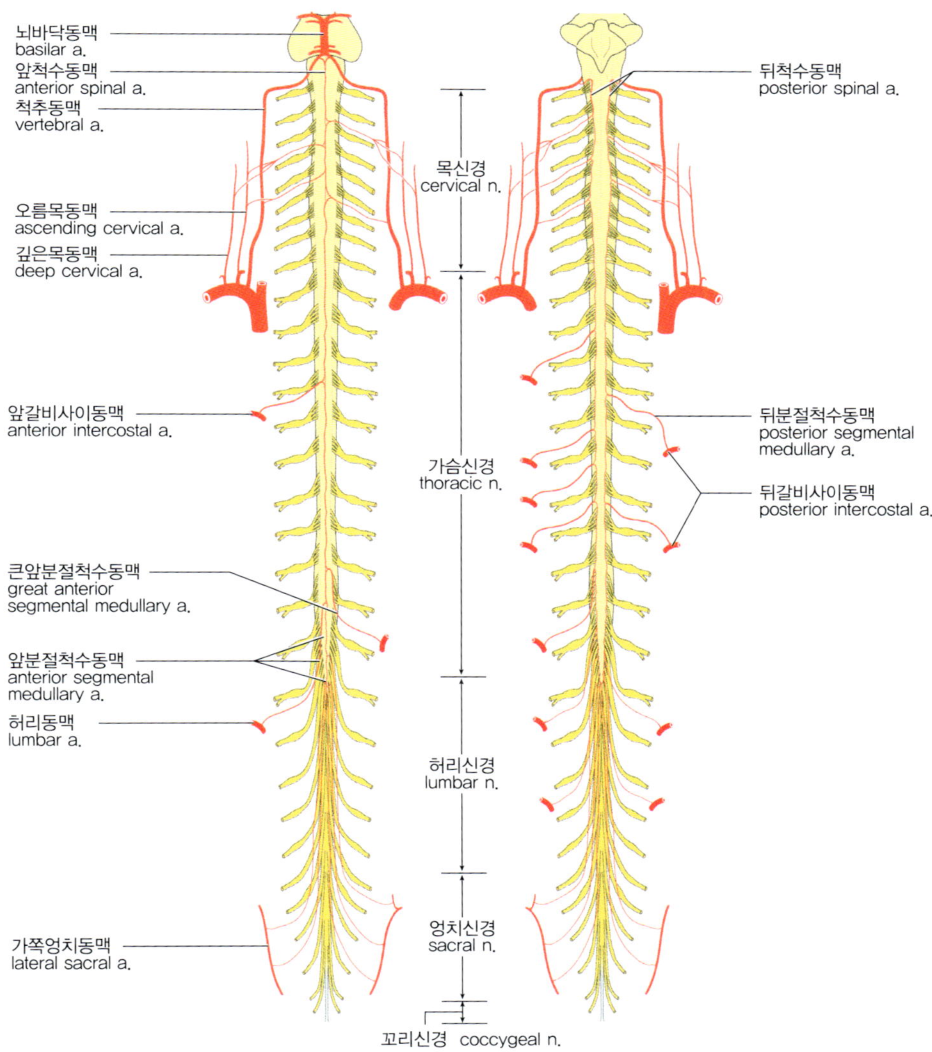

그림 2.24 척수의 혈액공급

척수동맥이 된다. 이 동맥은 척수 앞정중틈새(anterior median fissure)에 놓여 아래쪽으로 내려가며, 척수의 앞쪽 약 2/3를 공급한다.

② **뒤척수동맥**(posterior spinal a.)

척추동맥이나 **뒤아래소뇌동맥**(posterior inferior cerebellar a.)의 가지로, 좌우에 하나씩 한 쌍이 있다. 이 동맥은 척수 뒤가쪽고랑(posterolateral sulcus)을 따라 내려간다.

③ **척수가지**(spinal branches)

오름목동맥에서 허리동맥에 이르는 동맥의 척수가지(spinal branches)에서 척주와 척수로 가는 **분절척수동맥**(segmental medullary a.) 및 **뿌리동맥**(radicular a.)을 내며, 이들은 척수신경뿌리를 따라 척추사이구멍을 통해 척주관으로 들어간다.

④ **분절척수동맥**(segmental medullary a.)

척주관으로 들어온 분절척수동맥은 척수의 앞쪽과 뒷쪽으로 갈라지는데, 각각 **앞·뒤분절척수동맥**(anterior and posterior segmental medullary aa.)이라고 한다. 분절척수동맥은 앞척수동맥이나 뒤척수동맥과 연결되어 척수의 혈액공급에 기여한다.

⑤ **앞뿌리동맥**(anterior radicular aa.)**과 뒤뿌리동맥**(posterior radicualr aa.)

이들 동맥은 각각 척수신경 앞뿌리와 뒤뿌리를 따라 주행하며 척수신경뿌리와 이를 덮고 있는 척수막에 혈액을 공급한다. 뿌리동맥은 대개는 그 지름이 매우 작아서 척수까지 도달하지 못해 척수동맥과 연결되지는 않는다.

2) 척수의 정맥

대개 척수의 정맥은 척수의 동맥 분포와 비슷하다. 보통 1개의 앞척수정맥과 3개의 뒤척수정맥이 있다. 이 정맥들은 세로축을 따라 배열되어 있으며 서로 자유롭게 교통한다. 척수에서 나온 정맥이 경막바깥공간에서 서로 합쳐져 속척주정맥얼기(internal vertebral venous plexus)를 이룬다. 속척주정맥얼기는 위쪽으로 큰구멍을 지나 경막정맥굴(dural sinus)이나 척추정맥과 연결된다. 또 속척주정맥얼기는 척추뼈 바깥면에 있는 바깥척주정맥얼기(external vertebral venous plexus)와도 연결된다.

III 등근육(Back muscles)

1. 등근육의 구성

척주를 지지하고 운동을 일으키는 **등근육**(muscles of back)은 위치에 따라 얕은층, 중간층, 깊은층 근육으로 나뉜다. 얕은층 근육은 주로 팔다리 운동에 관여하고, 중간층 근육은 호흡에 관여한다. 이 두 층의 근육은 척주 밖에서 일어나 척주에 와서 닿는 **바깥기원근육**(extrinsic mm.)이다. 깊은층 근육은 등의 **자체기원근육**(intrinsic mm.)으로 주로 척주에 작용하는 근육들이며, 척주의 운동과 자세유지에 기여한다.

2. 얕은층 근육(superficial group)

얕은층 근육으로는 **등세모근**(trapezius m.), **넓은등근**(latissimus dorsi m.), **어깨올림근**(levator scapulae m.), **마름근**(rhomboids m.)이 있으며, 이들은 팔을 몸통에 이어주고 팔운동을 조절한다(그림 2.25, 표 3-2). 이 근육들은 등에 위치하지만 대부분 **목신경 앞가지**(ventral rami of cervical n.)가 분포하며, 등세모근에는 열한째뇌신경인 **더부신경**(accessory n.)이 분포한다.

3. 중간층 근육(intermediate group)

중간층 근육으로는 **위뒤톱니근**(serratus posterior superior m.)과 **아래뒤톱니근**(serratus posterior inferior m.)이 있다. 위뒤톱니근은 마름근 깊은 곳에 있고, 아래뒤톱니근은 넓은등근 깊이 놓여 있다(그림 2.25, 표 5-1). 이들은 호흡 근육으로 **갈비사이신경**(intercostal nn.)이 지배한다.

4. 깊은층 근육(deep group)

깊은층 근육은 등에서 자체 기원한 근육으로 **고유등근육**(proper muscle of back)이라 한다. 이 근육에는 척수신경 뒤가지가 분포하며, 자세를 유지하고 척주운동을 조절한다. 골반에서 머리뼈 사이에 걸쳐 있는 이 근육무리는 근막으로 싸여 있다(그림 2.26). 이 근막은 안쪽으로는 **목덜미인대**(nuchal lig.), 가시돌기(spinous process) 끝, 가시끝인대(supraspinous lig.), 정중엉치뼈능선(medial sacral crest)에 붙고, 가쪽으로는 목뼈와 허리뼈의 가로돌기(transverse process)와 **갈비뼈각**(angle of the rib)에 붙는다. 이 근막의 등부위와 허리부위를 **등허리근막**(thoracolumbar fascia)이라고 하며 가시돌기에서 가쪽으로 연장되면서 등의 깊은층 근육을 둘러싼다. 이 근막은 등에서는 얇으나 허리에서는 매우 두껍다. 깊은층 근육은 깊이에 따라서 다시 세 층으로 분류할 수 있다.

1) 얕은 고유등근육

얕은 고유등근육으로는 머리널판근과 목널판근이 있다(그림 2.25, 2.26). 이들은 **가시가로돌기근육**(spinotransversales mm.)이라고도 하며, 머리와 목을 움직이는 것 이외에 목 깊은층 근육을 덮고 지지하는 역할도 한다(표 2.1).

2) 중간 고유등근육

중간 고유등근육으로는 **척주세움근**(erector spinae m.)이 있다(그림 2.26, 2.27). 척주세움근은 등 정중선의 위아래로 길게 패인 뒤정중고랑(posteromedian furrow) 양 옆에서 위아래로 불룩 솟아 보이며, 허리부위에서 특히 쉽게 관찰된다. 이 근육은 다시 안쪽의 가시근, 중간의 가장긴근, 가쪽의 엉덩갈비근의 세 부분으로 구성된다. 이 세 부분은 공통으로 널힘줄(aponeurosis)을 형성하여 엉덩뼈능선(iliac crest) 뒷부분, **엉치뼈**(sacrum) 뒤면, 엉치엉덩인대(sacroiliac lig.), 엉치뼈 및 아래쪽 허리뼈의 가시돌기 등에 부착되어 있다(표 2.2).

3) 깊은 고유등근육

깊은 고유등근육으로는 반가시근, 뭇갈래근, 돌림근이 있으며 이들을 모두 합쳐 **가로돌기가시근육**(transversospinales mm.)이라고 한다(그림 2.28).

이 근육들은 척추뼈 가로돌기에서 일어나 그보다 위에 있는 척추뼈 가시돌기에 닿으며, 두 돌기 사이의 고랑을 채운다(표 2.3).

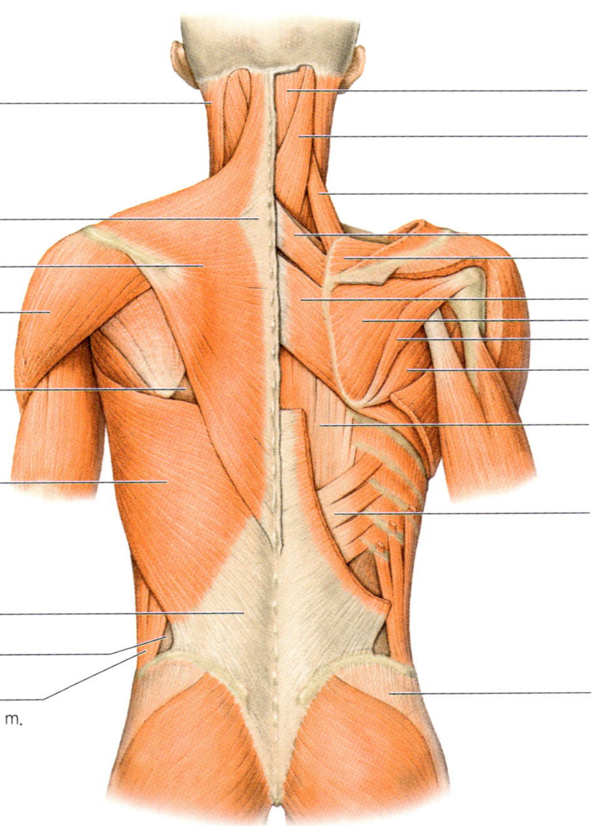

그림 2.25 등의 얕은층(왼쪽)과 중간층(오른쪽) 근육을 보여주는 그림

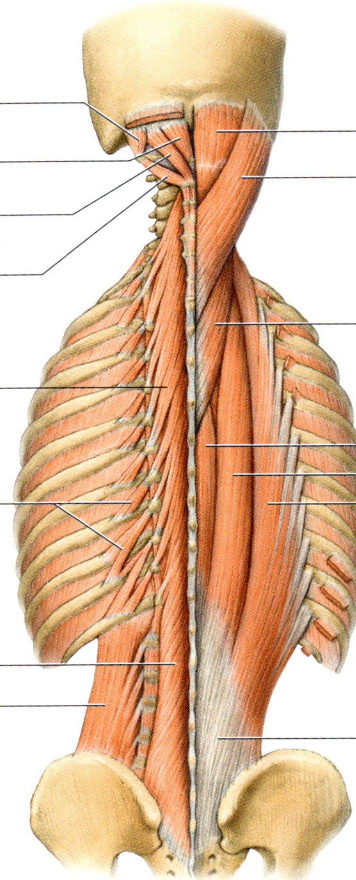

그림 2.26 등의 깊은층 근육

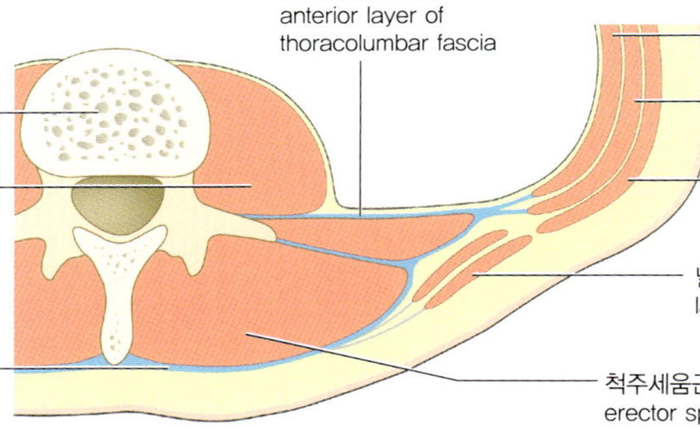

그림 2.27 등근육의 가로단면

표 2.1 얕은고유등근육 - 널판근

근육이름	이는곳	닿는곳	신경	작용
머리널판근 (splenius capitis m.)	목덜미인대 아래쪽 절반 일곱째목뼈 가시돌기 위쪽 3~4개 등뼈 가시돌기	관자뼈 꼭지돌기 위목덜미선 가쪽 부분	둘째~다섯째목 신경 뒤가지	머리와 목을 폄 머리와 목의 가쪽굽힘 머리를 약간 돌림
목널판근 (splenius cervicis m.)	셋째~여섯째등뼈 가시돌기	위쪽 3~4개 목뼈 가로돌기 뒤결절		

표 2.2 중간고유등근육 - 척주세움근(erector spinae m.)

근육이름	이는곳	닿는곳	신경	작용
가시근(spinalis mm.)				
등가시근 (spinalis thoracis m.)	첫째~둘째허리뼈 가시돌기 열한째~열두째등뼈 가시돌기	위쪽 4~8개 등뼈 가시돌기	여러 척수 신경의 뒤 가지	척주를 폄 척주를 가쪽굽힘 척주를 돌림
목가시근 (spinalis cervicis m.)	첫째~둘째등뼈 가시돌기 일곱째 목뼈 가로돌기 목덜미인대 아래부분	둘째(때로 셋째와 넷째)목뼈 가시돌기		
머리가시근 (spinalis capitis m.)	위쪽 6~7개 등뼈 가로돌기 일곱째 목뼈 가로돌기 넷째~여섯째 목뼈 관절돌기	위목덜미선과 아래목덜미선 사이 뒤통수뼈		
가장긴근(longissimus mm.)				
등가장긴근 (longissimus thoracis m.)	허리뼈 가로돌기 엉치뼈 뒤면	등뼈 가로돌기 아래쪽 9~10개 갈비뼈 몸쪽 부분	여러 척수 신경의 뒤 가지	척주를 폄 척주를 가쪽굽힘 척주를 돌림
목가장긴근 (longissimus cervicis m.)	위쪽 4~5개 등뼈 가로돌기	둘째~여섯째목뼈 가로돌기		
머리가장긴근 (longissimus capitis m.)	아래쪽 3~4개 목뼈 가로돌기 위쪽 4~5개 등뼈 가로돌기	꼭지돌기 뒤모서리		
엉덩갈비근(iliocostalis mm.)				
허리엉덩갈비근 (iliocostalis lumborum m.)	엉치뼈 뒤면 엉덩뼈능선 허리뼈 가시돌기	아래 6~7개 갈비뼈 갈비뼈각 위쪽 허리뼈 가로돌기	여러 척수 신경의 뒤 가지	척주를 폄 척주를 가쪽굽힘 척주를 돌림
등엉덩갈비 (iliocostalis thoracis m.)	허리엉덩갈비근이 닿는곳 안쪽의 아래 6개 갈비뼈 갈비뼈각	위쪽 6개 갈비뼈각 위모서리		
목엉덩갈비근 (iliocostalis cervicis m.)	셋째~여섯째갈비뼈 갈비각	셋째~여섯째 목뼈 가로돌기		

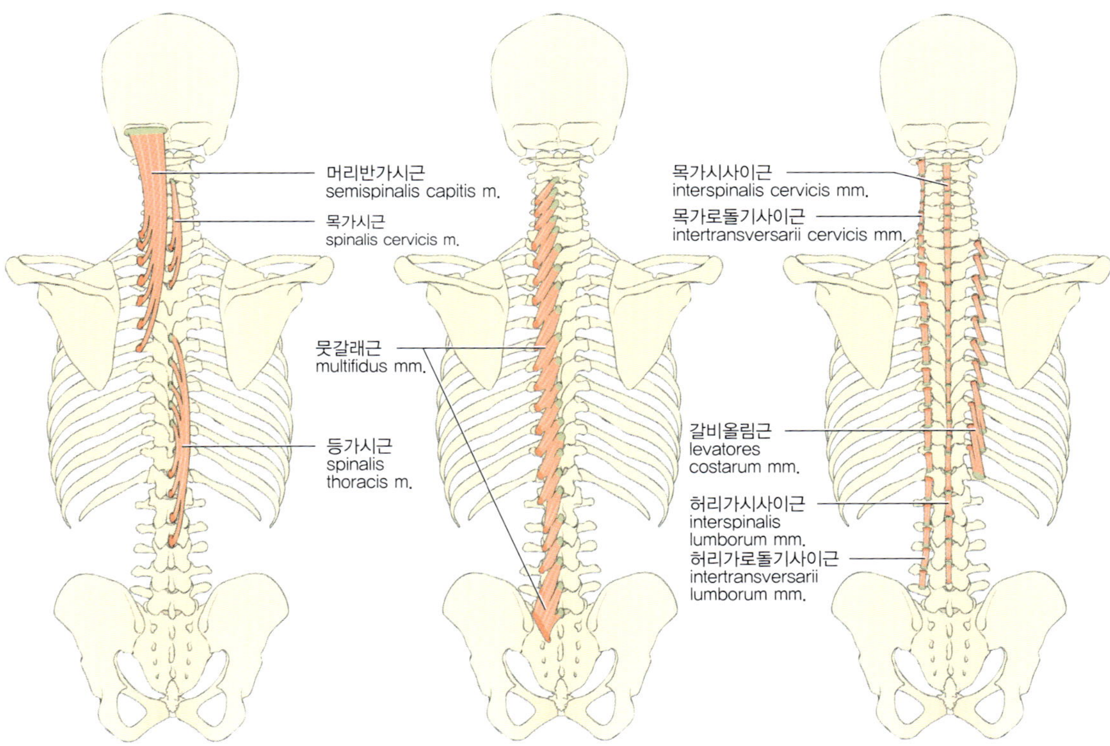

그림 2.28 깊은고유등근육

표 2.3 깊은고유등근육

근육이름	이는곳	닿는곳	신경	작용
가로돌기가시근육(transversospinales mm.)				
등반가시근 (semispinalis thoracis m.)	아래 6개 등뼈 가로돌기	위쪽 4개 등뼈 가시돌기 아래 2개 목뼈 가시돌기	위쪽 6개 가슴신경 뒤가지 중 안쪽가지	척주를 폄 척주를 가쪽굽힘 머리, 갈비뼈, 골반을 폄
목반가시근 (semispinalis cervicis m.)	위쪽 6개 등뼈 가로돌기 아래 4개 목뼈 관절돌기	둘째~다섯째목뼈 가시돌기	아래 3개 목신경 뒤가지	
머리반가시근 (semispinalis capitis m.)	위쪽 6개 등뼈 가로돌기 일곱째목뼈 가로돌기	뒤통수뼈 위목덜미선과 아래목덜미선 사이 안쪽 부위	첫째~여섯째목신경	
뭇갈래근 (multifidus mm.)	엉치뼈 윗면 위엉치엉덩인대 허리뼈 꼭지돌기 등뼈 가로돌기 아래쪽 4개의 목뼈 관절돌기	이는 척추뼈 위쪽 척추뼈 가시돌기	모든 척수신경 뒤가지	척주를 폄 척주를 가쪽굽힘 척주를 돌림
돌림근 (rotatores mm.)	척추뼈 가로돌기	하나 또는 두 개 위 척추뼈 고리판	척수신경 뒤가지	척주의 돌림을 도움

그밖에 가시사이근육(interspinales mm.), 가로돌기사이근육(intertransversarii mm.), **갈비올림근**(levatores costarum m.)도 있는데, 이들은 작고 발달도 미약하다. 가시사이근육과 가로돌기사이근육은 각각 가시돌기와 가로돌기를 잇는다.

5. 뒤통수밑부위의 근육

1) 뒤통수밑부위(suboccipital region)

뒤통수밑부위란 고리뼈와 중쇠뼈 뒷쪽, 뒤통수 아래의 세모꼴 부위를 말한다. 이곳에는 곧은근 2개와 빗근 2개 등 모두 4개의 근육이 있다(그림 2.29). 이들 4개 근육을 **뒤통수밑근육**(suboccipital mm.)이라고 한다(표 2.4).

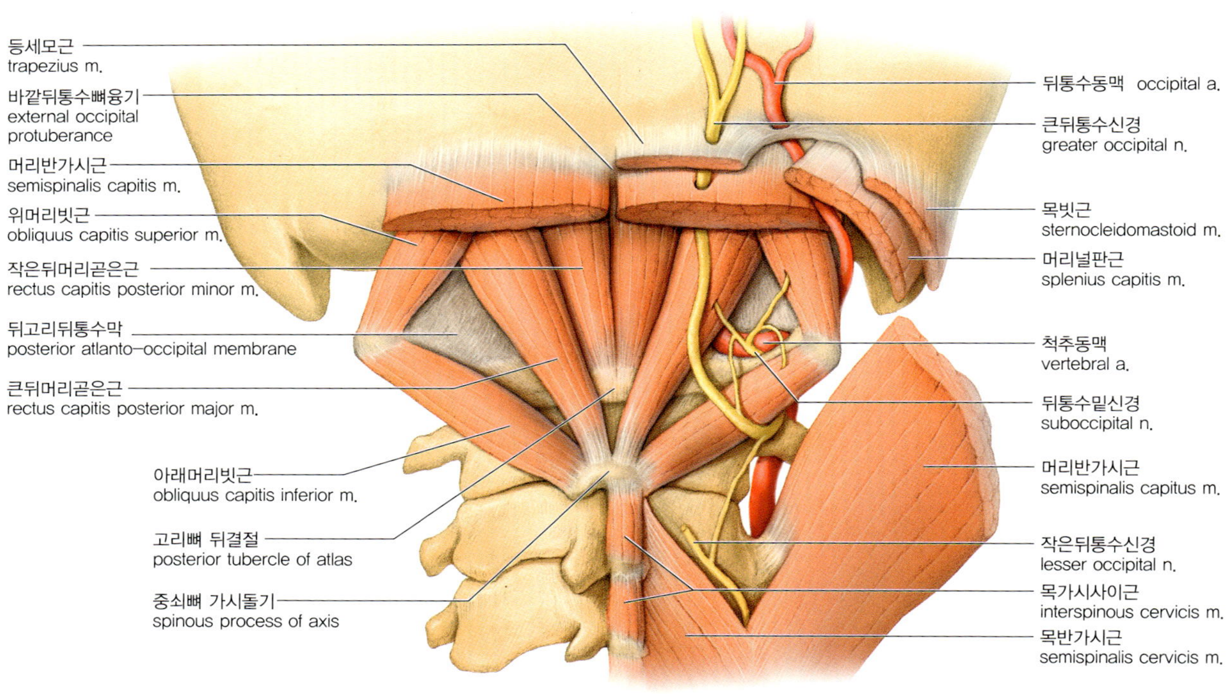

그림 2.29 뒤통수밑부위

표 2.4 뒤통수밑근육

근육이름	이는곳	닿는곳	신경	작용
큰뒤머리곧은근(rectus capitis posterior major m.)	첫째목뼈 뒤결절	아래덜미선 가쪽	첫째목신경 뒤가지인 뒤통수밑신경(suboccip-ital n.)	고리뼈에 작용하여 머리를 폄, 고리뼈와 중쇠뼈에 작용하여 머리를 돌림, 주로 자세를 유지하는데 기여
작은뒤머리곧은근(rectus ca-pitis posterior minor m.)	첫째목뼈 뒤결절	아래덜미선 안쪽		
위머리빗근(obliquus capitis superior m.)	둘째목뼈 가시돌기	첫째목뼈 가로돌기 뒤아랫면		
아랫머리빗근(obliquus capitis inferior m.)	첫째목뼈 가로돌기 윗면	위목덜미선과 아랫목덜미선 사이		

2) 뒤통수밑삼각(suboccipital triangle)

등세모근과 머리반가시근보다 깊은 층에서 큰뒤머리곧은근, 위머리빗근, 아래머리빗근으로 둘러싸인 공간을 뒤통수밑삼각이라고 한다(그림 2.29). 이 삼각의 바닥에는 **뒤고리뒤통수막**(posterior atlantooccipital membrane)과 **고리뼈 뒤고리**(posterior arch of atlas)가 있고, 천장은 **머리반가시근**(semispinalis capitis m.)이 덮고 있으며, 삼각 안에는 **척추동맥**(vertebral a.)과 뒤통수밑신경(suboccipital n.) 등이 지난다.

3) 뒤통수밑부위와 등의 신경분포

뒤통수밑부위의 근육과 피부에는 위쪽 목신경 뒤가지(posterior rami)가 분포한다. 이들은 뒤통수밑신경, 큰뒤통수신경 등으로 불리지만, 등과 허리로 가는 척수신경 뒤가지에는 특별한 이름이 붙어 있지 않다. 이밖에 둘째와 셋째목신경 앞가지(ventral ramus)에서 비롯된 **작은뒤통수신경**(lesser occipital n.)도 있다(그림 2.29).

① 뒤통수밑신경(suboccipital n.)

첫째목신경(C1) 뒤가지를 말한다. 고리뼈 뒤고리 위쪽과 척추동맥 아래를 지나 척주관을 빠져 나온 다음 뒤통수밑삼각으로 들어가(그림 2.29) 삼각 주변에 있는 큰뒤머리곧은근, 작은뒤머리곧은근, 위머리빗근, 아래머리빗근에 분포한다. 첫째목신경은 다른 척수신경과 달리 50% 이상에서 뒤뿌리가 없으며, 따라서 대개는 운동신경섬유로 구성되고 피부에는 분포하지 않는다.

② 큰뒤통수신경(greater occipital n.)

둘째목신경(C2) 뒤가지가 아래머리빗근 아래에서 고리뼈 뒤고리와 중쇠뼈 고리판 사이를 통하여 척추관을 빠져나와 안쪽과 가쪽가지로 나뉘는데, 안쪽가지가 **큰뒤통수신경**(greater occipital n.)이 된다. 큰뒤통수신경은 아래머리빗근과 **머리반가시근**(semispinalis capitis m.) 사이에서 위로 달리다 머리반가시근과 **등세모근**(trapezius m.)을 뚫고 표면으로 나와 **뒤통수동맥**(occipital a.)과 함께 뒤통수쪽으로 달린다. 둘째목신경 뒤가지의 가쪽가지는 **머리널판근**(splenius capitis m.), **머리가장긴근**(longissimus capitis m.), 머리반가시근(semispinalis capitis m.) 등에 분포한다.

③ 작은뒤통수신경(lesser occipital n.)

둘째목신경(C2)과 셋째목신경(C3)의 앞가지가 만나 목빗근(sternocleidomastoid m.)의 뒤모서리를 따라 위로 올라가 직접 근막을 뚫고 귓바퀴 뒤 피부에 분포한다.

03

팔

팔(upper extremity; upper limb)은 어깨세모근부위, 위팔부위, 팔꿉부위, 아래팔부위, 손부위로 구성된다(그림 3-1).

어깨세모근부위(deltoid region)는 위팔뼈와 몸통뼈대를 연결하는 부위로 빗장뼈(clavicle)와 어깨뼈(scapula)가 뼈대를 이룬다. 이 두 뼈를 팔이음뼈(bones of shoulder girdle)라 한다.

위팔부위(brachial region)는 어깨와 팔오금(cubital fossa) 사이로, 위팔뼈(humerus)가 뼈대를 이룬다.

팔꿉부위(cubital region)는 위팔과 아래팔 사이에 있으며 팔오금이 위치한다.

아래팔부위(antebrachial region)는 팔오금부터 손목까지로, **자뼈**(ulna)와 **노뼈**(radius)가 뼈대를 이룬다. 해부학 자세에서는 자뼈가 노뼈보다 안쪽에 놓이며, 그 결과 손바닥이 앞을 향한다.

손부위(hand region)는 손목(wrist), 손바닥(palm), 손가락(fingers; digits)으로 구성된다. 두 줄로 배열된 8개의 손목뼈(carpal bones)가 손목의 뼈대를, 5개의 손허리뼈(metacarpal bones)가 손바닥의 뼈대를 형성한다. 엄지는 2개, 나머지 손가락은 3개의 손가락뼈(phalangeal bones)가 이룬다.

I 팔뼈

팔뼈는 팔이음뼈와 자유팔뼈로 구분된다. **팔이음뼈**(bones of shoulder girdle)는 몸통뼈대와 자유팔뼈를 연결하는 빗장뼈와 어깨뼈로 구성되며, 좌우에 각각 1쌍, 모두 4개의 팔이음뼈가 있다. **자유팔뼈**(bones of free upper limb)는 위팔뼈, 자뼈, 노뼈, 손목뼈(8개), 손허리뼈(5개), 손가락뼈(14개)로 총 60개의 뼈가 이룬다(그림 3.1).

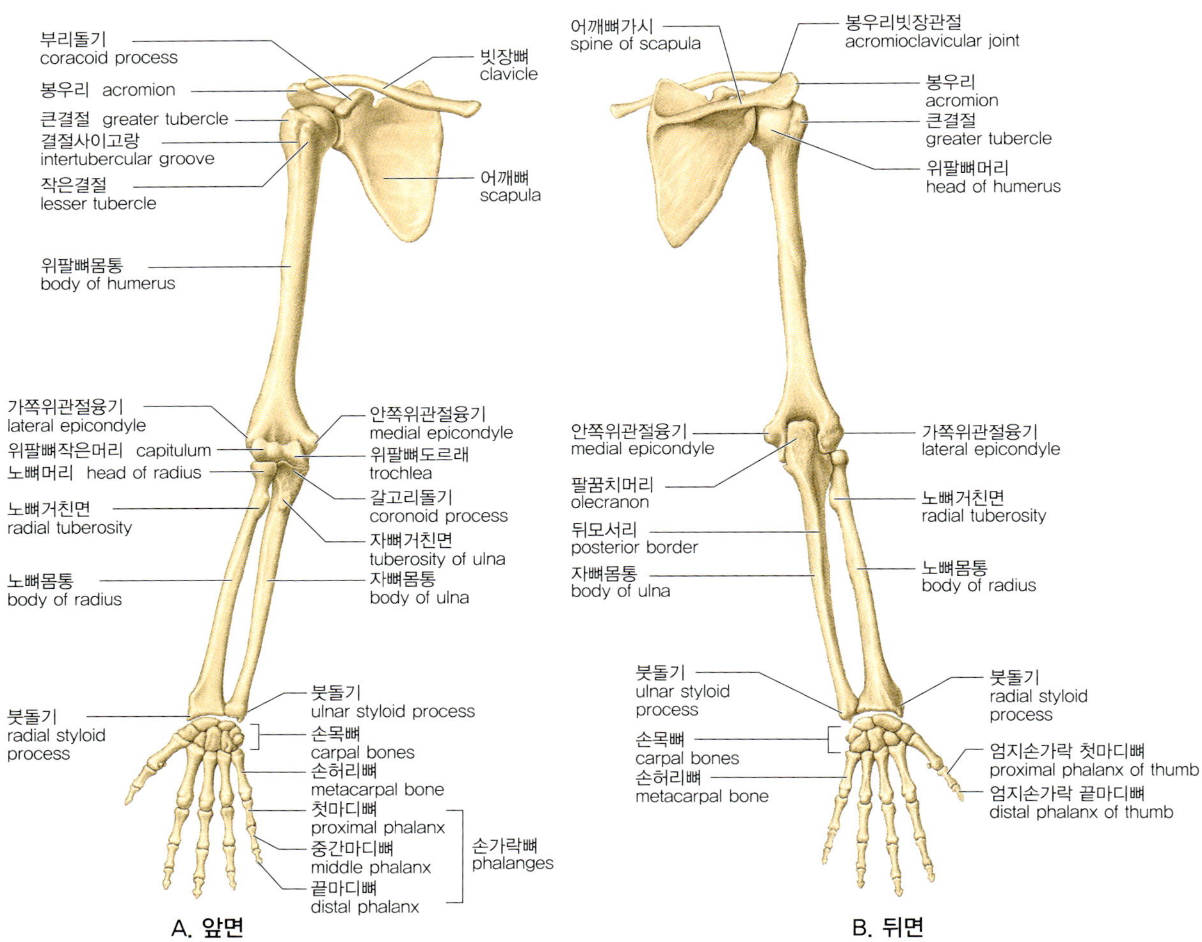

그림 3.1 팔을 구성하는 부위. 각 부위를 구성하는 뼈를 앞(A)과 뒤(B)에서 본 모습

1. 팔이음뼈

1) 빗장뼈

빗장뼈(clavicle; collar bone)는 팔을 몸통에 잇는 뼈로 안쪽 2/3는 앞쪽으로 볼록하고 가쪽 1/3은 뒤로 볼록하여 전체적으로 'S'자 모양이다(그림 3.2). 빗장뼈의 안쪽 끝은 복장끝(sternal end)이고, 가쪽 끝은 봉우리끝(acromial end)이다. 봉우리끝은 빗장끝과 비교하여 납작하다.

빗장뼈 윗면은 피부와 넓은목근으로만 덮여 있어 전체 길이를 피부에서 만져볼 수 있고, 마른뼈에서 그 표면이 매끈하다. 빗장뼈 아래면에는 인대가 붙는 거친 구조물이 관찰된다. 복장끝 몸쪽에는 **갈비빗장인대자국**(impression for costoclavicular lig.)이 있고, 중간에는 빗장밑근고랑(groove for subclavius m.)이 있다. 봉우리끝 가까이에는 원뿔인대결절(conoid tubercle)과 마름인대선(trapezoid line)이 있다(그림 3.2).

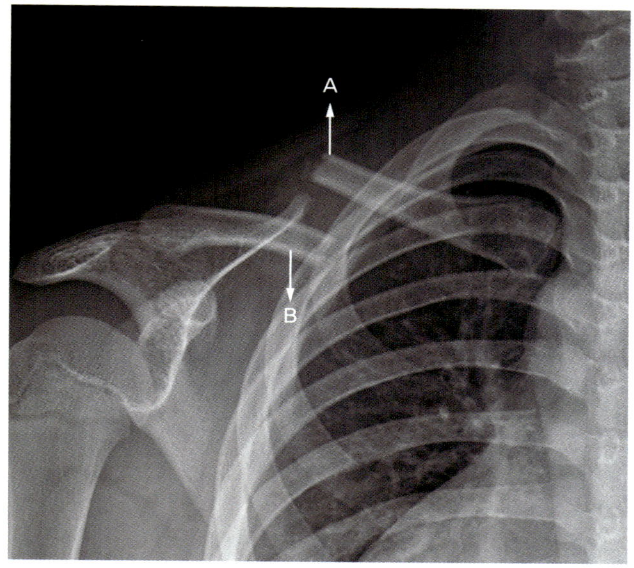

그림 3.3 12살 소년의 빗장뼈 골절 방사선 영상. 골절된 빗장뼈의 안쪽 조각은 목빗근에 의해 위로 끌려 올라갔고(A), 가쪽 조각은 중력에 의해 아래로 처져 있다(B).

빗장뼈 골절(fracture of clavicle)

빗장뼈는 팔의 충격을 몸통으로 전달하기 때문에 골절이 흔히 발생한다. 빗장뼈 골절은 손을 잘못 짚어 팔에 가해진 충격이 몸통뼈대로 전달되는 과정에서 발생할 수 있으며, 또한 빗장뼈에 가해진 직접적인 충격으로도 일어날 수 있다. 골절이 발생하면 골절된 빗장뼈의 안쪽 조각은 목빗근(sternocleidomastoid m.)에 의해 위로 끌려 올라가고, 가쪽 조각은 팔 무게(중력)로 인해 아래로 처진다(그림 3.3). 또한 큰가슴근(pectoralis major m.)에 의해 위팔은 안쪽으로 당겨져 골절 부위가 겹쳐지고 뼈가 짧아 보인다. 빗장뼈는 목겨드랑관(cervicoaxillary canal)의 앞쪽 경계를 형성하며 목과 팔을 드나드는 신경혈관다발을 보호하므로, 빗장뼈 골절로 인해 해당 구조의 손상이 동반될 수 있다.

2) 어깨뼈

어깨뼈(scapula)는 역삼각형 모양으로 몸통 뒤가쪽면을 덮는다. 어깨뼈에는 세 개의 모서리(안쪽모서리, 가쪽모서리, 위모서리), 세 개의 각(가쪽각, 위각, 아래각)이 있다. 세 개의 각(angle) 중 가쪽각은 두꺼워져 있다. 어깨뼈목(neck of scapla)은 접시오목 안쪽에 약간 오목한 부분이다(그림 3.4). 어깨의 앞뒤면은 얇지만 세 모서리는 두껍다.

안쪽모서리(medial border)는 등뼈 가시돌기에서 가쪽으로 약 5 cm 정도 떨어져 있다. **가쪽모서리**(lateral

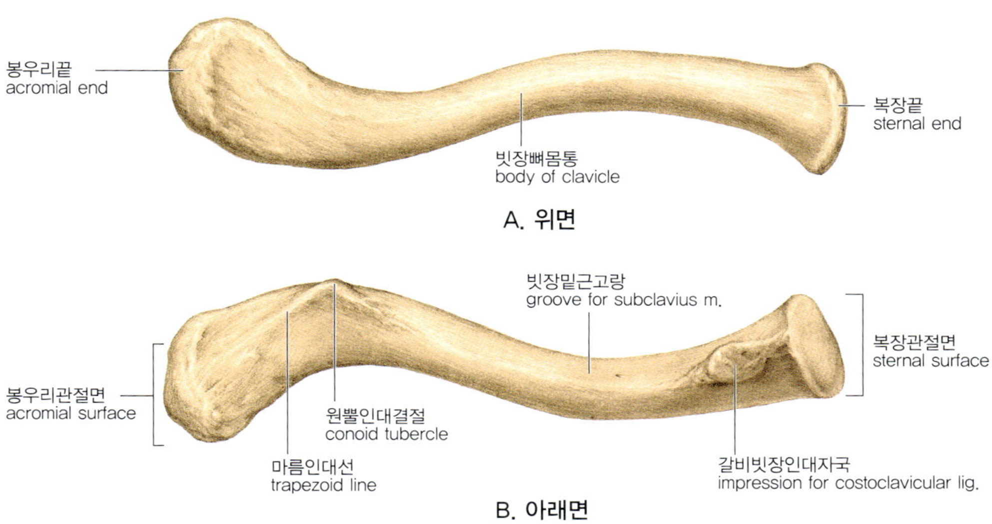

그림 3.2 왼빗장뼈를 위(A)와 아래(B)에서 본 모습

border)는 힘을 많이 받는 부분으로 다른 모서리에 비해 더 두껍다. 위모서리(superior border)의 중간에는 **어깨뼈패임**(suprascapular notch)이 있다.

가쪽각에는 타원형의 **접시오목**(glenoid cavity)이 있으며, 접시오목 위아래에는 각각 **접시위결절**(supraglenoid tubercle)과 접시아래결절(infraglenoid tubercle)이 있다. 해부학자세에서 어깨뼈 위각은 둘째등뼈(T2) 높이에, 아래각은 일곱째등뼈(T7) 높이에 위치한다. 어깨뼈 앞면은 전체적으로 오목하여 **어깨뼈밑오목**(subscapular fossa)이 되고, 갈비뼈와 맞닿아 있어 **갈비면**(costal surface)이라고도 한다. 뒤면은 가로로 두껍게 솟은 뼈능선인 **어깨뼈가시**(spine of scapula)에 의해 위쪽은 가시위오목(supraspinous fossa), 아래쪽은 **가시아래오목**(infraspinous fossa)이 된다. 어깨뼈가시는 가쪽으로 뻗어 나가 납작한 **봉우리**(acromion)를 만든다. 어깨뼈가시와 봉우리는 피부 밑에서 쉽게 만져진다. 어깨뼈패임 가쪽, 접시오목 위에는 새부리 모양의 **부리돌기**(coracoid process)가 앞가쪽으로 뻗어 있다. 부리돌기는 **세모가슴근삼각**(deltopectoral triangle) 깊은 곳에서 만져진다.

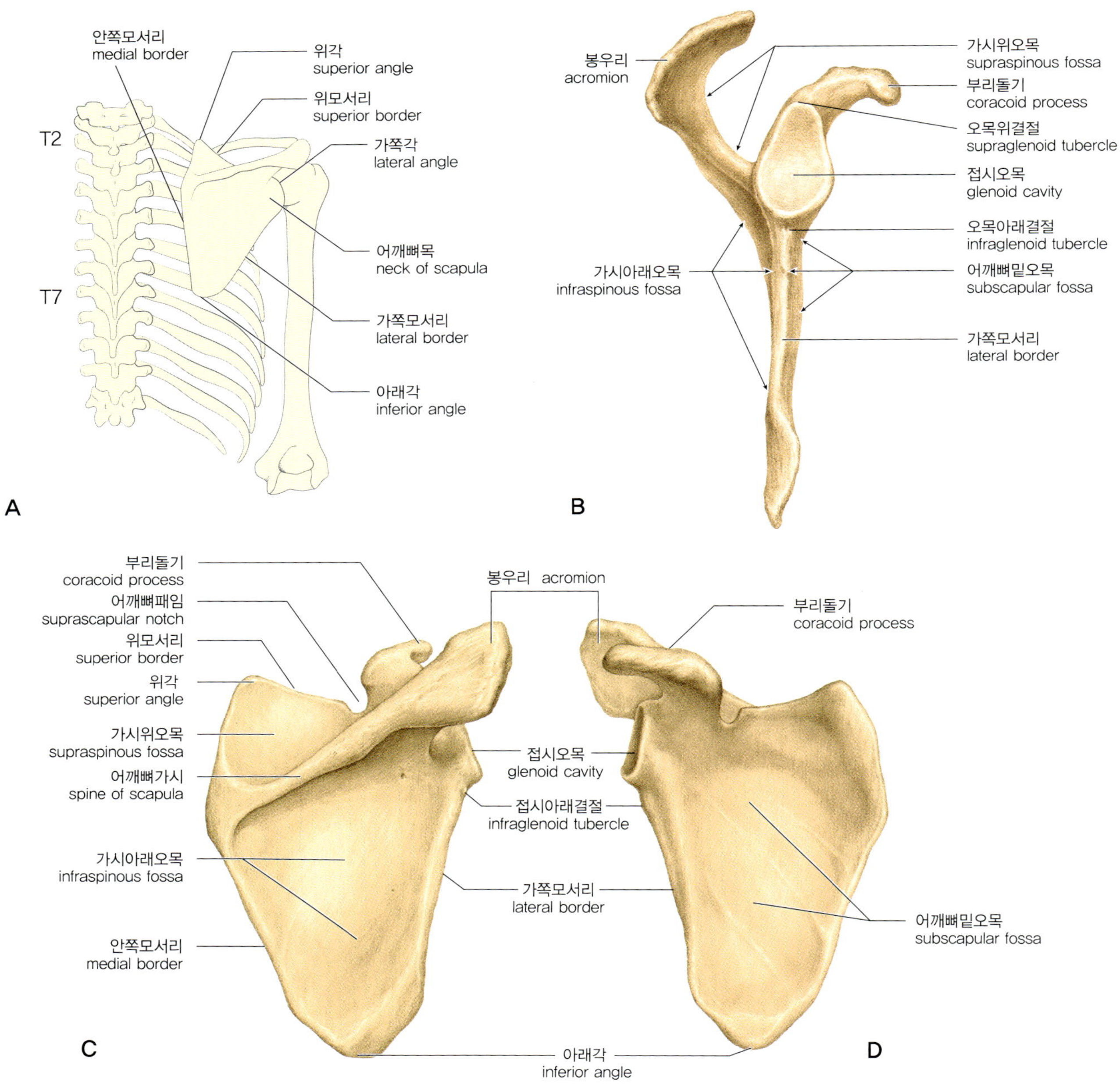

그림 3.4 가슴우리와 팔을 구성하는 뼈를 뒤에서 본 모습(A). 어깨뼈를 가쪽(B), 뒤쪽(C), 앞쪽(D)에서 본 모습

2. 자유팔뼈

1) 위팔뼈

위팔뼈 몸쪽끝에는 위팔뼈머리, 해부목, 큰결절과 작은결절이 있다. **위팔뼈머리**(head of humerus)는 매끄러운 반구 형태이다. 위팔뼈머리의 가쪽 둘레에 있는 얕은 고랑은 **해부목**(anatomical neck)이다.

해부목 위가쪽으로는 **큰결절**(greater tubercle)이 앞안쪽으로는 **작은결절**(lesser tubercle)이 있다. 큰결절로부터는 **큰결절능선**(crest of greater tubercle)이, 작은결절로부터는 작은결절능선(crest of lesser tubercle)이 아래로 연장된다. 두 능선 사이에는 **결절사이고랑**(intertubercular groove)이 있다. 두 능선이 끝나는 부위는 위팔뼈에서 가장 좁은 부위로 **외과목**(surgical neck)이다. 외과목은 위팔뼈 골절이 가장 흔히 일어나는 부위이며, 겨드랑신경이 외과목의 뒤를 지나기 때문에 위팔뼈가 골절될 때 해당 신경이 손상될 수 있다.

위팔뼈몸통(body of humerus)의 중간 가쪽에는 **세모근거친면**(deltoid tuberosity)이, 중간 뒤쪽에는 **노신경고랑**(groove for radial n.)이 있다. 몸통은 아래로 내려가면서 크게 넓어지며 양쪽 모서리가 날카로워지는데, 안쪽모서리는 안쪽관절융기위능선(medial supracondylar ridge)이, 가쪽모서리는 가쪽관절융기위능선(lateral supracondylar ridge)이 된다.

관절융기위능선은 위팔뼈 먼쪽끝에서 안쪽위관절융기(medial epicondyle)와 **가쪽위관절융기**(lateral epicondyle)가 된다. 안쪽위관절융기가 가쪽위관절융기보다 더 돌출되어 있다. 안쪽위관절융기 뒷면에는 자신경이 지나는 **자신경고랑**(groove for ulnar n.)이 있다.

아래팔과 관절하는 위팔뼈의 관절융기(condyle)에는 2개의 관절면이 있다. 안쪽 관절면은 **위팔뼈도르래**(trochlea)이며, 가쪽 관절면은 위팔뼈작은머리(capitulum)이다. 위팔뼈앞면에는 아래팔을 완전히 굽혔을 때 자뼈 갈고리돌기와 맞닿는 **갈고리오목**(coronoid fossa)이, 노뼈머리가 닿는 **노오목**(radial fossa)이 있다. 위팔뼈 뒷면에는 아래팔을 완전히 폈을 때 팔꿉머리가 맞닿는 팔꿉오목(olecranon fossa)이 있다.

2) 노뼈

노뼈(radius)는 자뼈보다 가쪽에 있으며, 자뼈보다 짧다. 노뼈의 먼쪽끝은 몸쪽끝에 비해 더 크다(그림 3.6).

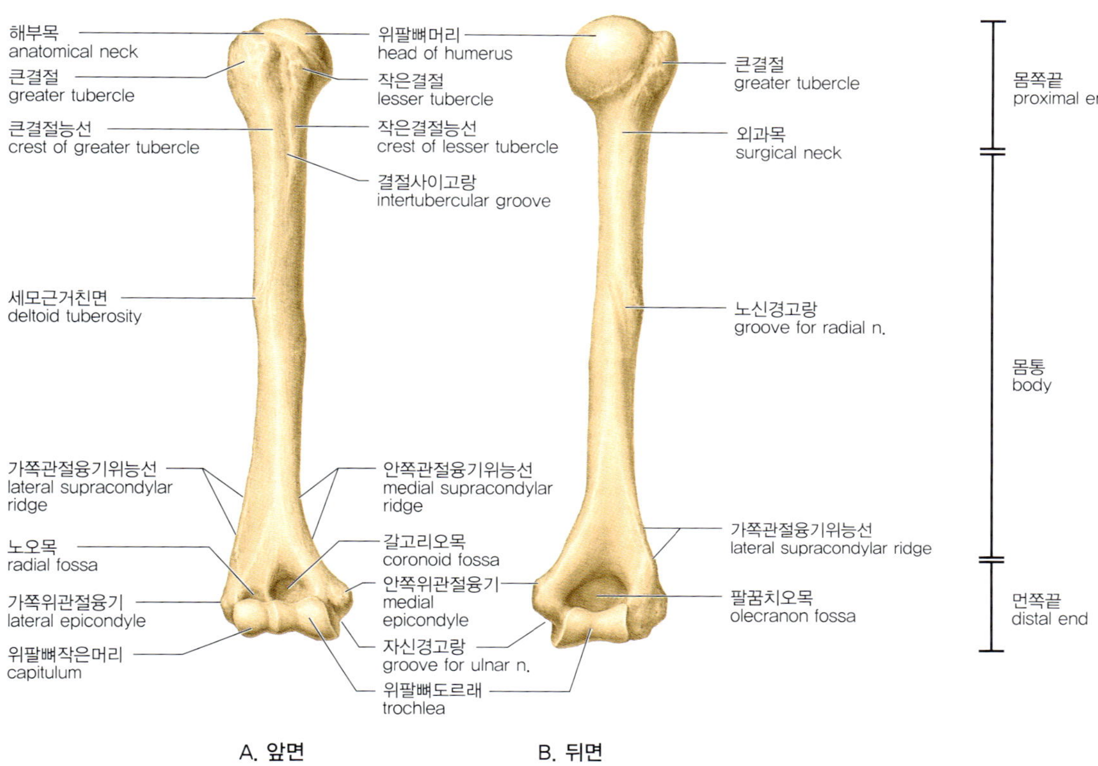

그림 3.5 오른위팔뼈를 앞(A)과 뒤(B)에서 본 모습

노뼈 몸쪽끝은 **노뼈머리**(head of radius)로 작은 원통 모양이다. 위면은 오목하며 옆면은 둘레관절면(articular circumference)으로 자뼈 노패임과 관절한다. 노뼈머리 바로 아래에서 몸통이 가늘어진 부분이 **노뼈목**(neck of radius)이며, 노뼈목 아래안쪽으로 돌출된 부위는 **노뼈거친면**(radial tuberosity)이다(그림 3.6).

노뼈몸통(body of radius)은 가쪽으로 볼록하게 휘어 있고, 안쪽면은 뼈사이막이 붙는 부위로 날카롭다.

노뼈 먼쪽끝 안쪽에는 **자패임**(ulnar notch)이 있고, 가쪽에는 **붓돌기**(radial styloid process)가 아래가쪽으로 뻗어 있다. 노뼈 먼쪽끝 뒷면은 전반적으로 볼록한 모습이며, 중간에 얕게 솟은 돌기는 **뒤결절**(dorsal tubercle)이다.

3) 자뼈

자뼈(ulna)는 몸쪽끝이 먼쪽끝에 비해 월등히 크며, 팔꿉 뒤에서 뼈모서리가 피부밑에서 쉽게 만져진다(그림 3.6).

자뼈 몸쪽끝에는 팔꿉머리와 갈고리돌기가 있다. 팔꿉머리(olecranon)는 자뼈 몸쪽끝 뒷부분이 솟은 구조다. 팔꿉머리 앞면은 위팔뼈도르래와 관절하는 **도르래패임**(trochlear notch)이고, 도르래패임 앞쪽 끝에 형성되는 삼각형 모양의 융기가 **갈고리돌기**(coronoid process)이다. 갈고리돌기 바로 아래에는 **자뼈거친면**(tuberosity of ulna)이 있고, 갈고리돌기 가쪽면에는 **노패임**(radial notch)이 있다. 노패임 아래가쪽에는 **뒤침근능선**(supinator crest)이 있다(그림 3.6).

자뼈몸통(body of ulna)의 몸쪽은 굵고 둥글며 아래쪽으로 내려가면서 가늘어진다. 자뼈 몸통의 가쪽면은 뼈사이막이 붙는 부위로 날카롭다.

자뼈 먼쪽끝이 **자뼈머리**(head of ulna)이다. 자뼈머리는 작은 원반 모양으로 뒤안쪽으로 자뼈 붓돌기(ulnar styloid process)가 있다.

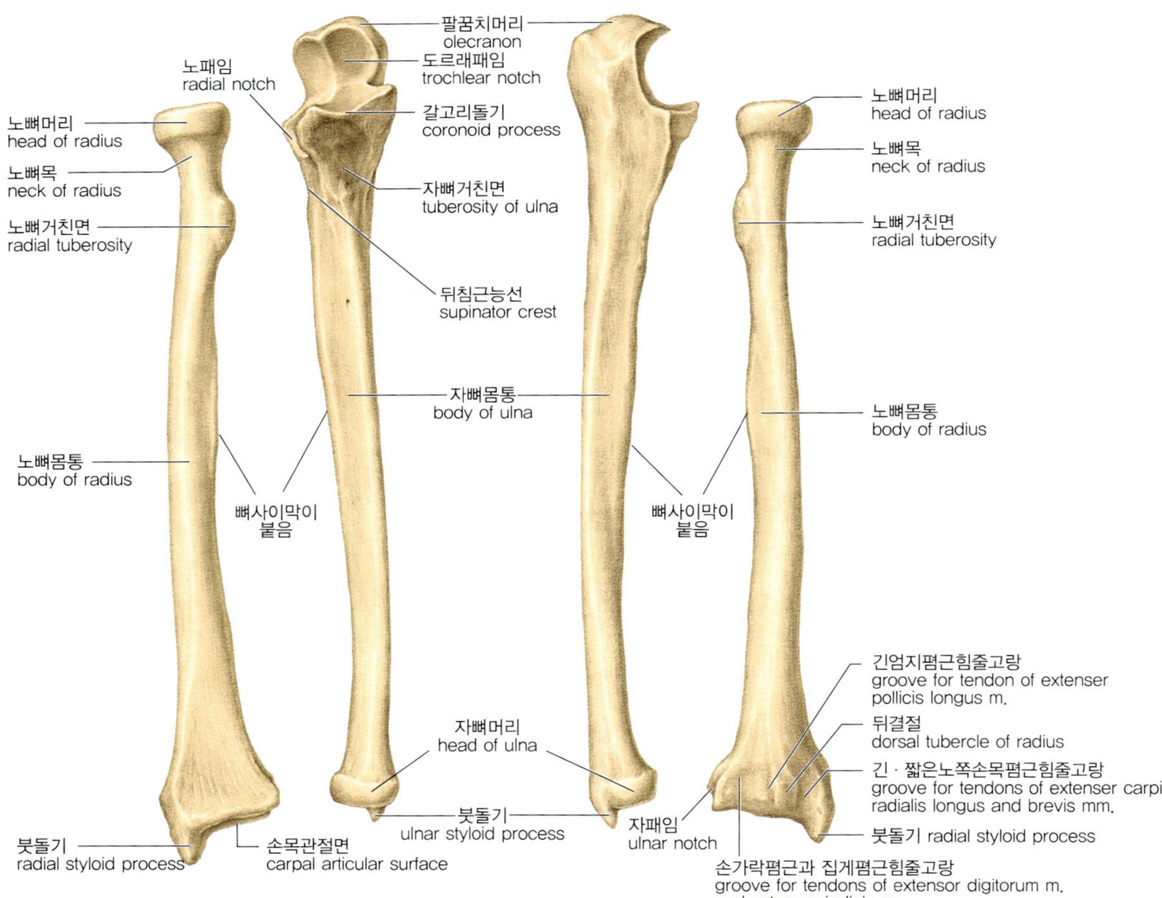

A. 앞면　　B. 뒤면

그림 3.6 오른쪽 노뼈와 자뼈를 앞(A)과 뒤(B)에서 본 모습

4) 손의 뼈

손을 구성하는 뼈에는 손목뼈, 손허리뼈, 손가락뼈가 있다(그림 3.7).

손목뼈(carpal bones)는 모두 8개로, 한 줄에 4개씩 두 줄로 배열된다. 몸쪽 줄에는 가쪽으로부터 손배뼈(scaphoid), 반달뼈(lunate), 세모뼈(triquetrum), 콩알뼈(pisiform)가 있다. 먼쪽 줄에는 가쪽에서부터 큰마름뼈(trapezium), 작은마름뼈(trapezoid), 알머리뼈(capitate), 갈고리뼈(hamate)가 있다. 콩알뼈는 세모뼈 앞면에 붙어 있으며, 갈고리뼈는 앞쪽으로 갈고리(hook)가 돌출된다. 손배뼈와 큰마름뼈에는 앞쪽으로 돌출된 결절(tubercle)이 있다.

손허리뼈(metacarpal bones)는 손목과 손가락 사이에서 손바닥과 손등을 이룬다. 손허리뼈의 몸쪽 뼈끝은 손허리뼈바닥(base of metacarpals), 중간부분은 손허리뼈몸통(body), 먼쪽 뼈끝은 손허리뼈머리(head)이다.

손가락뼈(phalanges)는 몸쪽부터 첫마디뼈(proximal phalanx), 중간마디뼈(middle phalanx), 끝마디뼈(distal phalanx)의 3개로 되어 있으나, 엄지손가락은 첫마디뼈와 끝마디뼈로만 되어 있다. 손허리뼈와 동일하게 각 손가락뼈는 마디뼈바닥, 마디뼈몸통, 마디뼈머리로 구성된다. 손가락뼈를 관상절단 하였을 때, 손가락뼈의 뒷면은 볼록한 반면 앞면에는 얕은 고랑이 형성되며, 이 고랑으로 손가락굽힘근의 힘줄이 지난다.

II 팔의 얕은 구조물

1. 팔의 근막

1) 가슴과 위팔의 깊은근막

가슴부위의 근막은 빗장뼈와 복장뼈에 붙는다. 큰가슴근을 싸는 **큰가슴근막**(pectoral fascia)이 위쪽으로는 어깨세모근막(deltoid fascia)과, 아래쪽으로는 앞배벽근막과 이어지고 가쪽으로는 겨드랑근막을 거쳐 위팔근막으로 연속된다.

큰가슴근보다 깊은 곳에는 작은가슴근을 둘러싸고 빗장뼈에 붙는 **빗장가슴근막**(clavipectoral fascia)이 있다(그림 3.8). 빗장가슴근막 중 작은가슴근 위로 뻗은 부분은 **갈비부리막**(costocoracoid membrane), 작은가슴근 아래로 연장된 부분은 **겨드랑걸이인대**(suspensory lig. of axilla)가 된다. 겨드랑걸이인대는 겨드랑근막을 위에서 잡고 있으며, 특히 팔을 들어 올릴 때 근막과 피부를 위로 당겨 겨드랑오목(armpit)을 만든다.

위팔을 둘러싸는 깊은근막은 **위팔근막**(brachial fascia)이다. 위팔근막은 위로는 큰가슴근막, 어깨세모근막, 겨드랑근막과 연속되며 아래로는 위팔뼈 안쪽과 가쪽위관절융기와 자뼈 팔꿉머리에 붙은 후 아래팔근막으로 이어진다(그림 3.9).

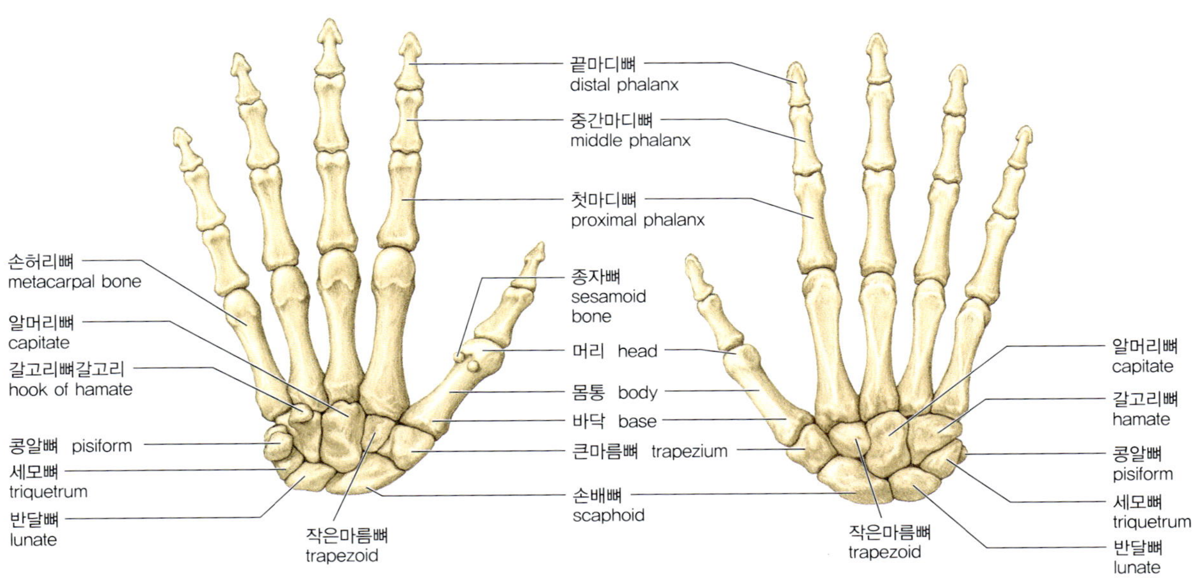

그림 3.7 오른손 뼈를 앞(A)과 뒤(B)에서 본 모습

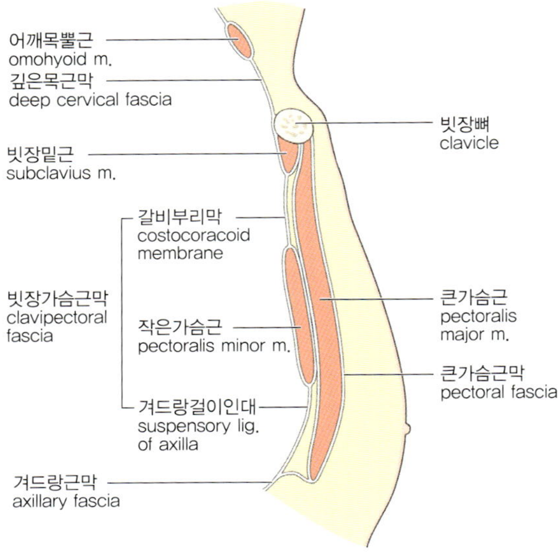

그림 3.8 앞가슴을 시상절단하여 앞가슴을 구성하는 깊은근막을 나타낸 그림

2) 아래팔근막

아래팔을 둘러싸는 **아래팔근막**(antebrachial fascia)은 아래팔 먼쪽 뒤에서 두꺼워져 **폄근지지띠**(extensor retinaculum)를 이루어 폄근 힘줄들이 제자리에서 벗어나지 않도록 한다. 앞쪽에서도 **굽힘근지지띠**(flexor retinaculum)를 형성한다(그림 3.9). 굽힘근지지띠는 손목뼈와 함께 **손목굴**(carpal tunnel)을 형성하여 굽힘근 힘줄과 정중신경이 지나는 길이 된다(그림 3.53).

2. 팔의 피부신경

팔 피부신경 분포는 척수신경 높이(**피부분절** dermatome)에 따라 쉽게 관찰할 수 있다. 해부학자세에서 위팔과 아래팔의 가쪽은 C5와 C6, 엄지손가락은 C6, 둘째와 셋째손가락은 C7, 새끼손가락은 C8, 아래팔과 위팔의 안쪽은 C8과 T1 척수신경 가지가 분포한다(그림 3.10).

팔의 피부신경은 대부분 팔신경얼기(brachial plexus)에서 기원하며, 어깨부위에 분포하는 일부 피부신경은 목신경얼기(cervical plexus)에서 기원하였다. 위팔에 분포하는 피부신경을 그림 3.11에 나타냈다.

3. 팔의 얕은정맥

팔의 얕은정맥은 손바닥과 손등의 정맥들이 얼기를 이루며 형성되는 손등정맥그물(dorsal venous plexus of hand)에서 시작하며, 노쪽피부정맥과 자쪽피부정맥이 팔의 주요 얕은정맥을 구성한다(그림 3.12).

아래팔노쪽피부정맥(cephalic v. of forearm)은 손등정맥그물의 가쪽에서 시작하며, 손목 가쪽을 지나 아래팔의 앞가쪽으로 올라간다. 위팔에서는 **노쪽피부정맥**(cephalic v.)이 되어 세모가슴근고랑을 지난 후, 세모가슴근삼각에서 깊은근막을 뚫고 들어가 **겨드랑정맥**(axillary v.)에 합쳐진다. 세모가슴근고랑(deltopectoral groove)은 어깨세

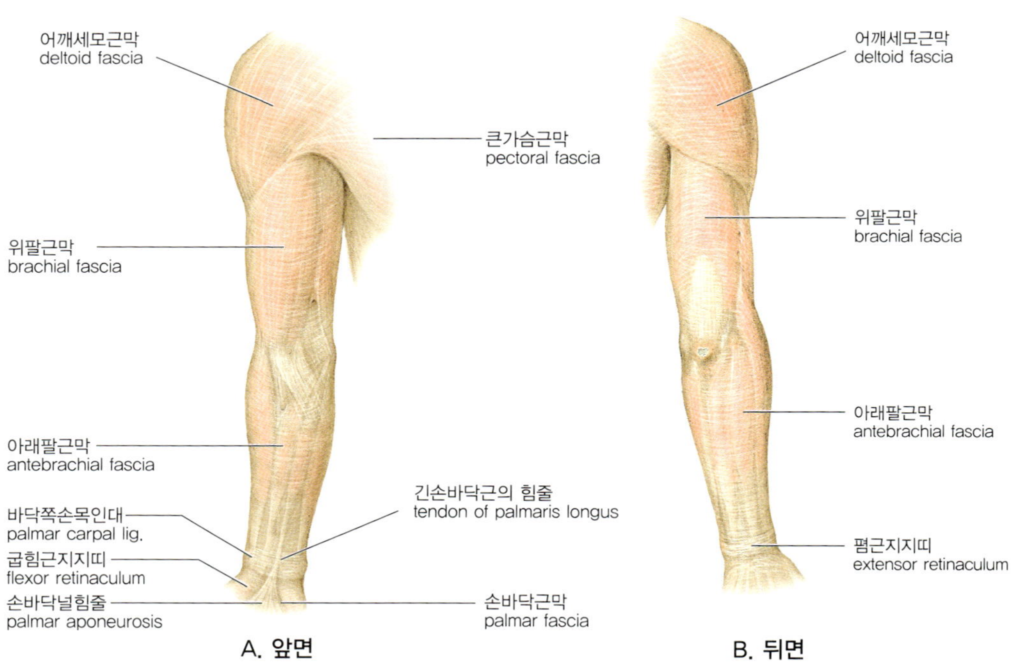

그림 3.9 팔을 구성하는 깊은근막을 앞(A)과 뒤(B)에서 본 모습

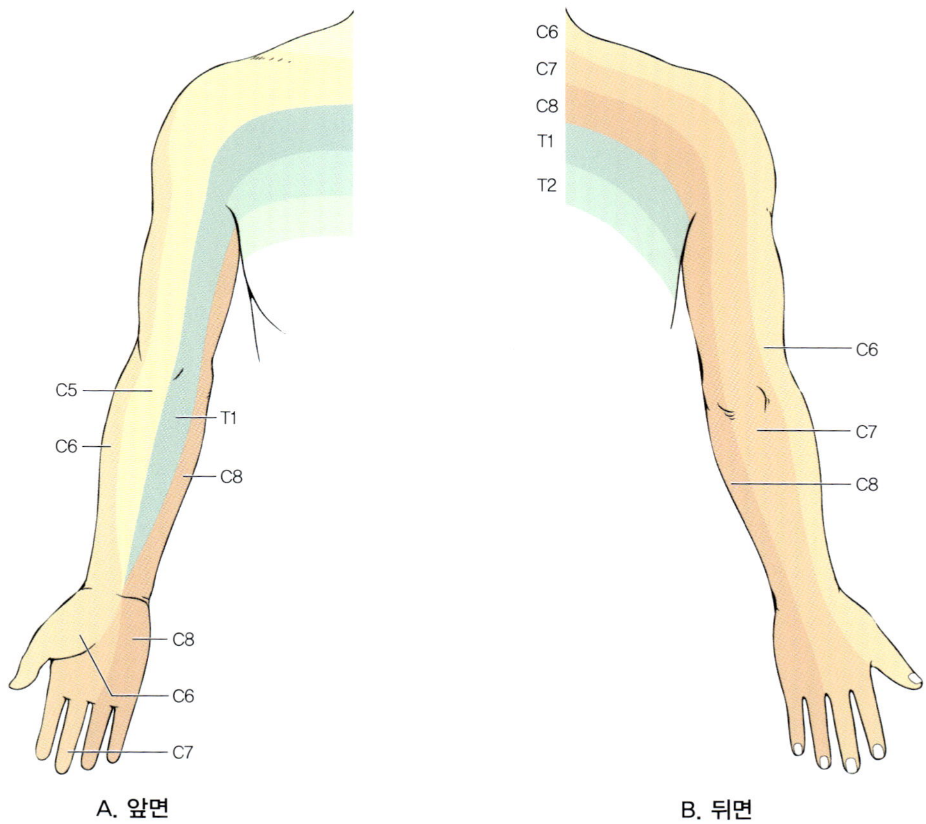

그림 3.10 팔의 피부분절을 앞면(A)과 뒤면(B)에서 본 모습

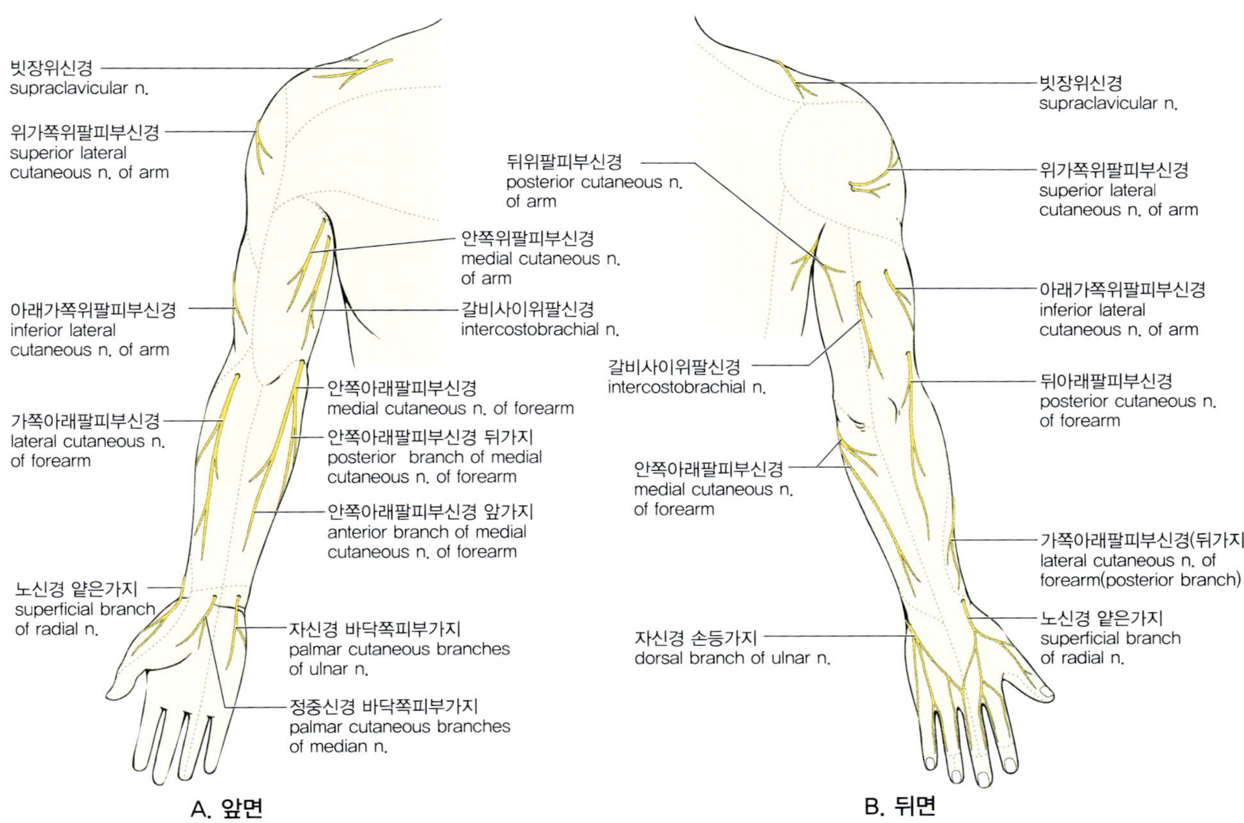

그림 3.11 앞(A)과 뒤(B)에서 본 팔의 피부신경 분포

모근과 큰가슴근이 만나며 형성되는 고랑이고, 세모가슴근삼각(deltopectoral triangle)은 빗장뼈, 어깨세모근, 큰가슴근으로 경계되는 삼각이다. 팔오금에서는 노쪽피부정맥이 팔오금중간정맥(median cubital v.)과 연결되어 자쪽피부정맥과 교통한다.

아래팔자쪽피부정맥(basilic v.of forearm)은 손등정맥그물 안쪽에서 시작하며 아래팔의 앞안쪽을 따라 올라간다. 위팔에서는 자쪽피부정맥(basilic v.)이 되어 오르다 위팔 중간쯤에서 위팔근막을 뚫고 깊이 들어가 **위팔정맥**(brachial v.)으로 합쳐진다.

아래팔중간정맥(median antebrachial v.)은 아래팔자쪽피부정맥과 아래팔노쪽피부정맥 사이에서 아래팔의 중앙을 따라 올라오는 정맥이다.

정맥천자(venipuncture)

팔의 얕은 피부정맥 중 팔오금중간정맥은 혈액을 채취하거나 수혈을 위한 정맥내주사(intraveous injection)에 흔히 사용된다. 이를 **정맥천자(venipuncture)**라 한다.

4. 팔의 림프흐름

팔에는 얕은림프관과 깊은림프관이 있다. 얕은림프관은 손가락, 손바닥, 손등의 림프관얼기(lymphatic plexus)에서 시작하여 대부분 아래팔노쪽피부정맥과 아래팔자쪽피부정맥을 따라 올라간다.

노쪽피부정맥을 따라가는 림프관은 위팔과 어깨 앞부분을 가로질러 겨드랑의 꼭대기림프절(apical nodes)로

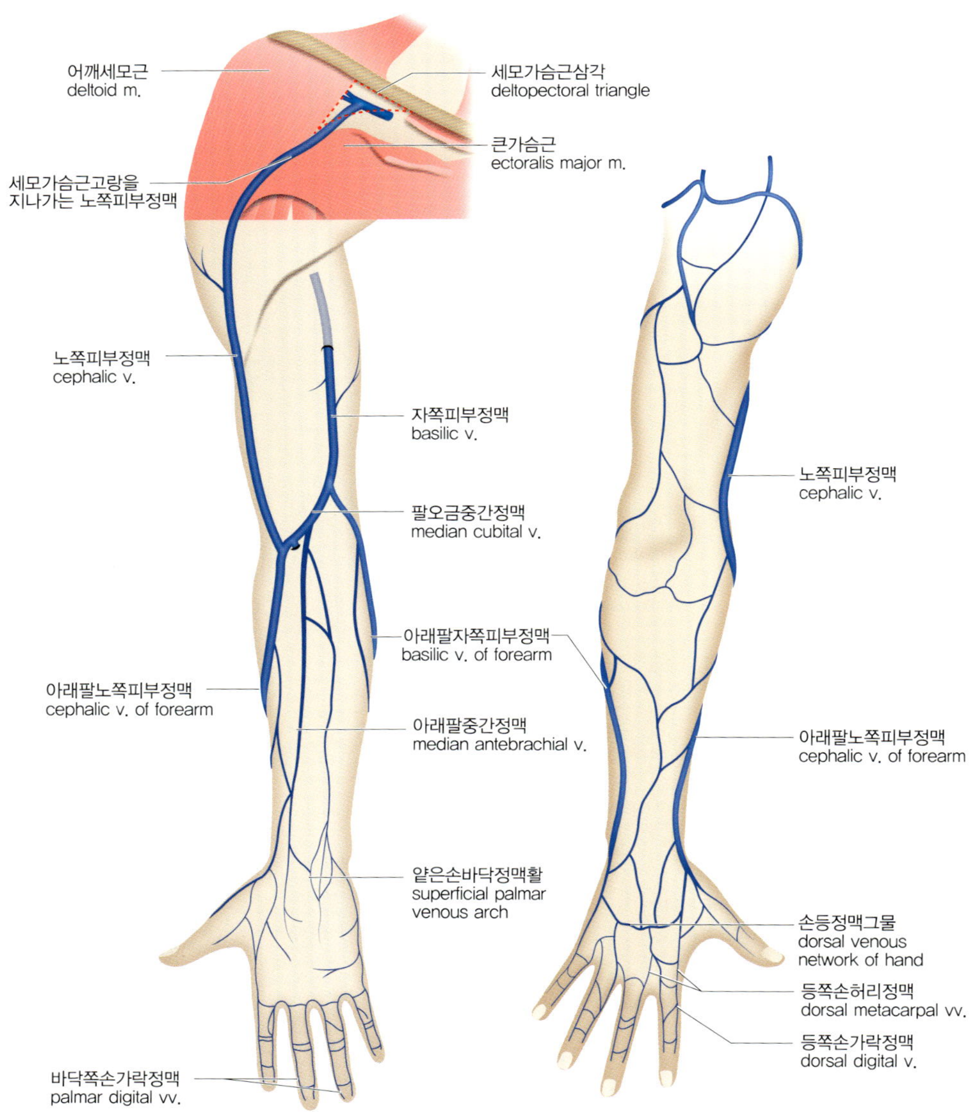

그림 3.12 앞(A)과 뒤(B)에서 본 팔의 얕은정맥 주행과 분포

유입된다. 자쪽피부정맥을 따라가는 림프관은 팔오금림프절(cubital nodes)을 거쳐 겨드랑의 가쪽(위팔)림프절(lateral[humeral] nodes)로 유입된다(그림 3.23). 깊은림프관은 얕은림프관보다 수가 적으며, 깊은정맥을 따라가 가쪽(위팔)림프절로 유입된다.

III 팔이음근육

팔이음근육(axioappendicular mm.)은 몸통뼈대와 팔뼈(팔이음뼈와 자유팔뼈)를 연결하는 근육이다. 가슴우리 앞에서 기원하여 팔뼈에 붙는 앞팔이음근육과 척추뼈와 가슴우리 뒤에서 기원하여 팔뼈에 붙는 뒤팔이음근육으로 구분된다. 팔이음근육은 팔의 운동과 관련된다.

1. 앞팔이음근육

앞팔이음근육(anterior thoracoappendicular mm.)에는 위팔뼈와 팔이음뼈를 움직이는 큰가슴근, 작은가슴근, 빗장밑근, 앞톱니근이 있다. 큰가슴근은 몸통뼈대와 위팔뼈를 연결하고, 작은가슴근, 빗장밑근, 앞톱니근은 갈비뼈와 팔이음뼈를 연결한다(그림 3.13). 근육의 이는곳, 닿는곳, 신경분포, 작용은 표 3.1에 정리하였다.

큰가슴근(pectoralis major m.)은 가슴 위를 덮는 부채 모양의 큰 근육이다.

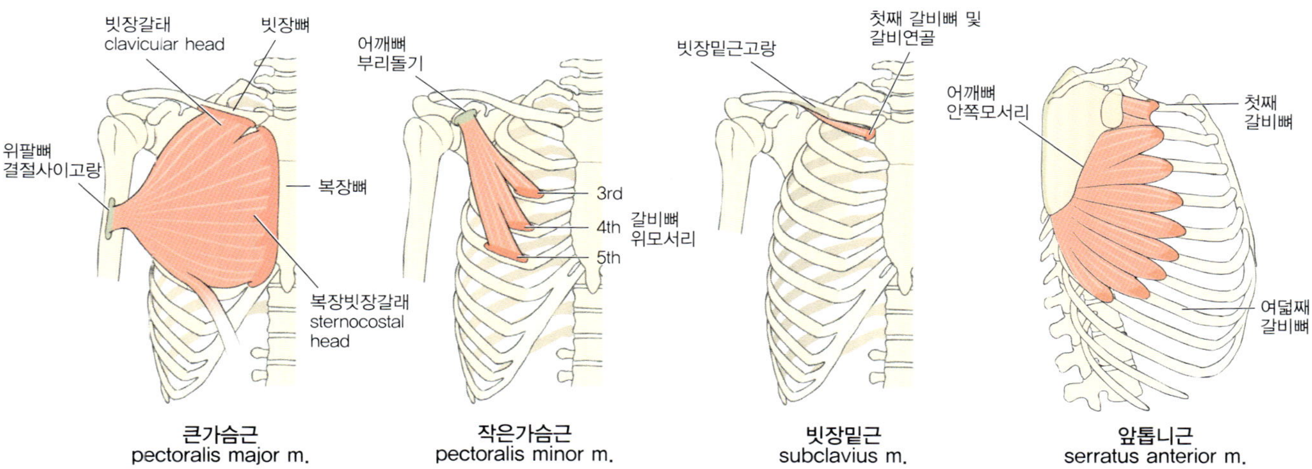

그림 3.13 앞팔이음근육. 각 근육의 이는곳과 닿는곳을 표시하였다.

표 3.1 앞팔이음근육

근육 이름	이는곳	닿는곳	신경	작용
큰가슴근 (pectoralis major m.)	• 빗장부분 : 빗장뼈 복장쪽 절반 • 복장갈비부분 : 복장뼈 앞면 첫째~여섯째갈비연골 • 배부분 : 배바깥빗근 널힘줄	위팔뼈 결절사이고랑 가쪽 (큰결절능선)	안쪽가슴근신경 가쪽가슴근신경	• 전체 근육 작용 위팔의 강력한 모음과 안쪽돌림 젖힌 위팔을 앞으로 당김 • 홀로 작용 빗장갈래 : 위팔 굽힘 복장갈비갈래 : 굽힌 위팔을 폄
작은가슴근 (pectoralis minor m.)	셋째~다섯째갈비뼈 위모서리 바깥쪽	어깨뼈 부리돌기	안쪽가슴근신경	어깨뼈를 아래 앞쪽으로 당겨 가슴벽에 안정시킴
빗장밑근 (subclavius m.)	첫째갈비뼈와 갈비연골 위모서리	빗장뼈 중간 1/3 아래면	빗장밑근신경	팔운동을 하는 동안 빗장뼈를 고정시킴 빗장뼈를 아래로 내림 빗장뼈 골절에 따른 빗장밑동맥 및 팔신경얼기의 손상을 방지
앞톱니근 (serratus anterior m.)	첫째~여덟째갈비뼈 바깥면	어깨뼈 안쪽모서리 갈비면	긴가슴신경	어깨뼈 내림 어깨뼈 가슴벽에 고정 어깨뼈 돌림

작은가슴근(pectoralis minor m.)은 세모꼴의 작은 근육으로 큰가슴근에 덮여 가려져 있다.

빗장밑근(subclavius m.)은 해부학자세에서 거의 수평으로 위치한다.

앞톱니근(serratus anterior m.)은 가슴 가쪽면을 덮고 겨드랑 안쪽벽을 이루는 두꺼운 근육이다. 갈비뼈에서 일어나는 힘살갈래가 톱니 모양으로 일어난다. **긴가슴신경**(long thoracic n.)이 앞톱니근에 분포하는데, 해당 신경이 손상되면 앞톱니근이 마비되어 어깨뼈 안쪽모서리가 몸통에 밀착되지 못한다. 그 결과 어깨뼈가 뒤가쪽으로 들뜨며 마치 등에 날개가 난 것 같은 **날개어깨뼈**(winged scapula) 증상이 나타난다.

2. 뒤팔이음근육

뒤팔이음근육(poste-rior thoracoappendicular mm.)에는 **바깥기원어깨근육**(extrinsic shoulder mm.)과 **자체기원어깨근육**(intrinsic shoulder mm.)이 있다. 바깥기원어깨근육은 다시 얕은뒤팔이음근육과 깊은뒤팔이음근육으로 나눌 수 있다.

1) 바깥기원어깨근육

바깥기원어깨근육 중 얕은뒤팔이음근육에는 등세모근과 넓은등근이 있으며, 이들은 몸통뼈대에서 어깨이음뼈나 위팔뼈로 연결된다. 깊은뒤팔이음근육으로는 어깨올림근과 마름근이 있으며, 이들은 등뼈에서 시작하여 어깨뼈에 닿는다(그림 3.14, 15). 바깥기원어깨근육의 이는곳, 닿는곳, 신경분포, 작용은 표 3.2에 정리하였다.

- **등세모근**(trapezius m.)은 목 뒤와 등 위쪽 반을 덮고 있는 큰 세모꼴 근육이다. 빗장뼈와 어깨뼈를 몸통에 직접 연결하는 근육이다.
- **넓은등근**(latissimus dorsi m.)은 등 아래쪽과 허리를 넓게 덮고 있는 큰 부채꼴 근육이다. 넓은등근의 근육모서리는 다른 구조들과 함께 몇 개의 해부학적 지표를 만든다.
  - **뒤겨드랑주름**(posterior axillary fold)(그림 3.19)
  - **허리삼각**(lumbar triangle) : 배바깥빗근, 엉덩뼈능선, 넓은등근에 의해 형성되는 삼각형 공간으로 탈장이 일어날 수 있다(그림 3.14).
  - **청진삼각**(triangle of auscultation) : 등세모근, 넓은등근, 어깨뼈로 경계되는 삼각형 공간으로, 이 부위는 속에 구조물이 적어 허파를 청진하기 좋은 부위이다(그림 3.14).
- **어깨올림근**(levator scapulae m.)은 가늘고 긴 띠모양 근육으로, 바깥쪽에서 볼 때 위쪽 1/3은 목빗근에 가려져 있고 아래쪽 1/3은 등세모근에 가려져 있다.
- **마름근**(rhomboid m.)은 등세모근으로 덮여 있어 바깥으로 드러나지 않는다. 보통 위쪽(C7~T1) **작은마름근**(rhomboid minor m.)과 아래쪽(T2~T5)의 **큰마름근**(rhomboid major m.)으로 구분하지만, 두 근육은 합쳐진 경우가 많다.

2) 자체기원어깨근육

자체기원어깨근육으로는 어깨세모근, 큰원근, 가시위근, 가시아래근, 작은원근, 어깨밑근이 있다. 이 중 가시위근, 가시아래근, 작은원근, 어깨밑근은 돌림근육띠를 이룬다(그림 3.16, 17). 자체기원어깨근육의 이는곳, 닿는곳, 신경분포, 작용은 표 3.3에 정리하였다.

- **어깨세모근**(deltoid m.)은 어깨의 가쪽을 구성하는 주요 근육이다. 가시위근과 함께 팔을 벌리는데 작용하는 주요 근육으로, 팔을 15° 정도 벌린 상태에서 완전히 벌리는 기능을 한다.
- **큰원근**(teres major m.)의 아래모서리는 넓은등근과 함께 겨드랑 뒷벽을 형성한다.
- **작은원근**(teres minor m.)
- **가시위근**(supraspinatus m.)은 위팔 벌림의 초기 단계인 약 15°까지 위팔을 벌리는데 관여한다. 가시위근의 힘줄은 부리봉우리인대 아래를 지난다.
- **가시아래근**(infraspinatus m.)의 위가쪽 일부는 어깨세모근으로, 안쪽 일부는 등세모근으로 덮여 있다.
- **어깨밑근**(subscapularis m.)은 삼각형 모양의 두꺼운 근육으로 어깨밑근의 힘줄은 어깨관절의 앞면을 가로지른다.

3) 돌림근육띠 근육과 어깨부위 공간

돌림근육띠 근육(rotator cuff mm.)이란 어깨관절을 둘러싸는 가시위근, 가시아래근, 작은원근, 어깨밑근을 합쳐서 부르는 말이다(그림 3.17). 이 근육들의 힘줄은 어깨

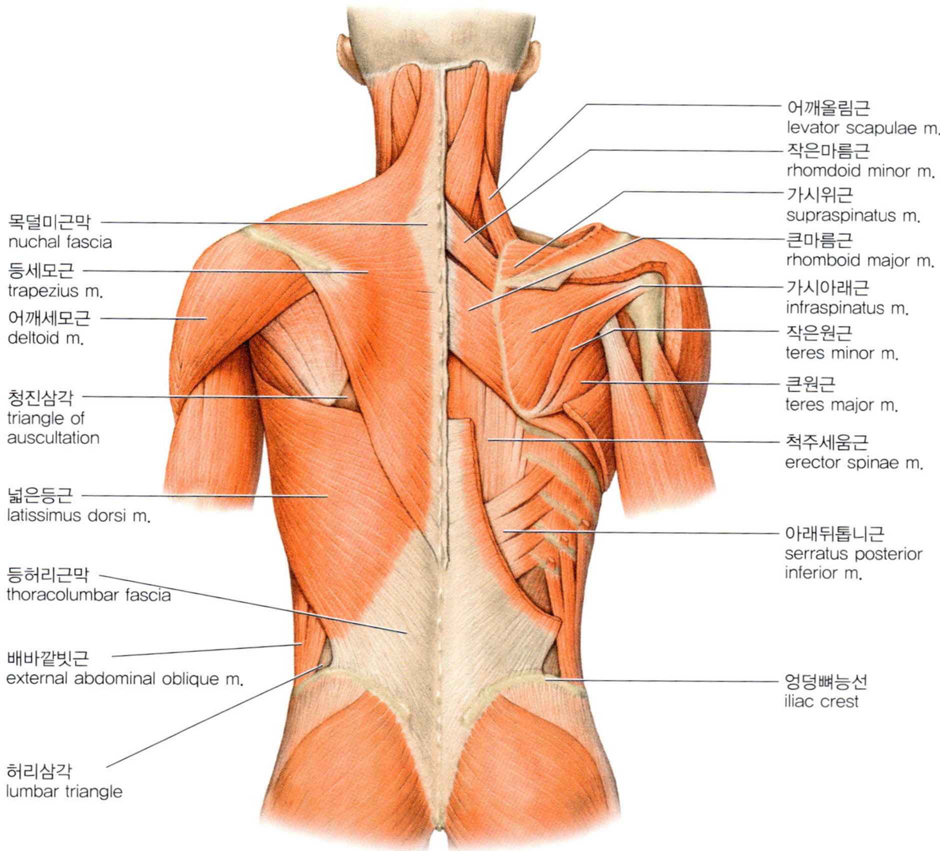

그림 3.14 뒤팔이음근육. 그림의 오른쪽은 바깥기원어깨근육 중 얕은뒤팔이음근육을 제거한 모습이다. 청진삼각과 허리삼각의 경계를 확인할 수 있다.

표 3-2. 바깥기원어깨근육

근육 이름	이는곳	닿는곳	신경	작용
바깥기원어깨근육–얕은뒤팔이음근육				
등세모근 (trapezius m.)	바깥뒤통수뼈융기 위목덜미선 안쪽 1/3 목덜미인대 일곱째목뼈 가시돌기 모든 등뼈 가시돌기	빗장뼈 가쪽 1/3 어깨뼈가시 봉우리	더부신경 척수뿌리 셋째 · 넷째목신경	내림부분 : 어깨뼈를 올림 중간부분 : 어깨뼈를 젖힘 오름부분 : 어깨뼈를 내림
넓은등근 (latissimus dorsi m.)	일곱째~열두째등뼈 가시돌기 등허리근막 엉덩뼈능선 아래쪽 세 개 또는 네 개 갈비뼈	위팔뼈 결절사이고랑	가슴등신경	위팔뼈 모음, 폄, 안쪽 돌림 (턱걸이나 암벽등반을 할 때처럼 팔을 어깨 위로 벌린 상태에서 위팔을 제자리로 되돌아가게 당기는 역할)
바깥기원어깨근육–깊은뒤팔이음근육				
어깨올림근 (levator scapulae m.)	첫째목뼈(고리뼈) 가로돌기 둘째목뼈(중쇠뼈) 가로돌기 셋째와 넷째목뼈 가로돌기	어깨뼈 안쪽모서리 위부분	등쪽어깨신경 셋째 · 넷째목신경	어깨뼈 올림 어깨뼈를 돌려 접시오목을 아래로 기울게 함
작은마름근 (rhomboid minor m.)	목덜미인대 일곱째목뼈 가시돌기 첫째등뼈 가시돌기	어깨뼈 안쪽모서리	등쪽어깨신경	어깨뼈 들임 접시오목을 아래로 돌림 어깨뼈를 몸통에 고정
큰마름근 (rhomboid major m.)	둘째–다섯째등뼈 가시돌기			

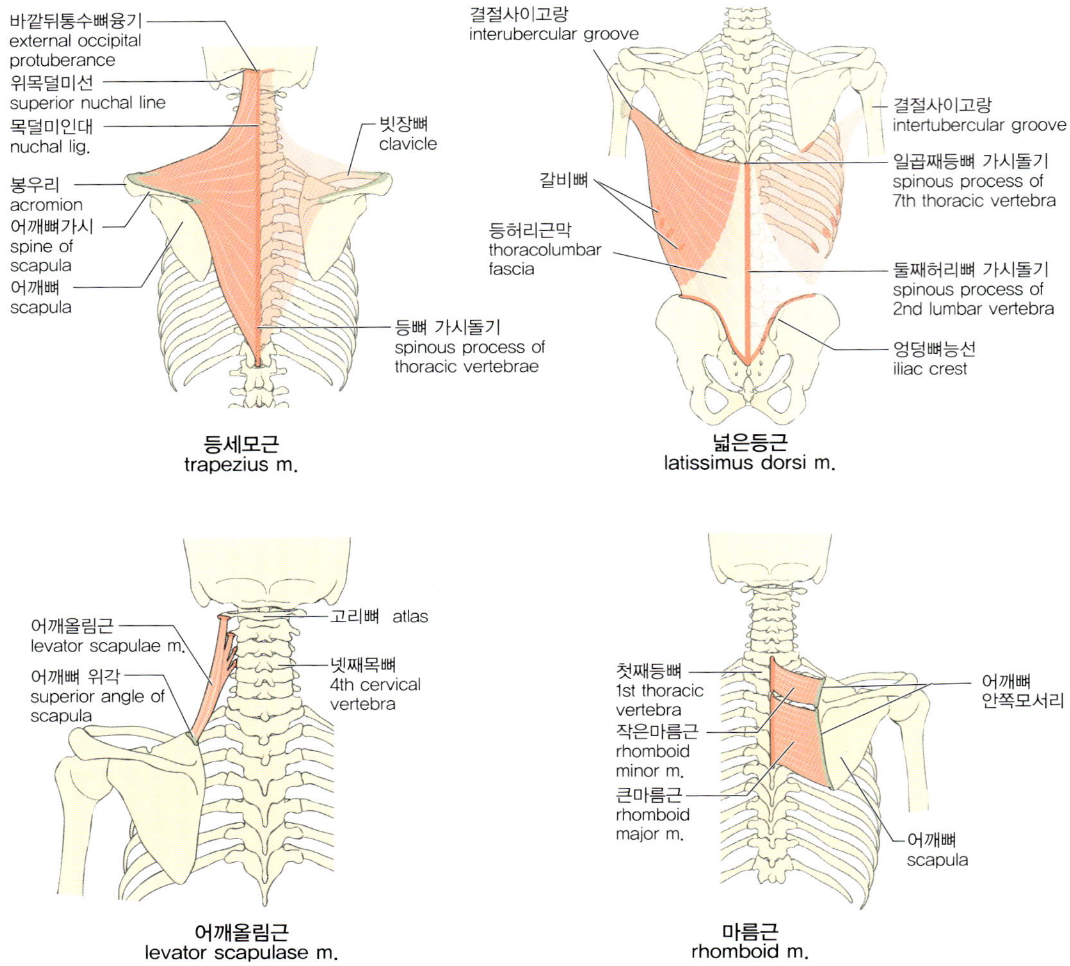

그림 3.15 뒤팔이음근육 중 바깥기원어깨근육. 각 근육의 이는곳과 닿는곳을 표시하였다.

표 3.3 자체기원어깨근육

근육 이름	이는곳	닿는곳	신경	작용
어깨세모근 (deltoid m.)	빗장뼈 가쪽 1/3 봉우리 어깨뼈가시	위팔뼈 세모근거친면	겨드랑신경	빗장부분 : 위팔 굽힘과 안쪽 돌림 봉우리부분 : 위팔 벌림 가시부분 : 위팔 폄과 가쪽 돌림 어깨관절을 안정시켜 위팔뼈머리가 접시오목에서 벗어나지 않도록 함
큰원근 (teres major m.)	어깨뼈 아래각 뒤면	위팔뼈 결절사이고랑 안쪽(작은결절능선)	아래어깨밑신경	위팔 모음, 안쪽 돌림
가시위근 (supraspinatus m.)	어깨뼈 가시위오목	위팔뼈 큰결절 위면	어깨위신경	팔을 벌릴 때 어깨세모근을 도움(벌림 시작) 접시오목에 위팔뼈를 고정시킴(다른 돌림근육띠 근육들의 공통 작용)
가시아래근 (infraspinatus m.)	어깨뼈 가시아래오목	위팔뼈 큰결절 중간면	어깨위신경	위팔 가쪽돌림
작은원근 (teres minor m.)	어깨뼈 가쪽모서리 뒤면	위팔뼈 큰결절 아래면	겨드랑신경	위팔 가쪽돌림
어깨밑근 (subscapularis m.)	어깨밑오목 (어깨뼈 갈비면)	위팔뼈 작은결절	위 · 아래어깨밑신경	위팔 안쪽돌림과 모음

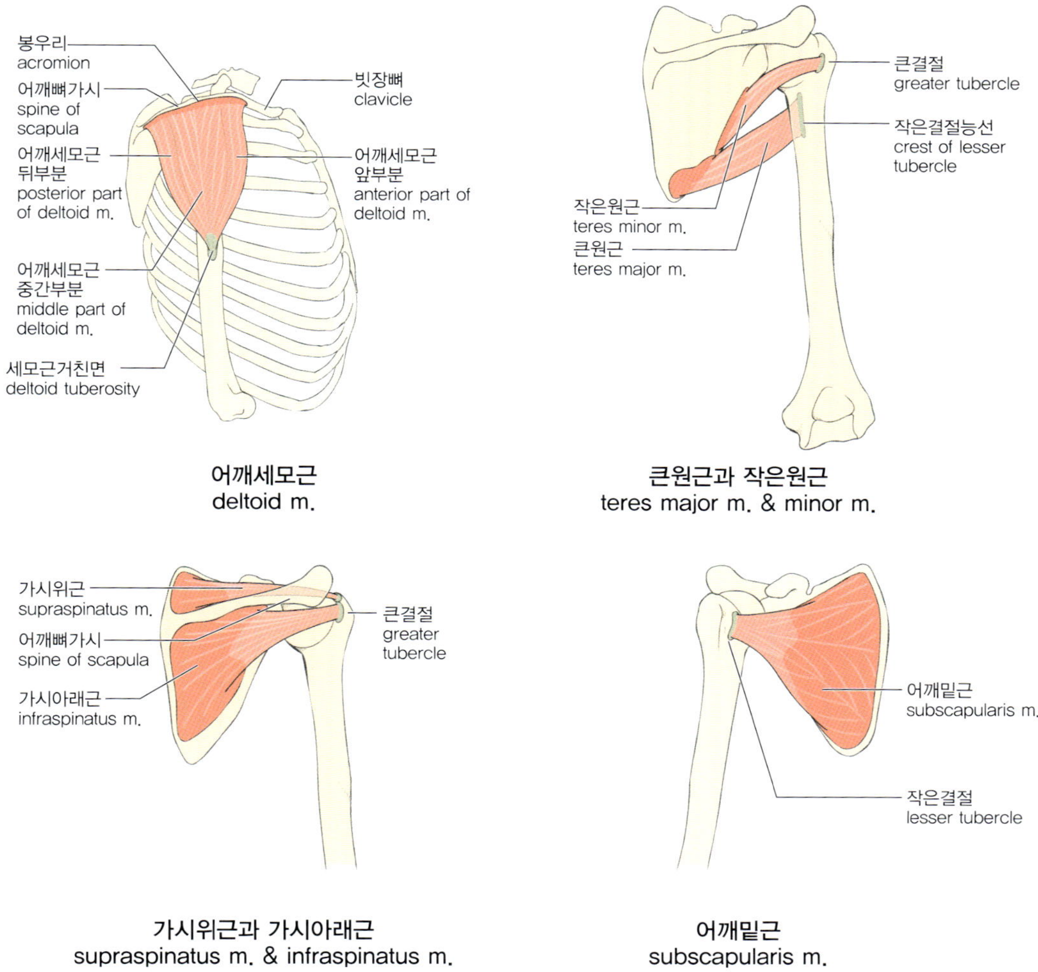

그림 3.16 뒤팔이음근육 중 자체기원어깨근육. 각 근육의 이는곳과 닿는곳을 표시하였다.

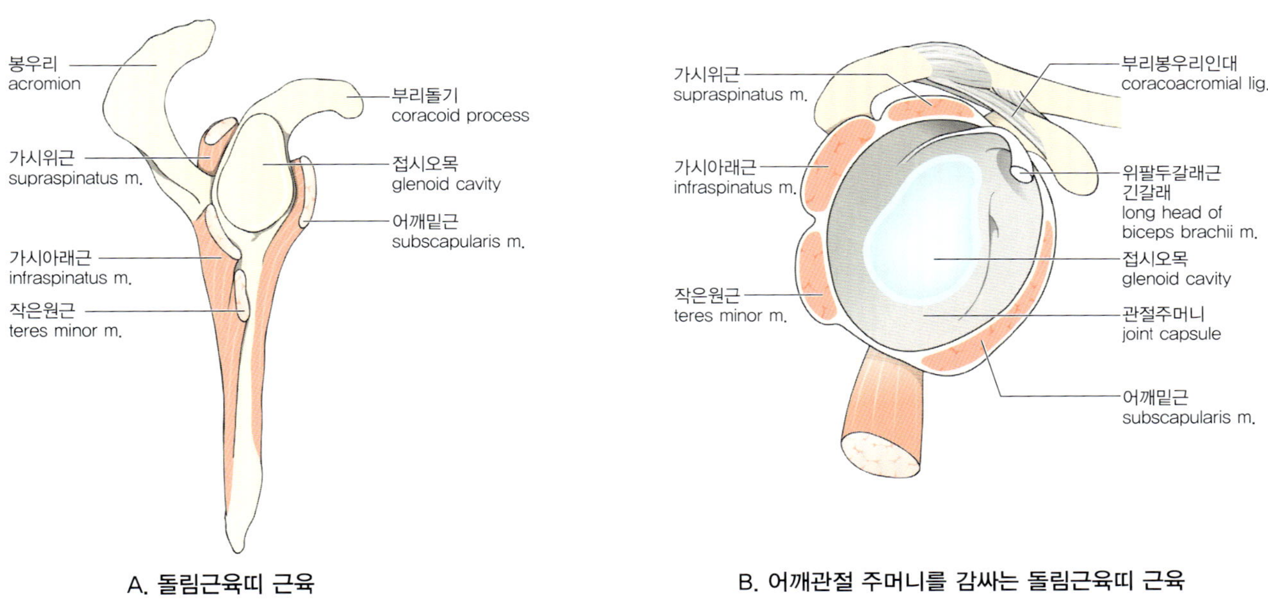

그림 3.17 돌림근육띠 근육. (A) 어깨뼈를 가쪽에서 보았을 때, 돌림근육띠 근육을 구성하는 어깨밑근, 가시위근, 가시아래근, 작은원근의 모습. (B) 돌림근육띠 근육이 접시오목과 어깨관절주머니를 감싸고 있는 모습

관절 관절주머니 주위를 지나며 어깨관절을 보강하고 안정성을 높인다. 어깨밑근은 어깨관절의 앞면을 가로지르고, 가시위근은 어깨관절의 위면을 가로지른다. 가시아래근과 작은원근은 어깨관절의 뒤면을 가로지른다.

어깨와 위팔의 근육과 뼈에 의해 어깨부위에는 네모공간과 세모공간이 형성된다. **네모공간**(quadrangular space)은 작은원근, 큰원근, 위팔세갈래근 긴갈래, 위팔뼈에 의해 이루어지는 사각형 공간으로, 겨드랑신경과 뒤위팔휘돌이동맥이 앞에서 뒤로 나온다. **세모공간**(triangular space)은 작은원근, 큰원근, 위팔세갈래근 긴갈래가 이루는 공간으로, 어깨휘돌이동맥이 앞에서 뒤로 나온다(그림 3.18).

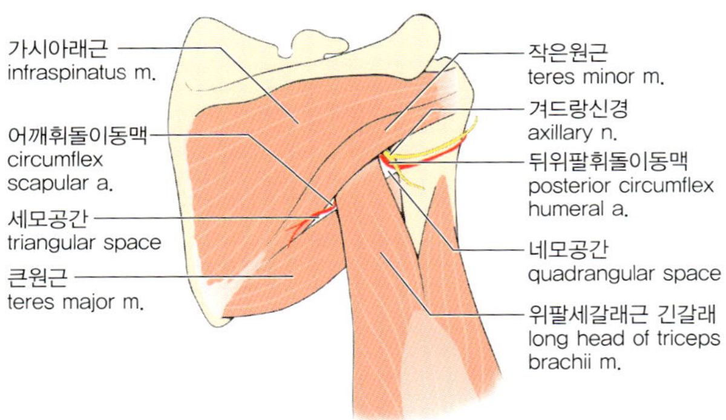

그림 3.18 어깨부위 공간. 네모공간에서 겨드랑신경과 뒤위팔휘돌이동맥이 나오고, 세모공간에는 어깨휘돌이동맥이 지난다.

IV 겨드랑

겨드랑(axilla)은 어깨관절 밑에 있는 피라미드 모양의 공간으로 꼭대기와 바닥, 네 개의 벽으로 구성된다. 겨드랑꼭대기는 목과 몸통이 팔로 이행하는 부위로 첫째갈비뼈, 빗장뼈, 어깨뼈 위모서리에 의해 경계되는 곳이며 목으로 열린 공간이 **목겨드랑관**(cervicoaxillary canal)이다. 이곳으로는 목에서 팔로 이어지는 겨드랑동맥, 겨드랑정맥, 겨드랑림프절, 팔신경얼기가 겨드랑집(axillary sheath)에 싸여 지난다. 겨드랑바닥은 겨드랑근막(axillary fascia)으로 덮인 오목한 부분으로 앞쪽 경계는 큰가슴근이 만드는 **앞겨드랑주름**(anterior axillary fold)이며, 뒤쪽 경계는 넓은등근과 큰원근이 만드는 뒤겨드랑주름(posterior axillary fold)이다. 겨드랑을 구성하는 4개의 벽과 벽을 구성하는 구조(근육 또는 뼈)는 그림 3.19에 나타내었다.

1. 겨드랑동맥

빗장밑동맥(subclavian a.)이 겨드랑꼭대기에서 첫째갈비뼈 가쪽모서리를 지나면서 **겨드랑동맥**(axillary a.)으로 이름이 바뀌고, 겨드랑동맥은 이후 큰원근의 아래모서리를 지나면서 **위팔동맥**(brachial a.)이 된다. 겨드랑동맥은 편의상 작은가슴근을 기준으로 세 부분으로 나눈다(그림 3.20).

- 첫째부분 : 첫째갈비뼈와 작은가슴근 사이로 위가슴동맥이 분지한다.
  - 위가슴동맥(superior thoracic a.)은 작은가슴근과 큰가슴근 사이를 지나 가슴우리에 이르러 첫째와 둘째갈비사이공간의 근육과 앞톱니근에 분포한다.
- 둘째부분 : 작은가슴근 뒤에 놓인 부분으로 가슴봉우리동맥과 가쪽가슴동맥이 분지한다.
  - **가슴봉우리동맥**(thoracoacromial a.)은 작은가슴근 위안쪽모서리에서 일어나 **갈비부리막**(costocoracoid membrane)을 뚫고 큰가슴근 빗장갈래의 깊은 부분에서 네 개의 가지인 봉우리가지(acromial branch), 세모근가지(deltoid branch), 가슴근가지(pectoral branch), 빗장가지(clavicular branch)로 나뉘어 해당 구조에 분포한다.
  - **가쪽가슴동맥**(lateral thoracic a.)은 가슴근, 겨드랑림프절, 가슴에 분포하며, 여성에서는 젖의 가쪽에 혈액을 공급하는 중요한 동맥이다.
- 셋째부분 : 작은가슴근에서 큰원근 사이로 어깨밑동맥, 앞·뒤위팔휘돌이동맥이 분지한다.
  - **어깨밑동맥**(subscapular a.)은 겨드랑동맥의 가지 중에서 가장 큰 것으로 어깨휘돌이동맥과 가슴등동맥으로 나뉜다.
  - **어깨휘돌이동맥**(circumflex scapular a.)은 세모공간을 지나 어깨뼈 가시아래오목으로 들어가 주변 구조에 분포한다.
  - **가슴등동맥**(thoracodorsal a.)은 가슴등신경과 함께 주행하여 넓은등근에 분포한다.

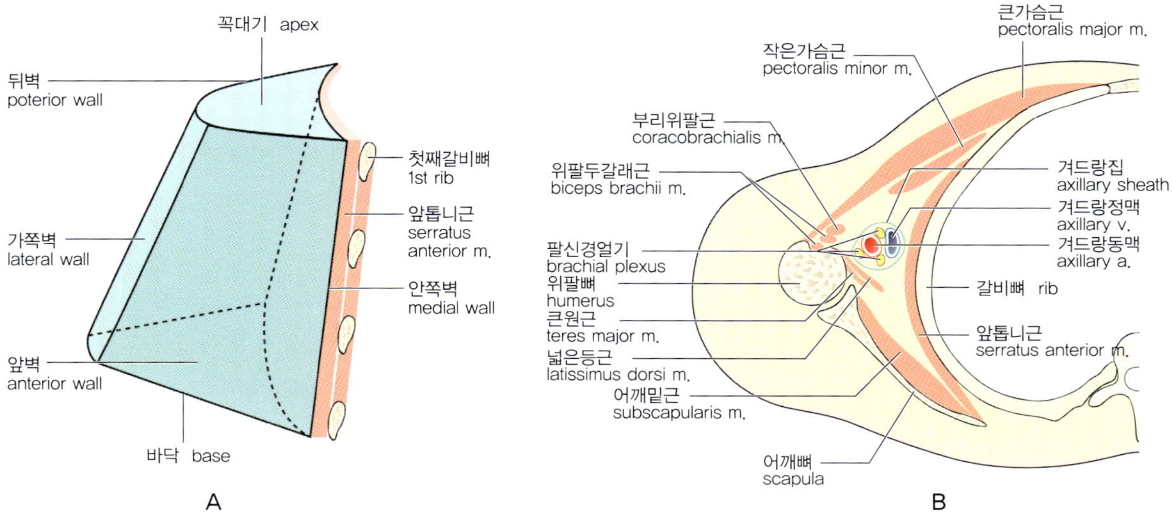

그림 3.19 겨드랑의 구조를 나타낸 모식도(A)와 겨드랑을 지나는 수평단면(B). 겨드랑 앞벽, 뒤벽, 가쪽벽, 안쪽벽을 구성하는 구조(근육, 뼈)를 나타내었다.

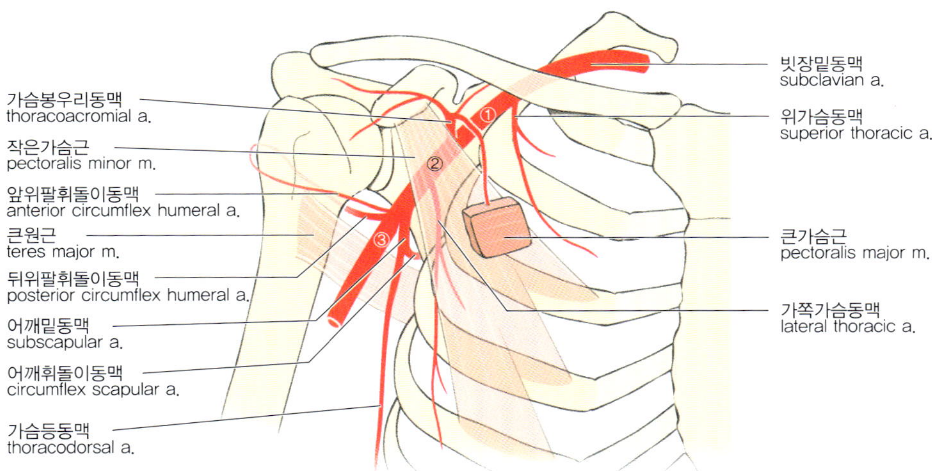

그림 3.20 겨드랑동맥. 겨드랑동맥은 작은가슴근에 의해 세 부분으로 구분되며, 첫째(①)부분에서는 위가슴동맥이, 둘째(②)부분에서는 가슴봉우리동맥과 가쪽가슴동맥이, 셋째(③)부분에서는 어깨밑동맥과 앞 · 뒤위팔휘돌이동맥이 분지한다.

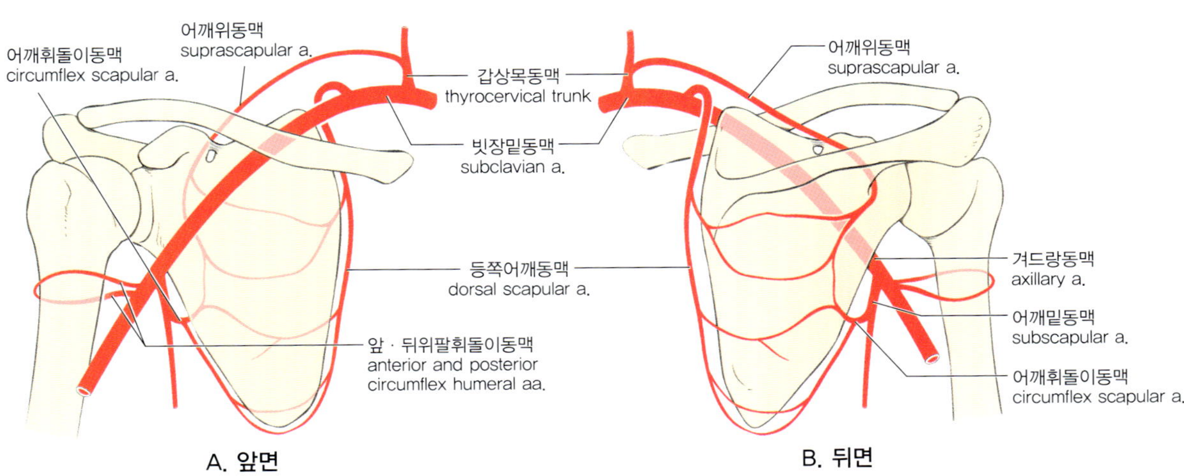

그림 3.21 어깨뼈 주변의 동맥연결을 앞(A)과 뒤(B)에서 본 모습

어깨뼈 둘레의 동맥(겨드랑동맥 결찰)

세 개의 동맥이 어깨뼈 주변의 동맥연결을 형성한다(그림 3.21). 어깨휘돌이동맥(circumflex scapular a.)이 어깨뼈의 가쪽에 분포하고, 빗장밑동맥의 갑상목동맥(thyrocervical a.)에서 분지한 어깨위동맥(suprascapular a.)이 어깨뼈패임 위를 지나 어깨뼈 위쪽에 분포한다. 역시 빗장밑동맥에서 분지한 등쪽어깨동맥(dorsal scapular a.)이 어깨뼈의 안쪽모서리를 따라 내려오며 분포한다. 이 세 개의 동맥은 서로 동맥연결을 형성하기 때문에, 빗장밑동맥이나 겨드랑동맥의 일시적 결찰이 필요한 경우에도 어깨뼈 주위의 동맥연결을 통하여 겨드랑동맥 셋째부분으로 혈액공급이 이루어질 수 있다.

– **앞위팔휘돌이동맥**(anterior circumflex humeral a.)과 뒤위팔휘돌이동맥(posterior circumflex humeral a.)은 어깨밑동맥 맞은편에서 온줄기로 일어나거나 또는 독립적으로 일어나 위팔뼈 외과목을 감고 돌아 가쪽에서 서로 연결된다. 위팔뼈머리, 어깨관절, 어깨세모근에 분포한다. 이때 뒤위팔휘돌이동맥은 겨드랑신경과 함께 네모공간을 지난다.

2. 겨드랑정맥

겨드랑정맥(axillary v.)은 위팔에서 오는 혈액을 모아빗장밑정맥으로 전달하는 정맥혈관으로 겨드랑동맥의 안쪽면을 따라 달린다. 겨드랑정맥은 큰원근 아래모서리에서 **위팔정맥**(brachial v.)과 **자쪽피부정맥**(basilic v.)이 합류하여 형성되며, 첫째갈비뼈 가쪽모서리에서 **빗장밑정맥**(subclavian v.)으로 이어진다. **노쪽피부정맥**(cephalic v.)은 작은가슴근 위에서 겨드랑정맥이 빗장밑정맥으로 되기 직전에 겨드랑정맥으로 유입된다(그림 3.22).

3. 겨드랑림프절

겨드랑림프절(axillary lymph nodes)로는 팔, 가슴, 젖의 대부분, 배꼽 위쪽 몸통벽 등에서 오는 림프관들이 유입된다. 겨드랑림프절은 위치에 따라 다섯 개의 림프절무리(앞림프절, 뒤림프절, 가쪽림프절, 중심림프절, 꼭대기림프절)로 나뉜다(그림 3.23).

- 앞(가슴근)림프절(anterior [pectoral] nodes)은 겨드랑 안쪽벽에 위치하며, 젖이나 앞가슴벽으로부터 림프를 받는다.
- 뒤(어깨밑)림프절(posterior [subscapular] nodes)은 뒤겨드랑주름과 어깨밑동 · 정맥 주위에 위치하며 가슴의 뒤벽과 어깨 부위로부터 림프를 받는다.
- 가쪽(위팔)림프절(lateral [humeral] nodes)은 겨드랑 가쪽벽에 위치하며 팔에서 오는 거의 모든 림프를 받는다.
- 중심림프절(central nodes)은 겨드랑바닥의 겨드랑동

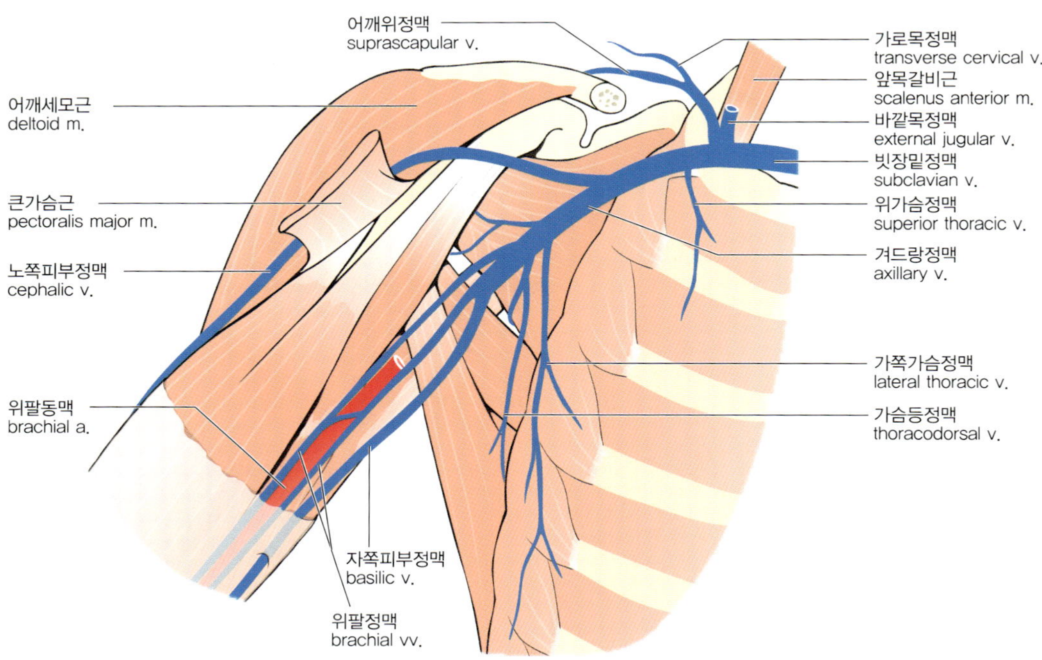

그림 3.22 겨드랑정맥의 형성과 주행

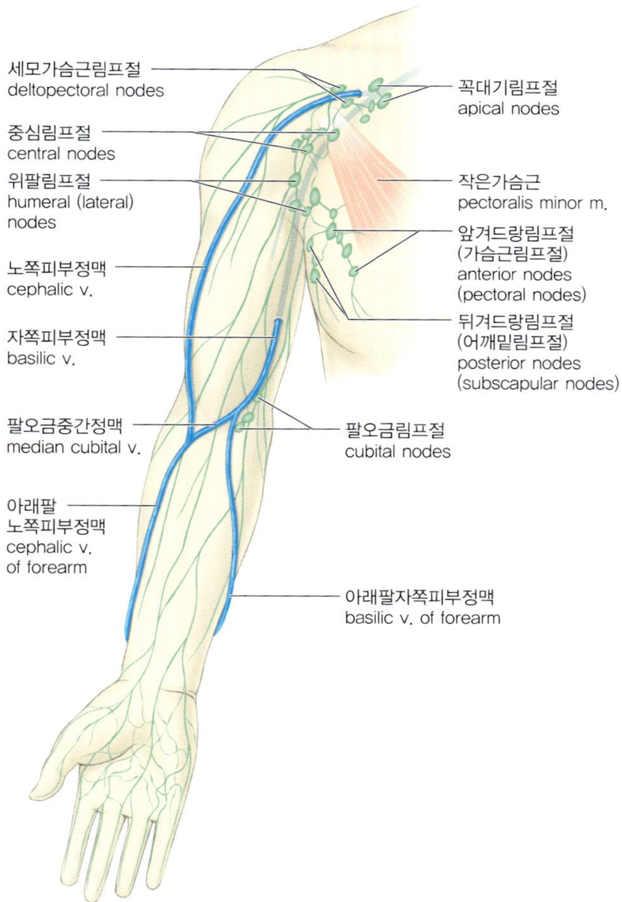

그림 3.23 겨드랑림프절

맥 둘째부분에 위치하며, 위 세 림프절로부터 림프를 받는다.

- 꼭대기림프절(apical nodes)은 겨드랑동맥의 첫째부분에 위치하며 중심림프절을 비롯한 다른 모든 림프절로부터 림프를 받아 빗장밑림프줄기로 림프를 보낸다.

4. 팔신경얼기

1) 팔신경얼기의 구조

팔신경얼기는 C5~T1 척수신경의 앞가지(anterior rami)에 의해 형성되며, 신경들이 서로 합쳐지기도 하고 나뉘기도 하며 차례로 줄기(trunk), 갈래(division), 다발(cord)을 형성한다. C5와 C6 척수신경은 서로 만나 위줄기(superior trunk)를, C7은 독립적으로 중간줄기(middle trunk)를, C8과 T1이 만나 아래줄기(inferior trunk)를 형성한다. 각 줄기는 앞갈래와 뒤갈래로 나뉜다. 이후 위줄기의 앞갈래와 중간줄기의 앞갈래는 합쳐져 **가쪽다발**(lateral cord)이 되고, 아래줄기의 앞갈래는 독립적으로 **안쪽다발**(medial cord)이 된다. 세 줄기 모두의 뒤갈래는 합쳐져서 **뒤다발**(posterior cord)이 된다(그림 3.24).

팔신경얼기는 빗장뼈를 기준으로 빗장위부분과 빗장아래부분으로 나뉜다. **빗장위부분**(supraclavicular part)

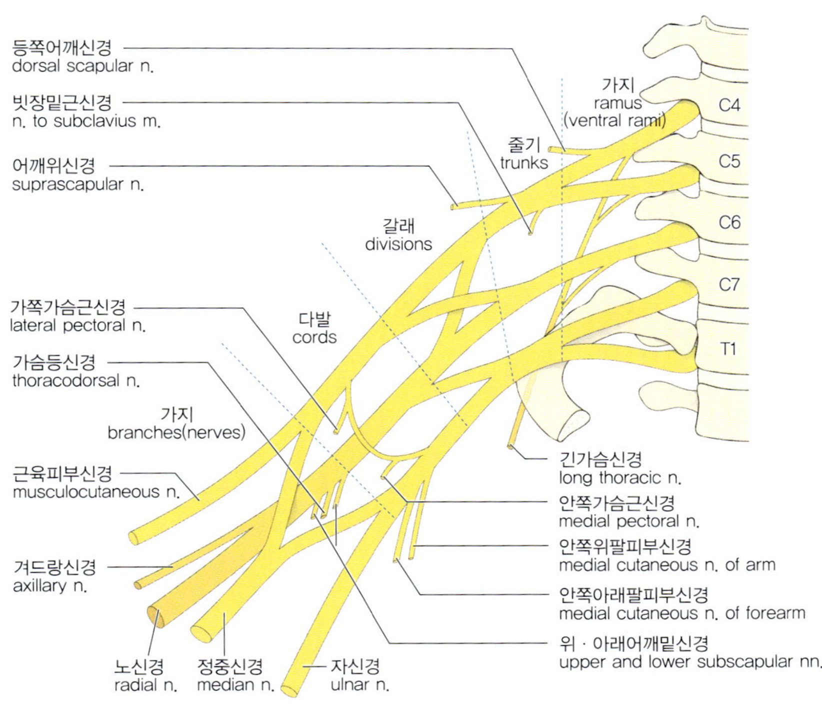

그림 3.24 팔신경얼기의 구조와 가지를 나타낸 그림

은 각 척수신경의 앞가지와 줄기에 해당하고, 어깨 주변 근육에 분포하는 4개의 신경이 분지한다. **빗장아래부분**(infraclavicular part)은 3개 다발을 말하며, 팔로 가는 중요한 신경은 대부분 이곳에서 분지한다.

2) 빗장위부분의 신경가지

팔신경얼기의 빗장위부분에서는 등쪽어깨신경, 긴가슴신경, 빗장밑근신경, 어깨위신경이 분지한다(그림 3.25).

- **등쪽어깨신경**(dorsal scapular n.)은 C5의 앞가지에서 기원하며, 중간목갈비근을 관통한 후 어깨올림근과 마름근에 분포한다.
- **긴가슴신경**(long thoracic n.)은 C5~C7 앞가지에서 기원하여 가쪽가슴동맥과 함께 앞톱니근의 표면을 따라 달리며 이 근육에 분포한다.
- **빗장밑근신경**(n. to subclavius)은 위줄기(C5, C6)에서 기원하여 빗장밑근에 분포한다.
- **어깨위신경**(suprascapular nerve)은 위줄기(C5, C6)에서 기원하여 어깨뼈패임을 통과한 후 가시위근과 가시아래근에 분포한다.

3) 빗장아래부분의 신경가지

팔신경얼기의 빗장아랫부분에서 분지하는 신경들은 각 신경이 기원하는 다발에 따라 나누어 볼 수 있다(그림 3.25).

가쪽다발에서는 가쪽가슴근신경, 정중신경가쪽뿌리, 근육피부신경이 분지한다.

- **가쪽가슴근신경**(lateral pectoral n., C5~C7)은 겨드랑동맥 앞을 가로지른 후 갈비부리막을 뚫고 큰가슴근으로 들어가 이 근육에 분포한다. 일부 가지는 안쪽가슴신경과 교통하며 작은가슴근에도 분포한다.
- **정중신경가쪽뿌리**(lateral root of median n.)는 팔신경얼기의 가쪽다발에서 비롯하며(C6, C7), 안쪽다발에서 비롯된 안쪽뿌리(C8, T1)와 합쳐져 겨드랑동맥 위에서 정중신경을 형성한다. 이 신경은 위팔에서는 가지를 내지 않고 아래팔로 내려가 아래팔의 굽힘근에 근육가지를 내고, 손에서 피부 일부와 손의 자체기원 근육에 분포한다.
- **근육피부신경**(musculocutaneous n., C5~C7)은 부리위팔근을 뚫고 위팔두갈래근과 위팔근 사이를 달리면서 이 세 개의 근육에 분포하고, 아래팔 가쪽의 피부 감각을 담당한다.

안쪽다발에서는 안쪽가슴근신경, 안쪽아래팔피부신경, 안쪽위팔피부신경, 정중신경안쪽뿌리, 자신경이 분지한다.

- **안쪽가슴근신경**(medial pectoral n., C8, T1)은 작은가슴근을 뚫고 큰가슴근 뒷면에 놓이며 이 두 근육에 분포한다.

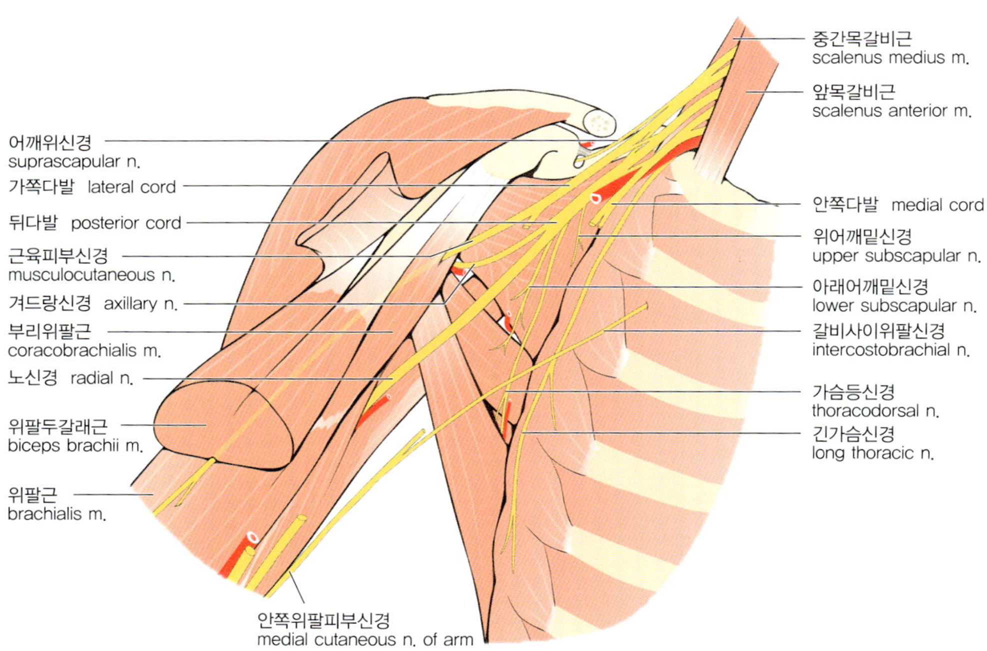

그림 3.25 팔신경얼기. 겨드랑동맥과 위팔동맥을 제거된 상태이다.

- **안쪽위팔피부신경**(medial cutaneous n. of arm, C8, T1)은 위팔의 안쪽 피부에 분포한다.
- **안쪽아래팔피부신경**(medial cutaneous n. of forearm, C8, T1)은 아래팔의 안쪽 피부에 분포한다.
- **정중신경안쪽뿌리**(medial root of median n.)는 가쪽다발에서 분지한 가쪽뿌리와 합쳐진다.
- **자신경**(ulnar n., C8, T1)은 위팔에서 가지를 내지 않고 안쪽위관절융기 뒤를 지나 아래팔의 일부 굽힘근과 손의 일부 자체기원근육에 분포한다.

뒤다발에서는 위어깨밑신경, 아래어깨밑신경, 가슴등신경, 겨드랑신경, 노신경이 분지한다.

- **위어깨밑신경**(upper subscapular n., C5, C6)은 어깨밑근에 분포한다.
- **아래어깨밑신경**(lower subscapular n., C6, C7)은 어깨밑동맥과 동행하여 어깨밑근과 큰원근에 분포한다.
- **가슴등신경**(thoracodorsal n., C6~C8)은 위어깨밑신경과 아래어깨밑신경 사이에서 분지하여 가슴등동맥과 동행한 후 넓은등근에 분포한다.
- **겨드랑신경**(axillary n., C5, C6)은 뒤위팔휘돌이동맥과 함께 네모공간을 지나며, 작은원근과 어깨세모근에 분포한다(그림 3.18).
- **노신경**(radial n., C5~C8, T1)은 깊은위팔동맥과 함께 위팔뼈의 노신경고랑을 지나며 팔의 모든 폄근과 위팔과 아래팔의 뒤쪽 피부에 분포한다.

V 위팔

위팔(arm)은 어깨에서 팔꿉까지이다. 위팔근육은 위팔앞칸(anterior compartment of arm)과 위팔뒤칸(posterior compartment of arm) 근육으로 뚜렷하게 나뉜다. 두 무리의 근육은 위팔의 깊은근막인 위팔근막(brachial fascia)에서 위팔뼈까지 뻗어 있는 안쪽과 가쪽근육사이막(medial and lateral intermuscular septa)에 의해 서로 분리되어 있다(그림 3.26).

위팔 피부 표면에서 보았을 때, 앞칸의 위팔두갈래근과 뒤칸의 위팔세갈래근 사이는 안쪽과 가쪽두갈래근고랑(medial and lateral bicipital grooves)으로 나뉜다. 이 고랑은 각각 안쪽근육사이막과 가쪽근육사이막의 위치를 나타낸다. 가쪽두갈래근고랑을 따라서는 노쪽피부정맥이, 안쪽두갈래근고랑을 따라서는 자쪽피부정맥이 주행한다(그림 3.12). 특히 안쪽두갈래근고랑 깊은 곳으로 위팔의 중요한 혈관과 신경이 지나며, 이곳에서 위팔동맥(brachial a.)의 맥박을 느낄 수 있다(그림 3.26, 28).

1. 위팔의 근육

1) 위팔의 굽힘근

위팔의 굽힘근에는 위팔두갈래근, 위팔근, 부리위팔근이 있으며(그림 3.27, 28), **근육피부신경**(musculocutaneous n.)이 분포한다. 위팔 굽힘근의 이는곳, 닿는곳, 신경

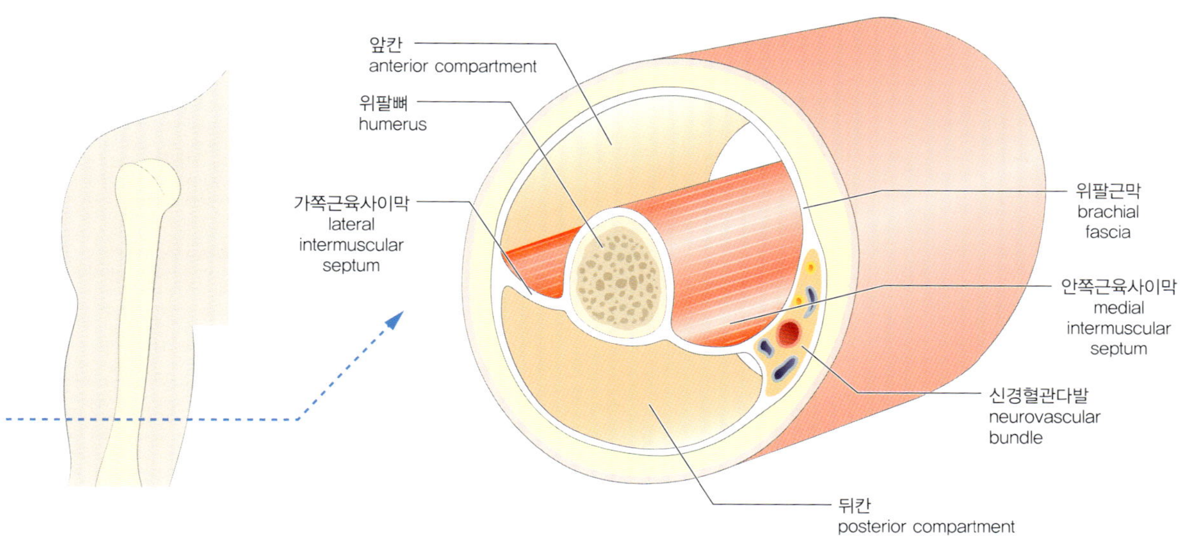

그림 3.26 위팔의 가로단면. 안쪽 및 가쪽근육사이막에 의해 위팔의 단면은 굽힘근이 있는 앞칸과 폄근이 있는 뒤칸으로 구분된다.

분포, 작용은 표 3.4에 정리하였다.

- **위팔두갈래근**(biceps brachii m.)의 긴갈래(long head)는 어깨관절주머니 속에서 위팔뼈머리를 가로지르고 윤활막에 싸인 채 위팔뼈 결절사이고랑을 지난다(그림 3.27, 62, 63). 위팔뼈의 작은결절과 큰결절 사이를 연결하는 **위팔가로인대**(transverse humeral lig.)가 결절사이고랑을 지나는 긴갈래 힘줄을 고정한다. 또 다른 갈래인 짧은갈래(short head)는 어깨뼈 부리돌기에서 부리위팔근과 함께 일어난다.
- **위팔근**(brachialis m.)은 납작한 방추모양으로 위팔두갈래근보다 깊게 위치하며 먼쪽 부분은 팔꿉관절 앞면을 덮는다.
- **부리위팔근**(coracobrachialis m.)은 위팔두갈래근의 짧은갈래와 함께 어깨뼈 부리돌기에서 일어나며, 어깨세모근, 위팔세갈래근 긴갈래와 함께 어깨관절을 안정시킨다.

2) 위팔의 폄근

위팔의 폄근에는 위팔세갈래근이 있으며(그림 3.29), 노신경(radial n.)이 분포한다(그림 3.30). 팔꿉관절 뒤에 있는 팔꿉근은 부분적으로 위팔세갈래근과 붙어 있으며 위팔세갈래근의 연장이라 할 수 있다(그림 3.29). 위팔 폄근의 이는곳, 닿는곳, 신경분포, 작용은 표 3.5에 정리하였다.

위팔세갈래근(triceps brachii m.)은 위팔뒤칸을 모두 차지하는 방추 모양 근육으로, 세 갈래로 일어난다(그림 3.29). 위팔세갈래근의 세 갈래 중 긴갈래(long head)와 가쪽갈래(lateral head)는 얕게 위치하고, 안쪽갈래는 깊게 위치한다. 따라서 안쪽갈래는 가쪽갈래를 절단하였을 때 관찰할 수 있다. 위팔세갈래근의 가쪽갈래와 안쪽갈래(medial head) 사이로는 **노신경고랑**(groove for radial n.)이 놓이며, 이 고랑을 따라 노신경이 지난다(그림 3.30).

팔꿉근(anconeus m.)은 팔꿉관절 뒤가쪽면에 위치한 세모꼴의 작은 근육이다.

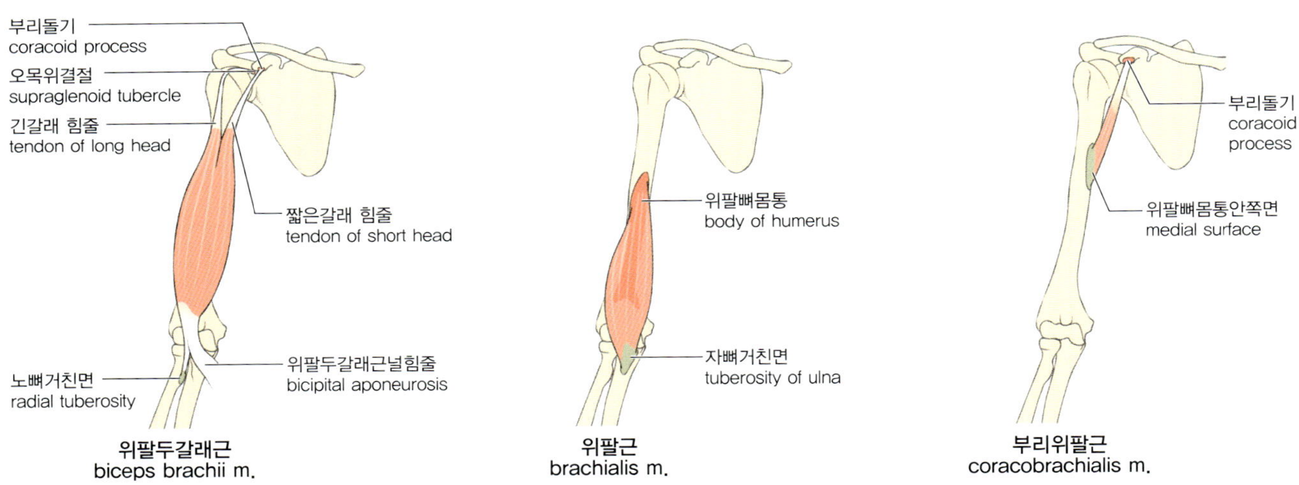

그림 3.27 위팔의 굽힘근. 각 근육의 이는곳과 닿는곳을 표시하였다.

표 3.4 위팔의 굽힘근

근육 이름	이는곳	닿는곳	신경	작용
위팔두갈래근 (biceps brachii m.) 긴갈래(long head) 짧은갈래(short head)	어깨뼈 접시위결절 어깨뼈 부리돌기 끝	노뼈거친면 위팔두갈래근널힘줄이 되어 아래팔근막에 닿음	근육피부신경	아래팔 뒤침 아래팔 굽힘 어깨관절을 약하게 굽힘 어깨 탈구에 저항함
위팔근 (brachialis m.)	위팔뼈 앞면 아래쪽 1/3	자뼈 갈고리돌기 자뼈거친면	근육피부신경	아래팔 굽힘
부리위팔근 (coracobrachialis m.)	어깨뼈 부리돌기 끝	위팔뼈 안쪽면 중간 1/3	근육피부신경	위팔뼈 굽힘과 약한 모음 어깨 탈구에 저항함

2. 위팔동맥

위팔동맥(brachial a.)은 위팔의 주요 동맥으로, 겨드랑동맥이 큰원근 아래모서리를 지나면서 위팔동맥이 된다(그림 3.31). 정중신경과 함께 위팔뼈 안쪽을 따라 내려오다가 팔오금에서는 정중신경보다 가쪽에 위치한다(그림 3.28). 위팔동맥은 위팔두갈래근널힘줄에 덮인채 팔오금 아래쪽에서 노동맥과 자동맥으로 나뉘며 끝난다. 위팔동맥은 위팔의 굽힘근에 주요 근육가지를 내고, 깊은위팔동맥, 위팔뼈영양동맥, 위자쪽곁동맥, 아래자쪽곁동맥 등을 분지한다.

- **깊은위팔동맥**(deep brachial a.)은 위팔동맥의 가장 큰 가지이다. 깊은위팔동맥은 위팔동맥 시작 부분에서 분지하여 노신경과 함께 노신경고랑을 따라 위팔뼈몸통 뒷면을 비스듬히 가로지른다(그림 3.30). 위팔세갈래근에 주요 혈액공급을 담당하고, 팔꿉 가까이에서 **노쪽곁동맥**(radial collateral a.)과 **중간곁동맥**(middle collateral a.)으로 나뉘어 팔꿉동맥연결에 참여한다.
- **위팔뼈영양동맥**(humeral nutrient a.)은 위팔 중간부위에서 위팔뼈 앞안쪽면에 있는 영양관(nutrient canal)

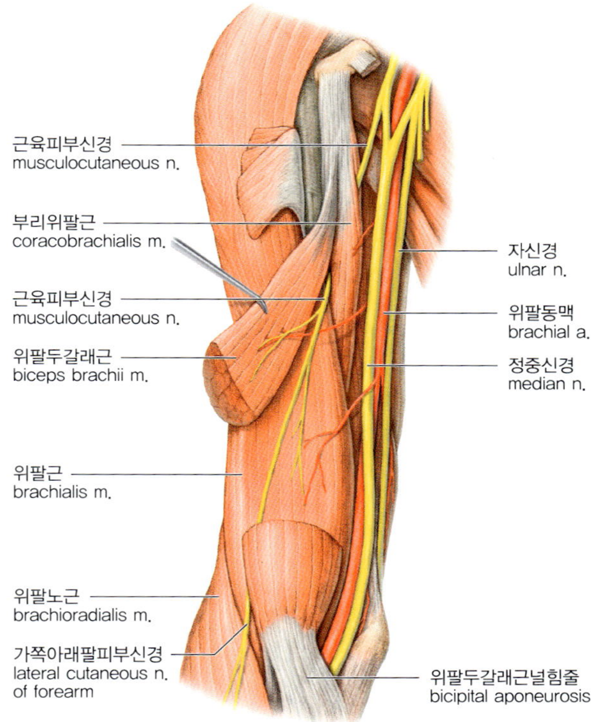

그림 3.28 위팔의 굽힘근과 주변 구조물. 위팔두갈래근을 절단하여 젖혀서 위팔근이 보이도록 하였으며, 근육피부신경의 주행을 확인할 수 있다.

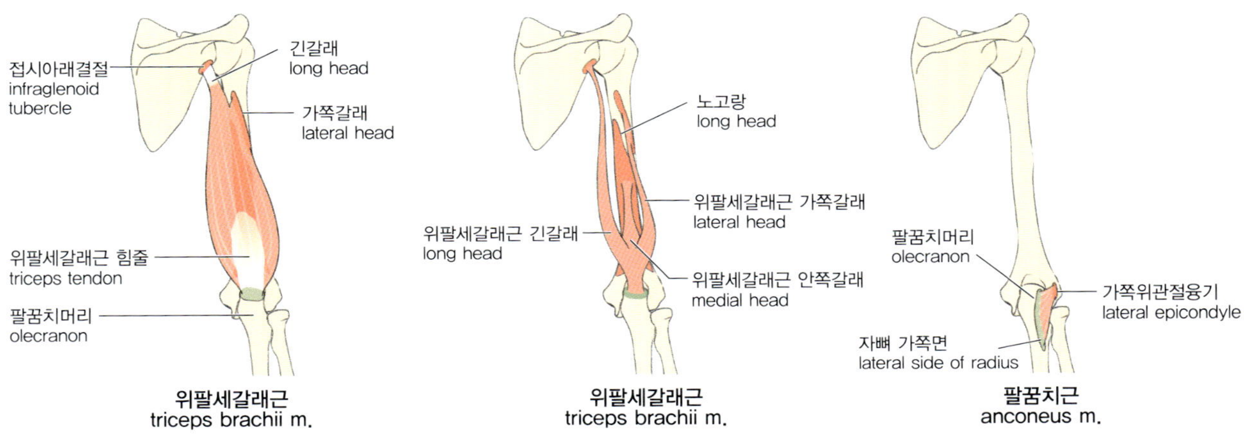

그림 3.29 위팔의 폄근. 각 근육의 이는곳과 닿는곳을 표시하였다.

표 3.5 위팔의 폄근

근육 이름	이는곳	닿는곳	신경	작용
위팔세갈래근 (triceps brachii m.) 긴갈래(lone head) 가쪽갈래(lateral head) 안쪽갈래(medial head)	어깨뼈 접시아래결절 노신경고랑 위쪽, 위팔뼈 뒷면 노신경고랑 아래쪽, 위팔뼈 뒷면	자뼈 팔꿉머리 위 뒷면 아래팔 깊은근막	노신경	아래팔의 주된 폄근 위팔의 폄과 모음에도 보조적 역할 어깨뼈 머리가 아래쪽으로 탈구하는 것을 방지
팔꿉근 (anconeus m.)	위팔뼈 가쪽위관절융기	팔꿉머리 가쪽면 자뼈 뒤면	노신경	아래팔을 펼 때 위팔세갈래근을 도움 팔꿉관절의 안정

으로 들어가 위팔뼈에 분포한다.

- **위자쪽곁동맥**(superior ulnar collateral a.)은 자신경과 함께 위팔뼈 안쪽위관절융기 뒤를 지난다. 이곳에서 뒤자쪽되돌이동맥(posterior ular recurrent a.)과 위팔동맥의 또 다른 가지인 아래자쪽곁동맥과 연결된다.
- **아래자쪽곁동맥**(inferior ulnar collateral a.)은 위팔동맥에서 분지하여 곧 앞가지와 뒤가지로 나뉜다. 앞가지는 위팔뼈 안쪽위관절융기 앞부분에서 **앞자쪽되돌이동맥**(anterior ulnar recurrent a.)과 연결되며, 뒤가지는 위자쪽곁동맥에 합쳐진다.

3. 위팔의 정맥

위팔의 정맥은 피부밑조직에 분포하는 얕은정맥과 깊은근막 속에서 동맥과 함께 주행하는 깊은정맥으로 구성된다. 얕은정맥과 깊은정맥은 관통가지에 의해 일부 연결된다.

얕은정맥(superficial v.)인 노쪽피부정맥과 자쪽피부정맥은 '팔의 얕은정맥'에서 설명하였다(그림 3.12). **깊은정맥**(deep v.) 중 가장 중요한 것은 **위팔정맥**(brachial v.)으로 팔오금에서 **자정맥**(ulnar v.)과 **노정맥**(radial v.)이 서로 합쳐져 형성된다. 이후 위팔에서 자쪽피부정맥이 합류하며 **겨드랑정맥**(axillary v.)이 된다(그림 3.22).

4. 위팔의 신경

위팔에는 4개의 중요한 신경인 근육피부신경, 노신경, 정중신경, 자신경이 지나지만 정중신경과 자신경은 위팔에 분포하지 않는다.

- **근육피부신경**(musculocutaneous n.)은 팔신경얼기의 가쪽다발에서 나온다. 부리위팔근을 뚫고 위팔두갈래근과 위팔근 사이를 지나면서 이 세 개의 근육에 분포한다. 이후 팔꿉 근처에서 위팔두갈래근과 위팔근의 가쪽 경계를 형성하는 깊은근막을 뚫고 **가쪽아래팔피부신경**(lateral cutaneous n. of forearm)이 되어 아래팔의 가쪽 피부감각을 담당한다(그림 3.28).
- **노신경**(radial n.)은 팔신경얼기 뒤다발에서 나온다. 위팔에서 노신경은 깊은위팔동맥과 함께 노신경고랑을 지나 아래가쪽으로 내려간다(그림 3.30). 노신경고랑을 지날 때 피부신경을 분지하여 위팔의 아래가쪽과 아래팔의 뒤쪽 피부에 분포한다(그림 3.11). 이후 위팔뼈 가쪽모서리에 이르러 가쪽근육사이막을 뚫고 위팔앞칸으로 나와 위팔근과 위팔노근(brachioradialis m.) 사이를 지나며, 가쪽위관절융기 부근까지 계속된다. 가쪽위관절융기에서 노신경은 깊은가지와 얕은가지로 나뉜다(그림 3.32). 깊은가지(deep branch)는 주로 아래팔의 폄근과 관절에 분포하고, 얕은가지(superficial branch)는 손등과 손가락의 감각을 담당한다.
- **정중신경**(median n.)은 팔신경얼기 가쪽다발 안쪽뿌리와 안쪽다발 가쪽뿌리가 합쳐져 형성된다. 위팔동맥 가쪽에 놓여 아래쪽으로 달리다 위팔 중간 부분에서 위팔동맥의 앞을 가로질러 이 동맥보다 안쪽에 놓인다(그림 3.28).
- **자신경**(ulnar n.)은 팔신경얼기 안쪽다발의 종말가지이다. 위팔 중간지점에서 위자쪽곁동맥과 함께 안쪽근육사이막을 뚫고 위팔뒤칸으로 들어간 후, 위팔세갈래근 안쪽갈래와 근육사이막 사이로 내려간다. 이후 위팔뼈 안쪽위관절융기 뒷면과 자쪽손목굽힘근 두 갈래 사이를 지나 아래팔로 진입한다(그림 3.32).

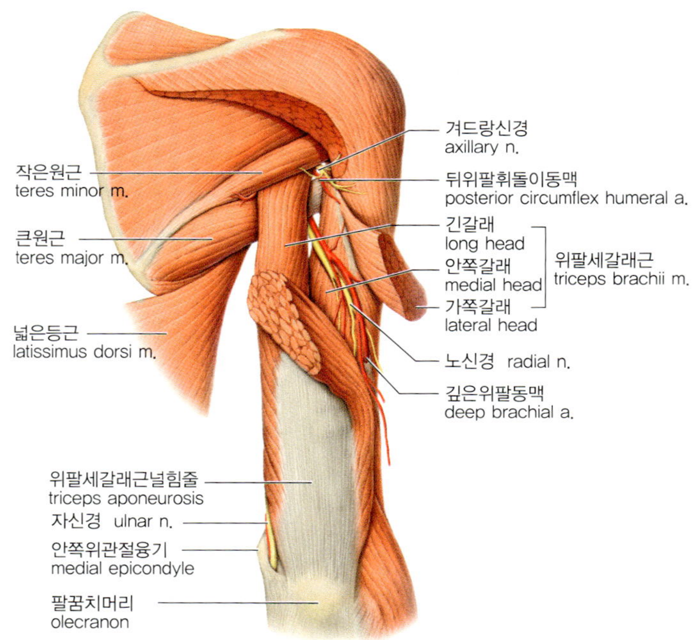

그림 3.30 위팔세갈래근의 가쪽갈래를 절단하여 노신경의 주행을 본 모습. 위팔세갈래근의 가쪽갈래를 노고랑이 지나는 방향으로 절단하여 위 · 아래로 젖힌 그림이다. 젖혀진 가쪽갈래 깊은 곳에서 안쪽갈래가 일어나는 것을 확인할 수 있으며, 가쪽갈래와 안쪽갈래 사이로 노신경과 깊은위팔동맥이 동행한다.

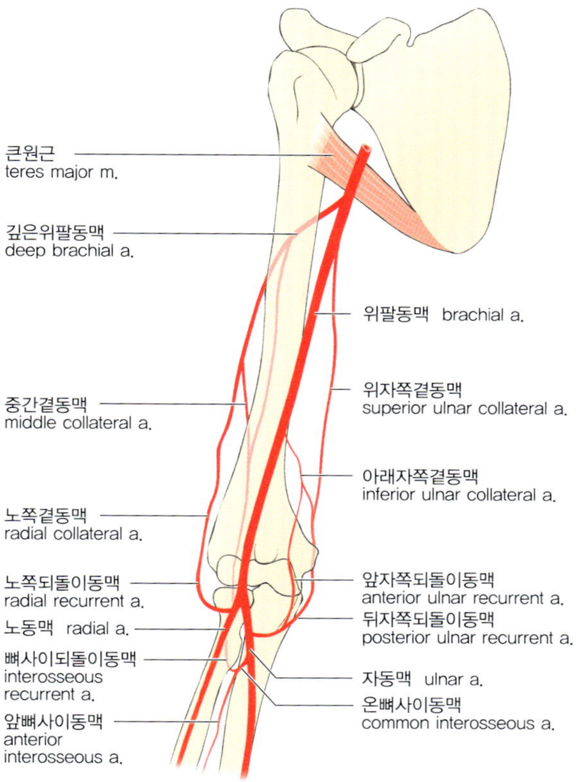

그림 3.31 위팔동맥과 위팔동맥의 가지

5. 팔오금

팔오금(cubital fossa)은 팔꿉 앞부분에 형성되는 역삼각형 모양의 오목한 부위이다(그림 3.33, 34). 팔오금의 위쪽경계는 위팔뼈의 안쪽위관절융기와 가쪽위관절융기 사이를 연결하는 가상의 선이 되며, 안쪽경계는 **원엎침근**(pronator teres m.), 가쪽경계는 **위팔노근**(brachioradialis m)이 된다. 팔오금의 천장은 위팔근막과 위팔두갈래근널힘줄이 되고, 팔오금의 바닥에는 위팔근과 손뒤침근(supinator m.)이 놓인다.

팔오금의 안쪽으로는 자쪽피부정맥이 지나며, 가쪽으로는 노쪽피부정맥과 가쪽아래팔피부신경이 동행한다. 팔오금의 천장을 구성하는 위팔두갈래근널힘줄 깊은 곳으로 정중신경과 위팔혈관이 지난다(그림 3.33). 위팔동맥이 팔오금에서 노동맥과 자동맥으로 분지하고, 노동맥에서는 **노쪽되돌이동맥**(radial recurrent a.)이 분지된다. 위팔근과 위팔노근 사이로 노신경이 내려오며 주변 아래팔 폄근에 분포하고 깊은가지와 얕은가지로 나뉜다. 깊은가지는 손뒤침근을 뚫고 다시 아래팔뒤칸으로 들어간다(그림 3.34).

VI 아래팔

아래팔(forearm)은 팔꿉에서 손목까지를 말하며, 노뼈와 자뼈가 그 뼈대를 이룬다. 두 뼈 사이에는 얇지만 강하고 질긴 **뼈사이막**(interosseous membrane)이 있어 두 뼈를 연결한다.

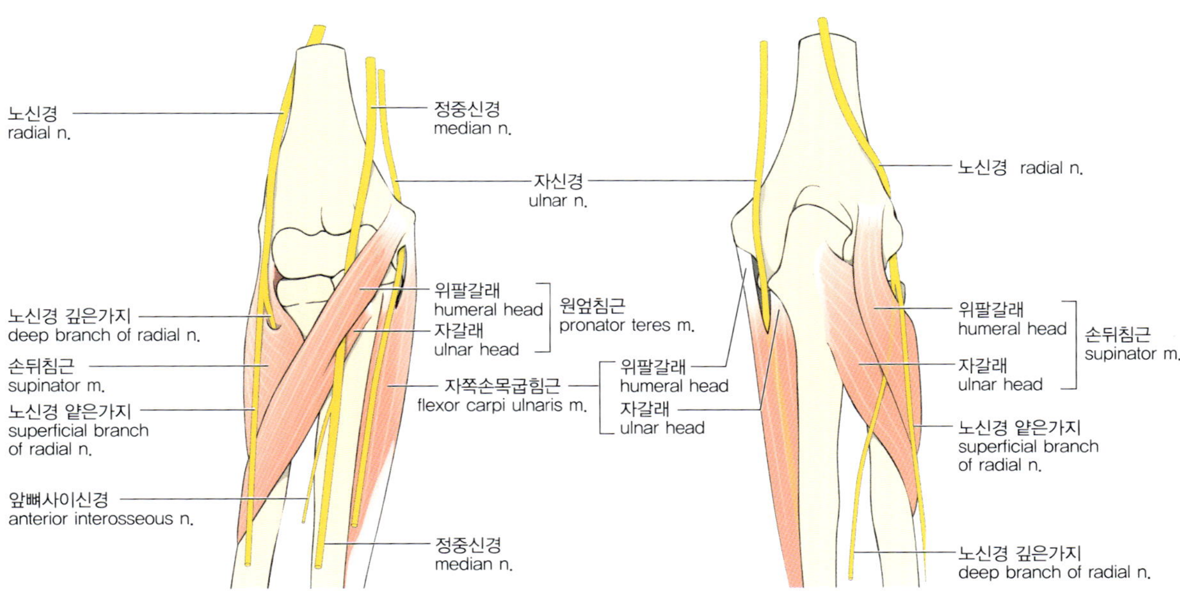

그림 3.32 팔꿉 주변에서 주요 신경의 주행 경로를 앞(A)과 뒤(B)에서 본 모습

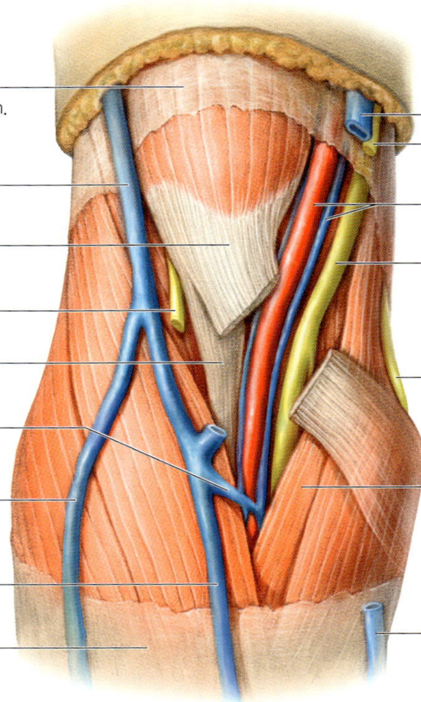

그림 3.33 팔오금의 얕은 구조물. 자쪽피부정맥 일부와 위팔두갈래근의 위팔두갈래근널힘줄 일부가 제거된 모습이다.

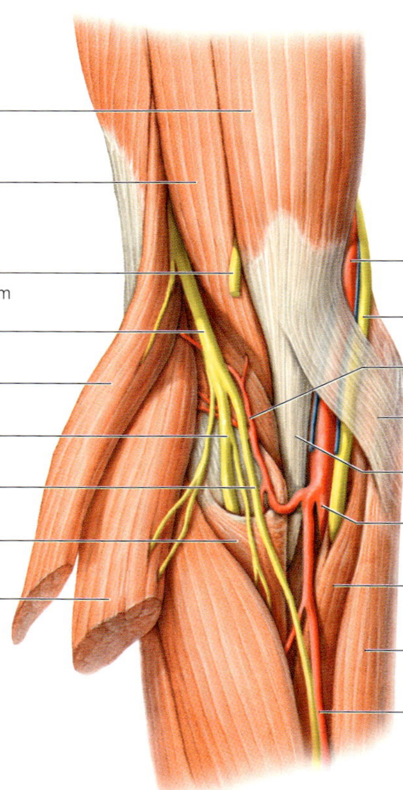

그림 3.34 팔오금의 깊은 구조물. 팔오금의 가쪽경계를 구성하는 위팔노근을 절단하여 가쪽으로 젖힘으로써 팔오금의 깊은 곳을 보여준다.

아래팔근막(antebrachial fascia)은 아래팔 가쪽에서 가쪽근육사이막(lateral intermuscular septum)이 되어 노뼈에 붙는다. 따라서 아래팔을 단면에서 보았을 때, 안쪽에서부터 가쪽으로 자뼈, 뼈사이막, 노뼈, 가쪽근육사이막에 의해 앞칸(anterior compartment)과 뒤칸(posterior compartment)으로 나뉜다(그림 3.35).

1. 아래팔앞칸 근육

아래팔앞칸에는 8개의 근육이 있으며, 얕은층 근육(superficial group) 5개와 깊은층 근육(deep group) 3개로 구분할 수 있다. 얕은층 근육은 모두 위팔뼈 안쪽위관절융기(medial epicondyle)에서 온힘줄(common tendon)로 일어나며, 얕은층 근육이 일어나는 공통부위를 굽힘근온힘줄(common flexor tendon)이라고 한다(그림 3.36, 38). 깊은층 근육은 노뼈, 자뼈, 뼈사이막에서 일어난다(그림 3.40, 41).

아래팔앞칸 근육들은 손목과 손의 굽힘 운동을 일으키며, 일부는 엎침근으로 기능한다. 또한 얕은층 근육들은 위팔뼈 안쪽위관절융기에서 일어나 팔꿉관절을 지나기 때문에 팔꿉관절에서의 굽힘 운동도 보조한다.

1) 아래팔앞칸 얕은층 근육

아래팔앞칸 얕은층 근육에는 원엎침근, 노쪽손목굽힘근, 긴손바닥근, 자쪽손목굽힘근, 얕은손가락굽힘근이 있다(그림 3.36, 표 3.6).

- **원엎침근**(pronator teres m.)은 팔오금의 안쪽모서리를 이룬다. 원엎침근의 두 갈래 사이로는 정중신경이 지나고, 원엎침근의 자갈래 깊은 곳으로는 자동맥이 지난다(그림 3.39).
- **노쪽손목굽힘근**(flexor carpi radialis m.)의 힘줄은 손목을 힘주어 굽히면 손목 중앙 가쪽에서 힘줄이 불거져 올라오는 것을 확인할 수 있다. 이 힘줄의 가쪽으로는 노동맥이 지나며, 맥박을 쉽게 확인할 수 있다(그림 3.37).
- **긴손바닥근**(palmaris longus m.)의 힘살은 비교적 작고, 힘줄이 매우 길고 가늘다. 손목에서 긴손바닥근 힘줄과 노쪽손목굽힘근 힘줄 사이 깊은 곳으로는 정중신경이 지난다(그림 3.37).
- **자쪽손목굽힘근**(flexor carpi ulnaris m.)은 아래팔앞칸 얕은층 근육 중에서 가장 안쪽에 위치한다. 자쪽손목굽힘근의 두 갈래 사이로는 자신경이 지나며(그림 3.32), 자신경과 자동맥은 아래팔에서 자쪽손목굽힘근의 힘살에 덮여 내려간다. 손목에서 자신경과 자동맥은 자쪽손목굽힘근 힘줄의 바로 가쪽을 지나 손에 분포한다(그림 3.37).
- **얕은손가락굽힘근**(flexor digitorum superficialis m.)의 두 갈래 사이로는 정중신경과 자동맥이 지난다(그림 3.39). 얕은손가락굽힘근 힘줄은 네 갈래로 나뉘며, 각 갈래는 깊은손가락굽힘근의 힘줄과 함께 손가락굽힘근온힘줄집(common flexor sheath)에 싸여 손목굴을 지나고, 둘째~다섯째 손가락 중간마디뼈바닥에 닿는다.

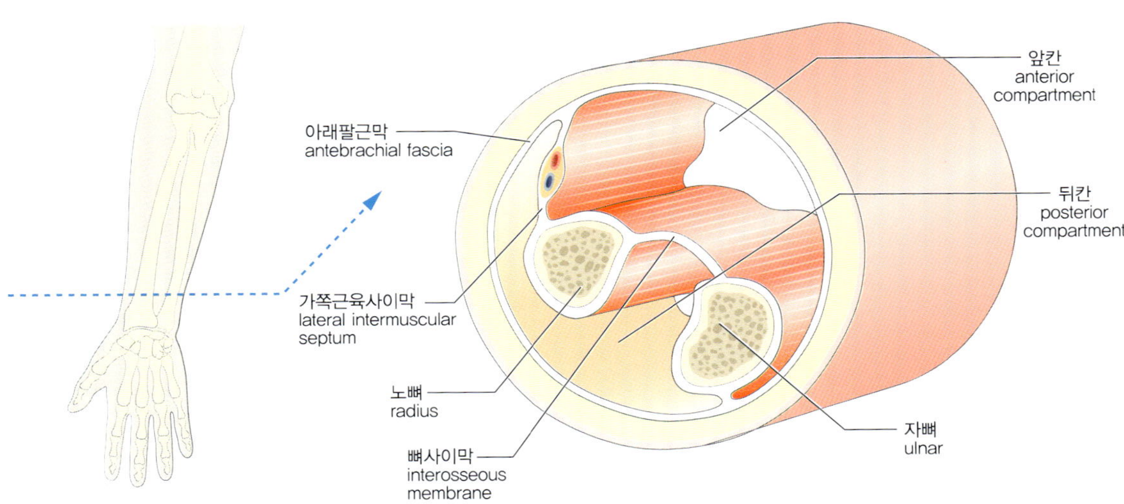

그림 3.35 아래팔 중간부위의 가로단면.

아래팔앞칸의 얕은층 근육은 굽힘근온힘줄에서 일어나는데, 가쪽부터 원엎침근, 노쪽손목굽힘근, 긴손바닥근, 자쪽손목굽힘근 순으로 배열된다(그림 3.38). 얕은손가락굽힘근은 위 4개의 근육보다 깊이 있다. 따라서 얕은층 근육 중 얕은손가락굽힘근을 중간층 근육으로 분류하기도 한다(그림 3.39).

아래팔앞칸의 얕은층 근육 중 자쪽손목굽힘근에는 자신경이 분포하고 나머지 근육에는 모두 정중신경이 분포한다.

2) 아래팔앞칸 깊은층 근육

아래팔앞칸의 깊은층 근육에는 깊은손가락굽힘근, 긴엄지굽힘근, 네모엎침근이 있다(그림 3.40, 41, 표 3.7).

- **깊은손가락굽힘근**(flexor digitorum profundus m.)

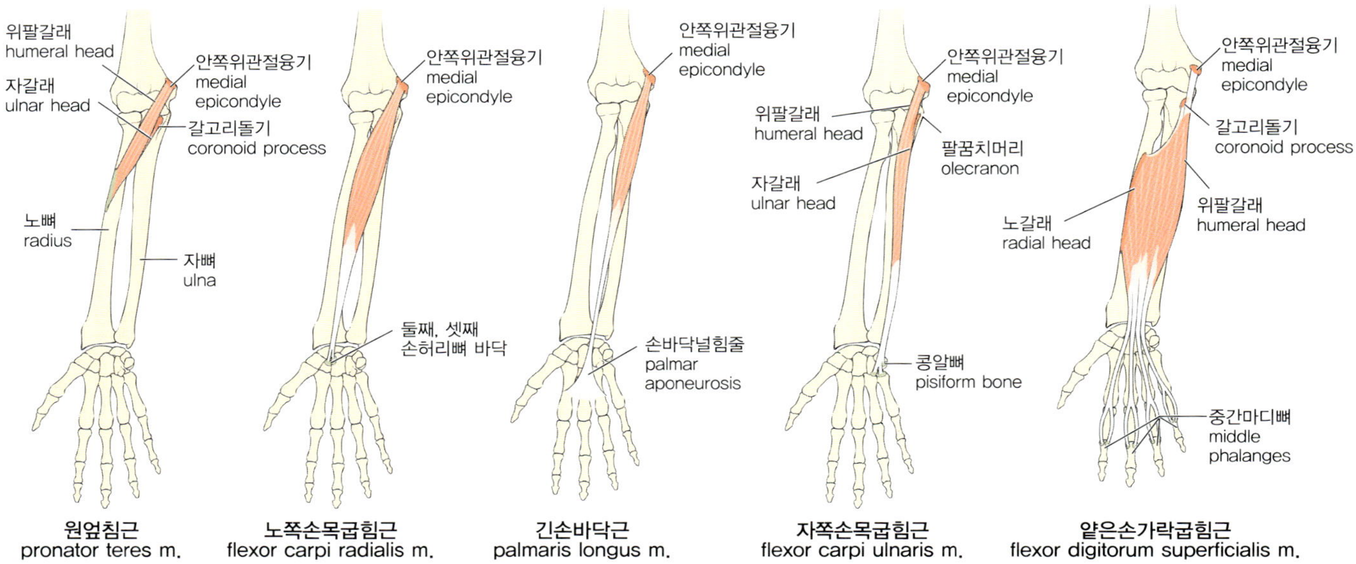

그림 3.36 아래팔앞칸의 얕은층 근육. 각 근육의 이는곳과 닿는곳을 표시하였다.

표 3.6 아래팔앞칸 얕은층 근육

근육 이름	이는곳	닿는곳	신경	작용
원엎침근 (pronator teres m.)	위팔갈래(humeral head) : 안쪽위관절융기 자갈래(ulnar head) : 자뼈 갈고리돌기 안쪽면	노뼈 가쪽면 중간 부위	정중신경	아래팔 엎침
노쪽손목굽힘근 (flexor carpi radialis m.)	안쪽위관절융기 아래팔근막	둘째, 셋째손허리뼈 바닥	정중신경	손목 굽힘 손의 엎침 보조 손목 벌림(노쪽손목폄근과 함께 작용) 팔꿉 굽힘
긴손바닥근 (palmaris longus m.)	안쪽위관절융기	가로손목인대 손바닥널힘줄	정중신경	손바닥널힘줄을 당김 손목 굽힘
자쪽손목굽힘근 (flexor carpi ulnaris m.)	위팔갈래(humeral head) : 안쪽위관절융기 자갈래(ulnar head) : 팔꿉머리, 자뼈 뒤모서리 몸쪽 2/3	콩알뼈 갈고리뼈갈고리 다섯째손허리뼈바닥	자신경	손목 굽힘 손목 모음(자쪽손목폄근과 함께 작용)
얕은손가락굽힘근 (flexor digitorum superficialis m.)	위팔자갈래(humeroulnar head) : 안쪽위관절융기, 자뼈 갈고리돌기 안쪽면 노갈래(radial head) : 노뼈 앞면	둘째~다섯째 손가락 중간마디뼈바닥	정중신경	둘째~다섯째 손가락 중간마디뼈, 첫마디뼈 굽힘 손목, 팔꿉 굽힘

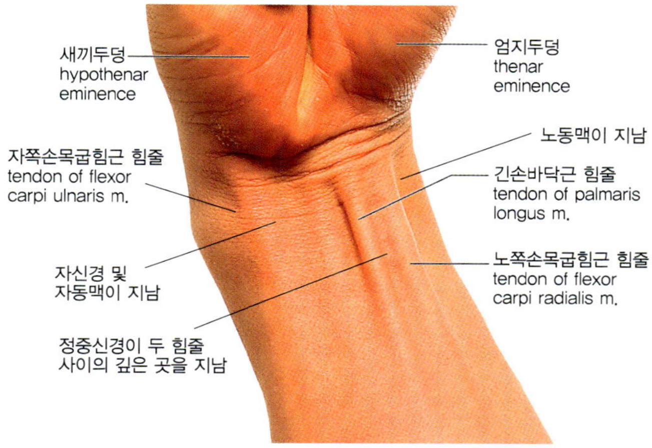

그림 3.37 손목에서 확인할 수 있는 아래팔 굽힘근 힘줄

의 힘줄은 네 갈래로 나뉘어, 각 갈래는 얕은손가락굽힘근 힘줄 뒤에서 손가락굽힘근온힘줄집(common flexor sheath)에 싸여 손목굴을 지난다(그림 3.40~43).

- **긴엄지굽힘근**(flexor pollicis longus m.)은 아래팔에서 깊은손가락굽힘근 가쪽에 있다. 손가락굽힘근온힘줄집과는 별도의 **긴엄지굽힘근힘줄집**(tendinous sheath of flexor pollicis longus m.)에 싸여 손목굴을 지나고 엄지두덩(thenar eminence) 안쪽을 따라 간다(그림 3.40).
- **네모엎침근**(pronator quadratus m.)은 네모꼴의 작은 근육으로 아래팔 먼쪽 손목 가까이에 있다(그림 3.40).

얕은손가락굽힘근의 힘줄은 첫마디뼈바닥 근처에서 'Y'자 모양으로 두 갈래로 갈라져 중간마디뼈바닥 앞면 모서리에 붙는다. 깊은손가락굽힘근 힘줄은 얕은손가락굽힘근 힘줄이 두 갈래로 갈라진 틈 사이를 지난 후, 끝마디뼈바닥 앞면에 붙는다(그림 3.42).

3) 굽힘근힘줄과 힘줄윤활집

아래팔에서 손으로 가는 굽힘근 힘줄은 굽힘근지지띠 밑을 지날 때 **굽힘근힘줄집**(flexor synovial sheath)에 싸여 있다. 굽힘근힘줄집은 긴엄지굽힘근의 힘줄을 감싸는 **긴엄지굽힘근힘줄집**(tendinous sheath of flexor pollicils longus m.)과 얕은손가락굽힘근과 깊은손가락굽힘근의 힘줄을 감싸는 **굽힘근온힘줄집**(common flexor synovial sheath)으로 구성된다(그림 3.43). 손목을 지난 힘줄은 손가락으로 부챗살처럼 퍼지면서 각각의 **손가락윤활집**

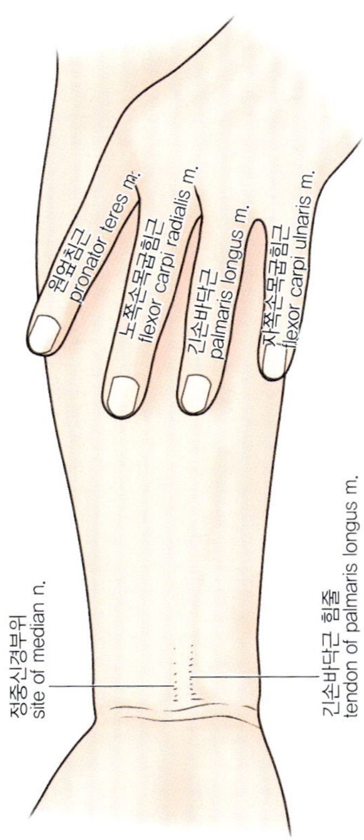

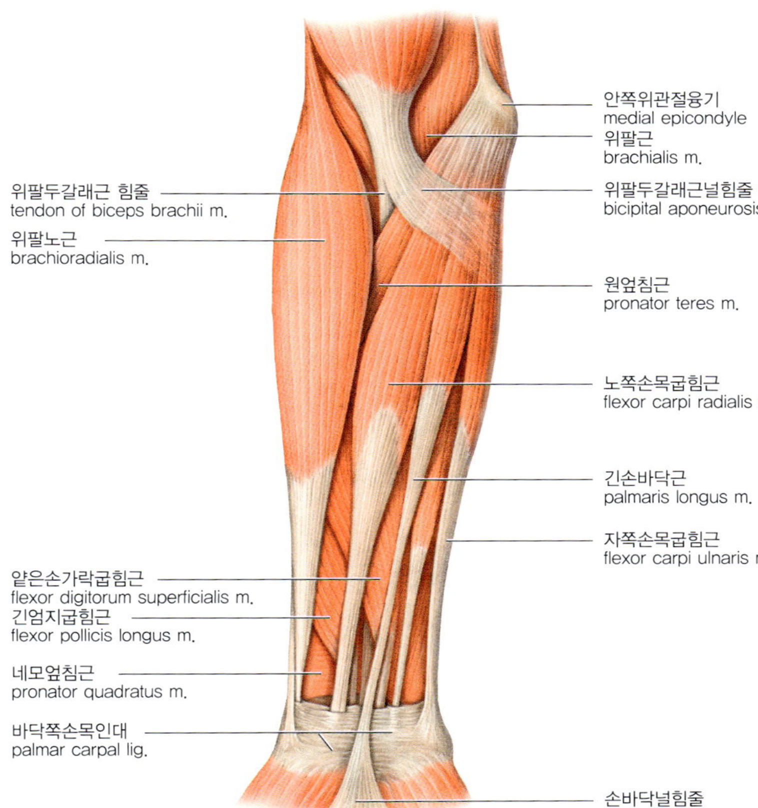

그림 3.38 아래팔앞칸 얕은층 근육의 배열. 신경과 혈관은 생략함

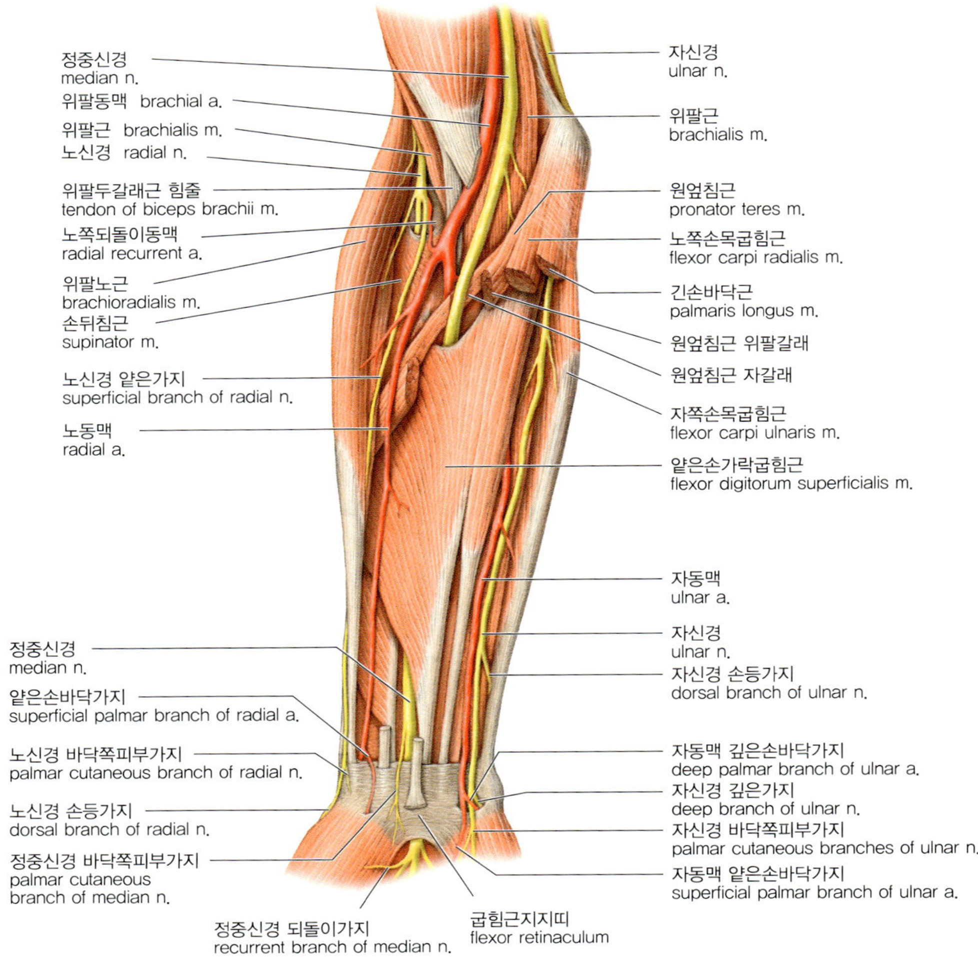

그림 3.39 아래팔앞칸 중간층 근육(얕은손가락굽힘근)과 아래팔의 신경과 혈관

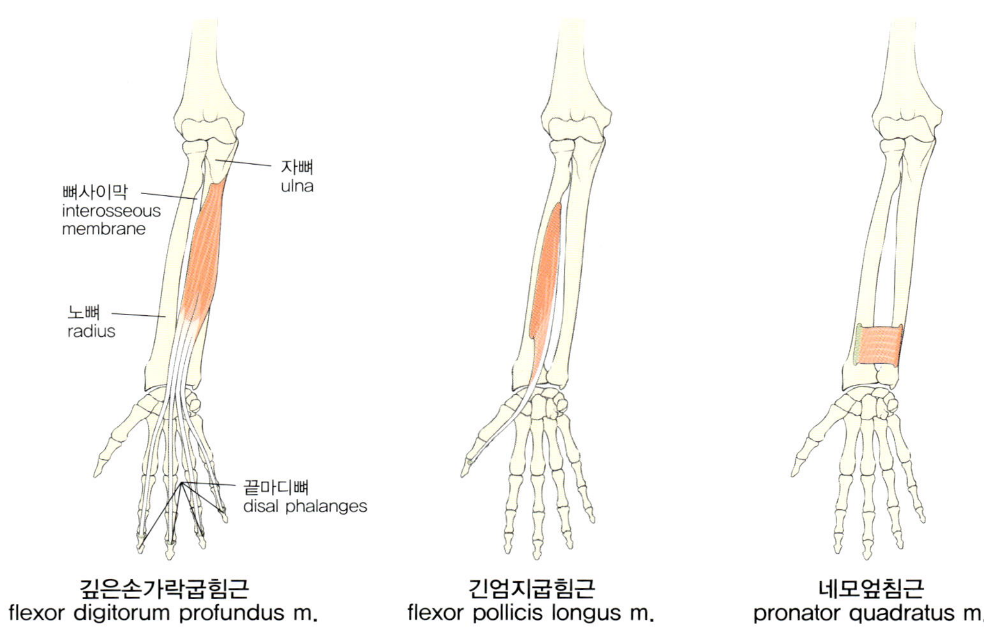

그림 3.40 아래팔앞칸 깊은층 근육. 각 근육의 이는곳과 닿는곳을 표시하였다.

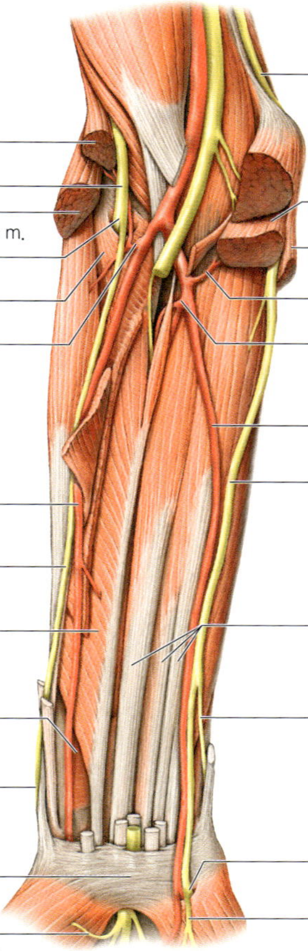

그림 3.41 아래팔앞칸 깊은층 근육. 아래팔앞칸의 얕은층 근육, 위팔노근과 긴노쪽손목폄근을 절단하여 깊은층 근육을 노출시켰다. 네모엎침근은 깊은손가락굽힘근과 긴엄지굽힘근의 힘줄 깊은 곳에 있기 때문에 일부만 확인된다.

표 3.7 아래팔앞칸 깊은층 근육

근육 이름	이는곳	닿는곳	신경	작용
깊은손가락굽힘근 (flexor digitorum profundus m.)	자뼈몸통의 앞안쪽면 뼈사이막	둘째~다섯째 손가락 끝마디뼈바닥	자신경 : 안쪽(넷째와 다섯째손가락) 부분 정중신경의 앞뼈사이신경 : 가쪽(둘째와 셋째손가락) 부분	둘째~다섯째 손가락 끝마디뼈 굽힘 첫마디뼈, 중간마디뼈 굽힘
긴엄지굽힘근 (flexor policis longus m.)	노뼈몸통의 앞면 뼈사이막	엄지손가락 끝마디뼈 바닥	정중신경의 앞뼈사이신경	엄지손가락 끝마디뼈 굽힘 엄지손가락 굽힘 손목 굽힘 보조
네모엎침근 (pronator quadratus m.)	자뼈몸통 앞면 먼쪽 1/4	노뼈몸통 앞면 먼쪽 1/4	정중신경의 앞뼈사이신경	아래팔 엎침

(digital synovial sheath)으로 싸인다. 윤활집은 운동하는 동안에 힘줄이 자유롭게 미끄러질 수 있도록 한다.

손가락섬유집(fibrous digital sheath)은 굽힘근 힘줄과 해당 손가락윤활집을 둘러싸는 강한 인대로 손허리뼈머리부터 끝마디뼈바닥에 걸쳐 있다(그림 3.43). 섬유집을 이루는 가로섬유는 손가락뼈 모서리에 부착하며 뼈와 함께 뼈섬유굴을 형성함으로써 뼈섬유굴을 지나는 힘줄이 손가락뼈로부터 이탈해 느슨해지는 것을 방지한다. 손가락섬유집의 일부분은 다른 곳보다 두꺼워져 **섬유집고리부분**(anular part)과 **섬유집십자부분**(cruciate part)을 형성하고, 이들은 힘줄이 작용할 때 도르래 역할을 한다.

2. 아래팔뒤칸 근육

아래팔뒤칸 근육은 대부분 손목과 손가락의 폄근이며, 노신경이 분포한다. 모두 11개의 근육이 있으며, 얕은층 근육과 깊은층 근육으로 분류할 수 있다.

1) 아래팔뒤칸 얕은층 근육

얕은층 근육으로는 가쪽에서 안쪽으로 위팔노근, 긴노쪽손목폄근, 짧은노쪽손목폄근, 손가락폄근, 새끼폄근, 자쪽손목폄근이 있다(그림 3.44, 45, 표 3.8). 이들은 위팔뼈 **가쪽위관절융기**(lateral epicondyle)에서 폄근온힘줄

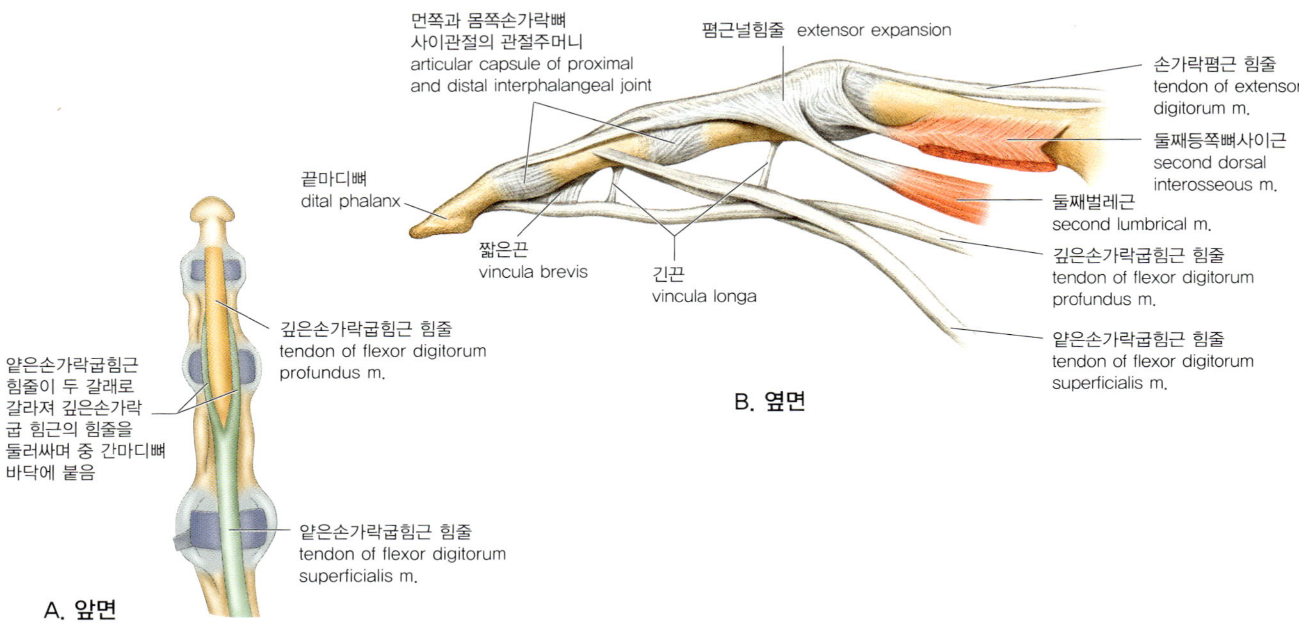

그림 3.42 손가락굽힘근 힘줄의 앞면(A)과 옆면(B) 모습

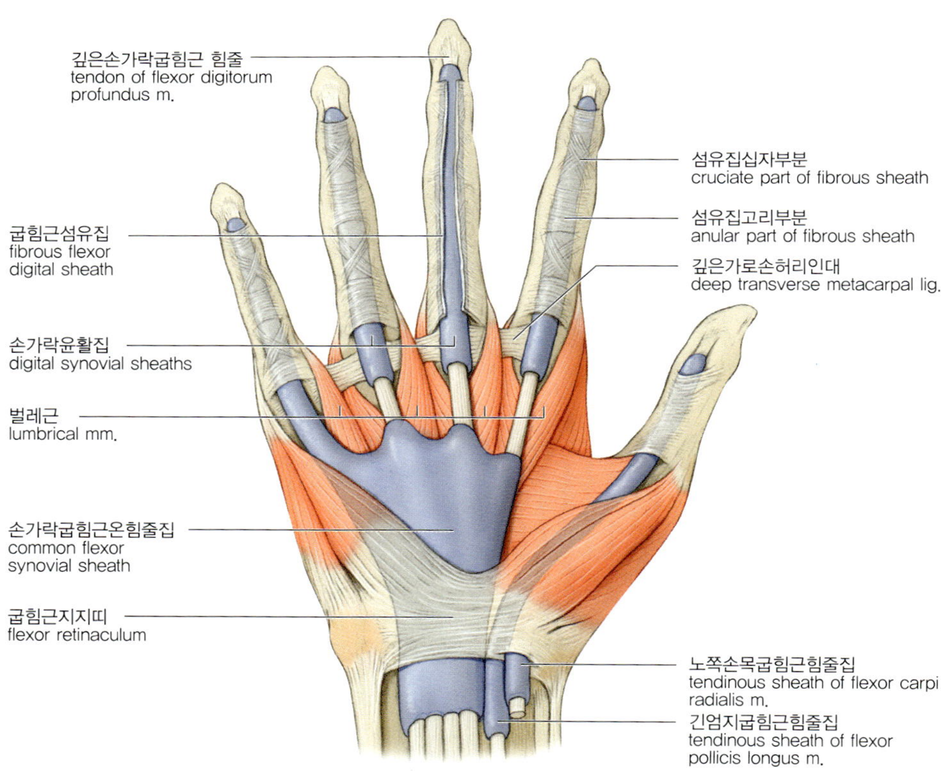

그림 3.43 굽힘근힘줄을 감싸는 굽힘근힘줄집과 손가락섬유집

(common extensor tendon)로 일어나거나 가쪽관절융기위능선(lateral supracondylar ridge)에서 일어난다.

- **위팔노근**(brachioradialis m.)은 아래팔 앞가쪽면에 얕게 위치하며, 팔오금의 가쪽모서리를 이룬다. 아래쪽에서는 노신경과 노동맥을 덮는다. 위팔노근 힘줄 먼쪽 부분은 **긴엄지벌림근**(abductor pollicis longus m.)과 **짧은엄지폄근**(extensor pollicis brevis m.)으로 덮인다(그림 3.44, 45). 위팔노근은 아래팔뒤칸 근육 중 예외적으로 팔꿉을 굽힌다.
- **긴노쪽손목폄근**(extensor carpi radialis longus m.)은 부분적으로 위팔노근으로 덮여 있으며, 보통 두 근육의 힘살은 합쳐져 있다.
- **짧은노쪽손목폄근**(extensor carpi radialis brevis m.)은 긴노쪽손목폄근 바로 아래에서 일어난다.
- **손가락폄근**(extensor digitorum m.)은 손가락의 주된 폄근으로, 손목에서 4개의 힘줄로 나뉜 후 집게폄근 힘줄과 함께 온윤활집(common synovial sheath)에 싸인채 **폄근지지띠**(extensor retinaculum) 밑을 지난다(그림 3.48). 손등에서 이 힘줄들은 각 손가락으로 벌어지며, 인접한 힘줄은 힘줄사이연결(intertendinous connection)에 의해 서로 연결되기 때문에 각 손가락을 독립적으로 완전히 펼 수는 없다. 손가락폄근 힘줄

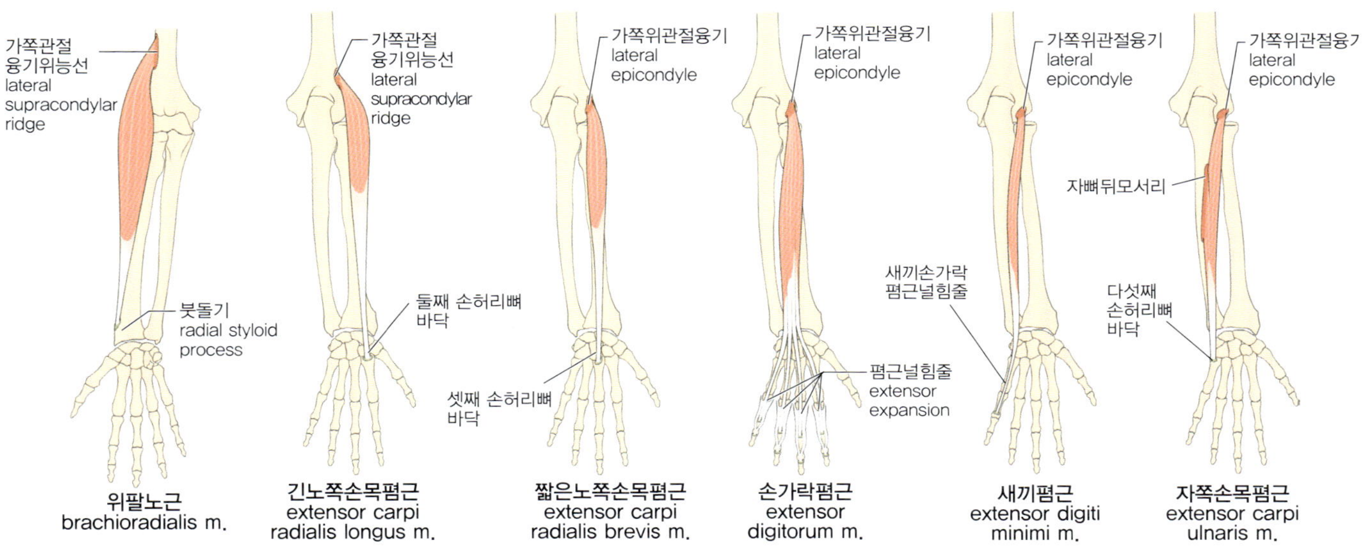

그림 3.44 아래팔뒤칸의 얕은층 근육. 각 근육의 이는곳과 닿는곳을 표시하였다.

표 3.8 아래팔뒤칸 얕은층 근육

근육 이름	이는곳	닿는곳	신경	작용
위팔노근(brachioradialis m.)	가쪽관절융기위능선 몸쪽 2/3 가쪽근육사이막	노뼈 붓돌기 바닥 가쪽면	노신경	위팔두갈래근과 위팔근에 의해 굽힘이 일어난 이후 아래팔이 어느정도 굽혀진 상태에서 아래팔을 뒤침
긴노쪽손목폄근(extensor carpi radialis longus m.)	가쪽관절융기위능선 아래쪽 1/3 가쪽근육사이막	둘째손허리뼈 바닥 등쪽면	노신경	손목을 펴고, 벌림
짧은노쪽손목폄근(extensor carpi radialis brevis m.)	가쪽위관절융기 팔꿉관절 노쪽곁인대 근육사이막	셋째손허리뼈 바닥 등쪽면	뒤뼈사이신경	손목을 펴고, 벌림
손가락폄근(extensor digitorum m.)	가쪽위관절융기 근육사이막	둘째~다섯째 손가락 중간마디뼈, 끝마디뼈 등쪽면	뒤뼈사이신경	둘째~다섯째 손가락, 손목을 폄
새끼폄근(extensor digiti minimi m.)	가쪽위관절융기 근육사이막	새끼손가락 첫마디뼈 등쪽면	뒤뼈사이신경	새끼손가락을 폄
자쪽 손목폄근(extensor carpi ulnaris m.)	가쪽위관절융기 자뼈 뒤모서리 뒷면	다섯째손허리뼈바닥 안쪽면	뒤뼈사이신경	손목을 펴고, 모음

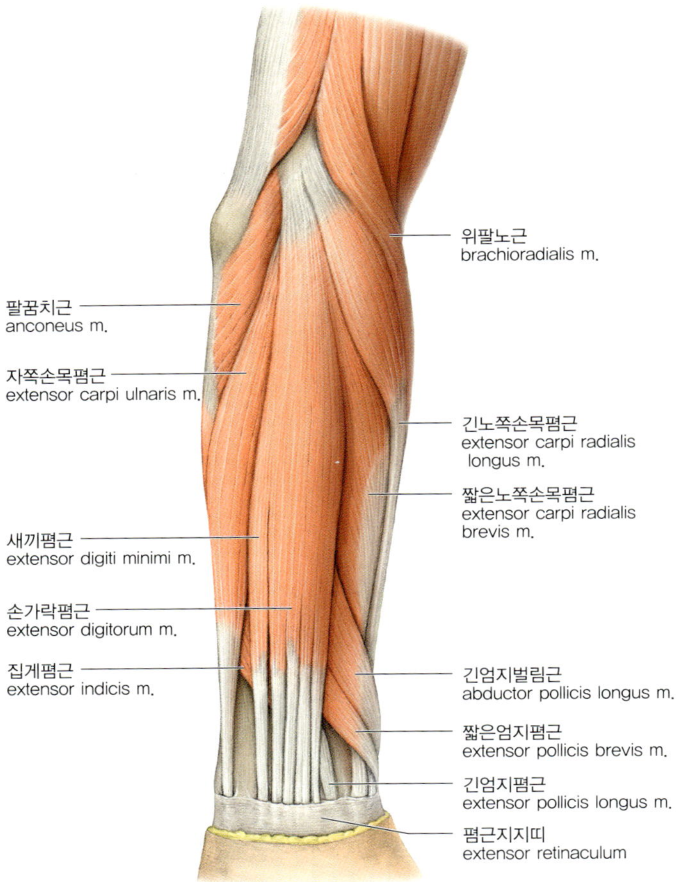

그림 3.45 아래팔뒤칸 얕은층 근육

은 손허리뼈 먼쪽끝과 손가락뼈에 이르러 폄근널힘줄(extensor expansion)로 합쳐진다. 폄근널힘줄은 손허리뼈머리와 첫마디뼈 뒤와 옆을 감싸는 세모꼴이다(그림 3.42, 48). 폄근널힘줄은 3갈래로 갈라져 중간띠(central band)는 중간마디뼈 바닥에 닿고, 가쪽띠(lateral band)는 양 가쪽으로 달려 끝마디뼈바닥에 닿는다(그림 3.48).

- **새끼폄근**(extensor digiti minimi m.) 힘줄은 손가락폄근과는 별도의 윤활막으로 싸여 폄근지지띠 밑을 지나며 새끼손가락의 폄근널힘줄에 합쳐진다.
- **자쪽손목폄근**(extensor carpi ulnaris m.)은 얕은층 근육 중 가장 안쪽에 위치한다.

2) 아래팔뒤칸 깊은층 근육

아래팔뒤칸 깊은층 근육에는 위쪽에서 아래쪽으로 손뒤침근, 긴엄지벌림근, 긴엄지폄근, 짧은엄지폄근, 집게폄근이 있다(그림 3.46, 47, 표 3.9).

- **손뒤침근**(supinator m.)은 팔오금에 깊이 놓여 **위팔근**(brachialis m.)과 함께 팔오금 바닥을 형성한다(그림 3.34). 노신경 깊은가지가 손뒤침근 두 갈래 사이를 빠져나가 뒤뼈사이동맥과 같이 달리는 **뒤뼈사이신경**(posterior interosseous n.)이 된다. 손뒤침근은 노뼈를 돌려 아래팔을 뒤치는 아래팔의 주된 뒤침근이다.
- **긴엄지벌림근**(abductor pollicis longus m.)의 힘줄은 짧은엄지폄근 힘줄과 함께 윤활집에 싸여 폄근지지띠를 지나며, 해부학코담배갑의 가쪽 경계를 형성한다(그림 3.49).

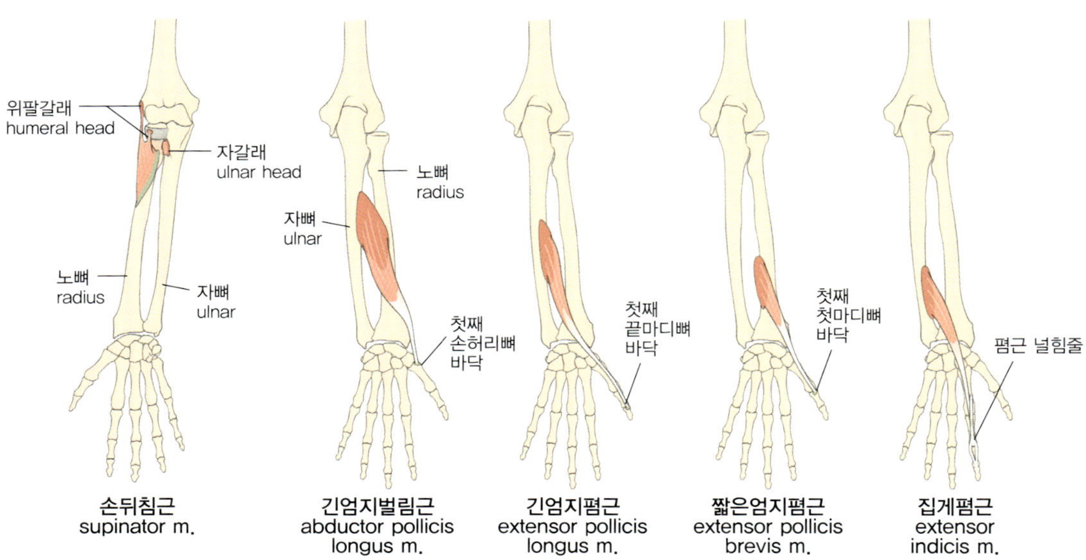

그림 3.46 아래팔뒤칸의 깊은층 근육. 각 근육의 이는곳과 닿는곳을 표시하였다.

표 3.9 아래팔뒤칸 깊은층 근육

근육 이름	이는곳	닿는곳	신경	작용
손뒤침근(supinator m.)	위팔갈래(humeral head) : 가쪽위관절융기, 팔꿉관절 가쪽곁인대, 노뼈머리띠인대 자갈래(ulnar head) : 자뼈 뒤침근능선	노뼈목 노뼈몸통 몸쪽 1/3	노신경 깊은가지	아래팔을 뒤침
긴엄지벌림근(abductor pollicis longus m.)	자뼈 뒷면 뼈사이막 노뼈 뒤면 중간 1/3	첫째손허리뼈 바닥 노쪽면	뒤뼈사이신경	엄지손가락, 손목 벌림
짧은엄지폄근(extensor pollicis brevis m.)	노뼈 뒷면 뼈사이막	엄지손가락 첫마디뼈 바닥	뒤뼈사이신경	엄지손가락 첫마디뼈를 폄
긴엄지폄근(extensor pollicis longus m.)	자뼈 뒷면 중간 1/3 뼈사이막	엄지손가락 끝마디뼈 바닥	뒤뼈사이신경	엄지손가락 끝마디를 폄
집게폄근(extensor indicis m.)	자뼈 뒷면 뼈사이막	둘째손가락 첫마디뼈 등쪽면	뒤뼈사이신경	둘째손가락 첫마디뼈를 폄

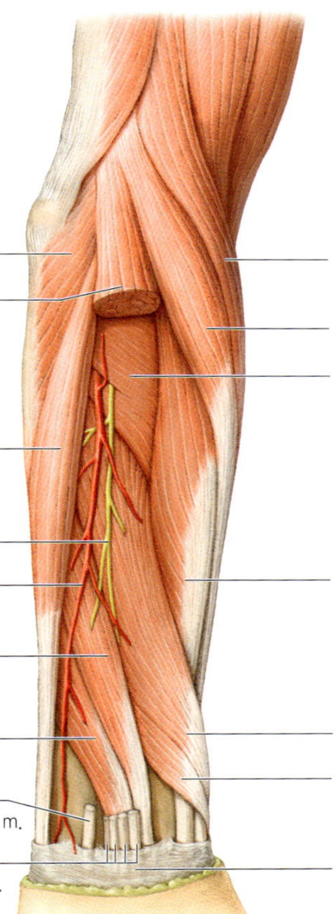

그림 3.47 아래팔뒤칸 깊은층 근육. 손가락폄근과 새끼폄근을 제거하여 깊은 근육을 노출시켰다.

- **짧은엄지폄근**(extensor pollicis brevis m.)은 긴엄지벌림근 힘살과 나란히 놓여 있다.
- **긴엄지폄근**(extensor pollicis longus m.)의 힘줄은 노뼈뒤결절(dorsal tubercle of radius)에서 가쪽으로 꺾여 긴노쪽손목폄근과 짧은노쪽손목폄근을 가로지르며 엄지손가락 쪽을 향한다(그림 3.48, 49). 이 힘줄이 해부학코담배갑의 안쪽 경계를 이룬다.
- **집게폄근**(extensor indicis m.)은 긴엄지폄근 안쪽에 위치하며, 둘째손가락을 단독으로 펼 수 있게 한다.

3) 폄근지지띠와 해부학코담배갑

아래팔근막은 아래팔 먼쪽 뒤에서 두꺼워져 폄근지지띠(extensor retinaculum)를 형성한다. 폄근지지띠는 아래팔에서 손목을 지나 손으로 진입하는 폄근 힘줄들이 제자리에서 벗어나지 않도록 한다.

폄근지지띠는 가쪽에서부터 안쪽으로 총 6개의 독립된 구역으로 나뉘며, 각 구역으로 폄근 힘줄들이 힘줄집에 싸여 지난다. 각 구역을 지나는 힘줄은 그림 3.48에 나타냈다.

해부학코담배갑(anatomical snuff box)은 엄지손가락을 폈을 때, 엄지손가락 위로 손목 근처에 움푹 들어가는 홈을 말한다. 가쪽 경계는 긴엄지벌림근과 짧은엄지폄근힘줄이, 안쪽 경계는 긴엄지폄근힘줄이 이룬다(그림 3.49). 바닥에는 손배뼈와 큰마름뼈가 있다. 해부학코담배갑으로는 노동맥이 지나고 있어 맥박을 느낄 수 있다.

3. 아래팔의 동맥

위팔동맥이 팔오금 아래 노뼈목 높이에서 자동맥과 노동맥으로 나뉘어 아래팔과 손에 분포한다(그림 3.50).

손배뼈골절과 무혈관괴사

빙판길에서 뒤로 넘어질 경우, 팔을 편 상태로 뒤쪽으로 손바닥을 짚게 되면 해부학코담배갑의 바닥을 형성하는 손배뼈(scaphoid bone)에 골절이 일어날 수 있다. 손을 등쪽으로 굽히거나 벌릴 때 손목 가쪽에서 통증을 느낀다. 이 손상은 흔히 손목이 삔 것으로 잘못 진단되며 방사선 사진에서 골절로 보이지 않는 경우도 많다. 사람의 약 10%에서는 노동맥이 손배뼈에 분포하는 유일한 동맥이다. 따라서 손배뼈 골절에 따라 손배뼈에 분포하는 혈관이 파열되거나 막힐 경우, 손배뼈에 **무혈관괴사(avascular necrosis)**가 일어날 수 있다.

1) 자동맥

위팔동맥의 두 종말가지 중 큰 가지인 **자동맥**(ulnar a.)은 팔오금에서 분지된 후 원엎침근에 덮여(원엎침근의 자갈래 깊은 곳으로) 아래안쪽으로 내려가며, 얕은손가락굽힘근 깊은 곳을 지난다. 이때 앞자쪽되돌이동맥, 뒤자쪽되돌이동맥, 온뼈사이동맥을 분지하고, 아래팔 중간쯤에서 자신경과 함께 자쪽손목굽힘근에 덮여 내려간 후, 굽힘근지지띠(flexor retinaculum)의 표면을 지나 손으로 들어간다(그림 3.50). 콩알뼈(pisiform bone) 가쪽에서 자동맥의 맥박을 느낄 수 있다. 자동맥에서 분지하는 가지는 다음과 같다.

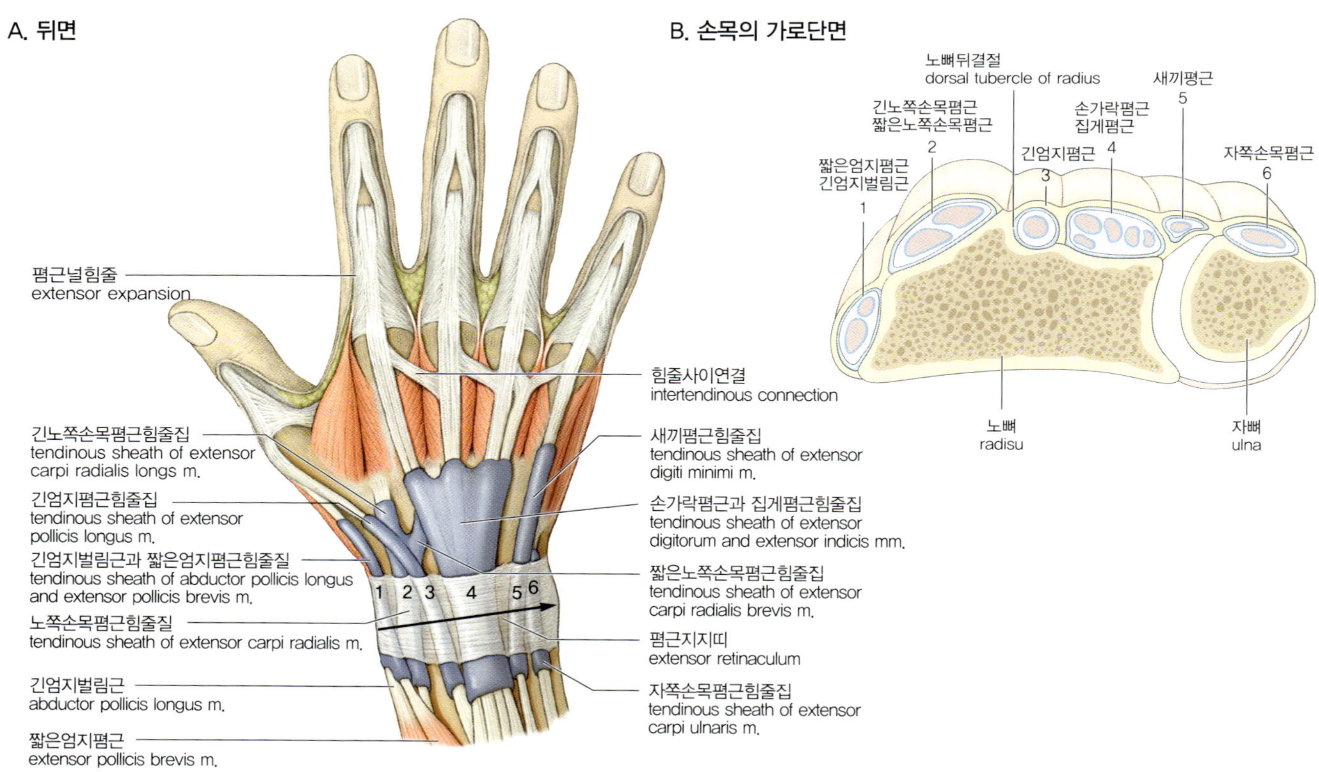

그림 3.48 폄근지지띠(A)와 폄근지지띠를 지나는 폄근의 힘줄과 힘줄집(B). B는 그림 A에서 폄근지지띠를 화살표 방향으로 절단한 가로단면이다.

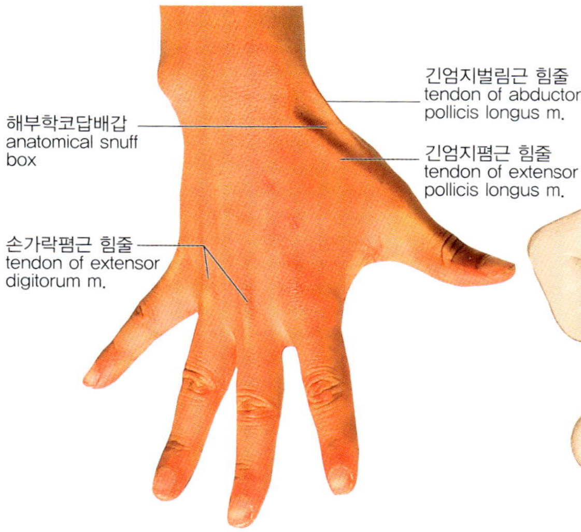

A. 해부학코담배갑

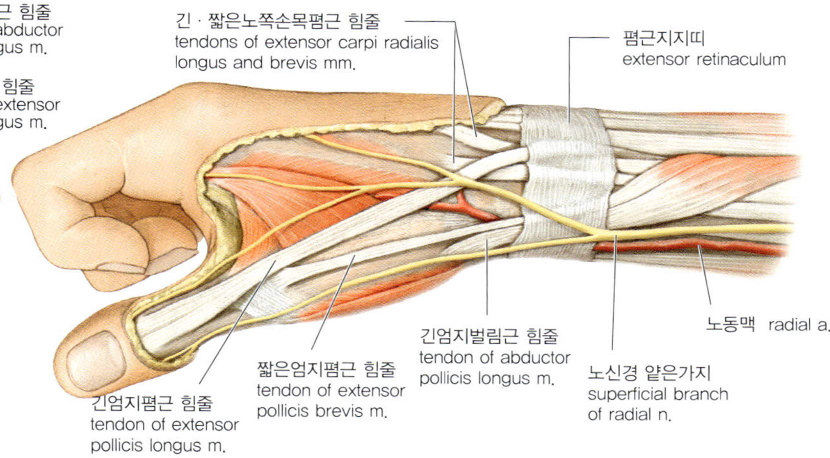

B. 해부학코담배갑을 형성하는 힘줄의 해부 모습

그림 3.49 해부학코담배갑의 위치와 경계(A), 해부학코담배갑의 경계를 이루는 힘줄들의 해부 모습(B)

- **앞자쪽되돌이동맥**(anterior ulnar recurrent a.)은 팔꿉관절 바로 아래에서 나와 위팔근과 원엎침근 사이를 지나 위로 올라가며, **아래자쪽곁동맥**(inferior ulnar collateral a.)과 연결된다(그림 3.41).
- **뒤자쪽되돌이동맥**(posterior ulnar recurrent a.)은 앞자쪽되돌이동맥이 분지하는 곳 바로 아래에서 분지한다. 위팔뼈 안쪽위관절융기 뒤에서 **위자쪽곁동맥**(superior ulnar collateral a.)과 연결된다.
- **온뼈사이동맥**(common interosseous a.)은 팔오금 먼쪽 끝에서 분지하여 앞뼈사이동맥과 뒤뼈사이동맥으로 나뉜다(그림 3.41).
  - **앞뼈사이동맥**(anterior interosseous a.)은 정중신경의 가지인 **앞뼈사이신경**(anterior interosseous n.)과 함께 뼈사이막 앞면을 따라 내려가며 주변 구조물에 분포한다. 이후 네모엎침근 몸쪽 모서리에 이르러 뼈사이막을 뚫고 뒤칸의 뒤뼈사이동맥과 합쳐진 후, 손등을 따라 손으로 간다.
  - **뒤뼈사이동맥**(posterior interosseous a.)은 뼈사이막 위모서리를 지나 뒤칸으로 넘어가 **뒤뼈사이신경**(posterior interosseous n.)과 함께 내려가며 주변 구조물에 분포한다.
  - **되돌이뼈사이동맥**(interosseous recurrent a.)은 뒤뼈사이동맥 시작 부분에서 분지하여 위로 올라가 팔꿉동맥연결에 참여한다.

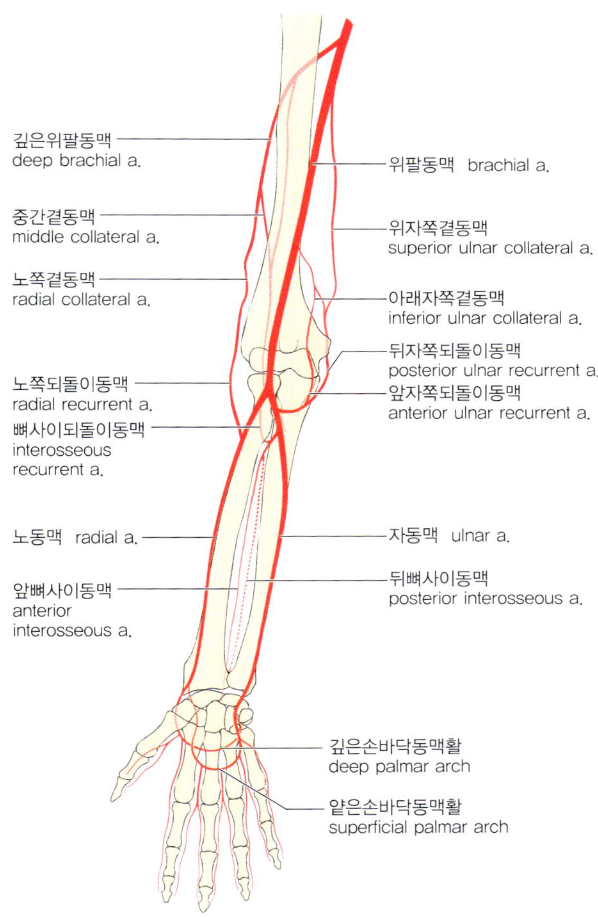

그림 3.50 위팔과 아래팔의 동맥

2) 노동맥

노동맥(radial a.)은 아래가쪽으로 위팔노근에 덮여 내려가기 때문에 위팔노근을 가쪽으로 젖히면 노동맥의 전체 길이를 볼 수 있다(그림 3.39). 아래팔 몸쪽에서는 노신경의 얕은가지와 동행한다. 아래팔 먼쪽에서는 노쪽손목굽힘근 힘줄의 가쪽에 놓이며, 동맥의 박동을 쉽게 느낄 수 있기 때문에 흔히 이 부위에서 맥박을 잰다(그림 3.37). 이후 손목 가쪽모서리를 휘돌아 해부학코담배갑 바닥을 가로질러 손으로 들어간다(그림 3.49).

노동맥은 팔오금에서 **노쪽되돌이동맥**(radial recurrent a.)을 분지한다. 노쪽되돌이동맥은 노동맥이 시작되는 바로 가쪽에서 일어나서 위팔노근과 위팔근 사이를 따라 올라가며, 깊은위팔동맥의 가지인 **노쪽곁동맥**(radial collateral a.)과 연결되어 팔꿉동맥연결 형성에 참여한다.

4. 아래팔의 정맥

위팔에서와 동일하게 아래팔에 분포하는 정맥은 **얕은정맥**(superficial v.)과 **깊은정맥**(deep vein)으로 구성된다. 얕은정맥인 아래팔노쪽피부정맥과 아래팔자쪽피부정맥은 '팔의 얕은정맥'에서 설명하였다(그림 3.12).

아래팔에서 동맥과 함께 지나는 깊은정맥은 손의 깊은 손바닥정맥활(deep venous palmar arch)에서 일어난다. 이 정맥활의 가쪽으로는 **노정맥**(radial v.)이, 안쪽으로는 **자정맥**(ulnar v.)이 일어나 노동맥 및 자동맥과 동행한다. 뼈사이동맥과 함께 동행하는 뼈사이정맥(interosseous v.)은 팔오금 부위에서 노정맥 또는 자정맥과 합쳐진다.

5. 아래팔의 신경

아래팔에는 정중신경, 자신경, 노신경이 분포한다(그림 3.51). 아래팔앞칸의 굽힘근에는 정중신경과 자신경이 분포하고, 아래팔뒤칸의 폄근에는 노신경이 분포한다.

1) 정중신경

정중신경(median n.)은 아래팔앞칸의 굽힘근에 분포하는 주요 신경이다. 정중신경은 팔오금에서 원엎침근의 위팔갈래와 자갈래 사이를 지나고, 이후 얕은손가락굽힘근의 깊은 곳을 지난다(그림 3.32, 39). 손목에서는 긴손바닥근 힘줄과 노쪽손목굽힘근 힘줄 사이에 놓이며, 손목굴(carpal tunnel)을 통과한 후 손의 근육에 분포한다(그림 3.53, 57).

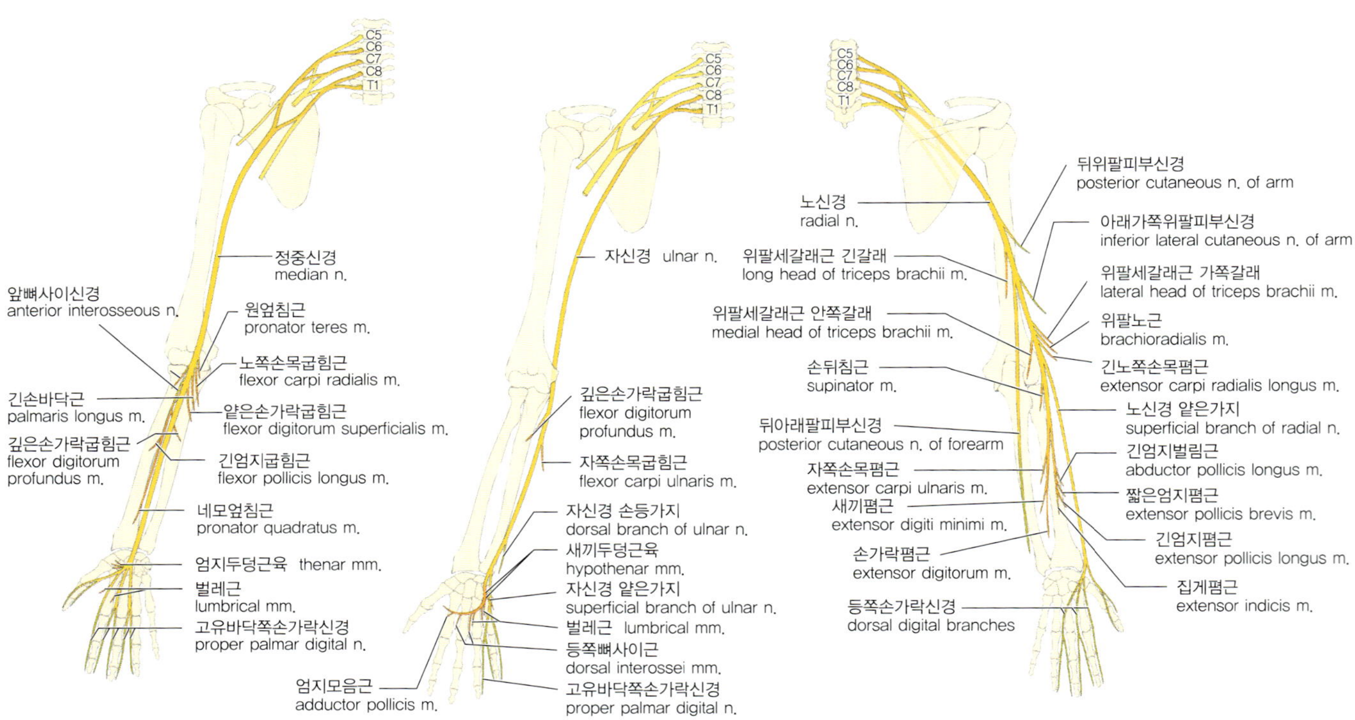

그림 3.51 팔의 주요 신경(정중신경, 자신경, 노신경)의 분포

아래팔에서 정중신경은 팔꿉관절에 분포하고, 아래팔앞칸의 얕은층 근육이 이는곳(굽힘근온힘줄)에서 원엎침근, 긴손바닥근, 노쪽손목굽힘근, 얕은손가락굽힘근에 분포한다. 이후 아래팔에서 분지되는 정중신경의 가지는 다음과 같다.

- **앞뼈사이신경**(anterior interosseous n.)은 정중신경이 얕은손가락굽힘근 깊은 곳을 지나면서 분지된다. 자동맥의 가지인 앞뼈사이동맥과 함께 뼈사이막 앞면을 내려가며, 아래팔앞칸의 깊은층 근육인 긴엄지굽힘근과 네모엎침근에 분포한다. 또한 깊은손가락굽힘근에도 분포하는데, 주로 둘째와 셋째손가락을 움직이는 힘살에 분포한다.
- **손바닥가지**(palmar cutaneous branch)는 정중신경이 손목굴을 지나기 전 분지되며, 손바닥 가쪽 피부에 분포한다.

2) 자신경

자신경(ulnar n.)은 위팔뼈 안쪽위관절융기 뒤, 자신경고랑을 지난 후에 자쪽손목굽힘근의 두 갈래 사이를 지나면서 이 근육에 분포한다(그림 3.32, 39). 자신경고랑에서 자신경은 피부 바로 밑에 위치하기 때문에 위팔뼈 안쪽위관절융기 뒤에서 만져진다. 자신경은 자쪽손목굽힘근에 덮여 자동맥과 함께 아래팔을 내려가다가 깊은손가락굽힘근에 분포하는 운동가지를 낸다. 주로 넷째와 다섯째손가락을 움직이는 힘살에 분포한다. 아래팔에서 분지되는 자신경의 가지는 다음과 같다.

- **손바닥가지**(palmar cutaneous branch)는 아래팔 먼쪽 1/3쯤에서 아래팔의 근막을 뚫고 나와 손바닥 몸쪽안쪽 피부에 분포한다.
- **손등가지**(dorsal cutaneous branch)는 아래팔 먼쪽 중간쯤에서 일어나 손등의 안쪽 피부(넷째손가락 자쪽 1/2과 다섯째 손가락)에 분포한다.

3) 노신경

노신경(radial n.)은 위팔근과 위팔노근 사이를 지나 아래팔로 들어온다(그림 3.34, 39). 가쪽위관절융기에서 노신경은 깊은가지와 얕은가지로 나뉘고, 이후 뒤뼈사이신경이 되어 아래팔뒤칸 깊은층 근육에 분포한다.

- **노신경 얕은가지**(superficial branch of radial n.)는 위팔노근에 덮여 아래로 내려가며, 손목에서 해부학코담배갑 천장을 가로지른다(그림 3.41, 49). 이후 손등의 가쪽 피부(첫째와 둘째손가락 및 셋째손가락의 가쪽)에 분포한다.
- **노신경 깊은가지**(deep branch of radial n.)는 손뒤침근 위팔갈래와 자갈래 사이를 지나 노뼈목 가쪽면을 감고 돌아서 아래팔뒤칸으로 들어간다(그림 3.39, 41). 손뒤침근을 지난 후, 노신경 깊은가지는 **뒤뼈사이신경**(posterior interosseous n.)이 된다(그림 3.41).

손목처짐

노신경은 위팔에서 위팔뼈 노신경고랑을 감아 돌기 때문에 위팔뼈 몸통이 골절될 경우 함께 손상될 수 있으며, 이 부위에서 노신경이 손상되면 아래팔뒤칸 폄근육 전체가 마비되어 **손목처짐**(wrist drop) 현상이 발생한다.

VII 손

손(hand; manus)에는 손가락의 미세 운동을 가능케 하는 자체기원 근육들이 손바닥의 엄지손가락쪽과 새끼손가락쪽에 발달되어 있어 불룩 솟아 있다. 이 부분을 각각 엄지두덩(thenar eminence)과 **새끼두덩**(hypothenar eminence)이라 한다(그림 3.52). 또한 손바닥에는 몇 개의 특징적인 큰 주름(crease)이 있으며, 이 주름이 생긴 모습은 사람마다 다르다. 대표적인 손바닥의 주름은 그림 3.52에 나타내었다.

1. 손의 근막과 근막칸

1) 손바닥의 근막

아래팔근막은 아래팔 먼쪽뒤쪽에서 **폄근지지띠**(extensor retinaculum)를 형성하고, 먼쪽앞쪽에서는 **굽힘근지지띠**(flexor retinaculum)를 형성하면서 손바닥근막으로 이행한다. **손바닥근막**(palmar fascia)은 중심부가 두터워져 **손바닥널힘줄**(palmar aponeurosis)을 형성하고, 손가락에서는 **손가락섬유집**(digital fibrous sheath)을 형성한다.

굽힘근지지띠(flexor retinaculum)는 손목에 가로로 배

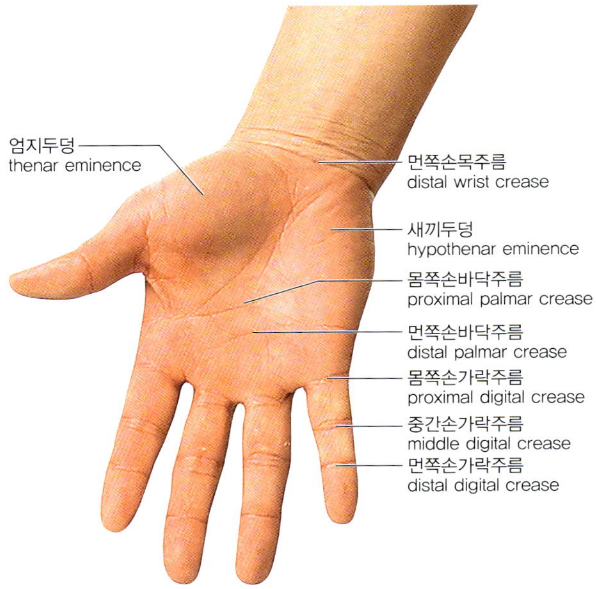

그림 3.52 손바닥에서의 엄지두덩, 새끼두덩, 주요 주름

열된 섬유띠이다. 안쪽에서는 콩알뼈와 갈고리뼈(갈고리뼈갈고리)에, 가쪽에서는 손배뼈(손배뼈결절)와 큰마름뼈(큰마름뼈결절)에 붙는다. 손목뼈는 전체적으로 'U'자형의 손목뼈활(carpal arch)을 형성한다. 손목뼈활의 양 끝단을 굽힘근지지띠가 연결함으로써 닫힌 공간인 손목굴(carpal tunnel)이 형성된다. 손목굴로는 손가락의 굽힘근힘줄, 즉 얕은손가락굽힘근, 깊은손가락굽힘근, 긴엄지굽힘근의 힘줄과 정중신경이 지난다(그림 3.53).

손목굴증후군

손목굴을 지나는 정중신경이 어떤 원인으로 인해 압박받았을 때 **손목굴증후군(carpal tunnel syndrome)**이 생길 수 있다. 원인은 다양하지만 힘줄의 과도한 사용, 힘줄과 힘줄집의 염증(예 : 류마티스 관절염), 손목관절에 생긴 물혹(cyst)처럼 손목굴 속의 압력 증가가 직접적 원인이 될 수 있다. 환자들은 전형적으로 정중신경이 분포하는 손바닥 피부에서 바늘로 찌르는 듯한 통증을 느끼고, 증상을 방치할 경우 엄지두덩근육의 크기와 근력이 감소할 수 있다.

손바닥널힘줄(palmar aponeurosis)은 손바닥 엄지두덩과 새끼두덩 사이의 손바닥근막이 매우 두꺼워진 것으로 손가락굽힘근 힘줄들을 덮고 있다(그림 3.54). 세로로 달리는 섬유로 이루어진 이 구조물은 세모꼴로, 꼭대기가 몸쪽을 향하고 굽힘근지지띠와 긴손바닥근 힘줄로 이어진다. 손바닥널힘줄 먼쪽으로는 세로손가락띠(longitudinal digital bands) 4개가 형성되어 둘째~다섯째 손가락뼈의 첫마디뼈 바닥에 붙고 손가락섬유집으로 이어진다. 손가락이 시작되기 바로 직전에 이 세로띠들은 가로로 달리는 섬유인 얕은가로손바닥인대(superficial transverse metacarpal lig.)에 의해 서로 연결된다. 손바닥널힘줄은 안쪽과 가쪽에서 각각 새끼두덩과 엄지두덩을 덮고 있는 깊은근막, 즉 새끼두덩근막(hypothenar fascia)과 엄지두덩근막(thenar fascia)으로 이어진다. 새끼두덩근막 얕은층에는 짧은손바닥근이 있다(그림 3.54).

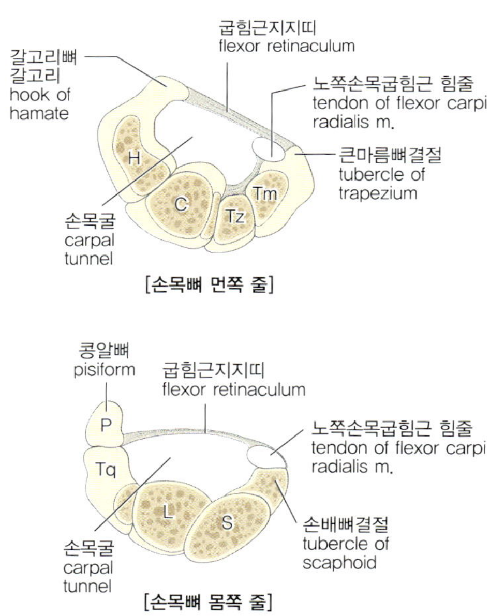

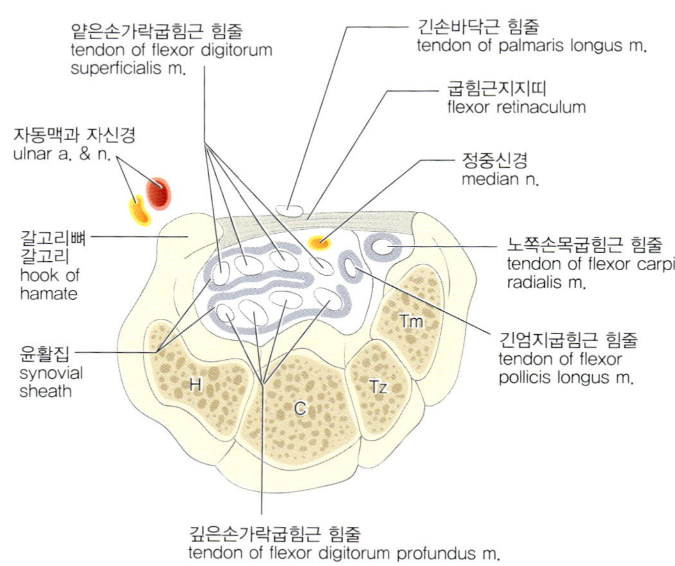

그림 3.53 손목굴의 구성(A)과 손목굴을 지나는 구조물(B). C; 알머리뼈(capitate), H; 갈고리뼈(hamate), L; 반달뼈(lunate), P; 콩알뼈(pisiform), S; 손배뼈(scaphoid), Tm; 큰마름뼈(trapezium), Tq; 세모뼈(triquetrum), Tz; 작은마름뼈(trapezoid).

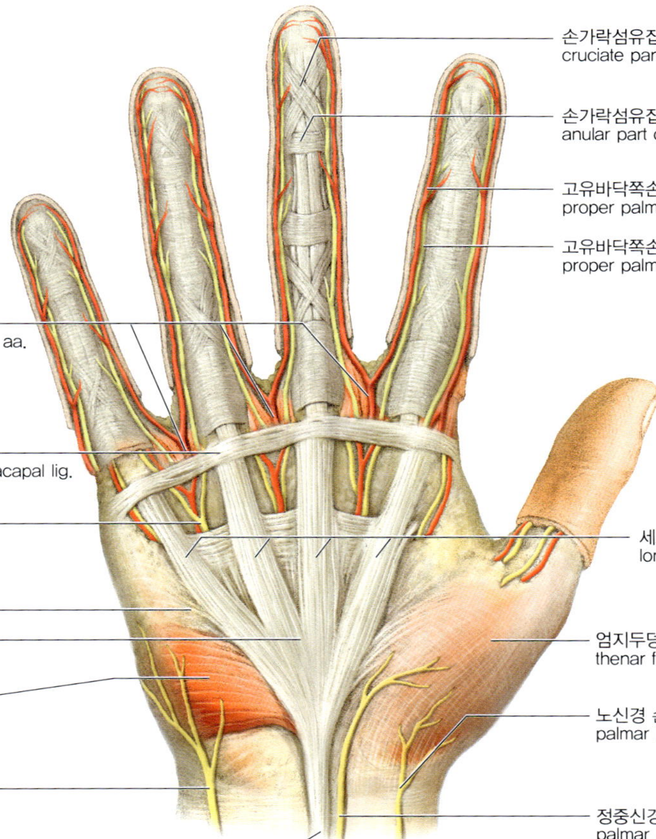

그림 3.54 손바닥의 근막

짧은손바닥근(palmaris brevis m.)은 새끼두덩 피부밑 조직에 있는 작고 얇은 근육이다. 손바닥널힘줄 안쪽모서리에서 일어난 근육섬유들은 안쪽을 향해 가로로 달리다 피부에서 끝난다. 짧은손바닥근은 새끼두덩의 피부를 주름지게 하고 손바닥을 더욱 오목하게 하여 손바닥으로 물건을 잡는 것을 돕는다. 자신경 얕은가지가 분포한다.

2) 손바닥의 근막칸

손바닥의 깊은근막은 손바닥을 몇 개의 근막칸으로 나눈다(그림 3.55). 손바닥널힘줄 안쪽모서리에서 다섯째손허리뼈까지 뻗은 **안쪽섬유사이막**(medial fibrous septum)과 손바닥널힘줄 가쪽모서리에서 셋째손허리뼈까지 뻗은 **가쪽섬유사이막**(lateral fibrous septum)에 의해 엄지두덩칸, 새끼두덩칸, 손바닥중간칸으로 나뉜다.

- **엄지두덩칸**(thenar space)은 가쪽섬유사이막의 가쪽에 형성되는 공간으로, 엄지손가락의 운동에 관여하는 세 개의 엄지두덩근육이 있다.
- **새끼두덩칸**(hypothenar space)은 안쪽섬유사이막의 안쪽에 형성되는 공간으로, 새끼손가락의 운동에 관여하는 세 개의 새끼두덩근육이 있다.
- **손바닥중간칸**(midpalmar space)은 엄지두덩칸과 새끼두덩칸 사이 공간으로, 손목굴을 빠져나온 굽힘근힘줄과 힘줄집, 정중신경, 벌레근, 얕은손바닥동맥활, 손가락혈관과 신경 등이 있다.

이들 근막칸은 손의 감염과 전파가 이루어지는 공간으로 중요하다.

2. 손의 근육

손바닥의 근막칸에는 손의 **자체기원근육**(intrinsic mm.)이 있다(그림 3.56~58, 표 3.10).

1) 엄지두덩근육

엄지두덩근육(thenar mm.)에는 짧은엄지벌림근, 짧은엄지굽힘근, 엄지맞섬근이 있다. 짧은엄지벌림근과 짧은엄지굽힘근이 표면에 있고, 엄지맞섬근이 깊이 있다.

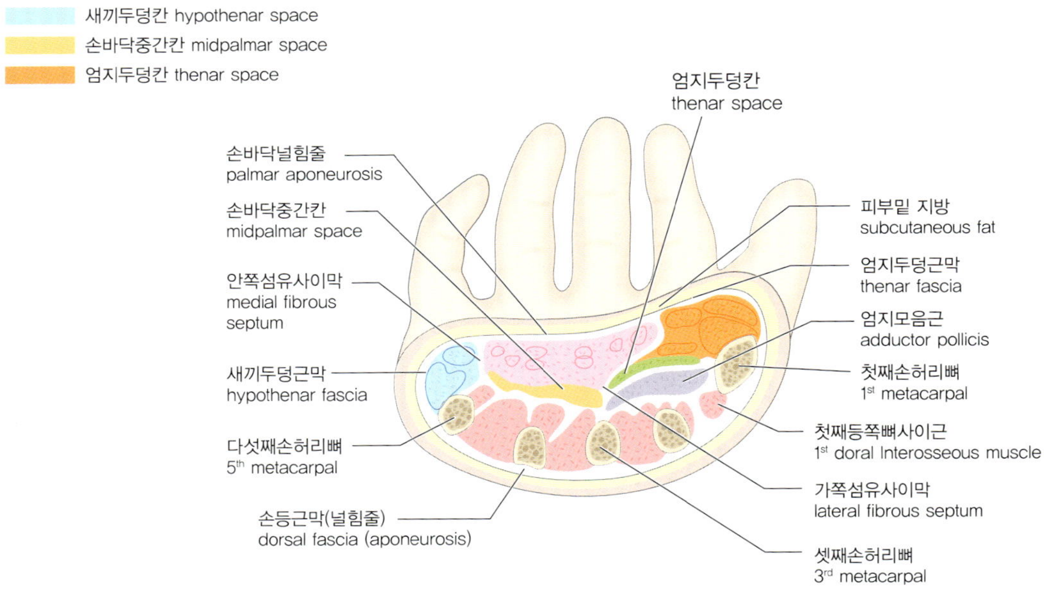

그림 3.55 손바닥의 근막칸

- **짧은엄지벌림근**(abductor pollicis brevis m.)은 엄지두덩의 앞가쪽, 가장 표면에 위치한다.
- **짧은엄지굽힘근**(flexor pollicis brevis m.)은 엄지두덩의 표면, 짧은엄지벌림근 안쪽에 위치한다.
- **엄지맞섬근**(opponens pollicis m.)은 짧은엄지벌림근과 짧은엄지굽힘근보다 깊은 곳에 있다.

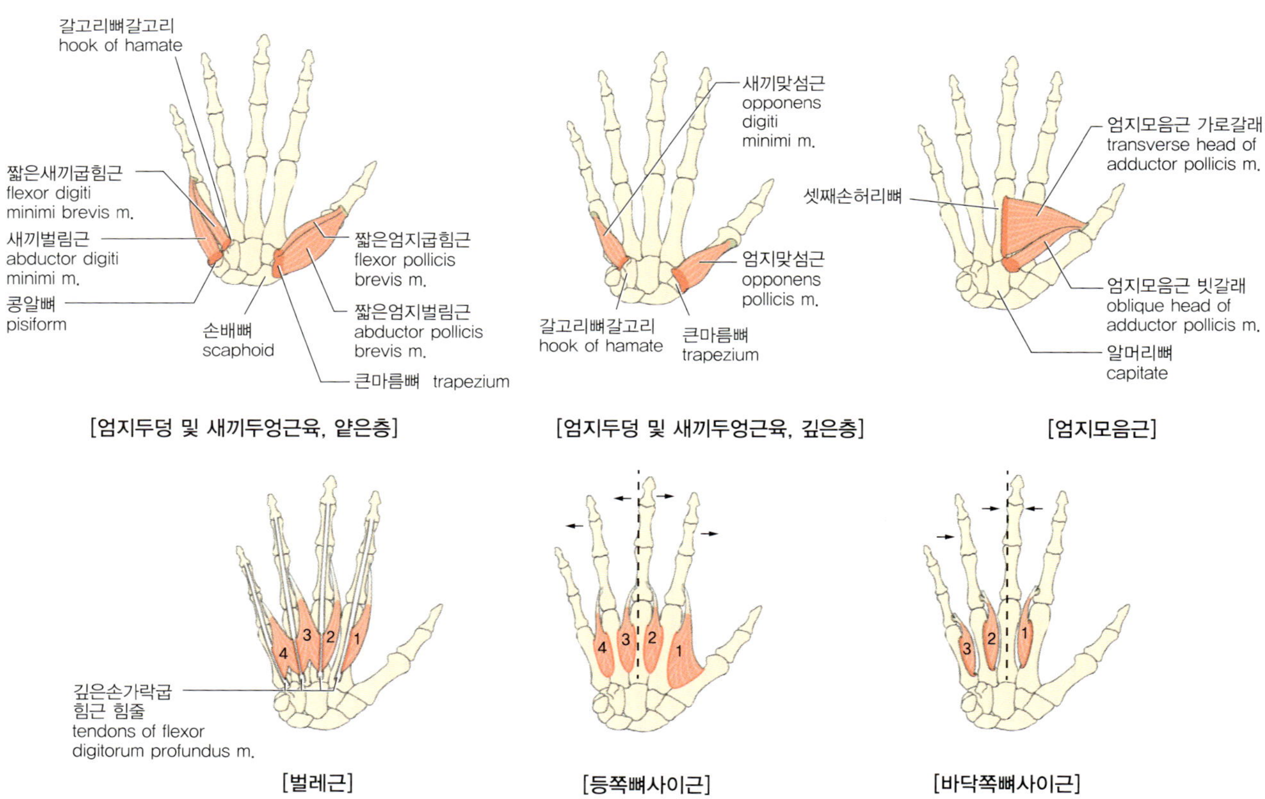

그림 3.56 손의 자체기원근육

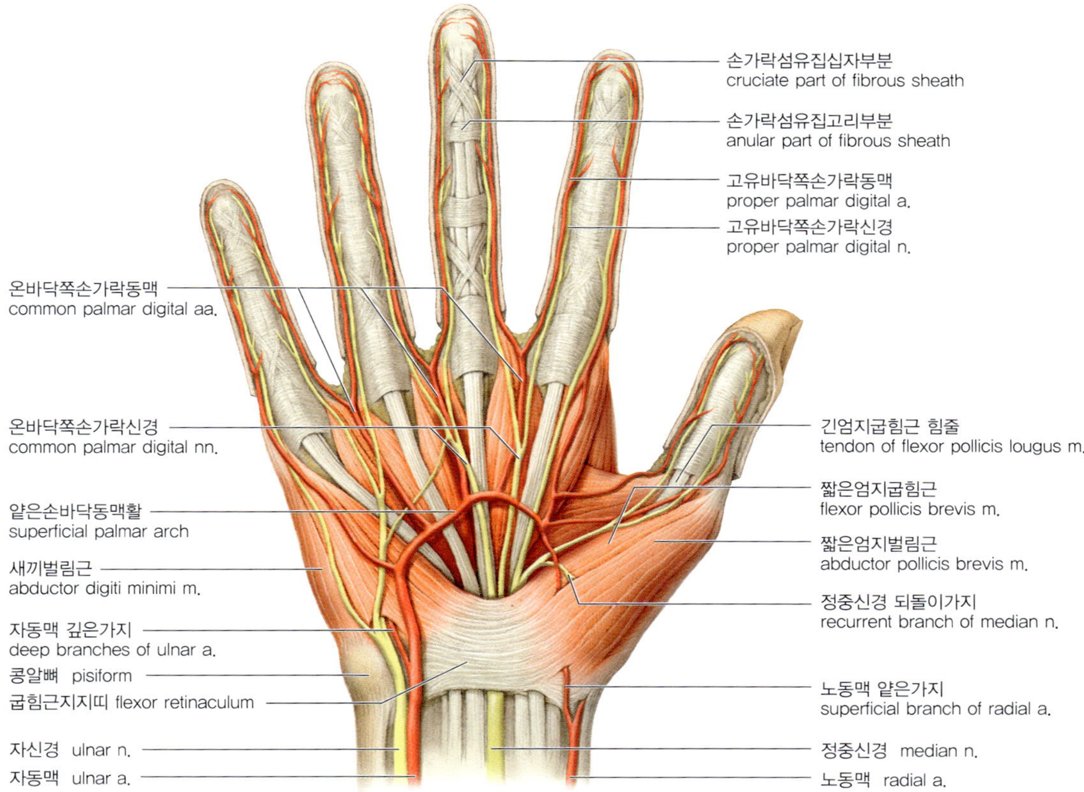

그림 3.57 손바닥 얕은 구조물. 손바닥에서 손바닥널힘줄을 제거하였음. 손바닥의 얕은 층에 있는 근육과 얕은손바닥동맥활이 형성되는 모습을 볼 수 있다.

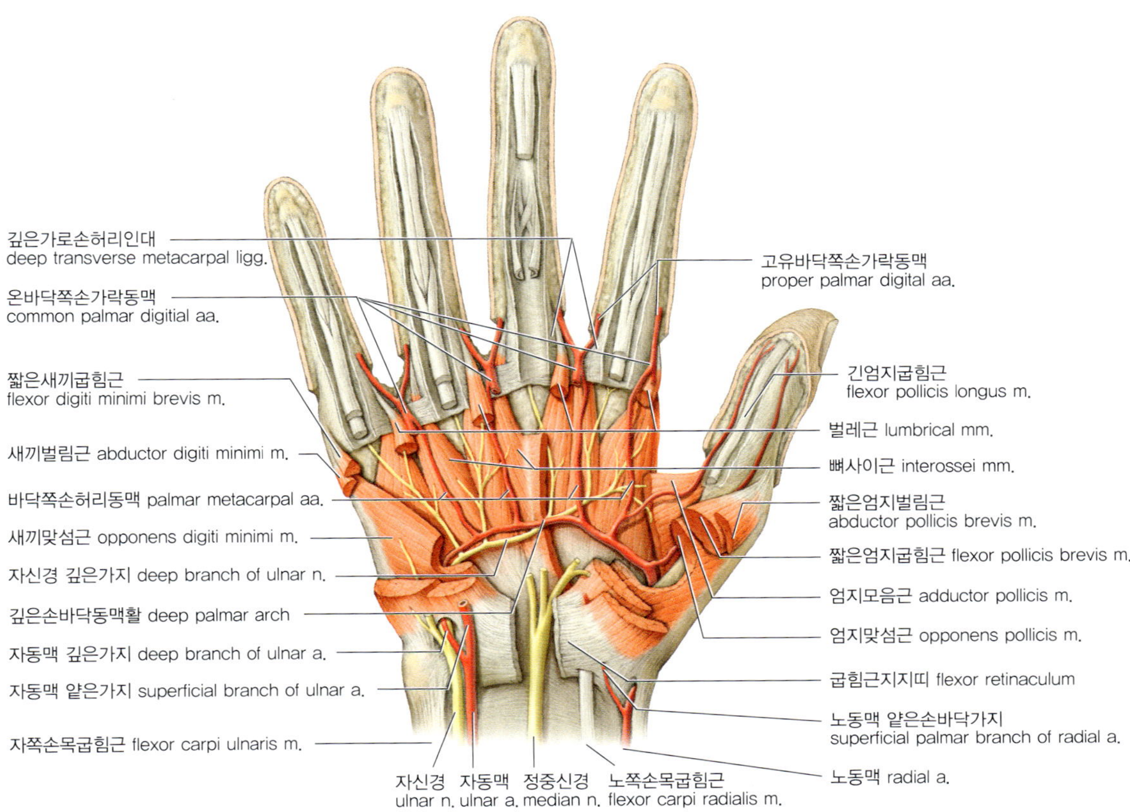

그림 3.58 손의 깊은 구조물. 손바닥의 깊은 층 근육과 깊은손바닥동맥활

표 3.10 손의 자체기원근육

근육 이름	이는곳	닿는곳	신경	작용
엄지두덩칸 : 엄지두덩근육				
짧은엄지벌림근(abductor pollicis brevis m.)	가로손목인대 손배뼈 큰마름뼈	엄지손가락 첫마디뼈바닥 노쪽부분	정중신경 되돌이가지	손바닥에 직각 방향으로 엄지손가락을 벌림
짧은엄지굽힘근(flexor pollicis brevis m.)	얕은갈래(superficial head) : 가로손목인대 깊은갈래(deep head) : 큰마름뼈	엄지손가락 첫마디뼈바닥 노쪽부분	정중신경 되돌이가지 자신경 깊은가지	엄지손가락 첫마디뼈를 굽힘
엄지맞섬근(opponens pollicis m.)	가로손목인대 큰마름뼈	첫째손허리뼈 가쪽모서리	정중신경 되돌이가지	첫째손허리뼈를 앞안쪽으로 돌림 각 손가락과 엄지손가락 맞섬
모음근칸				
엄지모음근(adductor pollicis m.)	빗갈래(oblique head) : 큰마름뼈, 작은마름뼈, 알머리뼈, 둘째와 셋째손허리뼈 가로갈래(transverse head) : 셋째손허리뼈 손바닥면	엄지손가락 첫마디뼈바닥 자쪽부분	자신경 깊은가지	엄지손가락을 모음, 맞섬
새끼두덩칸 : 새끼두덩근육				
새끼벌림근(abductor digiti minimi m.)	콩알뼈 자쪽손목굽힘근의 힘줄	새끼손가락 첫마디뼈바닥 자쪽 새끼폄근의 널힘줄	자신경 깊은가지	새끼손가락을 벌림
짧은새끼굽힘근(flexor digiti minimi brevis m.)	가로손목인대 갈고리뼈갈고리	새끼손가락 첫마디뼈바닥 자쪽 새끼폄근의 널힘줄	자신경 깊은가지	새끼손가락 첫마디뼈를 굽힘
새끼맞섬근(opponens digiti minimi m.)	가로손목인대 갈고리뼈갈고리	다섯째손허리뼈 안쪽모서리	자신경 깊은가지	다섯째손허리뼈를 앞으로 당겨 돌림으로써 엄지와 맞서도록 함
손바닥중간칸				
벌레근(lumbrical mm.)	깊은손가락굽힘근 힘줄 (첫째 : 둘째손가락 힘줄의 노쪽부분 둘째 : 셋째손가락 힘줄의 노쪽부분 셋째 : 셋째손가락과 넷째손가락으로 가는 힘줄이 이웃하는 부분 넷째 : 넷째손가락과 새끼손가락으로 가는 힘줄이 이웃하는 부분)	둘째~다섯째 손가락의 끝마디뼈바닥(손가락폄근과 벌레근이 함께 닿음)	정중신경(가쪽 2개의 근육) 자신경 깊은가지(안쪽 2개의 근육)	손허리손가락관절에서 손가락을 굽힘 손가락사이관절에서 손가락을 폄
뼈사이칸 : 뼈사이근				
등쪽뼈사이근(dorsal interossei mm.)	손허리뼈가 이웃하는 부분에서 2개의 갈래로 일어남	첫째 : 둘째손가락 첫마디뼈 노쪽부분 둘째 : 셋째손가락 첫마디뼈 노쪽부분 셋째 : 셋째손가락 첫마디뼈 자쪽부분 넷째 : 넷째손가락 첫마디뼈 자쪽부분	자신경 깊은가지	셋째 손가락을 중심으로 둘째 및 넷째 손가락을 벌림

바닥쪽뼈사이근(palmar interossei mm.)	첫째 : 둘째손허리뼈 자쪽부분 둘째 : 넷째손허리뼈 노쪽부분 셋째 : 다섯째손허리뼈 노쪽부분	첫째 : 둘째손가락 첫마디뼈 자쪽부분 둘째 : 넷째손가락 첫마디뼈 노쪽부분 셋째 : 다섯째손가락 첫마디뼈 노쪽부분	자신경 깊은가지	각각의 근육이 닿는 손가락을 셋째손가락 쪽으로 모음

2) 엄지모음근

엄지모음근(adductor pollicis m.)의 두 갈래 사이로는 노동맥이 지나며 손바닥에서 깊은손바닥동맥활을 형성한다.

3) 새끼두덩근육

새끼두덩근육(hypothenar mm.)에는 새끼벌림근, 짧은새끼굽힘근, 새끼맞섬근이 있다. 새끼벌림근과 짧은새끼굽힘근이 표면에 있고, 새끼맞섬근이 깊이 있다.

- **새끼벌림근**(abductor digiti minimi m.)은 새끼두덩을 형성하는 근육 중에서 가장 표면, 안쪽에 있다.
- **짧은새끼굽힘근**(flexor digiti minimi brevis m.)은 새끼벌림근 가쪽에 위치한다.
- **새끼맞섬근**(opponens digiti minimi m.)은 새끼벌림근과 짧은새끼굽힘근보다 깊게 위치한다.

4) 벌레근

벌레근(lumbrical mm.)은 엄지손가락을 제외한 나머지 네 개 손가락에 있다. 네 개의 벌레근 중 첫째(둘째손가락)와 둘째(셋째손가락) 벌레근은 **반깃근육**(unipennate m.) 형태로 해당 깊은손가락굽힘근 힘줄의 노쪽에서 일어나며, 정중신경이 분포한다.

한편, 셋째(넷째손가락)와 넷째(다섯째손가락) 벌레근은 **깃근육**(bipennate m.) 형태로 인접하는 두 개의 힘줄에서 두 갈래로 일어나며(즉, 셋째 벌레근은 셋째와 넷째손가락굽힘근 힘줄에서 함께 일어남), 자신경의 깊은가지가 분포한다.

5) 뼈사이근

뼈사이근(interosseous mm.)은 손허리뼈 사이에 위치하는 근육이며, 3개의 바닥쪽뼈사이근과 4개의 등쪽뼈사이근이 있다.

- **등쪽뼈사이근**(dorsal interosseous mm.)은 4개의 힘살이 **깃근육**(bipennate m.) 형태로 인접하는 두 개의 손허리뼈에서 두 갈래로 일어난다.
- **바닥쪽뼈사이근**(palmar interosseous mm.)은 3개의 힘살이 **반깃근육**(unipennate m.) 형태로 셋째손가락뼈를 마주보는 둘째, 넷째, 다섯째 손허리뼈에서 일어나서 해당 손가락의 첫마디뼈바닥에 닿는다.

3. 손의 동맥

자동맥과 노동맥의 가지들이 서로 연결되며 얕은손바닥동맥활과 깊은손바닥동맥활을 형성하여 손에 혈액을 공급한다. 얕은손바닥동맥활은 자동맥이, 깊은손바닥동맥활은 노동맥이 주요 동맥으로 기여한다(그림 3.59).

1) 자동맥

자동맥(ulnar a.)은 안쪽에 자신경을 동반하며, 콩알뼈 가쪽모서리를 지나 손으로 들어가서 얕은손바닥동맥활과 깊은손바닥가지로 나뉜다.

- **얕은손바닥동맥활**(superficial palmar arch)은 노동맥 얕은가지와 만나 손바닥에서 동맥활을 완성한다. 얕은손바닥동맥활은 손바닥널힘줄과 얕은손바닥굽힘근

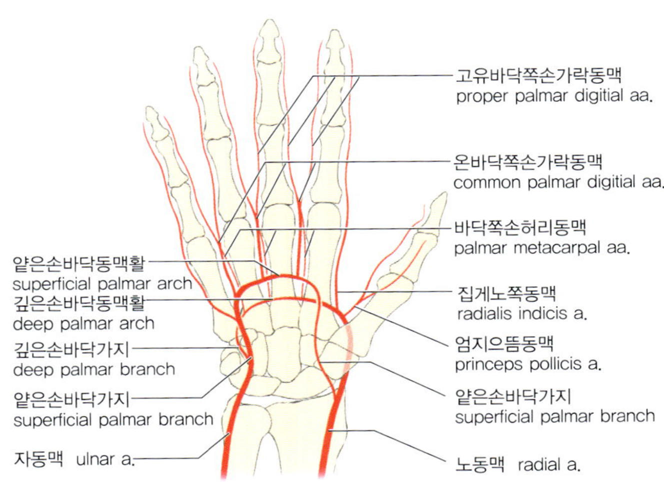

그림 3.59 손바닥의 동맥

힘줄 사이에 있다(그림 3.57). 얕은손바닥동맥활에서는 **온바닥쪽손가락동맥**(common palmar digital aa.) 3개가 분지하여 깊은손바닥동맥활에서 나온 바닥쪽손허리동맥(palmar metacarpal aa.)과 합쳐진 후 각 손가락에 분포하는 **고유바닥쪽손가락동맥**(proper palmar digital aa.)을 분지한다.

- **깊은손바닥가지**(deep branch of ulnar a.)는 노동맥의 깊은가지와 만나면서 깊은손바닥동맥활을 형성한다.

2) 노동맥

노동맥(radial a.)은 해부학코담배갑을 지난 후 엄지모음근 두 갈래 사이를 지나 손바닥에서 엄지으뜸동맥과 깊은손바닥동맥활로 나뉜다.

- **엄지으뜸동맥**(princeps pollicis a.)은 엄지손가락에 혈액 공급을 담당한다. 엄지으뜸동맥에서는 집게노쪽동맥(radialis indicis a.)을 분지하여 집게손가락에 분포한다.
- **깊은손바닥동맥활**(deep palmar arch)은 깊은손바닥굽힘근 힘줄보다 깊은 곳에서 얕은손바닥동맥활보다 몸쪽에 위치한다. 3개의 **바닥쪽손허리동맥**(palmar metacarpal aa.)을 분지하여 둘째~다섯째 손허리뼈 사이를 지나며 주변 구조에 분포한 후, 얕은손바닥동맥활과 합쳐지며 고유바닥쪽손가락동맥이 되어 손가락에 분포한다(그림 3.58).

4. 손의 정맥

얕은손바닥동맥활 및 깊은손바닥동맥활과 함께 가는 **얕은손바닥정맥활**(superficial palmar venous arch)과 **깊은손바닥정맥활**(deep palmar venous arch)은 노정맥과 자정맥이 된다. 손등의 **손등정맥그물**(dorsal venous network)은 가쪽에서 노쪽피부정맥, 안쪽에서 자쪽피부정맥이 된다.

5. 손의 신경

손의 자체기원근육에는 정중신경과 자신경이 분포한다. 손바닥과 손등의 감각은 정중신경, 자신경, 노신경이 분포하는데, 분포 영역은 그림 3.60에 나타내었다.

1) 정중신경

손목굴을 지난 **정중신경**(median n.)은 정중신경 되돌이가지(recurrent branch of median n.)를 분지하고, 되돌이가지는 엄지두덩근육에 분포한다. 이후 얕은손바닥동맥활과 동행하며 **온바닥쪽손가락신경**(common palmar digital nn.), **고유바닥쪽손가락신경**(proper palmar digital nn.)이 된다(그림 3.57). 온바닥쪽손가락신경에서는 첫째와 둘째 벌레근으로 가는 근육가지를 내고, 이후 손가락의 피부에 분포한다.

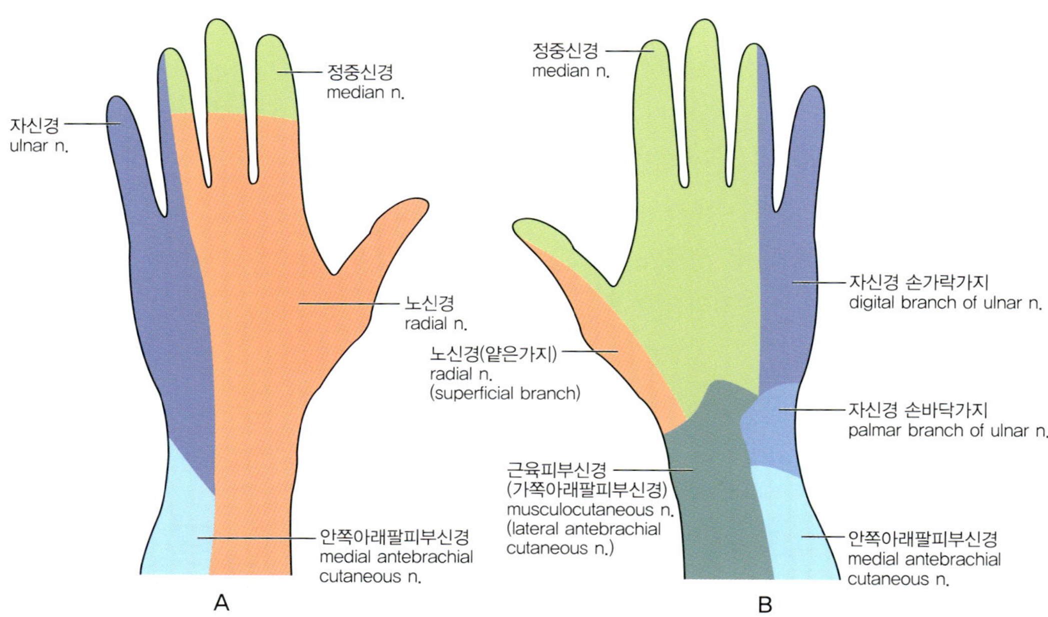

그림 3.60 손등(A)과 손바닥(B)의 피부감각신경 분포

2) 자신경

콩알뼈 가쪽모서리를 따라 손으로 들어온 **자신경**(ulnar n.)은 얕은가지와 깊은가지로 나뉜다. **얕은가지**(superficial branch)는 짧은손바닥근에 분포하고, 손바닥 안쪽 피부에 분포한다. 깊은가지(deep branch)는 새끼벌림근과 짧은새끼굽힘근 사이로 들어가 새끼맞섬근 시작부위를 지난 후에 깊은손바닥동맥활과 함께 손바닥 깊은 곳에서 가쪽으로 진행한다. 이 신경은 짧은엄지굽힘근의 깊은갈래, 새끼두덩근육(새끼벌림근, 짧은새끼굽힘근, 새끼맞섬근), 셋째와 넷째벌레근, 엄지모음근, 모든 뼈사이근에 분포한다.

3) 노신경

팔오금에서 분지한 노신경의 얕은가지(superficial branch)가 손의 피부에 분포한다.

VIII 팔의 관절

1. 복장빗장관절

복장빗장관절(sternoclavicular joint)은 빗장뼈 복장끝, 복장뼈자루, 첫째갈비연골 사이에 형성되는 윤활관절이다. 형태적으로는 안장관절이며, 기능적으로는 절구관절이다. 관절원반(articular disc)이 존재하여 팔에서 빗장뼈를 통해 전해지는 충격을 흡수하는 완충역할을 한다(그림 3.61).

관절주머니(articular capsule) 앞면에는 **앞복장빗장인대**(anterior sternoclavicular lig.)가 뒷면에는 **뒤복장빗장인대**(posterior sternoclavicular lig.)가 관절주머니를 보강한다. 또한 관절주머니 위에는 양쪽 빗장뼈 복장끝을 연결하는 빗장사이인대(interclavicular lig.)가 있으며, 관절주머니 아래쪽에는 첫째갈비연골에서 빗장뼈 아래면을 세로로 연결하는 **갈비빗장인대**(costoclavicular lig.)가 있어서 이 관절을 보강한다.

복장빗장관절에서의 운동은 위팔의 운동 범위를 확장한다. 즉, 위팔을 최대한 위로 들어 올릴 때 빗장뼈는 대략 60° 정도까지 올라가 위팔의 벌림운동 범위를 확장한다. 앞뒤로는 약 25°~30°까지 움직임이 가능하다(그림 3.61).

2. 봉우리빗장관절

봉우리빗장관절(acromioclavicular joint)은 빗장뼈 봉우리끝과 어깨뼈 봉우리 사이에 형성되는 윤활관절로, 평면관절이며, 쐐기 모양의 불완전한 관절원반이 있다.

빗장뼈 봉우리끝과 어깨뼈 봉우리를 연결하는 **봉우리빗장인대**(acromioclavicular lig.)가, 그리고 빗장뼈를 어깨뼈 부리돌기에 부착시키는 **부리빗장인대**(coracoclavicular lig.)가 관절을 보강한다(그림 3.62). 부리빗장인대는 빗장뼈 아래면의 원뿔인대결절에 붙는 원뿔인대(conoid lig.)와 마름인대선(trapezoid line)에 붙는 마름인대(trapezoid lig.)로 구성된다. 이들 인대 이외에도 어깨세모근이나 등세모근이 봉우리빗장관절을 보강한다. 복장빗장관절과 같이 봉우리빗장관절은 위팔의 운동 범위를 확장한다.

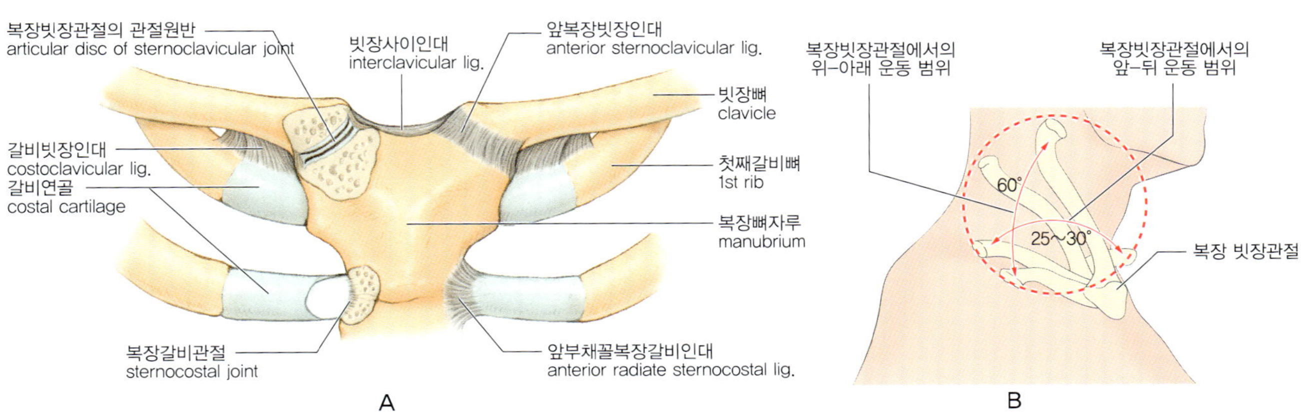

그림 3.61 복장빗장관절(A)과 복장빗장관절에서의 운동 범위(B)

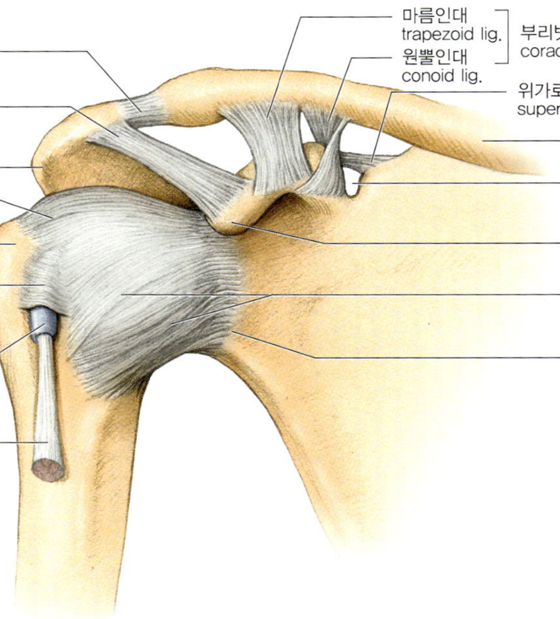

그림 3.62 어깨관절과 봉우리빗장관절의 인대

> **봉우리빗장관절의 탈구**
>
> 봉우리빗장관절은 여러 가지 인대가 관절주머니를 보강하고 있음에도 불구하고 탈구(dislocation)가 쉽게 일어날 수 있다. 어깨에 체중이 실려 땅에 떨어지는 경우나 아이스하키 선수가 어깨를 강하게 울타리에 부딪히는 등의 경우에 관절 주변의 인대가 손상되면서 탈구가 일어난다. 봉우리빗장관절이 탈구되면 봉우리가 앞으로 더욱 튀어나오고, 빗장뼈는 봉우리 위에 놓인다. 부리빗장인대가 찢어지면 빗장뼈로부터 분리된 어깨는 아래로 처진다.

3. 어깨관절

어깨관절(shoulder joint; glenohumeral joint)은 위팔뼈머리와 어깨뼈 접시오목 사이에 형성되는 윤활관절이다. 형태로는 절구관절이며, 몸에서 운동 범위가 가장 크다. 접시오목의 바깥 모서리에는 고리처럼 생긴 섬유연골인 접시테두리(glenoid labrum)가 있어서 접시오목의 깊이를 더해 준다(그림 3.63). 그러나 관절하는 공간은 여전히 얕아서 위팔뼈머리의 1/3 정도만 접시오목과 맞물린다. 이러한 구조는 위팔뼈의 자유로운 운동을 가능케 하는 반면 관절 자체의 안정성은 약해진다. 어깨관절의 불안정성은 돌림근육띠(rotator cuff)에 의해 어느 정도 보강된다.

어깨관절의 관절주머니는 주머니 바깥 공간과 두 곳에서 교통한다. 하나는 위팔두갈래근 긴갈래 힘줄이 지나가는 위팔뼈결절사이고랑이며(그림 3.63), 다른 하나는 부리돌기 아래앞쪽에서 윤활관절이 **어깨밑근힘줄밑주머니**(subscapular bursa)와 연결된 지점이다. 관절주머니 아랫부분은 돌림근육띠에 의해 보강되지 않은 유일한 곳으로 가장 약한 부분이다. 이곳은 느슨하여 위팔을 모을 때는 주름이 잡히고(그림 3.63), 위팔을 벌릴 때는 팽팽해진다.

1) 어깨관절의 인대

어깨관절을 보강하는 인대는 다음과 같다(그림 3.62).

- **접시위팔인대**(glenohumeral lig.)는 관절주머니 표면을 구성하는 섬유들이 두꺼워져 형성되며, 위 · 중간 · **아래접시위팔인대**(superior, middle and inferior glenohumeral ligg.)가 있다.
- **부리위팔인대**(coracohumeral lig.)는 부리돌기 가쪽에서 일어나 아래가쪽으로 달리며 위팔뼈 큰결절이나 작은결절에 닿는 인대이다.
- **위팔가로인대**(transverse humeral lig.)는 위팔뼈 큰결절과 작은결절 사이를 비스듬히 연결하는 인대이다. 위팔이 움직이는 동안 위팔뒤갈래근의 긴갈래 힘줄과 윤활집을 제자리에 고정시킨다.
- **부리봉우리인대**(coracoacromial lig.)는 어깨뼈 봉우리와 부리돌기 사이를 연결하는 인대이다. 이로 인해 활 모양으로 형성되는 **부리봉우리활**(coracoacromial arch)은 위팔뼈가 위로 이탈하는 것을 막는다.

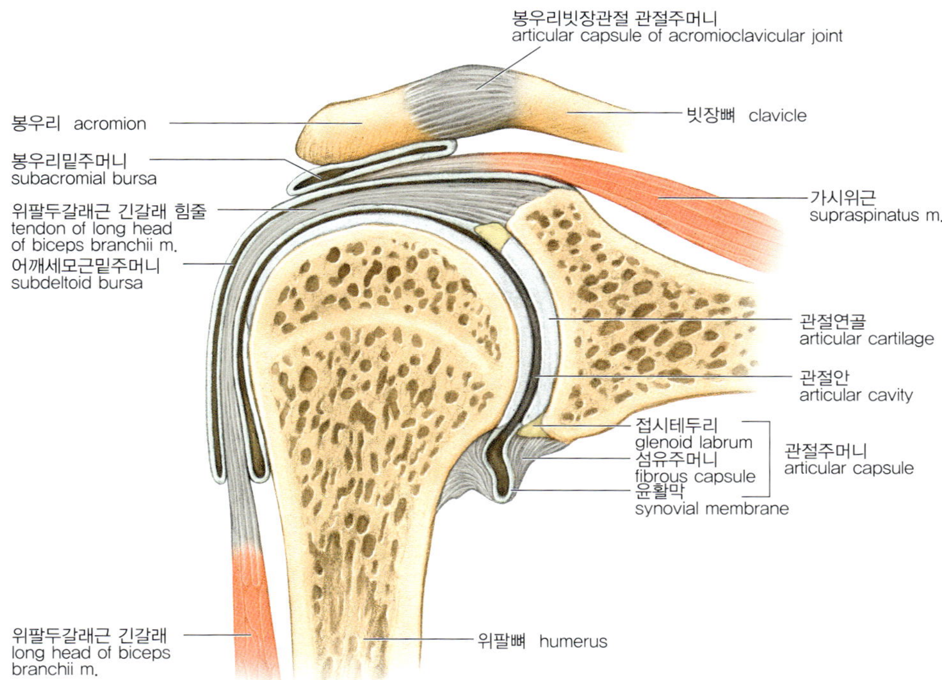

그림 3.63 어깨관절의 관상단면

2) 어깨관절의 운동

어깨관절은 운동범위가 가장 넓은 관절로 모든 형태의 운동이 가능하다. 각 운동에 관여하는 근육들은 다음과 같다.

- **굽힘**(flexion) : 큰가슴근 빗장부분, 어깨세모근 빗장부분, 부리위팔근, 위팔두갈래근
- **폄**(extension) : 어깨세모근의 가시부분, 넓은등근, 위팔세갈래근의 긴갈래
- **벌림**(abduction) : 가시위근(벌림 운동의 시작), 어깨세모근 봉우리 부분
- **모음**(adduction) : 큰가슴근, 넓은등근
- **안쪽돌림**(medial rotation) : 어깨밑근
- **가쪽돌림**(lateral rotation) : 가시아래근

어깨관절의 탈구

어깨관절은 움직임이 자유롭지만 안정성은 낮아 외부의 힘에 의해 탈구가 쉽게 일어난다. 위팔뼈머리 위쪽에는 부리봉우리활이 있기 때문에 위팔뼈의 탈구는 주로 아래쪽으로 일어난다. 탈구된 위팔뼈머리는 위팔뼈의 강력한 굽힘근과 모음근 때문에 주로 접시오목 앞에 놓이는데, 이를 **전방탈구(anterior dislocation)**라 한다.

돌림근육띠 손상

팔을 수평보다 위로 들어 올리는 동작이 무리하게 자주 되풀이 될 경우 돌림근육띠 손상(injury of rotator cuff)이 발생할 수 있다. 특히 가시위근의 힘줄은 부리봉우리인대에 의해 형성되는 제한된 공간을 지나므로, 부리봉우리활과의 지속적인 마찰로 힘줄이 마모되는 퇴행성변화가 유도될 수 있다. 이를 **가시위근힘줄염(supraspinatus tendinitis)**이라 한다. 인대에 칼슘이 침착되며, 극심한 통증이 유발된다.

3) 어깨관절 주위의 윤활주머니

어깨관절 주변에는 윤활주머니가 여러 개 있는데, 그중 어깨밑근힘줄밑주머니와 봉우리밑주머니가 중요하다.

- **어깨밑근힘줄밑주머니**(subtendinous bursa of subscapularis m.)는 어깨밑근힘줄과 어깨뼈목 사이에 있다. 어깨밑근힘줄이 부리돌기 아래나 어깨뼈목 위를 부드럽게 통과하도록 한다.
- **봉우리밑주머니**(subacromial bursa)는 어깨뼈 봉우리 아래에 있고(그림 3.63), 어깨세모근 아래에는 어깨세모근밑주머니(subdeltoid bursa)가 있다. 두 주머니는 서로 교통하며 보통 하나의 커다란 주머니를 형성한다. 봉우리밑주머니는 부리봉우리활 아래에서 가시위근 힘줄의 운동을 부드럽게 하고, 어깨세모근밑주머니는 어깨관절주머니와 위팔뼈 큰결절 위에서 어깨세

모근의 운동을 원활히 한다. 봉우리밑주머니에 염증이 발생하는 봉우리밑윤활주머니염(subacromial bursitis)은 팔을 벌릴 때 상당한 통증을 일으킨다.

4. 팔꿉관절

팔꿉관절(elbow joint)은 경첩관절로, 위팔뼈와 자뼈 사이에 형성되는 **위팔자관절**(humeroulnar joint)과 위팔뼈와 노뼈 사이에 형성되는 **위팔노관절**(humeroradial joint)로 구성된다(그림 3.64).

1) 팔꿉관절의 인대

팔꿉관절을 보강하는 곁인대(collateral lig.)와 몸쪽노자관절에서의 엎침 · 뒤침 운동에 기능하는 노뼈머리띠인대가 있다(그림 3.65).

- **가쪽곁인대**(**노쪽곁인대**, radial collateral lig.)는 부채꼴이며, 위팔뼈 가쪽위관절융기에서 뻗어 나와 노뼈머리띠인대로 합쳐진다.
- **안쪽곁인대**(**자쪽곁인대**, ulnar collateral lig.)는 세모꼴로, 위팔뼈 안쪽위관절융기에서 자뼈 팔꿉머리와 갈고리돌기까지 뻗어 있다. 앞섬유띠(anterior band), 뒤섬유띠(posterior band), 아래섬유띠(inferior band)로 구성된다(그림 3.65).
- **노뼈머리띠인대**(anular lig. of radius)는 노뼈머리를 둘러싸며, 노뼈머리를 자뼈 노패임에 붙잡는 인대이다.

2) 팔꿉관절의 운동

팔꿉관절은 아래팔의 굽힘과 폄 운동을 하는 경첩관절이다. 각 운동에 관여하는 근육들은 다음과 같다.

- 굽힘 : 위팔근, 위팔두갈래근, 위팔노근(원엎침근은

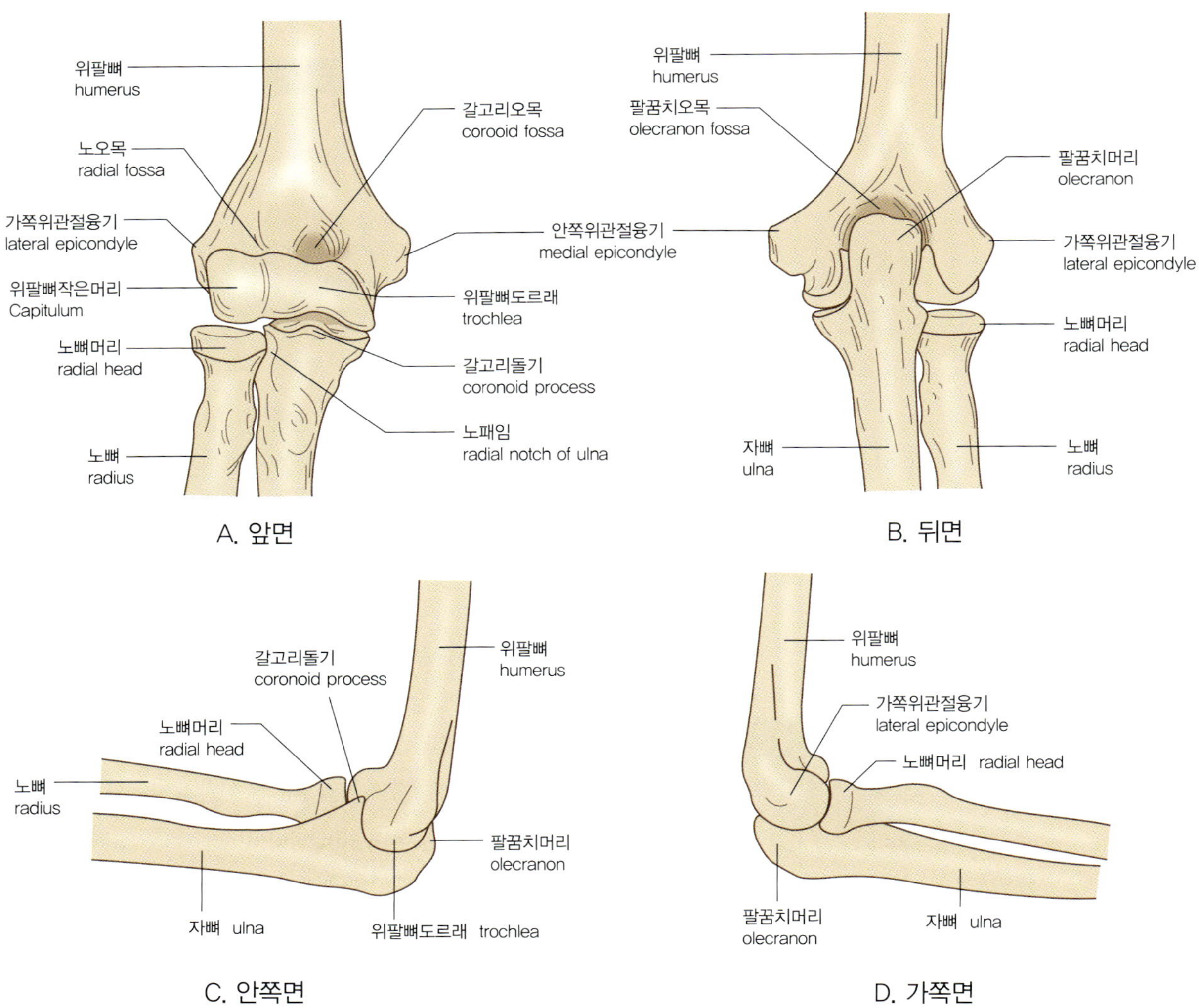

그림 3.64 팔꿉관절을 구성하는 뼈

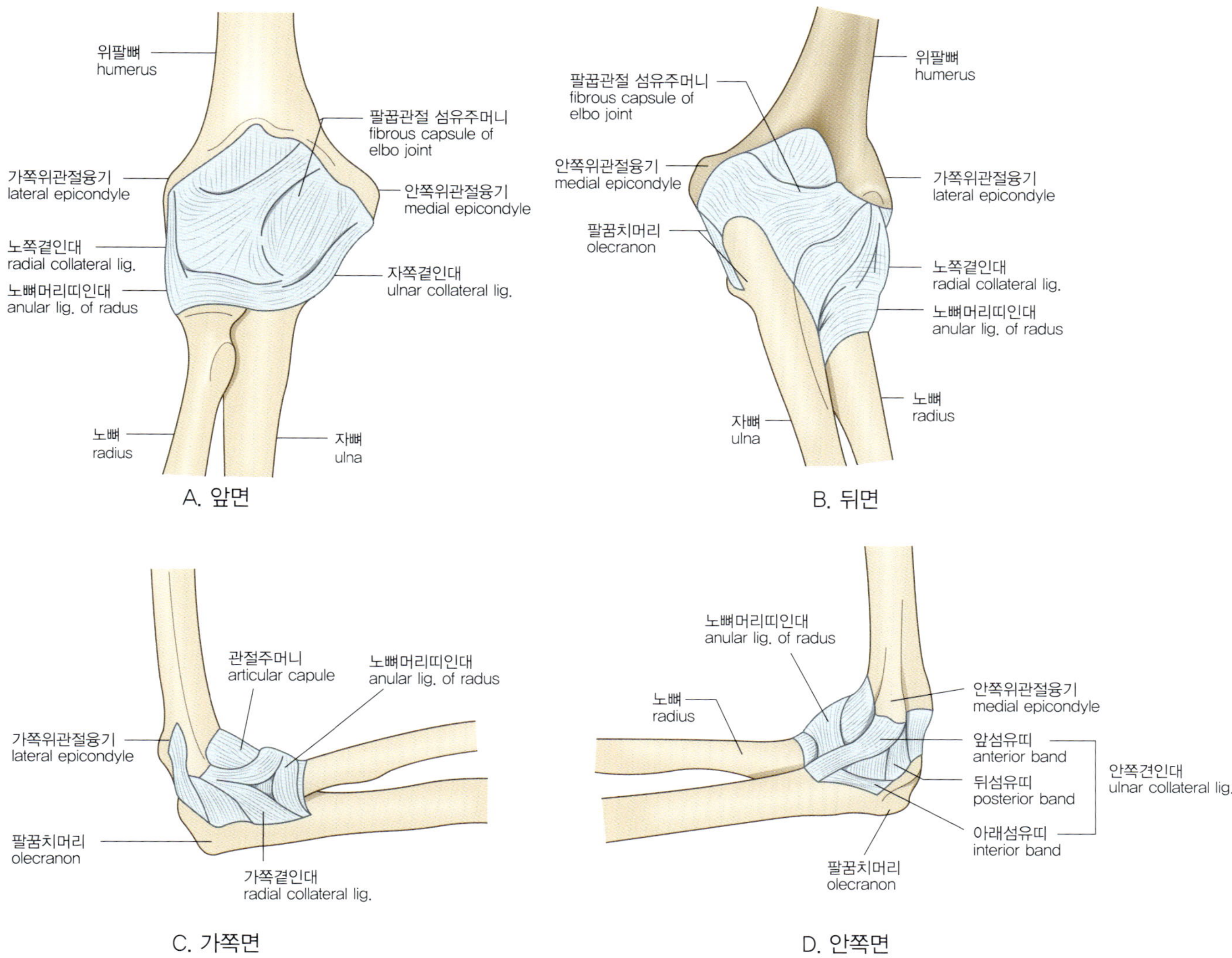

그림 3.65 팔꿉관절의 관절주머니와 곁인대

보조적 역할)

- 폄 : 위팔세갈래근(팔꿉근은 보조적 역할)
- 운반각(carrying angle) : 팔꿉을 완전히 폈을 때 자뼈의 세로축이 위팔뼈 세로축과 비교하여 가쪽으로 약 10° 정도 벌어진 각을 말하며, 남자보다 여자에서 더 크다.

3) 팔꿉관절 주위의 윤활주머니

팔꿉관절 주위에는 다음과 같은 윤활주머니가 있다(그림 3.66).

- 위팔세갈래근힘줄밑주머니(subtendinous bursa of triceps brachii) : 자뼈 팔꿈치머리와 위팔세갈래근 힘줄 사이
- 팔꿉피부밑주머니(subcutaneous olecranon bursa) : 자뼈 팔꿈치머리 얕은 곳을 덮는 피부밑
- 위팔두갈래근노주머니(bicipitoradial bursa) : 위팔두갈래근 힘줄과 노뼈거친면 사이
- 노자주머니(radioulnar bursa) : 몸쪽 자뼈와 노뼈 사이. 엎침 · 뒤침 운동을 원활히 함

테니스팔꿉(tennis elbow)

골프나 테니스처럼, 아래팔의 굽힘과 폄 근육을 반복적으로 과다하게 사용할 경우, 아래팔의 굽힘근과 폄근이 이는곳에 긴장(strain)이 발생한다. 즉, 폄근온힘줄(common extensor tendon)이 붙는 부분이 팽팽하게 당겨져서 뼈막에 염증이 발생한다. 전형적으로 위팔뼈 위관절융기 주변에 통증이 생기며, 문을 열 때나 컵을 들어 올릴 때 흔히 통증을 느낀다. 대개 쉬면 사라진다. 테니스 선수들에게 이 통증은 전형적으로 폄근온힘줄이 일어나는 위팔뼈 가쪽위관절융기에서 발생하여 **테니스팔꿉(tennis elbow)**이라 하며, 반면에 골프 선수들에서는 굽힘근온힘줄(common flexor tendon)이 이는곳인 위팔뼈 안쪽위관절융기에서 통증이 발생한다.

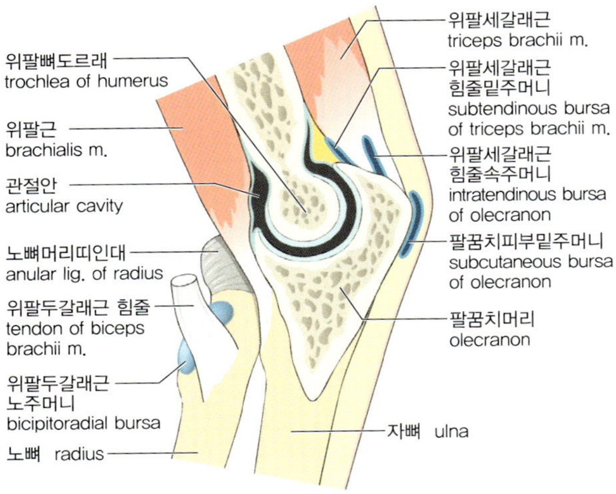

그림 3.66 팔꿉관절의 단면을 나타낸 그림으로 팔꿉관절 주위의 관절주머니를 나타내었다.

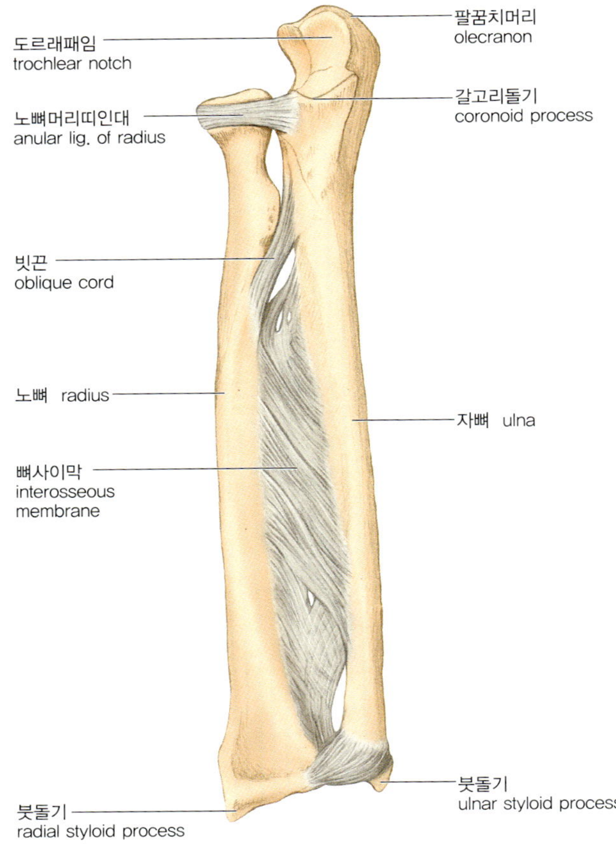

그림 3.67 노자관절과 뼈사이막

5. 노자관절

1) 몸쪽노자관절

몸쪽노자관절(proximal radioulnar joint)은 노뼈머리와 자뼈 노패임 사이의 윤활관절로 중쇠관절이다. 노뼈머리띠인대와 자뼈 노패임에 의해 형성되는 고리에 노뼈머리가 끼워져 있기 때문에, 자뼈에 대한 노뼈머리의 돌림운동이 가능하다. 팔꿉관절의 윤활주머니가 몸쪽노자관절로 연장되는데, 이 구조를 주머니오목(sacciform recess)이라 한다. 주머니오목은 엎침과 뒤침운동이 일어나는 동안에 노뼈머리의 돌림운동을 원활히 한다.

2) 먼쪽노자관절

먼쪽노자관절(distal radioulnar joint)은 둥근 자뼈머리와 노뼈 먼쪽끝 안쪽면에 있는 자패임 사이의 윤활관절로 중쇠관절이다. 자뼈와 노뼈 끝을 결합시키는 주된 구조물은 세모꼴 섬유연골인 **관절원반**(articular disc)이다(그림 3.69). 이 원반의 바닥은 노뼈 자패임 안쪽모서리에 붙고, 꼭대기는 자뼈 붓돌기 바닥 가쪽면에 붙기 때문에 손목관절을 관상절단하면 관절안이 L자 모양으로 보인다(그림 3.69). 관절원반은 먼쪽노자관절안을 손목관절안과 분리시키며, 그 결과 자뼈는 손목관절에 포함되지 않는다.

3) 아래팔의 엎침과 뒤침

아래팔 엎침과 뒤침 운동의 회전축은 노뼈머리 중앙과 관절원반이 자뼈머리 붓돌기에 부착하는 지점을 통과하는

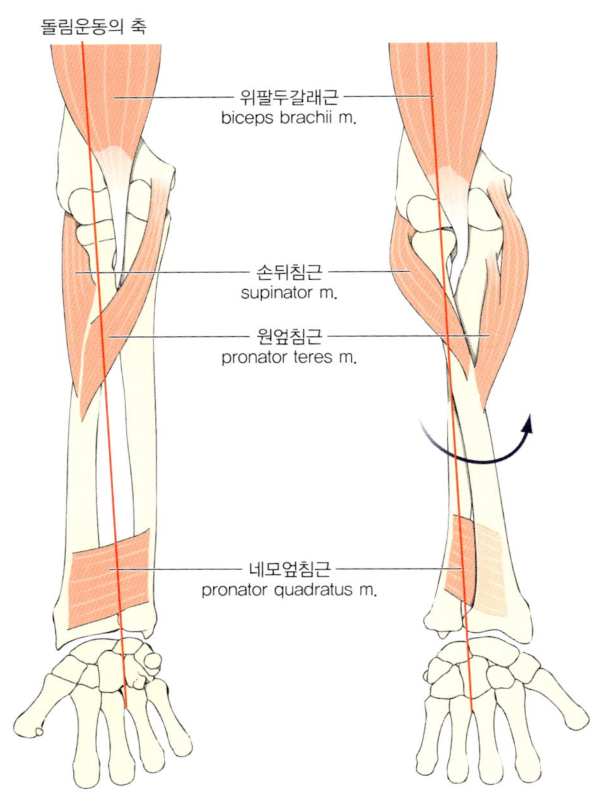

그림 3.68 아래팔의 뒤침(A)과 엎침(B)

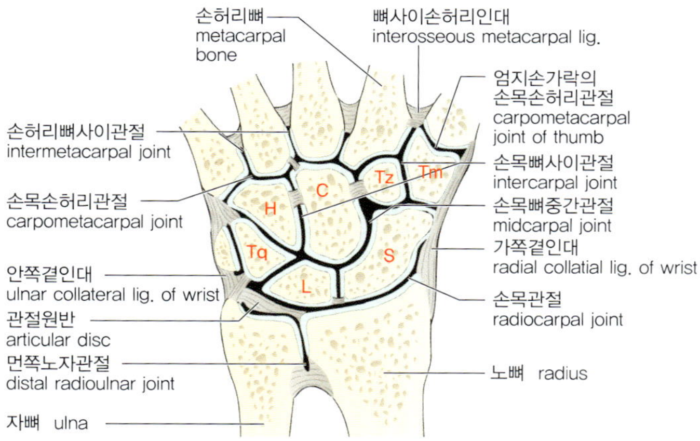

그림 3.69 오른손목의 절단면. C; 알머리뼈(capitate), H; 갈고리뼈(hamate), L; 반달뼈(lunate), P; 콩알뼈(pisiform), S; 손배뼈(scaphoid), Tm; 큰마름뼈(trapezium), Tq; 세모뼈(triquetrum), Tz; 작은마름뼈(trapezoid).

선이다(그림 3.68). 엎침과 뒤침 운동에 관여하는 근육은 다음과 같다.

- **뒤침**(supination) : 손뒤침근, 위팔두갈래근, 긴엄지폄근, 긴노쪽손목폄근
- **엎침**(pronation) : 네모엎침근, 원엎침근, 노쪽손목굽힘근, 긴손바닥근, 위팔노근

6. 손목관절

손목관절(wrist joint; radiocarpal joint)은 노뼈 먼쪽끝, 먼쪽노자관절 관절원반, 콩알뼈를 제외한 손목뼈 몸쪽 줄(손배뼈, 반달뼈, 세모뼈) 사이의 윤활관절로 타원관절이다.

섬유주머니를 둘러싸며 손목관절을 보강하는 인대로는 **바닥쪽노손목인대**(palmar radiocarpal lig.), **바닥쪽자손목인대**(palmar ulnocarpal lig.), **등쪽노손목인대**(dorsal radiocarpal lig.)가 있다. 또한 자뼈 붓돌기에서 시작하여 세모뼈와 콩알뼈에 부착하는 **안쪽손목곁인대**(ulnar collateral lig.)와 노뼈 붓돌기에서 시작하여 손배뼈에 부착하는 **가쪽손목곁인대**(radial collateral lig.)가 있다(그림 3.69).

손목관절의 운동은 손목뼈사이관절(intercarpal joint)과 손목뼈중간관절(midcarpal joint)에서의 운동과 함께 일어난다. 손목관절에서는 굽힘, 폄, 벌림, 모음, 휘돌림이 가능하며, 굽힘은 폄보다 크게 일어난다. 벌림은 대략 15° 정도로 제한되어 모음보다 작게 일어나는데, 그 이유는 노뼈 붓돌기가 자뼈 붓돌기와 비교하여 더 크고 1 cm 정도 아래로 뻗어 있기 때문이다. 손목 운동에 참여하는 근육은 다음과 같다.

- 굽힘 : 노쪽손목굽힘근, 손가락굽힘근, 긴손바닥근, 자쪽손목굽힘근, 긴엄지벌리근
- 폄 : 긴노쪽손목폄근, 짧은노쪽손목폄근, 자쪽손목폄근, 손가락폄근
- 벌림 : 노쪽손목굽힘근, 긴엄지벌림근, 긴노쪽손목폄근, 짧은노쪽손목폄근
- 모음 : 자쪽손목폄근과 자쪽손목굽힘근

7. 손의 관절

1) 손목뼈사이관절

손목뼈를 서로 연결하는 손목뼈사이관절(intercarpal joint)은 평면관절이며, 다음과 같이 나눌 수 있다.

- 몸쪽 줄 손목뼈 사이의 관절
- 먼쪽 줄 손목뼈 사이의 관절
- 손목뼈 몸쪽 줄과 먼쪽 줄 사이의 손목뼈중간관절(midcarpal joint)
- 콩알뼈가 세모뼈 바닥쪽면과 만나며 형성되는 콩알세모관절(pisotriquetral joint)

손목뼈사이관절은 인대들에 의해 단단히 결합되어 있으나, 제한적 움직임이 가능하여 손목관절의 운동범위를 넓힌다.

2) 손목손허리관절과 손허리뼈사이관절

먼쪽 줄 손목뼈는 손허리뼈와 손목손허리관절(carpometacarpal joint)을 이룬다. 그리고 각 손허리뼈바닥은 서로 만나 손허리뼈사이관절(intermetacarpal joint)을 이룬다.

엄지손가락 손목손허리관절은 안장관절이며, 나머지 손가락의 손목손허리관절은 모두 평면관절이다(그림 3.69). 따라서 엄지손가락 손목손허리관절에서는 굽힘, 폄, 벌림, 모음, 휘돌림 운동이 일어난다. 나머지 손가락의 손목손허리관절에서는 제한적 운동만 가능하다.

3) 손허리손가락관절과 손가락뼈사이관절

손허리손가락관절(metacarpophalangeal joint)은 손허리뼈머리와 첫마디뼈 바닥 사이의 타원관절로 굽힘, 폄, 벌림, 모음, 휘돌림 운동이 가능하다. 그러나 엄지손가락 손허리손가락관절에서는 벌림과 모음이 제한된다.

손가락뼈사이관절(interphalangeal joint)은 손가락뼈머리와 더 먼쪽에 위치한 손가락뼈바닥 사이에 형성되는 경첩관절로 굽힘과 폄 운동만 가능하다.

둘째에서 다섯째손가락의 손허리손가락관절에는 인접한 손허리뼈머리를 서로 결합하는 **깊은가로손허리인대**(deep transverse metacarpal lig.)가 있다(그림 3.70).

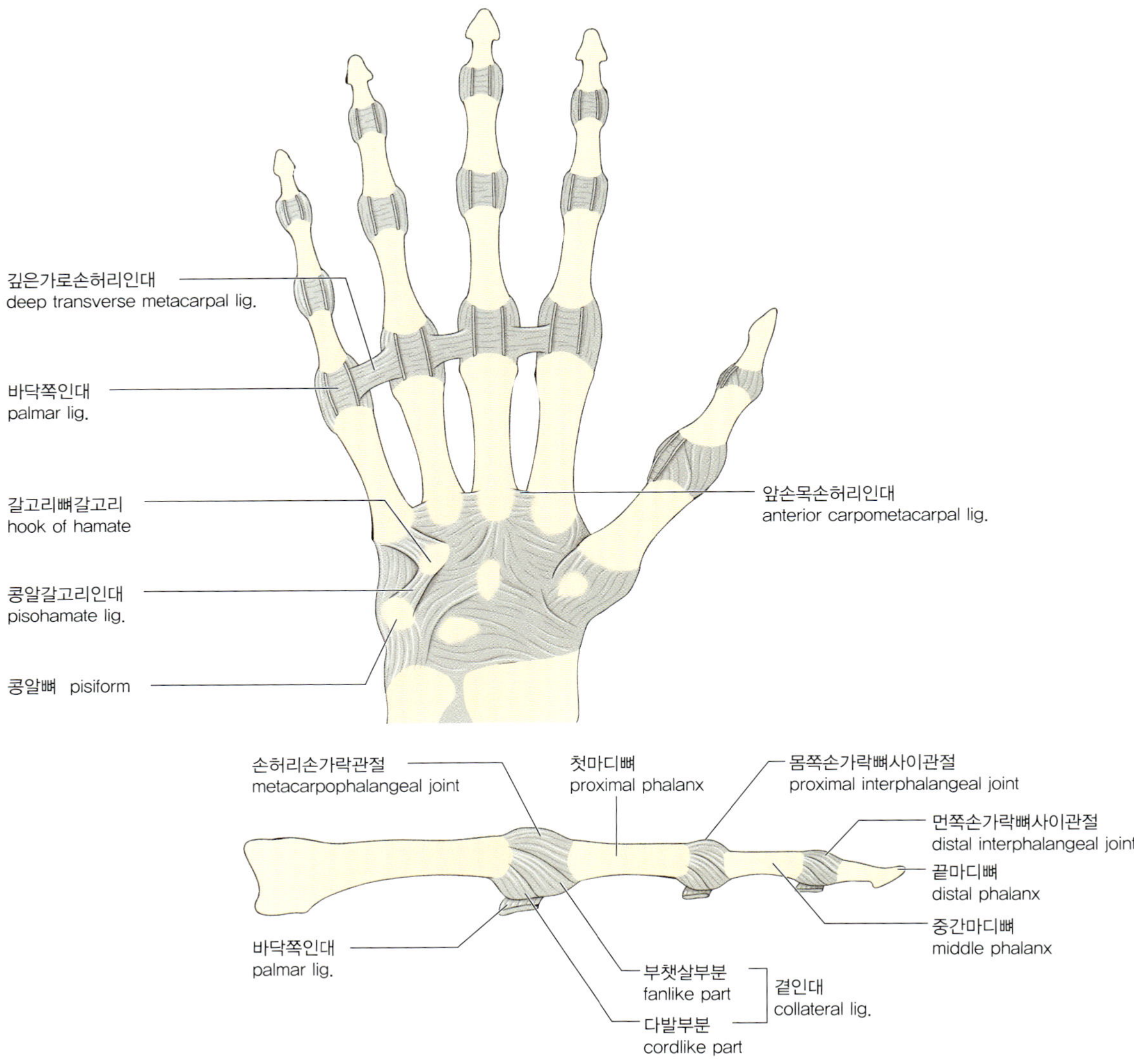

그림 3.70 손의 관절과 인대

04 다리

I. 다리의 뼈

1. 볼기뼈
2. 넙다리뼈
3. 무릎뼈
4. 정강뼈
5. 종아리뼈
6. 발뼈

II. 다리의 얕은 구조물

1. 다리의 얕은정맥
2. 다리의 림프계통
3. 다리의 피부신경

III. 볼기

1. 볼기의 뼈대
2. 볼기의 피부신경
3. 볼기의 근육
4. 볼기의 신경
5. 볼기의 혈관

IV. 넓적다리

1. 넓적다리의 깊은근막
2. 넓적다리의 인대
3. 넓적다리 앞칸의 근육
4. 넓적다리 안쪽칸의 근육
5. 넓적다리 앞쪽의 구조물
6. 넓적다리 뒤칸의 근육
7. 넓적다리의 신경
8. 넓적다리의 혈관

V. 다리오금

1. 다리오금의 내용물

VI. 종아리

1. 종아리의 뼈대
2. 종아리의 얕은정맥
3. 종아리의 피부신경
4. 종아리의 깊은근막
5. 종아리 앞칸의 근육, 신경, 혈관
6. 종아리 가쪽칸의 근육, 신경, 혈관
7. 종아리 뒤칸의 근육, 신경, 혈관

VII. 발

1. 발의 뼈대
2. 발의 피부
3. 발의 깊은근막
4. 발의 근육
5. 발의 신경
6. 발의 동맥

VIII. 다리의 관절

1. 엉덩관절
2. 무릎관절
3. 정강종아리관절
4. 발목관절
5. 발관절

다리는 몸무게를 지탱하고, 몸의 균형을 유지하며, 걷거나 뛰는 운동을 한다. 다리는 양쪽 볼기뼈(hip bone)로 구성된 다리이음부위(pelvic girdle)를 통해서 몸통과 연결된다.

다리는 볼기, 넓적다리, 무릎, 종아리, 발 등 다섯 부위로 구분하며, 각각에는 해당 뼈대가 있다(그림 4.1).

- **볼기부위**(gluteal region) : 엉덩뼈능선에서 넓적다리(thigh)에 이르는 **골반**(pelvis)의 가쪽 부위로, 다리뼈와 척주를 연결시켜주는 **볼기뼈**(hip bone)가 있다.
- 넓적다리부위(femoral region) : 볼기부위와 무릎(knee) 사이로, 넙다리뼈(femur)가 위치한다.
- 무릎부위(knee region) : 넓적다리와 종아리 사이의 관절부위로 무릎뼈(patella)가 있다.
- 종아리부위(leg region) : 무릎과 발목(ankle) 사이로 정강뼈(tibia)와 종아리뼈(fibula)가 위치한다.
- 발부위(foot region) : 다리의 먼쪽 부분으로 발목뼈(tarsus), 발허리뼈(metatarsus), 발가락뼈(phalanges)가 뼈대를 이룬다.

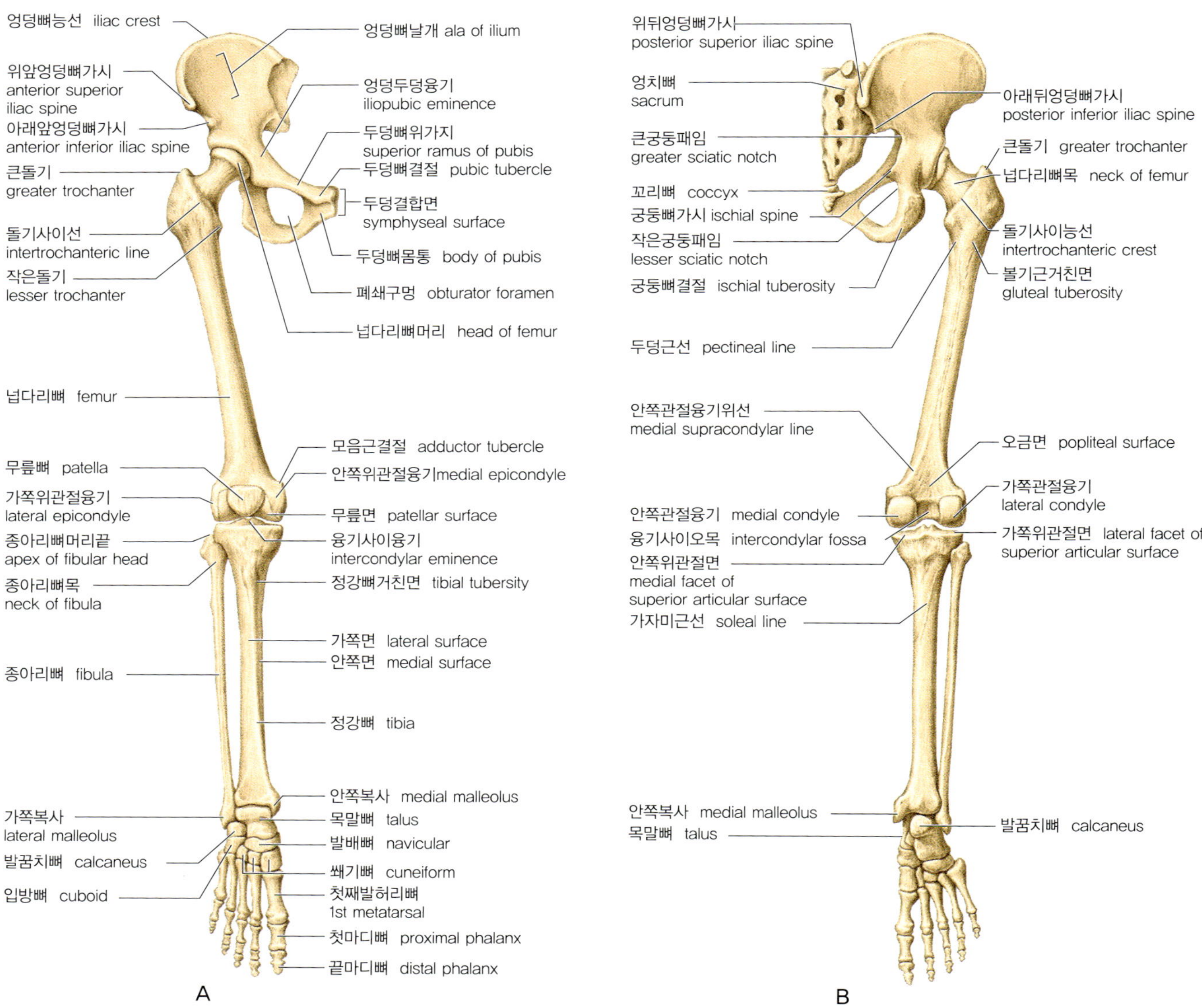

그림 4.1 앞쪽(A)과 뒤쪽(B)에서 본 다리뼈와 다리의 여러 부위

I 다리의 뼈

1. 볼기뼈

볼기뼈(hip bone)는 **엉치뼈**(sacrum)와 함께 몸통뼈대와 넙다리뼈(femur)를 연결하는 다리이음뼈(pelvic girdle)이다. 양쪽 볼기뼈는 몸통 앞에서 두덩결합(pubic symphysis)으로 서로 연결되고, 뒤에서는 엉치뼈(sacrum)와 엉치엉덩관절(sacroiliac joint)을 이룬다. 볼기뼈는 엉덩뼈, 엉치뼈, 두덩뼈로 구성되며(그림 4.2, 4.3), 각 낱개뼈에 대한 자세한 사항은 제7장에서 다루고, 여기서는 볼기뼈 전체를 간단히 기술한다.

1) 폐쇄구멍

폐쇄구멍(obturator foramen)은 볼기뼈에 있는 타원형 구멍으로, 그 경계는 두덩뼈, 궁둥뼈와 그 가지(ramus)들로 이루어진다(그림 4.2, 4.3). 폐쇄구멍에 대한 자세한 내용은 제7장에 기술하였다.

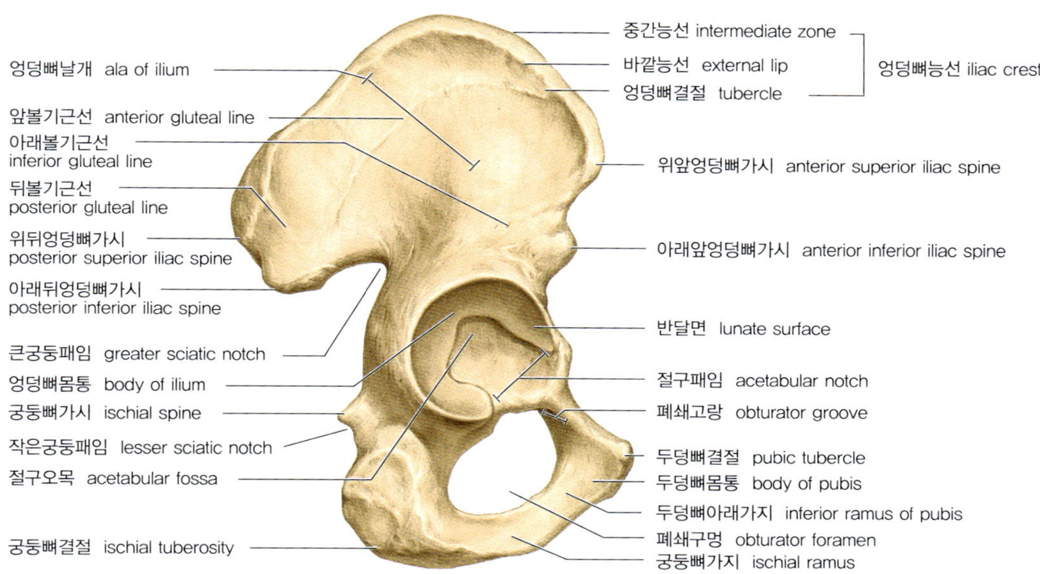

그림 4.2 어른의 오른쪽 볼기뼈 가쪽면

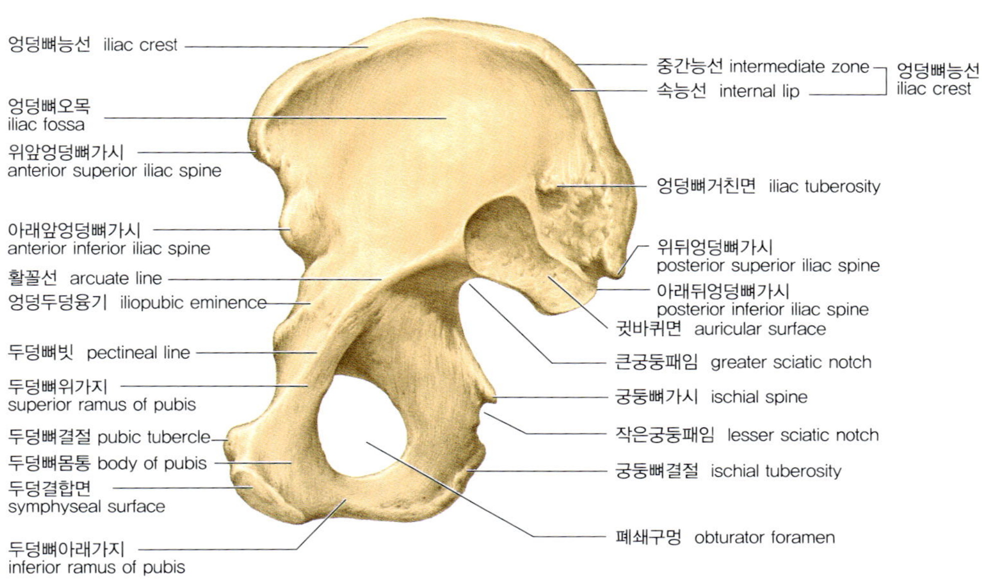

그림 4.3 어른의 오른쪽 볼기뼈 안쪽면

2) 절구

볼기뼈 가쪽에서 아래쪽과 앞가쪽을 향하게 움푹 파여 있는 깊은 컵 모양의 반구형 공간을 **절구**(acetabulum)라 한다. 절구는 볼기뼈의 세 부분이 합쳐져 생긴 공간으로, 위쪽 2/5은 엉덩뼈, 아래가쪽 2/5은 궁둥뼈, 앞쪽 1/5은 두덩뼈로 이루어지며, 넙다리뼈머리(head of femur)와 관절하여 엉덩관절을 이룬다(그림 4.1, 4.2).

절구모서리(acetabular margin)는 아랫부분 일부가 없는 원 모양으로, 이 결손 부분을 **절구패임**(acetabular notch)이라고 한다. 생체에서는 절구패임을 가로질러 **절구가로인대**(transverse acetabular lig.)가 있으며, 이 인대로 인해서 관절면이 반달 모양이 아닌 완전한 원이 된다. 절구패임 바로 위쪽의, 절구 속면 중심에 해당하는 거칠고 오목한 부위를 **절구오목**(acetabular fossa)이라고 하며, 이 부위는 관절 형성에 기여하지 않는 부분으로, 지방덩어리로 채워져 있고, 많은 구멍이 뚫려 있다. 영양혈관과 신경이 이들 구멍을 통해 관절로 들어간다. 절구오목 주변부는 매끈하고 편평하며 전체적으로 반달 모양을 하고 있어서 **반달면**(lunate surface)이라고 한다. 반달면은 넙다리뼈머리와 관절을 이룬다.

생체에서는 **절구모서리**(acetabular margin)에 섬유연골인 **절구테두리**(acetabular labrum)가 단단히 붙어 절구의 관절면을 깊게 한다.

3) 해부학자세에서의 볼기뼈

해부학자세에서 볼기뼈는 절구가 아래가쪽과 앞쪽을 향하고, 두덩뼈몸통 속면 대부분이 위쪽을 향한다. 골반에서 꼬리뼈 끝은 대개 두덩뼈몸통 위쪽 절반 높이에 있고 위앞엉덩뼈가시와 두덩뼈결절은 같은 이마면에 놓인다. 엉덩뼈능선의 가장 윗부분을 서로 연결하는 능선위면(supracristal plane)은 대략 넷째허리뼈 높이이며, 엉덩뼈결절은 다섯째허리뼈 높이에 해당한다. 위뒤엉덩뼈가시는 둘째엉치뼈 높이에서 허리 양쪽에 피부가 움푹 들어간 모습(skin dimple)으로 나타난다.

2. 넙다리뼈

넙다리뼈(femur)는 몸에서 가장 길고 무거우며, 그 길이는 키의 약 1/3~1/4 정도로, 선 자세에서 몸무게를 볼기뼈에서 정강뼈로 전달한다(그림 4.4, 4.5).

넙다리뼈 대부분이 근육으로 둘러싸여 있기 때문에 양쪽 뼈끝의 일부만 만져진다.

몸쪽 뼈끝(proximal epiphysis)에는 머리, 목, 큰돌기, 작은돌기가 있다. **넙다리뼈머리**(head of femur)는 둥글며, 위안쪽과 앞쪽으로 솟아 볼기뼈와 관절을 이룬다. **넙다리뼈목**(neck of femur)은 넙다리뼈머리를 넙다리뼈몸통과 연결하는 부위이다. 넙다리뼈머리와 목을 지나는 선은 몸통의 세로축과 평균 126° (angle of inclination)를 이룬다. 이 각은 태어날 때 가장 크고, 성장하면서 줄어든다. 여성에서는 작은골반(lesser pelvis)의 폭이 넓어서 두 절구 사이 폭이 넓어지고, 이에 따라 넙다리뼈몸통의 경사도가 크기 때문에 이 각이 작다. 이 각이 정상보다 작아진 경우를 굽은넙다리뼈(coxa vara), 커진 경우는 펴진넙다리뼈(coxa valga)라고 한다.

넙다리뼈의 운동성은 매우 크며 이때 넙다리뼈목에 많

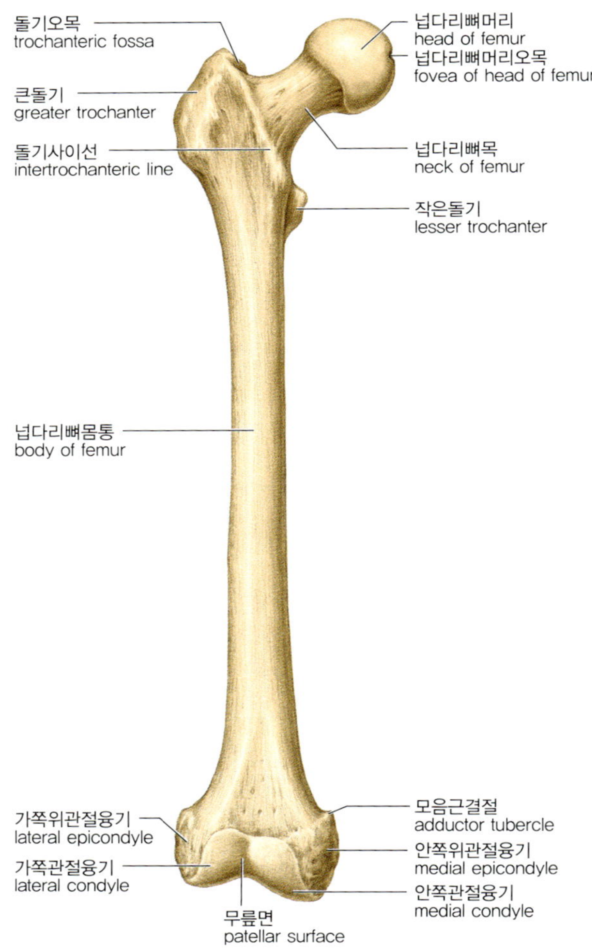

그림 4.4 오른쪽 넙다리뼈 앞면

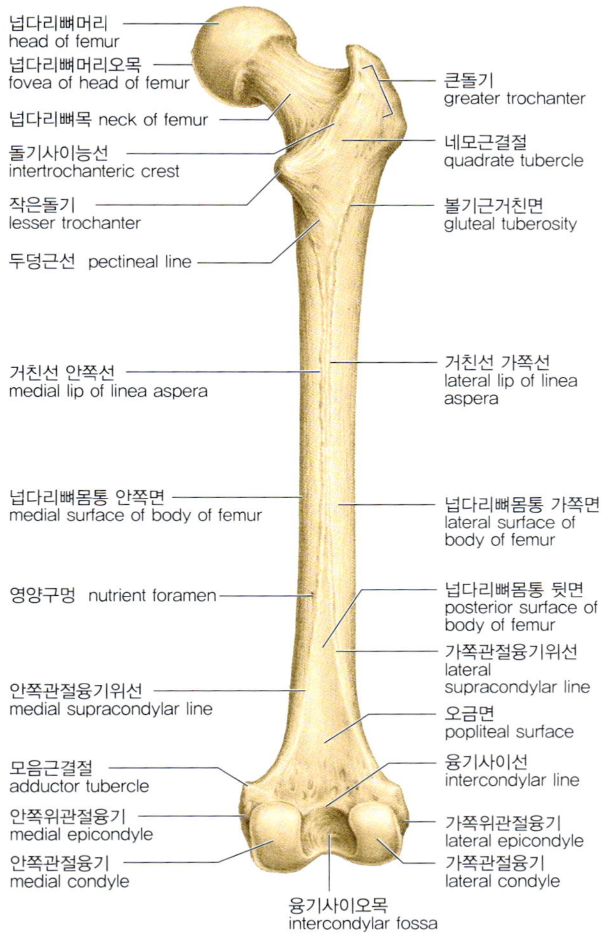

그림 4.5 오른쪽 넙다리뼈 뒷면

은 힘이 작용한다. 이 때문에 노인들은 살짝 넘어지더라도 넙다리뼈목에 **골절**(fracture)이 쉽게 생긴다.

넙다리뼈목이 넙다리뼈몸통으로 이어지는 부위에 큰돌기와 작은돌기가 있다.

큰돌기(greater trochanter)는 넙다리뼈몸통과 넙다리뼈목이 만나는 곳 가쪽에서 위뒤쪽으로 돌출되어 있으며, 넓적다리 가쪽에서 엉덩뼈능선 아래 약 10 cm 지점에서 만질 수 있다. 해부학자세에서 양쪽 큰돌기 끝을 서로 연결한 선은 두덩뼈결절과 넙다리뼈머리의 중심을 지난다. 큰돌기 안쪽면에는 움푹 파인 **돌기오목**(trochanteric fossa)이 있다.

작은돌기(lesser trochanter)는 넙다리뼈몸통과 넙다리뼈목이 이어지는 곳 뒤안쪽에서 안쪽으로 원뿔 모양으로 돌출되어 있다. 넙다리뼈몸통과 넙다리뼈목이 만나는 부분의 앞에는 큰돌기와 작은돌기를 연결하는 **돌기사이선**(intertrochanteric line)이 있고, 뒤에는 돌기사이능선(intertrochanteric crest)이 있으며, 돌기사이능선에는 네모근결절(quadrate tubercle)이 있다.

넙다리뼈몸통(body of femur)은 해부학자세에서 위가쪽에서 아래안쪽으로 뻗어 있고, 그 세로축은 수직선과 약 10° 정도의 각을 이룬다. 넙다리뼈몸통은 앞으로 약간 휘어 있으며, 몸통의 대부분은 둥글고 매끄러우나 뒤에는 거친선(linea aspera)이 있다(그림 4.5). 거친선은 다시 안쪽선(medial lip)과 가쪽선(lateral lip)으로 구성된다. 몸쪽에서 가쪽선은 볼기근거친면(gluteal tuberosity)과 이어지고, 안쪽선은 작은돌기를 향하여 나선(spiral line)으로 올라가 넙다리뼈 앞에 있는 돌기사이선에 이른다. 안쪽선과 가쪽선 사이에 있는 뚜렷한 형태의 두덩근선(pectineal line)은 거친선 가운데에서 시작하여 작은돌기 바닥에 이른다. 먼쪽에서 거친선은 **안쪽 · 가쪽관절융기위선**(medial and lateral supracondylar lines)으로 나뉘어 각각 **안쪽 · 가쪽관절융기**(medial and lateral condyles)로 이어진다.

먼쪽 뼈끝에는 안쪽 · 가쪽관절융기(medial and lateral condyles)가 있다. 이들은 피부밑 구조물로, 무릎을 굽히거나 펼 때 쉽게 만질 수 있다.

넙다리뼈 관절융기는 정강뼈 관절융기(tibial condyle)와 함께 **무릎관절**(knee joint)을 이룬다(그림 4.1). 해부학자세에서 넙다리뼈의 양쪽 관절융기는 그 아랫면이 수평면상에 위치한다. 앞에서 보았을 때 양쪽 관절융기는 서로 만나면서 얇게 파인 **무릎면**(patellar surface)을 형성하고(그림 4.4), 이곳에서 무릎뼈(patella)와 관절을 이룬다. 뒷면에는 양쪽 관절융기 사이에 융기사이오목(intercondylar fossa)이 있다. 가쪽관절융기 가쪽면과 안쪽관절융기 안쪽면에는 각각 좀 더 뾰족하게 솟은 **가쪽 · 안쪽위관절융기**(lateral and medial epicondyles)가 있으며, 이들 위관절융기는 피부 밑으로 쉽게 만져진다. 안쪽위관절융기 위에는 **모음근결절**(adductor tubercle)이 있다(그림 4.4, 4.5).

3. 무릎뼈

무릎뼈(patella)는 넙다리네갈래근 힘줄 속에 있는 **종자뼈**(sesamoid bone)로 납작한 세모꼴이다(그림 4.6). 무릎뼈 앞면은 약간 볼록하고, 세로 방향의 많은 선이 있다. 뒷면은 매끈한 관절면이며, 세로 능선이 있어서 큰 가쪽관절면과 작은 안쪽관절면으로 구분된다. 몸쪽모서리를 무릎뼈바닥(base of patella)이라고 하고, 꼭지점에 해당하는 무릎뼈끝(apex of patella)은 아래쪽을 향한다. 무릎뼈끝에서 무릎인대(patellar lig.)가 시작된다. 무릎뼈는 넙다리뼈 무릎면과 관절을 이루고 무릎관절의 앞벽을 이루는 데 기여한다(그림 4.1).

4. 정강뼈

종아리(leg)에는 정강뼈와 종아리뼈가 나란히 놓여 그 뼈대를 이룬다(그림 4.1, 4.11, 4.12). 생체에서는 이 두 뼈의 몸통 사이를 뼈사이막(interosseous membrane)이 서로 연결하고 있다. 두 뼈 중에서 **정강뼈**(tibia)는 앞안쪽에 위치하며, 위로는 넙다리뼈 관절융기와 관절을 이루고, 아래로는 **목말뼈**(talus)와 관절을 이룬다. 넙다리뼈를 통해 전달된 몸무게는 정강뼈를 지나 발목으로 전달된다. 즉 정강뼈는 몸무게를 지탱하는 역할을 하며, 따라서 이 뼈는 매우 튼튼하고 무겁다.

정강뼈 몸쪽 뼈끝(proximal epiphysis)에는 가쪽관절융기(lateral condyle)와 안쪽관절융기(medial condyle)가 있고, 이들은 각각 넙다리뼈 관절융기와 관절을 이룬다(그림 4.7, 4.8). 양쪽 관절융기는 몸통에서 약간 뒤로 쏠려 있으며, 안쪽관절융기가 가쪽관절융기에 비해 약간 크다. 위쪽을 향하는 관절면은 편평하며, 두 관절면 사이에는 거칠게 솟은 융기사이융기(intercondylar eminence)가 있다. 이 융기는 넙다리뼈의 융기사이오목(intercondylar fossa)과 서로 맞물린다(그림 4.1). 융기사이융기의 앞과 뒤에는 각각 **앞·뒤융기사이구역**(anterior and posterior intercondylar areas)이 있다. 가쪽관절융기 아랫면 뒤쪽에는 동그랗고 매끈한 **종아리관절면**(fibular articular facet)이 있어서 종아리뼈와 관절을 이룬다. 몸쪽 뼈끝은 먼쪽 뼈끝에 비하여 훨씬 크다.

위에서 보았을 때 정강뼈몸통(body of tibia)은 약간 비틀려 몸쪽 뼈끝이 먼쪽 뼈끝에 비해 더 안쪽으로 돌아간 모습을 하고 있으며, 그 각도(degree of tibial torsion)는 평균 15~20°이다. 정강뼈몸통은 삼각기둥 모양으로 안쪽면, 가쪽면, 뒤면의 세 면과 앞모서리, 안쪽모서리, 뼈사이모서리의 세 모서리로 구성된다(그림 4.7, 4.8). 앞모서리와 안쪽면 대부분은 피부 밑에 위치하며, 정강뼈거친면에서 안쪽복사에 이르기까지 쉽게 만져진다. 정강뼈몸통 중간 1/3과 아래 1/3의 경계 부위의 뼈가 가장 얇아서 외력이 가해졌을 때 골절되기 쉽다. 앞모서리 가장 위쪽에 튀어나온 부위를 **정강뼈거친면**(tibial tuberosity)이라고 하며, 이곳에 무릎인대(patellar lig.)가 붙는다(그림 4.37).

정강뼈몸통 몸쪽 뒷면에는 거칠고 비스듬한 **가자미근선**(soleal line)이 있다(그림 4.8). 이 선은 아래안쪽으로 내려와 몸통 위쪽 1/3 높이의 안쪽모서리까지 이어진다.

뼈사이모서리는 날카로우며 정강뼈와 종아리뼈 사이를 연결하는 뼈사이막이 붙는다.

정강뼈의 먼쪽 뼈끝은 몸쪽 뼈끝보다 작으며, 안쪽으로 튀어나와 **안쪽복사**(medial malleolus)를 이룬다. 안쪽복사 가쪽면에는 목말뼈와 관절을 이루는 관절면이 있다.

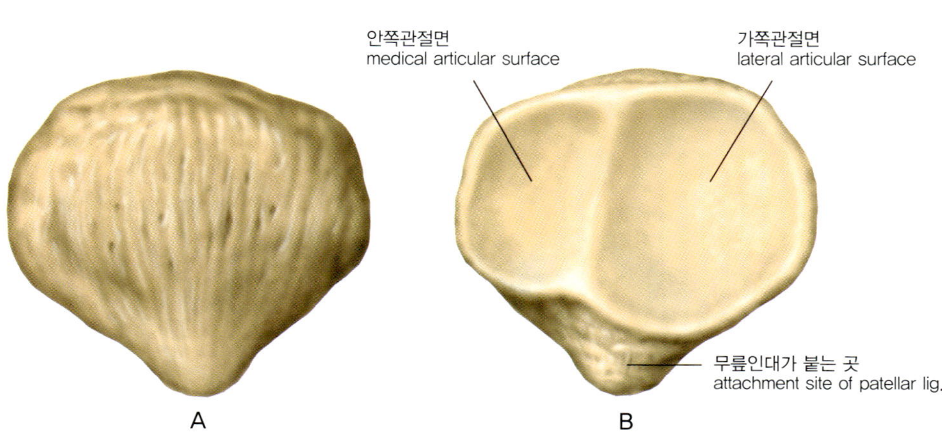

그림 4.6 오른쪽 무릎뼈의 앞면(A)과 뒷면(B)

5. 종아리뼈

종아리뼈(fibula)는 정강뼈 뒤가쪽에 있고, 몸무게를 지지하지 않기 때문에 길이에 비해서 가늘다. 그러나 종아리뼈는 근육이 붙는 자리를 제공하고, 발목관절에서 목말뼈가 빠져나가지 못하게 하여 관절을 안정시키는 역할을 한다. 종아리뼈의 몸쪽 뼈끝인 **종아리뼈머리**(head of fibula)는 정강뼈 가쪽관절융기 뒤가쪽에 있는 **종아리관절면**(fibular articular facet)과 관절을 이루고, 그 끝은 **종아리뼈머리끝**(apex of fibular head)이라고 한다. **종아리뼈몸통**(body of fibula)은 다소 비틀린 모습을 하고 있다. 먼쪽 뼈끝은 커져서 가쪽복사(lateral malleolus)를 이루며, 가쪽복사는 안쪽복사보다 두드러지고 뒤쪽에 위치하며 1 cm가량 아래에 있다(그림 4.7, 4.8). 가쪽복사는 목말뼈 가쪽면과 관절을 이룬다.

6. 발뼈

발에는 발목뼈 7개, 발허리뼈 5개, 발가락뼈 14개가 있다(그림 4.9, 4.10). 발의 안쪽모서리와 가쪽모서리의 중간점을 연결하는 선을 기준으로 발허리뼈와 발가락뼈는 이 선 앞쪽에, 발목뼈는 이 선 뒤쪽에 위치한다. 이들 뼈는 여러 인대로 촘촘히 연결되어 있어 하나의 단위를 형성한다. 따라서 각각의 발뼈를 이해하는 것도 중요하지만 발에서 관찰되는 표지(landmark)를 아는 것이 더욱 중요하다.

1) 발목뼈

발목뼈(tarsal bones)는 목말뼈, 발꿈치뼈, 발배뼈, 쐐기뼈 3개, 입방뼈 등 모두 7개가 있다(그림 4.9, 4.10, 4.11, 4.12, 4.13). 발목뼈 중에서 목말뼈만이 종아리의 뼈와 관절을 이룬다.

(1) 목말뼈

목말뼈(talus)는 발목뼈 중에서 힘줄이나 근육이 붙지 않는 유일한 뼈이며 몸통, 목, 머리로 구분된다(그림 4.9, 4.12).

목말뼈몸통(body of talus)은 이 뼈의 뒷부분으로, 위쪽에는 **목말뼈도르래**(trochlea of talus)가 솟아 있다. 도르래 윗면과 안쪽면이 정강뼈와 관절을 이루고 가쪽면은 종

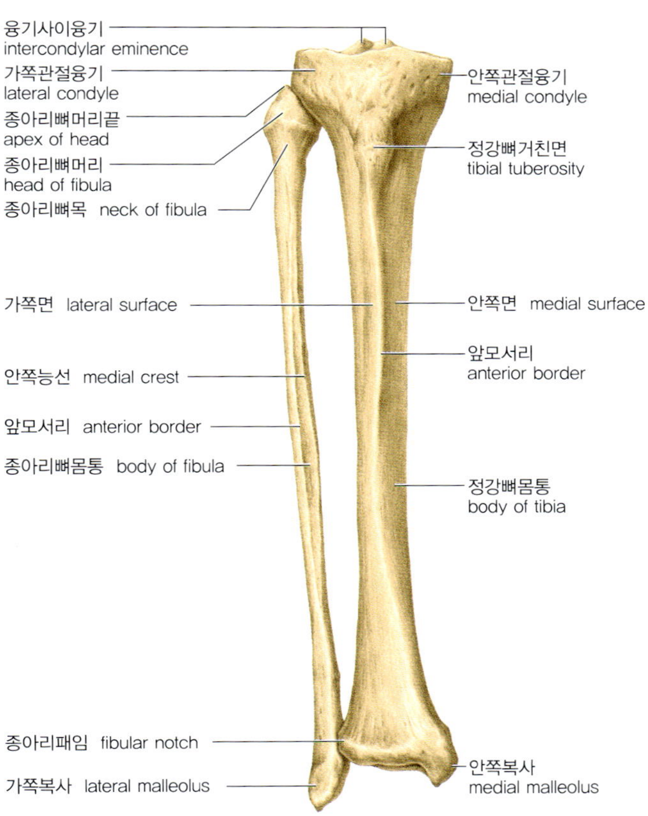

그림 4.7 오른쪽 정강뼈와 종아리뼈 앞면

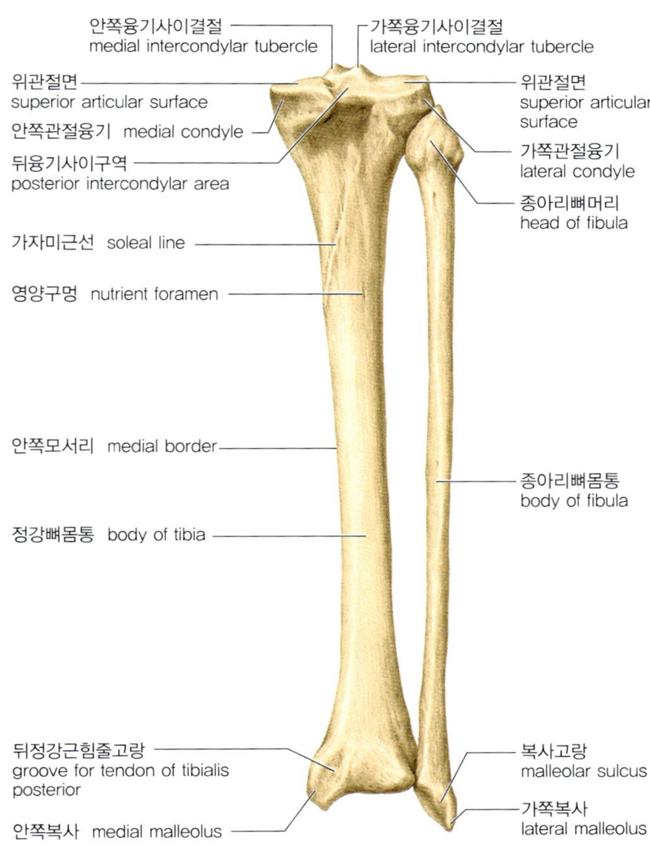

그림 4.8 오른쪽 정강뼈와 종아리뼈 뒷면

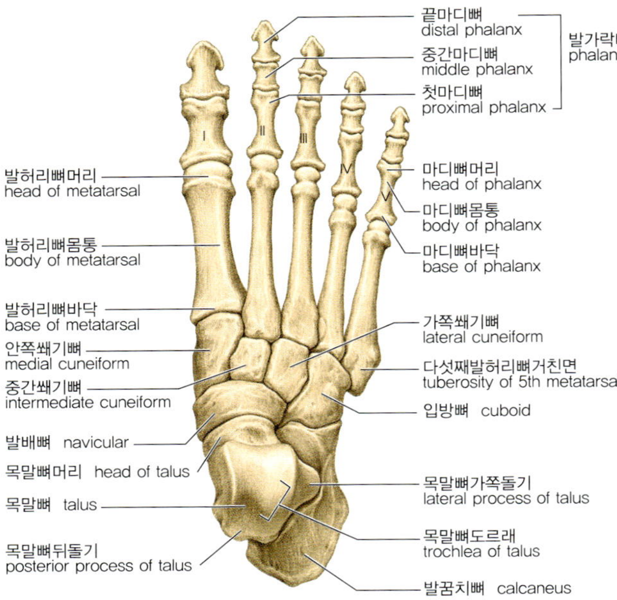

그림 4.9 오른쪽 발뼈 발등면

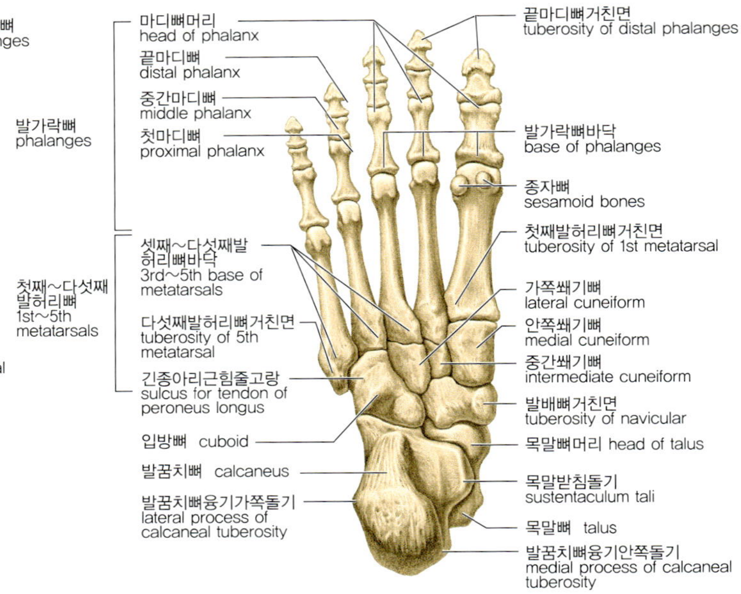

그림 4.10 오른쪽 발뼈 발바닥면

아리뼈와 관절을 이루어, 발목으로 내려온 몸무게를 지지한다. 목말뼈몸통 아래쪽, 뒤쪽, 안쪽에는 **긴엄지굽힘근힘줄고랑**(groove for tendon of flexor hallucis longus)이 앞쪽으로 뻗어 발꿈치뼈(calcaneus)의 **목말받침돌기**(sustentaculum tali) 아랫면에 있는 같은 이름의 고랑과 이어진다(그림 4.12). **목말뼈뒤돌기**(posterior process of talus) 양쪽에는 형태가 뚜렷한 가쪽결절(lateral tubercle)과 이보다 작은 안쪽결절(medial tubercle)이 있다(그림 4.11, 4.12)

목말뼈목(neck of talus)은 짧고 앞안쪽을 향하고 있으며, 목말뼈목 가쪽 아랫면에 있는 홈은 목말뼈와 발꿈치뼈가 관절을 이룰 때 그 사이에 형성되는 발목뼈굴(tarsal sinus)의 천장이 된다.

목말뼈목 앞쪽에 위치하는 **목말뼈머리**(head of talus)는 둥글고 앞안쪽을 향한다. 목말뼈머리는 발꿈치뼈 **목말받침돌기**(sustentaculum tali) 위에 놓이며, 목말뼈머리 맨 앞에는 발배뼈와 관절을 이루는 관절면이 있고, 아래안쪽에는 발꿈치뼈와 관절을 이루는 관절면이 있으며, 이 두 관절면은 서로 이어져 있다(그림 4.10).

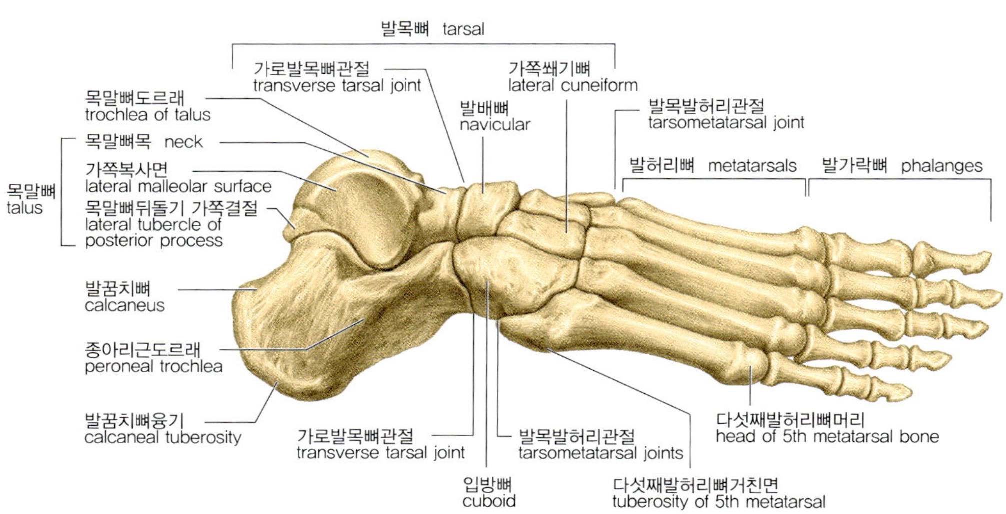

그림 4.11 오른쪽 발뼈 가쪽면

(2) 발꿈치뼈

발꿈치뼈(calcaneus)는 발에서 가장 크고 강한 뼈로 위로는 목말뼈와, 앞으로는 입방뼈와 관절을 이루어 목말뼈에서 받은 몸무게를 바닥으로 전달한다(그림 4.9). 발꿈치뼈 윗부분 안쪽모서리에서 안쪽으로 돌출되어 목말뼈머리를 받치는 **목말받침돌기**(sustentaculum tali)는 안쪽복사 바로 아래에서 만져진다. 목말받침돌기 아랫면에는 얕은 고랑인 긴엄지굽힘근힘줄고랑(groove for tendon of flexor hallucis longus)이 있다(그림 4.12). 발꿈치뼈 앞쪽 아랫면에는 **발꿈치뼈결절**(calcaneal tubercle)이 있다. 발꿈치뼈 뒤쪽에는 **발꿈치뼈융기**(calcaneal tuberosity)가 있으며, 이 융기는 안쪽돌기와 가쪽돌기(medial and lateral process)로 구분된다(그림 4.10). 바로 선 자세에서는 안쪽돌기만 바닥에 닿는다. 뼈 가쪽면에 있는 작은 돌기인 종아리근도르래(fibular trochlea)는 가쪽복사 앞아래쪽에서 만져지는데, 그 아래로 **긴종아리근**(peroneus longus m.) 힘줄이 지난다. 발 가쪽면에서 목말뼈목과 발꿈치뼈 앞윗면 사이에는 공간이 생기며, 이를 발목뼈굴(tarsal sinus)이라고 하며(그림 4.13), 이 안에는 작은 신경, 혈관, 지방, 인대 등이 들어 있다. 이곳은 종종 발의 통증이 생기는 부위이다.

(3) 발배뼈

발배뼈(navicular)는 뒤쪽 목말뼈와 앞쪽 세 쐐기뼈 사이에 있다(그림 4.9, 4.11). 발배뼈 안쪽면은 아래쪽을 향하며 발배뼈거친면(tuberosity of navicular)이 있다(그림 4.10).

(4) 쐐기뼈

쐐기뼈(cuneiform)는 쐐기 모양으로 생긴 뼈로, **안쪽**(medial), **중간**(intermediate), **가쪽**(lateral) 쐐기뼈가 발배뼈 앞쪽에 나란히 놓여 있다. 안쪽쐐기뼈가 가장 크고 중간쐐기뼈가 가장 작으며, 안쪽쐐기뼈와 가쪽쐐기뼈는 중간쐐기뼈보다 앞으로 돌출되어 있고, 각각의 쐐기뼈는 첫째에서 셋째발허리뼈와 관절을 이룬다(그림 4.9). 또 가쪽쐐기뼈는 뒤가쪽에 자리잡고 있는 입방뼈와도 관절을 이룬다.

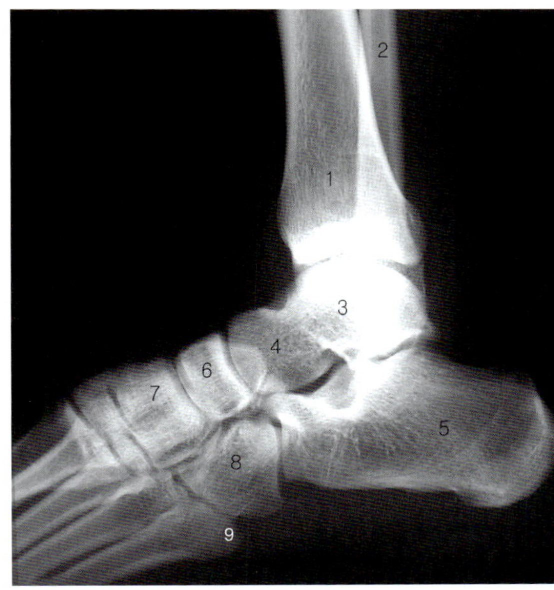

그림 4.13 발목 가쪽촬영. 1. 정강뼈 2. 종아리뼈 3. 목말뼈 4. 목말뼈머리 5. 발꿈치뼈 6. 발배뼈 7. 안쪽쐐기뼈 8. 입방뼈 9. 다섯째발허리뼈거친면

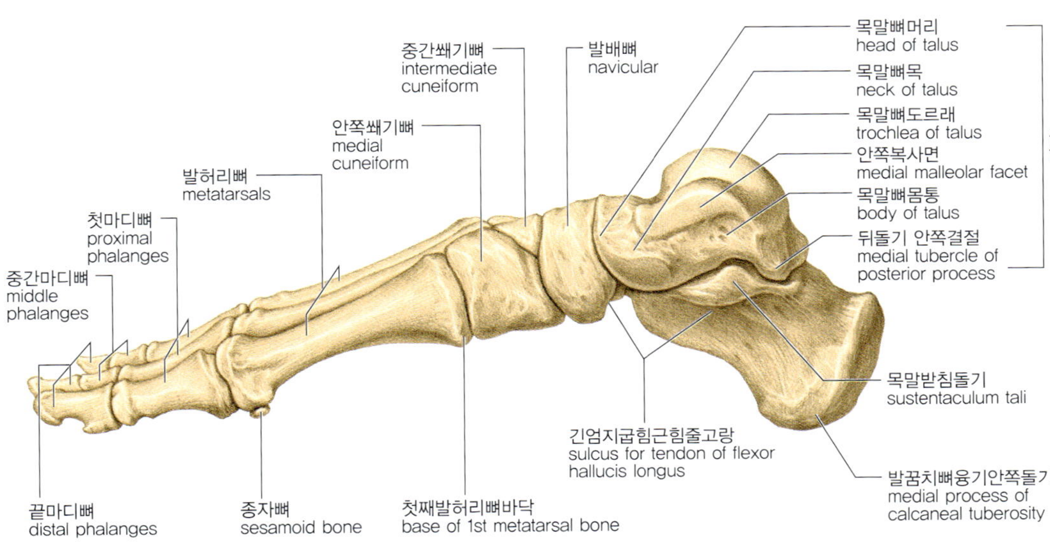

그림 4.12 오른쪽 발뼈 안쪽면

(5) 입방뼈

입방뼈(cuboid)는 발목뼈 먼쪽 가쪽에 있다(그림 4.9, 4.11). 입방뼈 아래가쪽에는 입방뼈거친면(tuberosity of cuboid)이 있으며, 그 앞쪽 고랑으로 **긴종아리근**(peroneus longus m.) 힘줄이 지난다(그림 4.10).

2) 발허리뼈

발허리뼈(metatarsals)는 모두 5개로, 가장 안쪽에 있는 것이 첫째발허리뼈이다. 첫째발허리뼈가 가장 짧고 굵으며, 둘째발허리뼈는 가장 길다. 각각의 발허리뼈는 몸쪽의 바닥(base), 몸통(body), 먼쪽의 머리(head)로 구성된다. 발허리뼈바닥은 발목뼈와 관절을 이루고, 발허리뼈머리는 발가락 **첫마디뼈**(proximal phalanx)와 관절을 이룬다(그림 4.9, 4.10). 다섯째발허리뼈 바닥에는 뒤가쪽으로 돌출되어 입방뼈 가쪽모서리를 감싸는 거친면(tuberosity)이 있다. 이 다섯째발허리뼈거친면(tuberosity of fifth metatarsal bone)은 특징적인 표지점으로, 발 가쪽모서리 중간에 위치한다(그림 4.12, 4.13).

3) 발가락뼈

발가락뼈(phalanx)는 발가락마다 첫마디뼈, 중간마디뼈, 끝마디뼈(proximal, middle, distal phalanges)가 있다. 하지만, 첫째발가락에는 첫마디뼈와 끝마디뼈만 있어서 모두 14개가 있다. 각각의 마디뼈는 바닥, 몸통, 머리로 나뉜다(그림 4.9, 4.10).

II 다리의 얕은 구조물

몸의 다른 부위와 마찬가지로 다리 피부 밑에는 성긴 결합조직(loose connective tissue)으로 구성된 얕은근막(superficial fascia)이 있으며, 얕은근막에는 지방, **피부신경**(cutaneous nn.), 얕은정맥(superficial vv.), 림프관(lymphatic vessel), 림프절(lymph node) 등이 있다. 얕은근막 밑에는 다리근육 전체를 감싸는 치밀한 결합조직의 막인 깊은근막(deep fascia)이 있다.

1. 다리의 얕은정맥

얕은정맥(superficial vv.)은 얕은근막에 위치하며, 발등에서 파랗게 보이는 것들이 바로 얕은정맥이다. 얕은정맥은 다양한 모양으로 분지하여 개인마다 양상이 일정하지 않지만, 다리에서 관찰되는 큰두렁정맥과 작은두렁정맥처럼 누구에게나 공통으로 나타나는 것들이 있다. 이들 정맥에는 판막(valve)이 있어서 피가 위에서 아래로 역류하는 것을 막아준다.

1) 큰두렁정맥

큰두렁정맥(great saphenous v.)은 우리 몸에서 가장 긴 정맥으로, 발등 안쪽에 있는 **발등정맥활**(dorsal venous arch 또는 plexus)에서 시작되어 안쪽복사(medial malleolus) 앞을 지나고, 종아리 안쪽을 타고 올라가 무릎 뒤를 돌아 다시 앞쪽으로 나와 깊은근막에 있는 두렁정맥구멍(saphenous opening)을 지나 몸의 깊은 곳으로 들어가서 **넙다리정맥**(femoral v.)으로 합쳐진다(그림 4.14). 큰두렁정맥이 두렁정맥구멍으로 들어가기 직전에 **얕은엉덩휘돌이정맥**(superficial circumflex iliac v.), **얕은배벽정맥**(superficial epigastric v.), **바깥음부정맥**(external pudendal v.), **안쪽과 가쪽덧두렁정맥**(accessory saphenous vv.) 등이 큰두렁정맥으로 합쳐진다(그림 4.14).

2) 작은두렁정맥

작은두렁정맥(small saphenous v.) 역시 발등정맥활에서 시작하는데, 큰두렁정맥과는 반대로 발등 가쪽에서 시작된다. 이 정맥은 가쪽복사(lateral malleolus) 뒤쪽을 지나 종아리 뒷면 정중선을 따라 올라가다가 다리오금(popliteal fossa) 바로 아래쪽에서 깊은근막을 뚫고 속으로 들어간 후 종아리 아래쪽에서 올라오는 오금정맥(popliteal v.)으로 합쳐진다(그림 4.15).

3) 관통정맥

깊은근막보다 표면에 있는 **얕은정맥**(superficial vv.)과 깊은근막보다 깊이 있는 **깊은정맥**(deep vv.) 사이에는 이 둘을 연결해 주는 **관통정맥**(perforating vv.)이 있으며, 관통정맥에도 역시 판막이 있어서 피가 깊은정맥에서 얕은정맥으로 역류하지 못하게 막아준다.

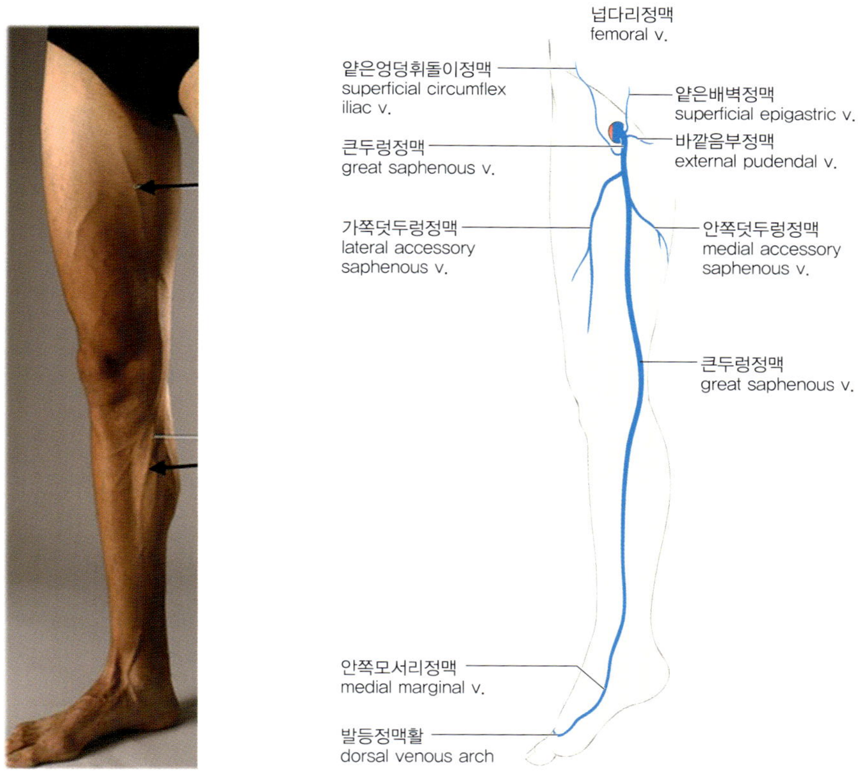

그림 4.14 피부 표면을 통해 본 큰두렁정맥(왼쪽 사진의 화살표)과 그 모식도 (오른쪽 그림)

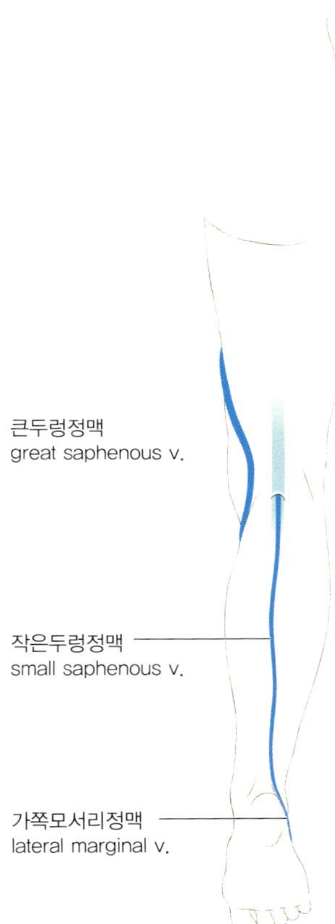

그림 4.15 작은두렁정맥이 일어나는 모습과 그 경로

다리의 정맥류(varicose vein)

다리 정맥에는 판막(valve)이 있어서 피가 역류하는 것을 막아 주지만(그림 A) 정맥판막이 제기능을 못하는 경우에는 피가 아래로 새어(그림 B) 정체하게 된다. 이에 따라 정맥에 압력이 생기고, 이러한 상태가 오래되면 정맥이 일직선이 아니라 울퉁불퉁해지는데, 이를 정맥류(varicose vein)라고 한다(그림 C, D). 정맥류는 노인, 혈관이 약한 사람, 오래 서서 일하는 사람 등에 특히 잘 나타난다. 정맥류 발생 시 통증이 동반하고 피가 고인 부분에 피떡(blood clot)이 생기며, 이것이 혈관을 따라 순환하다 보면 뇌나 허파의 혈관을 막아 위험한 상황이 발생할 수 있다

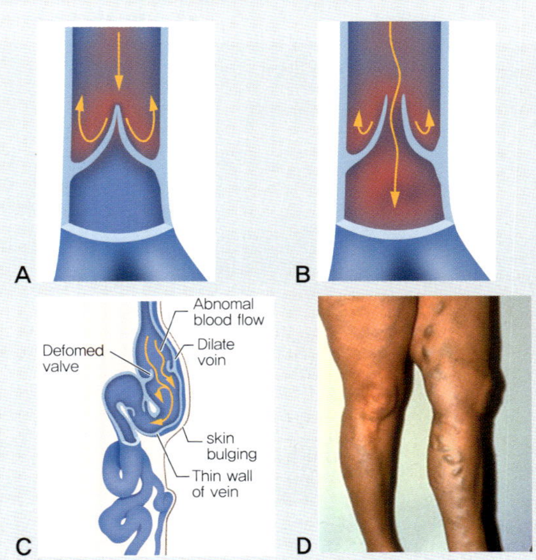

2. 다리의 림프계통

다리 피부밑조직에 무수히 퍼져 있는 모세림프관(lymphatic capillary)은 얕은림프관(superficial lymph vessels)이 되어 몸 안으로 이어진다. 림프관의 경로 중간중간에는 림프절(lymphatic nodule)이 존재하며(그림 4.16), 다리에서 볼 수 있는 대표적인 림프절로는 얕은고샅림프절과 오금림프절이 있다.

얕은고샅림프절(superficial inguinal lymph nodes)은 **고샅부위**(inguinal region)에서 얕은근막에 위치하며, 두렁정맥구멍을 중심으로 가로무리(horizontal group)와 세로무리(vertical group)로 흩어져 있다. 이들은 깊은고샅림프절(deep inguinal lymph nodes)과 바깥엉덩림프절(external iliac lymph nodes)로 연결된다. 얕은고샅림프절로 림프가 배출(drain)되는 부위는 다리에만 제한되지는 않고, 아래배벽(lower abdominal wall), 바깥생식기(external genitalia), 샅(perineum)과 항문관 아래 부분(lower part of anal canal) 등에서도 림프가 배출된다.

오금림프절(popliteal lymph nodes)은 다리오금에서 깊은근막보다 속에 위치한다. 종아리의 **깊은림프관**(deep lymph vessels)이 **깊은정맥**(deep vv.)을 따라 올라가 오금림프절로 유입된다(그림 4.16).

다리의 림프절을 흐르는 림프의 흐름을 정리하면 그림 4.17과 같다.

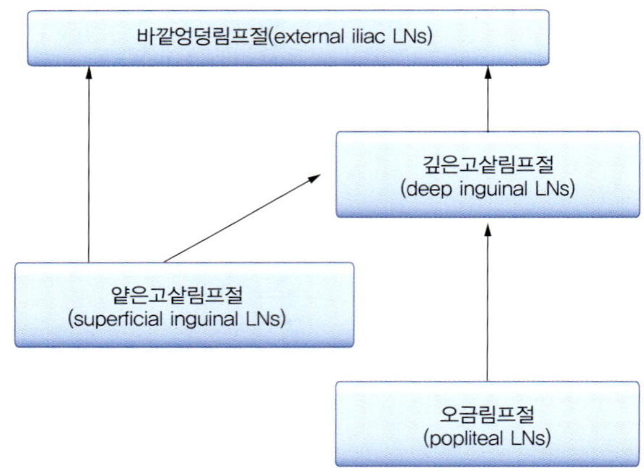

그림 4.17 다리 림프절을 통한 림프 흐름의 모식도. LN, lymph node

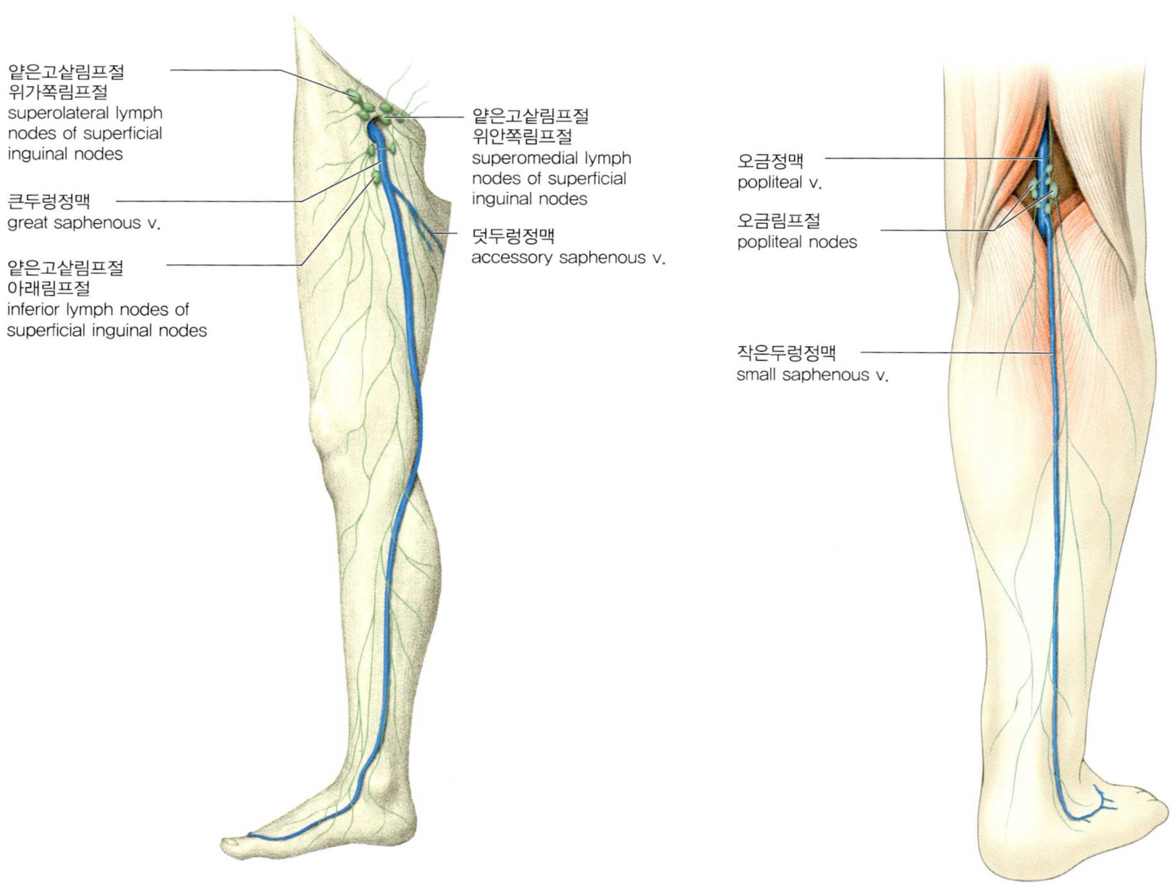

그림 4.16 다리의 림프관과 림프절

3. 다리의 피부신경

다리의 얕은근막에는 피부의 감각을 느끼고 전달해주는 많은 **피부신경**(cutaneous nn.)이 있다. 이들 대부분은 허리신경얼기(lumbar plexus)와 엉치신경얼기(sacral plexus)의 가지이지만, **갈비밑신경**(subcostal n., T12)의 일부가 넓적다리 위가쪽에 분포하기도 한다(그림 4.18).

넓적다리에는 **음부넙다리신경**(genitofemoral n., L1,2)의 피부가지(음부가지와 넙다리가지), 폐쇄신경(obturator n., L2~4) 피부가지, **가쪽넙다리피부신경**(lateral femoral cutaneous n., L2,3), **앞넙다리피부신경**(anterior femoral cutaneous n., L2,3), **뒤넙다리피부신경**(posterior femoral cutaneous n., S1~3) 등의 피부신경이 있다.

임상적으로는 각각의 말초 피부신경이 어느 부위에 분포하느냐 하는 정보는 그다지 중요하지 않다. 그보다는 '피부분절'이라는 개념을 알아둘 필요가 있다.

피부분절(dermatome)이란 특정 부위의 피부감각을 담당하는 신경섬유가 척수의 어느 수준에서 비롯되었는지를 나타내는 말이다. 즉, 척수신경 하나가 감각을 담당하는 피부 범위를 말한다. 예를 들면 그림 4.19에 나타낸 바와 같이 무릎 바로 앞쪽의 피부감각은 넷째허리신경(L4)의 신경섬유가 담당한다는 의미이다.

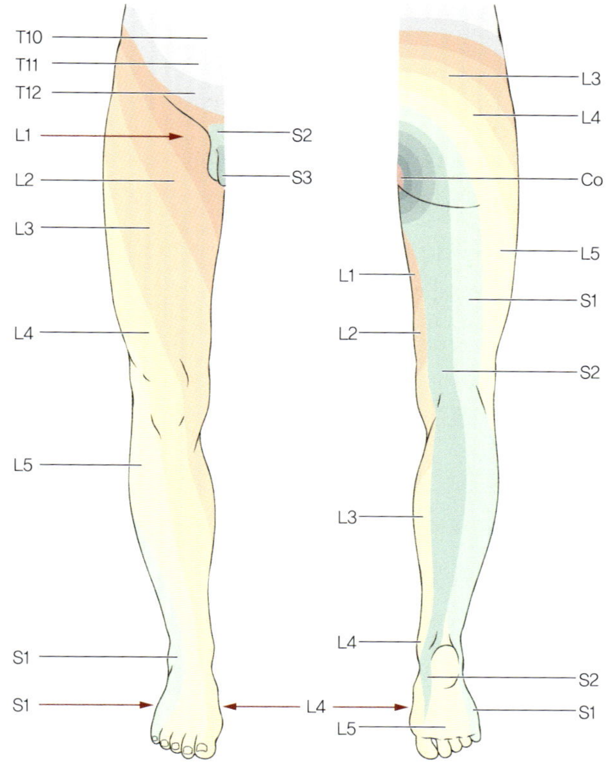

그림 4.19 다리의 피부분절

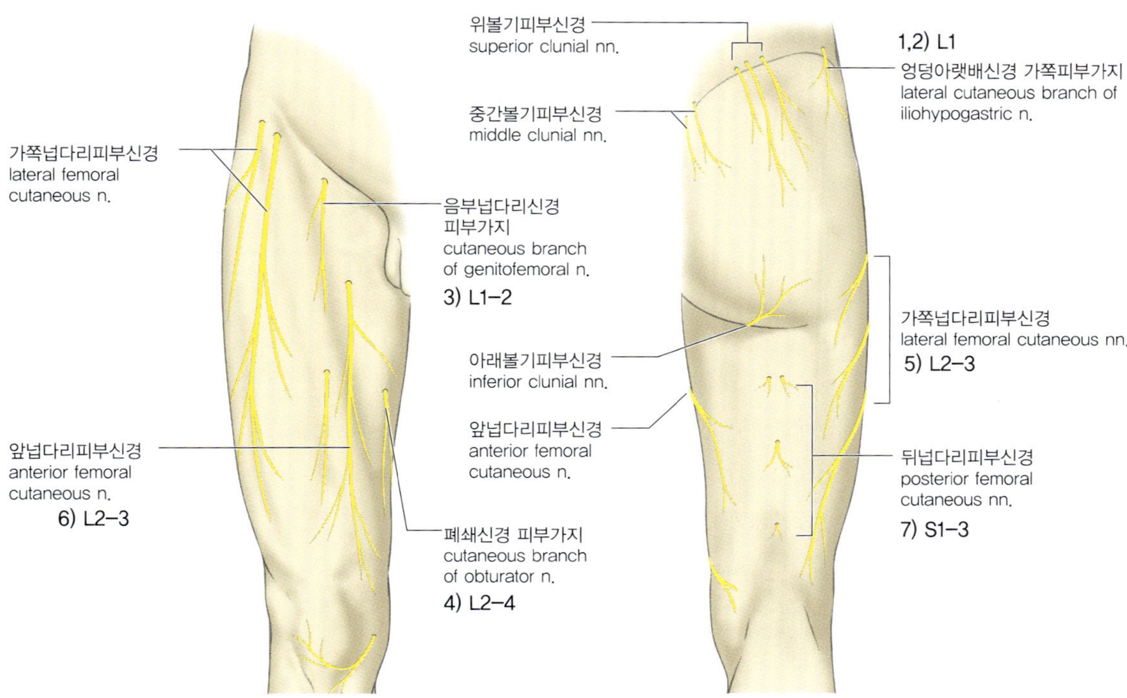

그림 4.18 넓적다리의 피부신경

III 볼기

볼기부위(gluteal region)는 골반 뒤쪽에서 엉덩뼈능선(iliac crest)과 큰볼기근(gluteus maximus m.) 아래모서리 사이를 말하며, 볼기 표면에는 **볼기사이틈새**(intergluteal cleft), **볼기주름**(gluteal fold), **볼기고랑**(gluteal sulcus) 등이 있다(그림 4.20).

1. 볼기의 뼈대

볼기의 뼈대는 양쪽 볼기뼈(hip bone)와 그 사이의 엉치뼈(sacrum)로 이루어진다. 이들은 서로 관절하여 뼈골반(bony pelvis)을 만든다(그림 7.10).

큰궁둥패임(greater sciatic notch)과 **작은궁둥패임**(lesser sciatic notch)이 생체에서는 강력한 인대인 **엉치가시인대**(sacrospinous lig.)와 **엉치결절인대**(sacrotuberous lig.)에 의해서 패임이 아니라 구멍으로 바뀐다(그림 4.21). 이들은 각각 **큰궁둥구멍**(greater sciatic foramen), **작은궁둥구멍**(lesser sciatic foramen)이라고 하며, 이들 구멍으로 근육, 혈관, 신경 등 중요한 구조물들이 골반과 볼기 사이를 오간다.

2. 볼기의 피부신경

볼기의 피부신경은 세 종류가 있다. 위볼기피부신경(superior clunial n.)은 L1–L3의 뒤가지(posterior ramus)로, **중간볼기피부신경**(middle clunial n.)은 S1–S3의 뒤가지로 구성되며, **아래볼기피부신경**(inferior clunial n.)은 **뒤넙다리피부신경**(posterior femoral cutaneous n.)의 가지로 S1–S3의 앞가지(anterior ramus)로 구성된다.

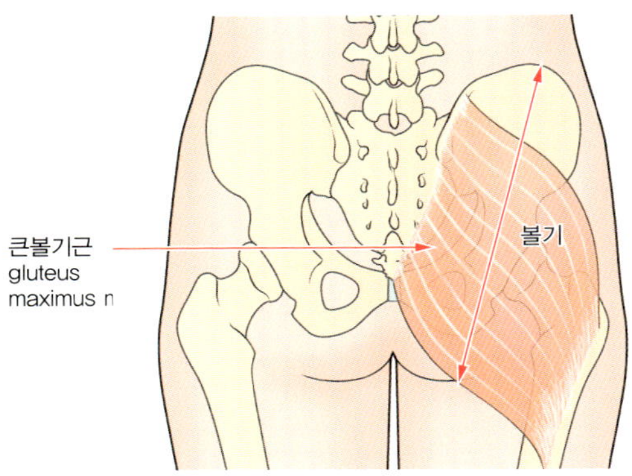

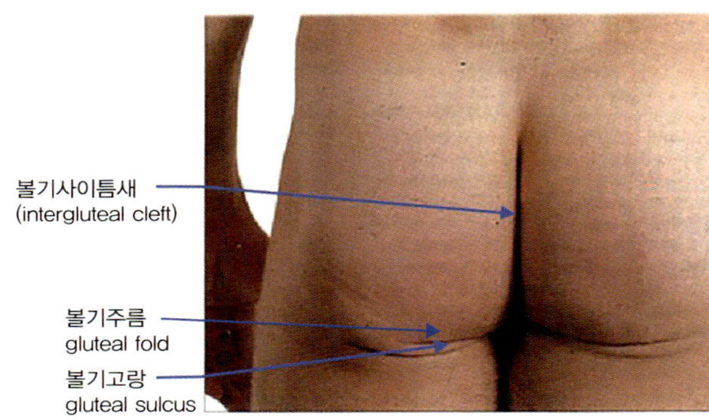

그림 4.20 볼기의 범위(왼쪽 그림)와 볼기 표면의 여러 구조물(오른쪽 사진)

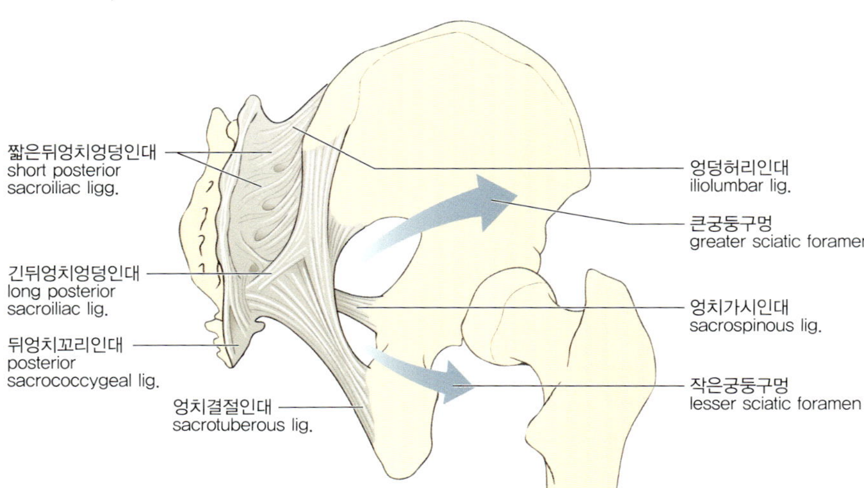

그림 4.21 골반의 인대. 엉치결절인대와 엉치가시인대로 인해 만들어진 큰궁둥구멍과 작은궁둥구멍을 화살표가 지나고 있다.

3. 볼기의 근육

볼기부위에는 표면에 비교적 큰 근육인 큰볼기근, 중간볼기근, 작은볼기근이 있으며, 보다 깊은 곳에는 궁둥구멍근, 속폐쇄근, 위쌍동근, 아래쌍동근, 넙다리네모근, 바깥폐쇄근 등 작은 근육 6개가 있다. 이들 6개 근육은 서로 모여 나란히 놓여 있으며, 공통적으로 엉덩관절의 가쪽돌림근(lateral rotator) 역할을 한다.

각 근육의 이는곳, 닿는곳, 신경지배, 작용은 그림 4.25와 표 4.1에 정리하였다.

1) 큰볼기근

큰볼기근(gluteus maximus m.)은 볼기근육 중에서 가장 크며, 또한 가장 표면에 위치한다(그림 4.22). 이 근육의 근육섬유는 45°로 방향으로 아래가쪽으로 주행하며, **궁둥뼈결절**(ischial tuberosity)을 덮는다. 하지만 의자에 앉을 때는 근육 아래모서리가 궁둥뼈결절보다 위로 이동하여, 의자 바닥에는 궁둥뼈결절이 닿게 된다. 이 근육은 특히 앉았다 일어나거나 등산할 때처럼 큰 힘이 필요할 때 주로 사용된다.

2) 중간볼기근

중간볼기근(gluteus medius m.)은 이 근육을 덮고 있는 근막인 **볼기근널힘줄**(gluteal aponeurosis)과 큰볼기근으로 덮여 있다(그림 4.22). 중간볼기근은 보행 중 반대쪽 골반이 처지는 것을 막아준다(그림 4.24).

3) 작은볼기근

작은볼기근(gluteus minimus m.)은 중간볼기근에 덮여서 존재한다(그림 4.22, 4.30A).

볼기근들을 젖히고 나면 그 속에는 안쪽에서 가쪽으로 주행하는 일련의 근육들이 존재한다(그림 4.22, 4.23). 이들은 서로 다른 곳에서 일어나지만 주행 방향이 모두 같고 넙다리뼈 큰돌기와 **돌기사이능선**(intertrochanteric crest)에 닿아서 모두 넓적다리를 가쪽으로 돌리는(lateral 또는 external rotation) 운동을 한다. 이에는 다음과 같은 것들이 있다.

표 4.1 볼기의 근육

근육 이름	이는곳	닿는곳	신경지배	작용
큰볼기근 gluteus maximus m.	엉덩뼈 뒤볼기근선 뒷부분 엉치뼈뒷면 엉치결절인대 볼기근널힘줄	엉덩정강띠 넙다리뼈 볼기근거친면	아래볼기신경	넓적다리를 폄 넓적다리를 가쪽으로 돌림
중간볼기근 gluteus medius m.	앞볼기근선과 뒤볼기근선 사이의 엉덩뼈 바깥면 볼기근널힘줄	넙다리뼈 큰돌기 가쪽면	위볼기신경	넓적다리를 벌림 넓적다리를 안쪽으로 돌림
작은볼기근 gluteus minimus m.	앞볼기근선과 아래볼기근선 사이의 엉덩뼈 바깥면	넙다리뼈 큰돌기 앞면	위볼기신경	넓적다리를 벌림 넓적다리를 안쪽으로 돌림
궁둥구멍근 piriformis m.	엉치뼈 골반면 엉치결절인대	넙다리뼈 큰돌기 안쪽면	첫째와 둘째 엉치신경	넓적다리를 가쪽으로 돌림
속폐쇄근 obturator internus m.	폐쇄막 골반면 폐쇄구멍 주변 모서리	넙다리뼈큰돌기 안쪽면 돌기오목	속폐쇄근신경	
위쌍동근 superior gemellus m.	궁둥뼈가시 바깥면	넙다리뼈큰돌기 안쪽면 돌기오목	속폐쇄근신경	
아래쌍동근 inferior gemellus m.	궁둥뼈결절 윗부분	넙다리뼈큰돌기 안쪽면 돌기오목	넙다리네모근신경	
넙다리네모근 quadratus femoris m.	궁둥뼈결절 가쪽모서리	돌기사이능선 위의 네모근결절	넙다리네모근신경	
바깥폐쇄근 obturator externus m.	폐쇄막 바깥면 폐쇄구멍 주변 바깥모서리	넙다리뼈 돌기오목	폐쇄신경	

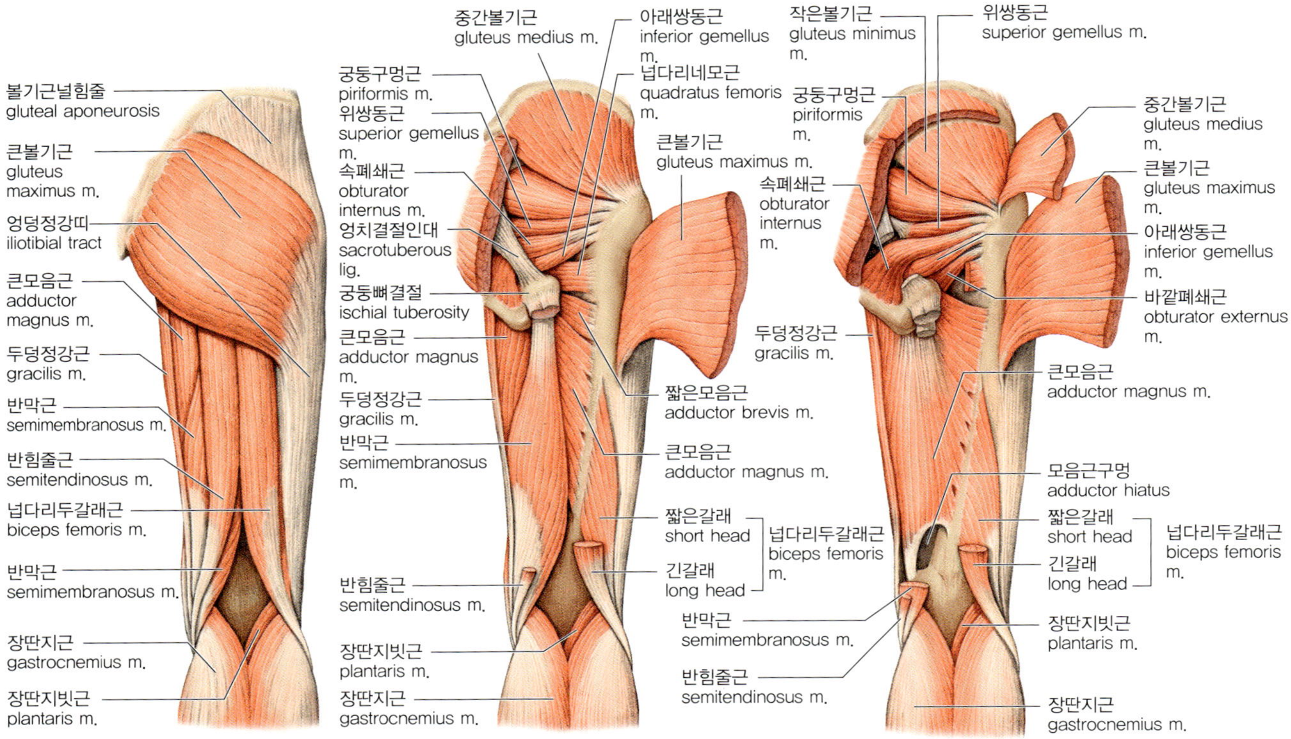

그림 4.22 오른쪽 볼기부위와 넓적다리뒤칸근육을 차례대로 노출한 모습

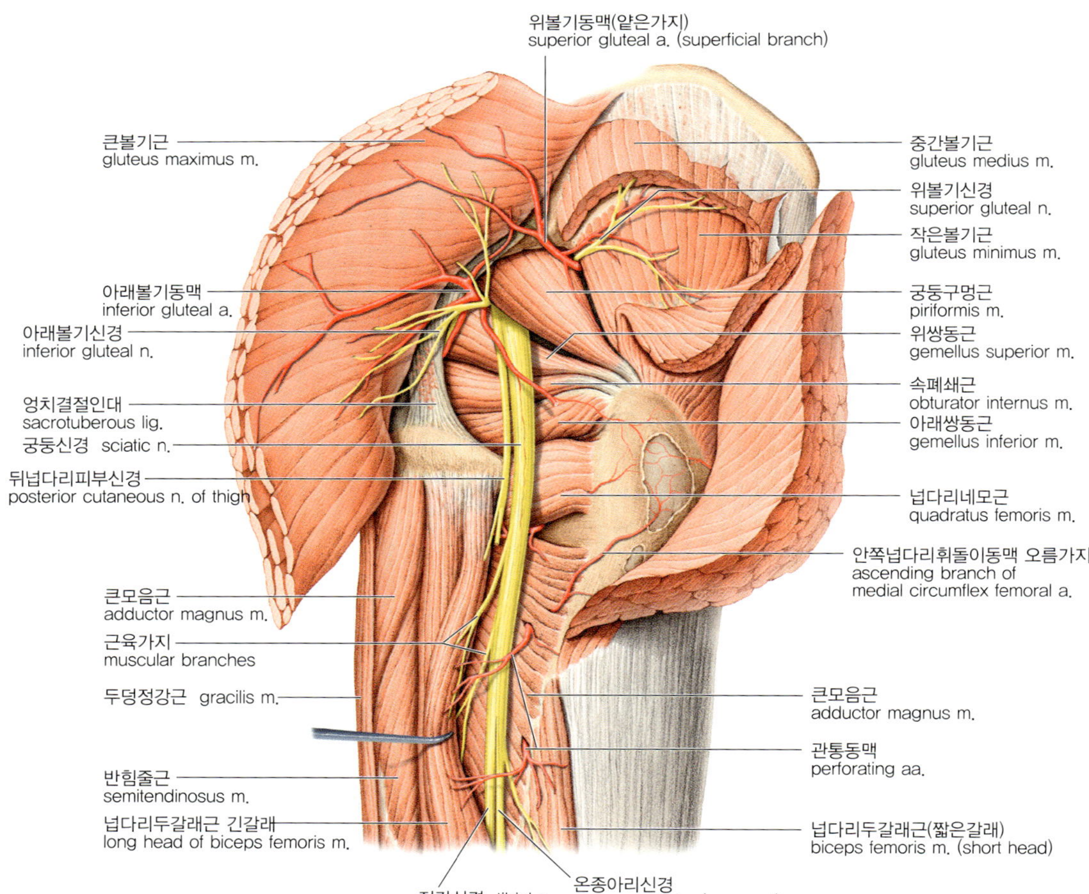

그림 4.23 오른쪽 볼기 깊은층. 궁둥구멍근 위아래에 있는 궁둥구멍근위구멍과 궁둥구멍근아래구멍을 통해 나오는 여러 혈관과 신경이 나타나 있다.

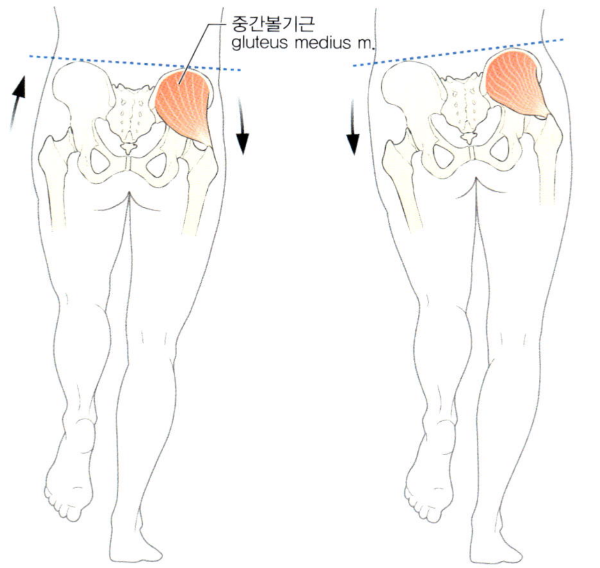

그림 4.24 걸을 때 중간볼기근의 작용. 왼쪽 그림은 정상, 오른쪽 그림은 중간볼기근이 마비된 상태를 표현하였다. 이 근육이 오른쪽에서 마비된 경우에 오른쪽 그림처럼 왼발을 들면 골반이 왼쪽으로 기울어 왼다리가 땅에 끌리게 된다(Trendelenburg sign).

근육주사(intramuscular injection)

큰볼기근은 근육주사 장소로 흔히 사용된다. 볼기에 근육주사를 놓을 때 주사바늘은 볼기의 위쪽 가쪽 ¼ 부위에 찔러 넣게 되는데, 그 이유는 이 부위에는 큰 혈관이나 신경 등이 지나가지 않아서, 주사바늘로 이들을 건드릴 위험이 없기 때문이다.

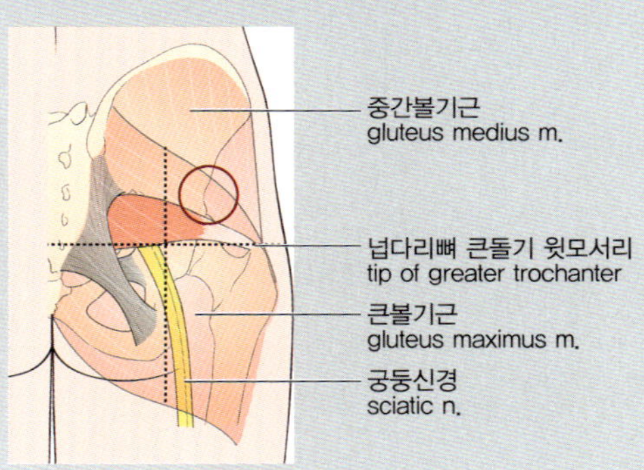

4) 궁둥구멍근

궁둥구멍근(piriformis m.)(그림 4.22, 4.23)은 큰궁둥구멍(greater sciatic foramen)을 통해 골반을 빠져 나와 볼기부위(gluteal region)로 간다(그림 4.26). 궁둥구멍근이 큰궁둥구멍을 차지하면서 근육 위아래에 틈새를 만드는데, 이를 각각 **궁둥구멍근위구멍**(suprapiriformis foramen)과 **궁둥구멍근아래구멍**(infrapiriformis foramen)이라고 한다(그림 4.26). 각각의 구멍으로는 다음과 같은 구조물이 지나간다(그림 4.23).

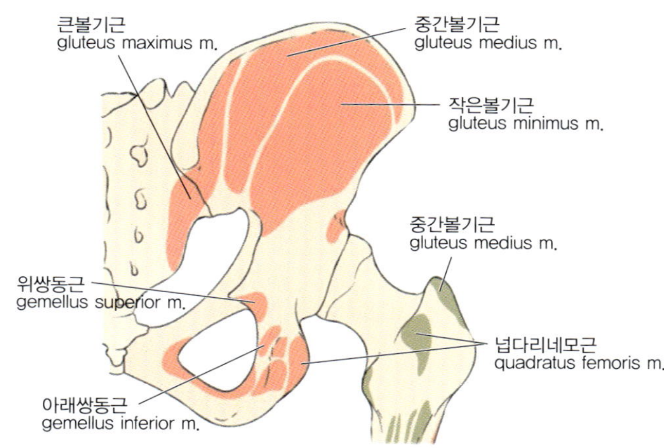

그림 4.25 볼기근육의 이는곳과 닿는곳. 분홍색으로 칠해진 부분이 이는곳을 표시한 것이다.

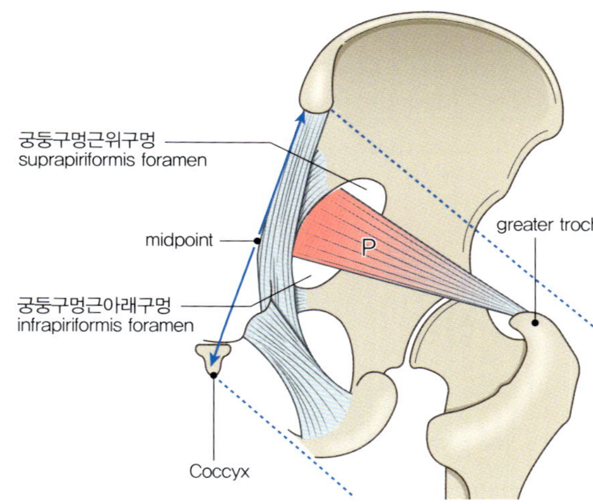

그림 4.26 큰궁둥구멍이 궁둥구멍근에 의해서 궁둥구멍근위구멍과 궁둥구멍근아래구멍으로 나뉘는 모습

- 궁둥구멍근위구멍 : 위볼기동맥과 신경(superior gluteal a.와 n.)
- 궁둥구멍근아래구멍 : 아래볼기동맥과 신경(inferior gluteal a.와 n.), 음부신경(pudendal n.)과 속음부동맥(internal pudendal a.), 속폐쇄근신경(nerve to obturator internus), 뒤넙다리피부신경(posterior femoral cutaneous n.), **궁둥신경**(sciatic n.)

5) 속폐쇄근

속폐쇄근(obturator internus m.)은 골반안(pelvic cavity)에서 일어나 작은궁둥구멍(lessor sciatic foramen)을 통해 골반을 빠져 나온 후 가쪽으로 급하게 꺾어 주행한다(그림 4.27).

6) 위쌍동근과 아래쌍동근

속폐쇄근 힘줄 위와 아래에 각각 **위쌍동근**(superior gemellus m.)과 **아래쌍동근**(inferior gemellus m.)이 속폐쇄근 힘줄과 평행하게 놓여 있다(그림 4.23, 4.25). 이 세 근육은 서로 붙어서 명확히 구별이 안 되는 경우가 더 많다.

7) 넙다리네모근(quadratus femoris m.)

아래쌍동근 바로 아래에 위치한다(그림 4.23, 4.25).

8) 바깥폐쇄근

바깥폐쇄근(obturator externus m.)은 폐쇄막(obturator membrane) 바깥면과 그 주변에서 일어나 힘줄이 되어 가쪽으로, 그리고 약간 위로 뒤로 주행하여 넙다리뼈목과 엉덩관절(hip joint) 관절주머니 뒤를 지난다(그림 4.28, 4.44). 폐쇄신경(obturator n.) 앞가지가 이 근육 앞면을 따라 내려오며, 뒤가지(posterior branch)는 이 근육을 뚫고 나온다.

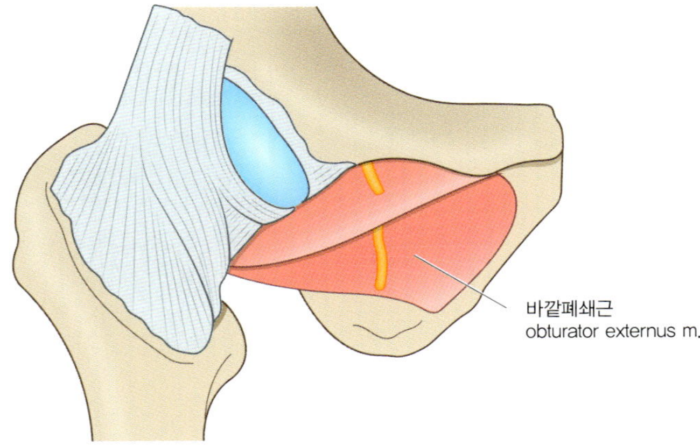

그림 4.28 바깥폐쇄근을 앞쪽에서 본 모습. 폐쇄신경의 뒤가지가 이 근육을 뚫고 나온다.

4. 볼기의 신경

볼기의 근육을 지배하는 신경은 **허리엉치신경얼기**(lumbosacral plexus)의 가지들로(그림 4.29), 큰궁둥구멍(greater sciatic foramen)을 통해 골반을 빠져나온다. 이들 중 **위볼기신경**(superior gluteal n.)은 궁둥구멍근위구멍을 통해서, 나머지는 궁둥구멍근아래구멍을 통해서 볼기부위로 나온다(그림 4.23).

1) 궁둥신경

궁둥신경(sciatic n. L4~S3)은 우리 몸에서 가장 큰 신경으로, 궁둥구멍근아래구멍을 통해 골반을 빠져 나온 후 넙다리뼈 큰돌기와 궁둥뼈결절 중간 지점을 지나며 아래로 주행한다(그림 4.23). 넓적다리 아래쪽 1/3에서 궁둥신경은 정강신경(tibial n.)과 **온종아리신경**(common peroneal n.)으로 나뉜다.

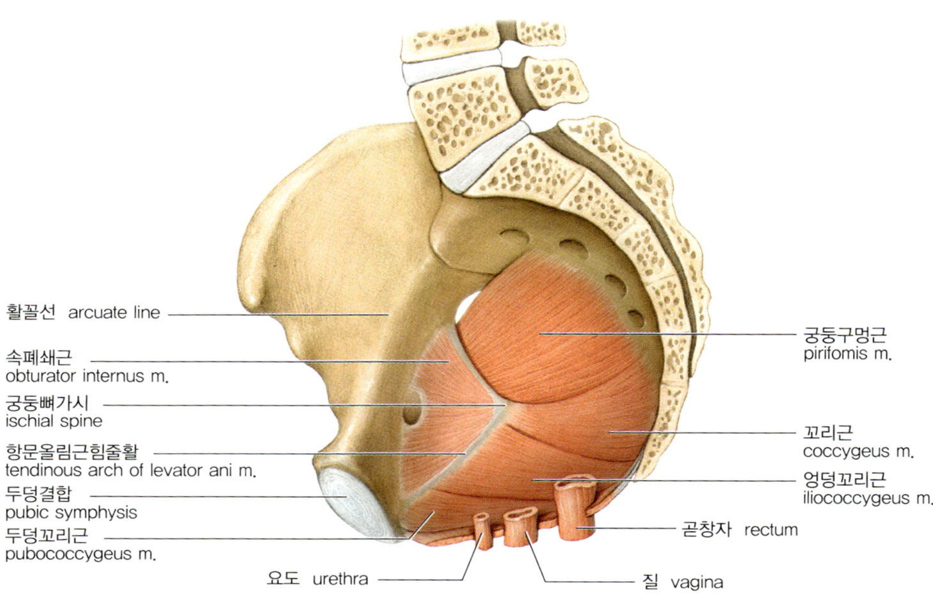

그림 4.27 속폐쇄근을 골반안에서 바라본 모습

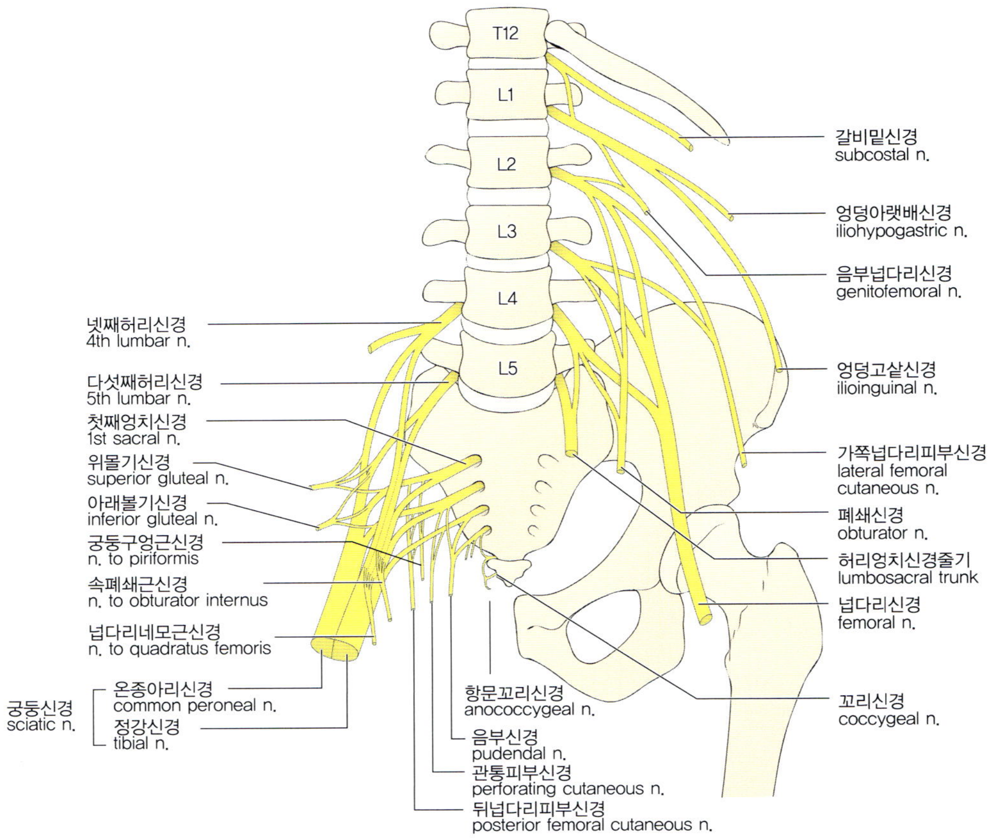

그림 4.29 허리신경얼기와 엉치신경얼기. 왼쪽에는 허리신경얼기를, 오른쪽에는 엉치신경얼기를 그려 놓았으며, 둘을 합쳐서 허리엉치신경얼기(lumbosacral plexus)라고도 한다.

궁둥구멍근증후군 pyroformis syndrome

궁둥신경이 궁둥구멍근에 의해서 압박되거나 자극되면 볼기부위와 궁둥신경 주행경로를 따라 저림(tingling)과 무감각(numbness)을 호소하게 되는데, 이를 궁둥구멍근증후군이라고 한다. 대개 궁둥신경과 궁둥구멍근의 해부학적 변이로 인해 발생하는 것으로 알려져 있으며, 외상으로 인한 궁둥구멍근의 연축(spasm)이나 긴장(strain)도 발생원인 중 하나이다. 오랫동안 앉은 자세로 운동을 하는 조정이나 사이클 선수에서 궁둥구멍근을 과도하게 사용하여 궁둥구멍근증후군이 생길 수 있다.

약 10%에서 주행과 분지의 여러 변이가 있어서(그림 4.30), 궁둥신경 전체가 궁둥구멍근위구멍을 통해 나오기도 하고, 골반을 지날 때 이미 나뉘어 온종아리신경이 궁둥구멍근을 관통하거나 궁둥구멍근위구멍을 지나기도 한다.

2) 뒤넙다리피부신경

뒤넙다리피부신경(posterior femoral cutaneous n., S1~S3)은 궁둥신경 바로 안쪽에서, 궁둥신경과 나란히 주행하는 피부신경으로, 피부신경이면서도 주 가지는 깊은근막 속에 위치하다가 무릎 근처에서 얕은근막으로 나온다. **아래볼기피부신경**(inferior clunial n.), 샅가지(perineal branch) 등의 가지를 낸다.

3) 위볼기신경

위볼기신경(superior gluteal n., L4~S1)은 큰궁둥구멍에서 궁둥구멍근 위를 지나 골반 밖으로 나와 중간볼기근과 작은볼기근 사이에서 가쪽으로 주행하며 위볼기혈관과 함께 위 · 아래가지로 나뉜다. 위가지는 작은볼기근에 분포하고, 아래가지는 작은볼기근을 지나 중간볼기근과 작은볼기근에 분포한 다음 **넙다리근막긴장근**(tensor fascia latae m.)에도 분포한다.

4) 아래볼기신경

아래볼기신경(inferior gluteal n., L5~S2)은 궁둥구멍근아래구멍을 지나 볼기로 나온 후 큰볼기근에 덮여 주행하면서 이 근육에 분포한다.

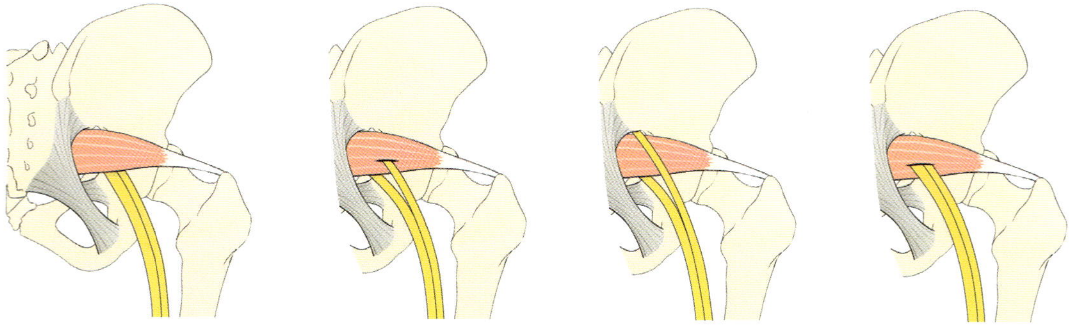

그림 4.30 궁둥신경이 정강신경과 온종아리신경으로 나뉘는 모습의 여러 변이

5) 넙다리네모근신경

넙다리네모근신경(n. to quadratus femoris, L4~S1)은 궁둥구멍근 아래쪽을 지나 골반안을 벗어난 후 궁둥신경, 속폐쇄근, 쌍동근 힘줄 깊은 곳을 달리다 넙다리네모근과 아래쌍동근에 분포한다.

6) 음부신경(pudendal n.)

음부신경(pudendal n., S2~S4)은 궁둥구멍근 밑을 지나 큰궁둥구멍을 나온 후 궁둥뼈가시(ischial spine) 또는 **엉치가시인대**(sacrospinous lig.) 가쪽을 감아 돌아 작은궁둥구멍을 통해 다시 골반안(pelvic acvity)으로 들어간 후 골반 앞가쪽벽을 따라 샅(perineum)으로 가서 샅의 피부와 근육에 분포하고 바깥생식기관의 주요 감각가지로 끝난다(그림 7.23). 음부신경은 그 경로 중 속엉덩동맥의 가지인 **속음부동맥**(internal pudendal a.)을 동반한다.

7) 속폐쇄근신경

속폐쇄근신경(n. to obturator internus)은 큰궁둥구멍을 지나 골반 밖(볼기)으로 나온 후에 **위쌍동근**(superior gemellus m.)에 가지를 내고, 이어서 궁둥뼈가시 가쪽을 돌아 작은궁둥구멍으로 들어가 **속폐쇄근**(obturator internus m.)에 분포한다.

5. 볼기의 혈관

볼기부위에는 **속엉덩동맥**(internal iliac a.)의 가지인 위볼기동맥, 아래볼기동맥, 속음부동맥 등이 있다(그림 7.25, 7.26).

1) 위볼기동맥

위볼기동맥(superior gluteal a.)은 속엉덩동맥의 가지 중에서 가장 크며, 궁둥구멍근위구멍을 지나온다(그림 4.21, 4.23). 이후 큰볼기근에 분포하는 얕은가지(superficial branch)와 중간볼기근과 작은볼기근 사이를 지나며 이 두 근육에 분포하는 깊은가지(deep branch)로 나뉜다.

2) 아래볼기동맥

아래볼기동맥(inferior gluteal a.)은 **궁둥구멍근아래구멍**(infrapiriformis foramen)을 지나온 후 궁둥신경 안쪽을 따라 아래로 내려간다(그림 4.23).

3) 속음부동맥

속음부동맥(internal pudendal a.)은 **음부신경**(pudendal n.)과 같이 주행하며, 볼기에서는 가지를 내지 않는다.

IV 넓적다리(thigh)

넓적다리를 덮고 있는 깊은근막(넙다리근막 fascia lata)에서 일어난 안쪽근육사이막과 가쪽근육사이막(medial and lateral intermuscular septa)이 각각 거친선(linea aspera)의 안쪽선과 가쪽선에 부착된다. 이들 근육사이막과 불분명하게 형성된 뒤쪽근육사이막에 의해서 넓적다리는 앞칸, 안쪽칸, 뒤칸으로 나뉘고(그림 4.31), 각 칸(compartment)에는 유사한 작용을 하는 근육과 이들에 분포하는 신경이 있다.

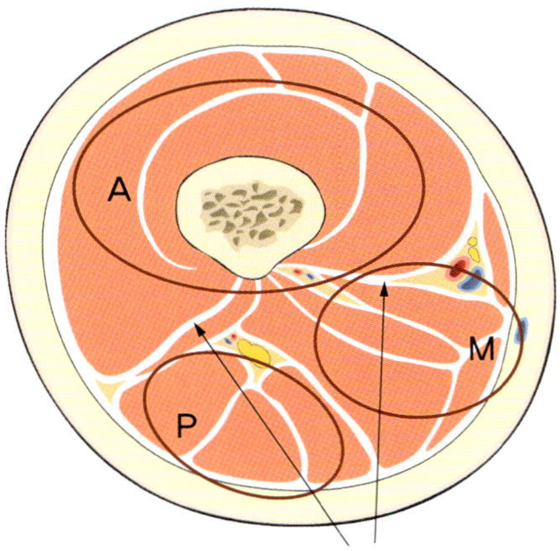

그림 4.31 넓적다리 중간 부분을 가로로 잘라 본 모습. A, 넓적다리앞칸 anterior compartment; M, 넓적다리안쪽칸 medial compartment; P, 넓적다리뒤칸 posterior compartment

1. 넓적다리의 깊은근막(deep fascia)

넓적다리에서 얕은근막을 제거하고 나면, 질긴 막인 깊은근막(deep fascia)이 나타나는데, 이를 '넙다리근막(fascia lata)'이라고 한다. 넙다리근막에서는 다음의 두 구조물을 관찰할 수 있다.

1) 두렁정맥구멍

두덩뼈결절(pubic tubercle) 아래가쪽으로 약 4 cm 정도 떨어진 곳 깊은근막에는 타원형 구멍이 나 있는데(그림 4.14, 4.40), 이를 두렁정맥구멍(saphenous opening 또는 saphenous hiatus)이라고 한다. 큰두렁정맥이 이 구멍을 지나 속으로 들어간다.

두렁정맥구멍 안쪽모서리는 불분명하지만, 나머지 모서리는 모두 뚜렷하여, 이를 낫모서리(falciform margin)라고 한다. 두렁정맥구멍은 얕은근막의 결합조직인 체근막(cribriform fascia)으로 덮여 있다. 체근막은 명확하게 구별할 수 있는 '막'이라기보다는 깊은근막에 나 있는 구멍, 즉 결손 부분을 채우고 있는 결합조직이라 할 수 있다. 큰두렁정맥과 그 가지 등 여러 구조물이 체근막을 뚫고 지나간다.

2) 엉덩정강띠

넙다리근막 가쪽에는 일부가 다른 부위보다 두꺼워진 부분이 있으며, 이를 엉덩정강띠(iliotibial tract)라고 한다. 엉덩정강띠는 위로는 **엉덩뼈능선**(iliac crest)과 **엉덩뼈결절**(iliac tubercle), 아래로는 정강뼈 **가쪽관절융기**(lateral condyle of tibia) 사이에 걸쳐 존재한다. 엉덩정강띠를 수평으로 잘라보면 넙다리근막이 앞에서 뒤로 가면서 서서히 두꺼워지다가 다시 서서히 얇아지는 모습을 하고 있다.

2. 넓적다리의 인대(ligaments)

넓적다리에는 많은 인대가 있지만 고샅인대, 갈고리인대, 두덩빗인대, 접힌인대 등이 있다.

1) 고샅인대

고샅인대(inguinal lig.)는 배와 다리의 경계를 나누는 구조물로, **배바깥빗근**(external oblique m.) 널힘줄(aponeurosis)의 아래쪽이 두꺼워져 만들어진 것이다. 이 인대는 질긴 섬유로 구성되며, 위앞엉덩뼈가시(ASIS)에서 **두덩뼈결절**(pubic tubercle) 사이에 뻗어 있다(그림 4.34). 이 부위에서는 피부가 인대에 밀착되어 있다(그림 4.33).

고샅인대 안쪽(medial) 반쯤에는 **정삭**(spermatic cord) 등 **배안**(abdominal cavity) 구조물들이 배안에서 빠져나오는 통로인 **고샅굴**(inguinal canal)이 있고, 이 관의 바깥

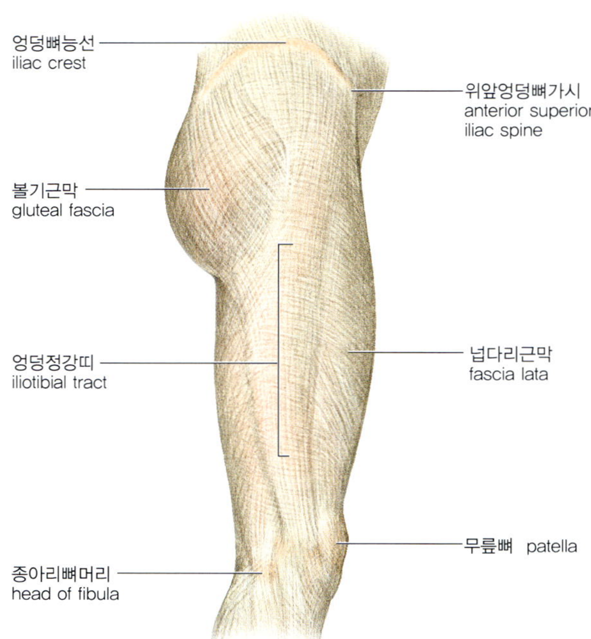

그림 4.32 오른쪽 다리의 깊은근막 가쪽면. 얕은근막은 모두 제거된 상태이다.

쪽 출구를 **얕은고샅구멍**(superficial inguinal ring)이라고 한다(그림 4.34). 얕은고샅구멍은 고샅인대를 구성하는 섬유를 안쪽다리(medial crus)와 **가쪽다리**(lateral crus)로 나눈다. 즉 얕은고샅구멍의 안쪽과 가쪽모서리가 각각 안쪽다리와 가쪽다리이다.

2) 갈고리인대

고샅인대의 두덩뼈결절 부착점 가까이에서 인대의 일부 섬유들이 **두덩뼈빗**(pectineal line)으로 내려가면서 또 다른 세모꼴 인대를 형성하는데, 이를 **갈고리인대**(lacunar lig.; Gimbernat's lig.)라고 한다(그림 4.33). 이 인대는 **넙다리관구멍**(femoral ring)의 안쪽경계를 이룬다.

3) 두덩빗인대

갈고리인대의 일부 섬유들은 두덩뼈결절에 닿은 후 가쪽으로 계속 연장되어서 **두덩뼈빗**(pecten pubis)을 덮는다. 이를 **두덩빗인대**(pectineal lig.; Cooper's lig.)라고 한다.

4) 접힌인대

고샅인대 가쪽다리(lateral crus) 섬유 일부와 갈고리인대는 아래 앞쪽으로 주행하다가 정중면 쪽으로 넘어가면서 반대쪽 섬유와 교차하거나 백색선에 닿는데, 이를 **접힌인대**(reflected lig.; Colles' lig.)라고 하며, 이 인대는 얕은고샅구멍을 미미하게 보강하는 역할을 한다(그림 4.34).

3. 넓적다리 앞칸(anterior compartment of thigh)의 근육

넓적다리 앞칸에는 엉덩허리근, 넙다리근막긴장근, 넙다리빗근, 넙다리네갈래근 등 근육이 있으며, 이들은 **엉덩관절**(hip joint)을 굽히고 무릎관절(knee joint)을 펴는 운동을 한다. 각 근육의 이는곳, 닿는곳, 신경지배, 작용은 표 4.2에 정리하였다.

1) 엉덩허리근

엉덩허리근(iliopsoas m.)은 **엉덩근**(iliacus m.)과 **큰허리근**(psoas major m.)을 합쳐 부르는 것으로, 엉덩근과 큰허리근은 각각 다른 곳에서 일어나지만 닿을 때는 서로

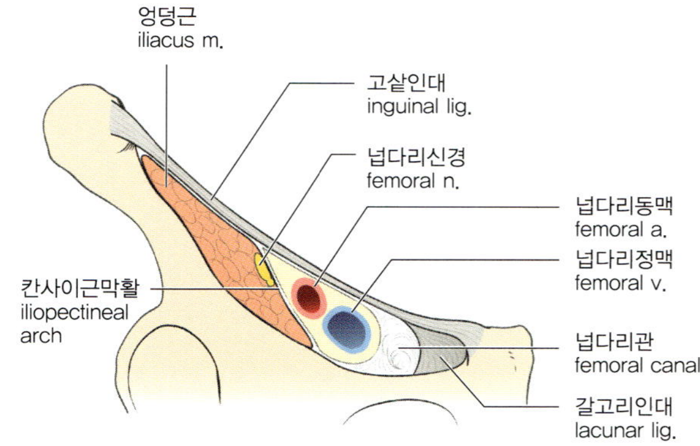

그림 4.33 고샅인대와 갈고리인대의 위치와 주변 구조물

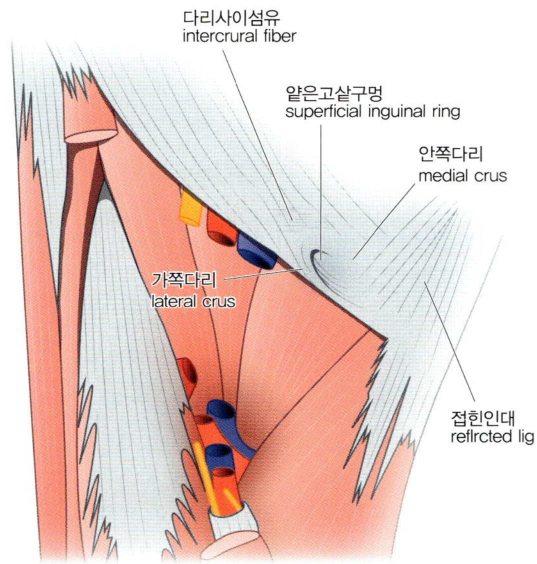

그림 4.34 고샅인대와 인대의 안쪽다리, 가쪽다리, 얕은고샅구멍

합쳐져 넙다리뼈 작은돌기(lesser trochanter)에 닿는다(그림 4.35). 엉덩근을 덮는 근막을 엉덩근막(fascia iliaca)이라고 하며, 엉덩근막은 **넙다리혈관집**(femoral sheath)으로 이어진다.

2) 작은허리근

작은허리근(psoas minor m.)은 큰허리근 앞면에 놓여 있는 근육으로(그림 4.35) 40%의 사람에서는 이 근육이 없다.

3) 넙다리근막긴장근

넙다리근막긴장근(tensor fasciae latae m.)은 근육 전체가 **넙다리근막**(fascia lata)으로 둘러싸여 있다(그림 4.32, 4.36).

표 4.2 넓적다리 앞칸의 근육

근육 이름	이는곳	닿는곳	신경지배	작용
엉덩허리근 iliopsoas m.				
엉덩근 iliacus m.	첫째~다섯째 허리뼈가로돌기와 몸통	넙다리뼈 작은돌기	넙다리신경	넓적다리를 굽히고 가쪽으로 돌림
큰허리근 psoas major m.	엉덩뼈오목 엉덩뼈능선		허리신경(L1~3) 앞가지	
작은허리근 psoas minor m.	열두째등뼈와 첫째허리뼈 옆면 둘 사이 척추사이원반	두덩뼈빗 궁둥두덩가지	허리신경(L1, 2) 앞가지	넓적다리의 굽힘을 도움
넙다리근막긴장근 tensor fasciae latae m.	위앞엉덩뼈가시에서 엉덩뼈결절까지의 엉덩뼈능선	엉덩정강띠	위볼기신경(L5, S1)	넓적다리를 굽히고, 안쪽으로 돌리고, 벌림
넙다리빗근 sartorius m.	위앞엉덩뼈가시	정강뼈 안쪽면 윗부분	넙다리신경	넓적다리를 굽히고 가쪽으로 돌리고, 벌림
넙다리네갈래근 quadriceps femoris m.				
넙다리곧은근 rectus femoris m.	아래앞엉덩뼈가시 볼기뼈 절구 위쪽	넙다리네갈래근 힘줄이 되어 무릎뼈에 닿은 후 무릎뼈를 지나 무릎인대가 되어 정강뼈거친면에 닿음	넙다리신경(L2~4)	종아리를 폄 넓적다리를 굽힘
가쪽넓은근 vastus lateralis m.	거친선 가쪽선 가쪽근육사이막			종아리를 폄
안쪽넓은근 vastus medialis m.	거친선 안쪽선 안쪽근육사이막			무릎뼈를 안쪽으로 당김
중간넓은근 vastus intermedius m.	넙다리뼈 몸통 앞쪽과 가쪽면			종아리를 폄

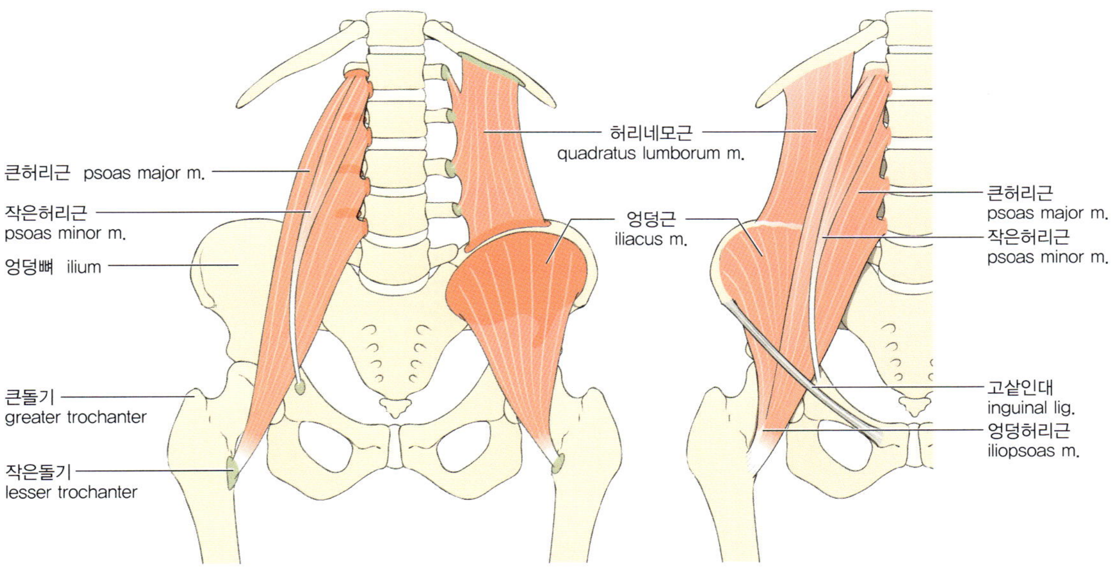

그림 4.35 큰허리근, 엉덩근, 작은허리근의 모습

4) 넙다리빗근

넙다리빗근(sartorius m.)은 넓적다리를 위가쪽에서 아래안쪽으로 비스듬히 가로지르는 띠 모양의 근육이다(그림 4.36, 4.37).

5) 넙다리네갈래근

넓적다리의 앞쪽 대부분을 차지하고 있는 **넙다리네갈래근**(quadriceps femoris m.)은 네 곳에서 일어난 근육이 하나로 합쳐져 넙다리네갈래근 힘줄(quadriceps tendon)이

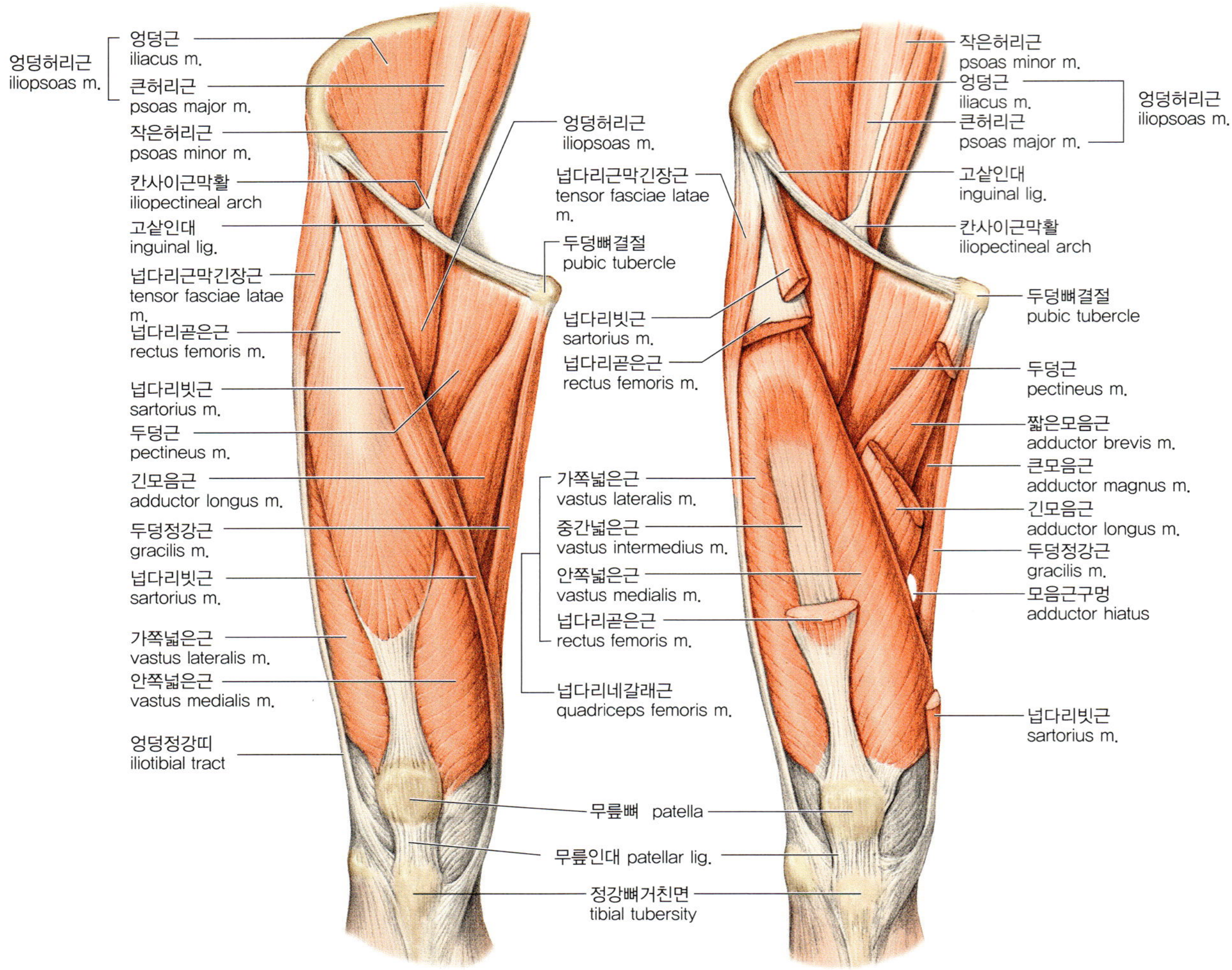

그림 4.36 넓적다리 앞칸의 근육. 오른쪽 그림에서는 넙다리곧은근과 긴모음근이 일부 제거되었고, 넙다리빗근을 제거하여 모음근굴을 드러내었다.

무릎반사(knee jerk)

넙다리네갈래근을 이완시킨 상태에서 무릎인대를 망치로 두드리면 넙다리네갈래근이 순간적으로 수축하는 현상을 말한다. 깊은힘줄반사의 일종이며, 이 검사를 통해서 L2,3,4의 척수가 제대로 기능하는지를 확인할 수 있다.

깊은힘줄반사(deep tendon reflex)

근육섬유가 늘어나면(stretch) 이를 근육섬유 내에 존재하는 신경근육방추(neuromuscular spindle)라는 감각기에서 이를 감지하여 척수로 신호를 보내고, 이 신호는 뇌로 전달되지 않은 상태에서 바로 척수의 운동신경세포(motor neuron)에 전달되어 운동신경세포를 흥분시킨다. 흥분된 운동신경세포는 자극을 내어 해당 근육이 수축하게 한다. 의식과 상관없이 일어나는 현상이며, 신경세포 2개로 구성되는 two-neuron arc에 의해 이루어진다.

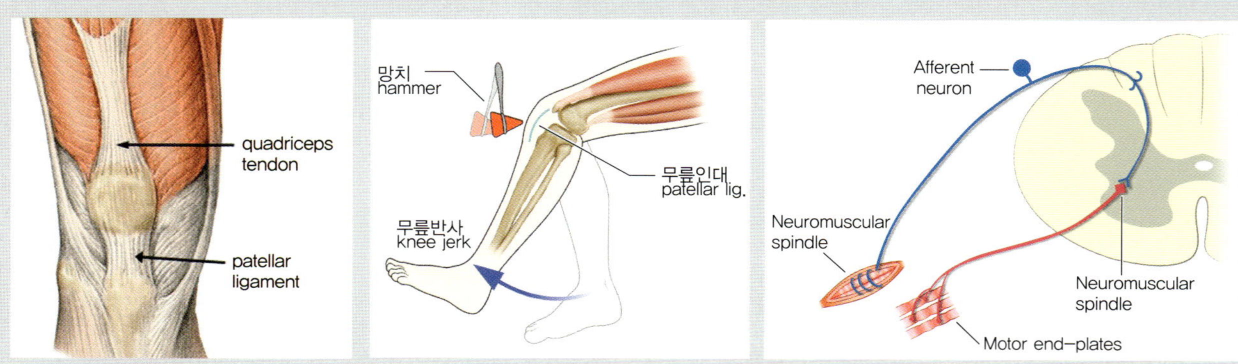

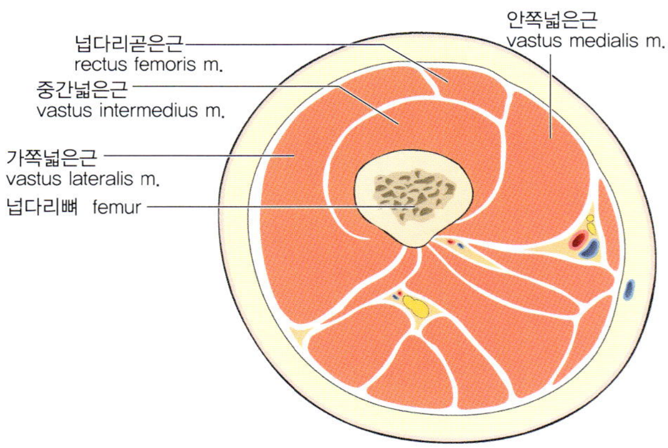

그림 4.37 넓적다리 중간 부분을 가로로 잘라 본 모습.

되고, 다시 무릎뼈(patella)를 지나면서 무릎인대(patella lig.)가 되어 정강뼈거친면(tibial tuberosity)에 닿는다(그림 4.36).

4. 넓적다리 안쪽칸의 근육

넓적다리 안쪽칸(medial compartment of thigh)에는 두덩근, 모음근 3개(긴, 짧은, 큰), 두덩정강근 등 다섯 개의 근육이 있다. 이들 근육은 두덩뼈빗(pectineal line)에서부터 두덩뼈결절(pubic tubercle), 두덩뼈몸통, 두덩뼈 아래가지(inferior ramus)와 궁둥뼈가지[궁둥두덩가지 ischiopubic ramus], 궁둥뼈결절(ischial tuberosity)에 걸쳐 차례로 일어나(그림 4.38), 넙다리뼈 뒷면 위쪽에서 아래쪽까지 줄지어 닿는다. 안쪽칸 근육들은 공통적으로 넓적다리를 모으고 굽힌다. 각 근육의 이는곳, 닿는곳, 신경지배, 작용은 표 4.3에 정리하였다.

1) 두덩근

두덩근(pectineus m.)은 모음근육 무리 중에서 가장 위가쪽에 위치한다(그림 4.31).

2) 긴모음근

긴모음근(adductor longus m.)은 모음근육 무리 중에서 가장 앞에(얕게) 위치하며 짧은모음근 전체와 큰모음근 일부를 덮는다.

3) 짧은모음근

짧은모음근(adductor brevis m.)은 긴모음근 뒤에 위치한다.

4) 큰모음근

큰모음근(adductor magnus m.)은 안쪽칸 근육 중에서 가장 크다. 큰모음근은 커다란 세모꼴 근육으로, 널힘줄이 되어 넙다리뼈 거친선과 안쪽관절융기위능선(medial supracondylar ridge)을 따라 무릎 바로 위까지 넓게 닿는다.

큰모음근 힘줄이 넙다리뼈 모음근결절에 닿기 직전에,

표 4.3 넓적다리 안쪽칸의 근육

근육 이름	이는곳	닿는곳	신경지배	작용
두덩근 pectineus m.	두덩뼈위가지	두덩근선 넙다리뼈 작은돌기	가쪽 : 넙다리신경 안쪽 : 폐쇄신경	넓적다리를 모으고 굽힘
긴모음근 adductor longus m.	두덩뼈능선과 두덩뼈결합 사이의 각에서 앞쪽으로	거친선 안쪽선 중간 절반	폐쇄신경 앞가지	넓적다리를 모음 넓적다리를 굽히고 안쪽으로 돌리는 데 도움
짧은모음근 adductor brevis m.	두덩뼈아래가지 바깥면	두덩근선 거친선 안쪽선 몸쪽 부분	폐쇄신경 앞가지	넓적다리를 모음 넓적다리를 굽히고 안쪽으로 돌리는 데 도움
큰모음근 adductor magnus m.	궁둥두덩가지 궁둥뼈결절	볼기근거친면, 거친선, 안쪽관절융기위선, 모음근결절	폐쇄신경뒤가지 궁둥신경 정강신경 성분	넓적다리 모음 근육 윗부분은 넓적다리를 굽히고 안쪽돌림 아랫부분은 넓적다리를 펴고 가쪽으로 돌림
두덩정강근 gracilis m.	두덩뼈아래가지 바깥면	정강뼈 안쪽면 윗부분	폐쇄신경 앞가지	종아리를 굽히고 안쪽으로 돌리고 넓적다리를 모음

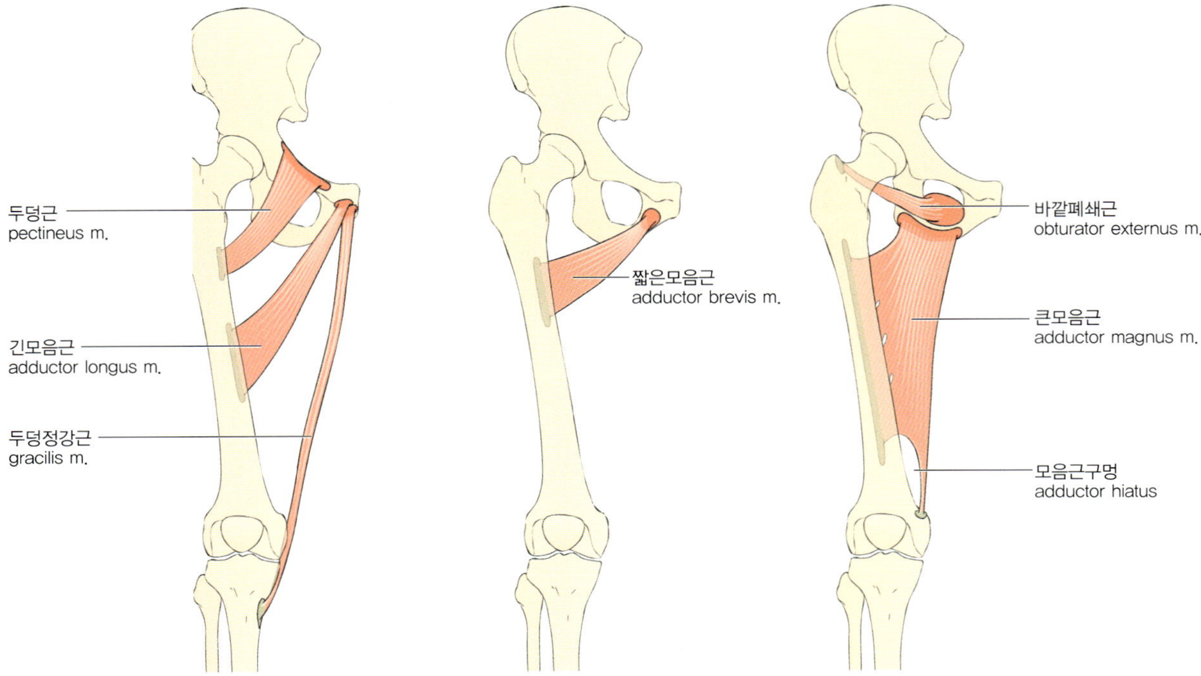

그림 4.38 넓적다리 안쪽칸 근육

이 힘줄과 큰모음근 나머지 부분의 널힘줄(aponeurosis) 사이에 커다란 구멍이 나 있어, 이 구멍을 모음근구멍(adductor hiatus)이라고 한다. 넙다리동맥(femoral a.)과 넙다리정맥이 이 구멍을 지나 무릎 뒤로 나아간다.

5) 두덩정강근

두덩정강근(gracilis m.)은 얇은 띠 모양으로, 넓적다리와 무릎 안쪽을 따라 수직으로 놓여 있다.

5. 넓적다리 앞의 구조물

넓적다리 앞에는 넙다리삼각, 넙다리혈관집, 넙다리관, 모음근굴 등 지표(landmark)가 되는 몇 가지 구조 또는 구조물이 있다.

1) 넙다리삼각

넙다리삼각(femoral triangle)은 위로는 고샅인대(inguinal lig.), 안쪽으로는 긴모음근 가쪽모서리, 가쪽으로는 넙다리빗근에 의해 경계 지어지는 가상의 세모꼴 부위를 말한다(그림 4.39). 넙다리삼각 안에는 가쪽에서 안쪽으로 차례대로 넙다리신경, 넙다리동맥, 넙다리정맥이 놓여 있다.

2) 넙다리혈관집

넙다리삼각 안에서 넙다리동맥과 넙다리정맥은 노출되어 있지 않고 질긴 결합조직 막으로 둘러싸여 있다. 이를 **넙다리혈관집**(femoral sheath)이라고 한다(그림 4.40).

넙다리혈관집은 엉덩근막과 배가로근막이 소매(또는 원뿔) 모양으로 고샅인대 아래 2~3 cm까지 뻗어 내려온 것으로, 그 안은 3개 칸(compartment)으로 나뉘며(그림 4.33), 가쪽칸에는 넙다리동맥이, 중간칸에는 넙다리정맥이 들어 있으며, 안쪽칸은 넙다리관에 해당한다.

3) 넙다리관

넙다리혈관집의 안쪽칸을 **넙다리관**(femoral canal)이라고도 하며, 림프절, 지방조직 등이 들어 있는 잠재공간(potential space)이다. 넙다리관의 위쪽 입구, 즉 배에서 넙다리관으로 이행하는 부위를 **넙다리관구멍**(femoral ring)이라고 하며(그림 4.33), 그 경계가 앞쪽은 고샅인대(inguinal lig.), 뒤쪽은 두덩빗인대(pectineal lig.), 안쪽은 **갈고리인대**(lacunar lig.), 가쪽은 넙다리정맥으로 이루어진다.

넙다리탈장(femoral hernia)

넙다리관을 통하여 복막 또는 창자의 일부가 넓적다리로 밀려 내려 온 것을 말한다(그림). 전체 탈장의 3% 정도에 불과하여 많지는 않으며, 남성보다는 골반이 넓은 여성에서 많이 발생하고, 다산한 여성에서 가장 많이 나타나기 때문에 그 원인으로 배안 압력(intra-abdominal pressure)의 상승이나 넙다리관구멍의 이완이 제기된다. 탈장된 창자가 조여져 꼬인탈장(strangulated hernia)으로 발전할 경우 심한 복통과 함께 구역과 구토가 나타나며, 창자가 괴사되면 사망할 수 있기 때문에 응급수술이 필요하다.

4) 모음근굴(adductor canal; Hunter's canal)

모음근굴(adductor canal)은 넙다리빗근(sartorius m.)이 긴모음근을 가로지르는 곳인 넙다리삼각꼭대기에서, 큰모음근 힘줄에 있는 모음근구멍까지 길이 15 cm 정도 되는 좁은 근막굴(fascial tunnel)이다. 이 굴은 넙다리동맥과 정맥이 지나는 통로 역할을 한다. 이들 혈관은 모음근구멍(adductor hiatus)을 지나 무릎 뒤로 이행하면서 **오금동맥**(popliteal a.)과 오금정맥이 된다. 모음근굴의 경계는, 앞쪽과 가쪽은 안쪽넓은근, 뒤쪽은 긴모음근과 큰모음근, 안쪽은 넙다리빗근이 이룬다.

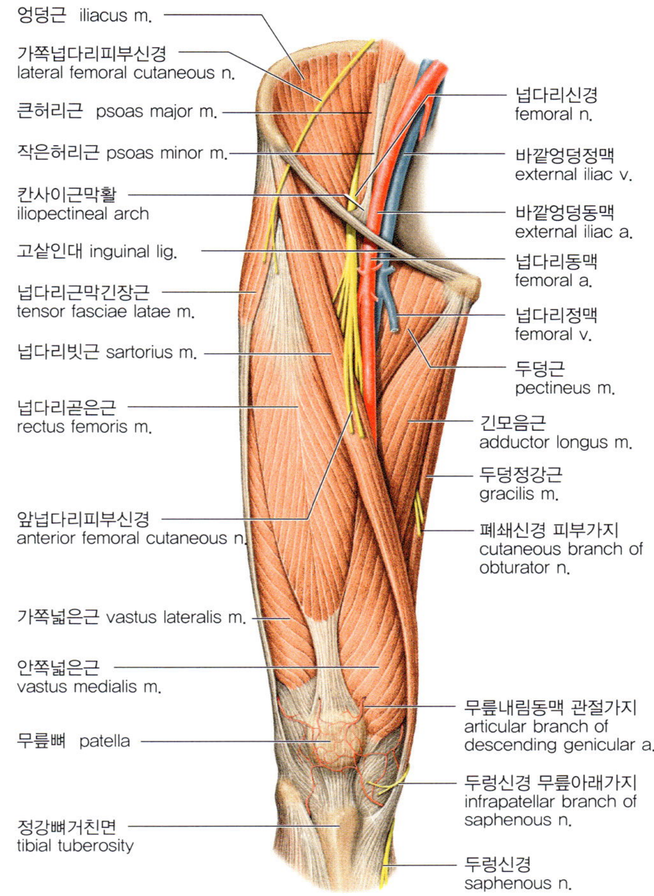

그림 4.39 넓적다리 앞부분의 신경과 혈관이 넙다리삼각에 들어 있는 모습

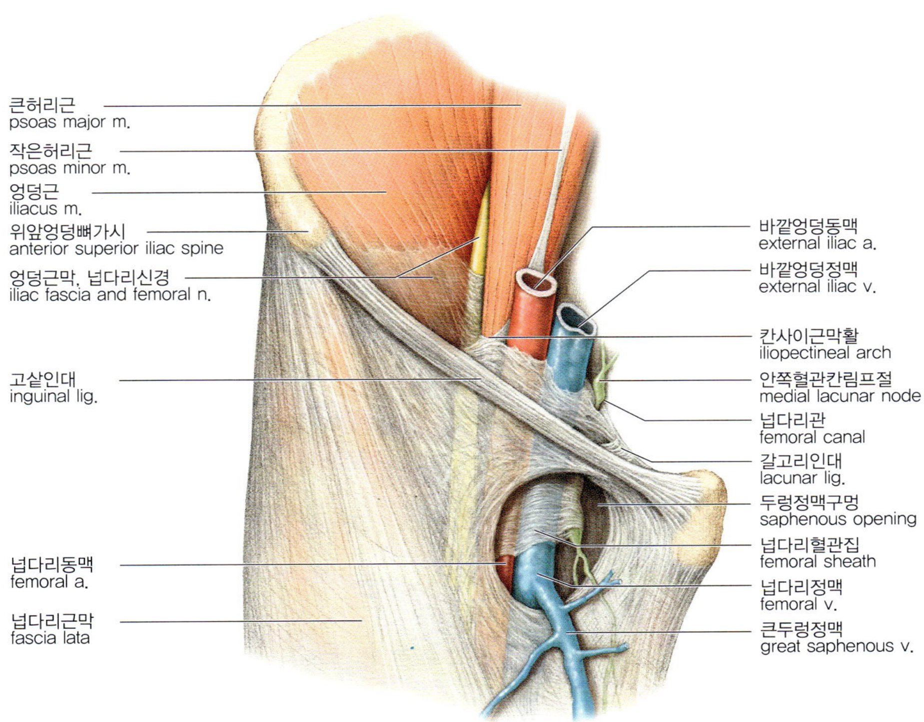

그림 4.40 넙다리혈관집과 두렁정맥구멍. 넙다리근막이 넙다리삼각의 지붕을 이루고 있다.

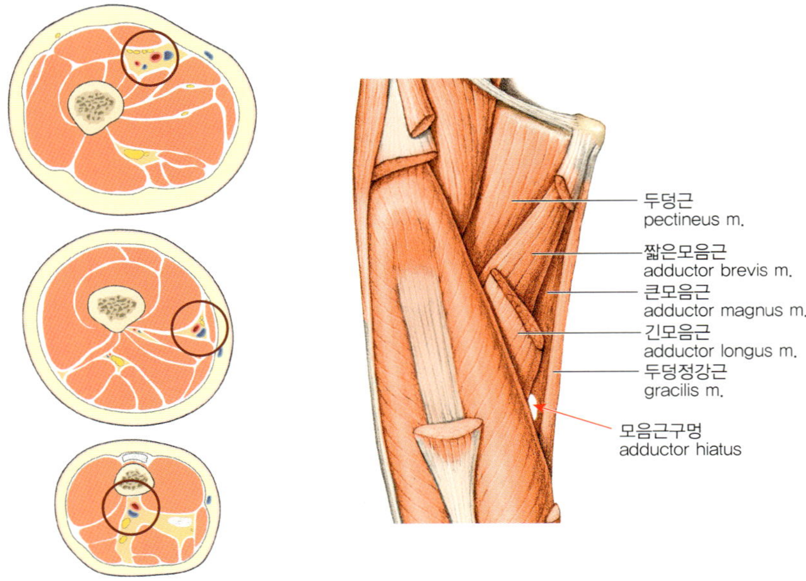

그림 4.41 왼쪽 그림에서 빨간색 동그라미는 넓적다리 높이에 따른 넙다리동·정맥의 위치를 나타낸 것이며, 오른쪽 그림의 빨간 화살표는 모음근구멍의 위치를 나타낸 것이다.

6. 넓적다리 뒤칸(posterior compartment)의 근육

넓적다리 뒤칸에는 넙다리두갈래근, 반힘줄근, 반막근 등 세 종류의 근육이 있으며(그림 4.42), 이들은 모두 궁둥뼈결절(ischial tuberosity)에서 일어나고, 엉덩관절과 무릎관절 모두를 지나기 때문에, 종아리를 굽히고 넓적다리를 펴는 작용을 한다.

또한 이들 근육 모두에는 **궁둥신경**(sciatic n.) 중 정강신경부분(tibial part)이 분포한다. 이들 세 근육을 통칭해서 **넓적다리뒤근육**(hamstring mm.)이라고 한다. 그러나 넙다리두갈래근 짧은갈래는 온종아리신경성분이 분포한다. 각 근육의 이는곳, 닿는곳, 신경지배, 작용은 표 4.4에 정리하였다.

1) 반힘줄근

이 근육은 넓적다리 중간쯤에서 긴 끈 모양의 힘줄로 바뀌어서 **반힘줄근**(semitendinosus m.)이라고 한다. 이 힘줄이 반막근 표면을 따라 내려간다. 반힘줄근과 함께 **넙다리빗근**(sartorius m.), **두덩정강근**(gracilis m., G) 등 3개 근육의 힘줄은 정강뼈 안쪽면에 나란히 모여서 닿는데, 그 모양이 거위발을 닮았다고 해서 '**거위발**(pes anserinus)'이라고 한다(그림 4.43).

2) 반막근

반막근(semimembranosus m.)은 비교적 넓은 근육으로, 납작한 막 모양 힘줄로 일어나 중간에 힘살로 바뀌었다가 다시 힘줄로 바뀐다.

3) 넙다리두갈래근

넙다리두갈래근(biceps femoris m.)은 짧은갈래(short head)와 긴갈래(long head)로 일어난다.

두 갈래는 넓적다리 아랫부분에서 합쳐져 힘줄이 되어 종아리뼈머리에 닿는다.

7. 넓적다리의 신경

넓적다리의 근육에 분포하는 신경으로 앞칸에는 **넙다리신경**(femoral n.), 안쪽칸에는 **폐쇄신경**(obturator n.), 뒤칸에는 **궁둥신경**(sciatic n.)의 정강신경부분이 있으며, 넓적다리 피부에는 많은 피부신경이 있어서 감각을 전달한다. 이들은 거의 대부분 허리엉치신경얼기(lumbosacral plexus)에서 나온다(그림 4.29, 뒤배벽과 골반 참조).

1) 넙다리신경

넙다리신경(femoral n., L2~L4)은 허리신경얼기의 가지 중에서 가장 큰 것으로(그림 4.29), 고샅인대 밑을 지나

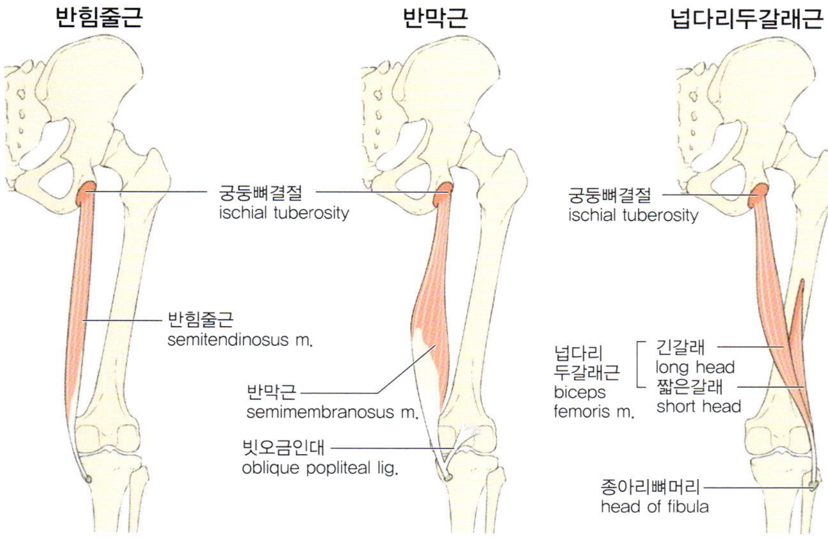

그림 4.42 넓적다리 뒤칸의 세 근육

표 4.4 넓적다리 뒤칸의 근육

근육 이름	이는곳	닿는곳	신경지배	작용
반힘줄근 semitendinosus m.	궁둥뼈결절 위안쪽면	정강뼈 윗부분 안쪽면 종아리근막	궁둥신경의 정강신경 부분	
반막근 semimembranosus m.	정강뼈 안쪽관절융기 뒤쪽 안쪽	정강뼈 안쪽관절융기 안쪽 뒷면	궁둥신경의 정강신경 부분	
넙다리두갈래근 biceps femoris m.				
긴갈래 long head	궁둥뼈결절 엉치결절인대	종아리뼈머리 정강뼈 가쪽관절융기	궁둥신경의 정강신경 부분	종아리를 굽힘 무릎을 반만 굽혔을 때 종아리를 가쪽으로 돌림
짧은갈래 short head	거친선 가쪽선 가쪽관절융기위선 가쪽근육사이막		궁둥신경의 온종아리신경 부분	

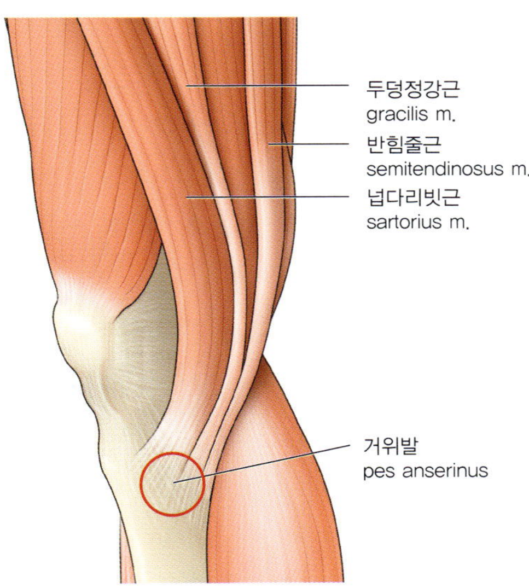

그림 4.43 두덩정강근, 넙다리빗근, 반힘줄근의 힘줄이 모여 이룬 거위발

넓적다리로 들어오면서 넙다리삼각(femoral triangle) 안에 놓이는데, 넙다리혈관집(femoral sheath) 가쪽에 위치한다(그림 4.39, 4.40). 넙다리삼각에서 넓적다리 앞칸 근육과 두덩근(pectineus m.) 일부에 운동신경섬유를 내고, 또한 앞넙다리피부신경(anterior femoral cutaneous n.)을 낸다. 넓적다리 아래쪽에서는 감각신경섬유만 남게 되는데, 이 신경을 **두렁신경**(saphenous. n.)이라고 한다.

2) 폐쇄신경

폐쇄신경(obturator n., L2~L4)은 넓적다리 안쪽칸 모음근에 분포하는 신경이다.

허리신경얼기에서 만들어진 후에 폐쇄관(obturator canal)을 지나 넓적다리로 나온다. 폐쇄관을 빠져 나오자마자 폐쇄신경은 앞가지와 뒤가지로 나뉘는데, **앞가지**(anterior branch)는 **두덩근**(pectineus m.)과 **긴모음근**(adductor longus m.)에 덮여 **바깥폐쇄근**(obturator externus m.)과 짧은모음근(adductor brevis m.) 앞면을 따라 내려오면서 긴모음근, 짧은모음근, 두덩정강근 등에 분포한다(그림 4.44). **뒤가지**(posterior branch)는 바깥폐쇄근을 뚫고 나와(그림 4.28) 짧은모음근에 덮여 큰모음근(adductor magnus m.) 앞을 지나며, 넓적다리에서 바깥폐쇄근과 큰모음근에 분포한다.

8. 넓적다리의 혈관

다리는 주로 넙다리동맥이 공급하며, 넓적다리 안쪽 일부를 폐쇄동맥이 공급한다(그림 4.45).

1) 넙다리동맥

넙다리동맥(femoral a.)은 바깥엉덩동맥(external iliac a.)의 연장으로, 바깥엉덩동맥이 고샅인대 중간지점 밑을 지나 넓적다리로 오면서 넙다리동맥이 된다. 넙다리삼각에서 넙다리동맥은 넙다리혈관집(femoral sheath)에 싸여 있으며, 아래 안쪽으로 주행하다가 모음근굴(adductor canal)을 통과한 후 모음근구멍(adductor hiatus)을 지나 무릎 뒤로 가면서 오금동맥(popliteal a.)이 된다.

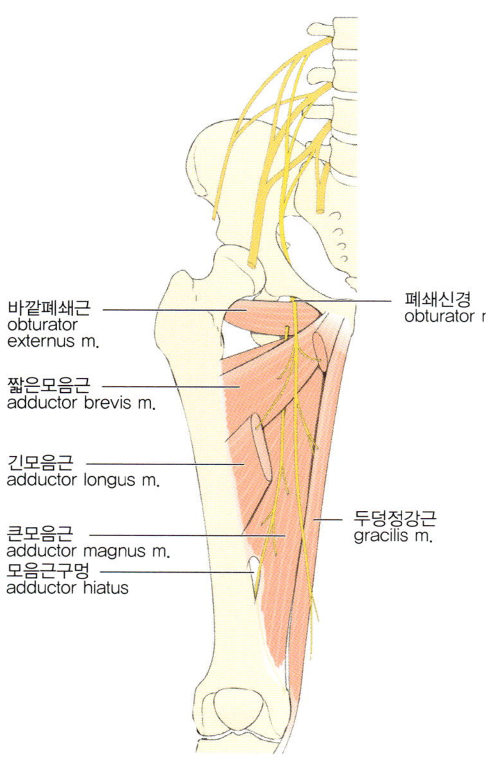

그림 4.44 넓적다리 안쪽칸 근육과 폐쇄신경

넙다리동맥은 넓적다리에서 다음과 같은 가지를 낸다.

(1) 얕은배벽동맥

얕은배벽동맥(superficial epigastric a.)은 고샅인대(inguinal lig.) 바로 아래에서 나와 이 인대를 넘어 배 얕은근막으로 들어가 위로 배꼽까지 간다.

(2) 얕은엉덩휘돌이동맥

얕은엉덩휘돌이동맥(superficial circumflex iliac a.)은 얕은배벽동맥이 갈려 나온 바로 아래 가쪽에서 나와 깊은근막을 뚫고 고샅인대와 나란히 달려 위앞엉덩뼈가시(ASIS) 근처에서 바깥엉덩동맥의 가지인 **깊은엉덩휘돌이동맥**(deep circumflex iliac a.)과 합류한다.

(3) 얕은바깥음부동맥

얕은바깥음부동맥(superficial external pudendal a.)은 얕은배벽동맥이 갈려 나온 바로 아래 안쪽에서 나와 두렁정맥구멍(saphenous opening)을 거쳐 나와 샅(perineum) 쪽으로 간다.

(4) 깊은바깥음부동맥

깊은바깥음부동맥(deep external pudendal a.)은 얕은바깥음부동맥보다 아래안쪽 깊은 곳에서 나와 안쪽으로 주행하여 샅부위에 분포한다.

(5) 깊은넙다리동맥

깊은넙다리동맥(deep femoral a.)은 넙다리동맥의 가장 큰 가지로, 고샅인대 3 cm 정도 아래에서 갈려 나온다. 이후 넙다리동맥 가쪽에 위치하다가 뒤쪽으로 돌아 넙다리뼈 안쪽에 위치한다.

깊은넙다리동맥은 그 경로 중 긴모음근과 두덩근 사이, 긴모음근과 짧은모음근 사이, 긴모음근과 큰모음근 사이를 차례로 지난다.

깊은넙다리동맥은 다음과 같은 가지를 낸다.

- **안쪽넙다리휘돌이동맥**(medial circumflex femoral a.) : 깊은넙다리동맥 안쪽에서 갈라져 나와 넙다리뼈목 뒤로 돌아간다. 넙다리뼈목과 머리에 혈액을 공급하는

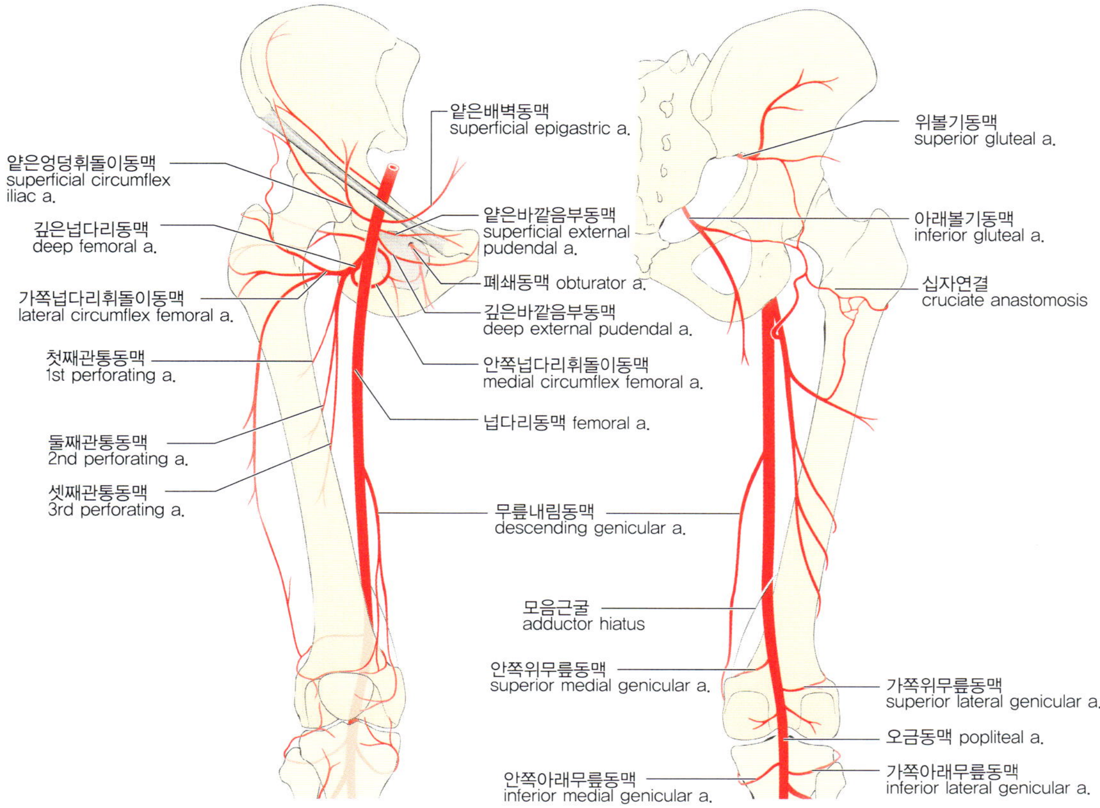

그림 4.45 넙다리동맥과 그 가지

중요한 혈관이다(그림 4.77).

- **가쪽넙다리휘돌이동맥**(lateral circumflex femoral a.) : 깊은넙다리동맥 가쪽에서 나와 넙다리뼈목 앞으로 진행하여 여러 가지로 나뉜다(그림 4.45).
- **관통동맥**(perforating aa.) : 깊은넙다리동맥의 줄기가 넙다리뼈 안쪽에서 아래로 주행하며 내는 가지로 보통 3개 정도가 있다. 이들은 큰모음근널힘줄이 넙다리뼈 거친선(linea aspera)에 닿는 부위를 뚫고 지나가 넓적다리 뒤칸으로 간다(그림 4.45).

(6) 무릎내림동맥

무릎내림동맥(descending genicular a.)은 모음근구멍(adductor hiatus) 바로 몸쪽에서 나오는 가지로, 무릎 안쪽으로 주행하여 무릎의 동맥연결(arterial anastomosis) 형성에 기여한다.

2) 폐쇄동맥

폐쇄동맥(obturator a.)은 **속엉덩동맥**(internal iliac a.)의 가지로, 골반(pelvis) 안에서 갈려 나온 후 골반 가쪽벽을 타고 앞쪽으로 주행하고(그림 7.25), 폐쇄신경과 함께 폐쇄관(obturator canal)을 지나 넓적다리와 샅부위로 나온 후 앞가지와 뒤가지로 나뉜다. 앞가지(anterior branch)는 **짧은모음근**(adductor brevis m.) 앞으로 내려오고, 뒤가지(posterior branch)는 짧은모음근 뒤로 내려와 모음근에 들어가며, 절구가지(acetabular branch)를 내어 넙다리뼈머리에 혈액을 공급한다.

V 다리오금

다리오금(popliteal fossa)이란 무릎 바로 뒤쪽에 움푹한 마름모꼴 공간을 말하며(그림 4.46), 그 경계는 위가쪽으로는 **넙다리두갈래근**(biceps femoris m.), 위안쪽으로는 **반힘줄근**(semitendinosus m.)과 **반막근**(semimembranosus m.), 아래가쪽으로는 **장딴지근**(gastrocnemius m.) 가쪽갈래(lateral head), 아래안쪽으로는 장딴지근 안쪽갈래(medial head)가 이룬다. 넙다리뼈 오금면(popliteal

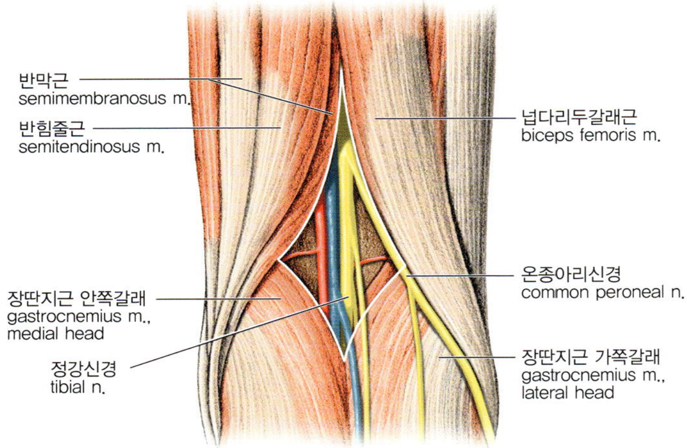

그림 4.46 다리오금의 경계와 내용물

surface), 무릎관절주머니, 오금근(popliteus m.) 등이 다리오금의 바닥(floor)을 이루고, 지붕에는 피부와 근막이 덮고 있다.

1. 다리오금의 내용물

1) 오금동맥

넙다리동맥이 모음근구멍(adductor hiatus)을 통과하여 오금 안으로 들어오면서 **오금동맥**(popliteal a.)이 되며, 오금동맥은 **오금근**(popliteus m.) 아래모서리에서 **앞 · 뒤정강동맥**(anterior and posterior tibial aa.)으로 나뉜다(그림 4.47).

오금동맥은 무릎 주변에서 여러 종류의 가지를 내고, 오금동맥의 가지들은 **무릎내림동맥**(descending genicular a.)과 연결되어 **무릎동맥연결**(genicular anastomosis)을 형성한다. 오금동맥의 가지들로 **가쪽위무릎동맥**(superior lateral genicular a.), **안쪽위무릎동맥**(superior medial genicular a.), **중간무릎동맥**(middle genicular a.), **가쪽아래무릎동맥**(inferior lateral genicular a.), **안쪽아래무릎동맥**(inferior medial genicular a.), 장딴지동맥(sural aa.) 등이 있다.

2) 정강신경과 온종아리신경(tibial & common peroneal nn.)

궁둥신경(sciatic n.)이 다리오금에 이르러 **정강신경**(tibial n.)과 온종아리신경(common peroneal n.)으로 나뉜다. 그러나 사람에 따라서는 이보다 위에서 나뉘는 경우도 흔히 있다(그림 4.30).

정강신경은 오금과 종아리의 정중면을 따라 아래쪽으로

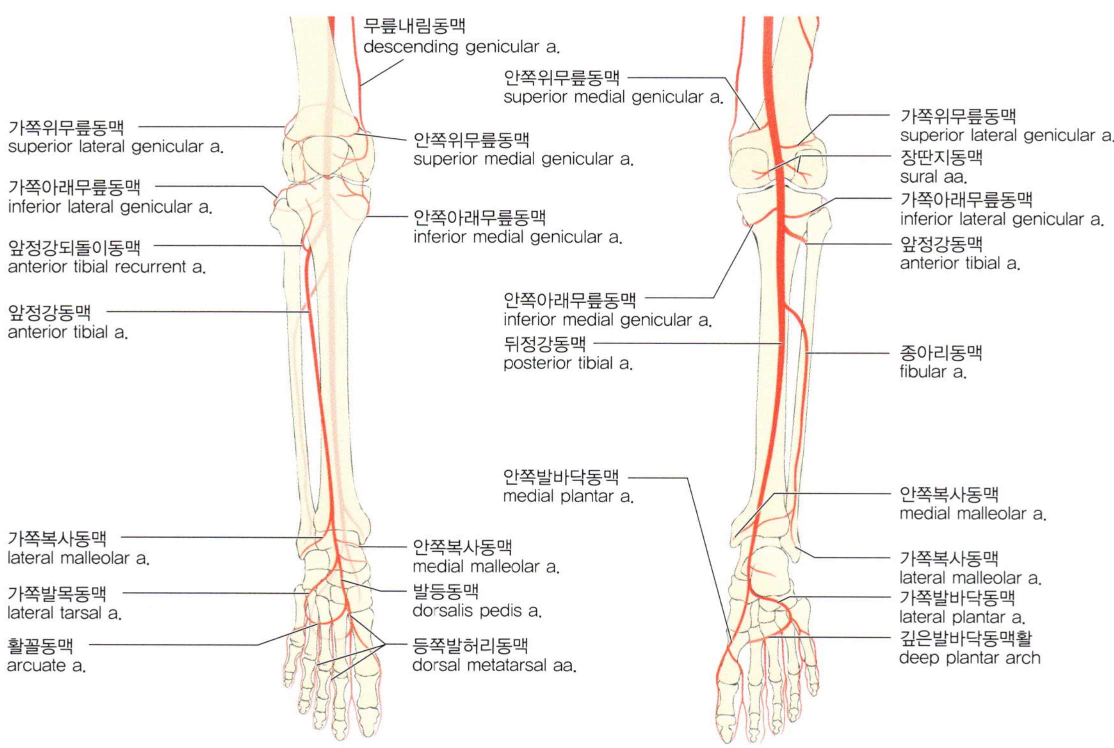

그림 4.47 무릎 주변과 종아리의 동맥 분포

내려간다. 온종아리신경은 정강신경 가쪽에 위치하며, 가쪽으로 진행하여(그림 4.46), 장딴지근 가쪽갈래 표면과 종아리뼈머리 뒷면을 지난 후 **긴종아리근**(peroneus longus m.)에 덮인 채 **얕은종아리신경**(superficial fibular n.)과 깊은종아리신경(deep fibular n.)으로 나뉜다(그림 4.56).

3) 기타

폐쇄신경의 관절가지, 오금림프절, 오금윤활주머니 등이 있다.

VI 종아리

1. 종아리의 뼈대

종아리(leg)는 무릎(knee)과 발목(ankle) 사이 부분을 말하며 그 뼈대는 정강뼈(tibia)와 종아리뼈(fibula)가 이룬다. 정강뼈는 보다 안쪽에 위치하며, 체중을 지탱하고, 종아리뼈는 정강뼈 뒤가쪽에 위치한다(그림 4.48). 생체에서 두 뼈는 뼈사이막(interosseous membrane)으로 연결되어 있다.

2. 종아리의 얕은정맥(superficial vv.)

종아리의 얕은정맥으로는 **큰두렁정맥**(great saphenous v.)과 **작은두렁정맥**(small saphenous v.)이 있으며, 이들은 앞서 설명한 바 있다.

3. 종아리의 피부신경(cutaneous nn.)

1) 두렁신경

두렁신경(saphenous n.)은 **넙다리신경**(femoral n.)의 연속으로, 넙다리신경은 넙다리삼각(femoral triangle)과 모음근굴(adductor canal)을 지나면서 운동신경섬유(motor fiber)를 근육에 낸 후 모음근구멍(adductor hiatus) 바로 직전에서 깊은근막을 뚫고 나와 두렁신경이 된다(그림 4.39, 4.41, 4.49). 두렁신경은 종아리에서 **큰두렁정맥**(great saphenous v.)을 동반하며 아래로 주행한다.

2) 장딴지신경

다리오금(popliteal fossa)에서 궁둥신경(sicatic n.)이 **정강신경**(tibial n.)과 **온종아리신경**(common peroneal n.)으로 나뉘고 난 후에 정강신경에서는 **안쪽장딴지피부신경**(medial sural cutaneous n.)이, 온종아리신경에서는 **가쪽장딴지피부신경**(lateral sural cutaneous n.)이 나와 각각 깊은근막을 뚫고 나온 후 합쳐져서 **장딴지신경**(sural n.)이 된다(그림 4.46, 4.49). 장딴지신경은 작은두렁정맥을 동반하며 주행하고, 발 가쪽면으로 가서 **가쪽발등피부신경**(lateral dorsal cutaneous n.)이 된다(그림 4.66).

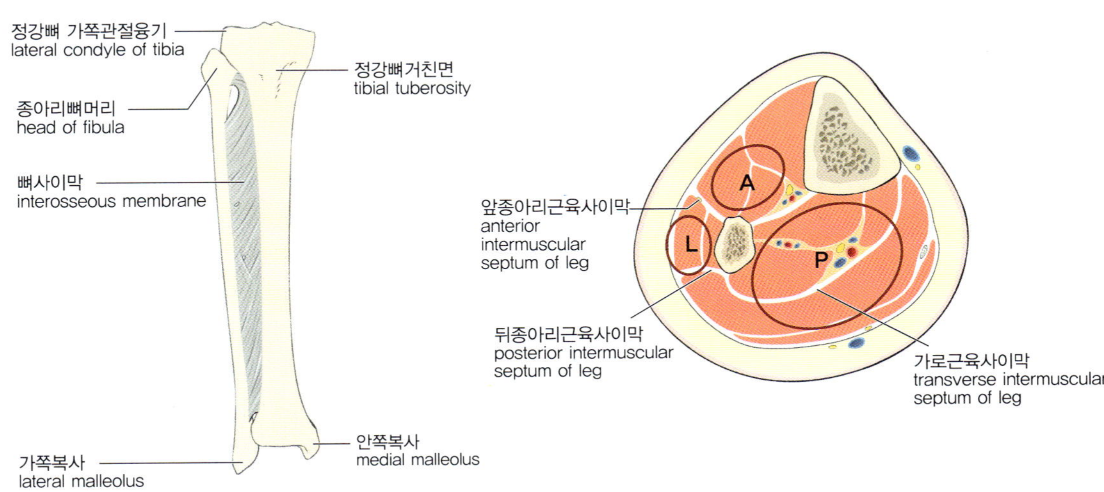

그림 4.48 정강뼈와 종아리뼈가 뼈사이막으로 연결된 모습(오른쪽)과 종아리 중간 부분의 가로단면(왼쪽). 정강뼈, 뼈사이막, 종아리뼈, 앞·뒤뼈사이막에 의해서 종아리는 3개 칸으로 나뉜다. A, 앞칸 anterior compartment; P, 뒤칸 posterior compartment; L, 가쪽칸 lateral compartment

3) 얕은종아리신경

다리오금에서 온종아리신경이 가쪽으로 진행하다가 **얕은종아리신경**(superficial peroneal n.)과 **깊은종아리신경**(deep peroneal n.)으로 나뉜다. 얕은종아리신경은 종아리 먼쪽 1/3 부위에서 깊은근막을 뚫고 나와 종아리 가쪽 피부감각을 담당하는 피부신경이 되고, 발목을 지나면서 안쪽과 **중간발등피부신경**(medial and intermediate dorsal cutaneous nn.)이 된다(그림 4.49, 4.52, 4.66).

4. 종아리의 깊은근막(종아리근막 crural fascia)

종아리근막은 정강뼈 앞모서리에서 시작하여 종아리를 감싼 후에 정강뼈 안쪽모서리에 부착하여 종아리의 내용물을 싼다. 여러 가지 구조물이 종아리근막에서 나온다.

1) 근육사이막

종아리근막 가쪽에서 종아리뼈로 막이 뻗어 있는데, 이들이 앞(종아리)근육사이막과 뒤(종아리)근육사이막(anterior and posterior intermuscular septa)이다. 또 하나의 근육사이막이 종아리 뒤쪽 근육 사이에 존재하는데, 이것은 **가로근육사이막**(transverse intermuscular septum)이다(그림 4.48).

2) 지지띠

발목 근처에서 근육 힘줄이 방향을 바꾸는 곳에서는 종아리근막이 근육 힘줄에 의해 힘을 많이 받게 되며, 그 결과 이 부위의 종아리근막은 다른 부분보다 많이 두꺼워지고, 섬유 주행 방향도 나란히 배열되어 힘을 잘 받을 수 있게 된다. 이러한 부위를 지지띠(retinacumum)라고 하며, 지지띠에는 다음과 같은 종류가 있다.

(1) 폄근지지띠

폄근지지띠에는 위폄근지지띠와 아래폄근지지띠가 있다(그림 4.50).

위폄근지지띠(superior extensor retinaculum)는 양쪽 복사(malleolus) 바로 위에 가로로 존재하며, 아래폄근지지띠는 발꿈치뼈(calcaneus) 앞위쪽면 가쪽에서 Y자 모양의 띠로 존재하면서 셋째종아리근과 긴발가락폄근 힘줄을 감싸고 있다. Y자의 줄기는 발꿈치뼈 윗면에, Y자의 양팔은 각각 안쪽복사와 발바닥널힘줄에 부착한다.

(2) 종아리근지지띠

종아리근지지띠에는 위와 아래종아리근지지띠가 있다(그림 4.50). **위종아리근지지띠**(superior peroneal retinaculum)는 가쪽복사 뒷면에서 발꿈치뼈(calcaneus) 가쪽면까지 뻗어 있으며, **아래종아리근지지띠**(inferior peroneal retinaculum)는 아래폄근지지띠가 연장되어 발꿈치뼈 가쪽면에 부착된 모습이다.

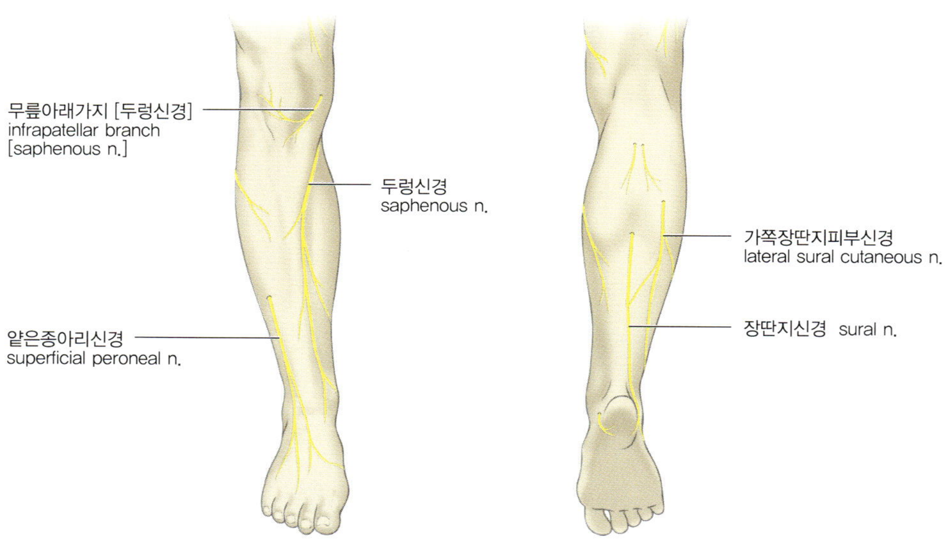

그림 4.49 종아리의 피부신경

(3) 굽힘근지지띠

굽힘근지지띠(flexor retinaculum)는 발목 안쪽면에 위치하며, 앞으로는 안쪽복사(medial malleolus)에, 뒤로는 발꿈치뼈(calcaneus) 안쪽돌기(medial process)에 부착되고, 위로는 **종아리근막**(crural fascia)에, 아래로는 발바닥널힘줄(plantar aponeurosis)로 연결된다(그림 4.51). **뒤정강혈관**(posterior tibial a. & v.), **정강신경**(tibial n.), 여러 근육의 힘줄이 굽힘근지지띠 속면을 지난다.

3) 종아리의 칸

종아리에서도 깊은근막이 싸고 있는 공간은 정강뼈, 뼈사이막, 종아리뼈, 앞 · 뒤근육사이막 등에 의해서 앞

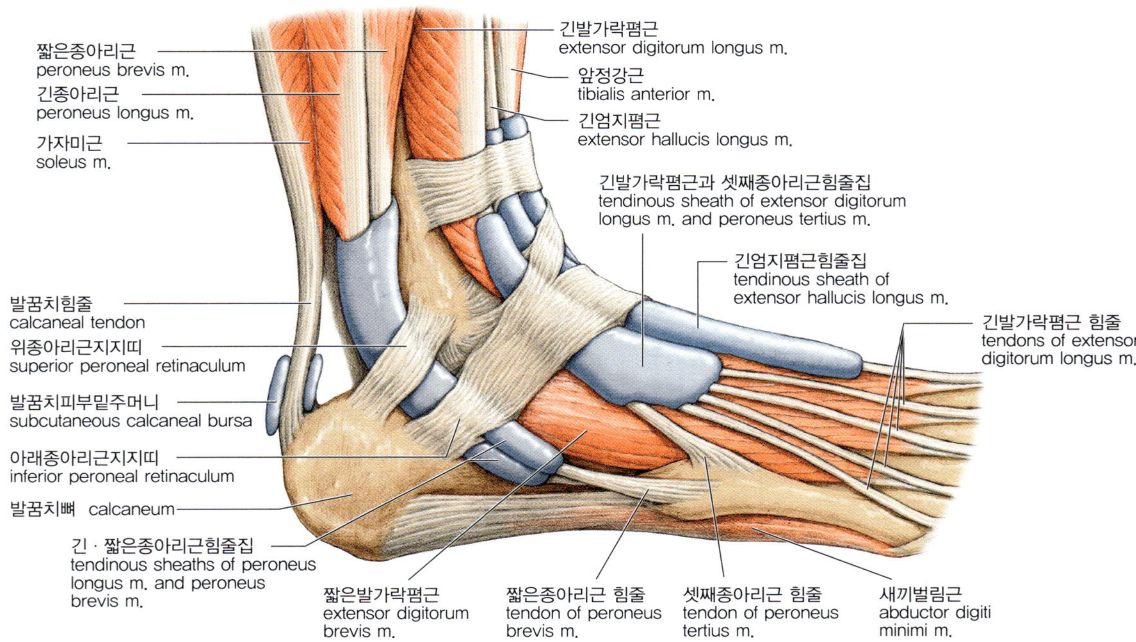

그림 4.50 발목 앞쪽과 가쪽의 윤활집(파랗게 표시된 부분)과 지지띠

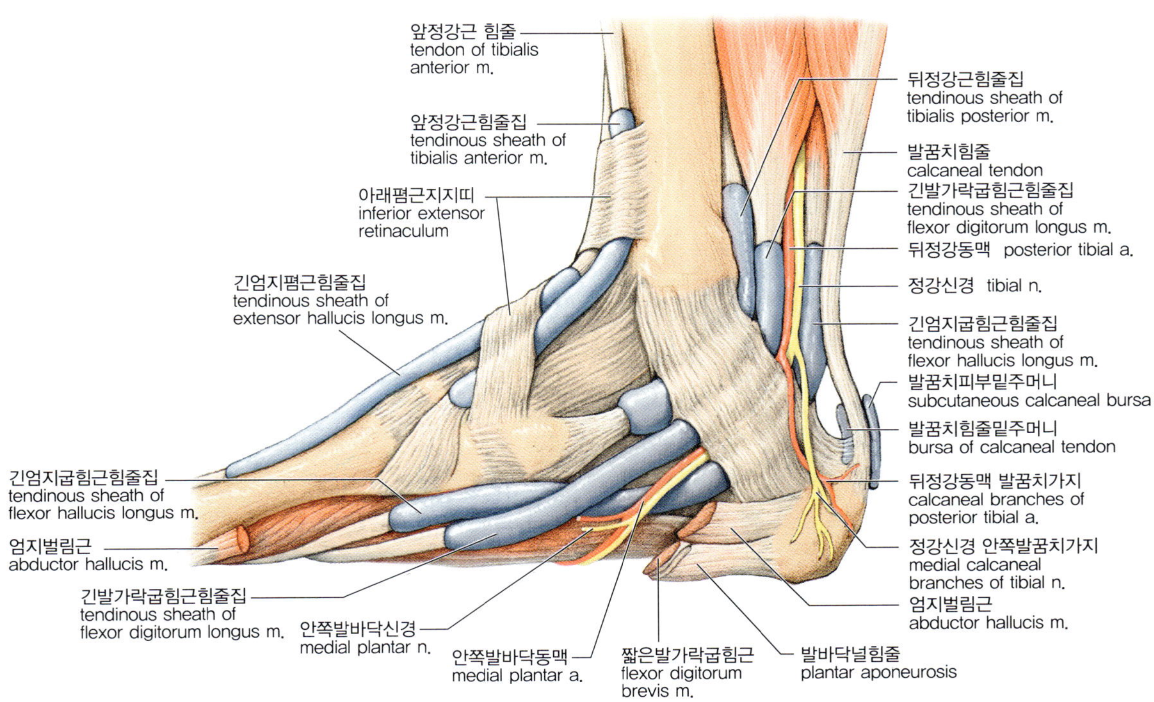

그림 4.51 발목 안쪽의 윤활집(파랗게 표시된 부분)과 지지띠

칸(anterior compartment), 뒤칸, 가쪽칸 등 3개 칸(compartment of leg; crural compartment)으로 나뉜다(그림 4.48).

5. 종아리 앞칸의 근육, 신경, 혈관

1) 종아리 앞칸의 근육

종아리 앞칸(anterior compartment)에는 4개 근육이 있다. 이들 근육은 공통적으로 종아리 앞에서 발목 앞을 지나 발로 가면서 발의 발등굽힘(dorsiflexion)과 발가락을 펴는 작용(extension)을 하며, **깊은종아리신경**(deep peroneal n.)이 분포하고, 힘줄들이 발목을 지날 때 아래폄근지지띠 속에 있는 윤활집(synovial sheath) 속을 지난다. 각 근육의 이는곳, 닿는곳, 신경지배, 작용 등을 표 4.5에 정리하였다.

(1) 앞정강근

앞정강근(tibialis anterior m.)은 가장 안쪽에 있는 근육이다(그림 4.52).

(2) 긴엄지폄근

긴엄지폄근(extensor hallucis longus m.)은 종아리 정중면에 깊이 있어서 힘살의 대부분은 앞정강근과 긴발가락폄근으로 가려져 있다. 종아리 아래쪽에서 이 근육과 앞정강근 사이에 **앞정강동·정맥**(anterior tibial a. & v.)과 **깊은종아리신경**(deep peroneal n.)이 지난다(그림 4.52).

(3) 긴발가락폄근

긴발가락폄근(extensor digitorum longus m.)은 종아리 앞칸 근육 중에서 가장 가쪽에 위치한다.

아래폄근지지띠 밑을 지나면서 4개의 힘줄로 나뉘어 가쪽 4개 발가락 등쪽면으로 가서 폄근널힘줄(extensor expansion)을 형성하며 끝난다(그림 4.52, 4.61). 폄근널힘줄은 첫마디뼈(proximal phalanx) 등쪽면에서 막으로 넓게 퍼진 구조물이며, 이곳에서 가쪽 가닥(lateral slip) 2개와 중심 가닥(central slip) 1개가 나와서, 중심 가닥은 발가락 중간마디뼈바닥(base of middle phalanx) 등쪽면에 닿고, 가쪽 가닥은 발가락 끝마디뼈바닥(base of distal phalanx) 등쪽면에 닿는다.

(4) 셋째종아리근

셋째종아리근(peroneus tertius m.)은 긴발가락폄근에서 갈라진 근육가닥으로, 긴발가락폄근의 다섯째 힘줄이라고도 할 수 있으나, 항상 존재하는 것은 아니다.

2) 종아리앞칸의 신경

종아리앞칸에는 **깊은종아리신경**(deep peroneal n.)이 분포한다. 다리오금에서 **온종아리신경**(common peroneal n.)이 가쪽으로 주행하다가 **긴종아리근**(peroneus longus m.)에 덮인채 종아리뼈목(neck of fibula)을 휘감고 돌면서(그림 4.46) 얕은종아리신경(superficial peroneal n.)과 깊은종아리신경(deep peroneal n.)으로 나뉜다.

이 중 깊은종아리신경은 뼈사이막 앞면에서, 앞정강근

표 4.5 종아리 앞칸의 근육

근육 이름	이는곳	닿는곳	신경지배	작용
앞정강근 tibialis anterior m.	정강뼈 가쪽관절융기 정강뼈 가쪽면 위쪽 2/3 뼈사이막 근육사이막	안쪽쐐기뼈 안쪽과 발바닥면 첫째발허리뼈바닥	깊은종아리신경	발의 발등굽힘 발의 안쪽들림
긴발가락폄근 extensor digitorum longus m.	정강뼈 가쪽관절융기 종아리뼈 안쪽면 위쪽 3/4 뼈사이막 근육사이막	가쪽 4개 발가락의 중간마디뼈와 끝마디뼈 등쪽면		발가락의 폄 발의 등쪽굽힘
긴엄지폄근 extensor hallucis longus m.	종아리뼈 안쪽면 중간 절반과 이웃하는 뼈사이막	엄지발가락 끝마디뼈바닥 등쪽면		엄지발가락의 폄 발의 발등굽힘
셋째종아리근 peroneus [fibularis] tertius m.	종아리뼈 안쪽면 아래쪽 이웃하는 뼈사이막	다섯째발허리뼈바닥 등쪽면		발의 발등굽힘 발의 가쪽들림

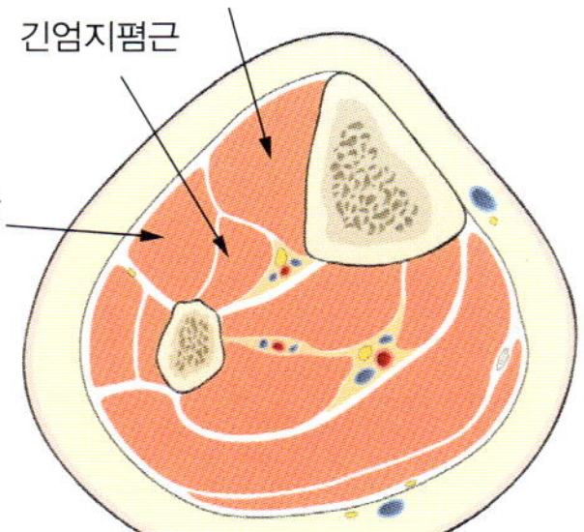

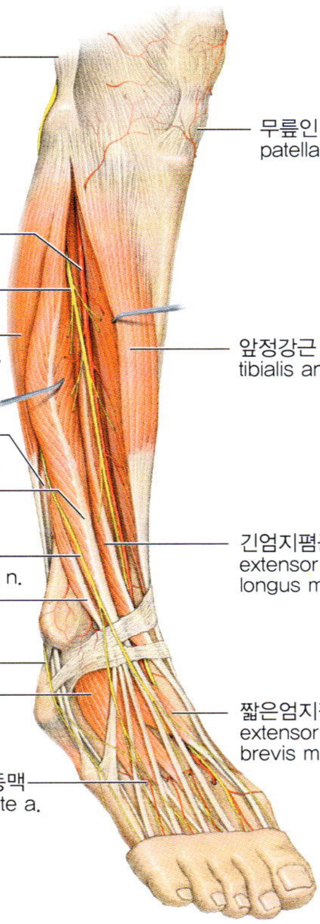

그림 4.52 종아리앞칸의 근육. 종아리 중간 부위에서의 단면(위)과 종아리를 앞가쪽에서 본 모습(아래). 앞정강근과 발가락폄근 사이를 벌려 긴엄지폄근을 노출하였다.

과 긴발가락폄근 사이에 위치하다가, 아래로 내려오면서 앞정강근과 긴엄지폄근 사이를 지난다(그림 4.52). 깊은종아리신경은 **주행중 앞정강동맥**(anterior tibial a.)을 동반하며, 폄근지지띠(extensor reticula) 밑을 지나 발등으로 간 후에는 안쪽가지와 가쪽가지로 나뉜다. 가쪽가지는 **짧은발가락폄근**(extensor digitorum brevis m.)에 분포하고, 안쪽가지는 엄지와 둘째발가락 사이에서 얕은층으로 나와 피부신경이 된다(그림 4.61).

3) 종아리 앞칸의 동맥: 앞정강동맥(anterior tibial a.)

다리오금에서 오금동맥(popliteal a.)이 **오금근**(popliteus m.) 아래모서리에서 앞정강동맥과 **뒤정강동맥**(posterior tibial a.)으로 나뉜다(그림 4.47). **앞정강동맥**(anterior tibial a.)은 뼈사이막 위쪽의 구멍을 지나 앞칸으로 들어와 앞정강근과 긴발가락폄근 사이에 있는 뼈사이막 앞면을 따라서 내려가는데, 이때 깊은종아리신경을 동반한다(그림 4.52). 앞정강동맥은 발목관절에서 발등으로 들어가면서 **발등동맥**(dorsal a. of foot 또는 dorsalis pedis a.)이 된다.

6. 종아리 가쪽칸(lateral compartment)의 근육, 신경, 혈관

1) 종아리 가쪽칸의 근육

종아리 가쪽칸에는 긴종아리근과 짧은종아리근 등 2개 근육이 있으며(그림 5.53), 이들의 이는곳, 닿는곳, 신경지배, 작용 등을 표 4.6에 정리하였다.

긴종아리근(peroneus longus m.)은 짧은종아리근보다 표면에 위치한다. 가쪽복사 뒤쪽으로 발목을 지나면서 위 · 아래종아리근지지띠(peroneal retinacula)로 지지된다(그림 4.50). 긴종아리근 힘줄은 긴발바닥인대(long plantar lig.)의 두 층 사이로 발바닥을 가로질러 발바닥 안쪽으로 간다. **짧은종아리근**(peroneus brevis m.)은 긴종아리근에 덮여 있으며, 긴종아리근과 함께 온윤활집(common synovial sheath)에 싸여 발목을 지난다. 이 근육은 발바닥을 가로지르지 않는다.

2) 종아리 가쪽칸의 신경

온종아리신경이 종아리뼈목 근처를 지날 때 나뉜 얕은종아리신경(superficial peroneal n.)이 종아리뼈 앞에서 종아리근육과 긴발가락폄근 사이를 따라 발목쪽으로 내려가면서 긴종아리근과 짧은종아리근으로 근육가지를 내고, 종아리 먼쪽 1/3에서 깊은근막을 뚫고 나온다(그림 4.49, 4.52, 4.66). 발등에서 이 신경은 안쪽과 **중간발등피부신경**(medial and intermediate dorsal cutaneous nn.)이 되어 종아리 앞면 먼쪽 1/3 부분과 발등 피부에 분포한다.

3) 종아리 가쪽칸의 혈관

가쪽칸에 단독으로 가는 동맥은 없고, 종아리 가쪽칸 위쪽은 **앞정강동맥**(anterior tibial a.)의 관통가지

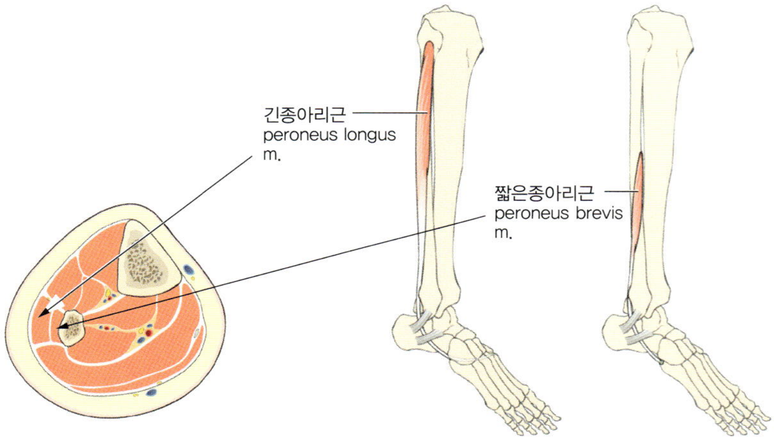

그림 4.53 종아리 가쪽칸 근육의 단면(왼쪽)과 앞가쪽에서 본 모습

표 4.6 종아리 가쪽칸의 근육

근육 이름	이는곳	닿는곳	신경지배	작용
긴종아리근 peroneus [fibularis] longus m.	정강뼈 가쪽관절융기 종아리뼈머리와 가쪽면 위쪽 2/3 이웃하는 근막 근육사이막	안쪽쐐기뼈 가쪽면 첫째발허리뼈바닥	얕은종아리신경	발의 발바닥굽힘 발의 가쪽들림
짧은종아리근 peroneus [fibularis] brevis m.	종아리뼈 가쪽면 아래쪽 2/3 이웃하는 근육사이막	다섯째발허리뼈바닥 가쪽면		

(perforating branch)가 아래쪽은 **종아리동맥**(peroneal a.)의 관통가지가 분포한다(그림 4.47).

7. 종아리 뒤칸(posterior compartment)의 근육, 신경, 혈관

종아리 뒤칸의 근육은 **가로근육사이막**(transverse intermuscular septum)에 의해서 얕은층과 깊은층 근육으로 나뉜다. 이들 근육은 발목을 발바닥 쪽으로 굽히거나(plantar flexion) 안쪽들림(inversion)하는 작용을 한다. 종아리 뒤칸에는 **정강신경**(tibial n.)과 **뒤정강동맥**(posterior tibial a.)이 분포한다.

1) 종아리 뒤칸 얕은층 근육(superficial mm.)

종아리 뒤칸 얕은층에는 **종아리세갈래근**(triceps surae m.)이라는 매우 큰 근육과 **장딴지빗근**(plantaris m.)이라는 아주 미미한 근육이 있다. 각 근육의 이는곳, 닿는곳, 신경지배, 작용 등을 표 4.7에 정리하였다.

(1) 종아리세갈래근

종아리세갈래근(triceps surae m.)은 **장딴지근**(gastrocnemius m.) **안쪽갈래**(medial head), **장딴지근 가쪽갈래**(lateral head), **가자미근**(soleus m.)으로 일어나고, 이들 세 근육은 종아리 아래쪽에서 서로 하나로 합쳐져 발꿈치힘줄(tendo calcaneus, Achilles tendon)이 된다. 장딴지근은 표면에 위치하며(그림 4.54), 가자미근은 장딴지근 깊이 위치한다(그림 4.54). 가자미근 이는곳의 힘줄은 정강뼈와 종아리뼈에서 이는곳 사이에서 뼈에 부착되지 않는 부위가 있는데, 이를 가자미근힘줄활(tendinous arch of soleus)이라고 하며, 힘줄활 밑으로는 혈관과 신경이 지나간다.

(2) 장딴지빗근

장딴지빗근(plantaris m.)은 장딴지근과 가자미근 사이에서 발꿈치힘줄의 안쪽모서리를 따라 주행하는 근육으로(그림 4.54) 종종 존재하지 않으며, **장딴지근**(gastrocnemius m.)과 공동으로 작용한다.

표 4.7 종아리 뒤칸 얕은층 근육

근육 이름	이는곳	닿는곳		작용
장딴지세갈래근 triceps surae m.				
장딴지근 gastrocnemius m.				
안쪽갈래 medial head	넙다리뼈 안쪽위관절융기와 이에 이웃하는 부분 무릎관절 관절주머니	발꿈치힘줄을 통하여 발꿈치뼈융기	정강신경	발의 발바닥굽힘 정강뼈에 대하여 넙다리뼈를 굽힘
가쪽갈래 lateral head	넙다리뼈 가쪽위관절융기와 이에 이웃하는 부분 무릎관절 관절주머니			
가자미근 soleus m.	종아리뼈 머리와 몸통 위쪽 1/3 뒷면 정강뼈 안쪽모서리 중간 1/3			발의 발바닥굽힘 발에 대하여 종아리를 안정시킴
장딴지빗근 plantaris m.	넙다리뼈 가쪽관절융기위능선 무릎관절 빗오금인대	발꿈치힘줄 발꿈치뼈 뒷면 안쪽부분		발의 발바닥굽힘

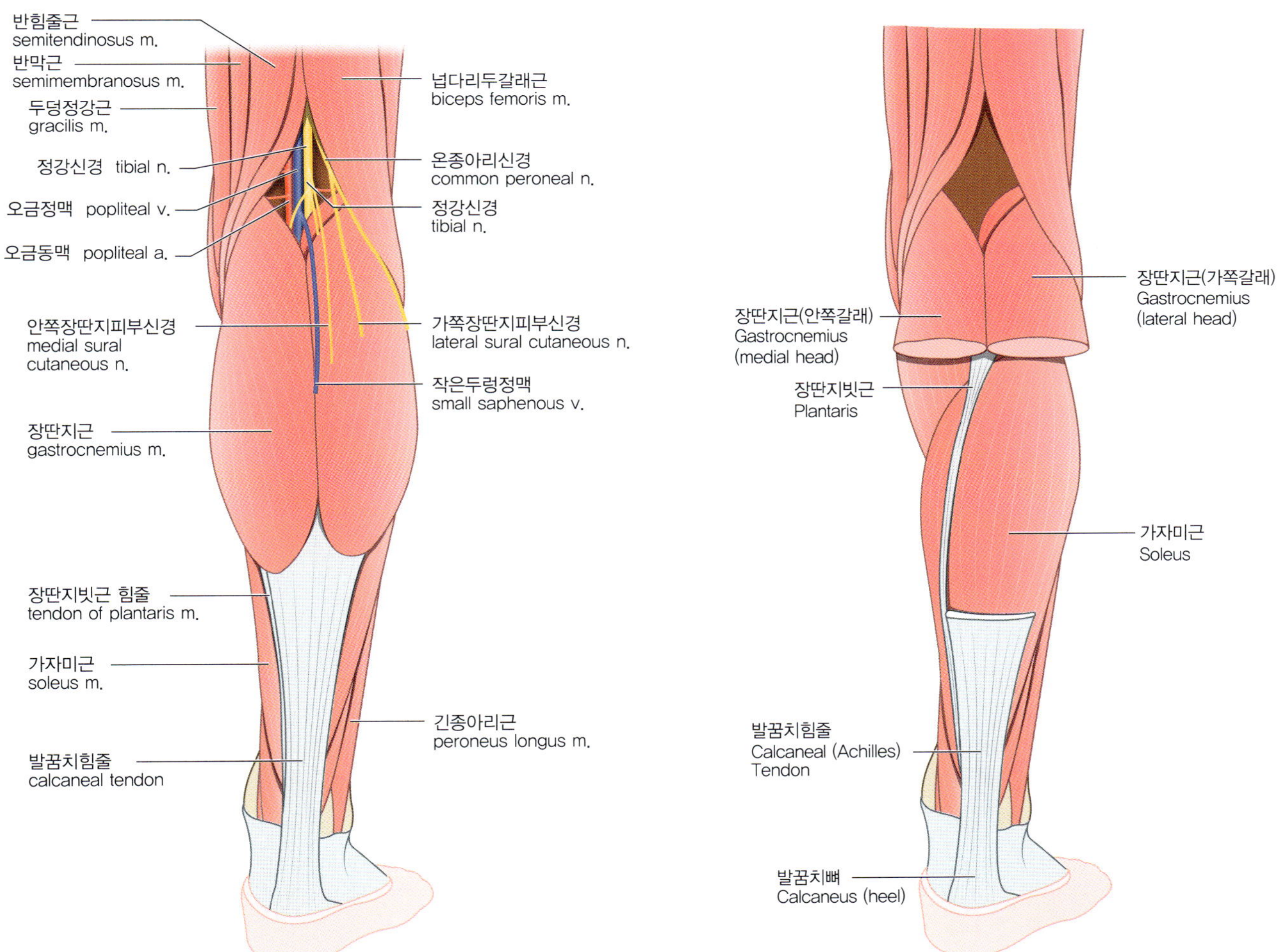

그림 4.54 종아리 뒤칸의 얕은층 근육인 장딴지근(왼쪽)과 가자미근(오른쪽). 오른쪽 그림에서 장딴지 안쪽과 가쪽갈래는 대부분 제거된 상태이다.

2) 종아리 뒤칸 깊은층 근육(deep mm.)

종아리뒤칸 깊은층에는 오금근, 긴엄지굽힘근, 긴발가락굽힘근, 뒤정강근 등 4개 근육이 있다(그림 4.55). 각 근육의 이는곳, 닿는곳, 신경지배, 작용 등을 표 4.8에 정리하였다.

(1) 오금근

오금근(popliteus m.)은 무릎관절 바로 위에서 시작해서 무릎관절 바로 아래에서 끝나는 근육이며, 오금(popliteal foss)의 바닥을 이루고, 해부학적 지표(landmark)로 자주 언급된다.

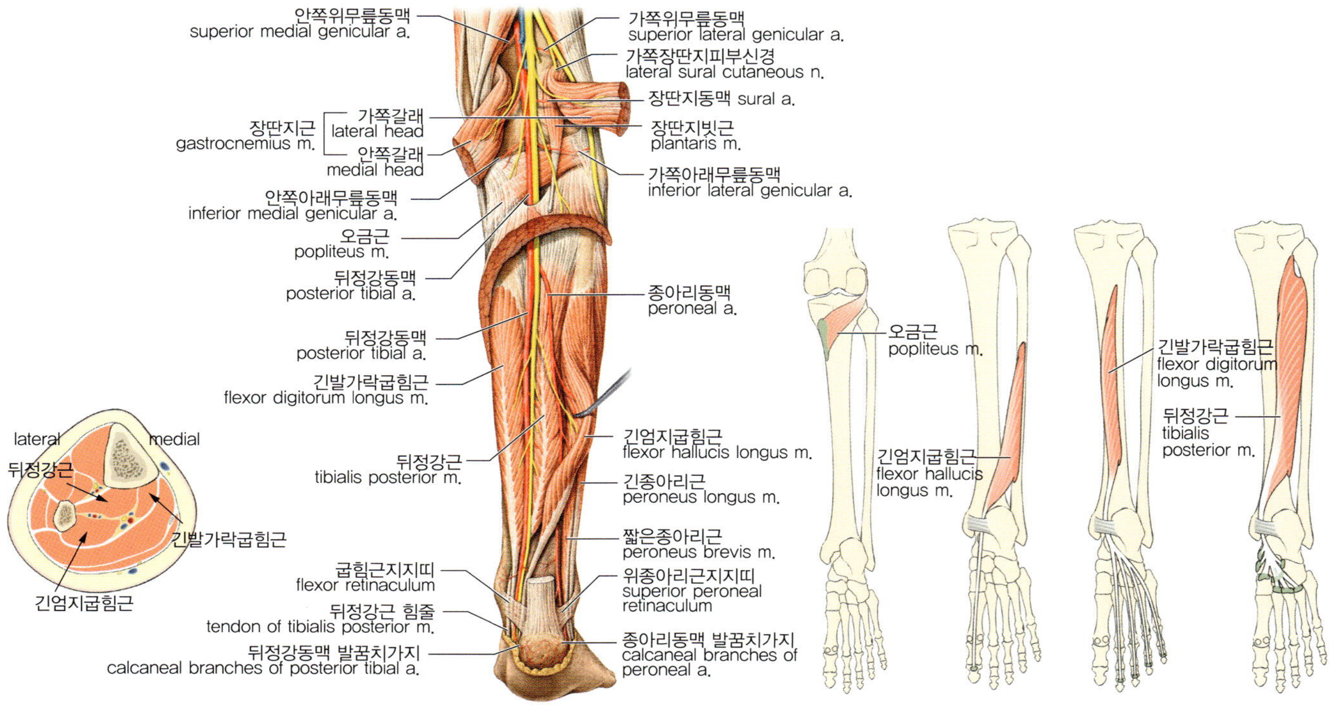

그림 4.55 종아리 뒤칸 깊은층 근육, 신경, 혈관. 왼쪽 그림은 종아리 중간부위의 단면이며, 가운데 그림은 가자미근을 제거한 모습이다. 오른쪽에는 깊은층 근육을 각각의 위치를 그려 놓았다. 왼빗장뼈를 위(A)와 아래(B)에서 본 모습

표 4.8 종아리 뒤칸 깊은층 근육

근육 이름	이는곳	닿는곳		작용
오금근 popliteus m.	넙다리뼈 가쪽관절융기 가쪽면 빗오금인대	정강뼈 뒷면 가자미근선 위쪽		종아리를 굽힘 굽힘이 시작될 때 정강뼈를 안쪽으로 돌림
긴엄지굽힘근 flexor hallucis longus m.	종아리뼈몸통 뒷면 아래쪽 2/3, 이웃한 근육사이막, 근막, 뼈사이막	엄지발가락 끝마디뼈바닥		엄지발가락을 굽힘 발의 발바닥굽힘
긴발가락굽힘근 flexor digitorum longus m.	정강뼈몸통 중간 3/5의 뒷면 뒤정강근을 덮는 근막	가쪽 4개 발가락 끝마디뼈바닥의 발바닥면	정강신경	발가락을 굽힘 발의 발바닥굽힘
뒤정강근 tibialis posterior m.	정강뼈몸통 뒷면 가쪽부분 종아리뼈몸통 안쪽면의 위쪽 2/3 이웃하는 근육사이막 뼈사이막 뒷면	발배뼈거친면 모든 쐐기뼈의 바닥면 둘째, 셋째, 넷째 발허리뼈바닥의 발바닥면 입방뼈 목말받침돌기		발의 발바닥굽힘 발의 안쪽들림

(2) 긴엄지굽힘근

긴엄지굽힘근(flexor hallucis longus m.)은 가장 안쪽에 있는 엄지로 가는 근육임에도 불구하고 깊은층 가장 가쪽에 위치한다. 그 힘줄은 목말받침돌기(sustentaculum tali) 아랫면의 긴엄지굽힘근힘줄고랑(groove for tendon of flexor hallucis longus)을 지나며(그림 4.12), 그 경로 중에 긴발가락굽힘근 힘줄과 서로 교차하게 된다(그림 4.51). 엄지발가락으로 가는 이 근육은 나머지 네 발가락으로 가는 긴발가락굽힘근보다 더 크다. 그만큼 엄지발가락이 힘을 많이 쓴다는 의미이다.

(3) 긴발가락굽힘근

긴발가락굽힘근(flexor digitorum lungus m.)은 종아리 뒷면 안쪽(정강뼈쪽)에서 안쪽복사(medial malleolus) 뒤를 지나 앞가쪽으로 진행한 후 발바닥으로 들어가 발바닥을 대각선으로 지나면서 가쪽 4개 발가락으로 가는 4개 힘줄로 나뉜다.

(4) 뒤정강근(tibialis posterior m.)

뒤정강근(tibialis posterior m.)은 종아리 뒤칸 가장 깊은 곳에서, 긴발가락굽힘근과 긴엄지굽힘근 사이에 위치한다.

3) 종아리 뒤칸의 신경 : 정강신경(tibial n.)

종아리 뒤칸의 근육은 모두 **정강신경**(tibial n.)의 지배를 받는다(그림 4.55). **궁둥신경**(sciatic n.)이 다리오금에서 보다 큰 정강신경과 보다 작은 **온종아리신경**(common peroneal n.)으로 나뉜 후에 정강신경은 **뒤정강동맥**(posterior tibial a.)을 동반하여 장딴지근 두 갈래 사이를 지나 다리오금에서 벗어난다. 이후 가자미근힘줄활(tendinous arch) 밑을 지나 깊은층과 얕은층 근육 사이, 가로근육사이막에 위치하며 아래로 달린다.

발목에 이르러 안쪽복사 뒤를 지난 후 발바닥으로 들어가 안쪽과 **가쪽발바닥신경**(medial and lateral plantar nn.)으로 나뉜다. 정강신경은 종아리 위쪽에서 **안쪽장딴지피부신경**(medial sural cutaneous n.)을 내는데, 이는 가쪽장딴지피부신경과 만나 장딴지신경(sural n.)이 된다(그림 4.49). 발목에 이르러서는 뒤꿈치 피부에 분포하는 안쪽발꿈치가지(medial calcaneal branch)를 낸다.

4) 종아리 뒤칸의 동맥 : 뒤정강동맥

다리오금에서 **오금동맥**(popliteal a.)이 앞정강동맥과 뒤정강동맥으로 나뉜 후 **뒤정강동맥**(posterior tibial a.)은 정강신경을 동반하여 다리 아래쪽으로 달리면서 다음과 같은 가지를 낸다(그림 4.47).

- **종아리동맥**(peroneal a.) – 뒤정강동맥의 가장 큰 가지로, 종아리 위쪽에서 나뉘어 가쪽으로 가서 종아리 아래쪽으로 내려간다. 발목 근처에서 가쪽복사가지(lateral malleolar branch)와 발꿈치가지(calcaneal branch) 등을 내며, 관통가지(perforating branch)는 뼈사이막을 뚫고 발등쪽으로 넘어가서 앞정강동맥 가지와 연결된다.
- 발목 근처에서 안쪽복사가지(medial malleolar branch)를 낸다.
- 발바닥으로 들어가서 안쪽과 **가쪽발바닥동맥**(medial and lateral plantar a.)으로 나뉜다.

VII 발(foot)

1. 발의 뼈대

1) 발의 활

족적(footprint)을 찍어보면 진하게 나타나는 부분이 있는데(그림 4.56), 이들은 체중이 많이 실리는 부위로 발허리뼈머리(head of metatarsal bone)와 발꿈치뼈융기(calcaneal tuberosity)에 해당하는 곳이다.

족적이 이와 같은 모습으로 찍히는 이유는 발의 뼈대가 전체적으로 활 모양으로 배열되어 있기 때문이다. 이를 '발의 활(arches of the foot)'이라고 하는데, 발의 활에는 세 종류가 있다(그림 4.57). 이들 활은 발에 전달된 체중을 분산시키며, 충격을 흡수하고, 구름판(springboard) 역할을 한다.

(1) 안쪽세로활

안쪽세로활(medial longitudinal arch of the foot)은 목말뼈(talus), 발꿈치뼈(calcaneus), 발배뼈(navicular), 쐐기뼈(cuneiform) 3개, 안쪽 3개 발허리뼈로 구성되며, 가쪽세로활에 비해 높고 기능적으로 더 중요하다고 여겨진다.

(2) 가쪽세로활

가쪽세로활(lateral longitudinal arch)은 발꿈치뼈, 입방뼈(cuboid), 가쪽 2개 발허리뼈로 구성되며, 안쪽세로활보다 훨씬 낮아서, 서 있을 때 땅에 거의 닿는다.

(3) 가로활

발등을 보면 안쪽에서 가쪽으로 가면서 동그랗게 솟아 있는데, 이를 가로활(transverse arch of foot)이라고 한다. 발의 가로활은 쐐기뼈, 입방뼈, 발허리뼈 바닥(base)으로 구성된다.

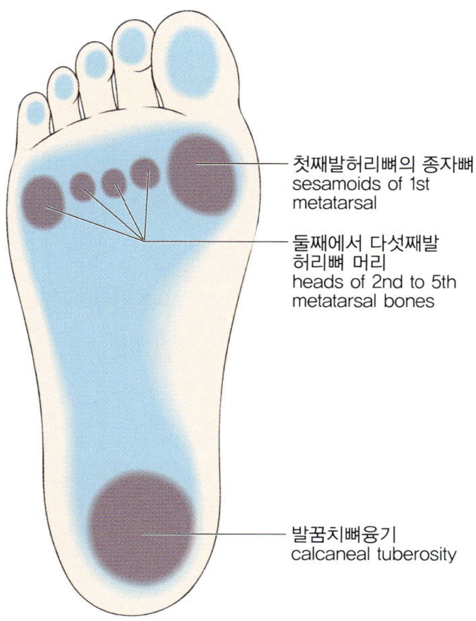

그림 4.56 발에서 몸무게를 지탱하는 부위

2) 발의 활을 유지하는 구조물

발의 활에는 높은 곳에서 뛰어내리는 충격에도 불구하고 뼈로 이루어진 활 구조가 주저앉지 않도록 보호하는 여러 구조물들이 있다.

발의 인접한 뼈 사이를 연결하는 여러 종류의 **바닥쪽인대**(plantar ligg.), **등쪽인대**(dorsal ligg.), **뼈사이인대**(interosseous ligg.)를 비롯해서 발바닥의 깊은근막(발바닥널힘줄 plantar aponeurosis)이 있으며, 종아리에서 발로 오는 근육 중에는 그 힘줄이 발바닥을 가로지르는 것(앞정강근, 뒤정강근, 긴종아리근, 긴엄지굽힘근, 긴발가락굽힘근 등)이 있는데, 이들 또한 발바닥을 가로지르면서 힘을 받쳐준다. 발에 있는 여러 **자체기원근육**(intrinsic mm.)도 수축함으로써 활 유지에 도움을 준다.

3) 발의 중요한 인대

발바닥에 많은 인대가 있지만 발의 활을 유지하는 중요한 기능을 수행하는 것으로는 다음과 같은 것들이 있다.

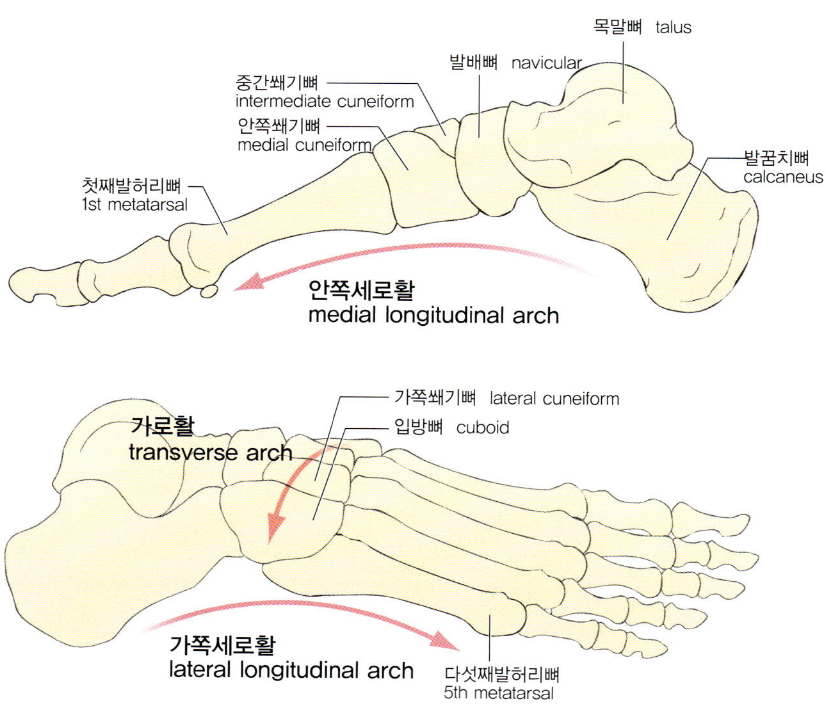

그림 4.57 발의 활

(1) 긴발바닥인대

긴발바닥인대(long plantar lig.)는 발꿈치입방관절(calcaneocuboid joint)의 바닥쪽 인대 중 하나로, 발꿈치뼈 발바닥면에서 시작하여, 먼쪽으로 가면서 두 층으로 나뉜다(그림 4.58). 깊은층 섬유는 입방뼈거친면(tuberosity of cuboid)에 닿으며, 얕은층 섬유는 둘째~넷째(때로는 다섯째까지) 발허리뼈바닥(base)에 닿는다. 이 두 층 사이를 **긴종아리근**(peroneus longus m.) 힘줄이 지난다.

(2) 바닥쪽발꿈치발배인대

바닥쪽발꿈치발배인대(plantar calcaneonavicular lig.)는 발꿈치뼈 목말받침돌기(sustentaculum tali)에서 발배뼈 뒤아래면까지 뻗어 있는 인대로(그림 4.59), **용수철인대**(spring lig.)라고도 한다. 활꼴 모양의 스프링을 뒤집어 놓고 눌렀다 손을 떼면 복원되듯이 이 인대도 두 뼈 사이에 걸쳐 있어서 힘을 받으면 살짝 늘어났다가 다시 원위치로 복귀된다.

(3) 바닥쪽발꿈치입방인대

바닥쪽발꿈치입방인대(plantar calcaneocuboid lig.)는 발꿈치뼈(calcaneus) 아랫면 앞쪽 끝에서 입방뼈(cuboid) 아랫면 사이에 걸쳐 있는, 넓은 띠로 이루어진 짧고 강한 인대로, **짧은발바닥인대**(short plantar lig.)라고도 한다. 긴발바닥인대 깊은 곳에 있다.

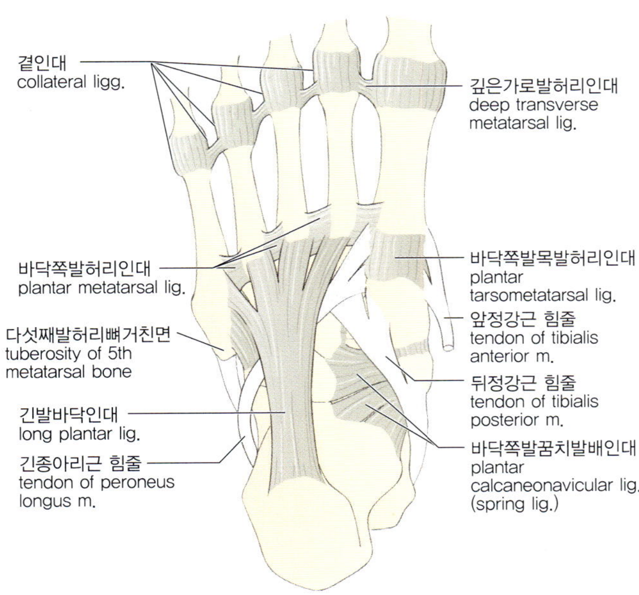

그림 4.58 긴발바닥인대

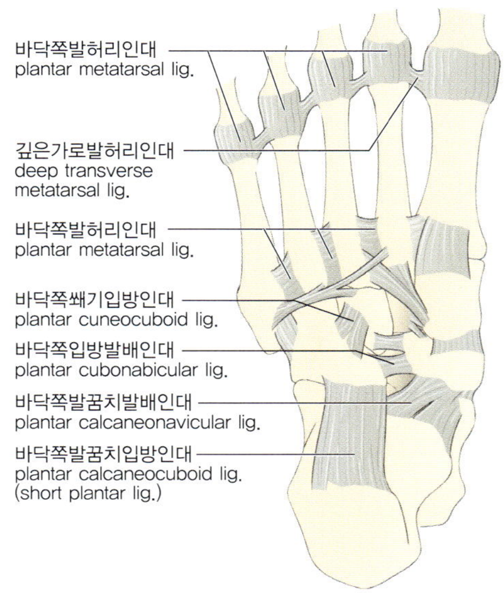

그림 4.59 용수철인대와 짧은발바닥인대. 긴발바닥인대가 제거된 상태이다.

2. 발의 피부

발등의 피부는 매우 얇으며, 피부밑지방이 적고, 주변 조직과 느슨하게 붙어 있다. 반면에 발바닥 피부는 매우 두꺼우면서 예민하다. 섬유 성분이 많아서 매우 질기며, 섬유성분이 얼기설기 배열되어 있는 사이사이에 지방이 많이 들어 차 있다.

3. 발의 깊은근막

발바닥의 깊은근막을 발바닥근막(palntar fascia)이라고 하며, 안쪽과 가쪽 부분은 얇지만 중앙 부분은 매우 두껍고 거칠며 튼튼하다. 이 중앙 부분은 힘줄같이 튼튼하게 생겨서 발바닥널힘줄이라고 한다.

발바닥널힘줄(plantar aponeurosis)은 서로 평행하게 배열된 결합조직 섬유로 구성되어 있는데, 발꿈치뼈융기(calcaneal tuberosity) 안쪽돌기에서 시작되어 5개 가닥(slip)으로 나뉘어 각 발가락의 발가락섬유집(fibrous sheath)에 가서 닿는다. 발바닥널힘줄은 발의 세로활(longitudinal arch)을 유지하는데 기여하면서 많은 힘을 받아서 두꺼워진 것이다.

각 발가락으로 가는 발바닥널힘줄의 다섯 갈래를 가로로 서로 엮어주는 섬유띠가 있어서, 이를 **얕은가로발허리인대**(superficial transverse metatarsal lig.)라고 한다. 대략 발가락이 시작되기 직전 부위에 있다.

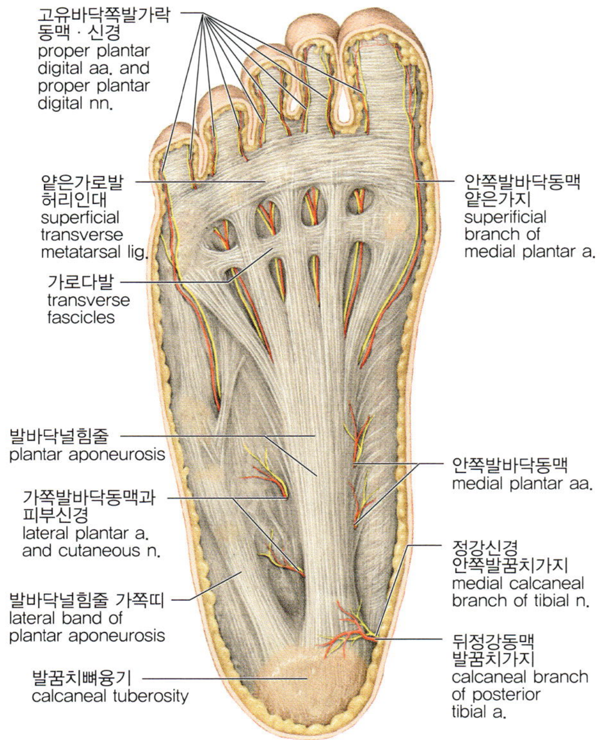

그림 4.60 발바닥널힘줄. 발바닥의 피부와 얕은근막을 제거한 모습

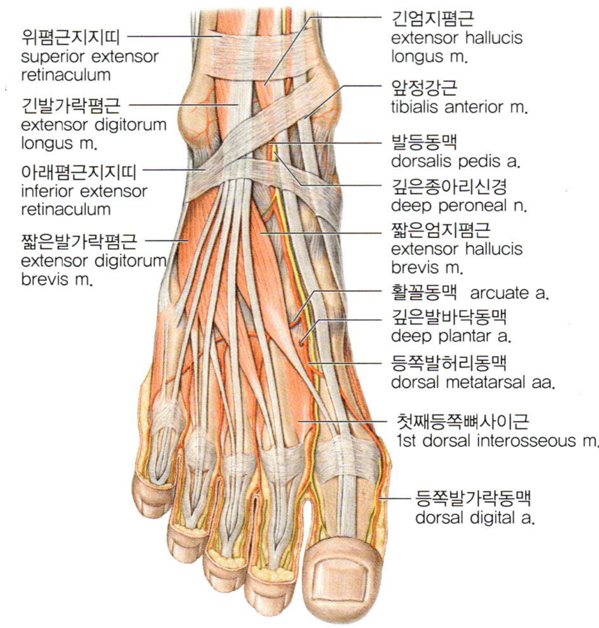

그림 4.61 발등을 지나는 힘줄과 발등의 자체기원근육

4. 발의 근육

발에는 종아리에서 온 많은 근육들의 힘줄이 지나간다. 이들 이외에 발에는 많은 **자체기원근육**(intrinsic mm.)들이 있다.

1) 발등의 근육

발등에는 두 종류의 근육이 존재한다.

짧은발가락폄근(extensor digitorum brevis m.)은 발꿈치뼈 등쪽면 가쪽에서 일어나 앞안쪽으로 달리면서 4개 가닥으로 나뉜 후 긴발가락폄근 또는 긴엄지폄근 힘줄과 합쳐져 안쪽 4개 발가락에 닿는다. 가장 안쪽으로 가는, 즉 엄지발가락으로 가는 가닥이 다른 것에 비해 월등히 커서, 이 가닥을 따로 **짧은엄지폄근**(extensor hallucis brevis m.)이라고도 한다. 이들 근육은 **깊은종아리신경**(deep peroneal n.)이 분포한다.

2) 발바닥의 근육

발바닥에는 손바닥에 있는 근육과 같은 이름의 근육들이 있다. 손에서는 손바닥의 작은 근육들이 매우 중요한 기능을 수행하는 반면에 발바닥의 근육들은 기능적으로 크게 중요하지는 않다. 다만 이들 근육들은 수축을 함으로써 발의 활을 유지하는 데 기여한다.

발바닥 근육은 4층으로 되어 있으며, 각 근육의 특징적인 모습은 다음과 같다.

(1) 첫째층 근육

발바닥 첫째층에는 **엄지벌림근**(abductor hallucis m.), **짧은발가락굽힘근**(flexor digitorum brevis m.), **새끼벌림근**(abductor digiti minimi m.) 등 발가락을 벌리고 굽히는 근육이 있다(그림 4.62, 표 4.9). **정강신경**(tibial n.)과 **뒤정강동맥**(posterior tibial a.)이 발목을 지난 후 엄지벌림근에 덮여 발바닥으로 들어간다. 새끼벌림근은 발의 가쪽모서리에 위치한다.

(2) 둘째층 근육

발바닥 둘째층에는 **긴발가락굽힘근 힘줄**(tendon of flexor digitorum longus m.)이 발바닥 뒤안쪽에서부터 발바닥 중앙을 가로질러 앞가쪽으로 놓여 있다. 둘째층에는 이 힘줄에 닿는 **발바닥네모근**(quadratus plantae m.)과 이 힘줄에서 일어나는 **벌레근**(lumbrical mm.)이 있다(그림 4.63, 표 4.10). 발바닥네모근은 발바닥 뒤쪽에 있으며, 두 갈래로 일어난다. 벌레근은 모두 4개가 있다. 벌

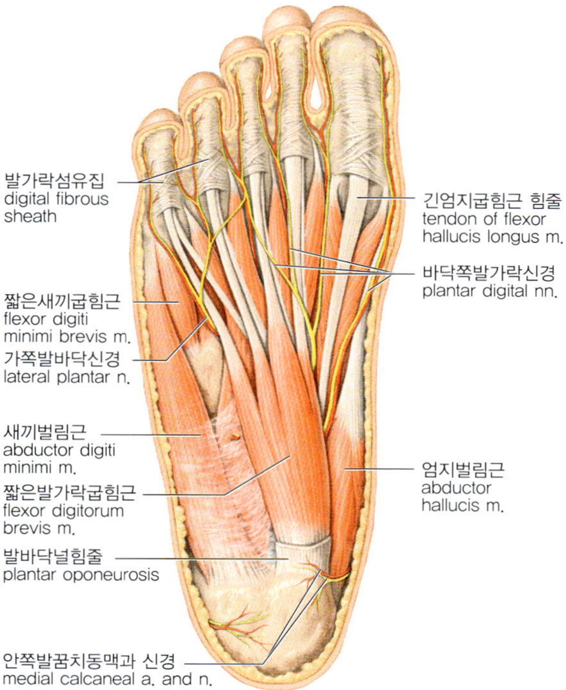

그림 4.62 발바닥 첫째층 근육

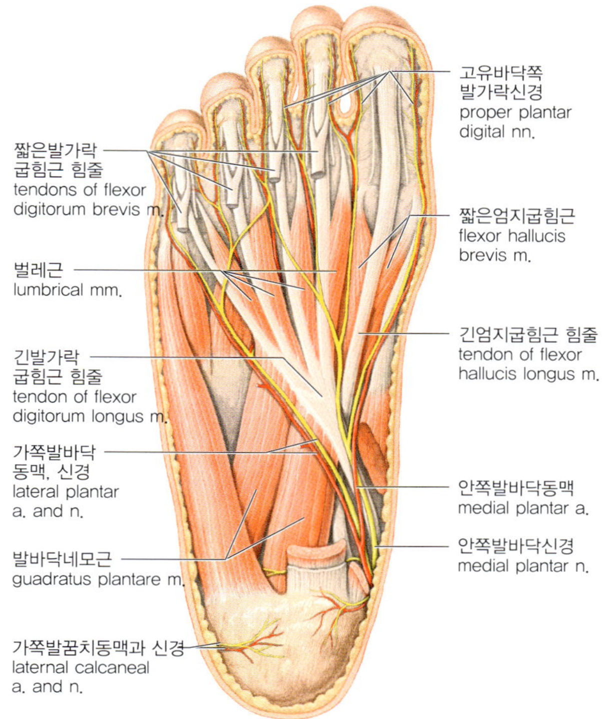

그림 4.63 발바닥 둘째층 근육

표 4.9 발바닥 첫째층 근육

근육 이름	이는곳	닿는곳	신경지배	작용
엄지벌림근 abductor hallucis m.	발꿈치뼈 안쪽돌기 발바닥널힘줄	엄지발가락 첫마디뼈바닥 안쪽면	안쪽발바닥신경	엄지발가락의 벌림
짧은발가락굽힘근 flexor digitorum brevis m.	발꿈치뼈 안쪽돌기 발바닥널힘줄	가쪽 4개 발가락 중간마디뼈	안쪽발바닥신경	첫마디뼈에 대하여 중간마디뼈를 굽힘 첫마디뼈 굽힘에 관여
새끼벌림근 abductor digiti minimi m.	발꿈치뼈 가쪽돌기와 안쪽돌기 발바닥널힘줄	새끼발가락 첫마디뼈바닥 가쪽면	가쪽발바닥신경	새끼발가락의 벌림 새끼발가락 굽힘을 도움

표 4.10 발바닥 둘째층 근육

근육 이름	이는곳	닿는곳	신경지배	작용
발바닥네모근 quadratus plantae m. 안쪽갈래 medial head	발꿈치뼈 안쪽면 긴발바닥인대 안쪽모서리	긴발가락굽힘근 힘줄	가쪽발바닥신경	가쪽 4개 발가락을 굽힘
가쪽갈래 lateral head	발꿈치뼈 발바닥면 가쪽모서리 긴발바닥인대 가쪽모서리			
벌레근 lumbrical mm.	긴발가락굽힘근 힘줄 첫째: 둘째발가락으로 가는 힘줄 안쪽 둘째: 둘째와 셋째발가락으로 가는 힘줄이 이웃하는 면 셋째: 셋째와 넷째발가락으로 가는 힘줄이 이웃하는 면 넷째: 넷째와 다섯째발가락으로 가는 힘줄이 이웃하는 면	가쪽 4개 발가락 첫마디뼈바닥의 폄근널힘줄	안쪽발바닥신경	발허리발가락뼈관절에서 발가락을 굽힘 발가락뼈사이관절에서 발가락을 폄

레근은 수축하면 폄근널힘줄(extensor expansion)을 당기게 되고, 그 효과로 **몸쪽발가락뼈사이관절**(proximal interphalangeal joint)과 **먼쪽발가락뼈사이관절**(distal interphalangeal joint)은 펴지지만, **발허리발가락관절**(metatarsophalangeal joint)은 굽는다.

그밖에 둘째층에는 **가쪽발바닥신경과 동맥**(lateral plantar n. and a.)이 지나간다.

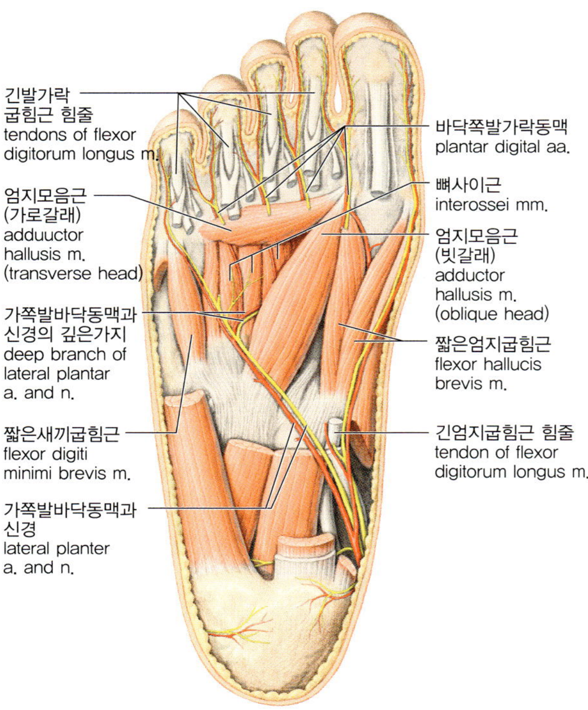

그림 4.64 발바닥 셋째층 근육

(3) 셋째층 근육

발바닥 셋째층에는 **짧은엄지굽힘근**(flexor hallucis brevis m.), **엄지모음근**(adductor hallucis m.), **짧은새끼굽힘근**(flexor digiti minimi brevis m.)이 있다(그림 4.64, 표 4.11). 짧은엄지굽힘근은 나란히 주행하는 안쪽과 가쪽갈래로 구성되며, 엄지모음근은 서로 수직 상태로 배열되어 있는 빗갈래(oblique head)와 가로갈래(transverse head)로 구성된다.

(4) 넷째층 근육

셋째층 근육보다 깊은 곳에는 바닥쪽뼈사이근(plantar interossei) 4(또는 3)개와 등쪽뼈사이근(dorsal interossei) 4개가 있다. 이들 근육은 **발허리뼈**(metatarsal bones) 사이에 두 층으로 배열되어 있다(그림 4.65, 표 4.12).

5. 발의 신경

1) 발등의 피부신경

발등, 발 안쪽, 발 가쪽면에는 두렁신경, 얕은종아리신경, 깊은종아리신경, 장딴지신경 등이 분포하여 피부감각을 담당한다(그림 4.66). **넙다리신경**(femoral n.)의 마지막 가지인 두렁신경(saphenous n.)은 종아리 안쪽과 함께 발 안쪽에 분포한다. 얕은종아리신경은 발목을 지나오면서 안쪽과 **중간발등피부신경**(medial and intermediate dorsal cutaneous nn. of foot)으로 나뉘어 발등의 대부분에 분포

표 4.11 발바닥 셋째층 근육

근육 이름	이는곳	닿는곳	신경지배	작용
짧은엄지굽힘근 flexor hallucis brevis m. 가쪽갈래 lateral head	입방뼈와 가쪽쐐기뼈 바닥면	엄지발가락 첫마디뼈 가쪽부분	안쪽발바닥신경	엄지발가락을 굽힘
안쪽갈래 medial head	뒤정강근 힘줄 안쪽근육사이막	엄지발가락 첫마디뼈 안쪽부분		
엄지모음근 adductor hallucis m. 빗갈래 oblique head	둘째, 셋째, 넷째 발허리뼈바닥 긴종아리근 섬유집	엄지발가락 첫마디뼈 바닥 가쪽면	가쪽발바닥신경	엄지발가락 모음 엄지발가락 굽힘을 도움
가로갈래 transverse head	바닥쪽 발허리발가락인대 깊은가로발허리인대			
짧은새끼굽힘근 flexor digiti minimi brevis m.	다섯째발허리뼈바닥 긴종아리근 섬유집	새끼발가락 첫마디뼈 바닥 가쪽면	가쪽발바닥신경	새끼발가락을 굽힘

표 4.12 발바닥 넷째층 근육

근육 이름	이는곳	닿는곳	신경지배	작용
바닥쪽뼈사이근 plantar interossei mm.	셋째~다섯째 발허리뼈바닥 안쪽면	셋째~다섯째발가락 첫마디뼈 바닥 안쪽면 (폄근널힘줄)	가쪽발바닥신경	셋째~다섯째 발가락을 모음 첫마디뼈를 굽힘 둘째마디뼈와 끝마디뼈를 폄
등쪽뼈사이근 dorsal interossei mm.	첫째~다섯째 발허리뼈의 이웃하는 몸통면	첫째; 둘째발가락 첫마디뼈 안쪽면 둘째~넷째; 둘째~넷째발가락 첫마디뼈 가쪽면 (폄근널힘줄)	가쪽발바닥신경	둘째~넷째발 가락을 벌림 첫마디뼈를 굽힘 중간마디뼈와 끝마디뼈를 폄

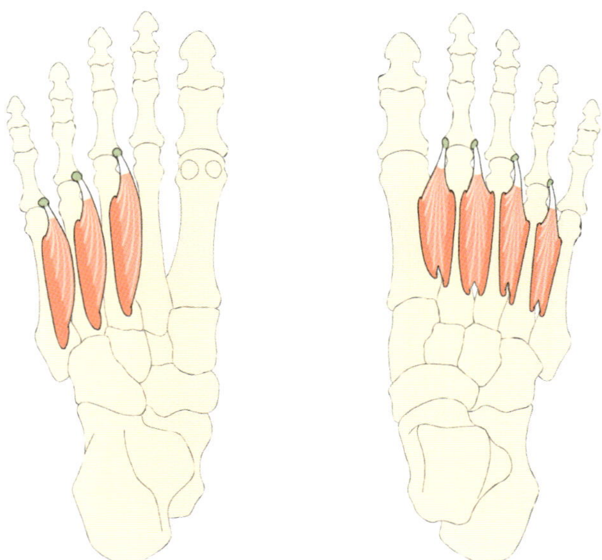

그림 4.65 발바닥 넷째층 근육. 발바닥 쪽에서 관찰되는 바닥쪽뼈사이근(왼쪽 그림)과 발등 쪽에서 보이는 등쪽뼈사이근(오른쪽 그림)의 모습

한다. 발등 가쪽과 발 가쪽면에는 **장딴지신경**(sural n.)이 가쪽복사 아래쪽을 감아 돌아 발 쪽으로 나오면서 **가쪽발등피부신경**(lateral dorsal cutaneous n.)이 되어 발 가쪽과 가쪽 1~2개 발가락 등쪽면에 분포한다. 엄지와 검지 사이 일부에는 **깊은종아리신경**(deep peroneal n.)의 **종말가지**(**등쪽발가락신경** dorsal digital n. of foot)가 깊은근막을 뚫고 그 부위의 피부감각을 담당한다.

2) 발바닥의 피부신경

정강신경(tibial n.)이 안쪽복사 아래쪽을 감아돈 후 **엄지벌림근**(abductor hallucis m.) 밑을 지나 발바닥으로 들어가면서 안쪽발바닥신경과 **가쪽발바닥신경**(medial and lateral plantar nn.)으로 나뉘며(그림 4.64, 4.66), 이 두 개 신경은 피부가지를 내어 발바닥의 피부감각을 담당한다.

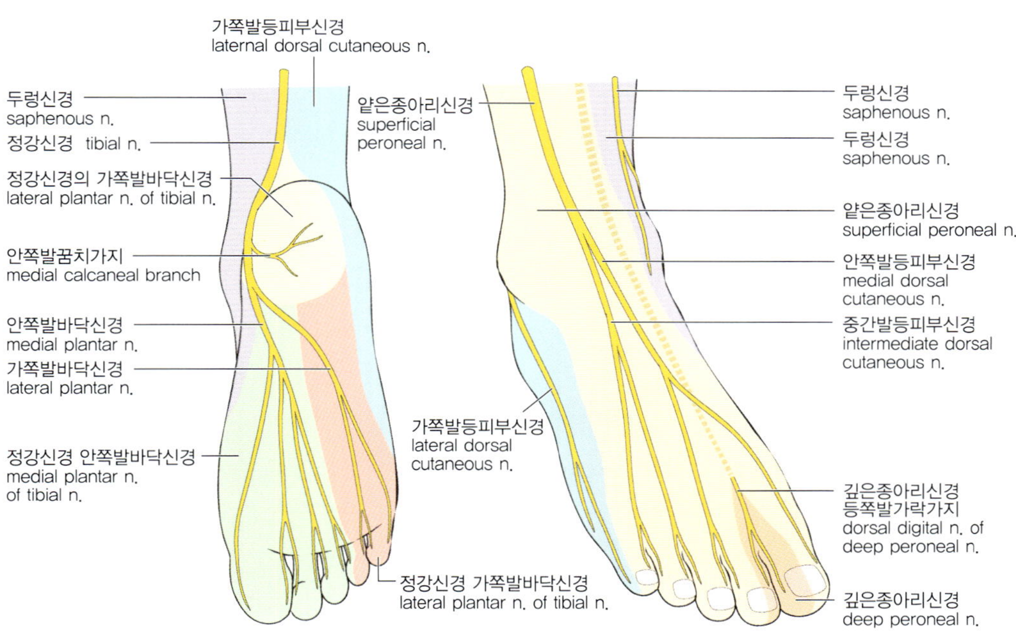

그림 4.66 발바닥과 발등의 피부신경과 분포 영역

이들 신경은 앞으로 가면서 발가락으로 가는 **고유바닥쪽발가락신경**(common and proper plantar digital nn.)으로 나뉜다.

3) 발의 근육에 분포하는 신경

발등에 있는 짧은발가락폄근(짧은엄지폄근 포함하여)은 **깊은종아리신경**(deep peroneal n.)이 분포하지만 그밖의 다른 발의 자체기원근육들은 안쪽발바닥신경과 가쪽발바닥신경이 분포한다.

6. 발의 동맥

1) 발등동맥(dorsal a. of foot 또는 dorsalis pedis a.)

발등동맥은 앞정강동맥의 연속으로, 양쪽 복사 사이 중간에서 폄근지지띠(extensor retinaculua) 밑을 지나 발등으로 들어와 첫째와 둘째발허리뼈 사이(첫째발허리사이공간)로 진행한다(그림 4.47, 4.61). 깊은근막(deep fascia) 안에 존재하지만 발등의 피부가 워낙 얇아서 상대적으로 상당히 표면에 나와 있다. 따라서 이 동맥을 통해 맥박을 느낄 수 있다.

발등동맥의 가지로는 다음과 같은 것들이 있다.

- **가쪽발목동맥**(lateral tarsal a.)과 **안쪽발목동맥**(medial tarsal a.)
- **활꼴동맥**(arcuate a.) : 활꼴동맥에서는 2~4번째 등쪽**발허리동맥**(dorsal metatarsal aa.)이 나오고, 각각은 2개의 등쪽발가락동맥(dorsal digital aa.)으로 나뉜다.
- **깊은발바닥동맥**(deep plantar a.) : 첫째 뼈사이공간을 지나 발바닥으로 가서 가쪽발바닥동맥과 만나 깊은발바닥동맥활(deep plantar arch)을 형성한다.

2) 발바닥의 동맥

발바닥에는 **뒤정강동맥**(posterior tibial a.)이 엄지벌림근 깊은 곳에서 나뉜 가지인 안쪽과 가쪽발바닥동맥이 분포한다(그림 4.47, 4.63). **안쪽발바닥동맥**(medial plantar a.)은 안쪽발바닥신경과 함께 달리며, 주로 엄지발가락 주변 근육에 혈액을 공급한다. 이 동맥은 3개의 **바닥쪽발가락동맥**(plantar digital a.)으로 나뉜다. **가쪽발바닥동맥**(lateral plantar a.)은 가쪽발바닥신경과 함께 발을 앞가쪽으로 가로지른 후 다시 안쪽으로 휘면서 깊은발바닥동맥과 만나 깊은발바닥동맥활(deep plantar arch)을 형성한다. 발바닥동맥활에서는 **바닥쪽발허리동맥**(plantar metatarsal a.)이 나오고, 바닥쪽발허리동맥은 다시 **고유바닥쪽발가락동맥**(proper plantar digital a.)으로 나뉜다.

VIII 다리의 관절(joint, articulation)

1. 엉덩관절

1) 엉덩관절의 관절면

엉덩관절(hip joint)은 넙다리뼈머리와 볼기뼈 절구(acetabulum) 반달면(lunate surface) 사이에 이루어지는 윤활관절이다(그림 4.67). 넙다리뼈머리에는 **넙다리뼈머리인대**(lig. of head of femur, ligamentum teres)가 부착되어 있다. 절구 반달면의 끊긴 부분인 절구패임(acetabular notch)에 살아있는 사람에서는 절구가로인대(transverse acetabular lig.)가 놓여 있어 관절면을 완성한다.

이밖에 절구 모서리를 따라서 연골로 만들어진 절구테두리(acetabular labrum)가 둘러 있는데, 절구테두리로 인해서 볼기뼈의 관절면은 더욱 깊어진다.

2) 관절주머니

엉덩관절의 **섬유주머니**(fibrous capsule)는 볼기뼈에서 나선형으로 아래로 달려 앞에서는 **돌기사이선**(intertrochanteric line)과, 넙다리뼈목에 부착하고, 뒤에서는 뼈에 부착하지 않고, 넙다리뼈목을 지나는 활꼴의 자유모서리를 형성한다. 섬유 중에서 깊은 곳 섬유 일부는 넙다리뼈목 주위를 돌면서 배열되어 있는데, 이들을 둘레띠(zona orbicularis)라고 한다.

3) 엉덩관절의 인대

엉덩관절 섬유주머니를 구성하는 섬유 일부가 힘을 받는 방향에 따라서 다른 부위에 비해 두꺼워져 마치 인대와 같은 구조와 역할을 하게 되는데, 이에는 다음과 같은 것들이 있다(그림 4.67, 4.68).

- **엉덩넙다리인대**(iliofemoral lig.) : 섬유주머니 앞쪽에 있는 Y자 모양 인대로, 아래앞엉덩뼈가시(AIIS)와 볼

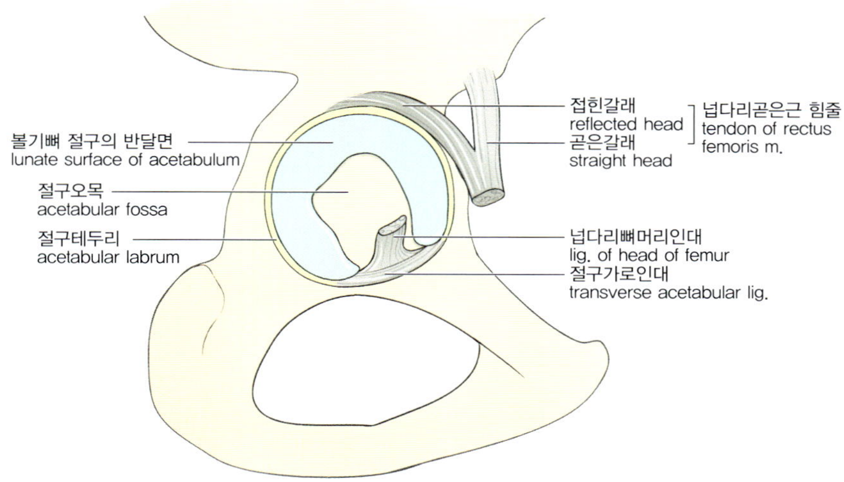

그림 4.67 엉덩관절의 관절면

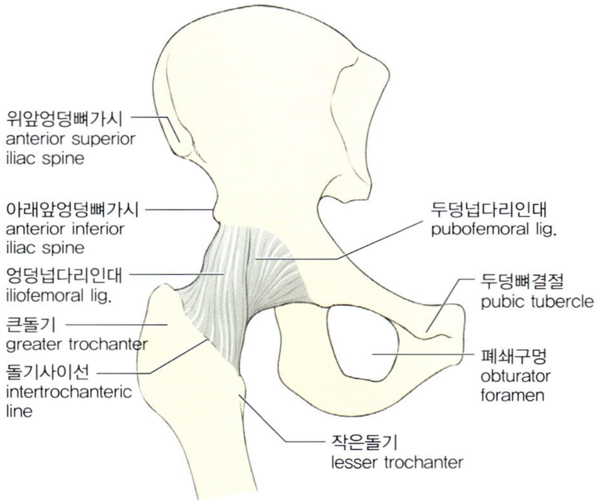

그림 4.68 엉덩관절 관절주머니를 앞에서 본 모습

기뼈 절구모서리에서 돌기사이선 사이에 뻗어 있다. 이 인대는 선 자세에서 엉덩관절의 젖힘(hyperextension)을 제한한다.

- **두덩넙다리인대**(pubofemoral lig.) : 두덩뼈 폐쇄능선(obturator crest)에서부터 가쪽, 아래쪽으로 내려가 아래쪽에서 엉덩넙다리인대와 합쳐지는 섬유로 구성된다. 엉덩관절을 펴고 벌릴 때 팽팽해지며 엉덩관절의 과도한 벌림을 막는다.
- **궁둥넙다리인대**(ischiofemoral lig.) : 섬유주머니 뒷면에 위치하고 있으며, 절구모서리의 궁둥뼈 부분에서 나와서 넙다리뼈목과 큰돌기 바닥의 안쪽을 향하여 나선형으로 내려간다. 이 인대는 넙다리뼈 머리를 절구 안쪽으로 죄어 엉덩관절의 과도한 안쪽돌림(medial rotation)을 막아준다.

이들 인대 이외에 볼기관절에는 **넙다리뼈머리인대**(lig. of head of femur)가 있다. 이 인대는 절구패임(acetabular notch) 모서리와 절구가로인대에서 **넙다리뼈머리오목**(pit for lig. of head) 사이에 걸쳐 있다. 다른 인대와는 달리 약하며, 넙다리뼈머리로 가는 작은 동맥의 길잡이 역할을 하고 다리를 굽힌 상태에서 벌리거나 가쪽돌림하면 팽팽해진다.

4) 엉덩관절의 운동

엉덩관절은 절구관절(ball and socket joint, spheroidal joint)로 굽힘과 폄, 벌림과 모음, 안쪽돌림과 가쪽돌림, 휘돌림이 모두 가능하다. 주의할 점은, 엉덩관절 돌림운동의 축(회전축 axis of rotation)은 넙다리뼈목이나 넙다리뼈몸통의 세로축이 아니라 넙다리뼈머리와 안쪽관절융기를 지나는 선이라는 점이다(그림 4.70). 이 선은 체중이 아래쪽으로 전달되는 축이기도 하다.

5) 엉덩관절의 혈액공급

안쪽넙다리휘돌이동맥(medial circumflex femoral aa.)에서 나온 **절구가지**(acetabular branch)와 가쪽넙다리휘돌이동맥(lateral circumflex femoral a.)의 오름가지가 넙다리뼈머리로 가서 혈액공급을 한다.

이밖에 **폐쇄동맥**(obturator a.)의 절구가지(acetabular branch)는 절구패임(acetabular notch)을 따라 절구오목으

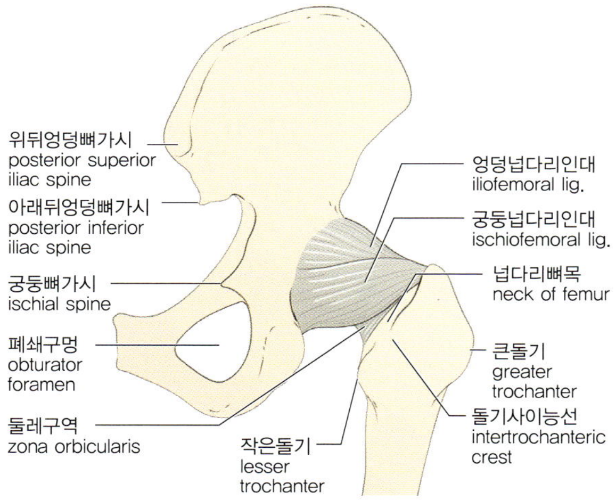

그림 4.69 엉덩관절 관절주머니를 뒤에서 본 모습

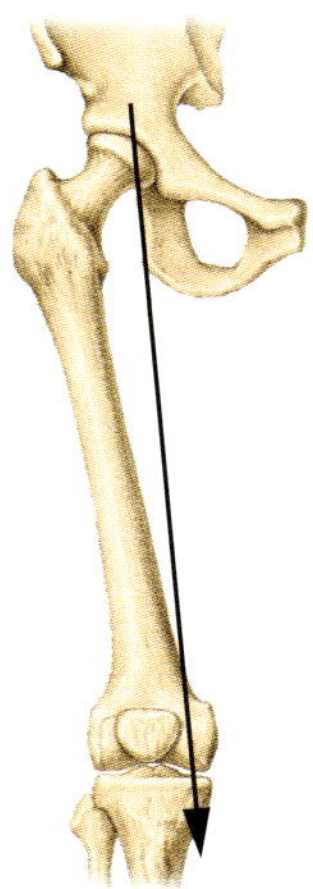

그림 4.70 엉덩관절 운동의 축. 넙다리뼈머리와 정강뼈 안쪽관절융기를 지난다.

로 들어오고, 가지를 내서 넙다리뼈머리인대를 통해 넙다리뼈머리로 간다.

2. 무릎관절

무릎관절(knee joint)은 윤활관절 중에서 관절융기관절(condylar joint)에 속하며 굽히고 펴는 것이 주된 운동이다.

1) 무릎관절의 관절면

'무릎관절'이라 함은 보통 넙다리뼈와 정강뼈 사이의 관절을 말한다. 무릎뼈와 종아리뼈가 이루는 관절은 무릎관절에 포함하여 얘기하지 않는다. 무릎관절은 넙다리뼈(femur) 안쪽과 가쪽관절융기(medial and lateral condyles)와 정강뼈(tibia) 안쪽과 가쪽관절융기 사이에 각각 형성된다(그림 4.72).

2) 무릎관절의 인대

무릎관절 주변에는 많은 인대가 있다. 이들 인대 중에서 어떤 것들은 관절주머니(joint capsule) 밖에서 관절을 감싸고 있지만(주머니바깥인대), 어떤 것들은 관절주머니의 일부로 작용한다(주머니속인대).

(1) 무릎관절의 주머니바깥인대

주머니바깥인대(extracapsular ligg.)로는 관절주머니 바

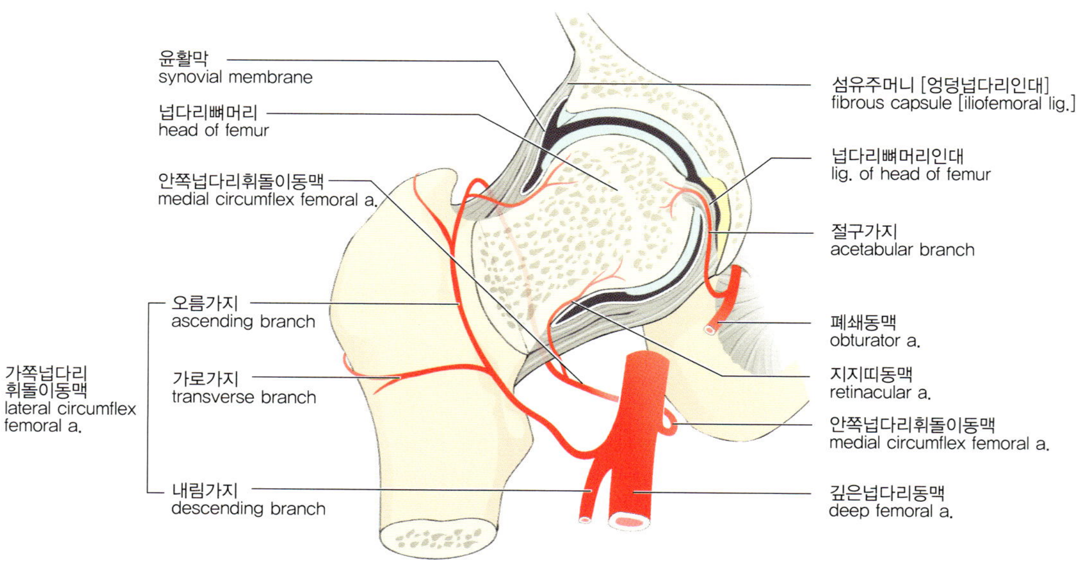

그림 4.71 엉덩관절의 혈관 분포

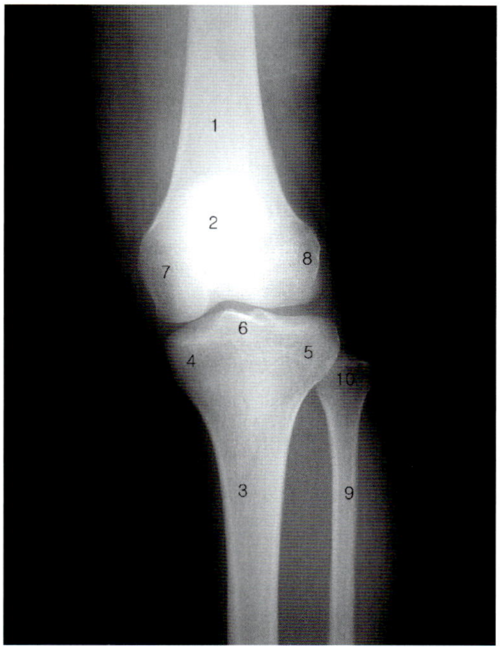

그림 4.72 무릎관절의 단순방사선영상(앞뒤촬영). 무릎뼈(patella)는 넙다리뼈 먼쪽 부분과 겹쳐져 잘 구별되지 않는다. 종아리뼈는 무릎관절 형성에 관여하지 않음을 알 수 있다. 1. 넙다리뼈 2. 무릎뼈 3. 정강뼈 4. 정강뼈 안쪽관절융기 5. 정강뼈 가쪽관절융기 6. 정강뼈융기사이융기 7. 넙다리뼈 안쪽관절융기 8. 넙다리뼈 가쪽관절융기 9. 종아리뼈 10. 종아리뼈머리

깥에서 관절의 앞쪽, 안쪽, 가쪽, 뒤쪽으로 둘러가면서 다음과 같은 것이 있다.

- **무릎인대**(patellar lig.) : 넙다리네갈래근(quadriceps femoris m.) 힘줄이 무릎뼈(patella)를 지나 정강뼈거친면(tibial tuberosity)에 가서 닿은 것을 말한다(그림 4.73).
- **가쪽곁인대**(fibular collateral lig.) : 넙다리뼈 가쪽위관절융기에서 종아리뼈 머리의 가쪽면 사이에 위치하는 둥근 끈 모양 인대이다(그림 4.73, 4.74).
- **안쪽곁인대**(tibial collateral lig.) : 넙다리뼈 안쪽위관절융기에서 정강뼈 안쪽관절융기와 안쪽면 윗부분 사이를 잇는 단단하고 평평한 띠 모양 인대이다(그림 4.74). 이 인대는 중간지점에서 인대의 깊은 섬유가 안쪽반달(medial meniscus)과 단단하게 부착되어 있다. 따라서 만약에 안쪽곁인대가 찢어질 경우에 안쪽반달까지 같이 찢어질 수 있다.
- **빗오금인대**(oblique popliteal lig.) : **반막근**(semimembranous m.) 힘줄의 섬유 일부가 위가쪽으로 연장되어 만들어진 인대로, 섬유막 뒤쪽을 지지한다(그림 4.74).
- **활꼴오금인대**(arcuate popliteal lig.) : 종아리뼈머리에서 시작되어 위안쪽으로, **오금근**(popliteus m.)을 가로지르는 인대이다(그림 4.74).

(2) 무릎관절의 주머니속인대

주머니속인대(intracapsular ligg.)는 관절주머니 섬유막(fibrous membrane)에 있는 인대를 말한다. 하지만 이들

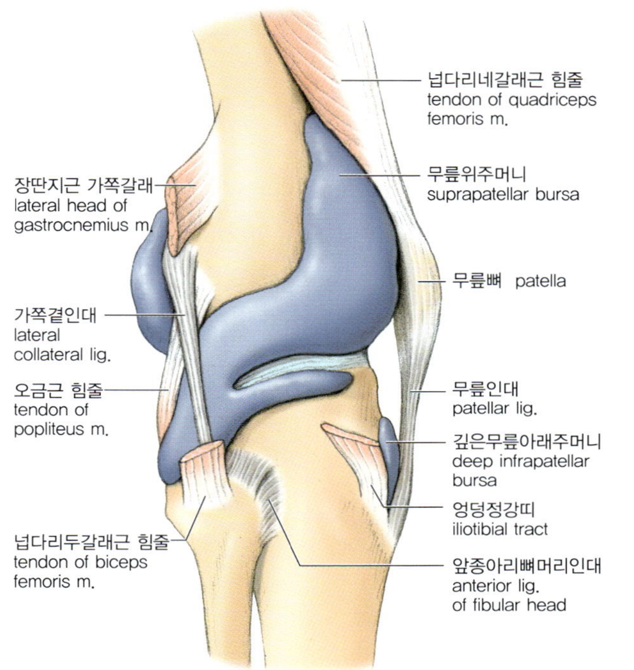

그림 4.73 오른쪽 무릎관절 가쪽면의 모습. 파란색 부분은 윤활주머니를 나타낸 것이다.

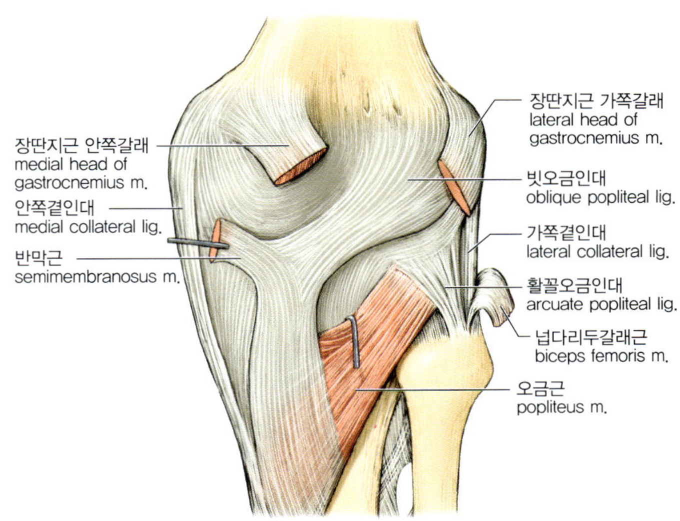

그림 4.74 무릎관절 뒤쪽의 여러 인대

인대들도 윤활주머니 밖에 위치하며 윤활주머니 섬유막의 일부를 이룬다.

주머니속인대로는 다음과 같은 것들이 있다.

- 정강뼈 관절면에 놓여서 관절면을 깊게 만들어주는 반달(meniscus of the knee joint)이 있다. 반달은 통상적인 모습의 '인대'라기보다는 섬유연골로 만들어진 판이다. 정강뼈 안쪽과 가쪽관절융기 위에 각각 안쪽반달과 가쪽반달이 놓인다(그림 4.75).

안쪽반달(medial meniscus)은 C자 모양으로 생겼으며 가쪽반달보다 크고, **안쪽곁인대**(tibial collateral lig.)와 붙어 있다. **가쪽반달**(lateral meniscus)은 거의 원형에 가깝고 안쪽반달에 비해 작으며, 가쪽곁인대와 가쪽반달 사이에는 오금근이 지나고 있어서(그림 4.74) 두 구조물이 서로 붙지 않는다.

반달(meniscus)의 단면은 주변부가 두껍고 안쪽은 얇은 쐐기 모양으로, 관절면을 움푹하게 만들어 넙다리뼈 관절융기가 안정적으로 닿게 한다. 한편 양쪽 반달의 앞쪽은 **무릎가로인대**(transverse lig. of knee)로 서로 연결되어 있다(그림 4.75).

- 넙다리뼈와 정강뼈는 매우 두껍고 튼튼한 둥근 끈 모양의 십자인대(cruciate lig.)로 서로 연결되어 있다. 앞십자인대와 뒤십자인대가 있으며, 이들 두 인대는 서로 X자 모양으로 교차하고 있어서 이런 이름이 붙었다. 정강뼈에 부착한 지점을 기준으로 '앞'과 '뒤'를 가른다.

앞십자인대(anterior cruciate lig.)는 정강뼈 앞융기사이구역(anterior intercondylar area)에서 위, 뒤, 가쪽으로 뻗어서 넙다리뼈 가쪽관절융기 안쪽면 뒤쪽에 닿는다(그림 4.75, 4.76). 이 인대는 넙다리뼈가 정강뼈 뒤쪽으로 이탈하거나 무릎이 젖혀지는 것을 막는 역할을 한다(그림 4.77). 반면에 뒤십자인대(posterior cruciate lig.)는 정강뼈 안쪽융기 뒷면 가쪽 부위에서 시작하여 앞십자인대 안쪽면에서 넙다리뼈 안쪽관절융기 가쪽면의 앞부분에 부착한다(그림 4.75, 4.78). 이 인대는 넙다리뼈가 정강뼈 앞으

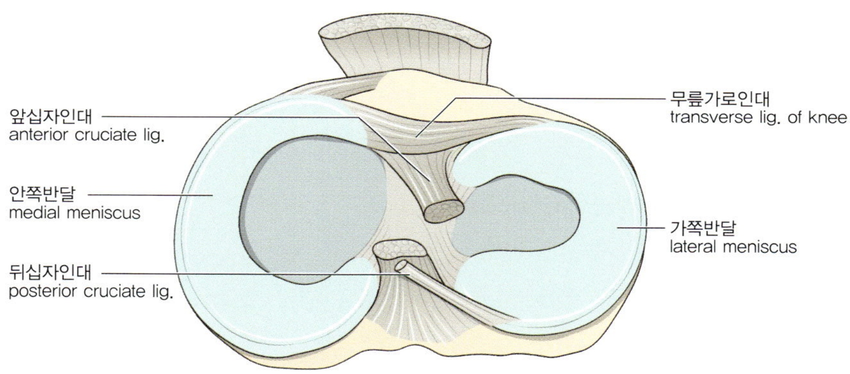

그림 4.75 오른쪽 정강뼈 윗면에 반달이 놓여 있는 모습

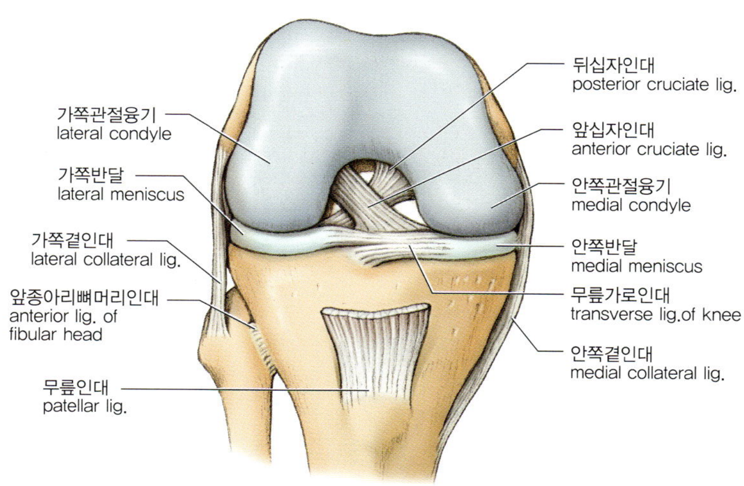

그림 4.76 오른쪽 무릎관절 앞면. 관절주머니를 제거하고 무릎을 굽힌 상태이다.

로 이탈하는 것을 막는다(그림 4.77).

또 다른 작은 띠 모양의 인대가 가쪽반달에서 시작하여 뒤십자인대로 합쳐지는데, 이를 **뒤반달넙다리인대**(posterior meniscofemoral lig.)라고 한다(그림 4.78). 이 인대는 뒤십자인대와 함께 넙다리뼈 안쪽관절융기 가쪽면에 붙는다.

3) 관절주머니

무릎관절 관절주머니(joint capsule)의 섬유는 얇고, 주변의 널힘줄이나 인대와 잘 분리되지 않는다. 윤활주머니(synovial capsule; 또는 윤활막 synovial membrane)는 섬유주머니 속면을 덮으며, 무릎뼈 주변과 반달 가장자리에 부착한다(그림 4.73). 관절 뒤에서는 십자인대(cruciate lig.) 쪽으로 나아가 십자인대를 덮고(그림 4.78), 앞에서는 정강뼈와 무릎뼈 사이에서 무릎아래지방덩이(infrapatellar fat pad)를 덮는다(그림 4.79). 무릎아래지방덩이에서 뒤쪽으로 넙다리뼈융기사이오목까지 정중면에 윤활막으로 덮인 큰 주름이 뻗어 있는데, 이를 무릎아래윤활주름(infrapatellar synovial fold)이라고 하며, 무릎아래윤활주름 양쪽으로 무릎뼈 가쪽 경계까지 지방덩이가 불거져 생긴 날개주름(ala fold)이 뻗어 있다(그림 4.79).

무릎관절의 관절안(joint cavity)은 위로 5 cm 정도까지도 뻗어 있으며, 중간넓은근 밑에 놓여 있는 무릎위주머니(suprapatellar bursa)와 서로 연결되어 있다(그림 4.73).

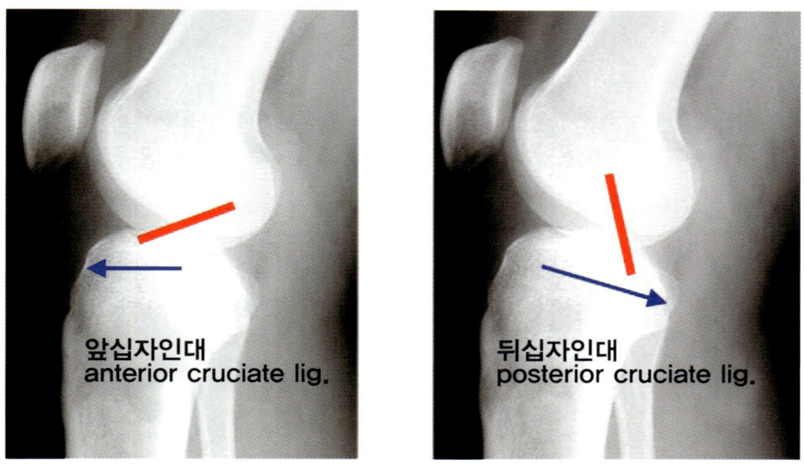

그림 4.77 앞십자인대와 뒤십자인대의 대략적인 위치. 각 십자인대는 무릎에 파란색 화살표와 같은 힘이 가해졌을 때 정강뼈와 넙다리뼈가 어긋나게 되는 것을 방지하는 역할을 한다.

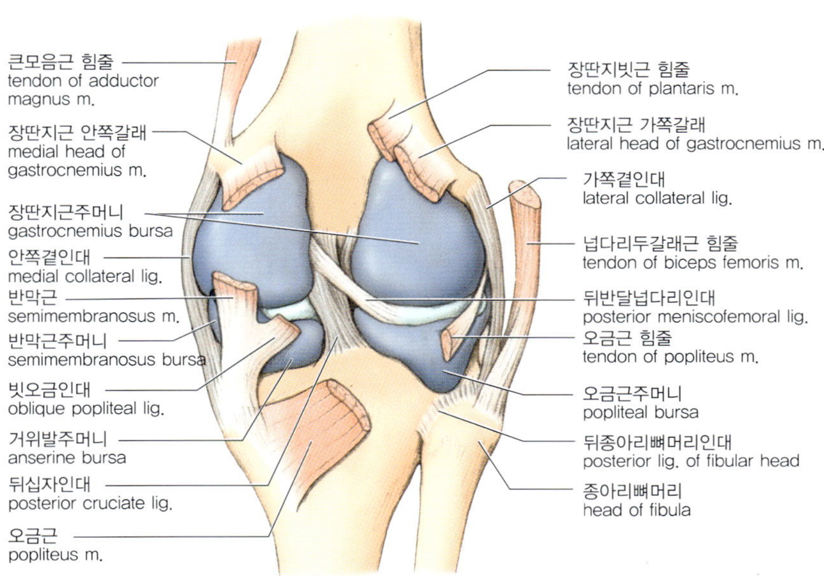

그림 4.78 오른쪽 무릎관절 뒷면과 윤활주머니. 파랗게 표시된 부분이 윤활주머니를 나타낸 것이다.

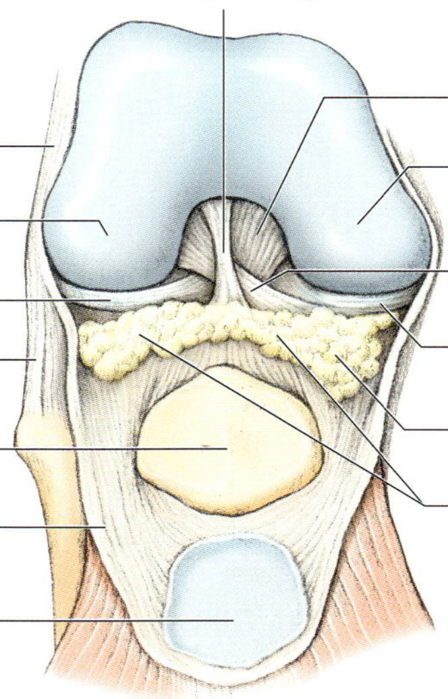

그림 4.79 오른쪽 무릎관절안. 무릎관절 위쪽 무릎위주머니 높이에서 관절주머니를 열고 아래로 젖혔으며, 무릎관절은 굽힌 상태이다.

4) 무릎관절 윤활주머니

무릎관절 주변에는 여러 개의 윤활주머니가 있는데, 근육이 있고, 움직임이 예상되는 곳에는 윤활주머니가 있다고 할 수 있다(그림 4.73, 4.78, 4.80). 일부 윤활주머니들은 무릎관절의 관절안과 이어져 있기도 하다.

5) 무릎관절의 혈관

무릎관절은 **넙다리동맥**(femoral a.)의 **무릎내림동맥**(descending genicular a.), **가쪽넙다리휘돌이동맥**(lateral circumflex femoral a.)의 내림가지, 위, 중간, 아래무릎동맥(superior, middle, inferior genicular aa.), **앞정강되돌이동맥**(anterior tibial recurrent aa.), **종아리휘돌이가지**(circumflex fibular branch)가 서로 연결되어 형성하는 무릎관절그물(genicular anastomosis)에서 혈액을 공급한다(그림 4.47).

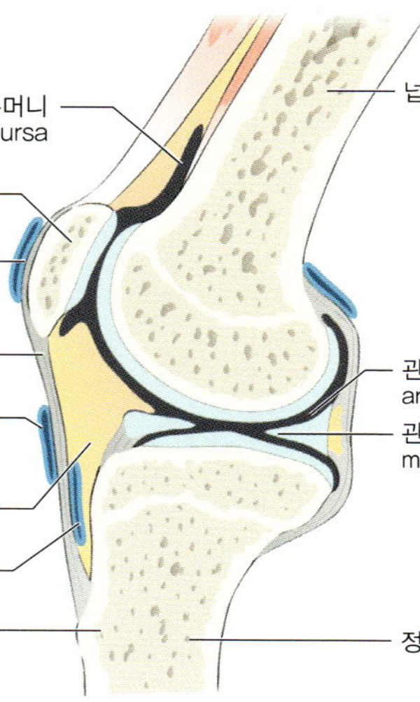

그림 4.80 무릎관절을 관절융기를 지나는 관상단면으로 잘라 본 모습

3. 정강종아리관절

정강뼈(tibia)와 종아리뼈(fibula) 사이의 정강종아리관절(tibiofibular joints)은 몸쪽과 먼쪽정강종아리관절과 두 뼈 몸통 사이에서 종아리뼈사이막으로 이어지는 관절 등 세 부분으로 나눌 수 있다(그림 4.48).

1) 위정강종아리관절

위정강종아리관절(superior tibiofibular joint)은 종아리뼈머리의 관절면과 정강뼈의 종아리관절면(fibular facet) 사이의 관절로 윤활관절(synovial joint)이다.

2) 아래정강종아리관절

아래정강종아리관절(inferior tibiofibular joint)은 종아리뼈 먼쪽끝 안쪽에 있는 세모꼴 관절면과 정강뼈 먼쪽끝 가쪽에 있는 종아리패임(fibular notch)의 작은 관절면 사이에 이루어지는 관절로 섬유관절(fibrous joint)인 인대결합(syndesmosis)의 일종이다.

이 관절은 발목관절의 안정성 확보에 중요하다. 여러 인대중에서 특히 뒤정강종아리인대의 아래쪽 깊은 부분을 **가로정강종아리인대**(transverse tibiofibular lig.)라고 하는데(그림 4.81), 이 인대는 정강뼈 안쪽복사와 종아리뼈 가쪽복사 사이를 강력하게 연결하여 발목관절에서 목말뼈도르래(trochlea of talus)가 들어가는 정강목말관절의 뒷벽을 형성한다.

4. 발목관절

1) 발목관절의 관절면

발목관절(ankle joint)은 윤활관절중에서 경첩관절(hinge joint)에 속하며, 정강뼈와 종아리뼈 먼쪽 끝과 목말뼈도르래(trochlea of talus) 사이에 이루어진 관절이다(그림 4.81, 4.82).

목말뼈도르래의 관절면은 뒤보다 앞이 넓어서, 발목관절은 등쪽굽힘(dorsiflexion)을 한 경우에는 도르래의 넓은 면이 정강뼈와 종아리뼈가 이루는 관절틈에 물려 매우

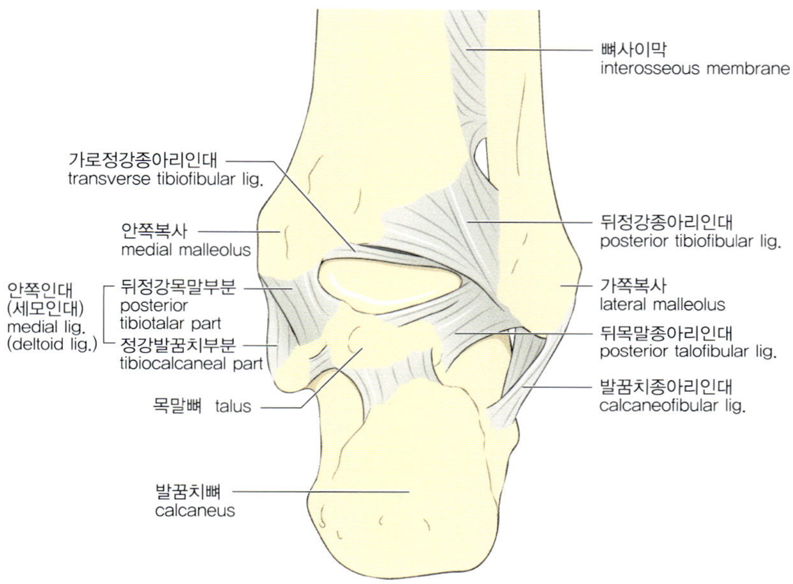

그림 4.81 오른발에서 먼쪽정강종아리관절과 발목관절의 모습

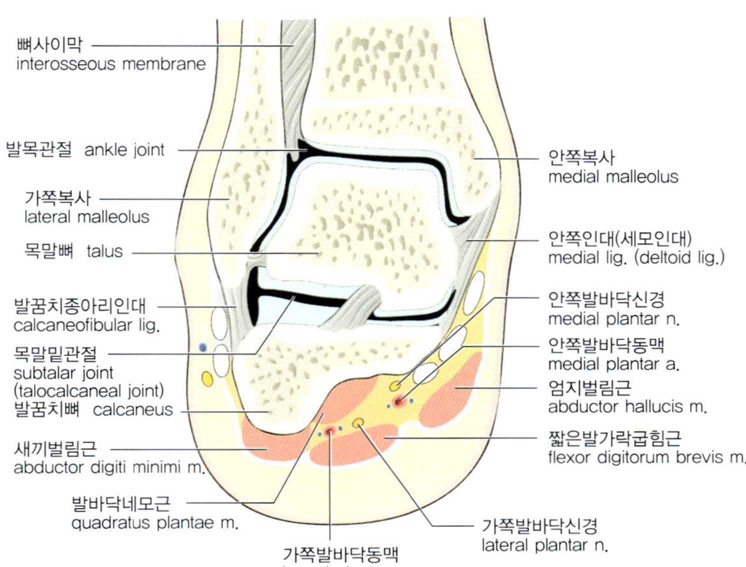

그림 4.82 오른쪽 발목관절을 지나는 관상단면

안정적이다. 반대로 바닥쪽굽힘(plantar flexion)을 한 경우에는 도르래의 좁은 면이 이 틈에 물려 헐겁기 때문에 안정성이 떨어진다.

2) 관절주머니

발목관절의 관절주머니는 폄과 굽힘 운동이 자유롭게 일어날 수 있도록 섬유주머니 앞뒤쪽은 헐렁하다. 하지만 안쪽과 가쪽에는 여러 인대가 발목관절을 보강하고 있다. **안쪽인대**(medial lig.)는 안쪽복사에서 발배뼈, 발꿈치뼈, 목말뼈에 이르는 여러 성분으로 구성되며, **세모인대**(deltoid lig.)라고도 한다(그림 4.81, 4.83). 구성성분은 다음과 같다.

- 뒤정강목말부분(posterior tibiotalar part)
- 정강발꿈치부분(tibiocalcaneal part)
- 앞정강목말부분(anterior tibiotalar part)
- 정강발배부분(tibionavicular part)

가쪽인대(lateral lig.)는 가쪽복사에서 아래쪽방사상으로 퍼지는 3개의 인대로 구성된다(그림 4.84).

- 앞목말종아리인대(anterior talofibular lig.) : 목말뼈 목에서 가쪽복사까지 사이에 뻗어 있는 인대
- 발꿈치종아리인대(calcaneofibular lig.) : 발꿈치뼈 가쪽면에서 가쪽복사까지 뻗어 있는 둥근 끈 모양 인대
- 뒤목말종아리인대(posterior talofibular lig.) : 목말뼈 가쪽결절에서 가쪽복사오목까지 있는 두껍고 강한 띠

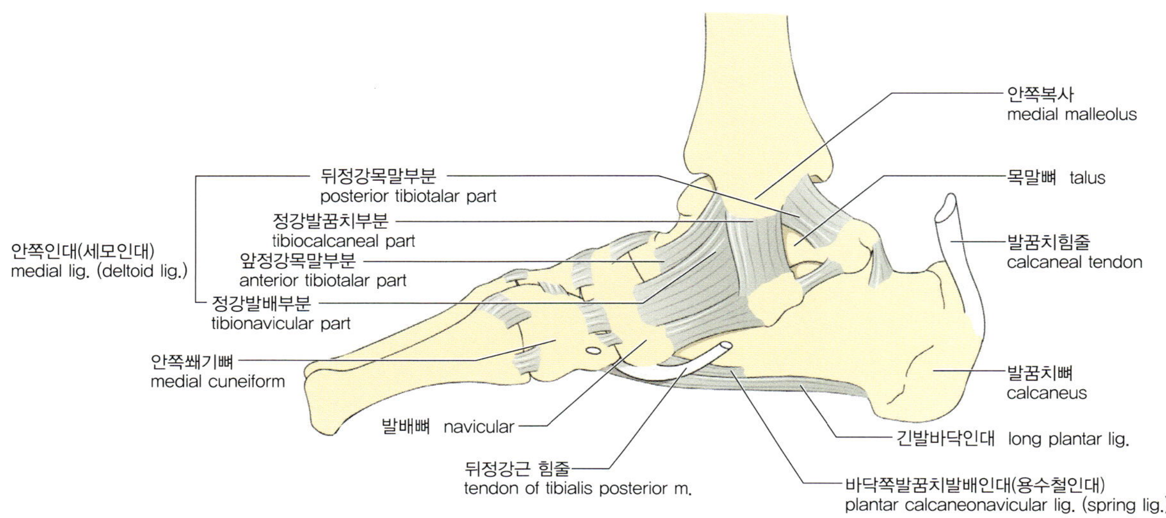

그림 4.83 오른쪽 발목관절의 안쪽인대

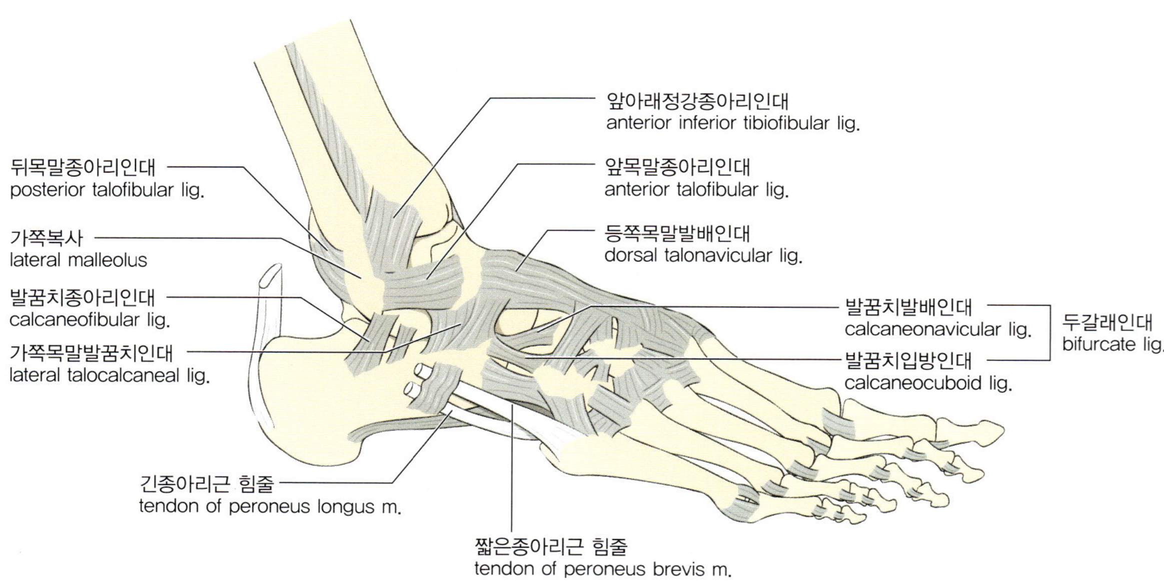

그림 4.84 오른쪽 발목관절의 가쪽인대

5. 발관절

발관절(joints of foot)에는 많은 종류가 있지만 대부분에서 운동성이 크지 않아서, 낱개의 관절보다는 한 단위로 묶여서 몸무게를 감당하는 일이 더욱 중요하게 여겨진다.

1) 발목뼈사이관절

발목뼈사이관절(intertarsal joint) 중에서 중요한 것으로는 목말밑관절, 목말발꿈치발배관절, 발꿈치입방관절이 있으며, 특히 뒤의 두 관절을 통칭하여 가로발목뼈관절이라고 한다(그림 4.85).

(1) 목말밑관절

목말밑관절(subtalar joint; talocalcaneal joint)은 목말뼈몸통 아래쪽 관절면과 발꿈치뼈 위쪽 관절면 사이에 이루어지는 윤활관절이다(그림 4.85). 발목의 안쪽들림과 가쪽들림이 이 관절에서 일어난다.

(2) 가로발목뼈관절

가로발목뼈관절(transverse tarsal joint, midtarsal joint)은 목말발꿈치발배관절의 앞부분인 목말발배부분(talonavicular part)과 발꿈치입방관절로 구성된다(그림 4.11, 4.85).

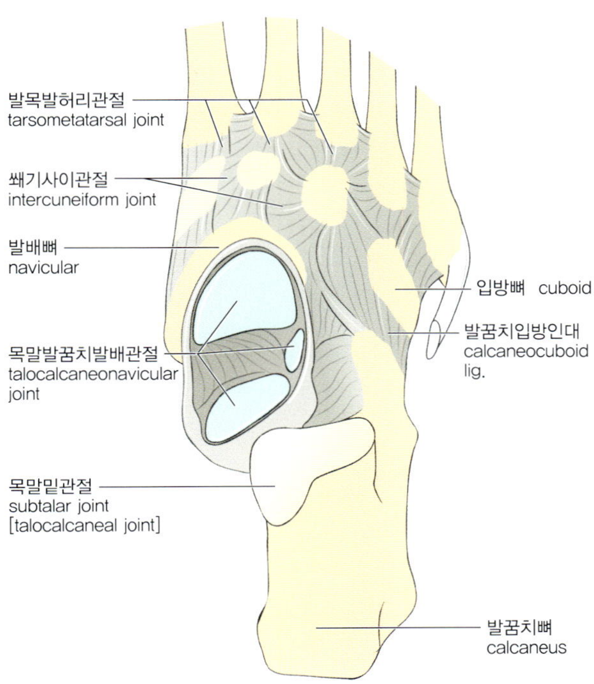

그림 4.85 목말뼈를 제거한 후 발의 관절 모습

이 두 관절은 가로로 나란히 배열되어 있어, 발을 절단할 경우에 외과적 절단술(surgical amputation)의 대상이 되는 곳이다.

2) 발목발허리관절과 발허리뼈사이관절

발목발허리관절(tarsometatarsal joints)과 발허리뼈사이관절(intermetatarsal jints)은 모두 평면관절(plane joint)로 미끄럼운동이 가능하며, 각 관절의 운동범위는 매우 제한적이지만, 여러 관절의 운동이 합쳐지면 발 앞부분의 운동이 어느 정도 가능하게 된다(그림 4.11).

3) 발허리발가락관절과 발가락뼈사이관절)

발허리뼈와 발가락 첫마디뼈 사이의 관절을 발허리발가락관절(metatarsophalangeal joint), 발가락 마디뼈 사이의 관절을 발가락뼈사이관절(interphalangeal joint)이라 한다.

05

가슴

가슴(thorax; chest)은 몸통에서 목과 배 사이를 말한다. 가슴은 가슴벽, 가슴안, 가슴속 장기들로 구성된다. **가슴안**(thoracic cavity)은 가슴벽과 **가로막**(diaphragm)으로 둘러싸인 공간을 말하며, 가슴안에는 허파와 심장 등의 장기가 들어 있다.

I 가슴벽

가슴부위를 해부학적으로 기술하고 정의하거나 상처난 곳을 설명하기 위해 다음 몇 가지 가상선이 활용된다(그림 5.1, 5.2, 5.3).

- 앞정중선(anterior median line; midsternal line) : 앞가슴벽과 정중면이 만나는 선

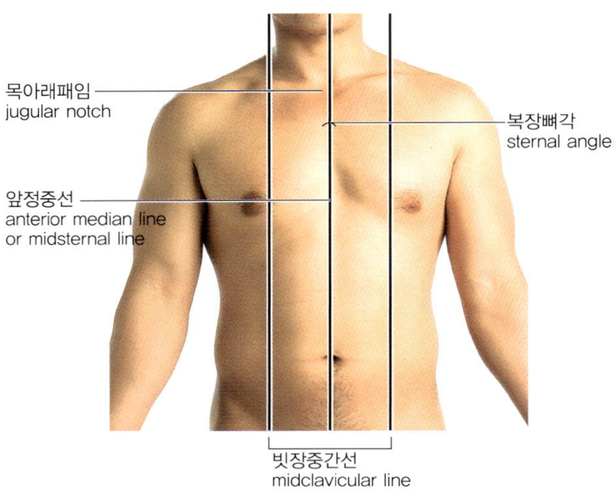

그림 5.1 가슴 앞벽의 가상선

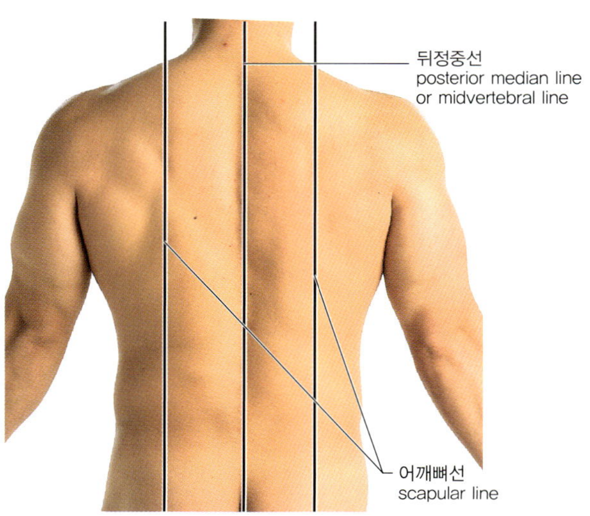

그림 5.2 가슴 뒷벽의 가상선

- 빗장중간선(midclavicular line) : 앞정중선과 평행하게 빗장뼈 가운데를 지나는 선으로, 고샅인대 가운데를 지남
- 앞겨드랑선(anterior axillary line) : 큰가슴근에 의해 생기는 앞겨드랑주름(anterior axillary fold)을 따라 수직으로 내린 선
- 중간겨드랑선(midaxillary line) : 겨드랑에서 가장 깊은 곳인 겨드랑꼭대기를 지나 앞겨드랑선에 평행한 선
- 뒤겨드랑선(posterior axillary line) : 넓은등근과 큰원근에 의해 생기는 뒤겨드랑주름을 따라 수직으로 내린 선으로, 앞겨드랑선과 평행을 이룸
- 뒤정중선(posterior median line; midvertebral line; midspinal line) : 척추뼈 가시돌기 끝을 따라 수직으로 내린 선
- 어깨뼈선(scapular line) : 어깨뼈 아래각을 지나면서 뒤정중선에 평행한 선

1. 가슴뼈대

가슴의 뼈대, 즉 **가슴우리**(thoracic cage)는 갈비뼈 12쌍, 갈비연골, 복장뼈, 등뼈 12개로 구성된다(그림 5.4, 5.5).

1) 갈비뼈와 갈비연골

12쌍의 **갈비뼈**(rib)는 납작하고 휘어 있으며, 가슴우리

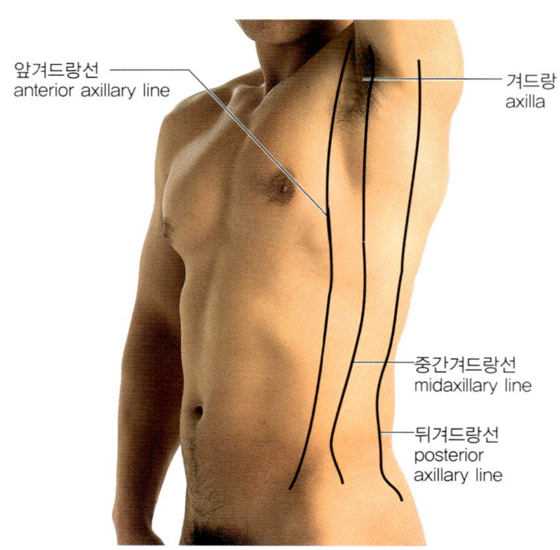

그림 5.3 가슴 가쪽벽의 가상선

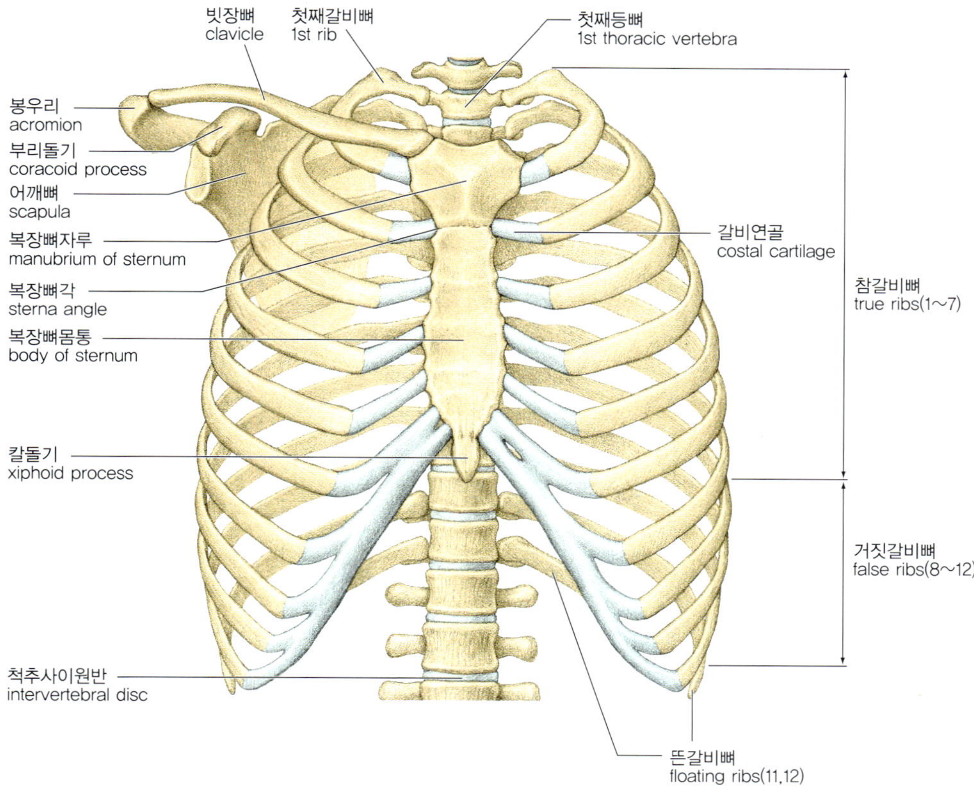

그림 5.4 가슴우리를 이루는 뼈대를 앞에서 본 모습

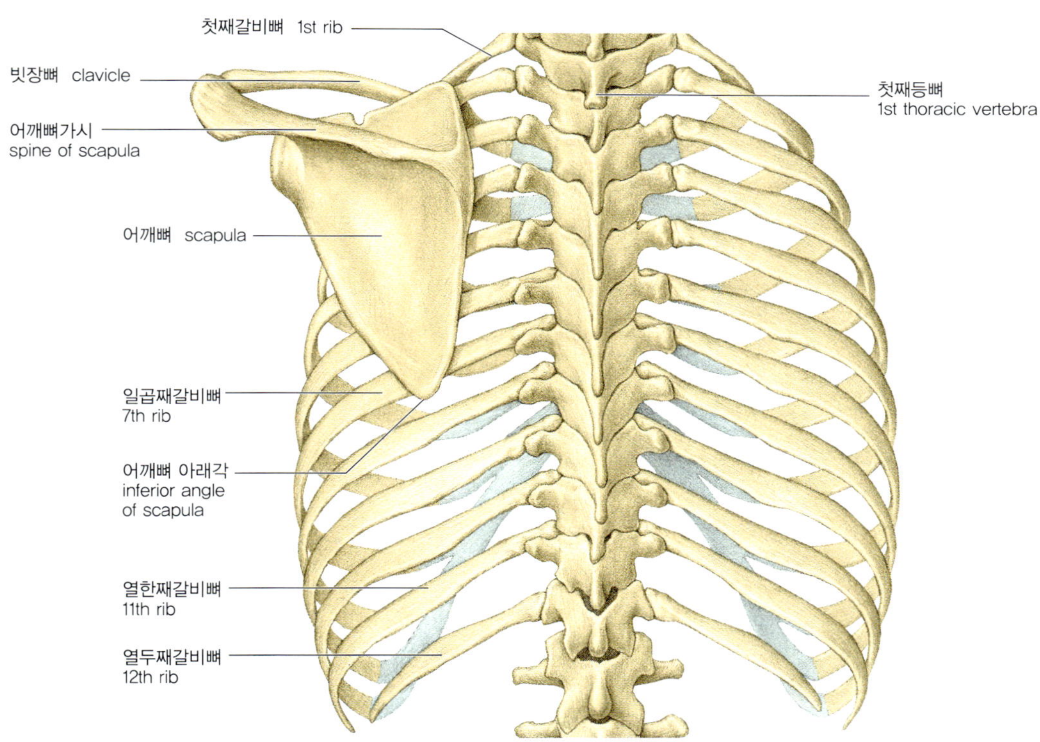

그림 5.5 가슴우리를 이루는 뼈대를 뒤에서 본 모습

대부분을 이룬다(그림 5.4, 5.5). 이 뼈는 어른이 된 후에도 혈구형성 조직인 적색골수가 있어 혈구를 생산한다.

갈비뼈는 뒤에서 척추뼈와 관절을 이루고, 아래 가쪽으로 주행하다가 **갈비연골**(costal cartilage)과 연결되며, 갈비연골은 복장뼈와 관절을 이룬다.

참갈비뼈(true ribs; vertebrocostal ribs)는 갈비연골을 통해 직접 복장뼈와 연결되는 갈비뼈를 말하며, 첫째~일곱째갈비뼈가 이에 속한다.

거짓갈비뼈(false ribs; vertebrochondral ribs)는 갈비연골이 위쪽 일곱째갈비연골에 합쳐져 복장뼈에 간접적으로 붙거나, 아예 붙지 않는 것을 말한다. 여덟째~열두째갈비뼈가 이에 속하며, 특히 열한째와 열두째갈비뼈는 복장뼈에 붙지 않고 배근육층 속에서 끝나기 때문에 **뜬갈비뼈**(floating ribs; vertebral free ribs)라 한다.

2) 전형적인 갈비뼈

전형적인 갈비뼈(typical rib)[셋째~아홉째 갈비뼈]는 몸쪽부터 갈비뼈머리, 갈비뼈목, 갈비뼈결절, 갈비뼈각 등으로 구성된다(그림 5.6).

갈비뼈머리(head of rib)는 등뼈와 관절을 이루는 부위로 쐐기 모양이며, 갈비뼈머리능선(crest of head)에 의해 2개의 관절면(facet)으로 나뉜다.

갈비뼈결절(tubercle of rib)은 갈비뼈목과 몸통 사이에서 뒤쪽으로 솟은 부분이다.

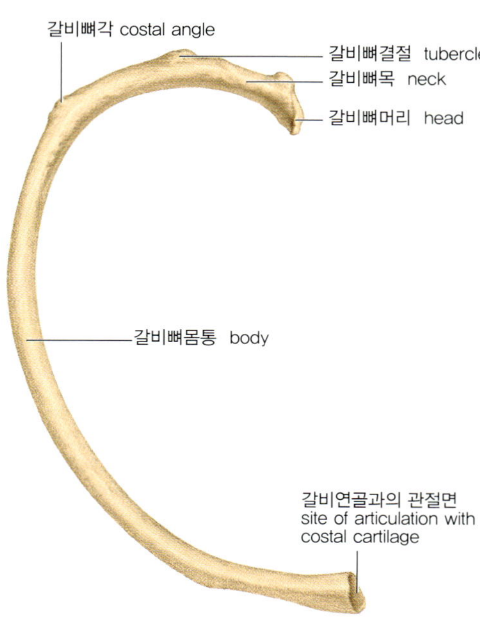

그림 5.6 전형적인 갈비뼈의 모습

갈비뼈목(neck of rib)은 갈비뼈머리와 갈비뼈결절사이를 말한다.

갈비뼈결절 먼쪽인 **갈비뼈몸통**(body of rib)은 얇고 넓으며 휘어 있다. 갈비뼈에서 가장 크게 휜 곳을 **갈비뼈각**(angle of rib)이라 한다. 갈비뼈 속면 아랫부분에는 **갈비뼈고랑**(costal groove)이 있어서, 갈비사이신경과 혈관(intercostal n., a., v.)이 이 고랑을 지난다.

3) 비전형적인 갈비뼈

첫째~둘째, 열째~열두째갈비뼈는 **비전형적인 갈비뼈**(atypical rib)이다.

첫째갈비뼈는 갈비뼈 중에서 길이가 가장 짧고 너비는 가장 넓으며, 갈비뼈몸통이 납작하여 거의 수평을 이루고, 7개 참갈비뼈 중에서 가장 많이 휘어 있다. 갈비뼈머리에는 관절면이 하나만 있어 첫째등뼈와 관절을 이룬다. 갈비뼈몸통 윗면에는 가로지르는 고랑이 2개 있는데, 앞쪽에 **빗장밑정맥고랑**(groove for subclavian v.)이, 뒤쪽에는 **빗장밑동맥고랑**(groove for subclavian a.)이 있고, 이 두 고랑사이에는 **목갈비근결절**(scalene tubercle)이 있다(그림 5.7).

둘째갈비뼈는 첫째갈비뼈에 비해 가는 편이고, 덜 휘어 있고 더 길다. 갈비뼈머리에는 관절면이 2개가 있어 첫째등뼈와 둘째등뼈 몸통과 관절한다(그림 5.8).

열째~열두째 갈비뼈는 첫째갈비뼈와 마찬가지로 갈비뼈머리에 관절면이 하나만 있다. 열한째와 열두째갈비뼈는 짧고, 갈비뼈목이나 갈비뼈결절이 없다.

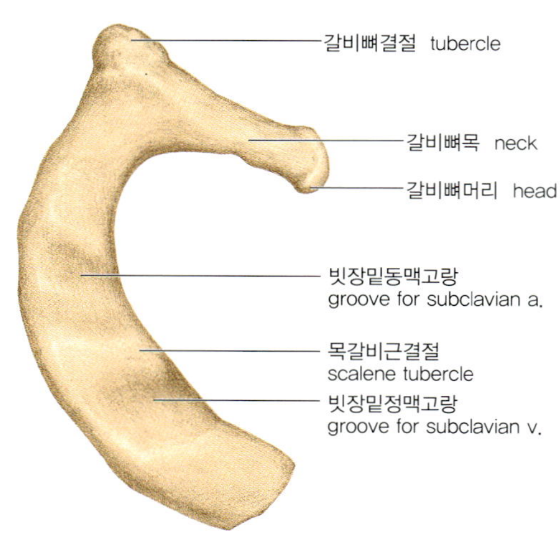

그림 5.7 첫째갈비뼈

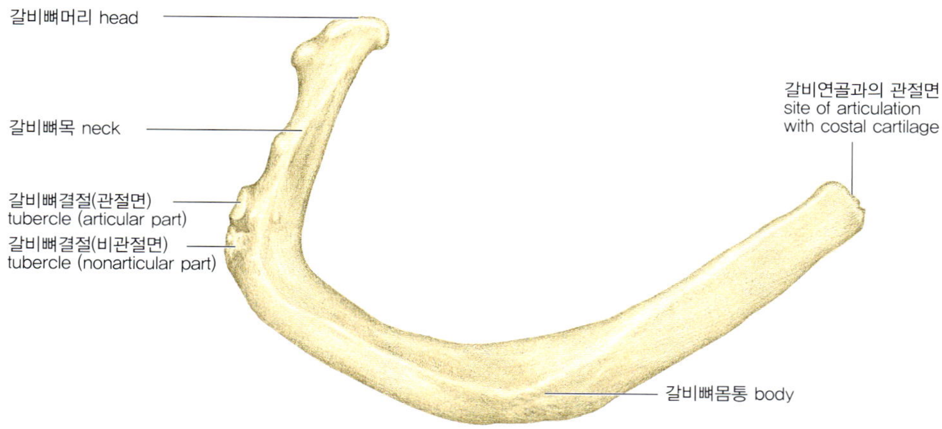

그림 5.8 둘째갈비뼈

4) 갈비연골

갈비연골(costal cartilage)은 갈비뼈에서 앞안쪽으로 뻗어 있다. 위쪽 7개 갈비연골은 복장뼈에 직접 붙고(그림 5.4), 여덟~열째갈비연골은 바로 위에 있는 갈비연골과 합쳐져 복장뼈에 간접적으로 붙는다. 열한째와 열두째갈비연골은 매우 작으며 갈비뼈 앞 끝에 붙어 있다.

위 · 아래갈비뼈 사이와 위 · 아래갈비연골 사이를 **갈비사이공간**(intercostal space)이라고 하며, 이 공간에는 갈비사이근육, 혈관, 신경(intercostal mm., a., v., n.)이 있다.

5) 등뼈

등뼈에 관한 내용은 '제2장 등'을 참조한다.

6) 복장뼈

복장뼈(sternum)는 길고 납작한 뼈로, 앞가슴벽 정중선을 따라 피부 밑에 위치한다(그림 5.9) 복장뼈는 복장뼈자루, 복장뼈몸통, 칼돌기로 구성되어 있다.

복장뼈자루(manubrium of sternum)는 네모꼴로, 복장뼈 세 부분 중에서 가장 넓고 두껍다. 길이는 약 4 cm이며, 셋째와 넷째등뼈 몸통 높이에 위치한다(그림 5.10). 위모서리 가운데는 움푹 패여 쉽게 만져지며, 이를 **목아래패임**(jugular notch)이라고 한다. 목아래패임은 둘째등뼈 몸통 아래모서리와 같은 높이에 위치하며, 이곳은 첫째등뼈와 둘째등뼈 가시돌기 사이에 해당된다. 복장뼈자루 위가쪽면에는 빗장뼈와 관절을 이루는 **빗장패임**(clavicular notch)이 양쪽에 있다. 빗장패임 아래쪽에서는 첫째갈비연골이 복장뼈자루에 닿는 자리인 첫째 갈비패임(costal notch)이 있다(그림 5.9).

복장뼈각(sternal angle)은 복장뼈자루와 복장뼈몸통이 만나는 부위가 앞으로 튀어 나와 만든 각을 말한다. 이 부위는 피부 밑에서 만질 수 있어 임상적으로 중요한 지표가 된다. 이 각의 높이가 앞쪽에서는 둘째갈비연골 높이에 해당하며, 뒤쪽에서는 넷째와 다섯째등뼈 사이 척추사이원반 높이에 해당한다(그림 5.10).

복장뼈몸통(body of sternum)은 복장뼈자루에 비해 길고 좁으며 얇은 편이다. 복장뼈 앞면은 비교적 편평하지만, 가로능선(transverse ridge) 3개가 희미하게 존재한다.

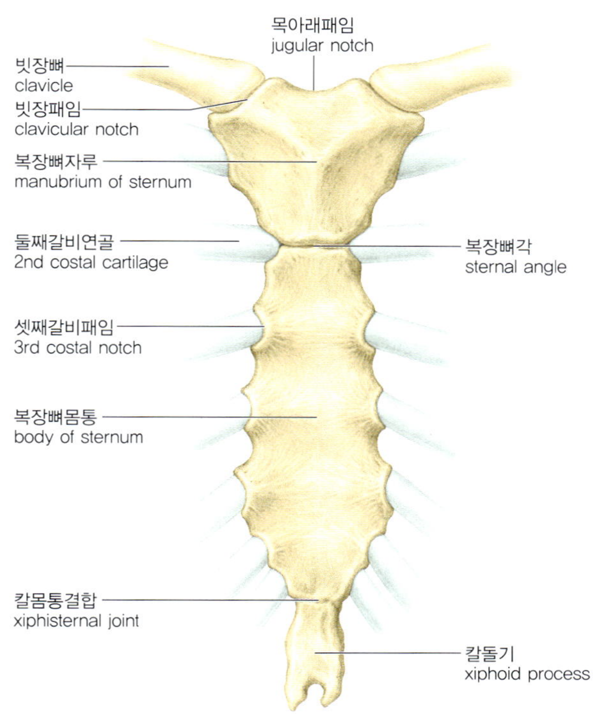

그림 5.9 복장뼈

칼돌기(xiphoid process)는 복장뼈 중에서 가장 작은 부위로 얇고 길다. 명치각(subcostal angle) 아래 명치오목(epigastric fossa)에 위치하며, 몸에서는 열째등뼈 높이에 해당한다.

7) 가슴문

가슴안이 목과 연결되는 입구를 위가슴문, 배안으로 이어지는 통로를 아래가슴문이라고 한다(그림 5.4, 5.5).

위가슴문(superior thoracic aperture; thoracic inlet)은 뒤로 첫째등뼈, 가쪽으로 첫째갈비뼈와 갈비연골, 앞으로 복장뼈자루 위모서리가 경계를 이루는 공간을 말한다. 이 공간은 양쪽 첫째갈비뼈가 앞아래쪽으로 비스듬히 놓여 있기 때문에 위가슴문도 앞으로 약간 기울어져 있다. 위가슴문을 통해서 기관, 식도가 지나고 머리, 목, 팔에 분포하는 신경과 혈관들이 드나든다.

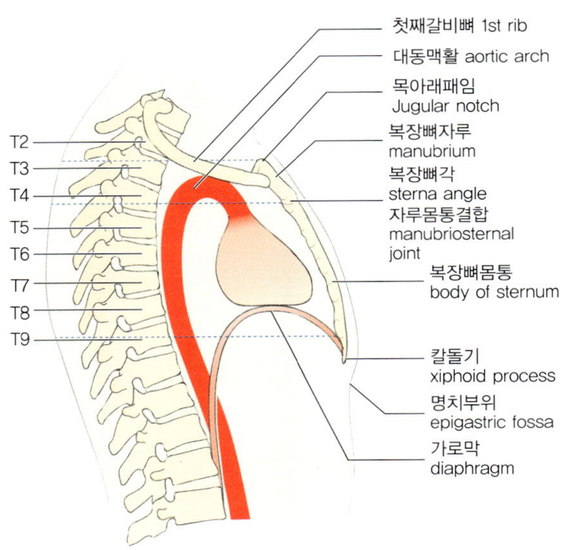

그림 5.10 복장뼈 여러 부위와 척주의 높이를 비교하는 그림

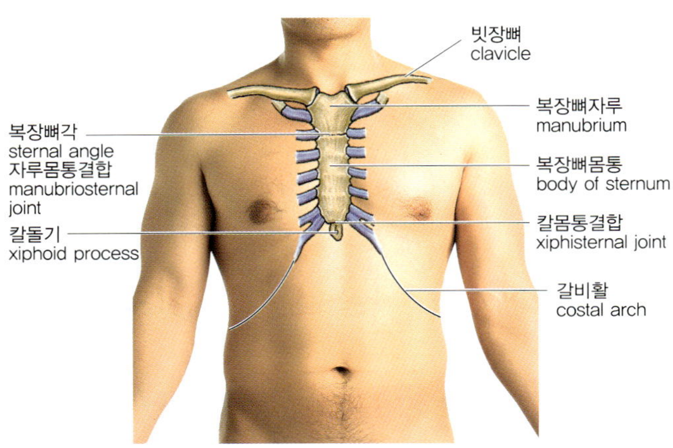

그림 5.11 복장뼈 여러 부위의 위치를 몸 표면에 투영한 모습

아래가슴문(inferior thoracic aperture; thoracic outlet)은 뒤로 열두째등뼈, 가쪽으로 열한째와 열두째갈비뼈, 앞으로 복장뼈 칼돌기가 경계를 이루는 공간이다. 아래가슴문은 위가슴문보다 훨씬 넓고 경계가 불분명하다(그림 5.4, 5.5). 위가슴문과 달리 아래가슴문은 근육과 힘줄로 된 가로막(diaphragm)이 막고 있어서 가슴안과 배안은 분리된다(그림 5.21, 5.38).

2. 가슴관절

가슴벽에서 일어나는 관절운동은 호흡운동으로 활발하다고는 하지만 각 관절에서의 운동 정도는 미미한 편이다.

가슴관절(thoracic joint)은 다음과 같은 곳에서 관찰된다(그림 5.9, 5.12, 5.13).

- 등뼈와 등뼈 사이 : 척추사이결합
- 등뼈와 갈비뼈 사이 : 갈비척주관절(갈비뼈머리관절과 갈비가로돌기관절)
- 갈비뼈와 갈비연골 사이 : 갈비연골관절
- 갈비연골과 갈비연골 사이 : 연골사이관절
- 복장뼈와 갈비연골 사이 : 복장갈비관절
- 복장뼈와 빗장뼈 사이 : 복장빗장관절

이 중에서 등뼈와 등뼈 사이에 이루어지는 척추사이결합(intervertebral joints)은 '제2장 등'에서 다루기로 한다.

1) 갈비척추관절(costovertebral joints)

등뼈와 갈비뼈는 갈비뼈머리와 등뼈몸통 사이와 갈비뼈 결절과 등뼈 가로돌기 사이의 두 곳에서 관절을 이룬다.

(1) 갈비뼈머리관절(joint of head of rib)

전형적으로 갈비뼈머리는 같은 높이 등뼈 위갈비오목(superior costal facet), 하나 위쪽 등뼈 아래갈비오목(inferior costal facet) 및 두 등뼈 사이의 척추사이원반과 관절을 이룬다(그림 5.12). 그러나 첫째, 열째, 열한째, 열두째 갈비뼈에서는 전형적인 형태와는 달리 갈비뼈머리가 같은 높이 등뼈몸통에만 관절을 이룬다.

갈비뼈머리는 등뼈몸통과 단단히 연결되어 갈비뼈머리관절에서는 약간의 미끄럼운동만 일어나지만 갈비뼈 복장쪽 끝에서는 큰 운동으로 바뀐다.

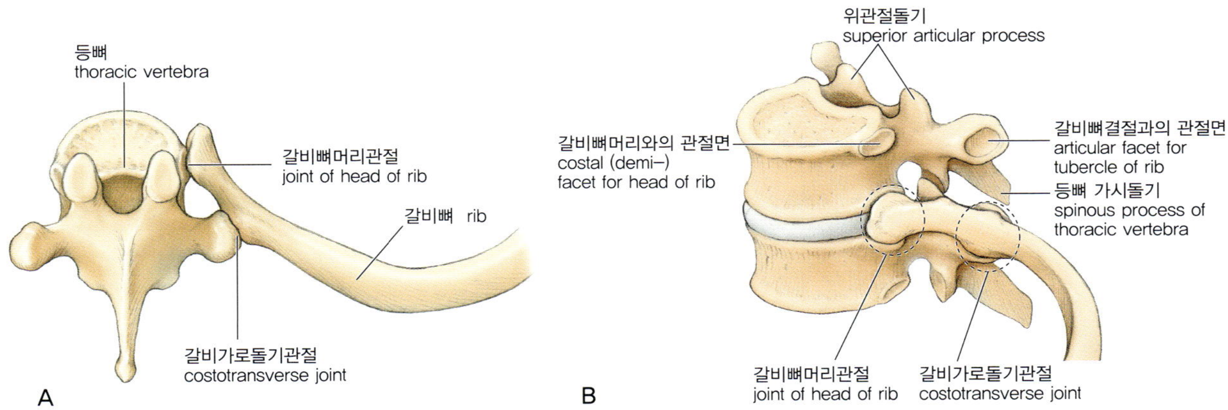

그림 5.12 갈비척추관절을 위에서 본 모습(A)과 가쪽에서 본 모습(B)

(2) 갈비가로돌기관절(costotransverse joint)

갈비가로돌기관절은 갈비뼈결절과 등뼈 가로돌기갈비오목(transverse costal facet) 사이의 관절을 말한다(그림 5.12). 뜬갈비뼈(floating rib)인 열한째와 열두째갈비뼈는 가로돌기와 관절하지 않으므로 움직임이 매우 자유롭다.

2) 갈비연골관절(costochondral joints)

갈비연골관절은 각 갈비연골 가쪽끝이 갈비뼈 복장쪽 끝과 만나 형성된다(그림 5.13). 갈비뼈 뼈바깥막과 연골막이 연속되므로 갈비뼈와 갈비연골은 서로 단단히 붙는다. 정상적인 경우 이 관절은 거의 움직이지 않는다.

3) 복장갈비관절(sternocostal joints)

복장갈비관절은 첫째~일곱째갈비뼈가 갈비연골을 통해 복장뼈에 연결되는 관절로 첫째복장갈비관절은 유리연골결합(synchondrosis)이다(그림 5.13). 각 갈비연골은 복장뼈의 갈비패임(costal notch)에서 관절을 이룬다. 둘째갈비연골은 복장뼈각(sternal angle)의 갈비패임에서 관절을 이룬다. 첫째를 제외한 복장갈비관절은 윤활관절로, 숨을 쉴 때 움직일 수 있다.

4) 연골사이관절(interchondral joints)

연골사이관절은 일곱째와 여덟째, 여덟째와 아홉째, 아홉째와 열째 갈비연골의 인접한 모서리 사이에서 형성되는 평면관절이다. 서로 붙어 있는 일곱째~열째 갈비연골 안쪽모서리를 **갈비활**(costal arch)이라고 하며, 칼몸통결합(xiphisternal joint)에서 아래 가쪽을 따라 쉽게 만져진다(그림 5.11).

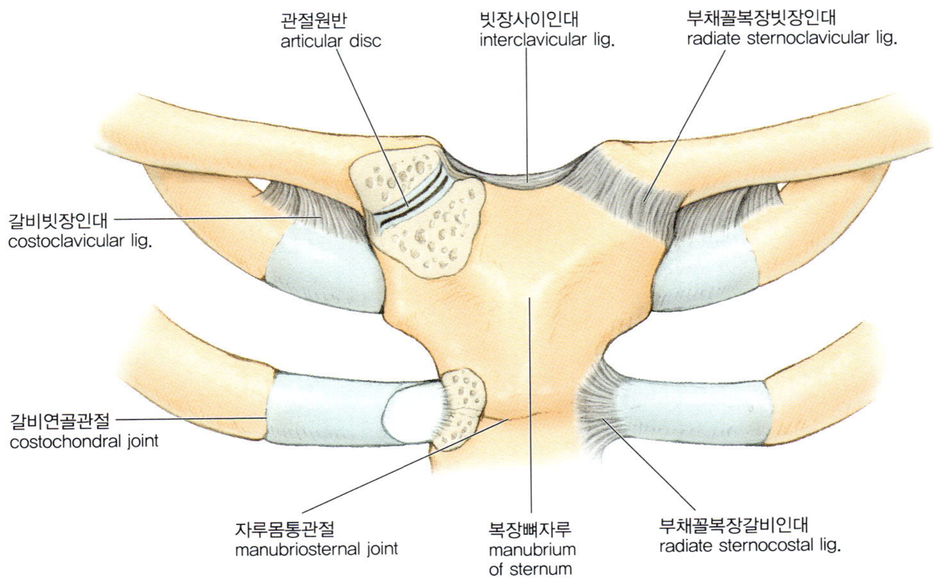

그림 5.13 복장뼈와 갈비연골 사이의 관절(앞면)

5) 복장빗장관절(sternoclavicualr joint)

이 관절은 '제3장 팔'에서 기술하였다.

6) 호흡과 가슴벽의 움직임

호흡이란 가슴안 용적이 늘어나고 줄어들면서 공기가 허파로 드나드는 과정을 말한다. 가슴안 용적이 늘어나면 가슴안 압력은 음압이 되며, 이에 따라 허파가 늘어나고 공기가 딸려 들어온다.

정상 들숨(quiet inspiration)은 가로막(diaphragm)의 작용에 의한 것으로 생각된다. 가로막이 수축하면 가로막 중심널힘줄(central tendon)이 대략 1.5 cm 정도 아래로 내려가 가슴안의 위아래 폭이 그만큼 넓어지면서 용적이 늘어난다. 이때 가로막 이외에도, 앞목갈비근과 중간목갈비근(scalenus anterior and medius mm.), 갈비사이근육(intercostal mm.) 등이 수축하여 갈비뼈를 올리며 어느 정도 가슴안을 확장시킨다.

정상 날숨(quiet inspiration)은 가로막이 이완하면서, 가슴벽과 허파의 탄력성에 의한 반동(recoil)으로 가슴안 용적이 줄어들면서 일어난다.

3. 젖(유방)(Breast)

젖은 남녀 모두에게 있지만, 남자에서는 흔적기관으로 남아 있다. 따라서 아래 기술된 내용은 대부분 여성에서의 젖에 관한 내용이다. '젖(breast)'이라는 말은 통상 피부에 싸여 솟은 부분을 말하지만, 그 속을 구성하는 젖샘(mammary gland)과 주변 조직을 일컫기도 한다.

1) 젖의 구성

젖은 큰가슴근(pectoralis major m.)을 덮는 피부밑조직 속에 젖샘이 들어 있는 구조물이다. 양쪽 젖 사이 공간을 **젖사이고랑**(intermammary cleft)이라고 한다(그림 5.14).

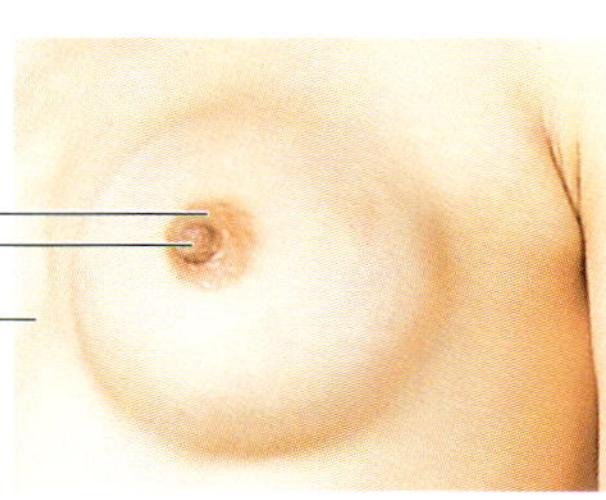

그림 5.14 여자 어른의 왼쪽 젖

젖 중앙에는 **젖꼭지**(nipple)가 있으며, 그 주위를 둘러싼 짙은 색 피부를 **젖꽃판**(areola)이라고 한다(그림 5.14). 젖꼭지와 젖꽃판 피부에는 땀샘과 기름샘이 많이 발달되어 있다. 젖꽃판에는 기름샘인 **젖꽃판샘**(areolar glands)이 열리는 부위가 보인다. 젖꽃판샘에서 분비된 기름성분은 아기에게 젖을 먹일 때 자극을 받는 젖꽃판과 젖꼭지를 보호하는 윤활제 역할을 한다.

젖샘은 여러 갈래로 분지하는 **젖샘관**(lactiferous duct)과 그 말단에 붙은 무수한 **분비소엽**(secretory lobules)으로 구성된다(그림 5.15). 이런 젖샘관이 젖 한쪽에 대략 15~20개 정도가 있으며, 이들은 모두 젖꼭지로 각자 열린다. 젖샘관은 젖꽃판 밑에서 넓어져 **젖샘관팽대**(lactiferous sinus)를 형성한다.

젖 속에는 많은 결합조직 섬유띠가 진피에서 얕은근막을 관통하여 깊은근막에 단단히 부착되어 있는데, 이를 **젖샘걸이인대**(suspensory lig. of breast)라고 한다(그림 5.15). 이 인대는 젖 윗부분에 잘 발달되어 있고, 젖샘 분비소엽을 지지하는 역할을 한다.

2) 젖의 위치

남자에서 젖꼭지는 넷째갈비사이공간이 빗장중간선과 교차하는 지점에 위치하며 앞정중선에서 약 10 cm 가쪽에 있다. 여자에서 젖꼭지 위치는 남자에 비해 일정치 않다.

대략 원형으로 생긴 젖의 바닥은 가로로는 복장뼈 가쪽모서리에서 중간겨드랑선(midaxillary line)까지 위치하며, 세로로는 둘째~여섯째갈비뼈 사이에 걸쳐 있다. 젖의 위안쪽 2/3는 큰가슴근막(deep pectoral fascia) 위에 놓이며, 아래가쪽 1/3은 앞톱니근(serratus anterior m.)을 둘러싸는 근막에 놓인다(그림 5.15). 젖과 큰가슴근막 사이에는 잠재공간인 **젖뒤공간**(retromammary space)이 있는데, 이 공간은 지방이 약간 포함된 성긴결합조직으로 채워져 있어서, 큰가슴근막 위에서 젖이 어느 정도 움직일 수 있게 한다. 젖샘의 일부는 큰가슴근 아래가쪽모서리를 따라 겨드랑쪽으로 뻗어 **겨드랑돌기**(axillary tail)를 만들기도 한다.

3) 젖의 혈관

젖의 부위에 따른 동맥 분포는 다음과 같다.

- 젖 안쪽 : 빗장밑동맥(subclavian a.)에서 나온 속가슴

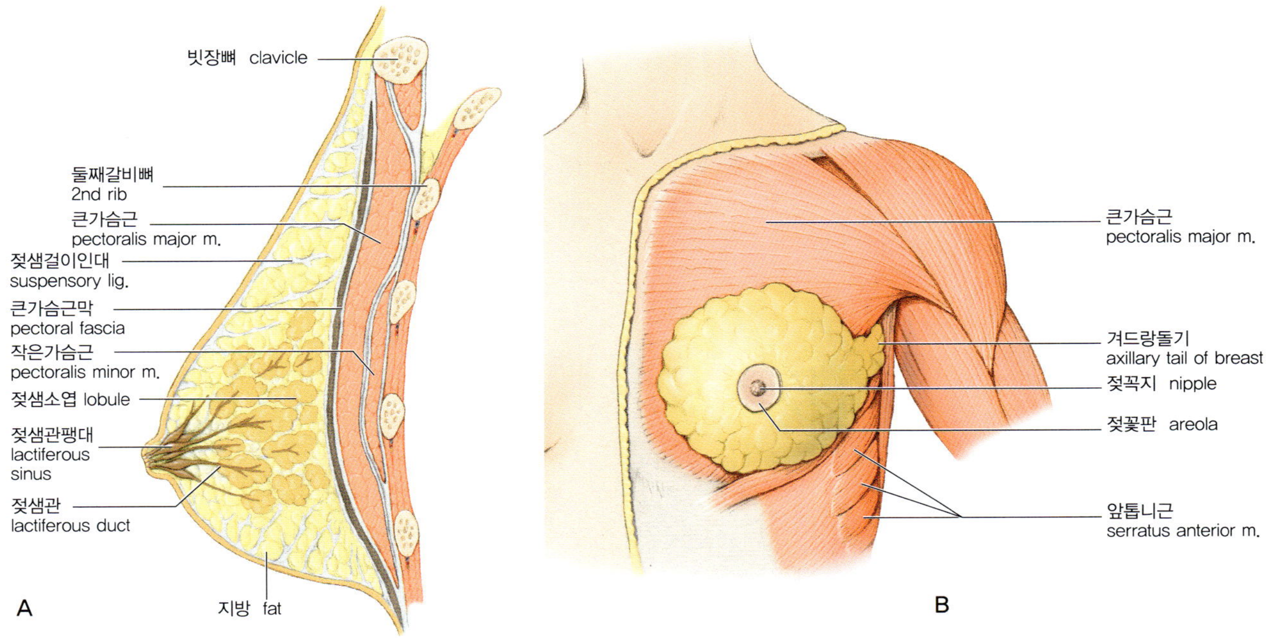

그림 5.15 젖의 단면 모습(A)과 가슴벽에서의 위치(B)

동맥(internal thoracic a.) 가지

- **젖 가쪽** : 겨드랑동맥(axillary a.)의 가지인 위가슴동맥(superior thoracic a.), 가쪽가슴동맥(lateral thoracic a.), 가슴봉우리동맥 가슴근가지(pectoral branch of thoracoacromial a.), 어깨밑동맥(subscapular a.)
- **젖 뒤쪽** : 둘째~넷째갈비사이공간에 위치한 가슴대동맥(thoracic aorta) 가지인 뒤갈비사이동맥(posterior intercostal a.) 관통가지(그림 5.16).

젖에 분포하는 정맥은 피부를 통하여 종종 눈으로 확인할 수 있으며 임신 중에는 더욱 뚜렷해진다. 이들 정맥은 대부분 겨드랑정맥(axillary v.)으로 들어가지만 일부는 속가슴정맥(internal thoracic v.)으로 들어가기도 한다.

4) 젖의 림프흐름

젖에서 림프 배출 경로는 림프관을 따라 암이 전이되기 때문에 임상적으로 중요하다.

주로 젖 가쪽에서 오는 젖 림프의 75%가량이 겨드랑림프절(axillary nodes)로 유입된다. 이들 대부분은 가슴근림프절(pectoral nodes)로 유입된다(그림 5.17).

- 젖 안쪽의 나머지 림프는 복장옆림프절(parasternal nodes)로 유입되거나 반대쪽 젖으로 간다.
- 젖 아래쪽 림프는 깊게 위치한 아래가로막림프절(inferior phrenic nodes)로 유입된다.

젖꼭지와 젖꽃판을 제외한 젖의 피부에서 나온 림프관은 겨드랑림프절, 아래깊은목림프절, 빗장아래림프절(infraclavicular nodes), 양쪽 복장옆림프절로 유입된다.

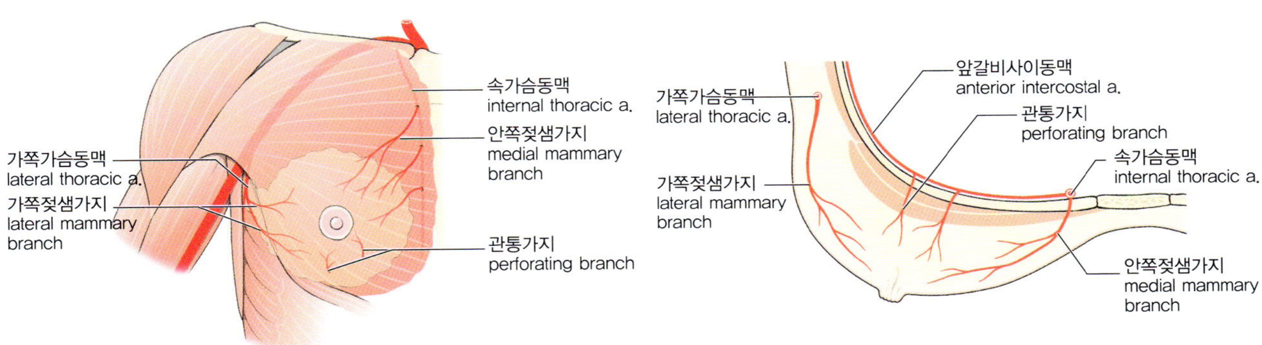

그림 5.16 젖의 혈관분포

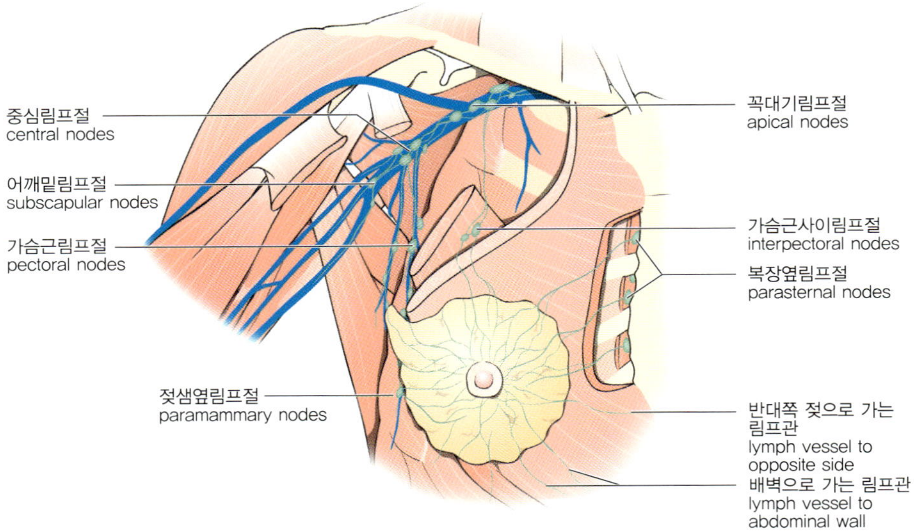

그림 5.17 젖의 림프흐름

5) 젖의 신경

젖에는 넷째~여섯째 갈비사이신경(intercostal nn.) 앞피부가지와 가쪽피부가지가 분포한다(그림 5.19, 5.23). 특히 젖꼭지에는 넷째갈비사이신경이 분포한다.

유방진찰과 유방암 전이 metastasis

유방에 생기는 종양이나 물혹 등의 위치를 표현하기 위해 편의상 젖꼭지를 기준으로 네 개의 사분역으로 나누어 설명한다. 즉, 위가쪽, 위안쪽, 아래가쪽, 아래안쪽 사분역으로 표현하며 보통 위가쪽 사분역에 유방암이 가장 많이 발생한다. 유방암이 발생하였을 때 전이를 예측하기 위해서 젖의 림프배출을 이해하는 것이 중요하며 위에 기술된 젖의 림프흐름을 참고하라.

뒤톱니근(serratus posterior m.)은 척추뼈에서 갈비뼈에 붙는 근육으로, 숨을 들이쉴 때 사용된다. 뒤톱니근에는 위뒤톱니근과 아래뒤톱니근이 있다. 위뒤톱니근은 둘째~다섯째갈비뼈를 올려 가슴의 앞뒤지름을 넓히며 복장뼈를 올린다. **아래뒤톱니근**(serratus posterior inferior m.)은 아래쪽 갈비뼈를 당겨 갈비뼈가 가로막을 따라 위로 올라가는 것을 막아 준다.

갈비올림근(levatores costarum m.)은 부채꼴 근육 12개가 갈비뼈를 올리는 일을 하지만 근육이 작아 숨을 들이쉴 때 중요한 작용을 하지는 않는다.

갈비사이공간에는 얕은층에 바깥갈비사이근, 중간층에

4. 가슴벽 근육

1) 바깥기원근육(extrinsic mm.)

가슴벽에는 큰가슴근(pectoralis major m.), 작은가슴근(pectoralis minor m.), 빗장밑근(subclavius m.), 앞톱니근(serratus anterior m.) 등과 같이 팔과 가슴을 연결하는 근육, 목갈비근(scalene mm.)과 같이 목과 가슴을 연결하는 근육, 그밖에 앞가쪽 배근육, 등근육 등이 붙어 있다(그림 5.19).

2) 자체기원근육(intrinsic mm.)

가슴벽 자체기원근육으로는 뒤톱니근, 갈비올림근, 갈비사이근, 갈비밑근, 가슴가로근 등이 있다(표 5.1).

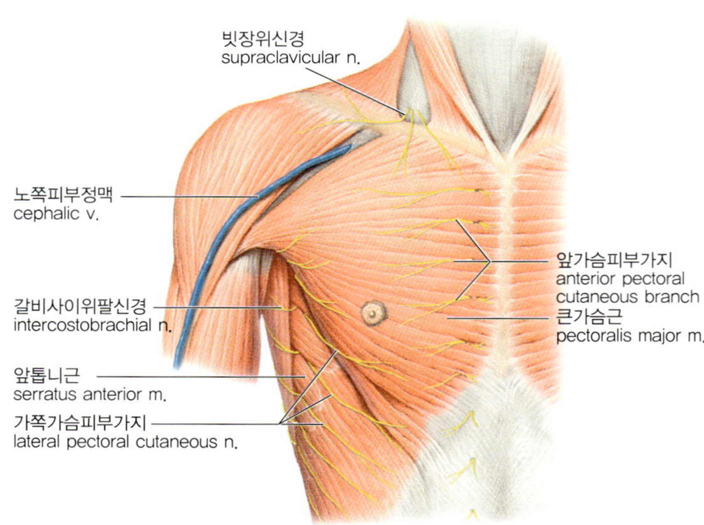

그림 5.18 남자 가슴의 피부신경

표 5.1 가슴우리의 자체기원근육

근육 이름	이는곳	닿는곳	신경	작용
뒤톱니근(serratus posterior mm.)				
위뒤톱니근 (serratus posterior superior m.)	목덜미인대 아래부분 일곱째목뼈 가시돌기 위쪽 3-4개 등뼈 가시돌기	둘째~다섯째갈비뼈 갈비뼈각 뒤	위쪽 4개 가슴신경 앞가지	갈비뼈를 올림
아래뒤톱니근 (serratus posterior inferior m.)	아래쪽 3개 등뼈 가시돌기 위쪽 2개 허리뼈 가시돌기 등허리근막	아래쪽 4개 갈비뼈 갈비뼈각	아래쪽 3개 가슴신경 앞가지	아래쪽 갈비뼈를 고정 아래쪽 갈비뼈를 아래, 뒤로 당김
갈비올림근(levator costarum mm.)				
짧은갈비올림근 (levator costarum brevis m.)	일곱째목뼈와 첫째-열한째 등뼈 가로돌기	이는곳보다 하나 아래 갈비뼈	여덟째목신경 뒤가지 가슴신경 뒤가지	척주를 세움 척주를 돌림 척주를 가쪽으로 굽힘
긴갈비올림근 (levator costarum longus m.)	여덟째-열한째등뼈 가로돌기	이는곳 보다 두 개 아래 갈비뼈		
갈비사이근(instercostal mm.)				
바깥갈비사이근 (external intercostal mm.)	갈비뼈 아래모서리	이는곳 보다 하나 아래 갈비뼈 위모서리	갈비사이신경 근육가지	호흡 시 갈비사이공간을 지지 갈비뼈를 올림
속갈비사이근 (internal intercostal mm.)	갈비연골과 갈비뼈 위면	이는 곳 보다 하나 위 갈비뼈 갈비뼈고랑 모서리, 갈비연골		호흡 시 갈비사이공간이 밀려나지 않도록 함 갈비뼈를 올림
맨속갈비사이근 (innermost intercostal mm.)	갈비연골과 갈비뼈 위면	이는곳 보다 하나 위 갈비뼈 갈비뼈고랑 모서리, 갈비연골		
갈비밑근 (subcostales m.)	갈비뼈각 가까운 곳의 갈비뼈 안쪽면(가슴 아래쪽에서만 발달)	이는곳 보다 아래 갈비뼈 위모서리		갈비뼈를 올림
가슴가로근 (transversus thoracis m.)	복장뼈 몸통 뒷면 아래쪽 반 칼돌기 속면 셋째, 넷째갈비연골 복장끝	둘째-여섯째갈비연골 속면	위쪽 6개 갈비사이신경 앞가지	갈비연골을 내림 (숨을 내쉴 때 작용)

속갈비사이근, 깊은층에는 맨속갈비사이근 등 세 종류 근육이 있다(그림 5.19, 5.20, 5.21, 표 5.1).

바깥갈비사이근(external intercostal m.)은 모두 11쌍이 있어서 갈비사이공간을 메우고 있는데(그림 5.19, 5.20), 뒤쪽 갈비뼈결절에서 앞쪽으로 갈비연골관절까지는 근육섬유로, 갈비연골관절보다 안쪽에서는 널힘줄인 **바깥갈비사이막**(external intercostal membrane)으로 존재한다. 근육섬유의 주행방향은 가슴 뒤쪽에서는 아래가쪽을, 가슴 앞쪽에서는 아래안쪽을 향한다. 바깥갈비사이근은 숨을 들이쉴 때 갈비뼈를 올리는 역할을 한다.

속갈비사이근(internal intercostal m.) 역시 11쌍이 있으며, 바깥갈비사이근보다 깊은 곳에서 바깥갈비사이근과 직각을 이루며 달린다(그림 5.19, 5.20, 5.21). 속갈비사이근은 갈비뼈몸통과 갈비연골에 붙는데, 앞으로는 복장뼈까지, 뒤로는 갈비뼈각까지 붙는다. 갈비뼈각 안쪽부터 근육은 **속갈비사이막**(internal intercostal membrane)으로 바뀐다. 속갈비사이근은 정상호흡에서는 거의 작용하지 않으나 강하게 숨을 내쉴 때 갈비뼈 부분이 작용하지만 갈비연골부분은 들이쉴 때 작용한다.

맨속갈비사이근(innermost intercostal m.)은 갈비사이근육 중 가장 속에 있으며, 근육 주행이 속갈비사이근과 같다. 비교적 발달이 미약하여, 맨위갈비사이공간에서는 없기도 하며, 아래쪽으로 갈수록 근육힘살은 많아진다. 갈비사이신경과 혈관이 맨속갈비사이근과 속갈비사이근 사

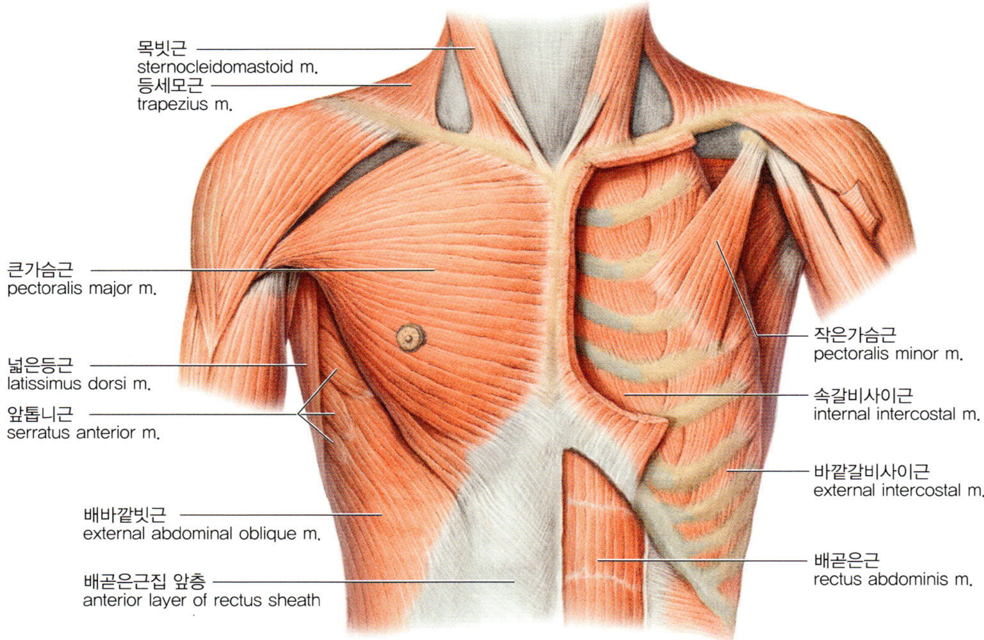

그림 5.19 남자 가슴벽의 얕은층 근육

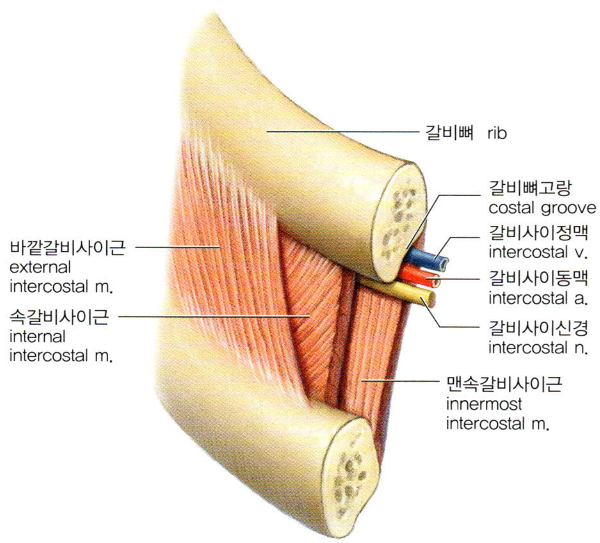

그림 5.20 갈비사이공간의 구조물

이를 지난다(그림 5.20, 5.21, 5.47).

갈비밑근(subcostales m.)은 띠 모양 근육으로, 주로 아래쪽 뒤가슴벽에서 나타난다. 척주 가까이 갈비뼈 속면에서 일어나 2~3개 아래 갈비뼈에 닿으며, 근육의 주행 방향은 속갈비사이근과 같다. 이 근육은 가슴막(pleura)으로 덮여 있으며, 갈비뼈를 올리는 작용을 할 것으로 추정된다.

가슴가로근(transversus thoracis m.)은 앞가슴벽 속면에 퍼져 있다. 4개나 5개 근육다발로 나뉘어 주행하는데, 아래쪽에서는 가쪽으로 수평하게, 위쪽에서는 거의 수직으로 위로 주행한다(그림 5.21). 가슴가로근은 아래로 내려가 앞가쪽배벽을 이루는 배가로근(transverse abdominal m.)과 연결된다.

5. 가슴벽 혈관

1) 가슴벽의 동맥

가슴벽에 혈액을 공급하는 동맥은 다음과 같다(그림 5.22).

- 빗장밑동맥(subclavian a.)의 가지 : 속가슴동맥과 맨위갈비사이동맥
- 가슴대동맥(thoracic aorta)의 가지 : 뒤갈비사이동맥과 갈비밑동맥
- 겨드랑동맥(axillary a.)의 가지 : 위가슴동맥과 가쪽가슴동맥

(1) 뒤갈비사이동맥

가슴벽 뒤쪽에서 12개 갈비뼈고랑에는 모두 **뒤갈비사이동맥**(posterior intercostal aa.)이 달린다. 이 중에서 첫째와 둘째 갈비뼈고랑을 지나는 뒤갈비사이동맥은 **빗장밑동맥**(subclavian a.)의 가지인 목갈비동맥(costocervical trunk)에서 나온 맨위갈비사이동맥(supreme intercostal

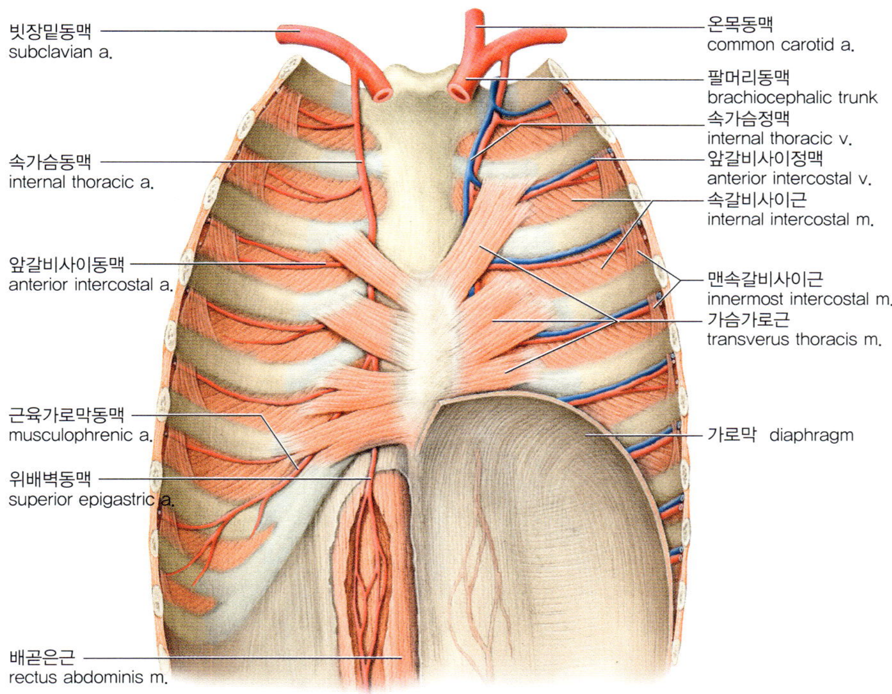

그림 5.21 앞가슴벽 뒷면의 모습

a.)이 낸 가지이며, 나머지 뒤갈비사이동맥은 가슴대동맥에서 직접 나온다(그림 5.22).

갈비뼈각과 인접한 부위에서 동맥은 갈비뼈고랑으로 들어가 고랑을 따라 가다가 속가슴동맥 앞갈비사이가지(anterior intercostal branch)와 연결된다(그림 5.22, 5.23). 그 경로 중에 척수신경 뒤가지(dorsal ramus)와 같이 달리는 등쪽가지(dorsal branch)를 내어 척수, 척주, 등의 근육과 피부에 혈액을 공급한다. 가슴벽 가쪽에서는 가쪽피부가지(lateral cutaneous branch)가 나와 갈비사이근을 뚫고 피부로 나온다. 뒤갈비사이동맥과 그 가지들은 갈비사이 신경과 정맥을 동반한다.

(2) 갈비밑동맥

갈비밑동맥(subcostal a.)은 열두째갈비뼈 밑을 달리는 뒤갈비사이동맥에 해당하는 동맥을 말하며(그림 5.22, 5.36), 갈비사이공간에 위치하지 않기 때문에 갈비밑동맥이라고 한다.

(3) 속가슴동맥

속가슴동맥(internal thoracic a.)은 목의 뿌리부분에서 빗장밑동맥 첫째부분 아랫면에서 일어나 빗장뼈와 첫째갈비연골 뒤를 가로지른 후, 복장뼈 약간 가쪽으로 치우쳐 가슴벽 속면을 따라 내려온다(그림 5.21, 5.22). 이 동맥은 그 경로 중에 가슴막(pleura)으로 덮여 있다(그림 5.21).

속가슴동맥은 위쪽 6개 갈비연골 뒤를 지난 후 여섯째 갈비사이공간에서 **위배벽동맥**(superior epigastric a.)과 **근육가로막동맥**(musculophrenic a.)으로 나뉘며 끝난다(그림 5.22).

속가슴동맥에서 나온 **앞갈비사이가지**(anterior intercostal branches)가 위쪽 9개 갈비사이공간에 혈액을 공급한다(그림 5.21, 5.22). 첫째–여섯째갈비사이공간으로 가는 앞갈비사이가지는 속가슴동맥에서 직접 나오고, 일곱째–아홉째갈비사이공간의 앞갈비사이가지는 속가슴동맥이 갈라진 근육가로막동맥에서 나온다(그림 5.22).

열째와 열한째 갈비사이공간에는 앞갈비사이가지가 없으며, 이들 부위에는 뒤갈비사이동맥과 그 가지들이 혈액공급을 담당한다. 앞갈비사이가지는 갈비사이근에 혈액을 공급하고 가슴근, 젖과 피부에도 가지를 낸다.

2) 가슴벽의 정맥

갈비사이정맥(intercostal v.)은 갈비사이동맥, 갈비사이 신경과 같이 달리며 갈비뼈고랑에서는 가장 깊은 곳에 있고 맨 위에 놓인다(그림 5.20). 뒤갈비사이정맥 11쌍과 갈

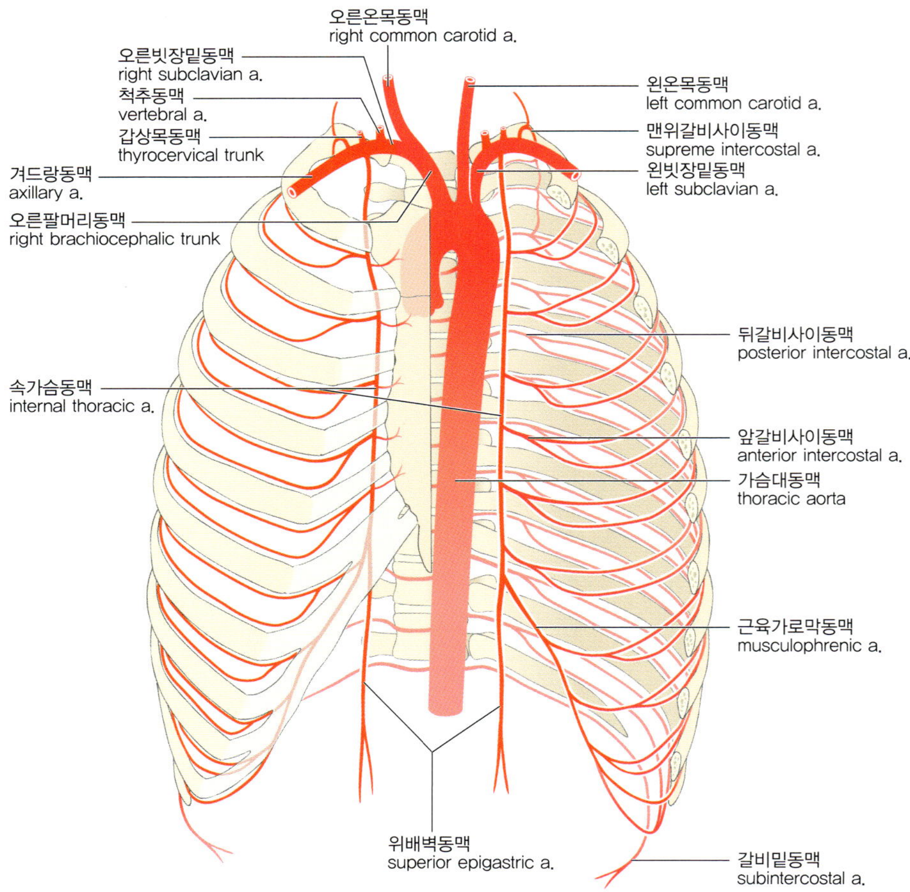

그림 5.22 가슴벽의 동맥

비밑정맥 1쌍이 양쪽에 위치한다. 뒤갈비사이정맥은 속가슴정맥의 지류인 앞갈비사이정맥과 만난다.

양쪽 첫째 뒤갈비사이정맥은 가슴막 위를 지나 팔머리정맥(brachiocephalic v.)이나 척추정맥(vertebral v.)에 합쳐진다.

둘째와 셋째, 때로는 넷째까지 포함하여 뒤갈비사이정맥은 하나로 합쳐져 **위갈비사이정맥**(superior intercostal v.)이 된다.

오른쪽 위갈비사이정맥은 홀정맥으로 합쳐지지만, 왼쪽에서 이 정맥은 팔머리정맥(brachiocephalic v.)이나, 때로 위대정맥에 합쳐진다. 아래쪽 뒤갈비사이정맥은 각각 홀정맥, 반홀정맥, 덧반홀정맥으로 합쳐지며 끝난다(그림 5.31, 5.32, 5.34).

앞갈비사이정맥은 속가슴동맥의 동반정맥인 속가슴정맥으로 합쳐진다(그림 5.21).

6. 가슴벽 신경

가슴벽에는 주로 가슴신경(thoracic spinal n.) 12쌍에서 비롯된 갈비사이신경이 분포한다. 가슴신경은 척추사이구멍(intervertebral foramen)을 지나자마자 앞가지(ventral ramus)와 뒤가지로 나뉜다(그림 5.23). 이 중에서 첫째~열한째 가슴신경 앞가지를 **갈비사이신경**(intercostal nn.), 열두째갈비뼈 아래를 지나는 열두째가슴신경 앞가지는 **갈비밑신경**(subcostal n.)이라고 한다.

1) 전형적인 갈비사이신경

갈비사이신경 중에서 셋째~여섯째는 전형적인 갈비사이신경의 모습을 보인다.

갈비뼈고랑으로 들어간 갈비사이신경은 갈비사이동맥 바로 밑에 놓이며, 갈비사이정맥도 동반한다. 처음에 이 신경은 속갈비사이막에 이어 속갈비사이근 속면을 따라 벽가슴막(parietal pleura)에 덮인 채로 주행하다가, 갈비뼈각 근처부터는 속갈비사이근과 맨속갈비사이근 사이를

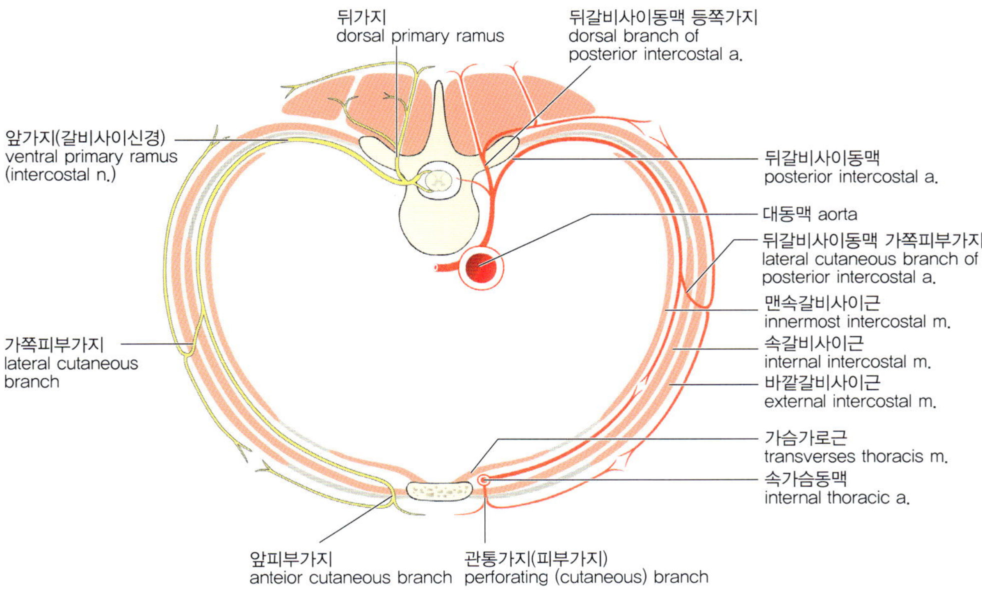

그림 5.23 가슴벽의 혈관과 신경

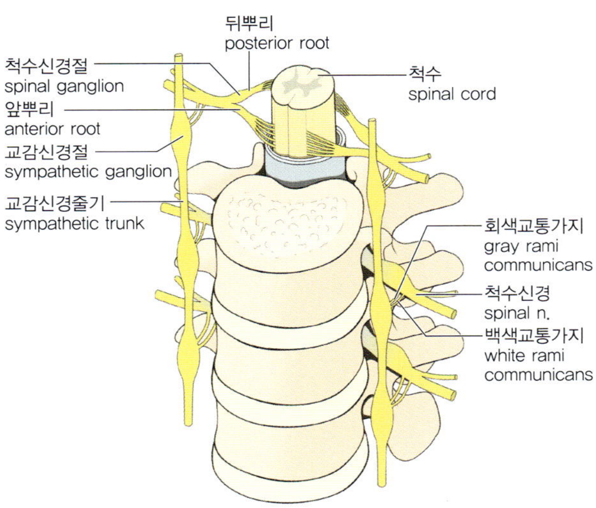

그림 5.24 가슴벽의 혈관과 신경

지난다(그림 5.20, 5.21).

갈비사이신경에는 교감신경 신경절이후섬유(postganglionic fiber)가 포함되어 있다['제1장 총론' 참조]. 척수에서 가슴신경을 타고 나온 교감신경 신경절이전섬유(preganglionic fiber)는 **백색교통가지**(white rami communicantes)를 타고 척수신경을 떠나 교감신경줄기의로 들어가고, 신경절이후섬유는 **회색교통가지**(gray rami communicantes)를 따라 다시 척수신경으로 들어와 척수신경 앞가지와 뒤가지를 따라 간다(그림 5.24). 이들 교감신경섬유들은 갈비사이신경의 모든 가지를 통해 혈관, 땀샘, 민무늬근에 분포한다.

(1) 갈비사이신경의 가지

갈비사이신경은 주행하면서 **근육가지**(muscular branch), **곁가지**(collateral branch), **가쪽피부가지**(lateral cutaneous branch), **앞피부가지**(anterior cutaneous branch) 등을 낸다(그림 5.18, 5.23).

(2) 피부분절

각 척수신경은 뒤가지, 앞가지 가쪽피부가지, 앞피부가지 등을 통해 뒤정중선에서 앞정중선까지 잘 구별되는 띠 모양 피부구역에 감각신경가지를 낸다. 이 피부구역을 **피부분절**(dermatome)이라고 한다(그림 5.25). 특히 가슴과 배에서 피부분절은 가슴신경 순서대로 차례로 배열되어 있다.

그러나 피부분절은 완전히 분리되어 있는 것이 아니며 어느 정도 겹쳐 있다. 따라서 척수신경 하나가 손상되더라도 인접한 신경들이 분포하기 때문에 눈에 띨 정도의 감각이상은 나타나지 않는다. 갈비사이신경 1쌍이 지배하는 근육무리를 **근육분절**(myotome)이라고 한다.

2) 첫째갈비사이신경과 둘째갈비사이신경

이들 갈비사이신경은 전형적인 갈비사이신경과는 다소 다른 모습을 보인다.

첫째가슴신경 앞가지는 큰 위가지와 작은 아래가지로 나뉜다. 큰 위가지는 위팔에 분포하는 팔신경얼기로 들어가고, 아래가지는 첫째갈비사이신경이 된다.

둘째갈비사이신경은 둘째가슴신경 앞가지가 나뉜 2개 가지 중에서 큰 가지이다. 둘째갈비사이신경 가쪽피부가지를 **갈비사이위팔신경**(intercostobrachial n.)이라고 한다.

3) 일곱째~열한째 갈비사이신경

기본적으로 전형적인 모습을 하고 있지만, 이 높이의 갈비사이신경은 가슴벽을 지나 배벽에 분포하기 때문에 **가슴배신경**(thoracoabdominal n.)이라고 한다.

대상포진 herpes zoster infection

대상포진에서 '대상'은 '띠 모양'이란 뜻인데, 대상포진 바이러스 감염이 피부분절에 맞춰 나타나서 이런 이름이 붙었다. 이 질환은 통증을 동반하는 피부증상을 일으킨다. 대상포진은 보통 varicella-zoster 바이러스(VZV) 또는 수두바이러스의 재활성화로 발생하는 척수신경절의 바이러스 질환이다. 바이러스가 신경절에 침투한 후 침범된 신경이 분포하는 피부분절에서 날카롭고 타는 듯한 통증을 유발한다. 감염된 피부분절이 빨갛게 되고 수포성 발진이 형성된다(그림 5.26).

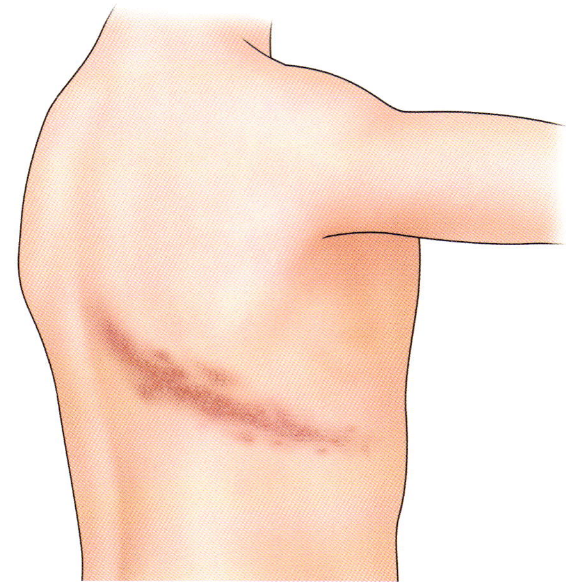

그림 5.26 대상포진 환자 사진. 피부분절을 따라 나타나는 피부증상이 특징이다.

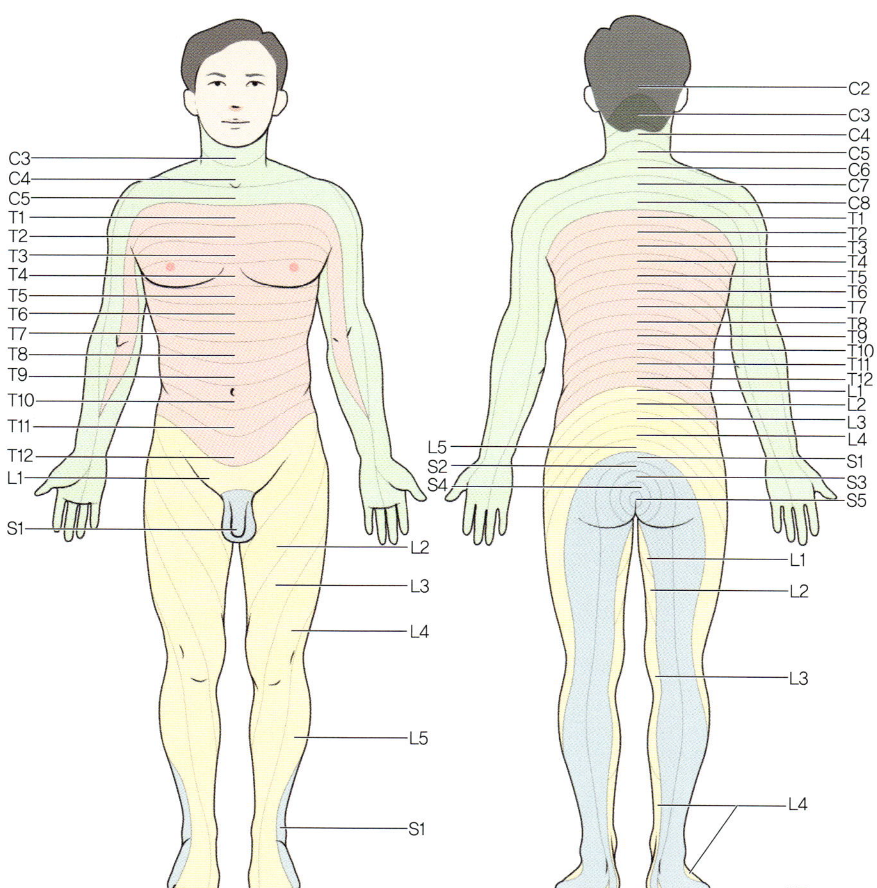

그림 5.25 피부분절

II 가슴세로칸

가슴안(thoracic cavity)은 허파가 들어 있는 **가슴막안**(pleural cavity)이라는 가쪽칸 2개와 심장, 큰 혈관 가슴부분, 기관 가슴부분, 식도, 가슴샘, 림프절 등이 위치하는 **가슴세로칸**(mediastinum)이라는 가운데 칸으로 되어 있다. 양쪽 가슴막안은 가슴세로칸에 의해 서로 완전히 분리되어 있으며 가슴안 대부분을 차지한다.

가슴세로칸은 양쪽 **세로칸가슴막**(mediastinal pleura) 사이의 공간으로, 두 허파 사이, 가슴 중앙에 위치한 **가슴막바깥공간**(extrapleural space)을 말한다(그림 5.27). 가슴세로칸은 위로는 위가슴문(thoracic inlet), 아래로는 가로막(diaphragm), 배쪽으로 복장뼈와 갈비연골, 등쪽으로 척주 사이에 놓여 있다(그림 5.28).

이 공간에는 허파와 가슴막을 제외한 가슴우리 속의 모든 구조물이 들어 있다. 가슴세로칸 속 구조물은 서로 느슨한 섬유조직에 의해 연결되어 비교적 자유스럽게 움직일 수 있다.

가슴세로칸은 복장뼈각과 넷째~다섯째 등뼈 사이 척추사이원반을 잇는 수평면에 의해 **위세로칸**(superior mediastinum)과 **아래세로칸**(inferior mediastinum)으로 나눈다. 이 평면은 우리 몸에서 기관갈림(bifurcation of trachea) 높이에 해당한다. 또한 이 높이는 허파동맥(pulmonary trunk)이 왼 · 오른허파동맥(right and left pulmonary aa.)으로 나뉘는 곳, 바로 위로 홀정맥이 위대정맥으로 들어가는 곳, 동맥관인대와 심장신경얼기의 위치에 해당하기도 한다.

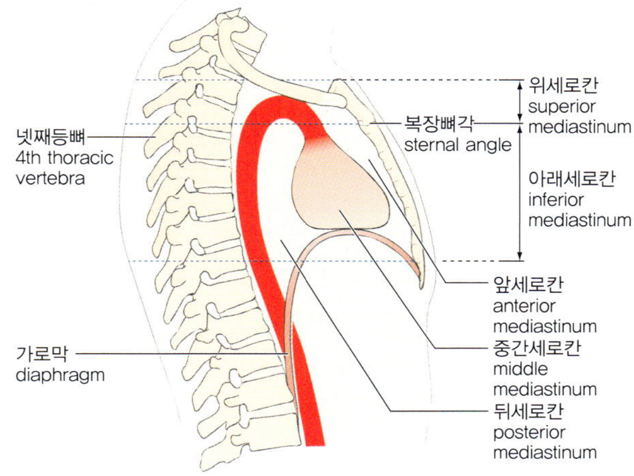

그림 5.28 가슴세로칸의 경계

아래세로칸은 다시 앞세로칸, 중간세로칸, 뒤세로칸으로 나눈다(그림 5.28). 이 분류는 편의상 나눈 것일 뿐 해부학적 근거는 없다.

- **앞세로칸**(anterior mediastinum) : 복장뼈 뒤에서 심장막까지의 공간. 성긴결합조직이 있음
- **중간세로칸**(middle mediastinum) : 앞세로칸과 뒤세로칸 사이. 심장막, 심장, 큰혈관 등이 위치함
- **뒤세로칸**(posterior mediastinum) : 앞쪽으로 기관갈

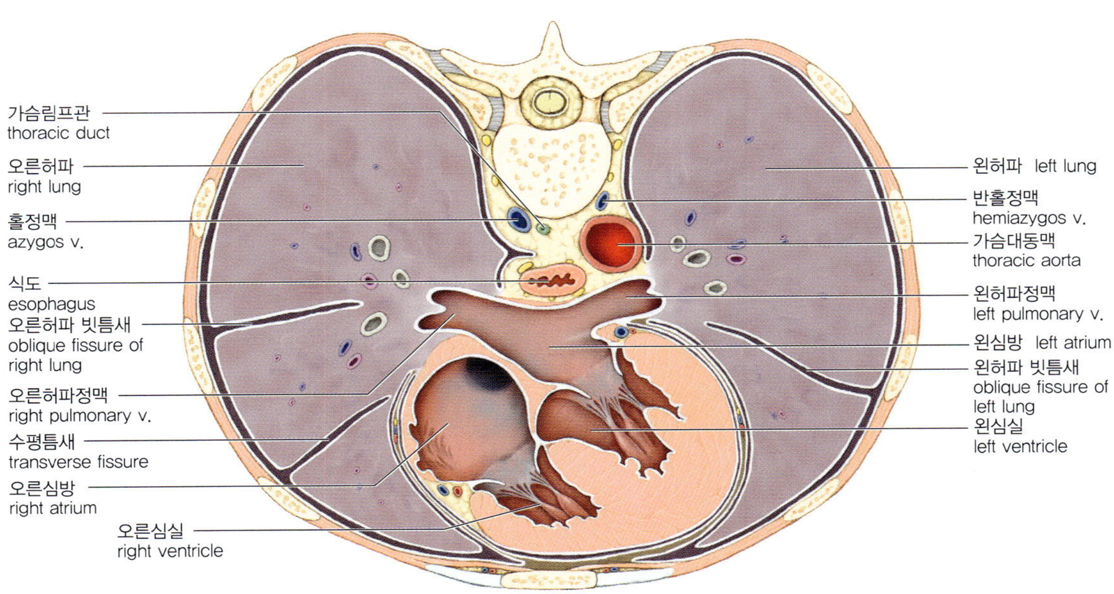

그림 5.27 가슴우리를 지나는 가로단면

림(tracheal bifurcation), 허파동 · 정맥, 뒤로는 척주 사이의 공간을 말함

1. 위세로칸

위세로칸에는 가슴샘이 있으며, 우리 몸에서 중요한 큰 동맥(오름대동맥, 대동맥활)과 큰 정맥(팔머리정맥, 위대정맥, 홀정맥 등)이 이곳을 지난다. 또한 미주신경이나 가로막신경 등도 위세로칸을 지나간다.

1) 가슴샘

가슴샘(thymus)은 일차림프기관(primary lymphoid organ)이다. 가슴샘의 크기는 나이에 따라 크게 변한다. 태아기와 2세까지는 우리 몸의 나머지 부분에 대한 비율이 가장 크며, 2세에서 사춘기까지는 크기가 계속 증가하지만 몸에 대한 비율은 점차 감소한다. 사춘기 이후에는 퇴화하기 시작하여 점차 작아진다. 중년 이후에는 가슴샘이 지방으로 대체되면서 점차 노란색을 띠며 시신에서는 주위조직과 구별하기 어렵다.

가슴샘은 표면이 매끈하고 핑크빛이 도는 회색을 띈다. 그 모양은 주변 구조에 의해 영향을 받지만, 편평하고 세모꼴이며 대개 비대칭적인 두 엽(lobe)으로 되어 있고(그림 5.39), 두 엽은 정중선을 따라 붙어 있다.

가슴샘의 위치는 목 아랫부분과 위세로칸 앞부분에 걸쳐 있으며, 아래 끝은 넷째갈비연골까지 뻗어 있지만 위치는 다양하다.

가슴샘에는 혈관이 잘 발달되어 있으며, 속가슴동맥의 가지인 세로칸가지(mediastinal branch), 아래갑상동맥 등이 분포하고, 가슴샘의 혈액은 왼팔머리정맥, 속가슴정맥이나 아래갑상정맥으로 들어간다.

2) 위세로칸의 혈관

(1) 팔머리정맥

빗장뼈 복장끝 뒤에서 속목정맥(internal jugular v.)과 빗장밑정맥(subclavian v.)이 만나 **팔머리정맥**(brachiocephalic v.)이 된다(그림 5.29).

오른팔머리정맥은 거의 수직으로 내려오며 첫째갈비연골 바로 뒤 복장뼈 오른모서리에서 왼팔머리정맥과 만

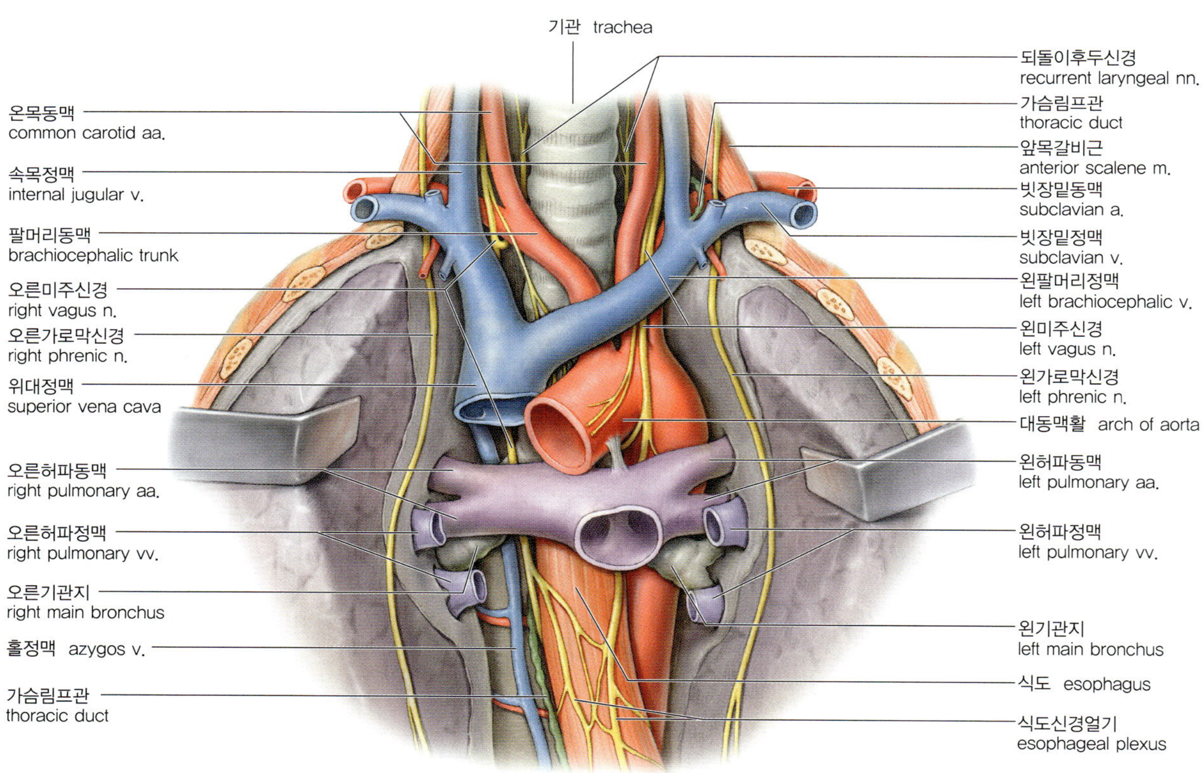

그림 5.29 위세로칸의 구조물. 양쪽 허파를 가쪽으로 젖히고 들여다 본 모습. 대동맥활과 허파동맥 사이의 끈 구조물은 동맥관인대이다.

나 위대정맥을 형성한다. 오른팔머리정맥은 **팔머리동맥**(brachiocephalic trunk) 앞가쪽을 지나며, 이들 사이에 오른쪽 **미주신경**(vagus n.)이 위치한다. 정맥 가쪽에는 **가로막신경**(phrenic n.), 오른쪽 가슴막, 허파가 위치한다.

왼팔머리정맥은 왼빗장뼈 복장끝 뒤에서 시작되며, 복장뼈자루의 위 1/2 뒤에서 오른쪽으로 가서 오른팔머리정맥과 함께 위대정맥을 형성한다(그림 5.29, 5.30). 왼팔머리정맥은 빗장밑동맥, 온목동맥, 팔머리동맥, 미주신경, 가로막신경 등을 비스듬히 가로지른다. 또한 왼팔머리정맥은 가슴샘, 복장목뿔근, 복장방패근 등에 의해 복장뼈자루와 분리되어 있다. 왼팔머리정맥은 왼쪽에서 오른쪽으로 달리며 대동맥의 큰 세 가지를 가로지르기 때문에 오른팔머리정맥보다 두 배 정도 길다.

(2) 위대정맥

위대정맥(superior vena cava)은 양쪽 팔머리정맥이 오른쪽 첫째갈비연골 뒤에서 만나 형성되고, 오른쪽 셋째갈비연골 위치까지 내려가 **오른심방**(right atrium) 위로 열린다(그림 5.30, 5.31). 위대정맥 왼모서리는 오름대동맥으로 덮여 있고 앞에는 가슴샘, 오른쪽 가슴막, 허파가 위치하며 오른쪽에는 오른기관지, 허파동맥, 위허파정맥 등이 있다(그림 5.29). 위대정맥은 머리와 목부위, 팔, 가슴벽에서 오는 혈액을 받으며, 판막은 없다.

(3) 홀정맥

홀정맥(azygos v.)은 오른허파뿌리 바로 위 심장막 바깥부위에서 위대정맥 뒤로 합쳐진다(그림 5.31).

(4) 오름대동맥

오름대동맥(ascending aorta)은 왼쪽 셋째갈비연골과 복장뼈가 만나는 부분 아래모서리 위치에서 왼심실에서 나와 위, 앞, 오른쪽으로 약 5 cm 정도 이어지며 복장뼈각 위치에서 대동맥활로 연속된다(그림 5.28, 5.32). 오름대동맥은 지름이 평균 3 cm 정도이며 시작부분은 허파동맥과 오른심방귀로 덮여 있고, 오른허파동맥이 오름대동맥 뒤로 달린다. 오름대동맥 시작부분에는 대동맥판막(aortic valve)으로 둘러싸인 **대동맥굴**(aortic sinus)이 있다(그림 5.67).

(5) 대동맥활

오름대동맥이 복장뼈각 높이에서 구부러져 **대동맥활**(aortic arch)이 된다. 대동맥활은 복장뼈 오른쪽 뒤에서 심장막에 싸여 있다가 심장막을 뚫고 올라온다(그림 5.28, 5.32). 처음에는 위, 뒤, 왼쪽으로 달리다가, 곧 기관의 왼쪽을 따라 뒤로 넘어간다. 넷째등뼈 몸통 왼쪽에서 대동맥활은 아래로 굽어 달리다가 넷째~다섯째등뼈 사이 척추사이원반 높이(위세로칸과 뒤세로칸의 경계)에서 가슴대

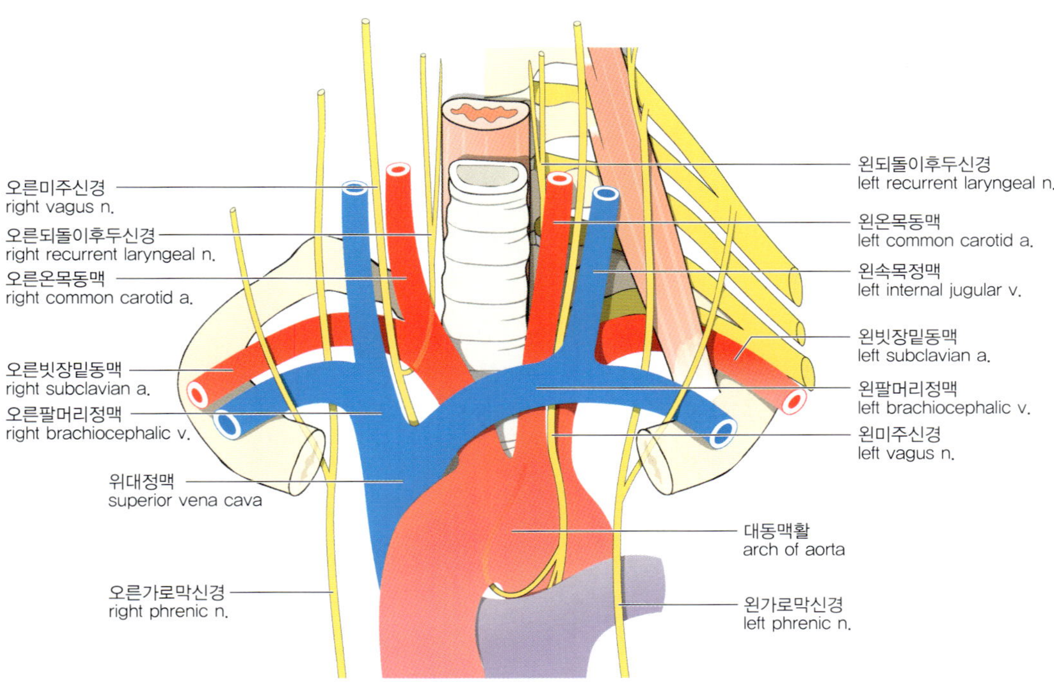

그림 5.30 위세로칸의 큰 혈관과 신경

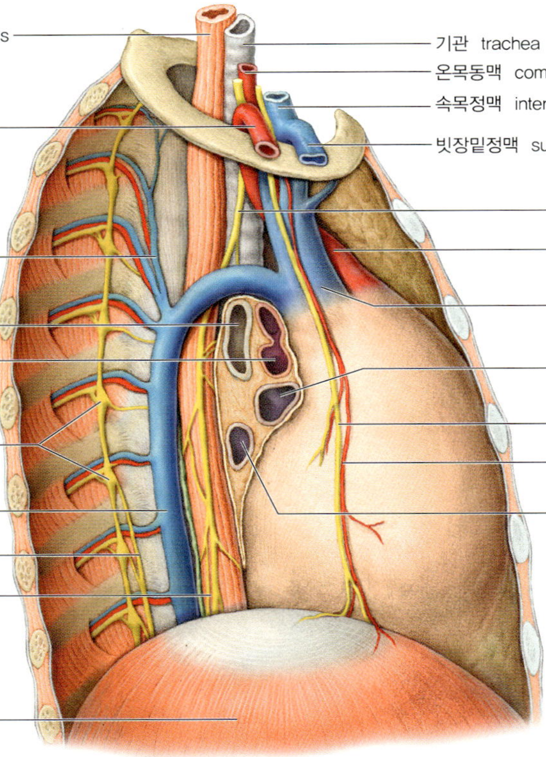

그림 5.31 가슴세로칸의 구조물을 오른쪽에서 본 모습

동맥이 되면서 끝난다.

대동맥활에서는 **팔머리동맥**(brachiocephalic trunk), **왼온목동맥**(left common carotid a.), **왼빗장밑동맥**(left subclavian a.)이 나온다(그림 5.29, 5.30). 팔머리동맥은 가장 큰 가지로 대동맥활이 시작되는 곳에서 나와 복장뼈자루 중간 뒤에서 비스듬히 위, 뒤, 오른쪽으로 올라가다가 오른빗장밑동맥과 오른온목동맥으로 나뉜다.

대동맥활에서 빗장밑동맥이 일어나는 곳 아랫면에는 대동맥활과 왼허파동맥을 잇는 결합조직 띠인 **동맥관인대**(ligamentum arteriosum)가 있다. 이 인대는 태아 동맥관(ductus arteriosus)의 흔적기관이다(그림 5.29).

대동맥활 앞에는 가슴샘이 있다. 왼미주신경은 대동맥활 왼쪽을 가로질러 동맥관인대 왼쪽에서 되돌이후두신경(recurrent laryngeal n.)을 내며 나머지 부분은 계속 아래로 내려간다(그림 5.29, 5.33, 5.51). 허파동맥은 대동맥활 아래에서 왼쪽과 오른쪽 허파동맥으로 나뉘고, 그 뒤에는 왼기관지가 있다.

(6) 허파동맥

허파동맥(pulmonary trunk)은 짧고 넓다. 오른심실(right ventricle)에서 나와 위뒤쪽으로 가면서 오름대동맥이 시작되는 곳을 가로지른다. 허파동맥은 대동맥 왼쪽에 위치하며 대동맥활 아래에서 왼쪽과 오른쪽 허파동맥으로 나뉜다(그림 5.29).

오른허파동맥(right pulmonary a.)은 대동맥활 아래에서 오른쪽으로 수평 지나며 오름대동맥과 위대정맥 뒤에, 오른기관지 앞에 위치한다(그림 5.29). 오른허파뿌리에서 짧은 위가지와 긴 아래가지로 나뉜다.

왼허파동맥(left pulmonary a.)은 오른허파동맥보다 짧고 작으며 내림대동맥과 왼기관지 앞을 지나 왼허파뿌리로 가서 위가지와 아래가지로 나뉜다(그림 5.29).

3) 위세로칸의 신경

(1) 미주신경

미주신경(vagus n.)은 목혈관신경집(carotid sheath) 속에서 온목동맥과 속목정맥 사이로 내려가며, 목 뿌리부분에서는 빗장밑동맥 앞을 가로지른다(그림 5.30, 5.32).

오른미주신경은 팔머리동맥과 팔머리정맥 사이에서 가슴 안으로 들어가 기관 옆에 위치한다. 빗장밑동맥 주변에서 오른되돌이후두신경(right recurrent laryngeal n.)이 나

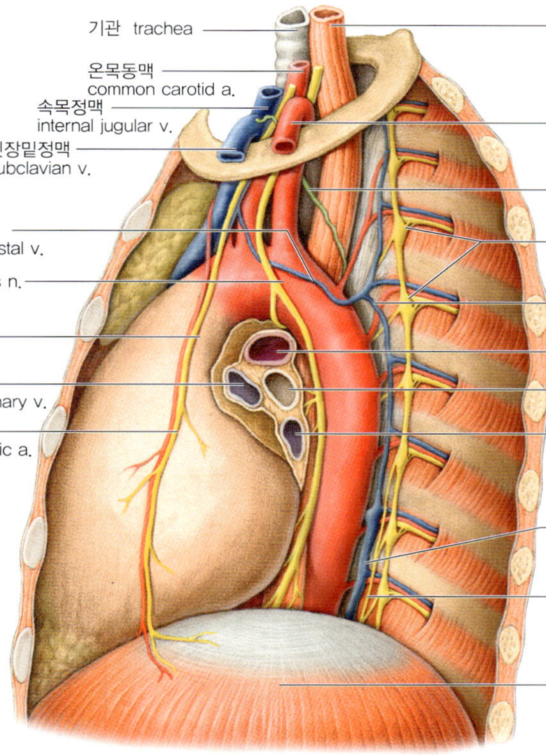

그림 5.32 가슴세로칸의 구조물을 왼쪽에서 본 모습

와 뒤로 올라가고, 나머지는 계속 내려가며 가슴심장가지를 낸다(그림 5.53).

왼미주신경은 왼온목동맥과 왼빗장밑동맥 사이와 왼팔머리정맥 뒤를 지나 가슴안으로 들어가며, 아래로 달리면서 대동맥활을 가로지른다(그림 5.29, 5.30). 동맥관인대를 지날 때 왼되돌이후두신경을 내고, 나머지는 계속 내려가 왼허파동맥 뒤를 지나며 일부는 왼허파뿌리에서 허파신경얼기를 형성한다. 왼되돌이후두신경은 동맥관인대 왼쪽에서 대동맥활 아래를 감고 돌아 후두로 올라간다(그림 5.29).

왼미주신경은 하나의 신경줄기로 식도로 내려가며 오른미주신경 가지와 만나 식도신경얼기(esophageal plexus)를 형성한다(그림 5.29, 5.53).

(2) 가로막신경

가로막신경(phrenic n.)은 목신경얼기의 가지이며(그림 5.56), 목뿌리에서 앞목갈비근(scalenus anterior m.) 앞에 위치한다(그림 5.29, 5.30). 가로막신경은 빗장밑동맥과 빗장밑정맥 사이를 지나 가슴안으로 들어가며, 심장가로막혈관(pericardiacophrenic vessel)과 같이 달린다(그림 5.32). 또한 가로막신경은 허파뿌리 앞에서 심장막 벽층과 벽가슴막 사이로 내려간다. 오른가로막신경은 오른팔머리정맥과 위대정맥에 접해 있으며 가로막으로 직접 내려간다(그림 5.30). 왼가로막신경은 가슴세로칸 윗부분에서 왼빗장밑동맥과 온목동맥 사이를 지나며 심장 때문에 똑바로 내려가지 못한다. 가로막신경은 벽가슴막과 섬유심장막 사이에 위치하지만 해부할 때에는 심장막에 붙어 있는 것처럼 보인다.

2. 중간세로칸

중간세로칸에 있는 구조물로 심장과 심장에서 들고 나는 큰 혈관을 따로 설명할 것이다.

3. 뒤세로칸

뒤세로칸에는 식도, 가슴대동맥, 홀정맥계통, 가슴림프관, 교감신경줄기 등 위아래로 달리는 많은 구조물이 위치한다.

1) 식도

식도(esophagus)는 입안에서 씹고 침과 섞어 삼킨 음식물을 인두에서 위로 내려 보내는 소화기관이다. 인두(pharynx) 아래 끝에서 위 들문(cardia)까지, 여섯째목뼈~열째등뼈에 걸쳐 있다. 지름은 평균 2 cm로, 막창자꼬리를 제외하고는 소화관 중에서 가장 좁다. 식도가 시작되는 반지연골(cricoid cartilage) 아래모서리가 여섯째목뼈 높이에 해당하며, 여기서부터 식도는 목부분, 가슴부분, 배안부분으로 나눌 수 있다(그림 5.31, 5.53).

일반적으로 식도는 세로로 곧게 달리지만 그 경로 중 약간 휘어지며, 가로막을 통과할 때는 정중선에서 왼쪽으로 약 2.5 cm 치우쳐 지난다.

식도는 정상적으로 좁아진 부분이 세 곳이 있는데 이를 **생리적 잘록**(physiological constriction)이라고 하며 다음과 같다.

- 시작부분(여섯째목뼈 높이)은 식도 중 가장 좁은 부분이며, **반지인두근**(cricopharyngeus m.)에 의해 좁아진 부분이다. 이 부분을 인두식도잘록(pharyngoesophageal constriction)이라고 한다.
- 대동맥활이나 왼기관지 뒤쪽을 지나는 부분에서 이들 구조물에 눌려서 둘 중에 한 부분이 좁아져 있거나, 때로는 두 곳 모두가 좁아져 있는 경우가 있다. 이 부분을 **기관지대동맥잘록**(bronchoaortic constriction)이라고 한다.
- 식도가 가로막을 통과하는 부분은 상당히 좁아져 있다. 이 부분을 **가로막잘록**(diaphragmatic constriction)이라고 한다.

식도 앞에는 위에서부터 기관, 오른허파동맥, 왼기관지, 심장막, 가로막이 있고(그림 5.29, 5.33) 뒤에는 척주, **목긴근**(longus colli m.), 오른뒤갈비사이동맥, 가슴림프관, 홀정맥, 반홀정맥과 덧반홀정맥 끝부위가 있다(그림 5.31, 5.32, 5.33, 5.34). 심장과 척주 사이 공간을 심장뒤공간(retrocardiac space)이라고 하는데, 식도는 바로 이 공간에 들어 있다. 바륨 등을 이용한 방사선사진에서 식도는 심장뒤공간에서 잘 보인다.

(1) 식도의 혈관

식도의 동맥은 상당히 다양하여, 길이를 따라 국소적으로 다음과 같은 동맥이 분포한다.

- **목부분**(cervical part) : 아래갑상동맥 종말가지

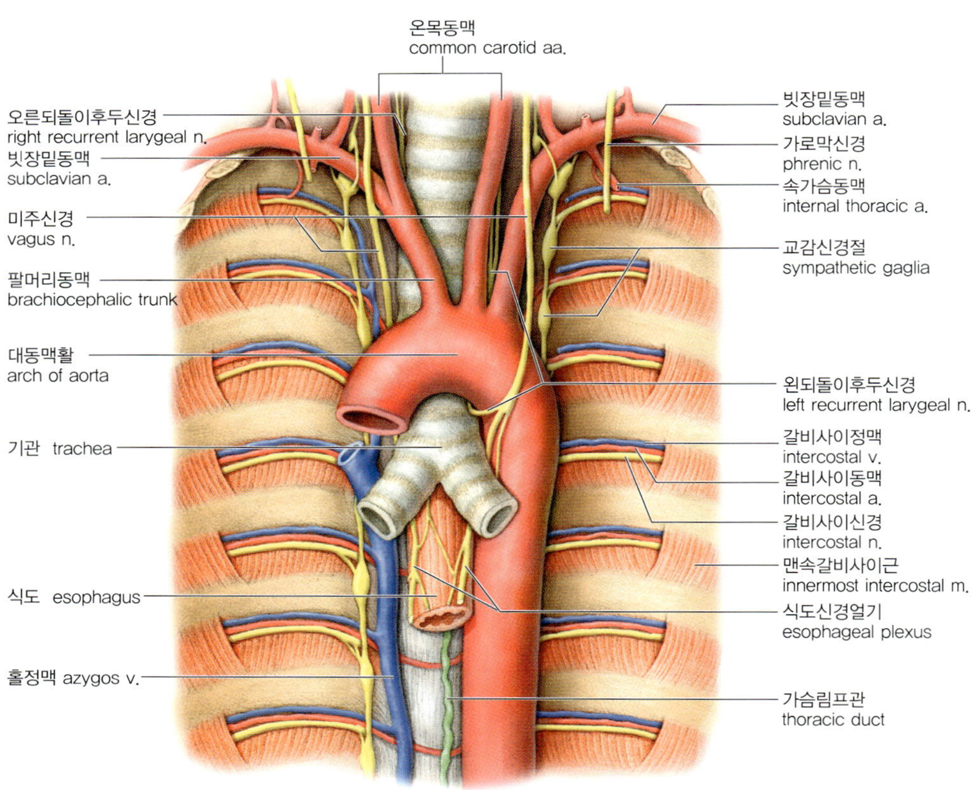

그림 5.33 심장, 허파 등을 제거하고 본 가슴세로칸 구조물

• 가슴부분(thoracic part) : 기관지동맥, 가슴대동맥, 오른뒤갈비사이동맥 가지
• 배안부분(abdominal part) : 왼위동맥, 왼아래가로막동맥 되돌이가지, 짧은위동맥 가지

식도의 정맥은 점막밑정맥얼기(submucosal plexus)로 모여 근육층을 통과한 후 식도 바깥면에서 다시 정맥얼기를 형성한다. 이 정맥얼기에서 많은 식도정맥(esophageal vv.)이 일어난다. 식도 각 부위 정맥피는 다음과 같이 유입된다.

• 목부분 : 아래갑상정맥을 통해 왼 · 오른팔머리정맥으로 유입
• 가슴부분 : 주로 **홀정맥**(azygos v.)으로 유입. 일부는 반홀정맥을 통해서, 뒤갈비사이정맥과 기관지정맥을 통해 유입(그림 5.34)
• 배안부분 : 홀정맥 이외에 아래쪽의 **왼위정맥**(left gastric v.)으로도 유입

왼위정맥은 **문맥**(portal v.)의 지류이다. 따라서 왼위정맥과 식도정맥의 연결은 아래쪽 문맥과 위쪽 홀정맥과 위대정맥 사이의 중요한 곁순환로가 된다. 이 정맥들은 간경화증과 같이 문맥순환에 지장이 있을 때 곁순환을 통하여 식도에서 정맥류(varicose)가 형성되며 심한 경우 출혈이 생긴다.

식도정맥류 esophageal varix

식도 아래쪽의 점막밑정맥얼기는 문맥계통과 몸순환계통 양쪽으로 연결되어 문맥몸순환연결(porto-systemic anastomosis, 또는 portacarval anastomosis)을 이룬다. 간의 이상 때문에 문맥계통의 혈압이 높아져 문맥고혈압(portal hypertension)이 발생하면 혈액은 간문맥을 통해 간을 통과하는 것이 어려워 식도주변으로 거꾸로 흐르게 된다. 식도정맥으로 많은 혈액이 흐르면 점막밑정맥얼기가 매우 커져서 식도정맥류를 형성한다(그림 5.35). 이렇게 확장된 곁순환은 물리적 자극이나 손상에 의해 파열되어 심각한 출혈을 유발하기도 하고 생명이 위험해질 수 있다.

(2) 식도의 신경

식도에 분포하는 미주신경(부교감신경)과 교감신경은 날신경섬유와 들신경섬유를 포함하고 있으며(그림 5.53) 식도의 혈관, 샘, 근육층, 점막층 자극을 전도한다. 식도신경얼기(esophageal plexus)는 양쪽 미주신경에 의해 허파뿌리 아래 식도 주위에 형성된다(그림 5.29, 5.53). 오른

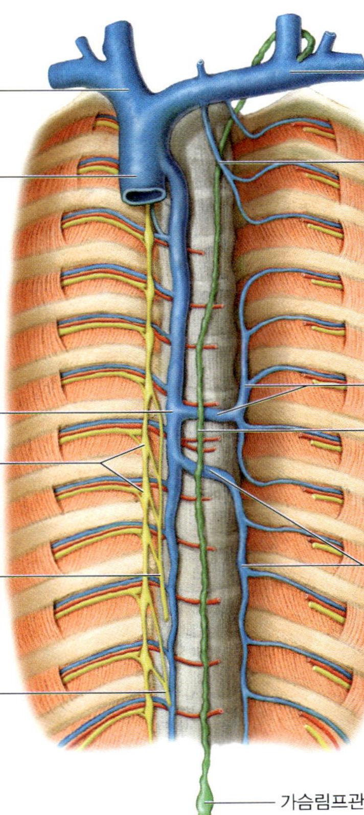

그림 5.34 홀정맥, 가슴림프관, 교감신경줄기. 이들 구조물 앞에는 식도가 놓여 있다.

미주신경은 뒤허파신경얼기를 형성한 후 주로 식도 뒷면을, 왼미주신경은 식도 앞면에 분포하는데, 이들 신경은 나뉘어 식도를 둘러싸고 근육층에서 신경얼기를 형성한다. 식도가 가로막을 통과하기 직전 신경얼기는 다시 앞뒤 2개의 미주신경줄기(vagal trunk)를 형성하며 식도 앞뒤에서 배안으로 들어간다.

2) 가슴대동맥

가슴대동맥(thoracic aorta)은 가슴세로칸 뒷부분, 넷째 등뼈 아래 끝에서 대동맥활의 연속으로 시작한다. 그 지름은 대개 2 cm 이상이고, 척주 왼쪽에 위치하지만 내려가면서 안쪽으로 굽어 정중면에 도달하며 열두째등뼈 아래 모서리 앞에서 가로막 **대동맥구멍**(aortic hiatus)을 지나면서 배대동맥이 된다(그림 5.32).

가슴 윗부분에서 가슴대동맥은 식도와 식도신경얼기 왼쪽에 위치하지만 가슴 아랫부분과 가로막 주위에서는 식도와 식도신경얼기 뒤에 위치한다(그림 5.32). 가슴대동맥에서 나오는 가지는 모두 크기가 작으며, 몸통벽과 가슴세로칸 구조물에 분포한다. 주요가지는 다음과 같다(그림 5.36).

- **심장막가지**(pericardial branches)는 심장막 뒷면에 분포한다.
- **기관지동맥**(bronchial a.)은 보통 가슴대동맥에서 두 개가 나온다.
- **식도동맥**(esophageal a.)은 대개 2~3개이며, 대동맥 앞부분에서 시작하여 비스듬히 식도쪽으로 내려간다.
- **위가로막동맥**(superior phrenic a.)은 가슴대동맥 앞부분에서 시작하여(그림 5.59) 가로막 위뒷면에 분포한다.
- **뒤갈비사이동맥**(posterior intercostal a.)은 9쌍이 있으며, 가슴대동맥 뒷부분에서 나와 아래쪽 9개 갈비사이 공간에 분포한다.
- **갈비밑동맥**(subcostal a.)

3) 홀정맥계통

홀정맥계통(azygous system)은 오른쪽의 홀정맥, 왼쪽의 반홀정맥과 덧반홀정맥으로 이루어진다(그림 5.34). 갈비사이정맥과 척주정맥얼기가 이들로 연결되며, 식도, 기관지, 심장막, 가슴세로칸, 가로막정맥 등도 이 계통을 통하여 정맥배출을 한다.

(1) 홀정맥

홀정맥(azygos v.)이 처음 만들어지는 모습은 매우 불규칙하지만 열두째등뼈 높이에서 오른쪽 **오름허리정맥**

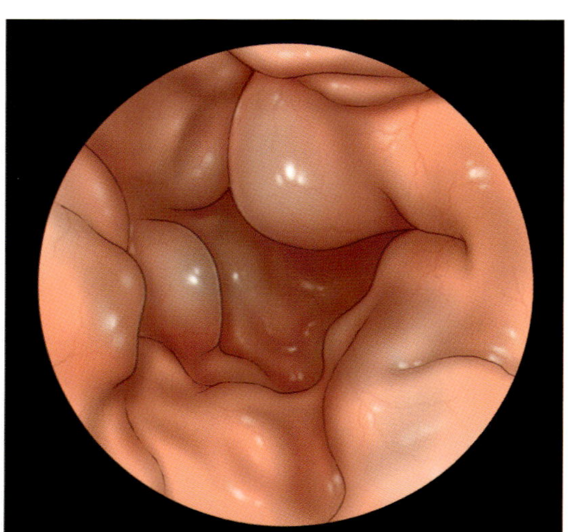

그림 5.35 내시경으로 들여다 본 식도정맥류

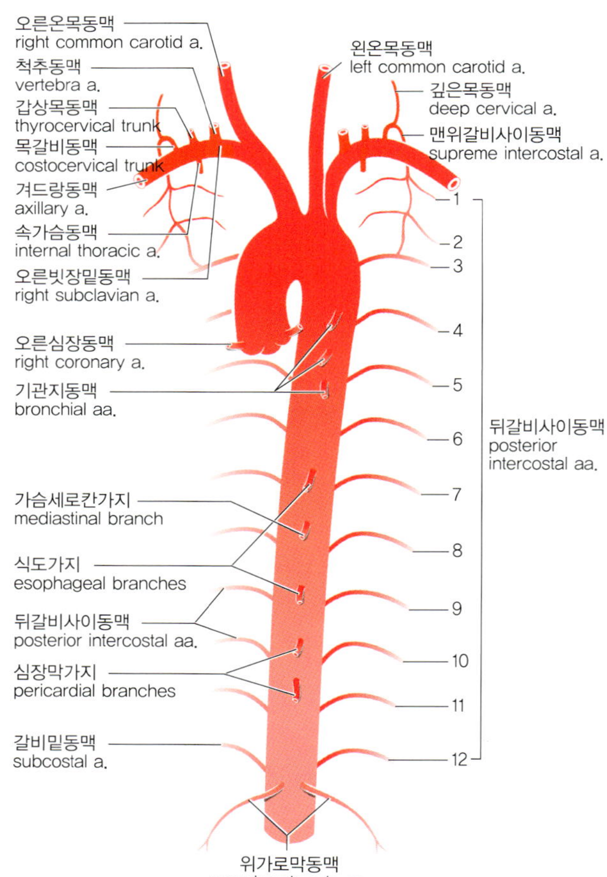

그림 5.36 가슴대동맥과 그 가지들

(ascending lumbar v.)과 **갈비밑정맥**(subcostal v.)이 합쳐져 만들어진다. 가슴부위에서 홀정맥은 뒤세로칸에 위치하면서 아래쪽 8개 등뼈 오른쪽, 앞세로인대와 오른뒤갈비사이동맥 앞을 따라 올라오다가, 넷째등뼈 높이에서 앞으로 진행하여 오른허파뿌리 위를 돌아, 위대정맥이 심장막에 싸이기 직전에 위대정맥에 합쳐진다(그림 5.31, 5.34).

홀정맥은 그 경로 중에 아래쪽 8개 뒤갈비사이정맥, 위**갈비사이정맥**(superior intercostal v.), 반홀정맥, 덧반홀정맥, 식도정맥, 세로칸정맥, 심장막정맥, 기관지정맥 등을 받아들인다.

(2) 반홀정맥과 덧반홀정맥

반홀정맥(hemiazygos v.)은 가슴대동맥 뒤쪽, 척주 왼쪽에서 아홉째등뼈 높이까지 올라가며 가슴대동맥, 식도, 가슴림프관의 뒤를 가로질러 오른쪽으로 가 홀정맥으로 열린다(그림 5.34). 아래쪽 4~5개 뒤갈비사이정맥, 식도정맥 아랫부분, 작은 왼세로칸정맥을 받으며, 때로 덧반홀정맥을 받는다.

덧반홀정맥(accessory hemiazygos v.)은 뒤가슴벽 왼쪽 위부분에서 세로로 나타나 반홀정맥 위쪽 끝과 왼쪽 맨위갈비사이정맥 사이에 놓이며 넷째에서 일곱째~여덟째 갈비사이공간의 뒤갈비사이정맥을 받는다. 덧반홀정맥은 왼뒤갈비사이정맥을 따라 여덟째등뼈 위치에서 대동맥, 가슴림프관, 식도의 뒤를 지나 홀정맥으로 열린다(그림 5.34).

홀정맥계통은 이는 모습 뿐 아니라 경로, 지류, 연결, 종말부위에 있어서도 상당한 변이를 나타낸다. 그중 덧반홀정맥이 가장 변이가 다양하여 왼팔머리정맥으로 들어가거나, 직접 홀정맥이나 반홀정맥으로 열릴 수 있다.

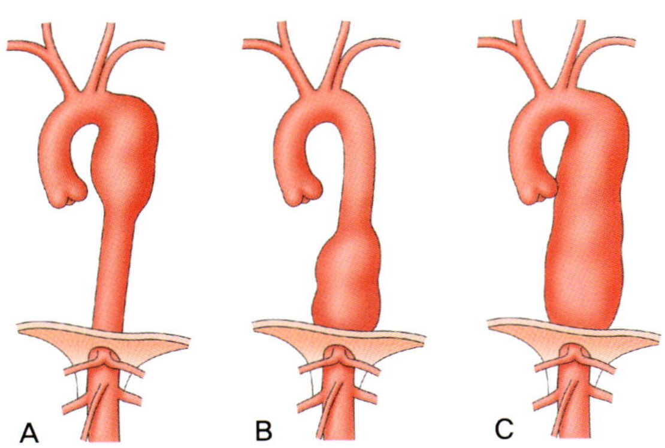

그림 5.37 가슴대동맥에 발생한 대동맥류의 모식도

대동맥류 aortic aneurysm

오름대동맥 먼쪽 부분은 왼심실이 수축하여 혈액이 분출될 때 강한 압력을 받는다. 이 부분의 혈관벽은 심장이나 오름대동맥 아래쪽과 달리 섬유심장막에 의해 강화되어 있지 않아 혈관벽이 늘어나는 동맥류(aneurysm)가 발생할 수 있다(그림 5.37). 대동맥류는 가슴방사선사진이나 자기공명혈관사진(MR angiogram)에서 오름대동맥이 확장된 음영으로 명확하게 나타난다. 동맥류는 다양한 부위에서 발생할 수 있다. 대동맥류가 있는 사람은 등으로 투사되는 가슴통증을 호소한다. 대동맥류는 기관, 식도, 되돌이후두신경 등에 압력을 가해 호흡곤란이나 삼킴곤란을 유발할 수 있다.

4) 가슴림프관

가슴림프관(thoracic duct)은 둘째허리뼈 높이에서, 배대동맥 오른쪽 뒤와 가로막 오른다리 사이에 만들어진 깊은 고랑에 위치한, 긴 타원형의 **가슴림프관팽대**(cisterna chyli)에서 시작한다(그림 5.34). 팽대에서 위로 달려 목뿌리까지 뻗어 있으며, 우리 몸에서 가장 큰 림프 통로이다.

가슴림프관은 가로막 대동맥구멍(aortic hiatus)에서 왼쪽의 대동맥과 오른쪽의 홀정맥 사이에 놓이며, 이 위치 관계를 유지하면서 정중선 오른쪽에서 뒤세로칸을 오르다 정중선 왼쪽으로 굽어 대동맥활 뒤에서 식도와 왼쪽 가슴막 사이를 따라 올라간다. 목에서 빗장밑동맥을 가로지른 후 왼빗장밑정맥과 속목정맥이 만나는 부분에서 끝난다. 끝나는 부분 조금 전에는 판막이 일정하게 존재하여, 혈류가 가슴림프관으로 역류되는 것을 막는다.

가슴림프관은 우리 몸에서 오른쪽 상반신, 즉 오른쪽 머리, 목, 가슴, 팔, 허파, 심장의 오른쪽, 간의 일부를 제외한 나머지 부위의 림프를 모두 모아 정맥으로 배출한다.

5) 가슴부위 교감신경

교감신경계통의 신경절이전신경세포 세포체는 척수 첫째가슴분절에서 둘째~셋째허리분절 회색질 가쪽뿔(lateral horn)에 위치한다. 따라서 척수에서 나온 신경절이전섬유는 대부분 **가슴교감신경줄기**(thoracic sympathetic trunk)와 **가슴교감신경절**(thoracic sympathetic ganglion)로 들어간다. 이때 신경절이전섬유는 해당 높이 **가슴신경**(thoracic n.)을 잠시 주행하다가 **백색교통가지**(white rami communicantes)를 통해 교감신경줄기로 들어온다. 이들 가지는 가슴신경절에서 신경절이후신경세포와 연접을 하거나, 연접을 하지 않는 경우에는 신경절을 지나쳐 교감신경줄기를 따라 위 아래로 진행한다. 가슴신경절에서 나온 신경절이후섬유는 **회색교통가지**(gray rami communicantes)를 통해 가슴신경으로 들어가는데 이 가슴신경이 분포하는 부위에서 그곳 민무늬근, 샘 등에 분포한다(그림 1.25).

(1) 교감신경줄기

교감신경줄기가 가슴 윗부분에서는 갈비뼈머리 앞에 놓이다가 아래로 내려가면서 점차 정중선에서 멀어지면서, 아랫부분에서는 척추뼈몸통 가쪽에 놓인다. 그 경로 중에 이들 섬유는 갈비사이신경과 뒤갈비사이혈관 앞에서 벽가슴막에 덮여 내려간다. 가슴교감신경줄기는 가로막 안쪽 활꼴인대 뒤나 가로막의 다리를 통과한 뒤에 허리신경줄기로 이어진다.

(2) 교감신경절

가슴교감신경절(thoracic sympathetic ganglion; 가슴신경절 thoracic ganglion)의 갯수는 가슴신경 수와 거의 같지만, 흔히 융합되어 있어 12개 이하이다. 신경절은 백색교통가지와 회색교통가지에 의해 척수신경과 연결되며, 대개 상응하는 신경보다 약간 아래쪽에 위치한다(그림 5.34). 신경절은 불규칙하고 각이 있거나 방추형이다. 신경절 사이를 잇는 교감신경줄기는 대개 하나이지만 때로 2개나 3개의 작은 평행한 줄기로 된 경우도 있다.

첫째 가슴신경절은 나머지보다 크며 타원형 또는 반달형으로, 대개 아래목신경절과 융합되어 **별신경절**(stellate ganglion)을 이룬다.

(3) 신경섬유

가슴신경절에서 연접하고 나온 신경절이후섬유는 회색교통가지를 통해 가슴신경으로 가거나, 또는 **가슴내장가지**(thoracic visceral branches)가 되어 가슴부위 장기에 직접 분포한다. 이들은 대개 위쪽 5개 가슴신경절에서 나온다.

가슴교감신경 신경절이전섬유 중 일부는 교감신경줄기를 타고 목교감신경줄기와 목신경절로 간다. 이곳에서 연접을 한 후 신경절이후섬유를 내서 목과 머리에 분포한다. 머리와 목으로 가는 교감신경섬유는 주로 둘째~셋째 가슴분절(thoracic segment)에서 일어난다. 심장에 분포하는 교감신경 성분도 역시 이와 같은 경로를 통하여 목신경절에서 나온다.

아래쪽 7개 가슴신경절을 통과해 온 신경절이전섬유는 몇 가닥으로 모여서 3종류의 내장신경을 이루어 배안 척주앞신경절(prevertebral ganglia)로 가서, 그곳에서 연접한 후 신경절이후섬유를 내서 배안 내장에 분포한다(그림 5.34, 5.53).

- **큰내장신경**(greater splanchnic n.) : 다섯째~아홉째(또는 열째) 가슴신경절을 지나온 신경절이전섬유가 큰 신경줄기를 형성한 것이다(그림 5.34). 큰내장신경은 가로막 다리를 관통한 후 주로 복강신경절(celiac ganglia)에서 끝나지만 일부는 대동맥신경얼기에서 끝난다.
- **작은내장신경**(lesser splanchnic n.) : 아홉째~열째, 또는 열째~열한째 가슴신경절을 지나온 섬유로 1~3개의 뿌리로 일어나지만, 없을 수도 있다. 작은내장신경은 가로막 다리를 관통한 후 대동맥콩팥신경절(aorticorenal ganglia)에서 끝난다.
- **맨아래내장신경**(least splanchnic n.) : 항상 존재하지는 않지만 마지막 가슴신경절 또는 작은내장신경에서 유래하며, 교감신경줄기 안쪽에서 역시 가로막을 뚫고 콩팥신경얼기(renal plexus)와 근처의 신경얼기에서 끝난다.

III 가슴막과 허파

1. 가슴막

가슴막(pleura)과 허파의 관계를 이해하기 위해, 왼손은 주먹(허파)을 쥐고 오른손으로 왼손 주먹을 감싸되(가슴벽), 두 손 사이에 비닐봉지가 있다고 가정해 본다(그림 5.38). 왼손 주먹 피부와 닿은 비닐은 **허파가슴막**(pulmonary pleura) 또는 **내장가슴막**(visceral pleura)에 해당되며, 오른손 손바닥에 닿은 비닐은 벽가슴막(parietal pleura)에 해당된다.

비닐봉지 안의 빈 공간은 **가슴막안**(pleural cavity)이 되며, 비닐봉지 자체는 **가슴막주머니**(pleural sac)에 해당한다. 왼손 손목 부분에서 비닐봉지 두 면이 연속되듯 허파가슴막과 벽가슴막은 연결되어 있다.

비닐봉지 안에는 소량의 장액이 있어서, 비닐봉지 두 면을 밀착시키기도 하면서 두 면 사이의 마찰을 줄여준다.

각각의 허파는 가슴막주머니 속에 묻혀 있다(그림 5.38, 5.39).

1) 허파가슴막

허파 표면에 붙어 허파를 싸고 있는 가슴막을 **허파가슴막**(pulmonary pleura) 또는 내장가슴막(visceral pleura)이라고 한다(그림 5.38, 5.39). 허파가슴막은 허파표면을 매끄럽게 하여 벽가슴막 위에서 자유롭게 움직일 수 있도록 하며 허파틈새 속으로 들어가서 허파엽까지 덮는다. 허파가슴막은 기관지와 허파혈관들이 드나드는 **허파문**(hilum of lung)에서 벽가슴막으로 이어진다(그림 5.38).

2) 벽가슴막

가슴벽 속면을 덮고 있는 가슴막을 **벽가슴막**(parietal pleura)이라고 한다.

벽가슴막과 허파가슴막 사이의 잠재공간을 **가슴막안**(pleural cavity)이라고 한다. 이 안에는 약간의 **장액**(serous fluid)이 들어 있어 가슴막 표면의 윤활유 역할을 하여, 호흡하는 동안 가슴막 두 층이 붙지 않고 서로 부드럽게 미끄러지도록 한다. 또한 장액의 표면장력은 흡착력을 제공하여 허파 표면이 가슴벽에 밀착하도록 하여, 가슴이 확장될 때 허파가 같이 확장되어 공기를 가득 채울 수 있도록 한다. 벽가슴막은 가슴막안의 바깥 경계를 이루며, 부위에 따라 갈비가슴막, 세로칸가슴막, 가로막가슴막, 가슴막꼭대기 등 네 부분으로 구분한다(그림 5.38, 5.39).

갈비가슴막(costal pleura)은 가슴벽에 부착한 벽가슴막을 말한다. 가슴벽 속면과 갈비가슴막 사이에는 얇고 느슨한 결합조직이 있는데, 이를 **가슴속근막**(endothoracic fascia)이라고 한다. 가슴속근막은 가로막과 가로막가슴막 사이에도 존재한다.

세로칸가슴막(mediastinal pleura)은 벽가슴막 중에서 양쪽 가슴막안(pleural cavity) 사이의 공간인 가슴세로칸을 덮는 부분이다.(그림 5.46, 5.47).

가로막가슴막(diaphragmatic pleura)은 가로막 윗면을 덮고 있는 벽가슴막을 말한다.

가슴막꼭대기(cervical pleura; cupula)는 가슴막 중에서 위가슴문을 지나 목뿌리까지 뻗어 허파꼭대기(apex of lung)를 덮고 있는 부위를 말한다(그림 5.39, 5.41). 둥근 지붕 모양이며, 첫째갈비연골보다 2~3 cm 위로 뻗어 있다. 가슴막꼭대기는 갈비가슴막과 세로칸가슴막으로 이어진다.

3) 가슴막안

내장가슴막(visceral pleura)과 **벽가슴막**(parietal pleura) 사이를 **가슴막안**(pleural cavity)이라고 한다(그림 5.38). 정상적으로 가슴막안에는 내장가슴막과 벽가슴막 사이의 마찰을 줄이는 역할을 하는 약간의 액체만이 있는, 실재하지 않는 잠재공간이다. 그러나 병적인 상황에서 이 공간에는 장액이나 혈액 등의 액체가 고일 수 있다.

가슴막안에서는 가슴막접힘선과 가슴막오목이 관찰된다(그림 5.40).

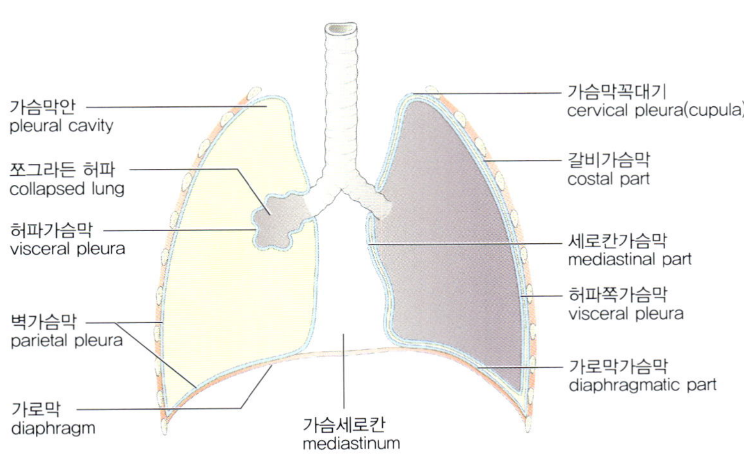

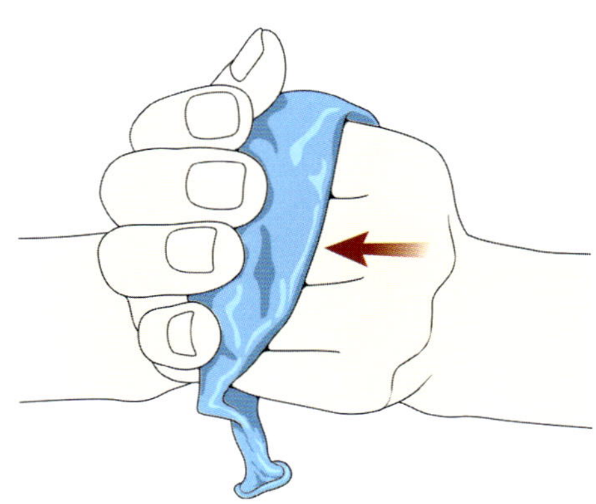

그림 5.38 가슴막의 모식도(A)와 개념도(B). A그림에서 오른허파는 공기가 빠진 상태를 상상해서 그려 놓았다.

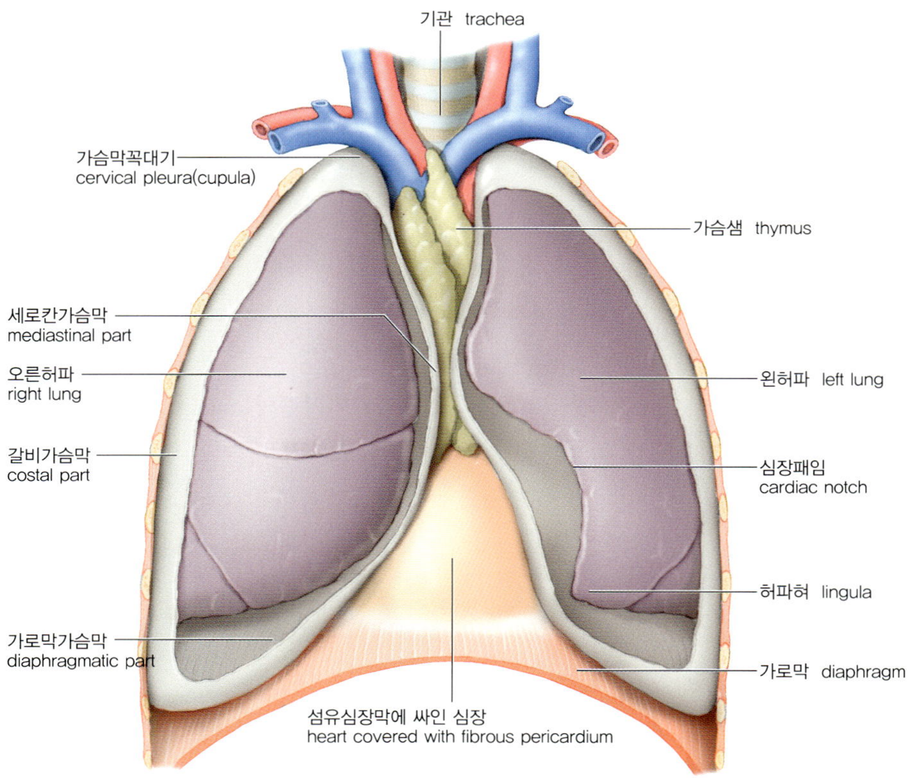

그림 5.39 가슴막과 허파

(1) 가슴막접힘선

벽가슴막이 가슴막안의 한쪽 벽에서 다른 쪽 벽으로 방향이 바뀔 때 생기는 선을 가슴막접힘선(lines of pleural reflection)이라고 하며, 복장선, 갈비선, 척주선 등이 있다(그림 5.40).

복장선(sternal line of pleural reflection)은 갈비가슴막이 앞에서 세로칸가슴막으로 바뀔 때 생기는 가슴막접힘선을 말하며, **앞모서리**(anterior border)라고도 한다.

갈비선(costal line of pleural reflection)은 갈비가슴막이 밑에서 가로막가슴막으로 바뀔 때 생기는 선을 말하며, **아래모서리**(inferior border)라고도 한다. 역시 날카로우며 길다(그림 5.40, 5.42).

척주선(vertebral line of pleural reflection)은 갈비가슴막이 뒤쪽에서 세로칸가슴막으로 바뀔 때 생기는 선을 말하며, **뒤모서리**(posterior border)라고도 한다. 길고 둥글며 점진적으로 접히는 선이다(그림 5.40).

(2) 가슴막오목

숨을 들이쉰 상태에서도 허파는 가슴막안을 완전히 채우지 못한다. 특히 허파 아래모서리는 가슴막갈비선(아래

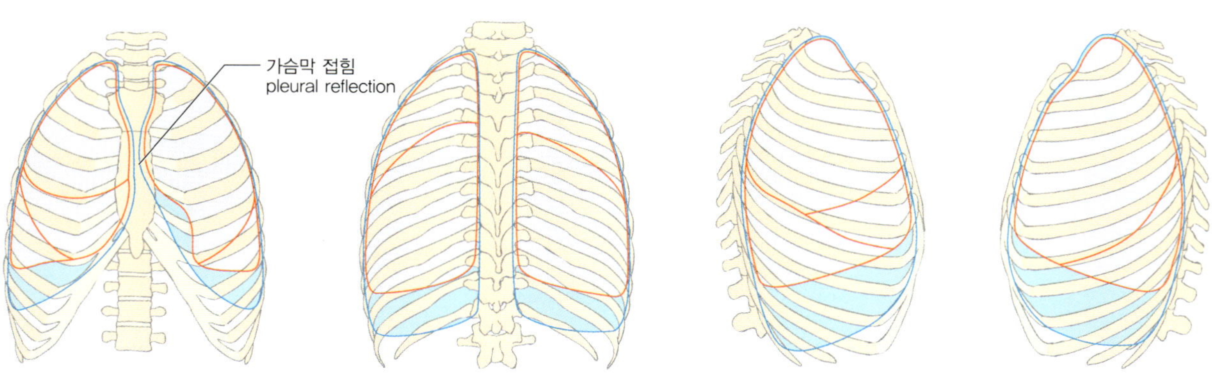

그림 5.40 허파와 가슴막의 위치. 빨간선은 허파의 윤곽을, 파란선은 가슴막의 윤곽을 나타낸 것이다.

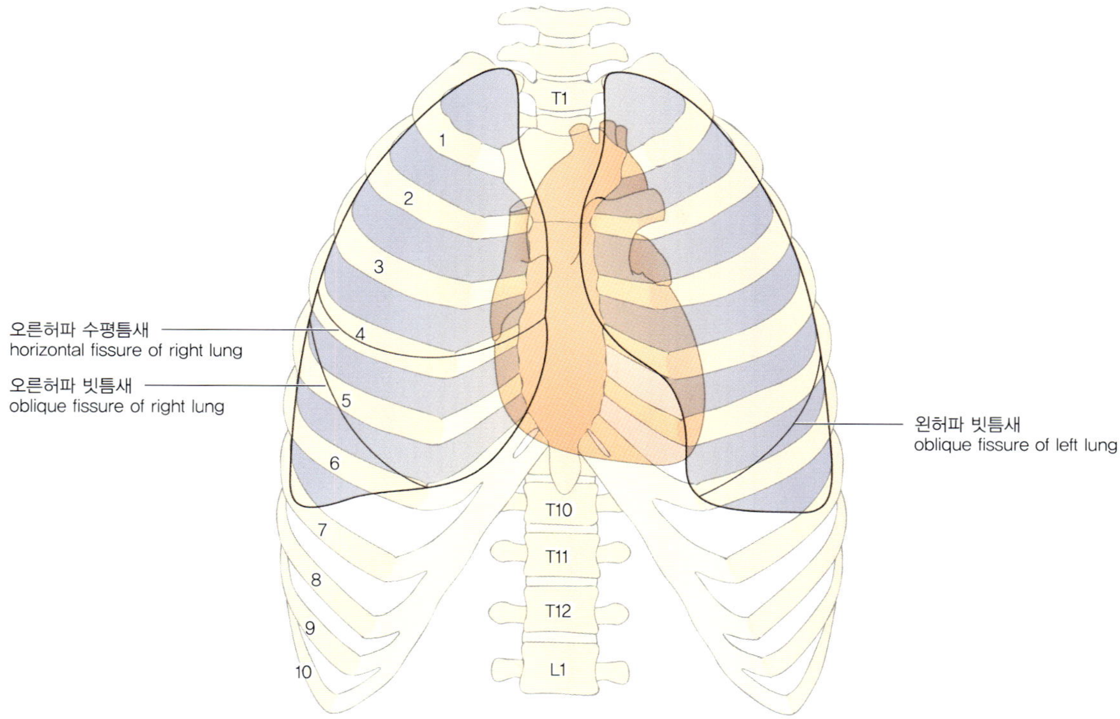

그림 5.41 가슴우리 안에서 허파와 심장의 위치

모서리)에 훨씬 못미친다. 따라서 허파 아래모서리 아래쪽에서는 가로막가슴막과 갈비가슴막이 서로 맞닿아 있는 부위가 생기며, 그 틈새는 잠재공간이 된다. 이 잠재공간을 **갈비가로막오목**(costodiaphragmatic recess)이라고 한다. 이와 비슷한 가로막오목이 복장뼈 뒤에서 갈비가로막과 세로칸가로막이 접하는 곳에서 생기며, 이것을 **갈비세로칸오목**(costomediastinal recess)이라고 한다. 갈비세로칸오목은 갈비가로막오목보다는 작다. 왼허파에는 심장패임이 있기 때문에 왼쪽 갈비세로칸오목이 오른쪽 것보다 더 크다.

2. 기관과 기관지

코로 들이마신 공기는 **코인두**(nasopharynx)와 후두(larynx)를 지나고, 기관과 기관지를 통해 허파로 들어간다. 기관은 정중선에 하나가 있으며, 양쪽 기관지로 나뉜다. 기관지는 여러 차례 분지하여 최종적으로는 지름 0.5 mm 이하의 **종말세기관지**(terminal bronchiole)가 되는데, 이 분지된 양상이 마치 나뭇가지와 같아서 기관지나무(bronchial tree)라고 표현하기도 한다(그림 5.44, 5.45).

1) 기관

기관(trachea)은 **후두 반지연골**(cricoid cartilage)에서 시작하여 복장뼈각 높이에서 기관지 2개로 나뉘며 끝난다(그림 5.44). 목에서 식도 앞으로 내려와 정중면에서 약간 오른쪽으로 치우쳐 위세로칸으로 들어온다(그림 5.33). 기관에 대한 보다 자세한 사항은 '제9장 목'에 기술하였다.

2) 기관지

기관지(main bronchus; **일차기관지** primary bronchus)는 복장뼈각 높이에서 기관이 둘로 갈려(기관갈림 bifurcation of trachea) 만들어진 후 아래 가쪽으로 뻗어 각 허파문에 이른다(그림 5.44, 5.47, 5.48). 기관과 마찬가지로 기관지 뼈대는 C자 모양의 유리연골로 되어 있다.

오른기관지(right main bronchus)는 왼쪽 것에 비해 넓고 짧으며 좀 더 수직으로 달린다(그림 5.44, 5.53).

왼기관지(left main bronchus)는 대동맥활 아래에서 식도와 가슴대동맥 앞을 지나 아래 가쪽으로 뻗어 허파문에 이른다(그림 5.51).

기관지는 허파문으로 들어간 다음 허파 안에서 가지를 내어 **기관지나무**(bronchial tree)를 형성한다. 각 기관지는 왼쪽에 2개, 오른쪽에 3개의 **엽기관지**(lobar bronchi;

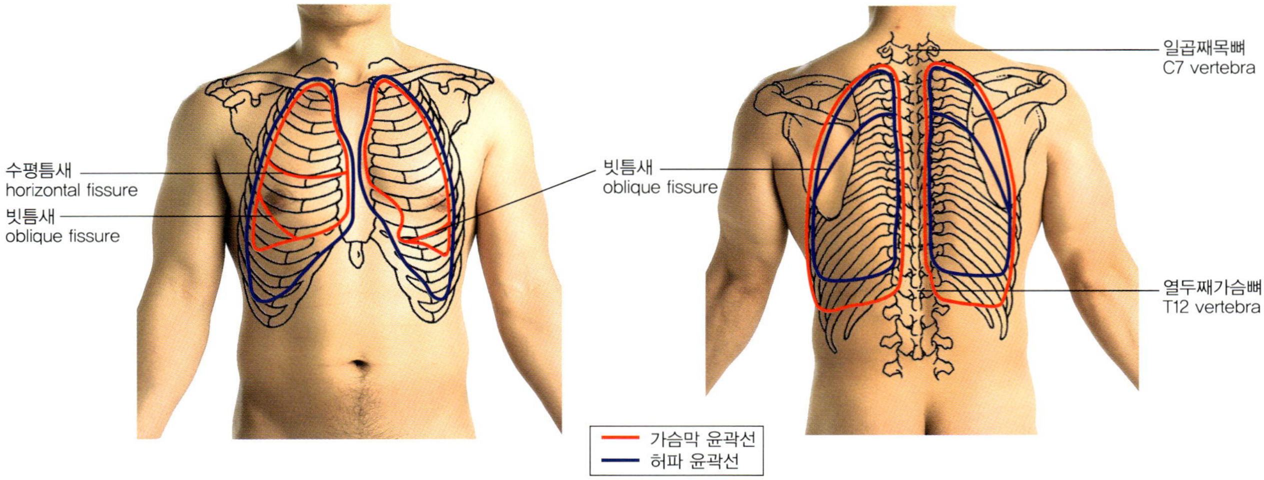

그림 5.42 허파와 가슴막의 위치를 몸에 투영한 모습. 빨간선은 허파의 윤곽을, 파란선은 가슴막의 윤곽을 나타낸 것이다.

이차기관지 secondary bronchi)로 나뉘어 허파의 각 엽에 분포한다. 각 엽기관지는 허파구역으로 가는 **구역기관지**(segmental bronchi; **삼차기관지** tertiary bronchi)로 다시 나뉜다(그림 5.44).

엽기관지 이후로 기관지는 20~25차례 더 나뉘고, 결국 **종말세기관지**(terminal bronchiole)가 된다. 각각의 종말세기관지는 여러 개의 **호흡세기관지**(respiratory bronchiole)로 나뉘고, 각각의 호흡세기관지는 **허파꽈리관**(alveolar duct)을 만든다. 이들 각각의 허파꽈리관은 다시 **허파꽈리**(alveolus)들로 이루어진 **허파꽈리주머니**(alveolar sac)를 형성한다. 허파꽈리는 가스교환이 이루어지는 가장 기본적인 단위이다. 허파꽈리의 숫자는 대략 3억 개 정도이며, 약 8세까지 허파꽈리 발생은 계속된다.

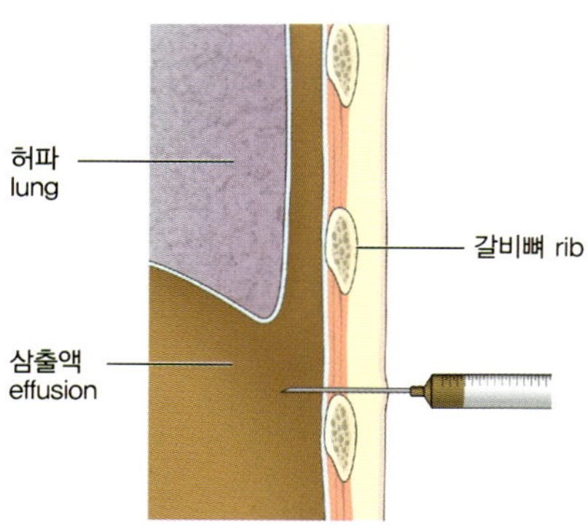

그림 5.43 가슴천자 시 갈비사이공간에서 바늘이 들어가는 위치

이물질 흡입 aspiration of foreign body

오른기관지는 왼쪽에 비해 넓고, 짧고 더 수직으로 달리기 때문에 이물질이나 음식물이 흡입될 경우 왼쪽보다는 오른쪽으로 들어가거나 그중 하나의 가지에 걸릴 가능성이 높다.

기흉, 수흉, 혈흉 pneumothorax, hydrothorax, hemothorax

칼에 찔리거나 총상 등 외상에 의해 벽가슴막이 뚫리거나 허파 질환으로 인해 허파가슴막이 뚫려 공기가 가슴막안으로 들어가는 것을 기흉(공기가슴증 pneumothorax)이라고 한다. 가슴막안은 정상적으로는 음압이 유지되지만 가슴막이 뚫려 공기가 들어가면 외부와 압력이 같아지고, 이 경우 허파는 쪼그라든다. 갈비뼈가 부러져 가슴막이나 허파를 찢은 경우에도 기흉이 유발된다. 흉막삼출(pleural effusion) 시에 가슴막안으로 많은 양의 액체가 쌓이며, 이를 수흉(물가슴증 hydrothorax)이라고 한다. 가슴벽 외상으로 인해 혈액이 가슴막안으로 들어갈 수도 있다(혈흉, 혈액가슴 hemothorax). 혈흉은 허파의 파열보다 갈비사이혈관이나 속가슴혈관의 손상과 같은 가슴벽 혈관 손상이 원인인 경우가 더 많다.

가슴천자, 가슴관삽입 thoracentesis, insertion of chest tube

가슴막안의 액체를 채취하거나 피와 고름같은 비정상적인 액체를 제거하기 위하여 갈비사이공간을 통해 가슴막안으로 바늘을 찔러야 할 때가 있다(가슴천자 thoracentesis). 이때 갈비사이신경과 혈관의 손상을 피하기 위하여 바늘은 갈비뼈 위모서리 위에서 넣어야 하며 곁가지의 손상을 피하기 위하여 충분히 위로 넣어야 한다(그림 5.43). 바늘은 갈비사이근육들과 벽가슴막을 통과하여 가슴막안으로 들어간다. 환자가 앉아 있는 상태라면 가슴막안의 액체는 갈비가로막오목에 모인다. 허파 아래모서리 부분의 손상을 피하기 위하여 숨을 내쉬는 동안 중간겨드랑선에서 아홉째갈비사이공간으로 바늘을 넣는 것이 좋다. 오른쪽에서는 간을 덮고 있는 가로막가슴막과 가로막을 뚫지 않도록 바늘은 위를 향하도록 한다.

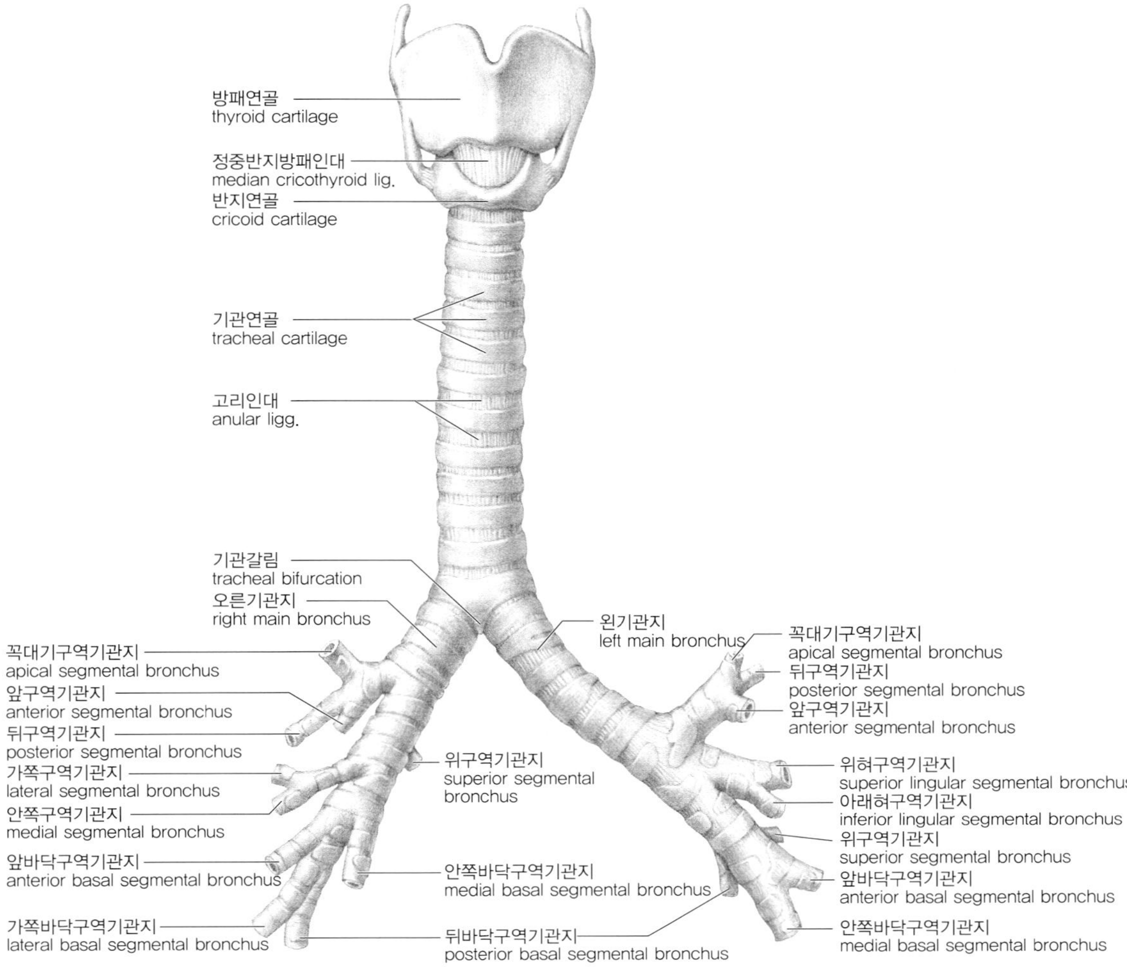

그림 5.44 기관과 기관지

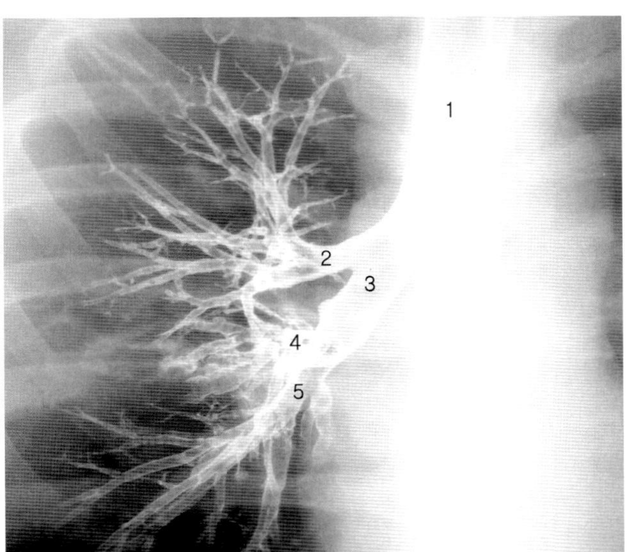

그림 5.45 오른허파 기관지조영촬영. 유성방사선비투과성물질(조영제)을 주입하여 기관지 속면에 바른 후 촬영한 모습. 1. 기관 2. 오른위엽기관지 3. 기관지 4. 오른중간엽기관지 5. 오른아래엽기관지

3. 허파

허파(lung)는 호흡을 위한 필수 기관이다. 허파의 주요 기능은 들여 마신 공기를 허파모세혈관 속 정맥피 가까이 운반하여 혈액의 산소성분을 높이는 것이다. 해부 시신에서 허파는 위축되고 딱딱하며 변색되어 있지만, 살아 있는 사람의 건강한 허파는 가볍고 부드러우며 스펀지 같고, 붉은색을 띤다.

기관지와 허파혈관이 허파 안쪽면을 통해 각 허파로 들어가는데, 이들 구조물이 허파로 들어가는 부위를 **허파문**(hilum of lung)이라고 하며, 허파문에서 이들 구조물은 **허파뿌리**(root of lung)를 구성하고, 허파뿌리에는 허파로 드나드는 림프관, 신경 등도 포함되어 있다(그림 5.46, 5.47). 허파뿌리는 허파가슴막이 벽가슴막으로 바뀌는 부분으로 싸여 있다. 이것을 가슴막소매(pleural sleeve) 또는 **허파인대**(pulmonary lig.)이라고 한다.

1) 오른허파와 왼허파

오른허파는 왼허파보다 더 크고 무겁지만 대신 짧고 폭이 넓다. 이는 가로막 오른지붕이 왼지붕보다 더 높고, 심장과 심장막이 왼쪽으로 쏠려 있기 때문이다. 오른허파는 **수평틈새**(horizontal fissure)와 **빗틈새**(oblique fissure)에 의해 세 엽으로 나뉘며(그림 5.41, 5.48), 앞모서리는 왼허파 앞모서리에 비해 상대적으로 곧은 편이다(그림 5.40, 5.41).

왼허파는 빗틈새에 의해 두 엽으로 나뉜다. 왼허파 앞모서리, 위엽 앞아래 부위에는 깊이 들어간 심장패임(cardiac notch)이 있는데, 이 패임 때문에 위엽에 얇고 혀처럼 생긴 돌기인 **허파혀**(lingula of lung)가 생긴다(그림 5.39).

빗틈새는 뒤에서 둘째등뼈 가시돌기 높이에서 시작하여 앞에서 여섯째갈비연골 위치까지 이어진다. 오른허파 수평틈새는 빗틈새에서 시작하여 넷째갈비뼈와 넷째갈비연골을 따라 앞으로 이어진다. 각각의 허파에는 허파꼭대기, 면 3개, 모서리 3개가 있다.

허파꼭대기(apex of lung)는 가슴막꼭대기로 둘러싸인 허파의 뭉툭한 위끝으로, 첫째갈비뼈 높이에서 목뿌리까지 올라간다(그림 5.48).

2) 허파의 면

허파에는 갈비면, 세로칸면, 가로막면 등 3개 면이 있다(그림 5.46, 5.47, 5.48).

갈비면(costal surface)은 복장뼈, 갈비연골, 갈비뼈에 접하는 면을 말하며, 뒷부분은 등뼈 몸통과 접하기 때문에 척주부분이라고 한다. 갈비면은 크고 매끈하며 볼록하다.

세로칸면(mediastinal surface)은 심장막과 심장을 포함하는 중간세로칸과 접하는 부분을 말하며, 따라서 오목하다. 심장이 왼쪽으로 치우쳐 있기 때문에 심장에 의한 오목이 오른허파에 비하여 왼허파가 더 깊다. 세로칸면에는 허파문과 허파뿌리가 있으며, 허파뿌리 주위를 가슴막소매가 둘러싸며 아래로 내려가 허파인대(pulmonary ligament)를 이룬다(그림 5.46, 5.47).

시신의 허파 세로칸면에는 인접한 구조물에 의해 생긴 자국들이 있는데, 이런 자국들은 살아 있는 사람이나 고정하지 않은 시신에서는 보이지 않는다(그림 5.46, 5.47). 왼허파 세로칸면에는 큰 심장자국이 있다.

가로막면(diaphragmatic surface)은 가로막 윗면에 접하는 부위로, **허파바닥**(base of lung)을 형성하며 오목하다(그림 5.46, 5.47). 간 때문에 오른쪽 가로막 둥근 부분이 더 높이 위치하고, 이 때문에 오른허파 가로막면이 더 깊게 패여 있다.

3) 허파의 모서리

허파에는 앞모서리, 아래모서리, 뒤모서리 등 세 모서리가 있다(그림 5.46, 5.47, 5.48). 앞모서리(anterior border)는 갈비면과 세로칸면이 앞에서 만나는 곳으로, 심장을 덮고 있다. 왼허파 앞모서리에는 **심장패임**(cardiac notch)이 있다. 아래모서리(inferior border)는 허파 가로막면을 둘러서 갈비면과 가로막면의 경계를 이룬다.

뒤모서리(posterior border)는 갈비면과 세로칸면이 뒤에서 만나서 생기는 모서리로, 넓고 둥그스름하며 가슴막 뒤모서리와 같은 위치에 놓인다(그림 5.46, 5.47).

4) 허파구역

구역기관지(segmental bronchi; 삼차기관지 tertiary bronchi)와 그에 따르는 허파 조직으로 구성된 단위는 형태적으로 서로 분리되어 있으며, 기능적으로도 독립적이다. 이 단위를 **허파구역**(bronchopulmonary segment)이라고 한다(그림 5.49). 각 구역 사이에는 결합조직으로 된 사이막이 있어 인접 구역을 구분한다.

각각의 허파구역은 피라미드 모양으로, 꼭대기는 허파뿌리를 향하며 바닥은 가슴막을 향한다. 구역기관지와 허파동맥 가지가 각각의 구역 중심부분에 분포하고, 허파구역 이름에 따라 구역기관지 이름이 붙여졌다. 인접한 구역 사이에는 허파정맥이 있어 구역을 나누고 각각의 구역은 외과적으로 절개가 가능하다. 각 엽에 존재하는 구역의 이름은 그림 5.49에 나타내었다.

허파절제술 resection of lung

허파구역의 해부학 지식은 허파의 방사선사진이나 다른 의학영상을 이해하는데 필수적이며, 질병이 생긴 구역을 외과적으로 절제하는 경우에도 도움이 된다. 종양이나 농양과 같은 기관지와 허파의 질환은 외과적으로 절제가 가능한 기관지허파구역에 국한하기도 한다. 암 치료 과정에서 외과의사는 허파 전체를 제거하거나(pneumonectomy), 엽을 제거하거나(lobectomy), 또는 구역을 제거하기도 한다(segmentectomy).

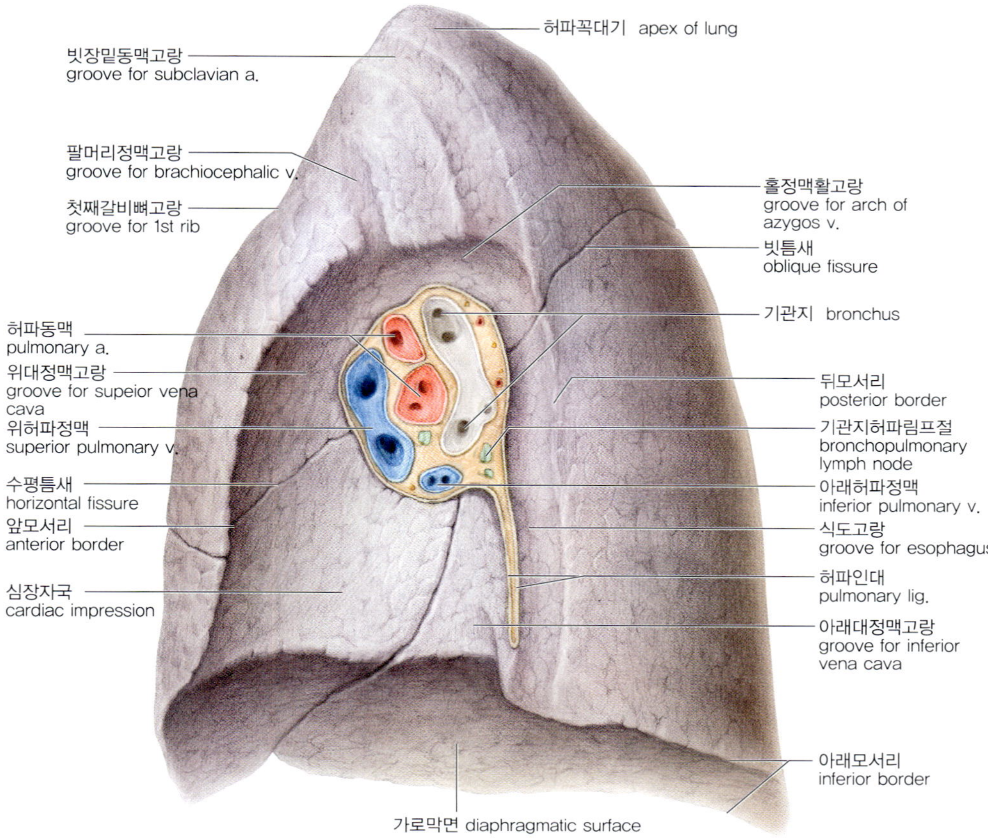

그림 5.46 오른허파 세로칸면

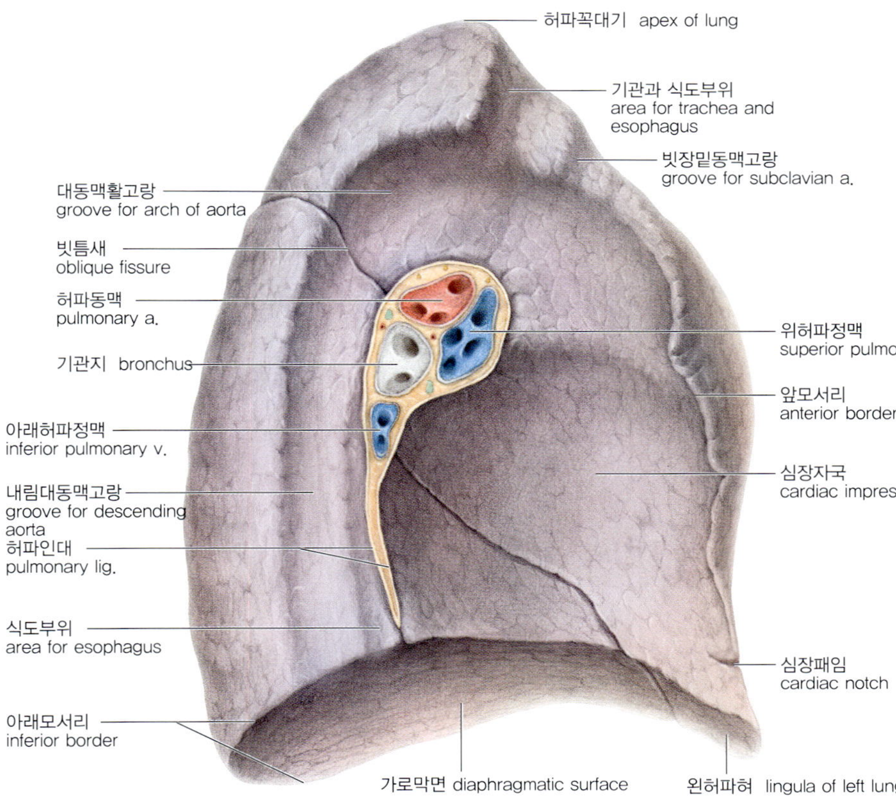

그림 5.47 왼허파 세로칸면

객혈 hemoptysis

허파나 기관지나무에서 유래한 혈액이나 혈액이 섞인 가래가 나오는 것은 기관지나 허파의 출혈 때문이다. 약 95%에서 출혈은 기관지동맥 가지에서 발생한다. 가장 흔한 원인으로 기관지염, 폐암, 폐렴, 기관지확장증, 폐색전, 결핵 등이 있다.

5) 허파의 혈관과 신경

(1) 허파와 가슴막의 혈관

각각의 허파에는 허파로 들어가는 커다란 **허파동맥**(pulmonary a.)이 하나, 허파에서 나오는 **허파정맥**(pulmonary v.)이 2개가 있다(그림 5.46, 5.47).

허파동맥(pulmonary trunk)은 복장뼈각 높이에서 양쪽으로 나뉘어 **오른허파동맥**(right pulmonary a.)과 **왼허파동맥**(left pulmonary a.)이 된다(그림 5.50).

각 허파동맥은 허파 안에서 기관지에 도달한 후 엽동맥(lobar aa.)과 **구역동맥**(segmental aa.)으로 나뉜다(그림 5.51). 결과적으로 동맥가지들은 주로 상응하는 기관지 앞에서 허파의 각 엽과 허파구역으로 간다. 허파 안에서 동맥과 기관지는 서로 짝을 이루어 가지를 내며 같이 달린다.

허파정맥(pulmonary v.)은 한쪽 허파에 2개씩 있으며, 산소가 풍부한 혈액을 허파에서 왼심방으로 운반한다(그림 5.50). 이 정맥들은 허파문에 이르는 동안 동맥이나 기관지와는 다른 독립적인 경로를 취한다.

기관지동맥(bronchial aa.)은 허파뿌리를 구성하는 기관지나 큰 혈관의 벽, 허파의 지지조직, 허파가슴막 등에 영양을 공급한다. **왼기관지동맥**(left bronchial a.)은 보통 대동맥에서 2개가 나온다. 오른기관지동맥은 1개가 나오는데, 맨위갈비사이동맥이나 또는 가슴대동맥에서 셋째 오른뒤갈비사이동맥과 같은 가지로 나올 수 있고 때로는 왼위기관지동맥에서 나오기도 한다(그림 5.36).

기관지정맥(bronchial v.)은 대부분 기관지동맥이 분포하는 영역의 혈액을 받지만, 허파 말초부분과 허파뿌리 먼쪽 혈액은 허파정맥으로 들어간다. 오른기관지정맥은 **홀정맥**(azygos v.)으로, 왼기관지정맥은 **덧반홀정맥**(accessory hemiazygos v.)이나 **왼맨위갈비사이정맥**(left supreme intercostal v.)으로 합류된다.

(2) 허파와 가슴막의 림프

허파의 림프는 얕은림프얼기와 깊은림프얼기를 통해서 배출된다(그림 5.52).

얕은림프얼기(superficial lymphatic plexus)는 허파가슴막 밑에 위치하며, 허파가슴막과 그 밑의 허파 실질에서 림프를 받는다. 얕은얼기에서 나온 림프관은 허파 모서리를 따라 허파문으로 와서 **기관지허파림프절**(bronchopulmonary nodes, hilar nodes)로 이어진다.

깊은림프얼기(deep lymphatic plexus)는 기관지와 허파동맥 가지를 따라 기관지 점막밑층과 기관지 주변 결합조

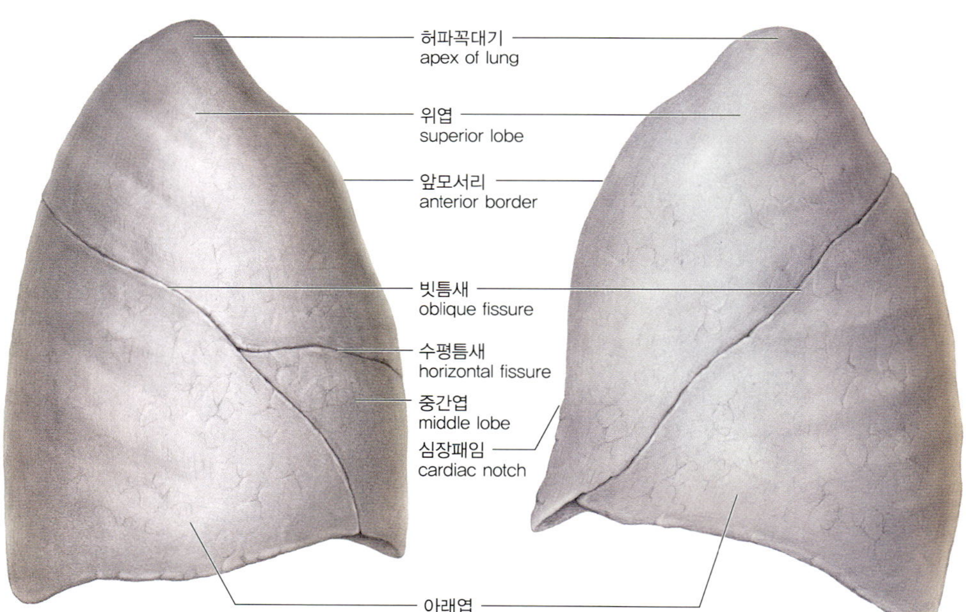

그림 5.48 양쪽 허파의 갈비면

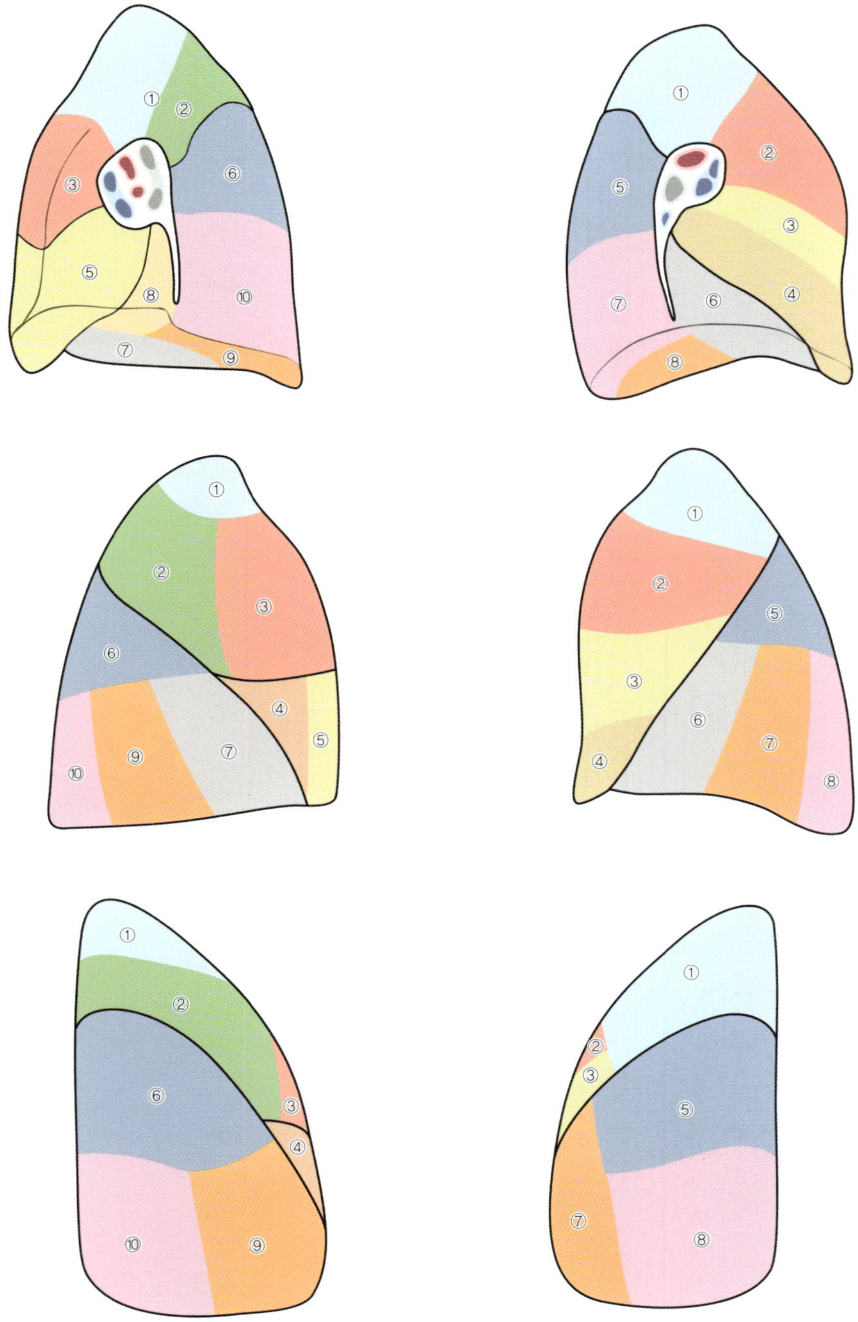

오른허파 (right lung)

위엽 superior lobe
① 꼭대기구역 apical segment
② 뒤구역 posterior segment
③ 앞구역 anterior segment

중간엽 middle lobe
④ 가쪽구역 lateral segment
⑤ 안쪽구역 medial segment

아래엽 inferior lobe
⑥ 위구역 superior segment
⑦ 앞바닥구역 anterior basal segment
⑧ 안쪽바닥구역 medial basal segment
⑨ 가쪽바닥구역 lateral basal segment
⑩ 뒤바닥구역 posterior basal segment

왼허파 (left lung)

위엽 superior lobe
① 꼭대기뒤구역 apicoposterior segment
② 앞구역 anterior segment
③ 위혀구역 superior lingular segment
④ 아래혀구역 inferior lingular segment

아래엽 inferior lobe
⑤ 위구역 superior segment
⑥ 앞안쪽바닥구역 anteromedial basal segment
⑦ 가쪽바닥구역 lateral basal segment
⑧ 뒤바닥구역 posterior basal segment

그림 5.49 허파구역

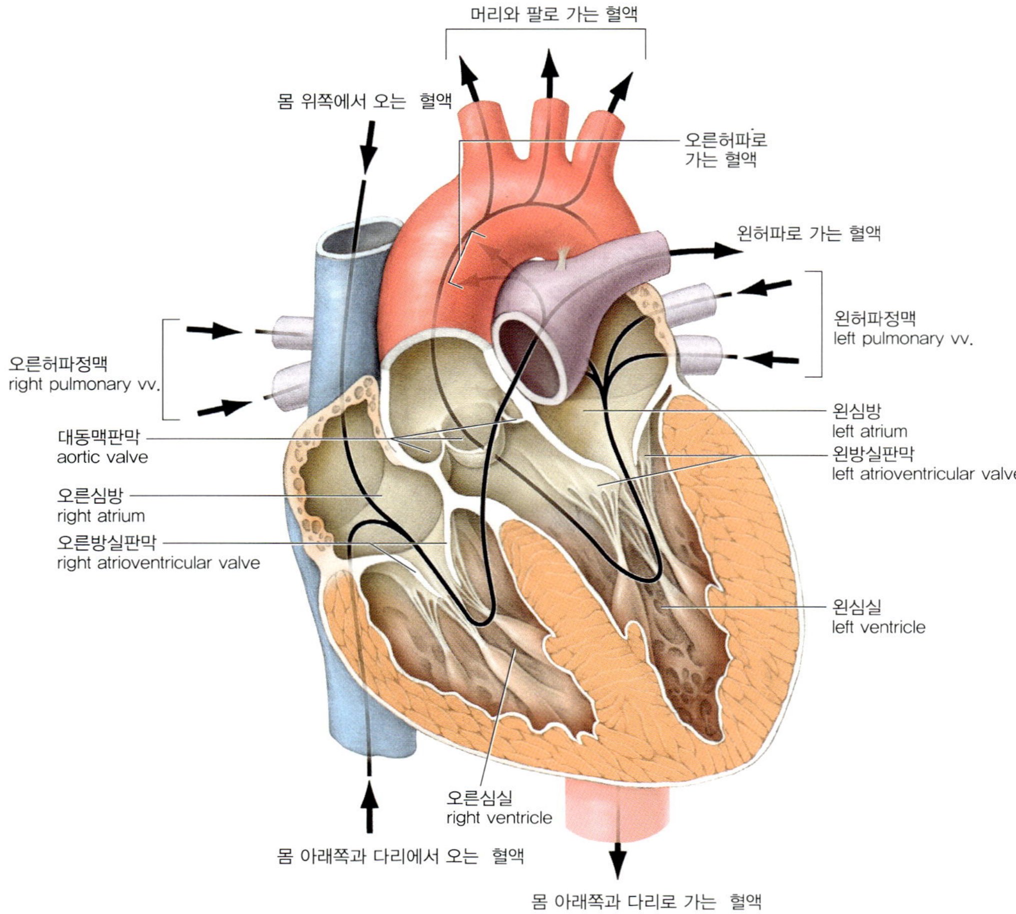

그림 5.50 허파와 심장의 혈액흐름

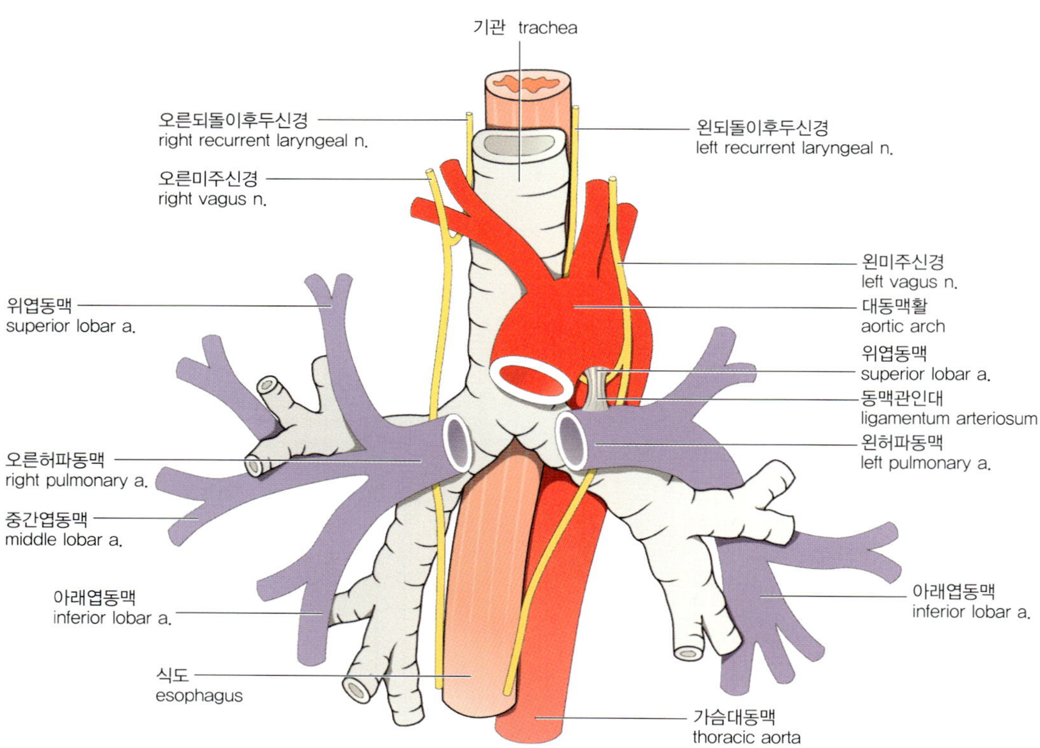

그림 5.51 허파동맥과 기관지의 위치와 허파동맥의 가지

직에 위치한다. 이 림프얼기에서 나온 림프관들은 엽기관지를 따라 해당 허파림프절(pulmonary nodes)로 유입되고, 이는 다시 허파문까지 와서 기관지허파림프절로 유입된다(그림 5.52).

기관지허파림프절에서는 얕은얼기와 깊은얼기에서 온 림프가 모두 모이게 되며, 이는 다시 **위 · 아래기관기관지림프절**(superior and inferior tracheobronchial nodes), **기관옆림프절**(paratracheal lymph nodes)을 거쳐 **기관지세로칸림프줄기**(bronchomediastinal lymph trunk)로 유입된다. 이 줄기는 주로 양쪽 빗장밑정맥과 속목정맥이 만나는 부분에서 끝나는데, 오른기관지세로칸림프줄기는 다른 림프줄기와 합쳐져 매우 짧은 **오른림프관**(right lymphatic duct)을 만들고, 왼기관지세로칸림프줄기는 **가슴림프관**(thoracic duct)으로 합쳐진다.

(3) 허파와 가슴막의 신경

허파와 허파가슴막의 신경은 허파뿌리 앞뒤에 형성된 **허파신경얼기**(pulmonary plexus)에서 나온다(그림 5.53). 이 신경얼기에는 미주신경의 부교감신경섬유와 교감신경줄기에서 오는 교감신경섬유가 있다.

미주신경을 통해 오는 부교감신경은 기관지 민무늬근육을 수축시키고, 혈관을 이완시키며, 기관지샘 분비를 촉진한다.

이와 반대로 교감신경은 기관지근육을 이완시켜 기관지를 확장시키고, 혈관을 수축시키며, 기관지샘 분비를 감소시킨다.

내장들신경섬유는 기관지점막에 분포하여 기침반사와 관련이 있다.

허파가슴막과 기관지에서 오는 내장들신경은 부교감신경이나 교감신경과 동반하여 각각 미주신경 감각신경절이나 척수신경절로 간다. 기관의 통증 감각을 전달하는 신경섬유는 부교감신경과 동반한다.

벽가슴막에는 갈비사이신경과 가로막신경이 분포한다. 갈비가슴막과 가로막가슴막 주변 부위에는 갈비사이신경이 분포하며, 삽입 촉각과 통각을 전달한다. 가로막가슴막 중앙 부분과 세로칸가슴막은 가로막신경의 감각신경섬유가 분포한다(그림 5.33).

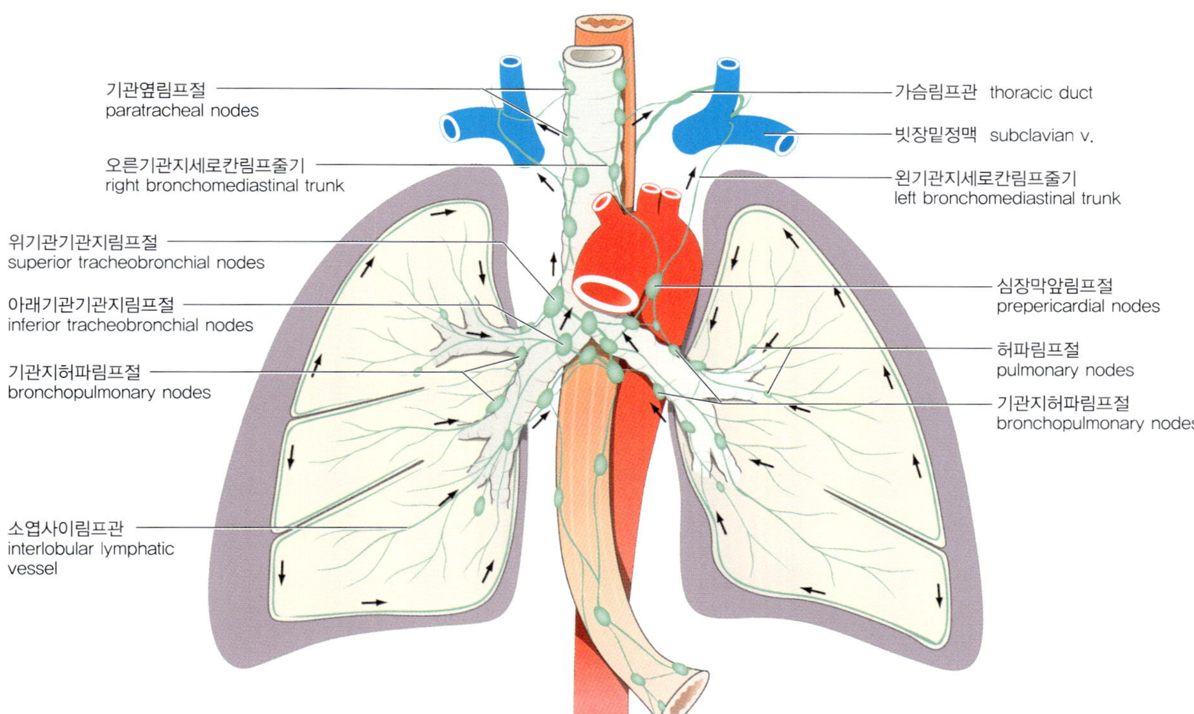

그림 5.52 허파의 림프흐름

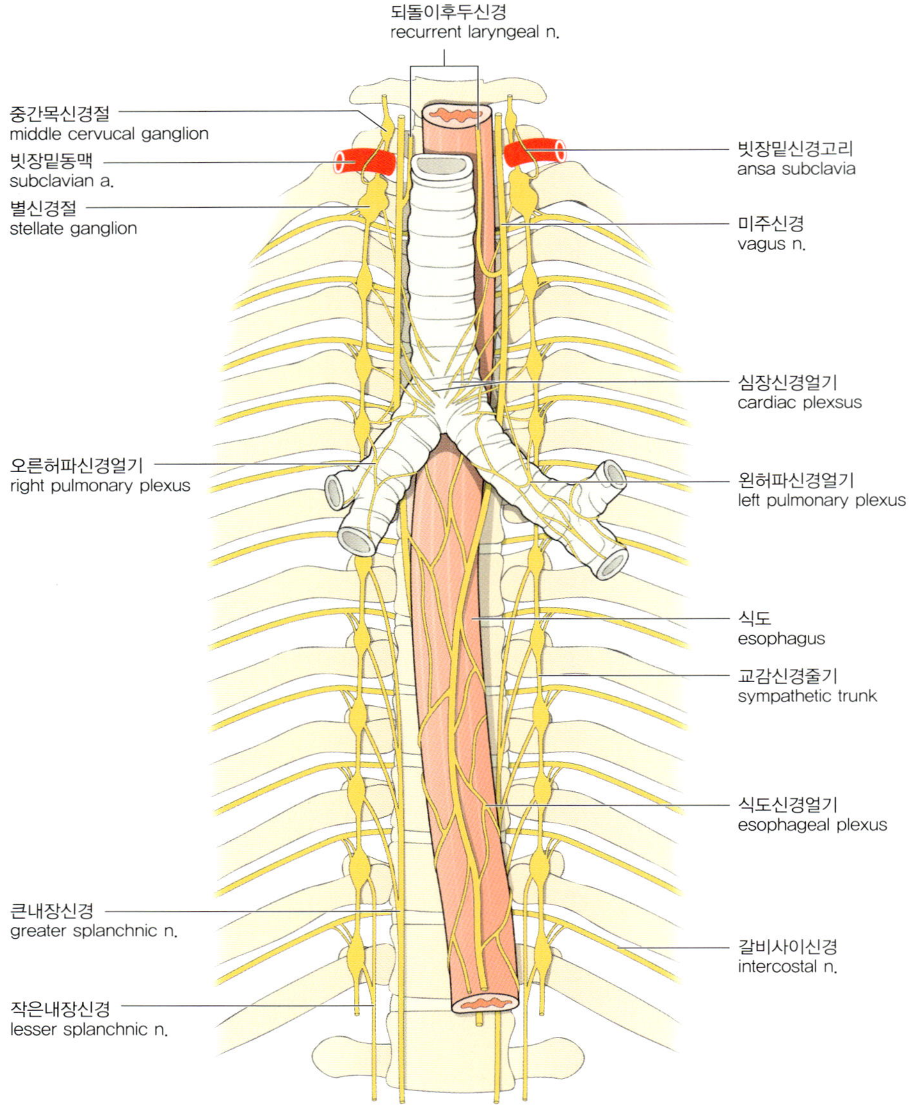

그림 5.53 기관, 식도, 허파의 신경얼기

IV 심장과 심장막

1. 심장막

심장막(pericardium)은 심장과 큰 혈관 시작부위를 둘러싸는 주머니로, 크게는 치밀하고 질긴 섬유성분으로 만들어진 **섬유심장막**(fibrous pericardium)과 장막(mesothelium)으로 만들어진 **장막심장막**(serous pericardium)으로 이루어져 있다(그림 5.54, 5.55). 가장 속에는 심장 표면을 싸는 장막심장막 내장층(visceral layer of serous pericardium; visceral pericardium; 조직학적으로는 심장바깥막 epicardium)이 있고, 그 밖으로는 장막심장막 벽층(parietal layer of serous pericardium; parietal pericardium)이 있다. 가장 바깥에는 장막심장막 벽층에 밀착하여 섬유심장막이 둘러싸고 있으며, 이 막은 주변 결합조직에 붙어 있다.

장막심장막 벽층과 내장층 사이는 잠재공간으로, 이 공간을 **심장막안**(pericardial cavity)이라고 한다. 심장막안에는 약간의 장액(serous fluid)이 있어서, 심장이 움직일 때 마찰을 줄인다.

1) 섬유심장막

섬유심장막(fibrous pericardium)은 매우 질긴 막으로, 심장의 위치를 유지하며, 심장이 과도하게 팽창하지 않도

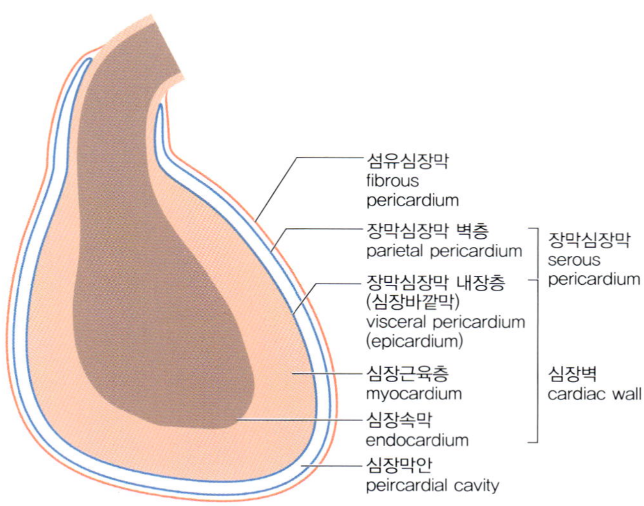

그림 5.54 섬유심장막과 장막심장막 모식도

록 한다. 또한 이완기 때 혈압이 과도하게 낮아지는 것을 방지한다. 위로는 복장뼈각(sternal angle) 높이에 이르며, 대동맥, 위대정맥, 허파동맥의 바깥막과 연속된다. 아래로는 가로막과 접하여 가로막 중심널힘줄(central tendon)과 융합되고 가로막 위근막과 연속된다(그림 5.31, 5.32, 5.56). 뒷면에는 기관지, 식도, 신경얼기, 가슴대동맥 등이 밀접하고 있다.

2) 장막심장막

장막심장막(serous pericardium)은 윤이 나며 매끈하다. 섬유심장막 속면을 덮는 **벽층**(parietal layer)은 큰 혈관을 따라 섬유심장막 끝에서 접혀 장막심장막 내장층으로 이어진다. 장막심장막은 한 층의 편평한 중피세포로 이루어져 있다. 이 중피세포에서 장액이 분비되어 장막심장막 표면을 적셔 윤활 역할을 한다.

장막심장막 내장층이 심장 뒷면에서 벽층으로 이행하는 과정 중에 오름대동맥과 허파동맥 주위를 둘러싸게 되는데, 이 부위를 심장동맥간막(arterial mesocardium)이라고 한다. 이와 비슷하게, 위대정맥, 허파정맥, 아래대정맥을 둘러싸는 장막심장막은 C자 모양의 심장정맥간막(venous mesocardium)을 형성한다(그림 5.55).

3) 심장막안

심장막안(pericardial cavity)은 장막심장막 벽층과 내장층 사이의 잠재공간으로, 그 안에는 장액이 얇은 막을 형성하며 들어 있다. 이 액체는 두 층 사이의 마찰력을 감소시킨다. 심장막안에는 다음과 같은 심장막굴이 있다.

가로심장막굴(transverse pericardial sinus)은 심장동맥간막과 심장정맥간막 사이의 공간으로, 큰 동맥들과 큰 정맥들 사이에 위치한다. 엄지와 집게손가락으로 큰 동맥들(대동맥과 허파동맥)을 걸어 당겨보면, 두 손가락이 만나도록 뚫려 있어 쉽게 알 수 있다(그림 5.55).

빗심장막굴(oblique pericardial sinus)은 왼허파정맥과

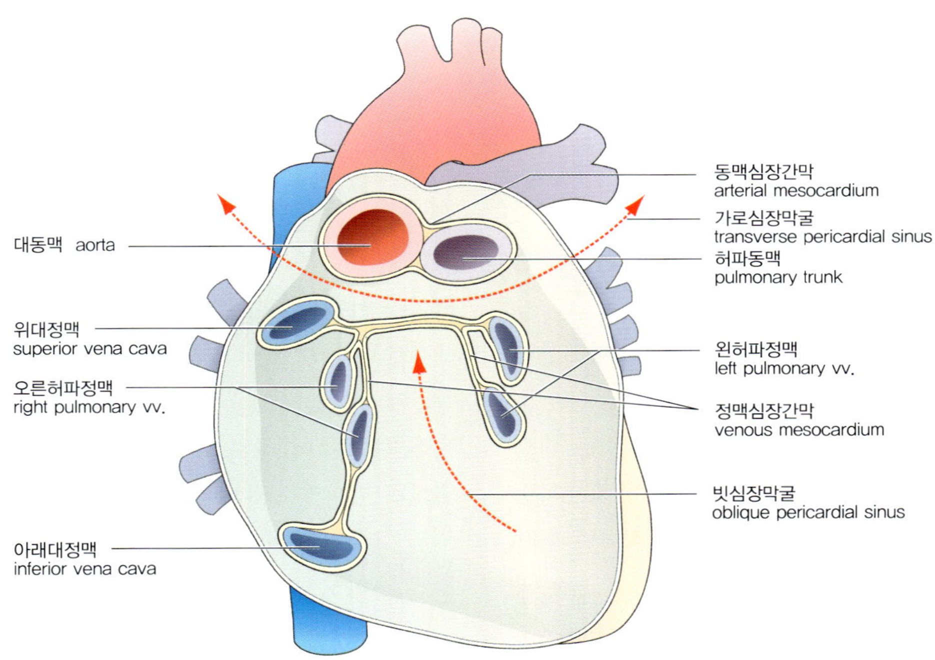

그림 5.55 심장막굴. 심장을 들어낸 후 바라본 장막심장막 벽층 속면

오른허파정맥 사이의 심장정맥간막에 의해 막힌 공간으로, 심장꼭대기를 들고 심장 뒷면에서 오른쪽 위로 손을 넣어 보면 확인할 수 있다. 이 굴은 오른심방 뒤와 식도 앞 사이에 위치한다(그림 5.55).

4) 심장막의 혈관과 신경

심장막에는 속가슴동맥 가지인 **심장가로막동맥**(pericardiacophrenic a.)이 주로 분포하는데, 이 동맥은 가로막에 분포하는 **가로막신경**(phrenic n.)과 나란히 달린다(그림 5.31, 5.32). 그밖에 속가슴동맥의 종말가지인 근육**가로막동맥**(musculophrenic a.)이 심장막에 혈액을 공급한다.

심장막의 정맥은 대개 동맥과 같이 달리는데, **홀정맥계통**(azygous venous system)으로 유입된다.

심장막의 신경은 감각신경으로 가로막신경이 분포하며(그림 5.56), 이 신경에 의해 전달된 통증 감각의 연관통(referrred pain)은 같은 쪽 어깨부위에서 흔히 나타난다. 심장막의 감각은 가슴막보다는 다소 둔하다.

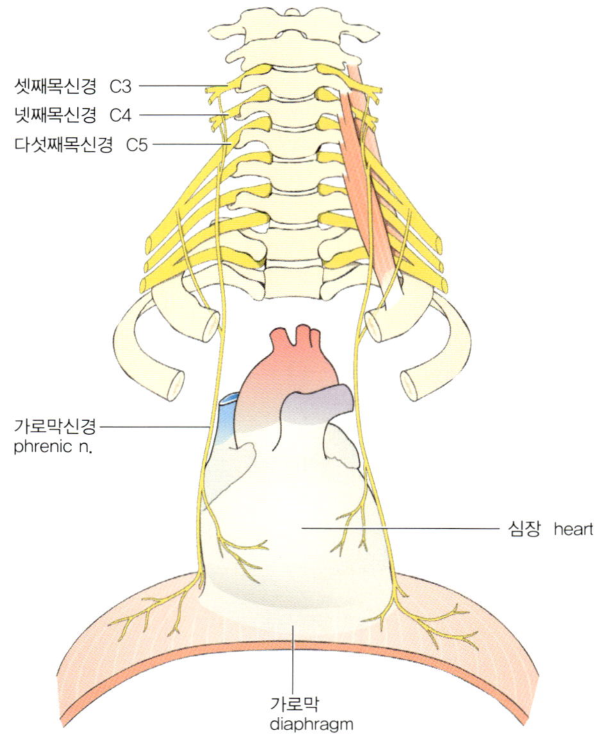

그림 5.56 가로막신경

심장막질환 disease of pericardium

심장막안에 많은 양의 액체가 고이는 경우가 있는데, 이를 심장막삼출(pericardial effusion)이라고 한다. 장막심장막 바깥에 있는 섬유심장막은 질기고 쉽게 늘어나지 않는 고정된 크기의 주머니이기 때문에 심장막안에 갑자기 많은 양의 액체가 고이면 심장이 압박을 받아 심실기능에 이상이 나타난다. 이때 심장막안에 바늘을 넣어 고인 액체를 제거해 주면 증상이 완화될 수 있다(심장막천자 pericardiocentesis). 심장막의 염증을 심장막염(pericarditis)이라고 한다. 심장막염의 원인 중 흔한 것으로는 바이러스 또는 세균감염, 전신질환(만성콩팥기능상실), 심근경색후 증후군 등이 있다.

2. 심장

심장은 속이 비어 있는 근육섬유성 펌프이다. 심장은 원뿔 모양으로 심장꼭대기(apex), 심장바닥(base), 4개 면(surface), 2개 모서리(border)가 있다. 심장은 비스듬히 가로로 놓여 있는 사이막(septum)에 의해 오른심장과 왼심장으로 나뉘며, 각각은 심방(atrium) 하나와 심실(ventricle) 하나로 이루어진다. 오른심장(right heart)은 위대정맥(superior vena cava; SVC)과 아래대정맥(inferior vena cava; IVC)을 통해 몸 전체에서 돌아오는 정맥피를 받고, 이 정맥피를 허파동맥을 통해 허파로 보내 산소를 받도록 한다. 왼심장(left heart)은 허파정맥을 통해 산소가 포화된 동맥피를 받으며, 대동맥을 통해 이 혈액을 온몸으로 보낸다(그림 5.50).

심장은 심장꼭대기에서 심장바닥까지 평균길이가 12 cm이고, 가로로 가장 넓은 부분이 8~9 cm, 앞뒤 두께는 약 6 cm로, 자신의 주먹보다 약간 크다. 무게는 남자가 280~340 g, 여자가 230~280 g이다. 심장은 나이가 들면서 무게와 크기가 증가한다.

심장은 중간세로칸(middle mediastinum)에서 심장막에 싸여 양쪽 허파 사이에 위치하며, 복장뼈몸통, 갈비연골과 갈비뼈 뒤에 비스듬히 놓여 있고 가슴 오른쪽에 1/3, 왼쪽에 2/3가 위치한다(그림 5.57, 5.58).

심장벽은 세 층으로 이루어진다. 가장 속의 심장속막(endocardium)은 내피와 내피밑결합조직으로 이루어진 얇은 층이다. 중간의 심장근육층(myocardium)은 심장근육으로 이루어지고 펌프 기능을 위해 특히 심실에 근육이 발달되어 있다. 바깥쪽의 심장바깥막(epicardium)은 중피로 이루어진 얇은 막이며, 장막심장막 내장층에 해당한다(그림 5.54).

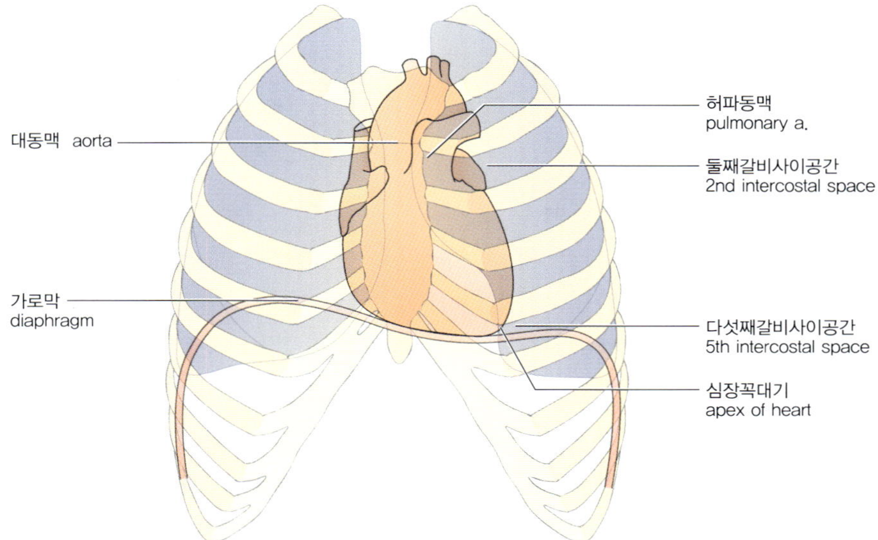

그림 5.57 심장의 위치

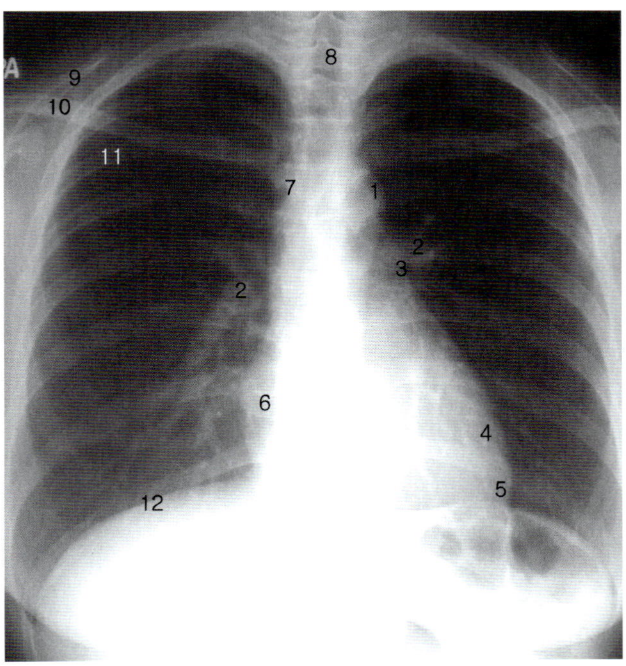

그림 5.58 가슴뒤앞촬영 영상. 1. 대동맥활 2. 허파동맥 3. 왼심방귀 4. 왼심실 5. 심장꼭대기 6. 오른심방 7. 위대정맥 8. 기관 9. 어깨뼈 10. 빗장뼈 11. 갈비뼈 12. 가로막

1) 심장의 모습

심장꼭대기(apex of heart)는 왼쪽 아래로 돌출된 부분으로, 정중면에서 가쪽으로 약 8~9 cm 떨어진 왼쪽 다섯째갈비사이공간에 위치한다.

심장바닥(base of heart)은 심장의 가장 윗부분으로 오름대동맥(ascending aorta), 허파동맥, 위대정맥이 시작하는 부분이다. 심장바닥의 위치는 복장뼈 왼모서리에서 가쪽으로 약 2 cm 되는 곳의 왼쪽 셋째갈비연골 위모서리와, 복장뼈 오른모서리에서 가쪽으로 약 1 cm 되는 곳의 오른쪽 셋째갈비연골 아래모서리를 잇는 수평선에 해당된다.

심장에는 4개 면(surface)이 있다. 앞쪽에서 복장뼈, 갈비연골과 접하는 앞면을 **복장갈비면**(sternocostal surface)이라고 하며, 이 면은 주로 오른심실로 이루어진다(그림 5.27, 5.59, 5.61). 아래쪽에서 가로막 중심널힘줄과 닿아 있는 면을 아래면 또는 **가로막면**(diaphragmatic surface)이라고 한다. 이 면은 왼심실과 오른심실의 일부로 이루어지며, 가로막을 따라서 약간 오목하다. 가로막면의 오른쪽 끝은 오른쪽 여섯째 또는 일곱째갈비연골의 복장갈비관절에 위치하며, 칼몸통결합 뒤를 지나 아래 왼쪽으로 굽어 심장꼭대기에서 끝난다. 이외에, 각각 양쪽 허파와 접하는 **오른허파면**(right pulmonary surface)과 **왼허파면**(left pulmonary surface)이 있다.

오른모서리(right border)는 오른심방에 해당되는데, 복장뼈 오른모서리에서 가쪽으로 약 2 cm에서 세로 방향으로 있으며, 약간 볼록하다. 심장에서 **왼모서리**(left border; obtuse margin)는 왼심실과 왼심방귀 일부로 이루어지며, 오른모서리에 비해 각이 완만하다(그림 5.59, 5.60).

심장의 4개 방은 밖에서 보았을 때 방들 사이의 고랑으로 구별이 가능한데, 양쪽 심실 사이에 비교적 큰 고랑이 있고, 심방(atria)과 심실(ventricles) 사이를 나누는 고랑도 있다(그림 5.59, 5.60). 이들 고랑에는 심장의 주요 혈관과 지방이 들어 있다.

방실사이고랑(coronary sulcus; atrioventricular sulcus)은 심방과 심실 사이를 나눈다. 방실사이고랑은 앞에서는 오른심방과 오른심실을 나누며, 뒤에서는 왼심방과 왼심실을 나눈다(그림 5.59, 5.60).

앞심실사이고랑(anterior interventricular sulcus)은 복장갈비면에서, 허파동맥 바로 왼쪽에서 시작하여 거의 수직으로 내려오는 심장 앞면에 있는 얕은 패임이다(그림 5.59). 속에는 **심실사이막**(interventricular septum)이 있다.

뒤심실사이고랑(posterior interventricular sulcus)은 앞심실사이고랑이 가로막면과 뒷면으로 연속되어 오른쪽 위쪽으로 비스듬히 올라가 방실사이고랑까지 가는 고랑이다(그림 5.60).

고랑을 기준으로 심장의 4개 방을 구분하면, 앞면에서 방실사이고랑과 앞심실사이고랑 사이의 세모꼴 부위는 오른심실로, 심장 앞면의 오른쪽 2/3를 차지하고 있다. 방실사이고랑 오른쪽은 오른심방이 차지하고, 앞심실사이고랑 왼쪽에 둥글게 튀어나와 있는 부위는 왼심실(그림 5.59)이다. 왼심방과 왼심실 일부는 심장 뒤쪽에 위치하며, 앞에서 보았을 때 왼심방은 심방귀만 보인다(그림 5.59).

2) 심장의 방(chamber)

심장은 오른심방, 왼심방, 오른심실, 왼심실 등 4개 방으로 구성된다.

(1) 오른심방

오른심방(right atrium)은 심장 오른쪽 위뒤쪽을 차지하며(그림 5.59), 그 일부가 앞으로 뻗어 대동맥 오른쪽 가장자리를 덮는 **오른심방귀**(right auricle)를 이룬다. 오른심방귀와 오른심방 나머지 부분 사이에는 **분계고랑**(sulcus terminalis)이 있다. 오른심방은 왼심방보다 오른쪽, 앞쪽에 위치하며, 더 아래로 뻗어 있다.

오른심방은 뒤쪽으로 벽이 매끈하고 큰 **대정맥굴**(sinus venarum cavarum)과, 앞쪽으로는 **빗살근육**(pectinate m.)이 잘 발달되어 있는 오른심방귀(right auricle)로 구성된

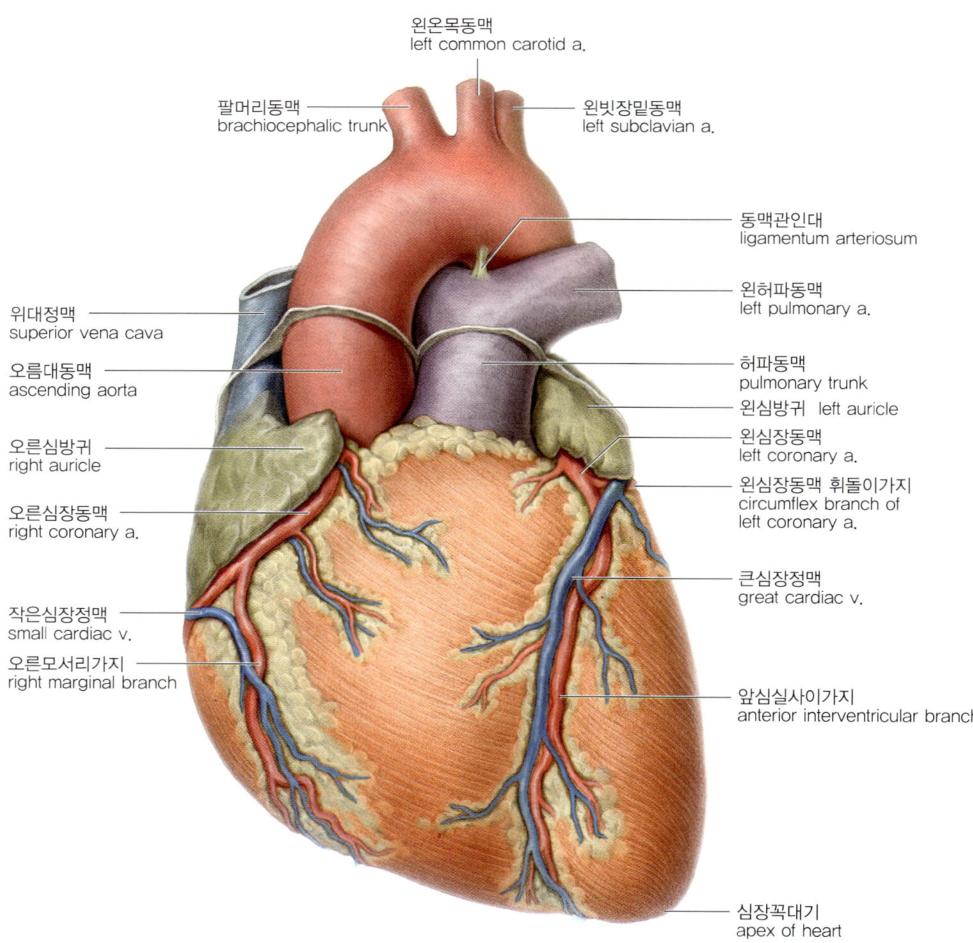

그림 5.59 심장 앞면

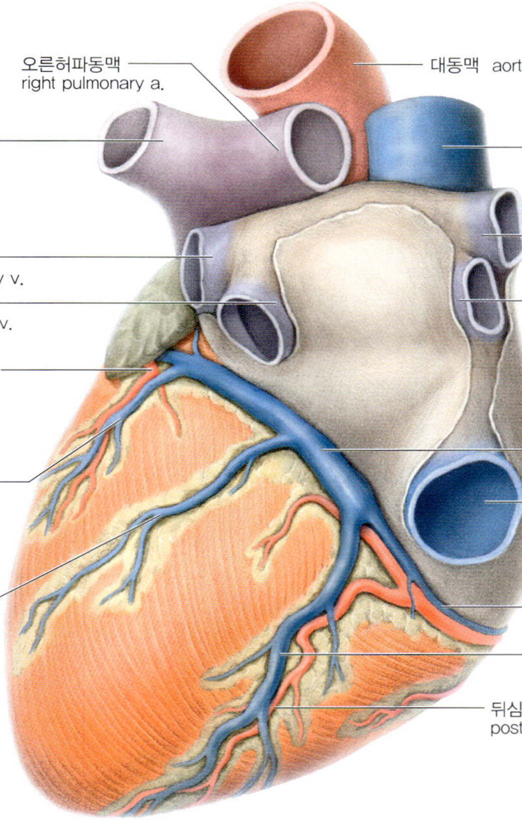

그림 5.60 심장 뒷면

다(그림 5.62). 두 부분 사이의 경계는 잘 발달된 근육다발인 **분계능선**(crista terminalis)으로, 심장 표면의 분계고랑에 해당한다.

오른심방 바닥(floor)에는 오른쪽으로 비스듬히 놓인 **오른방실구멍**(right atrioventricular orifice)이 있다.

사이막면(septal surface)은 오른쪽 뒤에서 왼쪽 앞으로 비스듬히 놓여 있으며, 앞면에는 **타원오목**(fossa ovalis)과 **심장정맥굴구멍**(opening for coronary sinus)이 있다. 타원오목은 오른심방 뒷면 또는 심방사이막 중앙 부근에 위치한 오목으로, 발생중 양쪽 심방 사이의 연결 통로에 해당하는 **타원구멍**(foramen ovale)이 있었던 자리이다. **타원오목둘레**(limbus fossae ovalis)는 돌출된 타원형 구조물로, 타원오목 윗부분과 양쪽 옆에서 분명하게 나타난다. 정상 심장에서 타원오목은 완전히 폐쇄되어 있지만, 약 25%에서는 이 오목 앞위쪽 부분에서 비스듬히 위로 왼심방과 통하는 아주 작은 구멍이 있을 수 있으며, 이를 열린 타원구멍(patent foramen ovale)이라고 한다.

앞벽(anterior wall)에는 **오른심방귀**(right auricle)가 있다. 오른심방귀는 오른심방에서 앞으로 돌출되어 있는 원뿔 모양의 근육주머니로 대동맥 시작부분에 위치해 있으며 오른심장동맥 시작부분을 덮고 있다(그림 5.59). 오른심방귀 속에는 나란히 달리는 빗살근육(pectinate mm.)이 많으며, 이 근육들은 분계능선과 수직으로 놓인다(그림 5.62).

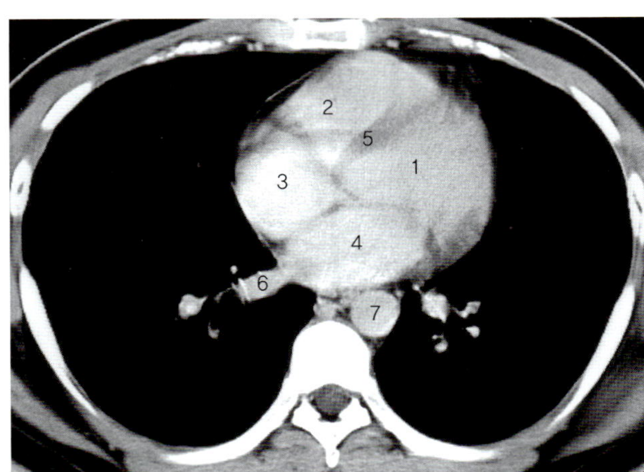

그림 5.61 가슴 컴퓨터단층촬영(CT) 영상. 해당 부위 가로단면을 밑에서 위로 본 모습과 동일함. 오른심실이 가슴앞벽과 닿아 있음을 알 수 있다. 1. 왼심실 2. 오른심실 3. 오른심방 4. 왼심방 5. 심실사이막 6. 오른아래허파정맥 7. 내림대동맥

오른심방 위뒤로는 위대정맥이, 아래 뒤로는 아래대정맥이, 뒷벽으로는 심장정맥굴이 각각 열리며(그림 5.62), 왼쪽으로는 오른심실과 통한다.

위대정맥(superior vena cava)은 분계능선과 타원오목둘레 사이의 오른심방으로 열리며, 판막이 없다.

아래대정맥(inferior vena cava)은 오른심방 사이막면과 바닥의 연결부위로 열린다. 열리는 구멍은 위뒤방향으로 심방사이막을 향한다.

심장정맥굴(coronary sinus)은 아래대정맥판막과 오른방실구멍 사이로 열린다. 아래대정맥판막(valve of inferior vena cava)은 1개가 있다. 이 판막은 크기가 다양하고 발달이 미약한 초승달 모양이며, 수직으로 놓여 있다. 심장정맥굴판막은 대부분의 심장에서 비교적 잘 발달되어 있는 반원형 판막으로 크기가 비교적 크다.

(2) 왼심방

왼심방(left atrium)은 심장의 가장 뒤에 위치하며 심장 바닥과 뒷면 대부분을 이룬다. 오른심방처럼 왼심방도 벽이 매끈한 부분과 근육성의 왼심방귀로 이루어진다(그림 5.63). 왼심방벽은 오른심방벽보다 훨씬 두껍다.

왼심방귀(left auricle)는 심장을 앞에서 보았을 때 보이는 왼심방의 유일한 부분이다(그림 5.59). 심방귀는 갈고리 모양이며, 표면에는 특징적인 여러 패임이 나타난다. 벽이 매끈한 부분과 심방귀의 연결부는 오른심방보다 훨씬 작고 좁을 뿐 아니라 특별한 고랑도 없다. 왼심방귀 내부의 빗살근육은 오른심방귀와 비교하면 덜 뚜렷하며, 오른심방의 분계능선과 비교될 만한 구조물이 없다. 형태적으로 오른심방귀는 뭉툭하며 왼심방귀는 갈고리처럼 좁고 휘어 있어서 방사선영상 등에서 두 심방을 구별하는 단서가 되기도 한다.

왼심방 바닥에는 왼방실구멍(left atrioventricular orifice)이 있다. 사이막면(septal surface)은 비스듬히 놓여 있으며 타원오목의 왼심방 쪽인 반달형의 오목한 부분을 제외하고는 대개 매끈하다. 오른심방에서와 같은 모서리나 둘레는 없지만 오목한 부분 아래에 초승달 모양의 **타원구멍판막**(valvula foraminis ovalis)이 있다.

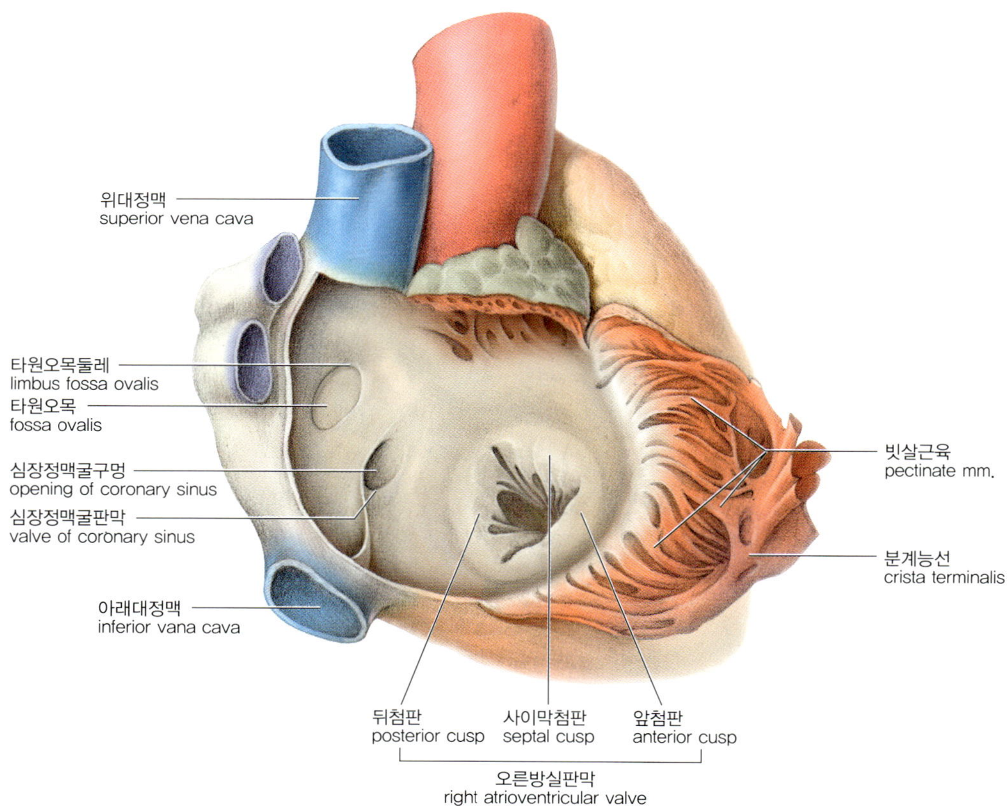

그림 5.62 오른신방 앞벽을 열어 젖혀 속면이 보이게 한 모습

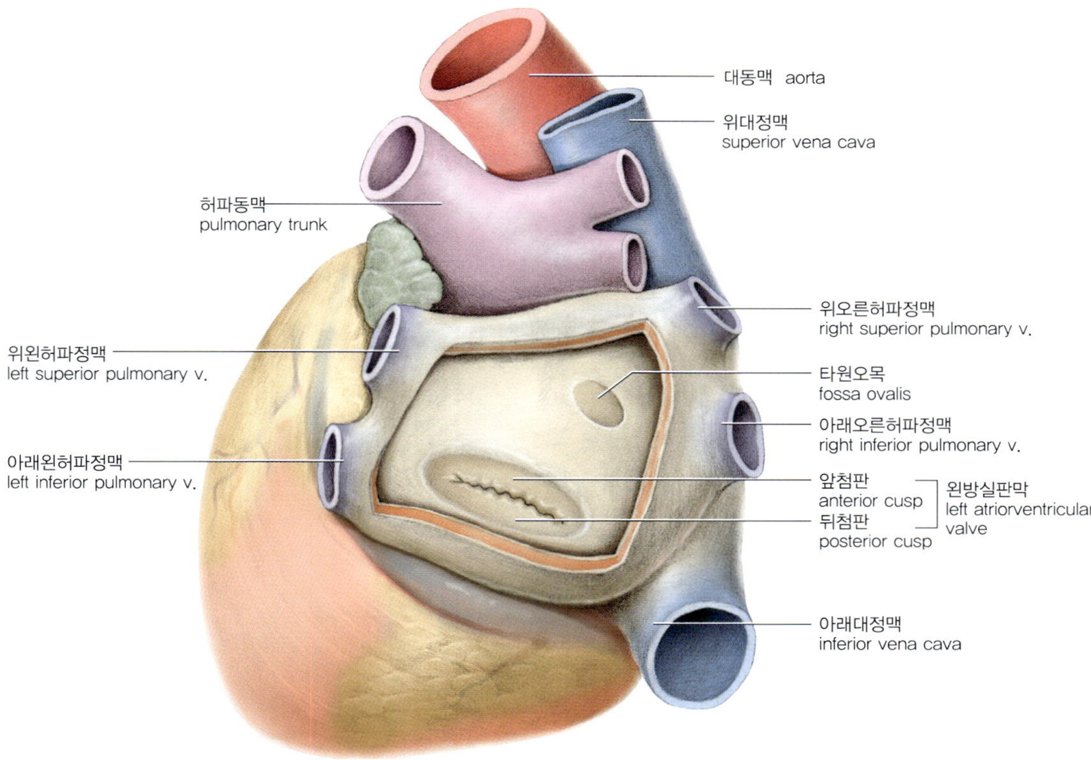

그림 5.63 왼심방 뒤벽을 제거하여 속면이 보이게 한 모습

(3) 오른심실

오른심실(right ventricle)은 대략 세모꼴로, 위앞면은 심장 복장갈비면의 대부분을 이루며(그림 5.59), 아래면은 가로막과 닿아 있다. 오른심실 입구에는 방실판막, 출구에는 허파동맥판막이 있다(그림 5.64, 5.65).

심방과 심실 사이의 **방실판막**(atrioventricular valve)은 중심이 섬유조직으로 이루어진 여러 첨판(cusp; leaflet)으로 구성되며(그림 5.65), 각 첨판 모서리에는 치밀결합조직의 질긴 끈인 **힘줄끈**(chordae tendineae)이 여러 개 달려 있고, 이들 힘줄끈은 심실벽에서 일어나는 꼭지근(papillary m.)으로 연결된다. 오른심실 입구에는 이런 판막 3개가 방실구멍을 막고 있어서, 이를 **삼첨판막**(tricuspid valve)이라고 하고, 첨판은 각각 앞첨판(anterior cusp), 뒤첨판(posterior cusp), 사이막첨판(septal cusp)이라고 한다.

꼭지근 중에서 가장 큰 **앞꼭지근**(anterior papillary m.)은 심실 복장갈비면에서 일어나 앞첨판과 뒤첨판에 연결된다(그림 5.65). **뒤꼭지근**(posterior papillary m.)은 작고 여러 개가 있을 수 있으며 오른심실 아래벽에서 일어나 뒤첨판과 사이막첨판에 연결된다. 사이막꼭지근(septal papillary m.)은 심실사이막에서 일어나 앞첨판과 사이막첨판에 연결된다. 오른심실이 수축하기 전에 꼭지근이 수축을 시작하여 힘줄끈을 팽팽하게 한다. 심실이 수축하는 동안 힘줄끈은 팽팽해져, 판막이 심방쪽으로 넘어가지 않도록 잡아줌으로써 혈액이 오른심방으로 역류하는 것을 막는다.

꼭지근 이외에도 오른심실 속면에는 서로 교차하고 만나는, 심장근육으로 이루어진 능선인 **근육기둥**(trabeculae carneae)이 많이 있다. 그중 사이막에서 앞꼭지근에 이르는 특히 뚜렷한 근육기둥이 있는데, 이를 사이막모서리기둥(septomarginal trabecula)이라 한다(그림 5.64). 이 근육기둥은 속에 방실다발(atrioventricular bundle) 오른갈래가 들어 있어 중요하다.

오른심실의 출구(outflow)는 **동맥원뿔**(conus arteriosus)이라고 하며, 출구와 입구 사이에는 **심실위능선**(crista supraventricularis)이라는 뚜렷한 근육능선이 있다(그림 5.64).

오른심실 출구와 허파동맥(pulmonary trunk) 사이에는 허파동맥판막(pulmonary valve)이 있다. 허파동맥판막과 대동맥판막은 방실판막보다 형태가 단순하며, 반달첨판

(semilunar cusp)이라고 하는 주머니처럼 생긴 첨판 3개로 구성된다(그림 5.66, 5.67). 이들 첨판의 자유모서리는 다른 부위보다 다소 얇아서 반달첨판조각(lunule of semilunar valve)이라 하며, 반달첨판조각 중앙에는 결합조직이 두꺼워져 만들어진 반달첨판결절(nodule)이 있다. 첨판과 첨판이 연결되는 부위는 반달첨판연결(commissure)이라고 한다. 심실이 이완할 때 세 반달첨판 자유모서리는 서로 만나며, 이때 결절끼리도 서로 만나 판막이 완벽하게 닫히게 한다. 허파동맥판막은 앞반달첨판, 오른반달첨판, 왼반달첨막으로 구성된다(그림 5.64, 5.66). 각 판막이 있는 곳에서 허파동맥 벽은 약간 팽창되어 있으며, 이 부위와 첨판 사이 공간을 허파동맥굴(pulmonary sinus)이라고 한다. 심실이 이완하면 심실 내 압력은 허파동맥보다 낮아져, 피가 허파동맥에서 심실로 역류하려 한다. 이때 피는 허파동맥굴을 먼저 채우고, 이로 인해 허파동맥굴이 팽창하면서 각 첨판들이 허파동맥 내강 쪽으로 돌출되어 세 첨판이 중앙에서 만나 통로를 막는다. 따라서 피는 심실쪽으로 역류되지 않는다.

오른심실과 왼심실 사이에는 심실사이막(interventricular septum)이 있어서 두 심실을 분리한다. 심실사이막은 비스듬히 놓여 있으며, 주로 근육으로 이루어지지만 일부는 섬유성이다. 이들 각각을 **근육부분**(muscular part)과 막부분(membranous part)이라고 한다(그림 5.65).

심장판막질환 valvular heart disease

심장판막에 문제가 생기면 심장이 혈액을 내보내는 박출작용을 제대로 할 수 없다. 심장판막 협착(stenosis)은 심장판막이 서로 붙어 충분히 열리지 않는 것을 말한다. 반대로 심장판막역류(regurgitation) 또는 폐쇄기능부족(insufficiency)은 판막 모서리가 정확하게 맞지 않아 판막이 완전히 닫히지 않는 경우를 말한다. 판막부족의 경우는 판막자체나 판막을 지지하는 구조들의 문제로 유발될 수 있고 급성 또는 만성으로 발생할 수 있다. 반면에 판막협착은 비정상적인 판막이 원인이 되며 만성의 과정으로 생긴다. 판막질환은 기계적인 문제이므로 손상된 판막은 외과적 수술로 교체할 수 있다.

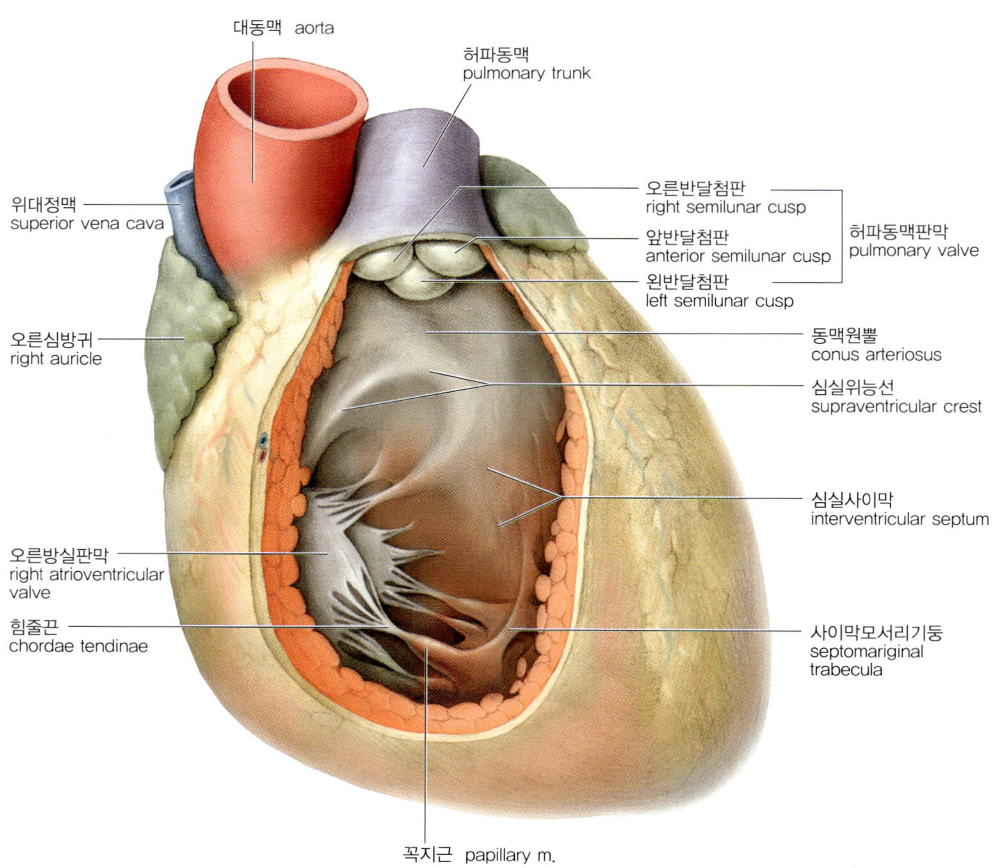

그림 5.64 오른심실 앞벽을 제거하여 속면이 보이도록 한 모습

(4) 왼심실

왼심실(left ventricle)은 심장꼭대기까지 뻗은 속이 좁은 원뿔 모양이며, 심장의 왼허파면, 왼모서리, 가로막면의 대부분을 이룬다(그림 5.61). 왼심실은 오른심실보다 더 길고 벽이 2~3배 두껍다(그림 5.65).

왼심실 속면에는 오른심실에서와 같이 심장근육으로 이루어진 능선인 **근육기둥**(trabeculae carneae)이 많이 있다. 그러나 왼심실에서는 오른심실처럼 근육으로 된 심실위능선은 찾아볼 수 없다. 또한 왼심실 사이막면은 매끈하며 오른심실의 사이막모서리기둥에 해당하는 구조가 없다.

왼방실판막(left atrioventricular valve)은 넷째갈비연골 높이에서 복장뼈 뒤에 위치하며, 앞첨판과 뒤첨판 등 2개의 첨판으로 이루어지는데, 이첨판막(bicuspid valve) 또는 **승모판막**(mitral valve)이라고도 한다(그림 5.66).

왼방실판막의 첨판 역시 힘줄끈으로 앞꼭지근과 뒤꼭지근에 연결되어 있다. 꼭지근 자체, 특히 뒤꼭지근의 형태는 변이가 상당히 심해서, 때로는 근육기둥 하나로 나타나거나, 크기가 다양한 여러 돌기 형태로 보이기도 한다(그림 5.65).

대동맥판막(aortic valve)은 허파동맥판막과 마찬가지로 전형적인 반달첨판(semilunar cusp) 3개로 이루어진다. 이들 첨판은 오름대동맥이 시작되는 부분에 붙어 있으며(그림 5.65), 동맥 쪽으로 돌출하여 **대동맥굴**(aortic sinus)을 이룬다(그림 5.67).

(5) 심실의 비교

양쪽 심실은 양쪽 심방보다 차이가 많다. 오른심실에서는 **근육기둥**(trabecular carneae)이 특징적으로 굵고 잘 발달되어 있으며, 사이막면에는 사이막모서리기둥이 있다. 입구와 출구는 심실위능선에 의해 분리되어 있다. 오른심실의 속은 세모꼴이다. 반대로 왼심실은 근육기둥이 미세하고 사이막면은 매끈하다. 왼심실의 입구와 출구는 섬유성 구조물로 연속되어 있어서 심실위능선이 존재하지 않는다. 왼심실 속은 원뿔 모양이다(그림 5.65).

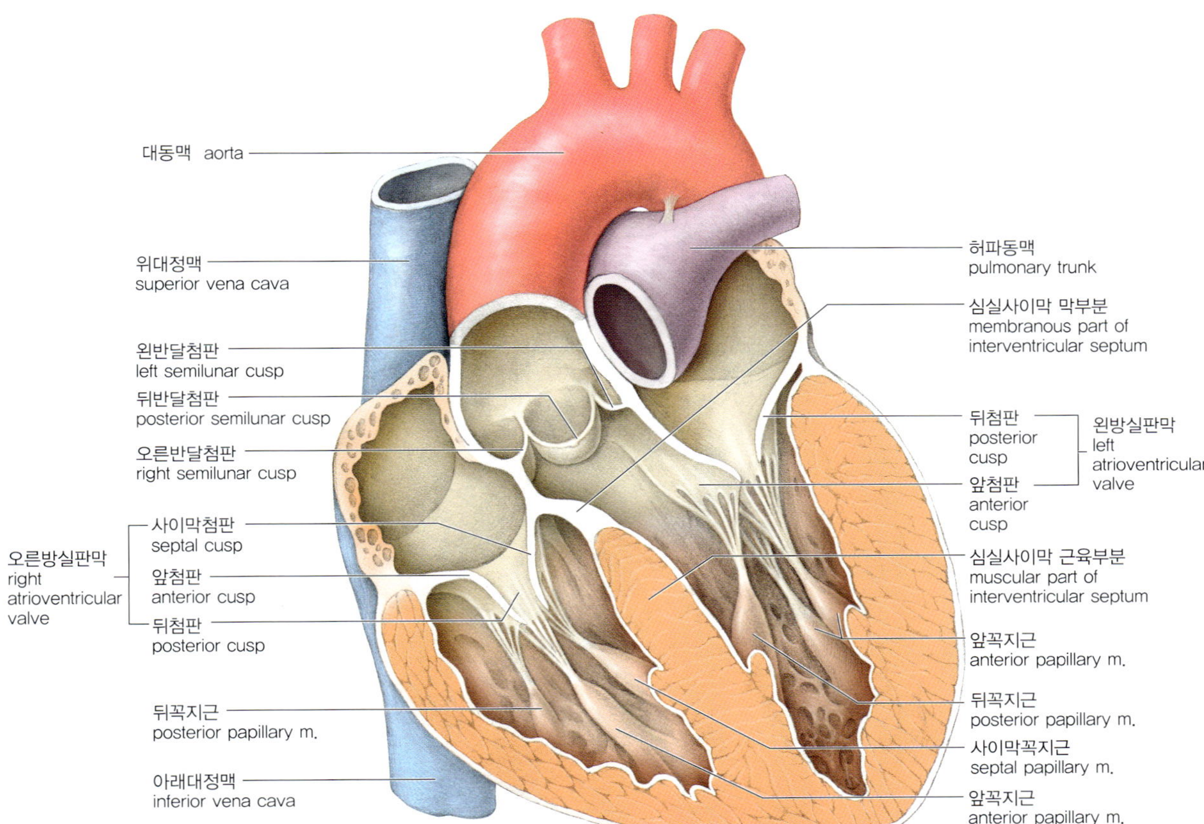

그림 5.65 오른심실과 왼심실 속면을 함께 보여주는 심장의 이마단면

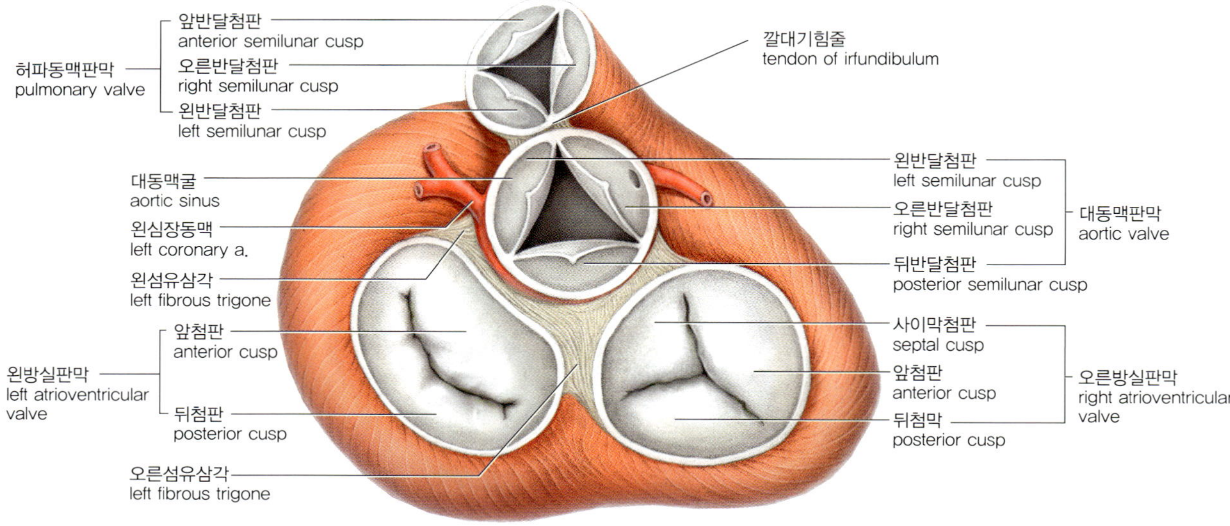

그림 5.66 심장판막과 심장뼈대. 심방을 제거하고 심실을 위에서 내려다 본 모습

3) 심장의 동맥

심장에는 심장동맥과 심장정맥이 분포한다. 이들은 대부분 **심장바깥막**(epicardium) 밑에 위치하며 지방에 묻혀 있지만, 때로 혈관 일부가 근육 속에 들어 있는 경우도 있다.

심장에 분포하는 주요 동맥은 오른심장동맥과 **왼심장동맥**(right and left coronary aa.)이다. 이들은 오름대동맥의 첫째 가지이며, 각각 오른대동맥굴과 왼대동맥굴(right and left aortic sinuses)에서 시작된다(그림 5.68, 5.69).

심장동맥의 주요 가지들은 대개 심장바깥막 밑에 위치하지만, 특히 방실사이고랑과 심실사이고랑에서는 깊게 위치해서 때로는 심장근육으로 덮여 있다. 보통 심장동맥은 왼심장동맥이 더 굵다.

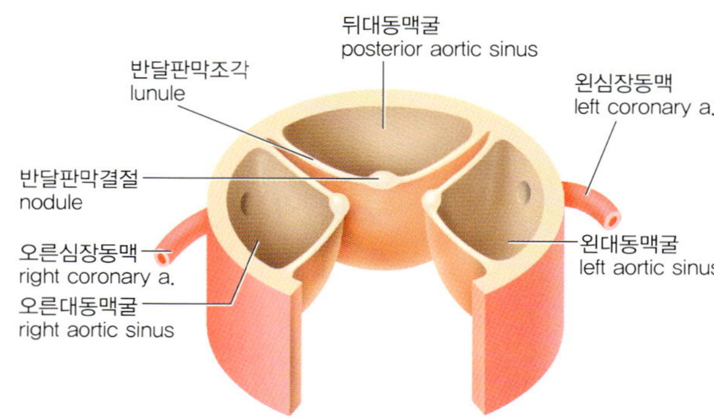

그림 5.67 대동맥판막

(1) 오른심장동맥

오른심장동맥(right coronary a.)은 오른대동맥굴에서 일어나 처음에는 앞쪽 오른쪽으로 달려 오른심방귀와 허파동맥 사이를 지난다(그림 5.59, 5.60, 5.68). 방실사이고랑에 도달해서는 거의 수직으로 심장 오른모서리를 따라 내려가며, 이 모서리를 감은 후 뒤로 이어진다. 뒤에서는 심실사이고랑과 방실사이고랑이 만나는 곳인 심장십자(crux of the heart)까지 달린다(그림 5.69). 오른심장동맥의 가지는 다음과 같다(그림 5.70).

- **동맥원뿔가지**(conus branch) : 대개 오른심장동맥의 첫째 가지이며, 동맥원뿔 맨아랫부분과 오른심실 윗부분 앞면에 분포한다.
- **굴심방결절가지**(sinoatrial nodal branch) : 일어나는 곳이 다양하지만 대개 오른심장동맥 시작부분 근처에서 일어난다. 오른심장동맥이 오른심방귀와 대동맥 사이를 지날 때 일어나 뒤로 달리며 오른심방에 분포한다.
- **심방가지**(atrial branches) : 오른심방에 분포한다.
- **오른모서리가지**(right marginal branch) : 오른심장동맥에서 거의 수직으로 갈려나와 심장 아래모서리를 따라 심장꼭대기까지 간다. 이 가지는 오른심실 앞벽에 분포하는 여러 오른앞심실가지(right anterior ventricular branches) 중 가장 큰 것이다.
- **뒤심실사이가지**(posterior interventricular branch) : 오른심장동맥이 심장십자에 도달하면서 내는 마지막 가지로, 보통 하나만 존재한다. 때로는 뒤심실사이가지는 왼심장동맥에서 나온다. 심실사이막가지(septal

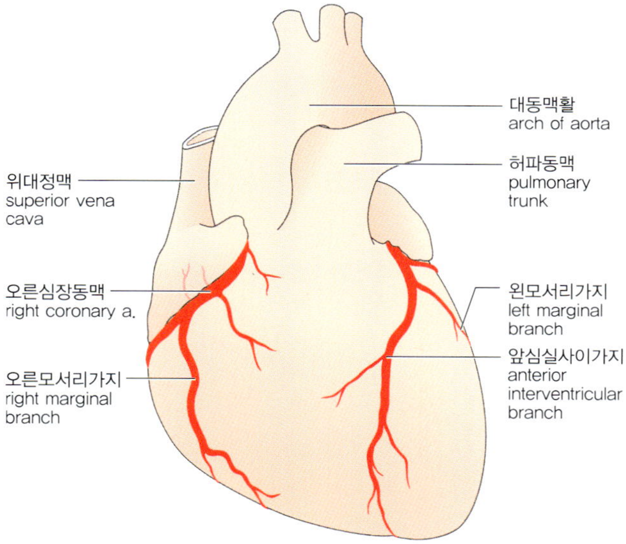

그림 5.68 심장동맥을 앞쪽에서 본 모습

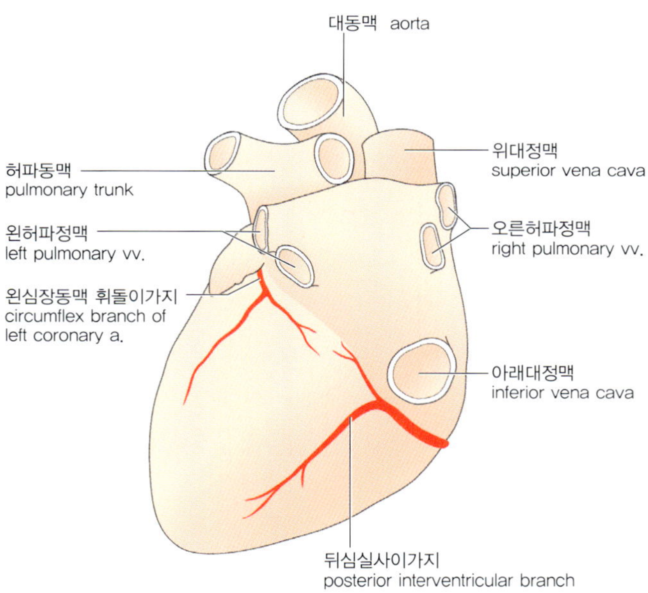

그림 5.69 심장동맥을 뒤쪽에서 본 모습

branch)는 비교적 짧으며, 뒤심실사이가지에서 나와 심실사이막 뒷부분에 분포한다.

(2) 왼심장동맥

왼심장동맥(left coronary a.)은 왼대동맥굴에서 갈려나온 후 허파동맥과 왼심방귀 사이를 지나 앞쪽으로 와서 **방실사이고랑**(atrioventricular sulcus)에 놓인다(그림 5.59, 5.68, 5.69). 이곳에서 왼심장동맥은 앞심실사이가지와 휘돌이가지로 나뉜다. 나뉘기 전까지 왼심장동맥은 심장막밑지방 속에 위치하며, 일반적으로 가지가 없다.

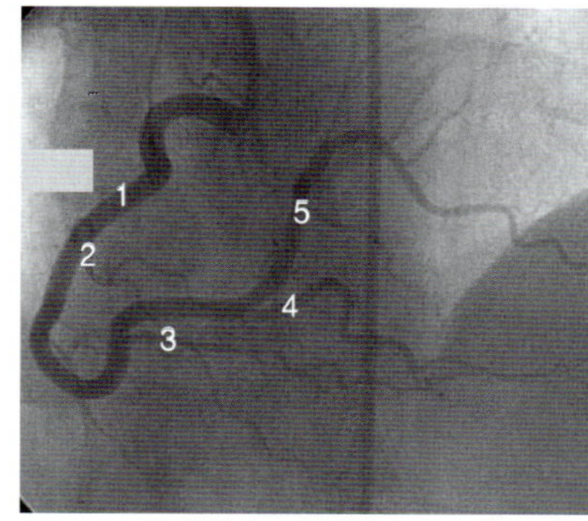

그림 5.70 오른심장동맥조영술(앞뒤촬영) 1. 오른심장동맥 2. 오른심실가지 3. 오른모서리가지 4. 뒤심실사이가지 5. 뒤왼심실가지

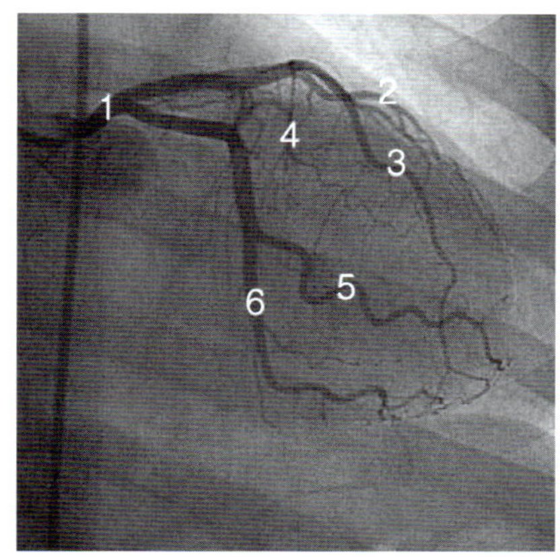

그림 5.71 왼심장동맥조영술(앞뒤촬영). 1. 왼심장동맥 2. 왼심방빗동맥 3. 앞심실사이가지 4. 관통동맥 5. 왼모서리가지 6. 왼휘돌이가지

- **앞심실사이가지**(anterior interventricular branch) : 흔히 왼심장동맥의 연장으로 생각한다. 이 동맥은 심실사이고랑에서 비스듬히 앞왼쪽으로 달린다. 심장꼭대기에 도달해 이곳에서 끝나는 경우도 있지만, 대개는 심장꼭대기를 돌아 뒤심실사이고랑에서 더 올라가 오른심장동맥 뒤심실사이가지와 만난다. 앞심실사이가지는 앞심실가지와 심실사이막가지를 낸다(그림 5.68). 앞심실가지 중 하나는 특히 크고 뚜렷하며 왼심장동맥 줄기에서 따로 일어날 수 있기 때문에 임상에서는 왼대각동맥(left diagonal a.)이라고 한다. 심실사이막가지(interventricular septal branch)는 거의 수직으로 일어나 심실사이막 속에서 뒤로 아래로 주행하며 심실사이막 앞쪽 2/3에 분포한다.
- **휘돌이가지**(circumflex branch) : 앞심실사이가지와 지름이 거의 같으며, 방실사이고랑에서 심장 왼모서리를 돌아 고랑 뒤로 이어진다. 대부분의 경우 심장

십자 약간 왼쪽에서 끝나지만 때로는 뒤심실사이가지(posterior interventricular branch)가 되는 경우도 있다(그림 5.60, 5.69, 5.71). 휘돌이가지 몸쪽 부분은 보통 왼심방귀로 덮여 있다. 휘돌이가지에서 수직으로 일어난 왼모서리가지(left marginal branch)는 왼심실의 상당 부분에 분포하며 대개 심장꼭대기에 도달한다. 오른심장동맥 뒤심실사이가지가 작거나 없을 때는 휘돌이동맥 뒤심실사이가지가 분포하는 경우가 많아, 이런 경우 왼뒤심실사이가지(left posterior interventricular branch)라고 한다. 심방가지(atrial branches)는 휘돌이동맥에서 일어나 왼심방에 분포한다.

4) 심장의 정맥

심장의 정맥은 심장동맥 가지와 동반해서 달리지만, 그 이름은 동맥과 다르다.

심장정맥굴(coronary sinus)은 방실사이고랑 뒤에 놓인 2~3 cm 정도 길이의 짧고 굵은 정맥이다(그림 5.60, 5.73). 심장정맥굴은 큰심장정맥, 중간심장정맥, 작은심장정맥, 왼심실뒤정맥, 왼심방빗정맥 등 심장의 모든 정맥을 받으며, 오른심방에서 아래대정맥구멍과 방실구멍 사이로 열린다. 구멍 오른쪽 모서리에는 불완전한, 반달 모양 판막인 심장정맥굴판막(valve of coronary sinus; Thebesian valve)이 있다(그림 5.62).

- **큰심장정맥**(great cardiac v.)은 왼심실과 오른심실 표면의 정맥들이 모여 심장꼭대기에서 시작되며, 앞심실사이고랑으로 올라가 왼심장동맥 앞심실사이가지 옆에 놓인다(그림 5.59, 5.72). 큰심장정맥은 방실사이고랑에 도달해 심장 왼허파면으로 가는데, 방실사이고랑 왼쪽 끝에서 심장정맥굴로 열린다. 큰심장정맥이 심장정맥굴로 연속된다고 볼 수 있으며, 연결부위에는 대개 판막이 있다.
- **중간심장정맥**(middle cardiac v.)은 왼심실과 오른심실의 정맥이 모여 심장꼭대기에서 시작되며, 뒤심실사이고랑을 따라 올라간다(그림 5.60, 5.73). 심장정맥굴 오른쪽 끝으로 열리며, 이곳에 판막이 하나 있다. 이 정맥은 오른심장동맥 뒤심실사이가지와 같이 달린다.
- **작은심장정맥**(small cardiac v.)은 심장 아래모서리를 따라 **오른모서리정맥**(right marginal v.)으로 시작한다. 방실사이고랑에서 심장 뒤쪽으로 가서 심장정맥굴 오른쪽 끝으로 열린다(그림 5.59, 5.73).
- **앞심장정맥**(anterior cardiac v.)은 오른심실 앞벽에서 이는 1~3개의 작은 정맥으로, 방실사이고랑과 오른심장동맥을 가로질러 오른심방 벽을 관통하거나 작은심장정맥으로 합류한다(그림 5.72).
- **왼심실뒤정맥**(posterior v. of left ventricle)은 왼심실 가로막면을 따라 올라가며 심장정맥굴이나 큰심장정맥에서 끝난다(그림 5.60, 5.73).
- **왼심방빗정맥**(oblique v. of left atrium)은 왼심방귀와 아래왼허파정맥 사이 틈에서 심장정맥굴 왼쪽 끝으로 내려간다.

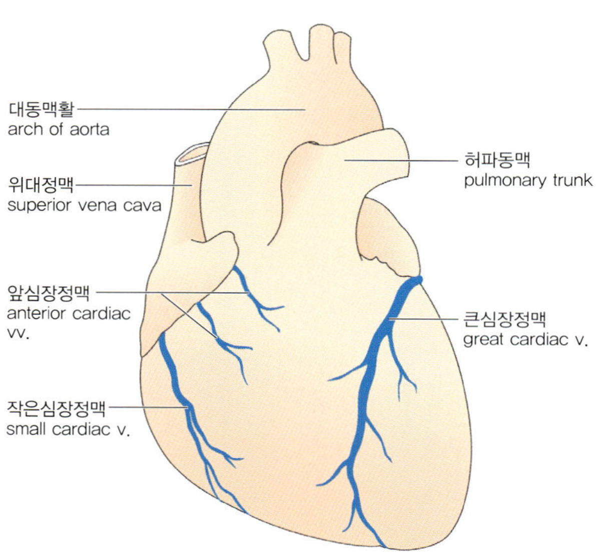

그림 5.72 심장정맥을 앞쪽에서 본 모습

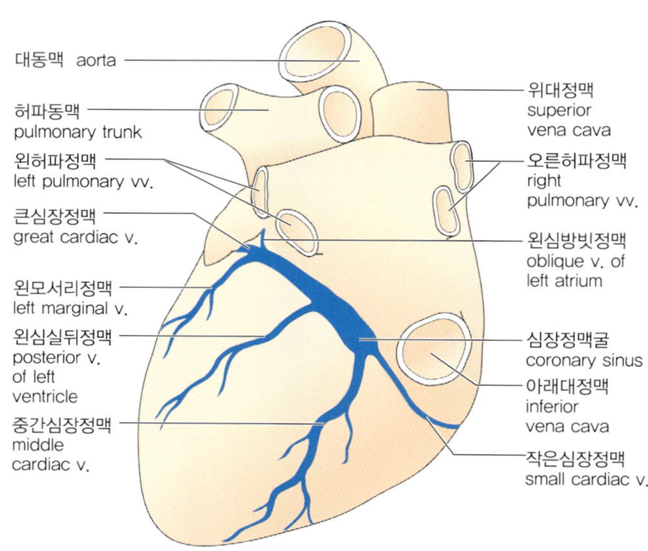

그림 5.73 심장정맥을 뒤쪽에서 본 모습

• **최소심장정맥**(smallest cardiac vv.)은 심장근육에서 시작하는 작은 정맥으로 주로 심방으로 직접 열린다. 심장근육의 모세혈관, 작은 동 · 정맥과 연결되며 때로 심장근육에 혈액을 공급하는 기능을 한다. 이 정맥은 오른심방에서 잘 발달되어 있다.

심장동맥질환 disease of coronary artery

심장의 큰 동맥이 색전(embolus)으로 인해 갑자기 막히면, 막힌 동맥이 분포하는 심장근육 부위에는 괴사가 일어나 해당 부위의 심근경색(myocardial infarction)이 발생한다. 이때 막힌 동맥의 크기, 위치, 정도에 따라 손상 정도는 달라진다. 심장동맥이 불완전하게 막혀 좁아진 경우에는 운동 중이나 운동 후에 통증(협심증 angina pectoris)이 유발된다. 이 경우 통증 지속시간은 수초에서 수분이지만 가슴이 답답하고 심한 압박감이 지속된다. 심장동맥에 따라 막히는 빈도는 앞심실사이동맥이 40~50%, 오른심장동맥이 30~40%, 휘돌이동맥이 15~20%가량이다(그림 5.74).

심장동맥조영술(coronary angiography)

임상적으로 심장동맥을 관찰하는 방법으로 심장동맥조영술(coronary angiography)이 있다(그림 5.70, 5.71). 가는 도관(catheter)을 넙다리동맥이나 위팔동맥을 통해 오름대동맥으로 넣어 심장동맥 시작부분 속에 위치시킨 후 소량의 방사선비투과성 조영제(contrast media)를 주입하면서 단순X선 촬영을 하면 동맥과 그 가지들을 볼 수 있고 혈관이 좁아진 부위도 볼 수 있다.

5) 심장전도계통

심장근육은 자율적으로 수축한다. 그러나 생리적 상태에 따라 신경계통의 영향을 받아 심장박동의 정도와 빈도가 조절된다. 또한 심장박동이 규칙적인 심장주기로 이어지기 위해서는 심장근육의 수축을 조절하는 장치가 있어야 하며, 이러한 역할을 하는 것이 **심장전도계통**(conduction system of heart)이다.

심장전도계통을 구성하는 것으로 굴심방결절, 방실결절, 방실다발, 오른갈래, 왼갈래, 심장속막밑전도그물 등이 있으며(그림 5.75), 이들은 모두 심장근육이 특수하게 분화하여 만들어진 것들이다.

• **굴심방결절**(sinu-atrial node; SA node)은 위대정맥과 오른심방귀 사이에서 분계고랑 끝에 위치한다. 이 결절에서 심장박동이 시작되며 심방으로 전파된다.
• **방실결절**(atrioventricular node; AV node)은 방실고랑 위쪽 오른심방 사이막면에 위치한다. 이 결절은 심방근육을 통하여 전달된 자극을 받으며 이를 심실근육에 전달한다.
• **방실다발**(atrioventricular bundle; bundle of His)은 방실결절에서 오른섬유삼각(right fibrous trigone)을 통해 심실사이막 근육까지 뻗는 띠로, 사이막첨판(septal cusp) 밑을 지난다. 심실사이막 막부분의 아래모서리를 따라가며, 곧 오른갈래와 왼갈래로 나뉜다(그림 5.75).
• 오른갈래(right bundle)는 심실사이막의 심장속막밑을 지나 사이막모서리기둥에 도달하며 대개 이를 통과해 앞꼭지근육과 심실벽 복장갈비부위에 도달한다.

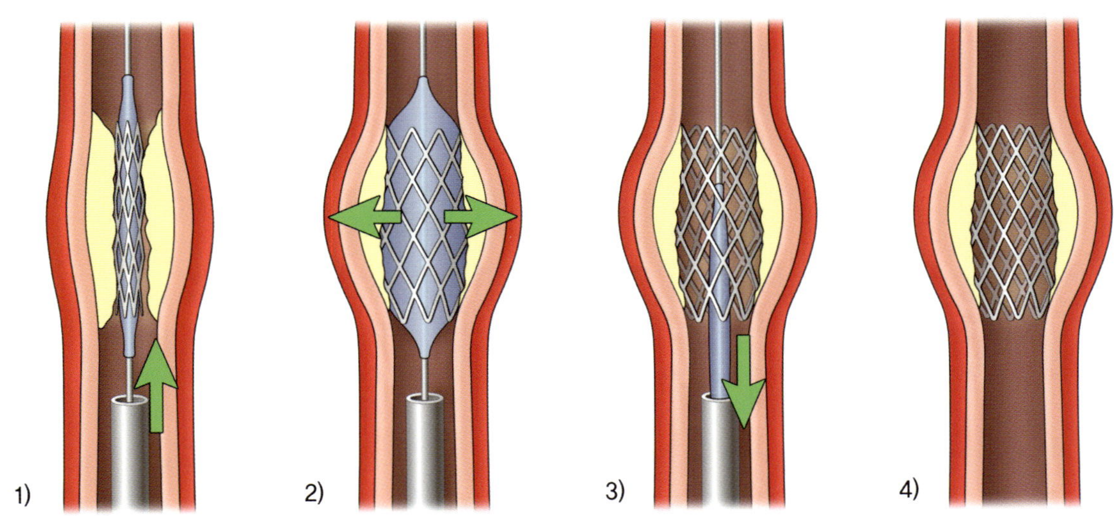

그림 5.74 좁아진 혈관에 스텐트를 넣어 혈관 지름을 넓히는 시술 모식도. 1) 좁아진 곳에 풍선을 넣고 2) 풍선 위에 스텐트를 위치시킨 후 풍선을 부풀려 스텐트를 넓히면서 혈관 지름을 넓힌다. 3) 풍선을 다시 작게 하여 빼내면 4) 스텐트가 넓혀진 상태로 있으면서 혈관을 넓혀준다.

- **왼갈래**(left bundle)는 편평하고 넓으며, 심실사이막 막부분 바로 밑 왼심실의 심장속막에서 관찰된다. 심실사이막을 따라 심장꼭대기로 가서 앞꼭지근육, 뒤꼭지근육, 심실근육으로 가는 가지로 나뉜다.
- 방실다발의 종말가지를 **심장속막밑가지**(푸르키니에 섬유 subendocardial branches; Purkinje fibers)라고 하며 이들 섬유가 모여 그물을 이루는 것을 **심장속막전도그물**(subendocardial conducting network)이라 한다.

6) 심장신경얼기

심장박동의 시작은 굴심방결절(SA node)에서 일어나지만, 리듬, 강도, 박출량 등은 심장신경얼기(cardiac plexus)에 있는 교감신경과 부교감신경섬유 등 자율신경섬유에 의해 조절된다.

교감신경이 자극되면 심장박동의 빈도와 강도가 증가하고 심장동맥을 이완시켜서 많은 산소와 영양분이 심장근육에 공급된다. 교감신경의 신경절이전섬유는 척수의 위쪽 5~6개 가슴분절 가쪽뿔(lateral horn)에 있는 세포체에서 기원하며, 신경절이후섬유는 목교감신경절과 위쪽 가슴교감신경절의 세포체에서 나온다. 신경절이후섬유는 굴심방결절, 방실결절, 심장동맥에 분포한다.

부교감신경의 자극은 심장박동을 느리게 하고 강도를 낮추며 심장동맥을 수축시킨다. 부교감신경의 신경절이전섬유는 미주신경에서 나오며, 이들은 교감신경 신경절이후섬유와 함께 심장신경얼기를 형성한다(그림 5.53). 부교감신경 신경절이전섬유는 심장신경얼기에 있는 심장신경절(cardiac ganglion)에서 연접 후 신경절이후섬유로 바뀌어 굴심방결절, 방실결절, 심장동맥에서 끝난다.

심장신경얼기는 대동맥활 주변에 위치하는데, 흔히 얕은 부분과 깊은 부분으로 나뉘지만 서로 연결되고 일부만 분리되며 기능은 같다.

심장연관통 cardiac referred pain

심장은 촉각, 온도 등에 무감하지만 허혈이나 대사물이 축적되는 경우 심장근육에서 통증종말이 자극된다. 통증을 전달하는 신경섬유는 중간과 아래목심장신경, 그중에서 특히 교감신경줄기의 가슴심장가지(thoracic cardiac branch)로 들어간다. 이 일차감각신경의 축삭은 특히 왼쪽 척수의 T1~T5 분절로 들어가서 심장에서 전달된 통증감각이 마치 T1~T5 피부분절에서 온 듯이 착각할 수가 있다(그림 5.76). 이처럼 심장에서 유래한 유해한 자극이 몸 표면에서 유래된 것처럼 느끼는 현상을 연관통(referred pain)이라고 한다.

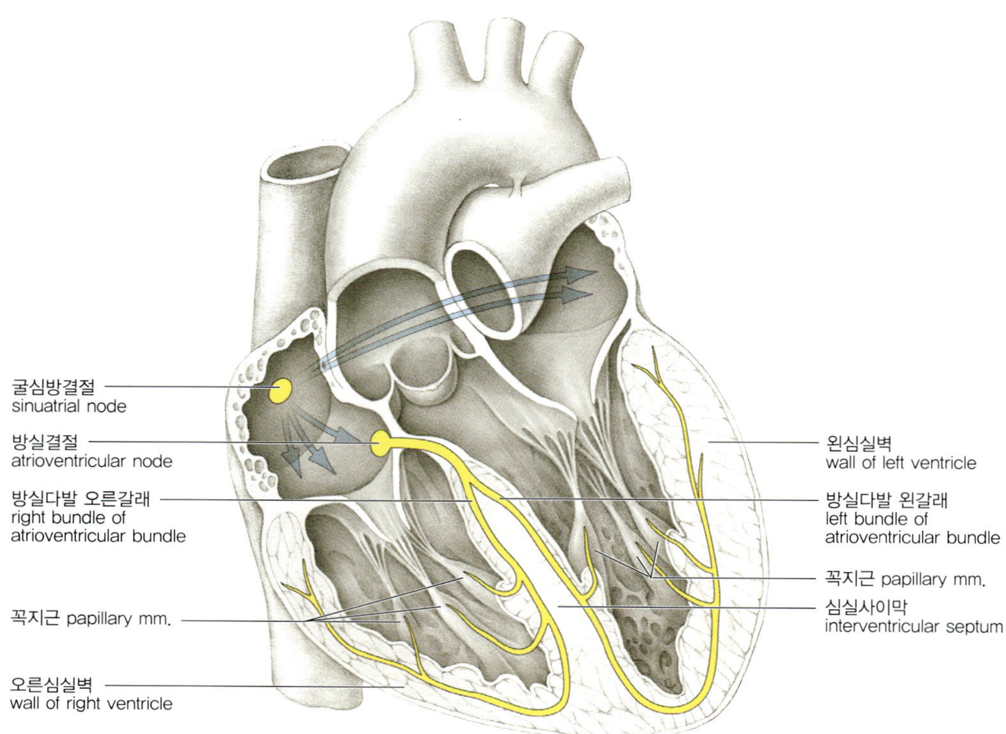

그림 5.75 심장전도계통의 구성

7) 심장뼈대

심장의 대부분은 심장근육으로 이루어져 있다. 그러나 각 심장근육은 미세한 결합조직으로 싸여 있는 등 심장 전체는 결합조직 속에 묻혀 있다고 할 수 있다. 대동맥구멍, 허파동맥구멍, 오른쪽과 왼쪽 방실구멍(atrioventricular orifice) 주변에는 결합조직이 치밀하게 모여 있어서, 이를 **심장뼈대**(cardiac skeleton)라고 한다(그림 5.66, 5.77).

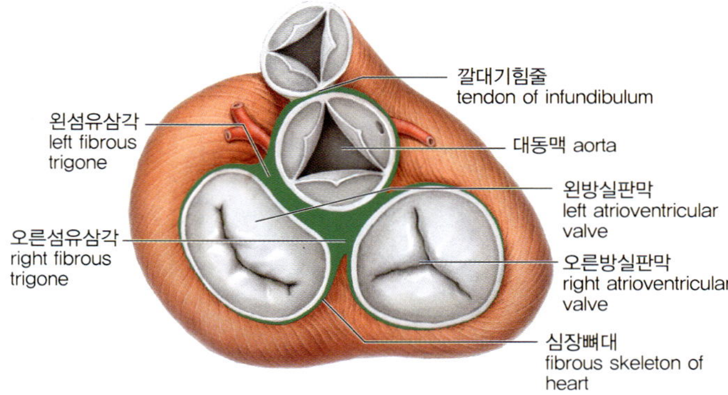

그림 5.77 심장뼈대의 모식도

(1) 심장뼈대의 구성

심장뼈대를 이루는 주요 구조물로는 섬유고리, 섬유삼각, 깔때기힘줄 등이 있다.

섬유고리(fibrous ring; annulus fibrosus)는 위에서 언급한 각 구멍을 둘러싸는 치밀섬유조직을 말한다. 이들 섬유고리는 첨판의 주요 지지구조물로 작용한다.

섬유삼각(fibrous trigone)은 섬유고리 사이의 결합조직을 말하며, 오른섬유삼각(right fibrous trigone)과 **왼섬유삼각**(left fibrous tirgone)이 있다. **깔때기힘줄**(tendon of infundibulum)은 대동맥 앞쪽에서 허파동맥 뒤를 연결하는 섬유결합조직을 말한다.

(2) 심장뼈대의 기능

심장뼈대는 판막 바닥을 지지하며, 판막이 늘어나 기능부전이 초래되는 것을 막는다. 또한 심실 근육섬유가 섬유삼각과 섬유고리에서 일어난다.

근육섬유와는 달리 아교섬유는 전기를 전달하지 않아서 심장뼈대는 심방과 심실 사이를 전기적으로 격리하는 역할을 한다. 따라서 양쪽 심방이 수축하는 동안에 심실은 수축하지 않는다.

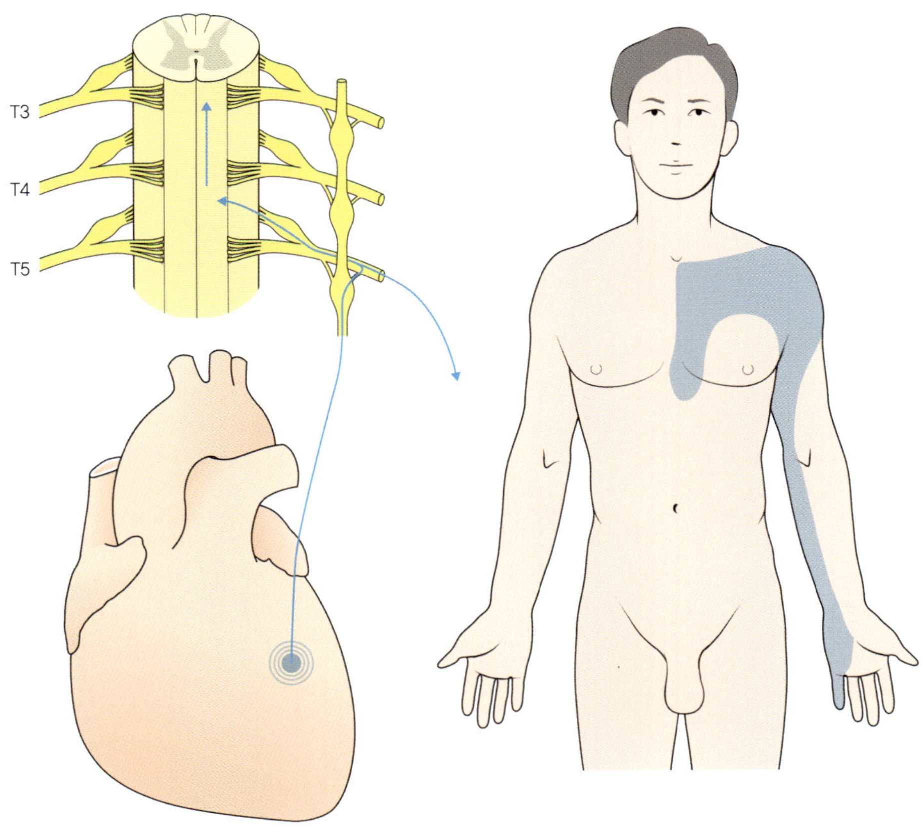

그림 5.76 심장연관통의 기전과 연관통이 일어나는 부위

8) 심장의 표면해부학과 청진

심장질환의 진단에는 심장음(heart sound)을 청진하는 것이 필수이며, 정상 심장박동소리 이외의 심잡음(murmur)이 들릴 때 그 소리의 의미를 해석하는 것이 중요하다. 심잡음은 대개 심장판막이 비정상적으로 여닫는 소리이기 때문에 심장판막의 이상이 있음을 의미한다. 따라서 몸 표면에서 심장과 판막의 위치를 아는 것은 중요하다(그림 5.80).

심장과 심장에 연결된 큰 혈관은 가슴 가운데에 위치하며 허파에 의해 가쪽과 뒤쪽이 둘러싸여 있고 복장뼈가 앞에 위치한다(그림 5.42, 5.78). 심장의 윤곽을 가슴 앞면에서 투영하면 다음과 같이 그려 볼 수 있다(그림 5.78, 5.79).

- 심장바닥 : 왼쪽 둘째갈비연골 아래모서리에서 오른쪽 셋째갈비연골 위모서리를 연결하는 선에 해당
- 오른모서리 : 오른쪽 셋째갈비연골에서 오른쪽 여섯째갈비연골까지 계속되며 약간 오른쪽으로 튀어나와 있음
- 가로막면 : 오른모서리 아래 끝에서 시작하여 왼쪽 빗장중간선 가까운 다섯째갈비사이공간까지 연결됨. 이 선의 왼쪽 끝이 심장꼭대기에 해당하며, 심장꼭대기박동이 일어나는 위치임
- 왼모서리 : 위모서리와 아래모서리 왼쪽 끝을 연결한 선에 해당

허파동맥판막, 대동맥판막, 왼방실판막, 오른방실판막 등은 복장뼈 뒤에 위치한다. 그러나 이들이 만들어내는 소리는 그림 5.78과 그림 5.80에 나타난 청진 부위에서 가장 잘 들을 수 있다.

왼심실이 수축할 때 심장꼭대기가 앞가슴벽을 치게 되고 이 박동은 몸통벽에서 만져지거나 청진할 수 있다. 이 박동을 **심장꼭대기박동**(apical beat)이라고 하며, 심장꼭대기박동의 위치는 자세에 따라 다르기는 하지만, 정중선에서 가쪽으로 6~10 cm 떨어진 넷째갈비사이공간이나 다섯째갈비사이공간에서 잘 들을 수 있다.

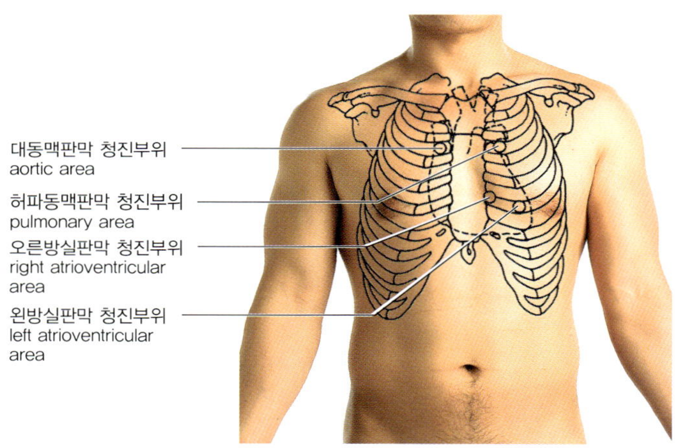

그림 5.78 가슴우리와 심장의 모습을 몸 표면에 투영한 모습. 심장판막 각각의 청진부위도 함께 표시하였다

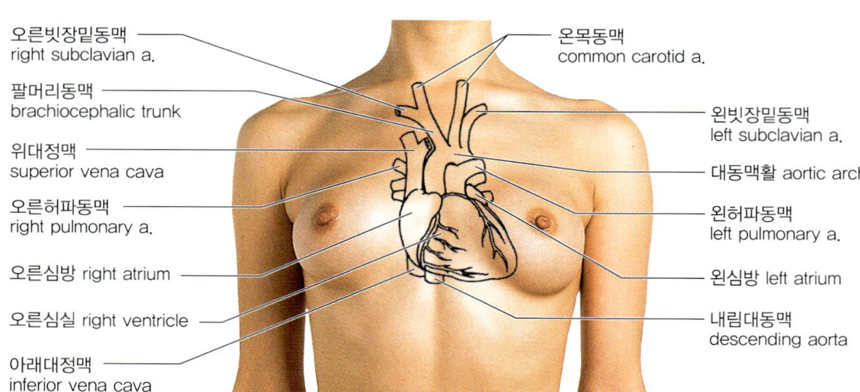

그림 5.79 심장과 큰 혈관들을 몸 표면에 투영한 모습

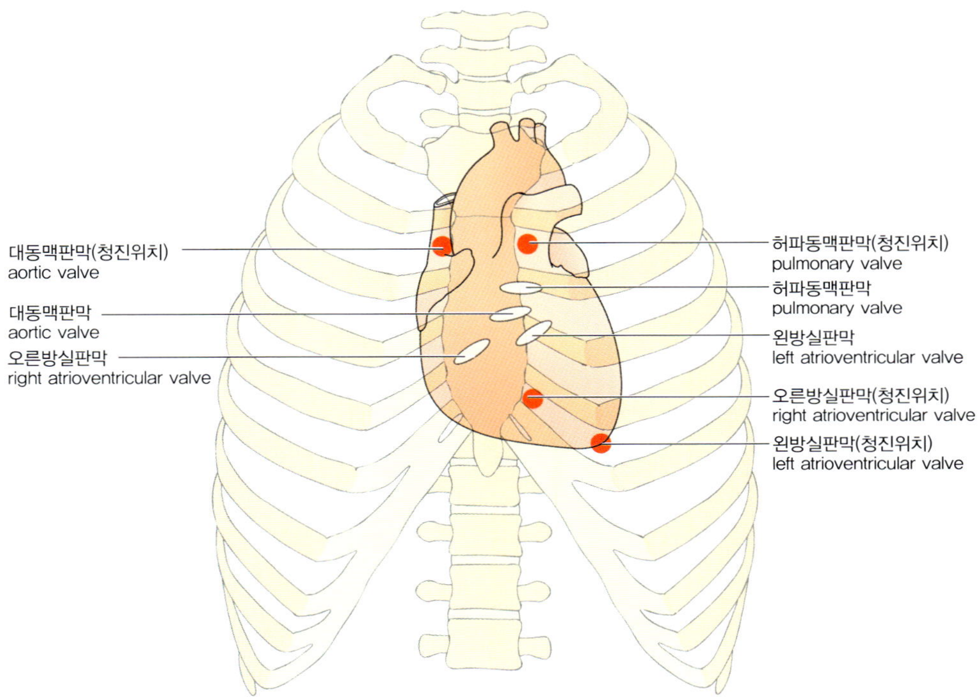

그림 5.80 각 판막의 청진 위치를 나타낸 모습

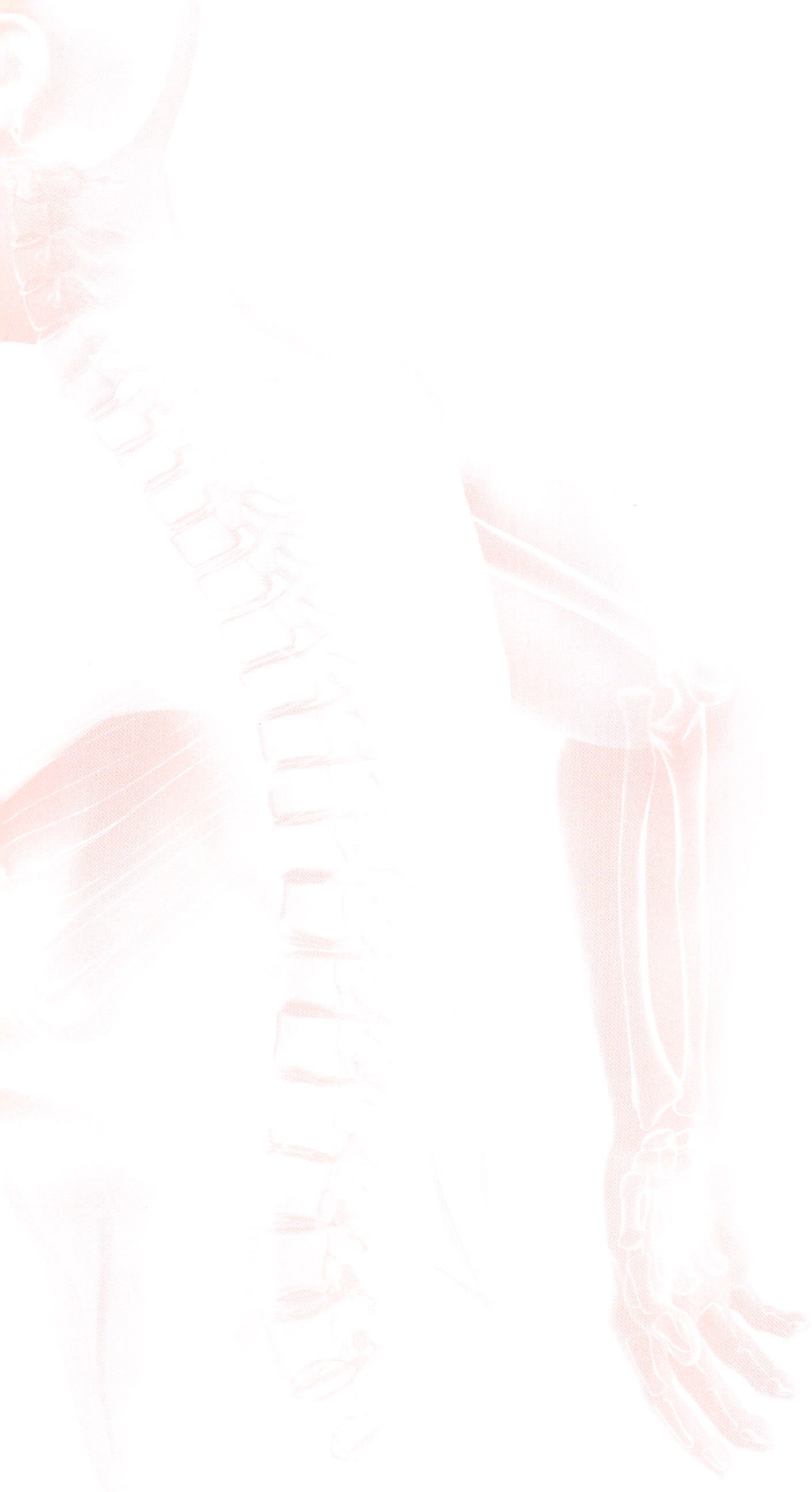

06

배

배는 몸통 중 가슴과 골반 사이를 말한다. 배벽으로 둘러싸인 배 속 공간을 배안(abdominal cavity)이라고 한다. 배안과 **가슴안**(thoracic cavity)은 가로막(diaphragm)에 의해 명확하게 나뉘는 반면에, 배안과 골반안(pelvic cavity)은 그 사이를 구분 짓는 구조물이 없이 **위골반문**(superior pelvic aperture or pelvic inlet)을 경계로 서로 통해 있어서, 이 두 공간을 합쳐서 배골반안(abdominopelvic cavity)이라고도 한다(그림 6.1).

배벽(abdominal wall)은 앞벽, 양쪽의 가쪽벽, 뒤벽으로 나뉜다. 앞벽과 가쪽벽의 경계는 명확하지 않을 뿐 아니라 근육이나 피부신경 같은 구조물들이 앞배벽과 가쪽배벽에 걸쳐 위치하기 때문에 **앞가쪽배벽**(anterolateral abdominal wall)이라는 용어를 사용한다. 앞가쪽배벽은 근육과 널힘줄로 구성되며, **뒤배벽**(posterior abdominal wall)의 중심에는 허리뼈(lumbar vertebra)와 척추사이원반(intervertebral disc)이 있다.

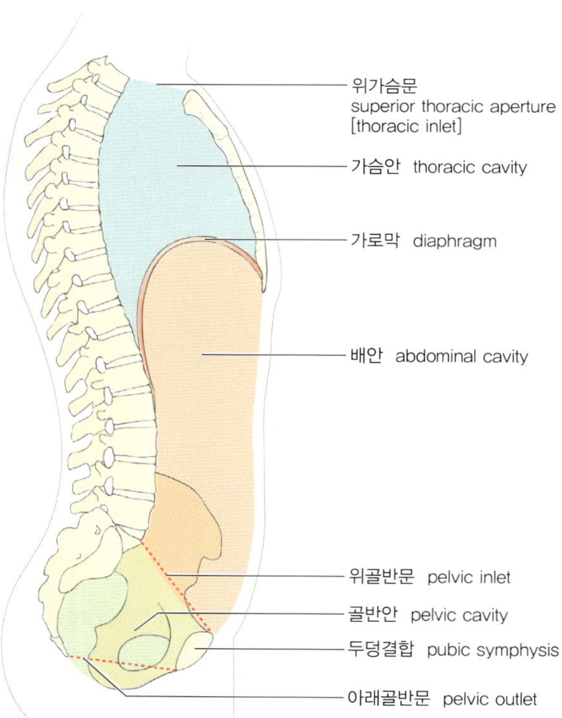

그림 6.1 배골반안

I 앞가쪽배벽

1. 앞가쪽배벽의 구성

1) 앞가쪽배벽의 구성

앞가쪽배벽(anterolateral abdominal wall)은 위로는 일곱째~열한째 갈비연골과 복장뼈(sternum) 칼돌기(xiphoid process)에서 아래로는 고샅인대(inguinal lig.)와 볼기뼈(hip bone) 사이에 걸쳐 있다.

앞가쪽배벽은 피부와 지방, 근육, 깊은근막, 복막바깥근막 또는 배속근막(extraperitoneal fascia or endoabdominal fascia), 복막(peritoneum)으로 이루어져 있다. 앞가쪽배벽의 가쪽은 3개의 근육층으로 되어 있으며, 각 층의 근육섬유는 서로 다른 방향으로 달리는데(표 6.1), 그 방향은 **갈비사이공간**(intercostal space)의 3개 근육이 달리는 방향과 비슷하다.

2) 앞가쪽배벽의 구역 구분

배안 장기와 통증의 위치를 설명하기 위해 앞가쪽배벽을 4개 또는 9개의 구역으로 나누어 기술한다.

배를 간단하게 네 개의 사분구역(quadrant)으로 나눈다. 이때 배꼽을 지나는 수평면과 수직면을 기준으로 한다(그림 6.2).

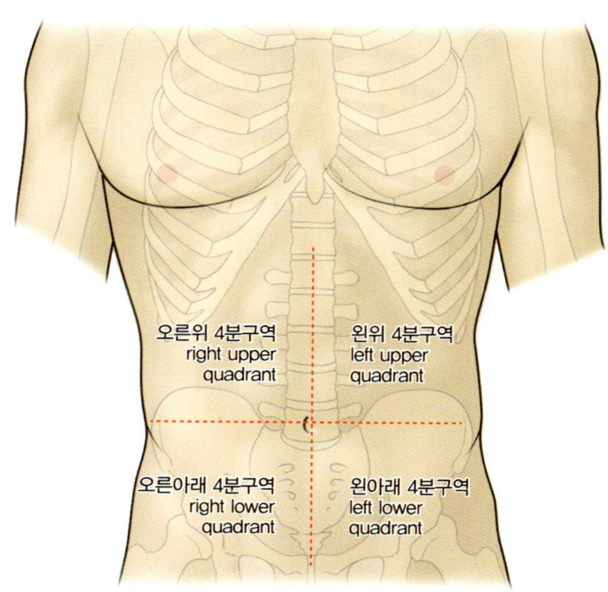

그림 6.2 배의 4분구역

- **배꼽가로면**(transumbilical plane) : 배꼽을 지나는 수평면
- **정중면**(median plane) : 목아래패임(jugular notch)과 배꼽을 지나는 수직면

9개 부위(region)로 나누는 경우에는 다음과 같이 수평면 2개와 수직면 2개를 기준으로 하며, 이들 4개 면에 의하여 나뉜다(그림 6.3).

- **갈비밑면**(subcostal plane) : 양쪽 열째갈비연골(costal cartilage) 아래모서리를 지나는 수평면

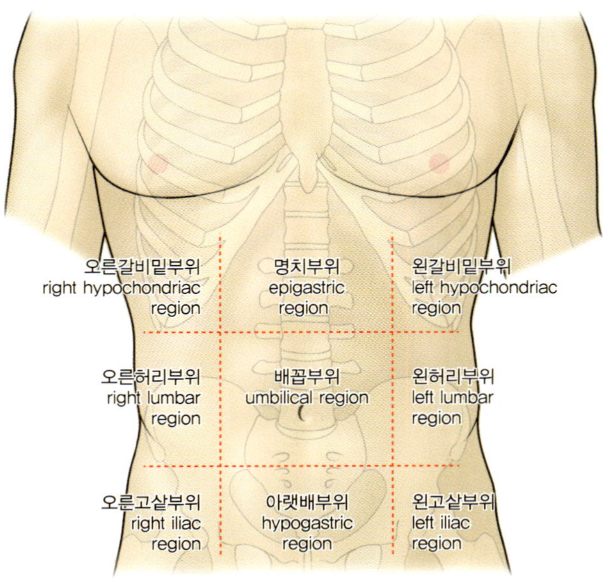

그림 6.3 배의 9분구역

- **결절사이면**(intertubercular plane) : **엉덩뼈결절**(iliac tubercle)과 다섯째허리뼈몸통을 지나는 수평면
- **빗장중간면**(midclavicular plane) : 앞정중면과 평행하게 빗장뼈 중간을 지나는 면으로, 고샅인대 중간을 지남

3) 앞가쪽배벽의 근막

앞가쪽배벽의 얕은근막(superficial fascia), 즉 피부밑조직은 지방이 많은 결합조직층으로 이루어져 있다. 배꼽 아래쪽에서는 피부밑조직이 두 층으로 나뉘어 얕은 지방층(fatty layer; Campers' fascia)과 **깊은 막층**(membranous layer; Scarpas' fascia)으로 이루어진다.

배의 깊은근막(deep fascia)은 배바깥빗근(external oblique abdominal m.)을 싸고 있으며 매우 얇다.

배가로근막(transversalis fascia)은 배가로근(transverse abdominal m.)의 속면과 배가로근 널힘줄(aponeurosis)의 속면을 덮고 있다. 왼쪽과 오른쪽 배가로근막은 백색선(linea alba) 깊은 곳에서 서로 연결되어 배벽 속면을 덮고 있다(그림 6.7, 6.14).

배안장기들을 덮는 복막(peritoneum) 중 벽쪽을 덮고 있는 **벽복막**(parietal peritoneum)은 배가로근막의 속면을 덮고 있으나, 복막바깥지방(extraperitoneal fat)이 배가로근막과 복막 사이에 위치하기 때문에 배가로근막과는 쉽게 떨어진다.

4) 앞가쪽배벽의 근육

앞가쪽배벽의 근육들이 붙는 곳, 신경분포, 주요기능은 표 6.1과 같다.

(1) 배바깥빗근

배바깥빗근(external abdominal oblique m.)은 앞가쪽배벽을 구성하는 세 근육 중에서 가장 크고 바깥쪽에 위치하며, 배 위쪽에서 **앞톱니근**(serratus anterior m.)과 깍지낀 모양으로 배열되어 있다(그림 6.6). 근육섬유의 방향은 아래안쪽으로, 주머니에 손을 넣었을 때의 손가락 방향과 같다. 근육섬유는 빗장중간선(midclavicular line) 부근에서 널힘줄(aponeurosis)이 되며, 양쪽 널힘줄은 백색선 부근에서 서로 교차한다. 따라서 이 근육의 힘살부분은 앞가쪽배벽을 형성하고 널힘줄 부분은 앞벽을 이룬다.

배바깥빗근 널힘줄 아래모서리는 **두덩뼈능선**(pubic crest)에 닿으며, 위앞엉덩뼈가시(anterior supe rior iliac spine)에서 아래안쪽으로 주행하여 두덩뼈 결절에 닿아 **고샅인대**(inguinal lig.)를 형성한다(그림 6.4). 고샅인대는 뒤로 접히면서 'V'자 모양의 홈을 만들고 **고샅굴**(inguinal canal)의 바닥을 형성한다.

(2) 배속빗근

배속빗근(internal abdominal oblique m.)은 앞가쪽배벽을 구성하는 세 근육 중 중간층에 위치하는 부채꼴로 펼쳐진 얇은 근육이다. 근육섬유는 앞안쪽을 향하여 위로 비스듬하게 달린다(그림 6.4, 6.5). 이 근육섬유 역시 배바깥빗근처럼 빗장중간선 부근에서 널힘줄로 변한다.

널힘줄섬유의 아랫부분은 고샅굴을 통과하며 정삭

(spermatic cord) 위로 휘어져 지난 다음, 다시 얕은고샅구멍(superficial inguinal ring) 아래로 내려가 두덩뼈능선과 두덩뼈빗(pecten pubis)에 붙는다(그림 6.4, 6.5). 배속빗근의 가장 아래안쪽 힘줄 섬유는 더 깊이 있는 배가로근의 널힘줄 섬유와 합쳐져 고샅낫힘줄(inguinal falx; conjoint tendon)을 형성한 후 아래쪽으로 달려 두덩뼈능선(pubic crest)과 두덩뼈빗(pectin pubis)에 붙는다(그림 6.5).

(3) 배가로근

배가로근(transversus abdominis m.)은 앞가쪽배벽의 세 근육 중 가장 속에 위치한다. 근육섬유는 배속빗근과 평행하게 달리는 아랫부분을 제외하고 대체로 **백색선**(linea alba)을 향해 가로로 달린다.

근육섬유들은 널힘줄로 끝나며 이들 가쪽배벽을 이루는 근육의 널힘줄들이 합쳐져 배곧은근집(rectus sheath)을 형성한다(그림 6.5, 6.7). 배가로근과 배속빗근 사이에는 신경혈관면(neurovascular plane)이 존재하며, 이곳으로 여러 개의 신경과 혈관의 가지들이 통과한다(그림 6.8, 6.9).

(4) 배곧은근

배곧은근(rectus abdominis m.)은 앞배벽을 이루는 세로근육으로 길고 넓다(그림 6.6, 표 6.1). 양쪽 배곧은근은 백색선(linea alba)에 의해 좌우로 나뉜다(그림 6.5). 배곧은근 대부분은 배곧은근집에 싸여 있으며, 배곧은근힘

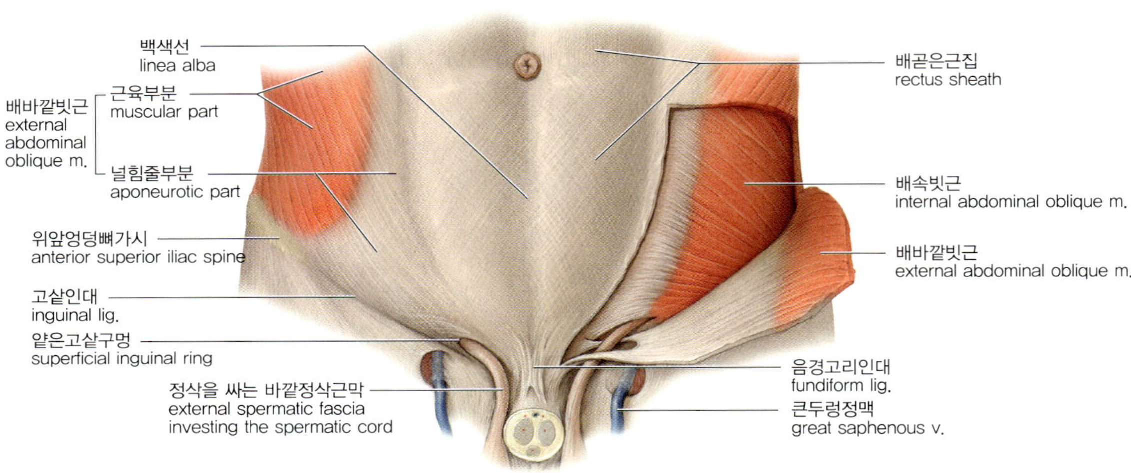

그림 6.4 앞가쪽배벽. 얕은근막을 제거하고 배곧은근집, 배바깥빗근, 배속빗근 등을 노출하였다.

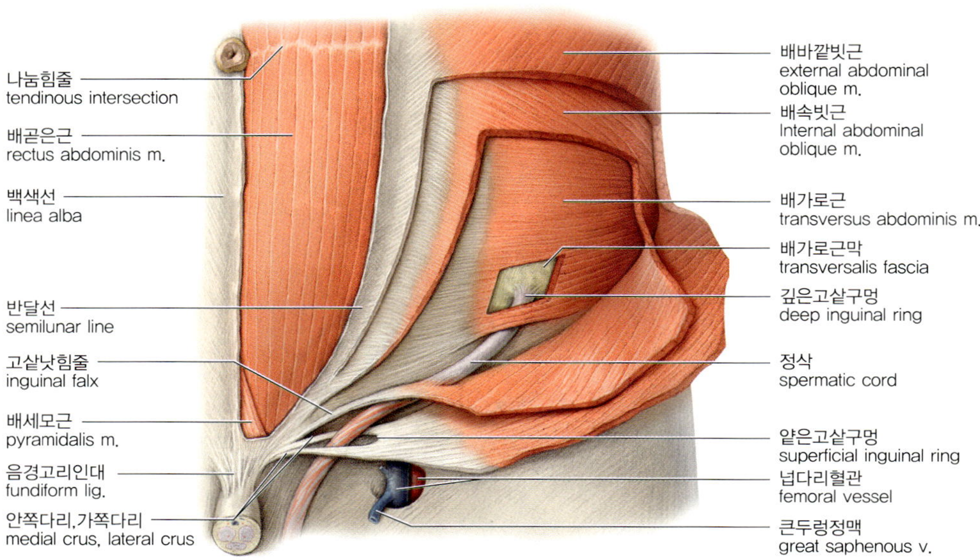

그림 6.5 앞가쪽배벽의 층. 배곧은근집을 절개하였고, 가쪽에 있는 3개 배근육을 층별로 노출하였다.

살에는 세 곳 이상에서 가로방향의 나눔힘줄(tendinous intersections)이 있다(그림 6.6).

(5) 배세모근

배세모근(pyramidalis m.)은 배곧은근 아래쪽 앞에 있는 작은 세모꼴 근육이다.

(6) 배곧은근집

배바깥빗근, 배속빗근, 배가로근은 앞배벽에서 널힘줄의 형태로 합쳐져, 배곧은근과 배세모근을 싸는 강한 힘줄집인 **배곧은근집**(rectus sheath)을 형성한다(그림 6.4, 6.6, 6.7). 배속빗근의 널힘줄 위쪽 3/4은 배곧은근 가쪽모서리에서 두 층으로 나뉘어 한 층은 배곧은근 앞으로, 다른 한 층은 배곧은근 뒤로 지난다. 앞으로 지나는 층은 배바깥빗근 널힘줄과 합쳐져 배곧은근집 앞층을 이룬다. 뒤로 지나는 층은 배가로근 널힘줄과 합쳐져 배곧은근집 뒤층을 이룬다. 배곧은근집의 앞과 뒤 두 층의 섬유는 정중선에서 서로 섞여 백색선을 형성한다.

배가로근이 갈비연골 안쪽으로 지나고 배속빗근이 **갈비활**(costal arch)에 붙기 때문에 배곧은근집은 갈비활 위로는 없다. 배곧은근집 아래쪽 1/4 지점에서는 널힘줄 모두 배곧은근 앞으로 지난다(그림 6.7). 따라서 이 지점에서 배

표 6.1 앞가쪽배벽의 근육

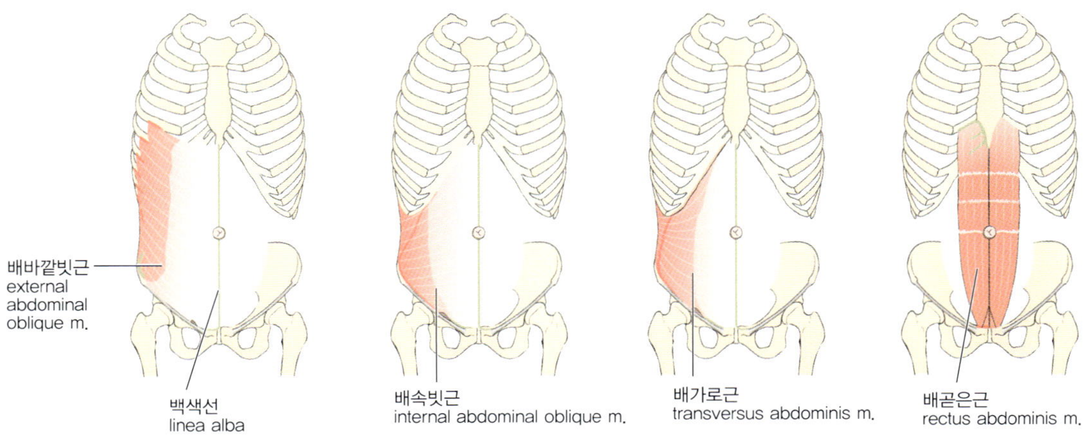

근육 이름	이는곳	닿는곳	신경	작용
배바깥빗근 (external abdominal oblique m.)	아래쪽 8개 갈비뼈 바깥면	엉덩뼈능선 앞쪽 1/2의 바깥능선 백색선, 두덩뼈결절	아래쪽 6개 가슴신경 앞가지 위쪽 2개 허리신경 앞가지	배를 압박 내장을 보호 강하게 숨을 내쉴 때 작용
배속빗근 (internal abdominal oblique m.)	등허리근막 엉덩뼈능선 앞쪽 2/3의 중간능선 고샅인대 가쪽 2/3	아래쪽 3개 갈비연골 백색선 두덩뼈능선 두덩뼈빗	아래쪽 6개 가슴신경 앞가지 첫째허리신경 앞가지 엉덩아랫배신경 엉덩고샅신경	배를 압박 내장을 보호 강하게 숨을 내쉴 때 작용
배가로근 (transversus abdominis m.)	아래쪽 6개 갈비연골 속면 등허리근막 중간층 엉덩뼈능선 앞쪽 2/3의 속능선 고샅인대 가쪽 1/3	백색선 두덩뼈능선	아래쪽 6개 갈비사이신경 앞가지 엉덩아랫배신경 엉덩고샅신경	배를 압박 내장을 보호 강하게 숨을 내쉴 때 작용
배곧은근 (rectus abdominis m.)	두덩뼈결합 두덩뼈능선	칼돌기 다섯~일곱째갈비연골	아래쪽 6개 갈비사이신경의 앞가지 엉덩아랫배신경 엉덩고샅신경	배를 압박, 내장을 보호 강하게 숨을 내쉴 때 작용 골반과 척주를 굽힘 복장뼈를 골반 쪽으로 당김
배세모근 (pyramidalis m.)	두덩뼈 앞면 두덩뼈능선	백색선	가슴신경(T12)	백색선의 섬유다발을 당김

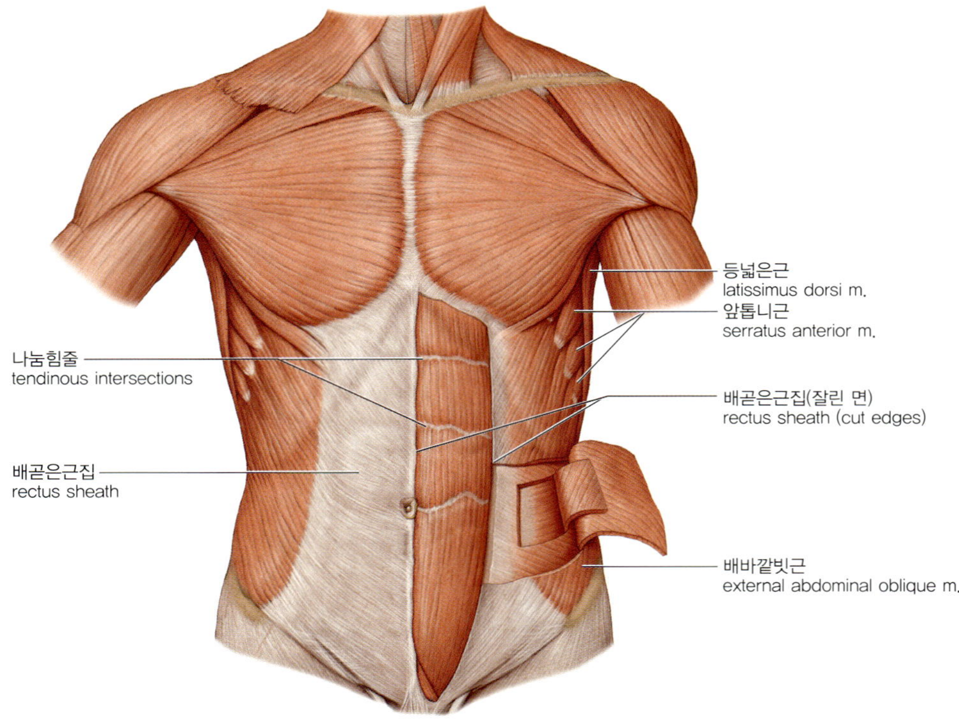

그림 6.6 앞가쪽배벽을 구성하는 근육들. 왼쪽 배곧은근집을 열어서 배곧은근을 노출하였다.

곧은근 속면을 덮는 널힘줄은 없고 배가로근막으로만 덮이므로 배벽을 배안에서 보았을 때 근육섬유가 비춰 보이는 경계가 나타나며 이를 **활꼴선**(arcuate line)이라고 한다(그림 6.12).

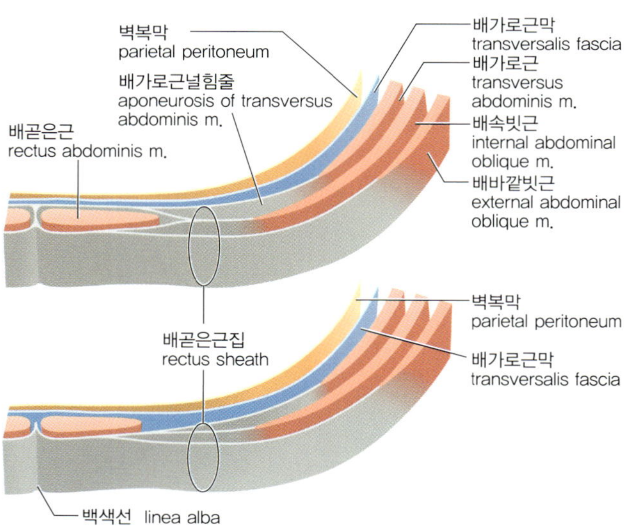

그림 6.7 배곧은근집과 활꼴선. 윗그림은 활꼴선 위쪽에서, 아래그림은 활꼴선 아래쪽에서 배곧은근집이 형성되는 모습을 나타난 것이다. 배곧은근 아랫부분에서 배가로근널힘줄이 근육 앞으로 지나므로 활꼴선이 생긴다.

5) 앞가쪽배벽의 신경

앞가쪽배벽의 피부와 근육에는 다음과 같은 신경들이 분포한다.

- **가슴배신경**(thoracoabdominal nn.) : 일곱째~열한째 가슴신경 앞가지
- **갈비밑신경**(subcostal n.) : 열두째가슴신경 앞가지
- **엉덩아랫배신경**(iliohypogastric n.) : 첫째허리신경 앞가지
- **엉덩고샅신경**(ilioinguinal n.) : 첫째허리신경 앞가지

가슴배신경은 갈비사이공간에서 아래 안쪽으로 달려 배속빗근과 배가로근 사이에 있는 신경혈관면을 지나며, 정중선에서 약간 떨어진 위치에서 앞피부가지가 배곧은근집을 뚫고 나온다(그림 6.8).

일곱째~열한째가슴신경에서 유래한 가슴배신경 앞피부가지는 배꼽 위 피부에, 열째가슴신경 앞피부가지는 배꼽 근처 피부에, 열한째가슴신경 앞피부가지는 갈비밑신경 피부가지, 엉덩아랫배신경, 엉덩고샅신경과 함께 배꼽 아래쪽 피부에 분포한다.

6) 앞가쪽배벽의 혈관

앞가쪽배벽에는 다음과 같은 동맥과 정맥이 분포한다(그

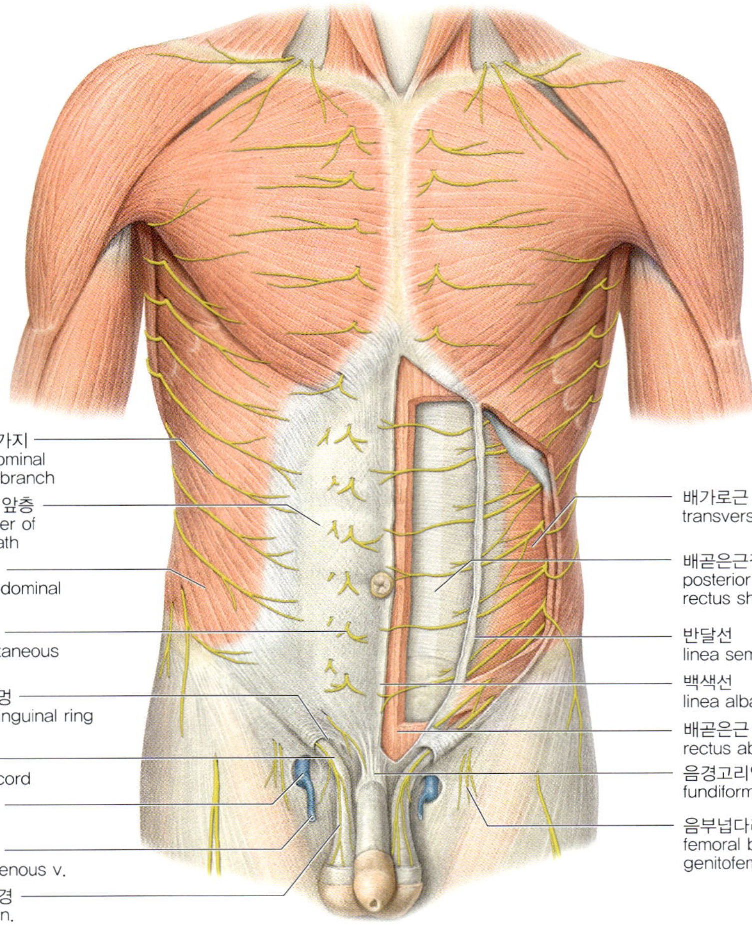

그림 6.8 앞가쪽배벽의 신경분포

림 6.9, 6.10).

- **위배벽동 · 정맥**(superior epigastric a. & v.)
- **아래배벽동 · 정맥**(inferior epigastric a. & v.)
- **깊은엉덩휘돌이동 · 정맥**(deep circumflex iliac a. & v.)
- **얕은엉덩휘돌이동 · 정맥**(superficial circumflex iliac a. & v.)
- **얕은배벽동 · 정맥**(superficial epigastric a. & v.)
- 열째~열한째 갈비사이공간의 **뒤갈비사이동 · 정맥**(posterior intercostal a. & v.) 앞가지와 곁가지
- **갈비밑동 · 정맥**(subcostal a. & v.)의 앞가지
- **근육가로막동 · 정맥**(musculophrenic a. & v.)의 가지

위배벽동맥은 속가슴동맥(internal thoracic a.)의 가지로 배곧은근 위쪽 뒤로 들어가 배곧은근 윗부분에 혈액을 공급한다(그림 6.9). 고샅인대 바로 위에 있는 바깥엉덩동맥(external iliac a.)에서 일어난 아래배벽동맥은 배가로근막층에서 위로 달려 활꼴선 아래에 있는 배곧은근집으로 들어가며 배곧은근 아랫부분에 가지를 낸 후 배꼽 부근에서 위배벽동맥의 가지와 만난다.

7) 앞가쪽배벽의 림프흐름

앞가쪽배벽에서 배꼽 위의 **얕은림프관**(superficial lymphatic vessel)은 피부밑정맥들과 같이 달리며 주로 겨드랑림프절(axillary lymph nodes)로 유입되고 일부는 복장옆림프절(parasternal lymph nodes)로 유입된다(그림 6.11).

배꼽 아래의 얕은림프관은 얕은고샅림프절(superficial inguinal nodes)로 유입되고, 깊은림프관(deep lymphatic vessel)은 **깊은 정맥들**(deep vv.)과 달리며 바깥엉덩림프절(external iliac lymph nodes), 온엉덩림프절(common iliac lymph nodes), 허리림프절(lumbar lymph nodes) 등으로 유입된다.

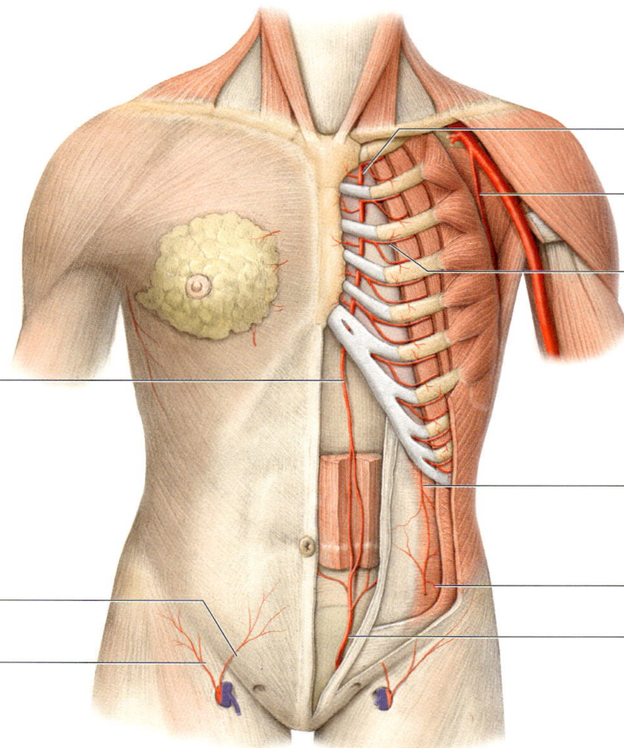

그림 6.9 앞가쪽배벽의 동맥분포

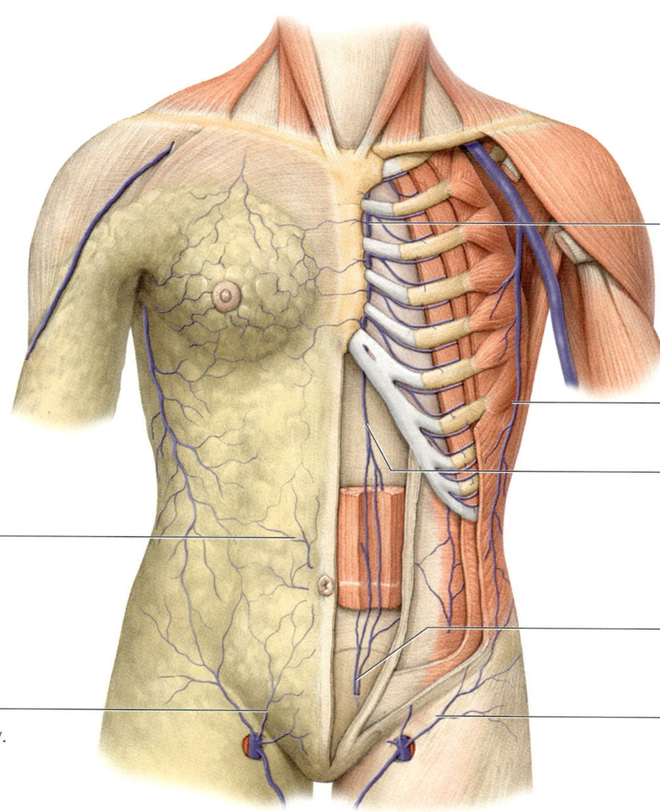

그림 6.10 앞가쪽배벽의 정맥분포

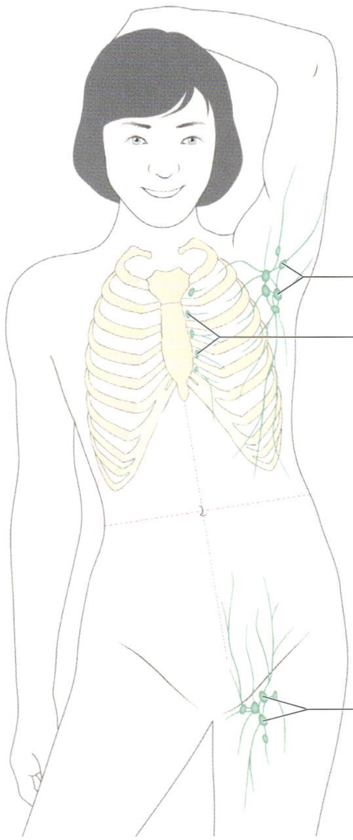

그림 6.11 앞가쪽배벽의 림프흐름

2. 앞가쪽배벽의 속면

1) 복막주름

앞가쪽배벽의 속면(뒷면)은 **벽복막**(parietal peritoneum)으로 덮여 있다(그림 6.7, 6.12).

배꼽 아래에서 세로로 복막이 접혀 복막주름(peritoneal fold)이 형성되어 있는데, 모두 세 종류가 있다.

- **정중배꼽주름**(median umbilical fold) : 정중면에 하나가 있으며, 방광꼭대기(apex of urinary bladder)에서 배꼽까지 연결되어 있고, 주름 안에는 태아 때 요막관(urachus)의 흔적인 정중배꼽인대(median umbilical lig.)가 들어 있다.
- **안쪽배꼽주름**(medial umbilical fold) : 정중배꼽주름 양쪽에 하나씩 있으며 태아 때 배꼽동맥의 흔적인 안쪽배꼽인대(medial umbilical lig.)가 그 안에 들어 있다.
- **가쪽배꼽주름**(lateral umbilical fold) : 안쪽배꼽주름 가쪽으로 양쪽에 하나씩 있으며, 그 속에는 **아래배벽동·정맥**(inferior epigastric a. & v.)이 들어 있다.

이외에 배꼽 위 앞배벽 속면에는 앞배벽과 간(liver)을 연결하는 **낫인대**(falciform lig.)가 있다. 낫인대 역시 복막

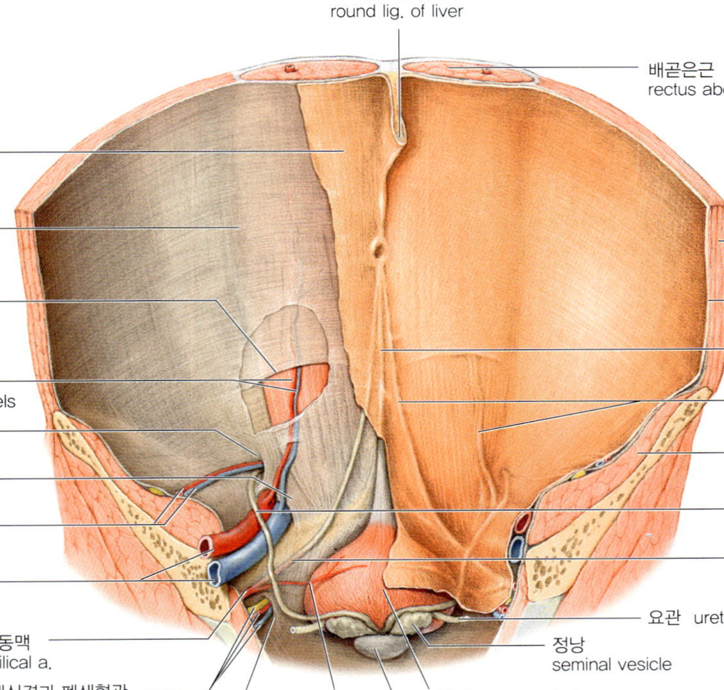

그림 6.12 앞배벽 속면, 복막주름, 활꼴선, 아래배벽혈관. 왼쪽 벽복막은 제거된 상태이다.

이 접혀 만들어진 구조물이며, 낫인대 아래쪽 자유모서리에는 태아기 때 배꼽과 간을 연결하던 **배꼽정맥**(umbilical v.)의 흔적인 **간원인대**(round lig. of liver, ligamentum teres hepatis)가 들어 있다(그림 6.12, 6.62).

2) 앞배벽 속면의 오목

배꼽주름 주변에 움푹 들어간 오목은 다음과 같다.

- **방광위오목**(supravesical fossa) : 복막이 앞배벽에서 방광 위로 접히면서 형성된 것으로 정중배꼽주름과 안쪽배꼽주름 사이에 위치한다.
- **안쪽고샅오목**(medial inguinal fossa) : 안쪽배꼽주름과 가쪽배꼽주름 사이에 위치하며 고샅삼각(inguinal triangle)이라고도 한다. 이곳에서는 직접고샅탈장(direct inguinal hernia)이 일어난다.
- **가쪽고샅오목**(lateral inguinal fossa) : 가쪽배꼽주름 가쪽에 위치하고 깊은고샅구멍(deep inguinal ring)을 포함하고 있어 아래배벽에서 간접고샅탈장(indirect inguinal hernia)이 생기는 곳이다.

3. 고샅부위

고샅부위(inguinal region)는 앞가쪽배벽 아래쪽 고샅인대가 있는 부위를 말하며, 이 부위에는 고샅굴과 고샅굴의 입구와 출구인 깊은고샅구멍과 얕은고샅구멍이 있다. 고샅부위(inguinal region)는 탈장이 잘 생기기 때문에 임상적으로 중요하다.

1) 고샅굴

어른에서 **고샅굴**(inguinal canal)은 고샅인대(inguinal lig.)의 중간 바로 위 약 2~4 cm 정도에서 시작하며 고샅인대와 평행하게 앞가쪽배벽의 아래안쪽 방향으로 비스듬하게 달리는 약 4 cm가량의 구조물이다(그림 6.13, 6.14). 고샅굴로는 혈관, 림프관, 신경(**엉덩고샅신경** ilioinguinal n.)과 함께, 남성의 정삭, 여성의 자궁원인대(round lig. of uterus)가 지난다. 고샅굴은 양끝에서 깊은고샅구멍과 얕은고샅구멍으로 열린다.

(1) 깊은고샅구멍(deep inguinal ring)

고샅인대 중간부분에서 약 1.25 cm 위쪽, 아래배벽동맥(inferior epigastric a.)의 가쪽에 위치하며 배가로근막(transversalis fascia)이 주머니처럼 고샅굴로 접혀 들어가 형성된 구조이다(그림 6.5, 6.12). **정관**(ductus deferens, vas deferens), **고환동맥**(testicular a.), 자궁원인대 등이 깊은고샅구멍을 통해 고샅굴로 들어간다(그림 6.14). 배가로근막은 고샅굴로 이어져 고샅을 지나는 구조물들을 가장 속에서 싸고 있다.

(2) 얕은고샅구멍(superficial inguinal ring)

배바깥빗근 널힘줄 섬유 사이에 형성된 틈새로 두덩뼈결절(pubic tubercle)의 위가쪽에 위치하며 정삭이 고샅굴을 빠져나가는 통로이다(그림 6.13).

얕은고샅구멍의 가쪽과 안쪽모서리를 다리라고 한다. **가쪽다리**(lateral crus)는 두덩뼈결절에 붙고, 안쪽다리

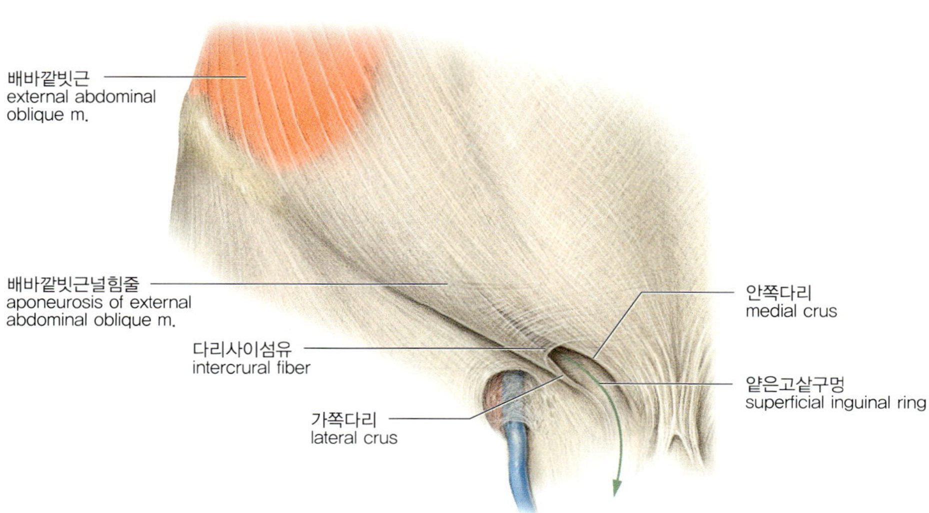

그림 6.13 고샅부위와 얕은고샅구멍

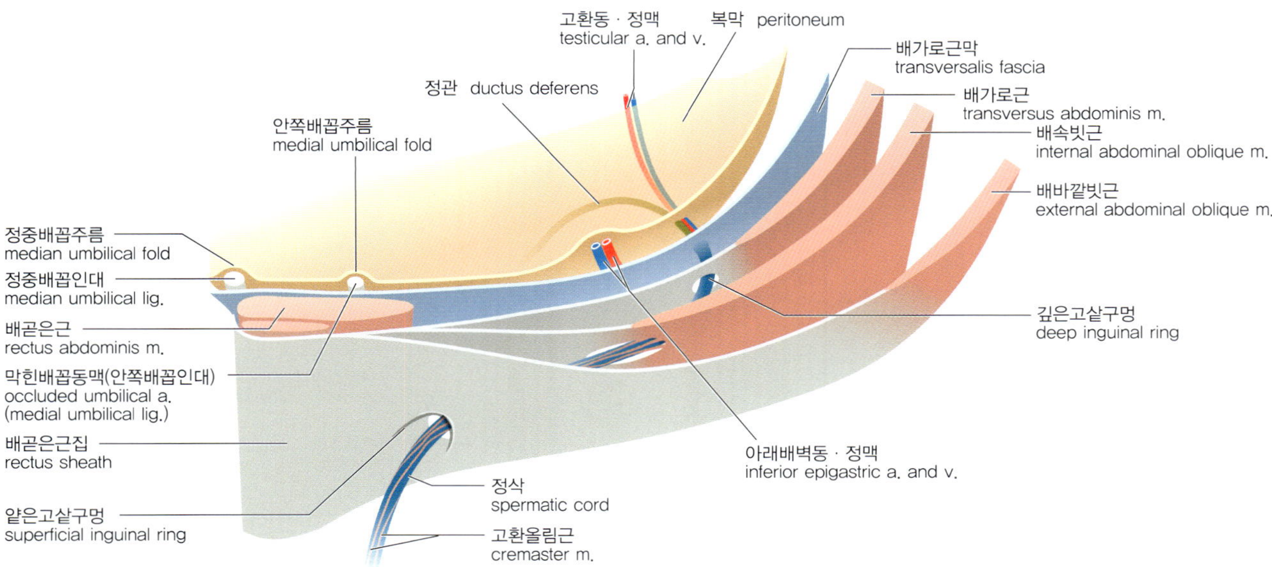

그림 6.14 고샅굴의 형성과, 정삭이 고샅굴을 지나는 모습을 보여주는 모식도

(medial crus)는 두덩뼈능선에 붙는다.

얕은고샅구멍 가쪽의 고샅인대에서 일어나서 얕은고샅구멍 위가쪽 방향으로 활꼴을 이루는 섬유를 다리사이섬유(intercrural fibers)라고 하는데, 다리사이섬유는 얕은고샅구멍의 양쪽 다리가 벌어지는 것을 막는다.

(3) 고샅굴의 벽

고샅굴은 앞벽, 뒤벽, 지붕, 바닥으로 구성되며 각각의 특징은 다음과 같다(그림 6.5).

- 앞벽 : 주로 배바깥빗근널힘줄로 이루어지고 벽 가쪽은 배속빗근의 근육 섬유에 의해 지지된다.
- 뒤벽 : 주로 배가로근막으로 구성되며 안쪽 부분은 배속빗근널힘줄과 배가로근널힘줄이 합쳐져 두덩뼈에 붙어 형성된 고샅낫힘줄(inguinal falx)에 의해 지지된다.
- 지붕 : 배속빗근과 배가로근의 근육섬유로 이루어지며 활 모양으로 휘어져 있다.
- 바닥 : 고샅인대가 안쪽으로 휜 부분의 윗면에 해당하며 가장 안쪽 부분은 고샅인대에서 두덩뼈빗(pecten pubis)을 연결하는 **갈고리인대**(lacunar lig.)가 된다.

고샅탈장 inguinal hernia

배벽에서 일어나는 가장 흔한 탈장은 고샅굴에서 일어난다. 고샅탈장은 고샅굴을 통해 복막이나 창자의 일부가 빠져나오는 것으로 비교적 고샅굴이 느슨한 남성에게서 많이 발생한다. 고샅탈장은 직접고샅탈장(direct inguinal hernia)과 간접고샅탈장(indirect inguinal hernia)으로 나뉘며, 간접고샅탈장이 더 흔하다. 직접고샅탈장은 나이 든 사람의 배벽이 약해지거나 얕은고샅구멍이 느슨해져 정삭의 바깥쪽으로 탈장주머니가 만들어지는 것을 말한다. 간접고샅탈장은 어린이나 젊은 사람에게 잘 발생하며 고환집돌기(vaginal process)가 막히지 않고 열려 정삭을 통해 음낭이나 대음순까지 탈장이 일어나는 것을 말한다. 기침을 하거나 배에 힘을 주었을 때 고샅부위에서 탈장주머니가 만져질 수 있다.

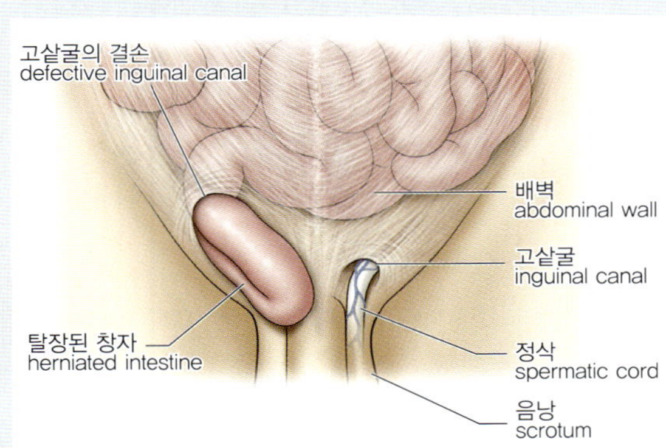

2) 정삭

정삭(spermatic cord)은 아래배벽혈관 가쪽의 깊은고샅구멍에서 시작하여 고샅을 지나 얕은고샅구멍으로 나온 다음 **음낭**(scrotum)에 있는 고환 뒤모서리에서 끝난다(그림 6.14, 6.15).

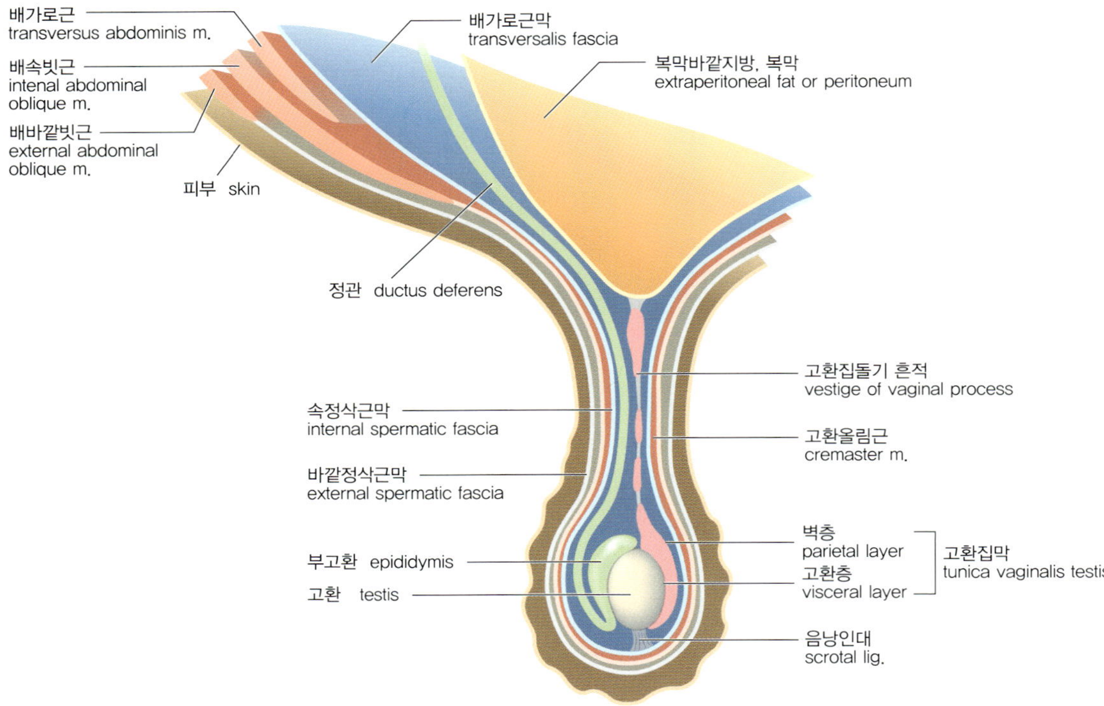

그림 6.15 앞배벽, 음낭, 정삭, 고환의 층

(1) 정삭의 구성

정삭에는 아래와 같은 구조물들이 포함된다(그림 6.16, 6.17, 6.18).

- **정관**(ductus deferens) : **부고환**(epididymis)에서 사정관(ejaculatory duct)까지 정자를 운반하는 길이 45 cm 가량의 근육관
- **고환동맥**(testicular a.) : 대동맥에서 나옴
- **정관동맥**(a. to ductus deferens) : **아래방광동맥**(inferior vesical a.)에서 주로 나옴
- **고환올림근동맥**(cremasteric a.) : **아래배벽동맥**(inferior epigastric a.)에서 주로 나옴
- **덩굴정맥얼기**(pampiniform venous plexus) : 왼쪽과 오른쪽 고환정맥에서 올라오는 여러 개의 정맥들
- **음부넙다리신경 음부가지**(genital branch of genitofemoral n.) : **고환올림근**(cremasteric m.)에 분포
- **교감신경섬유**(sympathetic nerve fibers)와 부교감신경섬유(parasympathetic nerve fibers)
- **림프관**(lymphatic vessel)

(2) 정삭근막

정삭은 여러 겹의 근막으로 싸여 있다. 이들 정삭근막(spermatic fascia)은 발생과정 중 앞가쪽배벽을 구성하는 근막에서 유래하는데, 속정삭근막(external spermatic fascia)은 배가로근막(transversalis fascia)에서, 고환올림근막(cremasteric fascia)은 배속빗근막에서, 바깥정삭근막(external spermatic fascia)은 배바깥빗근막에서 유래한다(그림 6.15, 7.55).

(3) 고환올림근

고환올림근(cremasteric m.)은 배속빗근의 가장 아래쪽 근육다발로 이루어져 있으며 고환올림근막(cremasteric fascia)에 싸여 있다. 추울 때에는 이 근육이 반사적으로 수축하여 음낭에 있는 고환을 위로 당기고, 따뜻할 때에는 이완되어 고환이 음낭 안으로 깊이 내려가게 한다. 고환올림근에는 **허리신경얼기**(lumbar plexus)에서 나온 음부넙다리신경(L1, L2)의 음부가지가 분포한다.

3) 음낭

음낭(scrotum)은 두 층의 피부주머니로, 색소가 많은 피부와 이 피부에 붙어 있는 **음낭근막**(dartos fascia)으로 이루어진다. 음낭근막에는 음낭의 주름을 만드는 민무늬근육인 **음낭근육**(dartos m.)이 들어 있다(그림 7.55).

음낭근막에는 지방이 없고, 앞쪽은 앞가쪽배벽의 얕은근막층(Scarpa's fascia)과 뒤쪽은 샅의 피부밑조직(Colles' fascia)과 이어져 있다. 음낭근육은 음낭피부에 붙어 있기 때문에 추울 때 음낭근육이 수축하면 피부 주름을 만들어 열 손실을 막는다. 음낭의 속은 음낭사이막(septum of scrotum)에 의해 양쪽으로 나뉘고, 겉에는 태아기의 양쪽 음낭융기(scrotal eminence)가 합쳐진 흔적인 음낭솔기(raphe of scrotum)가 정중선을 따라 있다.

음낭으로 혈액을 공급하는 동맥혈관은 다음과 같다.

- **뒤음낭동맥**(posterior scrotal a.) : **속음부동맥**(internal pudendal a.)의 가지인 샅동맥(perineal a.)에서 나옴
- **앞음낭동맥**(anterior scrotal a.) : 넙다리동맥의 가지인 **바깥음부동맥**(external pudendal a.)에서 나옴
- **고환올림근동맥**(cremasteric a.) : **아래배벽동맥**(inferior epigastric a.)의 가지

4) 고환

고환(testis)은 정삭에 의해 음낭에 매달려 있는 계란 모양의 기관으로 강한 섬유막인 백색막(tunica albuginea)으로 싸여 있고 정자(sperm)와 테스토스테론(testosterone)을 만든다. 정자는 길게 꼬인 정세관(seminiferous tubule)에서 만들어진 후, **곧은정세관**(straight seminiferous tubules)과 곧은정세관 끝부분에 있는 **고환그물**(rete testis)을 거쳐서 **부고환**(epididymis)에 저장된다(그림 6.16).

음낭의 덩이

음낭에서 덩이가 만져지는 경우는 다양하다. 간접고샅탈장(indirect inguinal hernia)의 탈장주머니가 만져질 수도 있고, 고환의 수종(hydrocele), 혈액낭종(hematocele), 정액낭(spermatocele), 혈종(hematoma), 종양(tumor)일 수도 있다. 음낭수종(hydrocele of testis)은 음낭에 국한되고 고환집막을 팽창시킨다. 갓 태어난 남자 영아는 종종 고환집막에 복막액이 남아 있기도 하지만 보통 생후 1년 동안에 흡수된다. 부고환의 손상이나 염증과 같은 병적 상태는 고환의 고환집막에 장액성 액체의 축적을 일으켜 성인에게도 음낭수종을 일으킨다. 음낭 수종을 검출하는 방법은 음낭에 밝은 빛을 비춰 붉은색의 빛의 투과여부(투과조명법; transillumination)로 음낭수종을 검출할 수 있다. 외상이나 질환에 의한 출혈로 생긴 혈종이나 혈액낭종은 빛이 투과되지 않으므로 음낭수종과 구분할 수 있다.

고환은 폐쇄된 형태의 복막주머니인 **고환집막**(tunica vaginalis)으로 싸여 있다(그림 6.15). 고환집막은 고환층과 벽층(벽쪽층; parietal layer)으로 이루어져 있다. **고환층**(**내장층**; visceral layer)은 고환이 부고환과 정삭에 붙는 자리를 제외한 고환의 나머지 표면을 싸고 있다. 속정삭근막과 닿아 있는 고환집막의 **벽층**(parietal layer)(그림 6.15)은 고환층보다 더 크고 위로 정삭까지 이어져 있다.

고환집막안에 있는 적은 양의 액체에 의해 고환층과 벽층은 분리되어 있어 고환은 음낭안에서 자유롭게 움직일 수 있다(그림 6.15).

고환동맥(testicular a.)은 배대동맥(abdominal arota)에

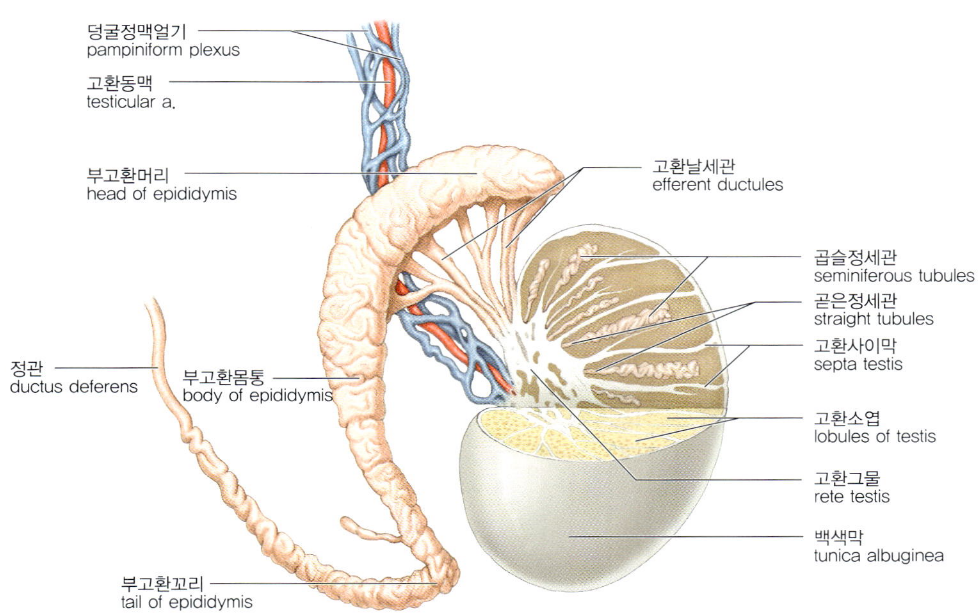

그림 6.16 고환, 부고환, 정관

서 콩팥동맥이 분지된 바로 아래 지점의 앞가쪽에서 시작한다. 이 동맥은 복막 뒤에서 아래쪽으로 비스듬하게 달려 요관(ureter)과 바깥엉덩동맥의 아랫부분을 가로질러 깊은고샅구멍(deep inguinal ring)과 얕은고샅구멍(superficial inguinal ring)을 통과해 정삭으로 들어간 후 고환에 분포한다(그림 6.14, 6.16, 6.17).

고환정맥(testicular v.)은 고환에서 작은 정맥으로 시작한다. 이들은 서로 합쳐져 고환동맥을 둘러싸며 서로 치밀하게 연결된 덩굴정맥얼기(pampiniform venous plexus)를 이룬다(그림 6.16). 덩굴정맥얼기는 고환이 일정한 온도를 유지할 수 있게 한다. 덩굴정맥얼기는 왼쪽에서 다시 왼고환정맥이 되어 **왼콩팥정맥**(left renal v.)으로 합류되며, 오른쪽에서는 오른고환정맥이 되어 아래대정맥(inferior vena cava)으로 합류된다(그림 6.17).

고환의 림프는 허리(대동맥)림프절과 대동맥앞림프절(preaortic nodes)로 유입된다(그림 6.18).

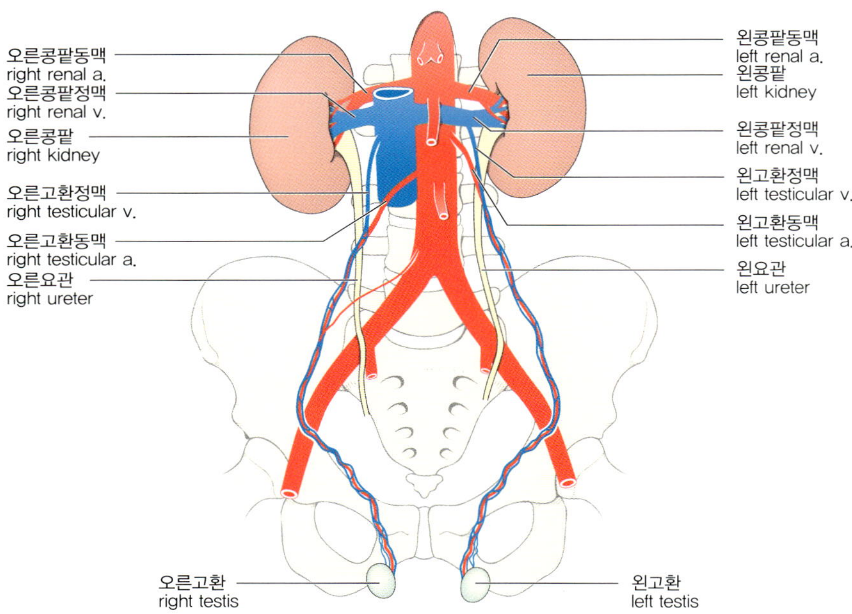

그림 6.17 고환동맥과 고환정맥의 주행

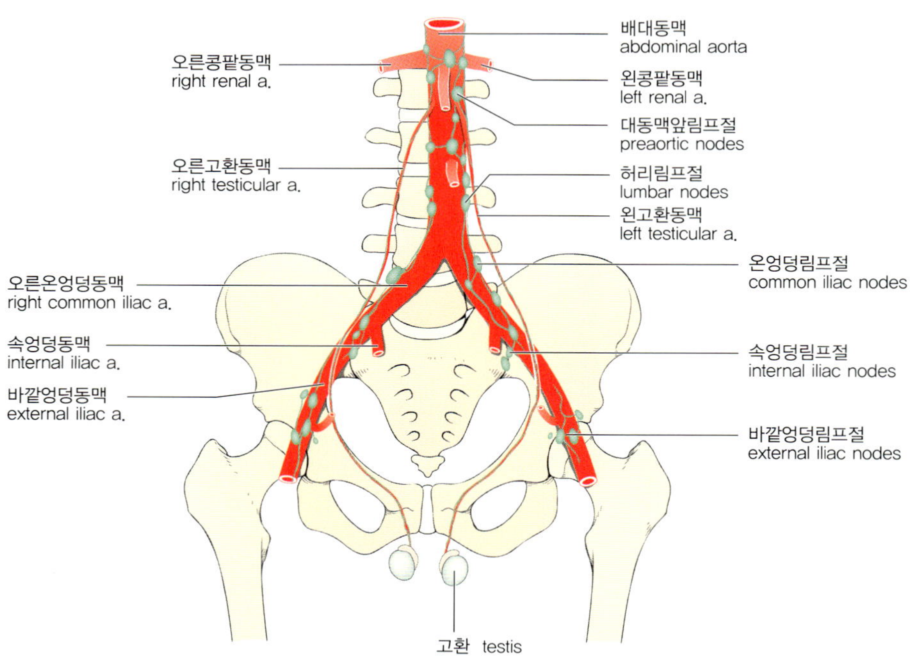

그림 6.18 고환의 림프흐름과 배안의 림프절

고환의 자율신경은 열째에서 열한째 가슴신경분절(T10~T11)에서 기원하는 교감신경섬유가 고환동맥 주변에서 고환신경얼기(testicular plexus)를 형성한다.

5) 부고환

부고환(epididymis)은 고환 뒤가쪽에 위치하며 뒤모서리를 제외하고는 고환집막으로 싸여 있다(그림 6.15). 부고환은 부고환관(duct of epididymis)이 꼬여 단단하게 밀집된 형태로 되어 있어 덩어리처럼 보인다. 부고환은 머리, 몸통, 꼬리의 세 부분으로 구성되어 있다.

부고환머리(head)는 위쪽의 확장된 부분으로 12~14개의 고환날세관(efferent ductule)이 꼬여 만들어진 소엽(lobule)으로 이루어져 있다. 부고환몸통(body)은 부고환관이 꼬여 형성되며, 부고환꼬리(tail)는 정관(ductus deferens)으로 이어지는 부분이다(그림 6.16).

4. 복막과 복막안

복막(peritoneum)은 반짝이며 반투명한 장막으로, 배골반안(abdominopelvic cavity)의 벽과 장기를 둘러싼다. 배골반벽의 속면을 싸는 복막을 벽복막(parietal peritoneum)이라고 하고, 위와 창자 등의 배안 장기를 싸고 있는 복막을 내장복막(visceral peritoneum)이라고 한다. 벽복막 바깥에는 배벽에 분포하는 혈관과 신경이 있고, 내장복막 속에는 배안 장기에 분포하는 혈관과 신경이 지나간다.

두 층의 복막 사이 공간을 복막안(peritoneal cavity)이라고 한다. 복막안에는 윤활작용을 하는 복막액(peritoneal fluid)이 있어 내장복막으로 싸인 배안 장기들이 마찰 없이 움직일 수 있다. 남성에서 복막안은 완전히 막힌 주머니이지만 여성에서는 자궁관, 자궁안, 질을 통하여 몸의 바깥 부분과 연결되어 있다.

위나 지라와 같이 표면 대부분이 내장복막으로 싸여 있는 장기를 복막속장기(intraperitoneal organ)라고 한다. 콩팥과 같은 장기는 복막에 싸여 있지 않고 벽복막과 뒤배벽 사이에 위치하여 장기의 한쪽 면만 복막으로 덮여 있다(그림 6.19). 이러한 장기를 복막바깥(뒤)장기(extraperitoneal or retroperitoneal organ)라고 하며 오름잘록창자(ascending colon), 내림잘록창자, 샘창자(duodenum) 등이 이에 해당한다. 복막안(peritoneal cavity)은 골반안(pelvic cavity)과 연결된다(그림 6.1).

1) 창자간막, 복막인대, 복막오목

복막안(peritoneal cavity)에서 복막속장기는 창자간막(mesentery)에 의해 뒤배벽(posterior abdominal wall)에 매달려 있다(그림 6.20). 창자간막은 두 층의 내장복막과 그 사이의 얇은 **성긴결합조직**(loose connective tissue)으로 만들어지며, 창자간막 속에는 많은 지방과 함께 창자에 분포하는 혈관, 신경, 림프절 등이 있다.

창자간막 중에서 **큰창자**(large intestine)의 창자간막을 **잘록창자간막**(mesocolon)이라 하고(그림 6.20), 위(stomach)와 샘창자 첫째부분을 배안의 다른 장기나 배벽에 연결하는 두 층의 복막을 **그물막**(omentum)이라

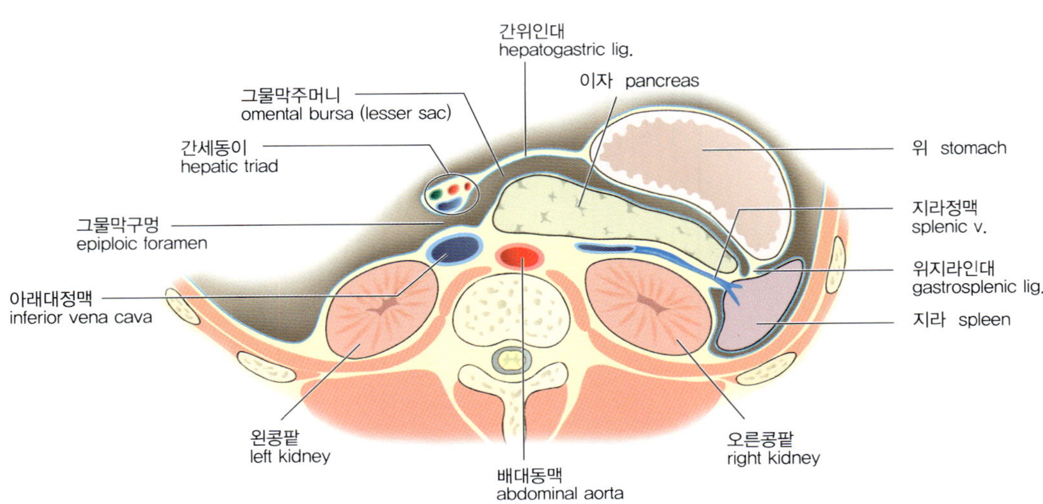

그림 6.19 배의 가로단면에서 그물막주머니와 그물막구멍

고 한다. 그물막은 큰그물막과 작은그물막으로 구분되는데, 큰그물막(greater omentum)은 위의 큰굽이(greater curvature)와 샘창자 첫째부분에서 앞치마처럼 아래로 늘어져 복막속장기들을 덮는 복막주름(peritoneal fold)이다. 이 복막주름은 아래쪽에서 뒤로 접힌 후 위로 올라가 **가로잘록창자**(transverse colon)와 가로잘록창자간막(transverse mesocolon) 앞면에 붙는다(그림 6.20, 6.21). 작은그물막(lesser omentum)은 위의 작은굽이(lesser curvature)와 샘창자 첫째부분을 간과 연결하는 두 층의 복막으로 구성되며, 각각 **간위인대**(hepatogastric lig.)와 **간샘창자인대**(hepatoduodenal lig.)라고 한다(그림 6.21).

하나의 장기와 주위의 다른 장기 또는 배벽 사이를 연결하는 두 층의 복막이 두꺼워져 형성된 구조물을 복막인대(peritoneal lig.)라 하고, 간과 연결된 복막인대로는 다음과 같은 것들이 있다(그림 6.21).

- **낫인대**(falciform lig.) : 간과 앞배벽을 연결
- **간위인대**(hepatogastric lig.) : 작은그물막의 일부로 간과 위를 연결
- **간샘창자인대**(hepatoduodenal lig.) : 작은그물막의 자유모서리에 해당하는 부분으로 간과 샘창자를 연결

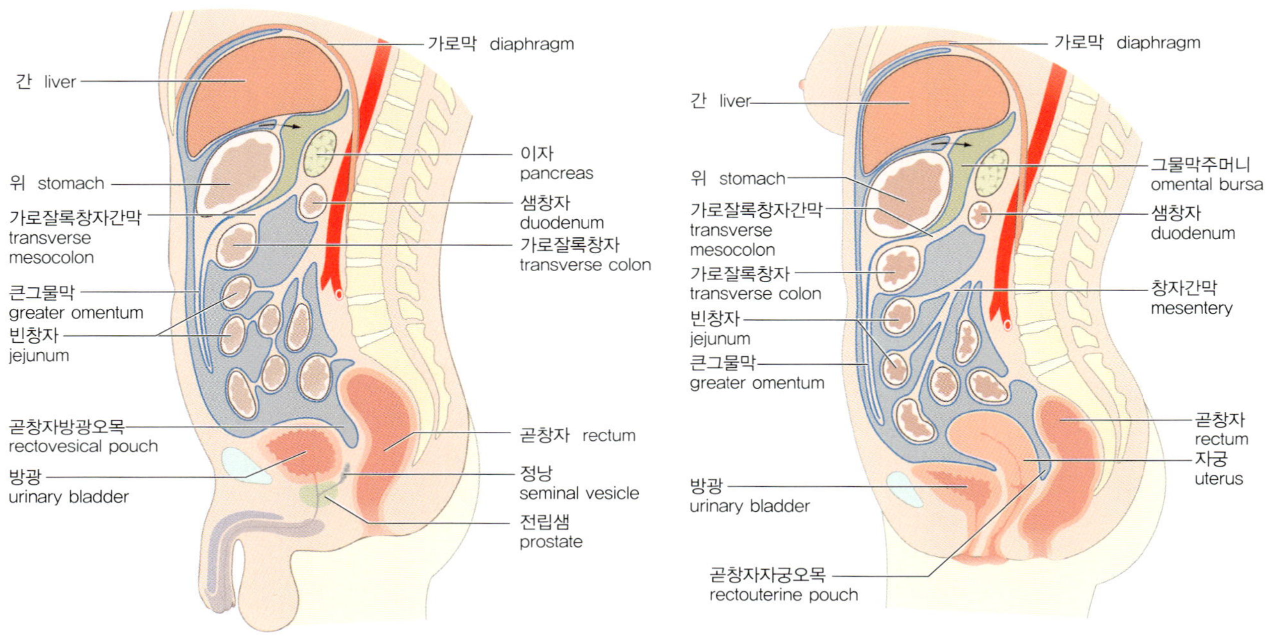

그림 6.20 남녀 배골반안의 시상단면. 화살표는 큰복막주머니에서 그물막주머니로 들어가는 그물막구멍의 위치를 나타낸 것이다.

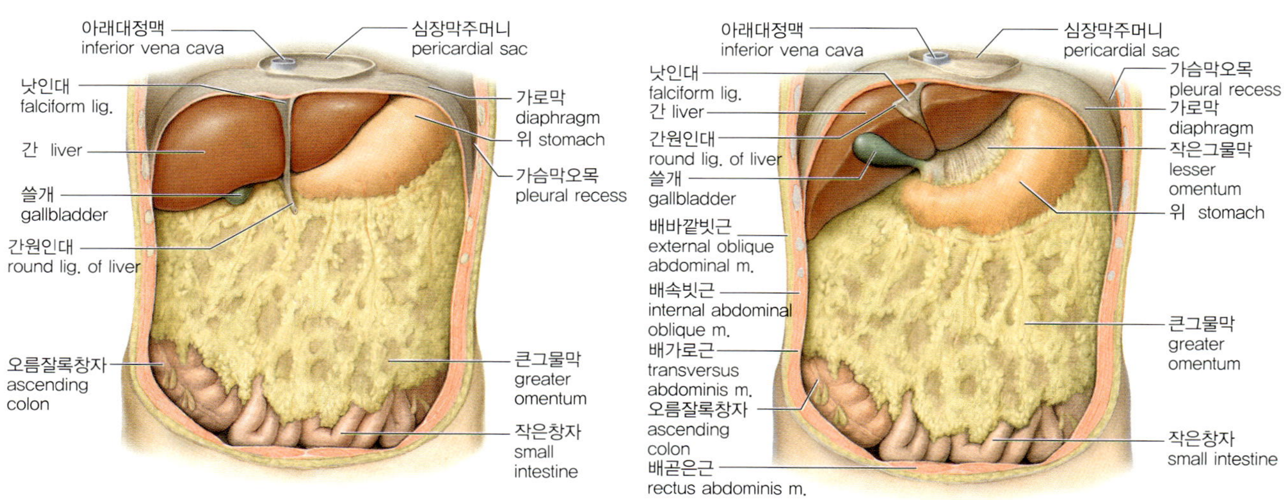

그림 6.21 큰그물막과 작은그물막. 오른쪽 그림에서 간을 위로 젖혀 작은그물막이 잘 보이도록 하였다.

하며, 그 속에는 간으로 드나드는 온쓸개관(common bile duct), **간동맥**(hepatic a.), **간문맥**(hepatic portal v.) 등 **간세동이**(portal triad)가 지남(그림 6.19).

위와 연결된 복막인대로는 다음과 같은 것들이 있다.

- **위가로막인대**(gastrophrenic lig.) : 위와 가로막 아래쪽을 연결
- **위지라인대**(gastrosplenic lig.) : 위와 지라를 연결(그림 6.22)
- **위잘록창자인대**(gastrocolic lig.) : 위와 가로잘록창자를 연결(그림 6.31)

복막이 접혀 만들어진 복막주름 사이에 주머니처럼 오목하게 들어간 부분을 복막오목(peritoneal recess)이라고 한다. 앞배벽 속면에서 배꼽주름들 사이에 방광위오목(supravesical recess)과 배꼽오목(umbilical recess)이 있다(그림 6.12). 샘창자와 빈창자가 만나는 부분에는 복막에 의해 형성된 4개의 복막오목이 있는데, 각각 위샘창자오목(superior duodenal fossa), 샘창자아래오목(inferior duodenal fossa), 샘창자옆오목(paraduodenal recess), 샘창자뒤오목(retroduodenal recess)이라 한다(그림 6.41). 복막오목은 막창자와 구불잘록창자 주위에도 있다(그림 6.49).

2) 복막안의 구분

복막안은 태아발생 중 위(stomach)가 회전함에 따라 **큰복막주머니**(greater peritoneal sac)와 **작은복막주머니**(lesser peritoneal sac)로 구분된다(그림 6.22, 6.23). 큰복막주머니는 복막안의 대부분을 차지하며, 앞가쪽배벽을 절개하면 바로 큰복막주머니가 열린다.

작은복막주머니(lesser peritoneal sac)는 작은그물막(lesser omentum)과 위(stomach), 위 주변 장기 뒤에 있는 주머니 모양 공간을 말하며, **그물막주머니**(omental bursa)라고도 한다(그림 6.23). 그물막주머니 위쪽에는 가로막(diaphragm)과 간의 관상인대(hepatic coronary lig.) 뒤층에 의해 경계되는 위오목(superior recess)이 있고, 아래쪽에는 두 층의 복막 사이에 놓인 아래오목(inferior recess)이 있다(그림 6.23). 그물막주머니 앞벽과 뒤벽은 서로 잘 미끄러져 위(stomach)의 자유로운 운동을 도와준다. 작은그물막의 오른쪽 자유모서리 뒤로 손가락을 넣으면 그물막주머니로 들어가는데, 이곳을 그물막구멍(omental foramen or epiploic foramen or foramen of Winslow)이라고 하며 그물막주머니와 큰복막주머니(greater peritoneal sac)를 연결하는 유일한 통로이다(그림 6.19, 6.20, 6.23). 그물막구멍 앞쪽에는 간세동이인 간문맥, 온쓸개관, 간동맥이 들어 있는 간샘창자인대(hepatoduodenal lig.)가 있고, 뒤쪽에는 벽복막으로 덮인 아래대정맥(inferior vena cava)과 가로막 오른다리(right crus of diaphragm)가 있다(그림 6.19). 위쪽에는 내장복막으로 싸인 간의 꼬리엽이 있으며 아래쪽에는 샘창자 첫째부분이 있다.

복막염 peritonitis

창자가 손상되거나 외상에 의해 배안으로 세균이 침투하였을 때 복막에 염증이 생긴 것을 복막염이라 한다. 흔히 막창자꼬리염(appendicitis)에 의해 막창자꼬리가 파열된 경우가 흔하며, 간혹 감염에 의한 것이 아닌 경우도 있다. 염증이 있는 복막부위의 통증 뿐만 아니라 그 위를 덮고 있는 피부의 통증도 유발되며 근육이 긴장하여 배가 딱딱하게 만져지는 경우도 있다. 전체 복막으로 파급된 복막염을 범복막염(온배막염 panperitonitis, generalized peritonitis)이라 하며 열과 통증, 소화장애를 동반한다.

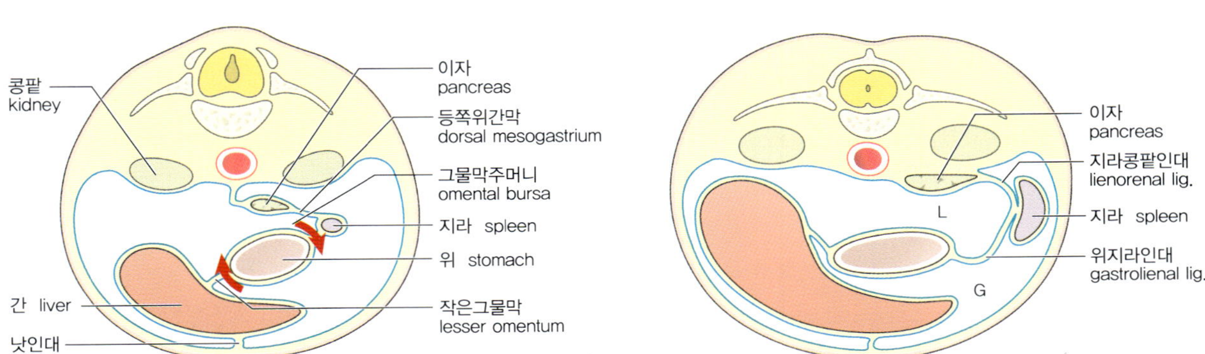

그림 6.22 태생기 동안 위의 회전(A)과 그 결과(B)를 나타내는 모식도. 화살표는 위가 회전하는 방향을, G는 큰복막주머니, L은 작은 복막주머니(그물막주머니)를 표시한 것이다.

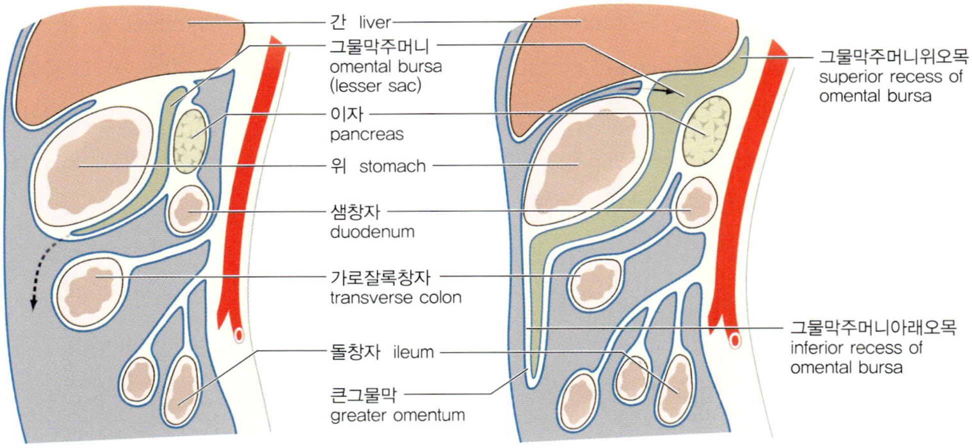

그림 6.23 큰그물막과 그물막주머니의 형성 과정을 관상단면에서 본 모습

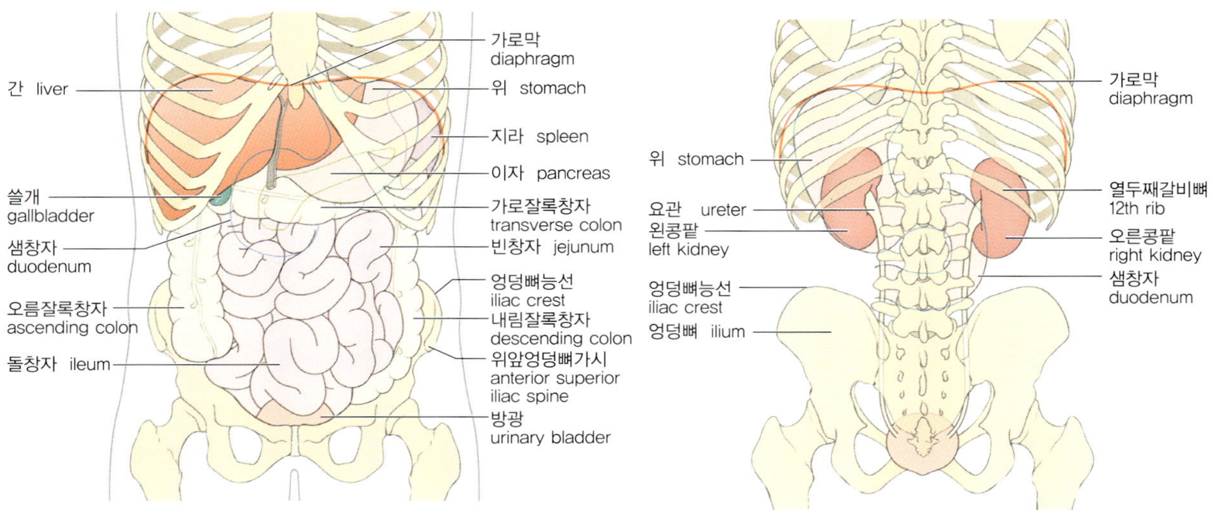

그림 6.24 큰그물막과 그물막주머니의 형성 과정을 관상단면에서 본 모습

II 배안장기

배의 주요 장기로는 식도 끝부분과 위, 창자, 지라, 이자, 간, 쓸개, 콩팥, 부신 등이 있다. 앞배벽을 열고 배안을 보았을 때, **낫인대**(falciform lig.)가 간에서 아래쪽의 배꼽까지 앞배벽에 붙어 있고, 지방이 들어 있는 큰그물막(greater omentum)은 창자 대부분을 덮고 있으며 쓸개는 간 아래모서리 아래로 일부가 보인다(그림 6.21).

식도, 위, 창자를 소화관(digestive tract, alimentary tract)이라고 하며, 소화관은 태생기에 앞창자(foregut), 중간창자(midgut), 뒤창자(hindgut)에서 발생한다. 소화관에 분포하는 복강동맥(celiac trunk), 위창자간막동맥(superior mesenteric a.), 아래창자간막동맥(inferior mesenteric a.)은 모두 배대동맥(abdominal aorta)에서 나온다(그림 6.25).

위창자간막정맥(superior mesenteric v.)과 **지라정맥**(splenic v.)이 합쳐져 문맥계통(portal system of veins)의 주요 정맥혈관인 **간문맥**(hepatic portal v.)을 이룬다(그림 6.26). 배안의 소화관과 이자, 지라, 쓸개 등에서 나오는 혈액은 문맥계통을 통하여 간으로 운반된다.

1. 식도

식도(esophagus)는 목부분, 가슴부분, 배안부분으로 나뉘며, 목부분은 9장에, 가슴부분은 5장에 기술하였고, 이 장에서는 배안부분을 기술한다.

1) 식도 배안부분

식도 배안부분(abdominal part)은 가로막 오른다리에 있는 **식도구멍**(esophageal hiatus)에서 **위 들문구멍**(cardial orifice) 사이를 말하며, 길이가 2~3 cm 정도로 매우 짧다(그림 6.27). 배에서 식도는 앞면과 가쪽면이 복막으로 덮인 복막뒤장기이다.

식도는 가로막 위아래에서 가로막근막(diaphragmatic fascia)의 연장인 **위 · 아래가로막식도인대**(phrenicoesophageal lig.)에 의하여 식도구멍에 고정되어 있다(그림 6.27). 이 인대는 탄력섬유를 많이 포함하고 있어서, 숨을

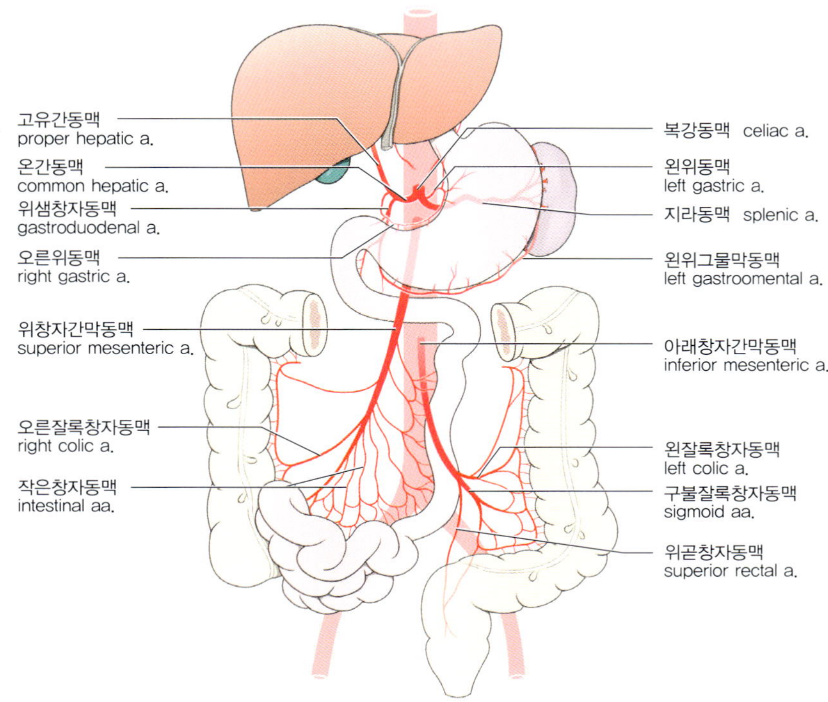

그림 6.25 배안장기의 동맥분포

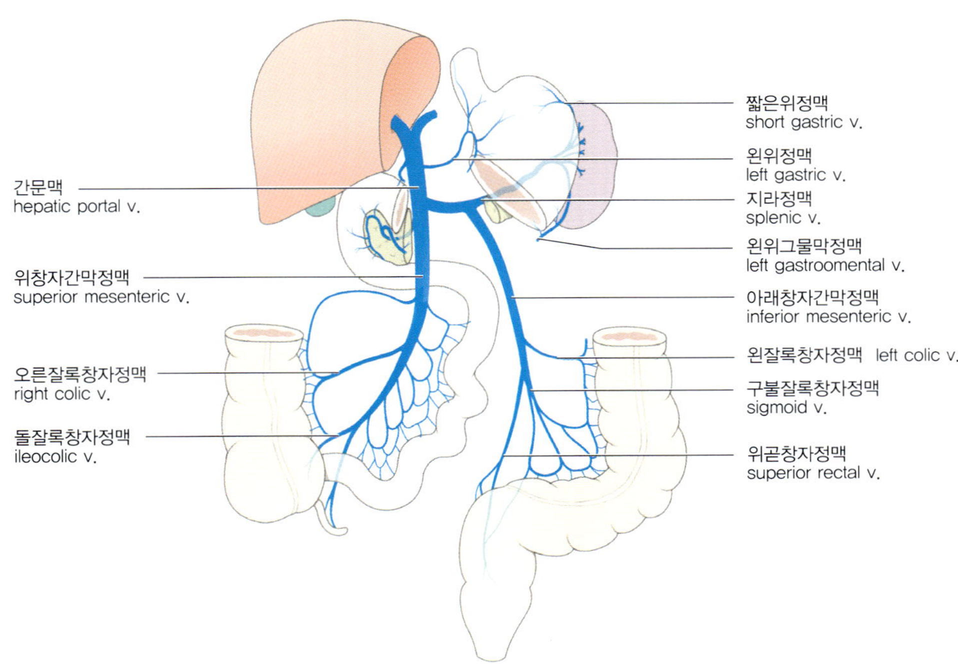

그림 6.26 배안장기의 정맥분포

쉬거나 음식물을 삼킬 때 가로막과 식도가 어느 정도는 독립적으로 움직일 수 있게 하면서 동시에 식도가 식도구멍 위아래로 벗어나지 않도록 고정하는 역할을 한다. 가로막 식도구멍에서 식도는 매우 좁아져서(그림 6.28) 이 부위는 기능적으로 조임근 역할을 한다. 따라서 음식을 먹지 않았을 때 식도위연결의 위쪽 공간은 정상적으로 좁아져 있으며 이로 인해 위안의 음식물이나 위액이 식도로 넘어오는 것을 막는다. **식도위연결**(esophagogastric junction)은 식도 배안부분과 위 들문 사이의 경계를 말하며, **칼돌기**(xiphoid process) 끝을 지나는 수평면에서 열한째 등뼈 왼쪽에 놓여 있다(그림 6.29).

위식도역류 gastroesophageal reflux

위와 식도 사이에는 정상적으로 식도에서 위로만 음식이 지나간다. 하지만 아래식도조임근이 느슨해지거나 가로막틈새탈장(hiatal hernia)이 있는 경우, 위 내용물이나 위산이 식도로 역류할 수 있다. 이로 인해 식도 점막이 손상되면 통증이 유발되는데, 이는 가슴부위의 통증(heartburn)으로 나타나 위나 심장에 의한 통증과 구별되어야 한다.

2) 식도 배안부분의 혈관과 신경

식도 배안부분에는 복강동맥의 가지인 왼위동맥(left gastric a.)과 왼아래가로막동맥(left inferior phrenic a.)이 분포한다(그림 6.32). 정맥은 왼위정맥(left gastric v.)을 통해서 문맥계통(portal venous system)으로 들어가며 **식도정맥**(esophageal v.)을 통하여 **홀정맥**(azygos v.)으로 흘러가 몸통정맥계통(systemic venous system)으로 들어간다(그림 6.33).

식도 배안부분의 림프는 왼위림프절(left gastric nodes)을 지나 복강림프절(celiac nodes)로 유입된다(그림 6.34).

식도 배안부분에는 식도신경얼기(esophageal plexus)가 분포한다. 식도신경얼기는 앞 · 뒤위신경(anterior and posterior gastric nn.)으로 이어지는 미주신경줄기(vagal trunk), **가슴교감신경줄기**(thoracic sympathetic trunk), **큰 · 작은내장신경**(greater and lesser splanchnic nn.)이 얽혀 있는 것으로 왼위동맥과 아래가로막동맥을 감싸고 있다(그림 6.35).

2. 위

위(stomach)는 소화관이 넓어진 부분으로 식도와 작은창자 사이에 위치한다. 위의 모양은 "J"자 모양을 닮았지만 사람마다 모양과 위치가 다르다. 보통 배에서 오른위사분구역과 왼위사분구역에 표시할 수 있으며, 위의 대략적인 위치는 다음과 같다(그림 6.29).

- **들문구멍**(cardial orifice) : 왼쪽 일곱째갈비연골 뒤, 열한째등뼈 높이 정중면 오른쪽 2~4 cm

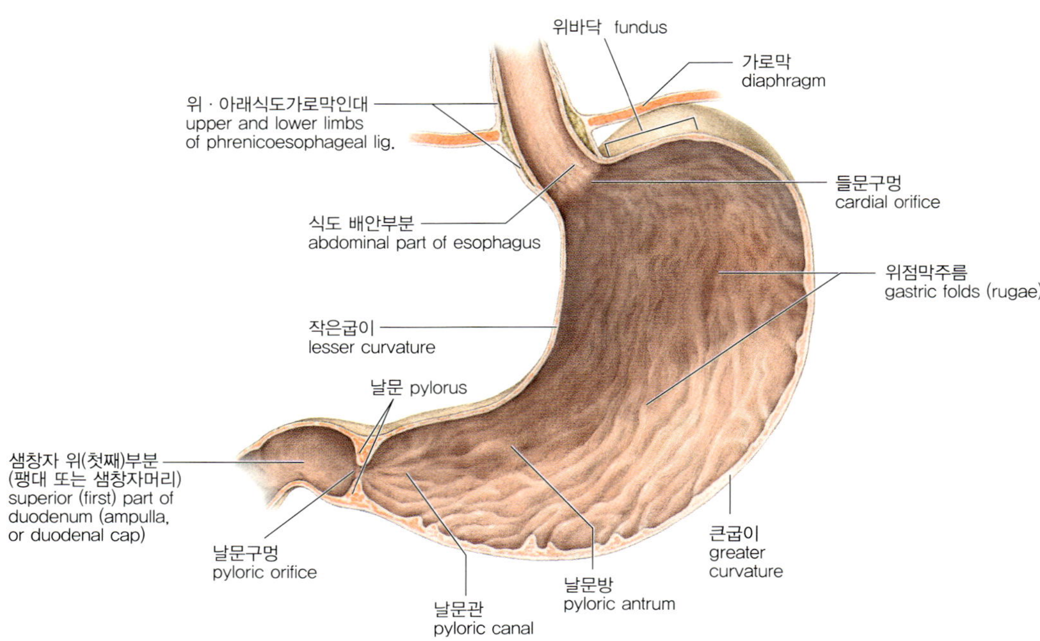

그림 6.27 식도 배안부분과 위의 구조와 위점막

• **위바닥**(fundus) : 빗장중간면 왼쪽 다섯째갈비뼈 뒤
• **날문**(pylorus) : 정중선에서 1~2 cm 오른쪽, 높이는 다양함

1) 위의 구조

위(stomach)에는 길고 볼록한 모서리인 큰굽이(greater curvature)와 짧고 오목한 모서리인 작은굽이(lesser curvature)가 있으며, 전체적으로는 네 부분으로 나뉜다(그림 6.27).

• **들문부분**(cardiac part)은 식도와 연결된 들문구멍(cardial orifice) 주변을 말한다.
• **위바닥**(fundus)은 들문구멍을 지나는 수평면보다 위쪽으로 확장된 부분을 말하며, 가로막 왼쪽 지붕 아래에서 왼쪽 다섯째갈비사이공간(intercostal space)에 위치한다. 겉에서 보았을 때 식도와 위바닥 사이의 패인 각을 들문패임(cardial notch)이라고 한다.
• **위몸통**(body)은 위바닥과 날문관 사이로, 위의 대부분을 차지한다.
• 위의 작은굽이를 샘창자쪽으로 따라가면 2/3 지점에서 깊게 패인 **모패임**(angular notch)이 있고, 이는 위몸통과 날문부분의 경계가 된다. 날문부분(pyloric part)은 위에서 샘창자로 이행되는 부분을 말한다. 벽이 두껍고 깔때기 모양이며, 두 부분으로 나뉜다. 몸쪽을 날문방(pyloric antrum)이라고 하며, 날문부분 중 가장 넓은 부분이다. 먼쪽 좁은 부분은 날문관(pyloric canal)이라고 한다. 날문관 끝부분을 둘러싼 근육층이 두꺼워져서 **날문조임근**(pyloric sphincter m.)이 된다. 이 조임근은 위의 내용물을 샘창자로 내보내는 것을 조절한다.

위점막이 수축했을 때 형성되는 긴 융기를 위주름(gastric fold, rugae)이라고 한다. 위주름은 큰굽이를 따라 날문부위로 갈수록 더 뚜렷하며(그림 6.27), 방사선조영제를 이용한 방사선 촬영에서 뚜렷이 관찰된다(그림 6.30).

2) 위 관련 구조물

위는 굽이를 따라 혈관이 놓인 곳과 들문 뒤쪽의 좁은 지역을 제외하고는 내장복막으로 싸여 있다. **작은그물막**(lesser omentum)은 위의 앞뒤를 감싸고 난 후 큰굽이에서 만나 **큰그물막**(greater omentum)이 된다(그림 6.23, 6.31). 위 앞쪽에는 가로막, 왼간엽, 앞배벽이 있고 뒤쪽에는 그물막주머니(omental bursa)와 이자가 있다. 따라서 그물막주머니 앞쪽은 위의 뒤벽에 해당한다.

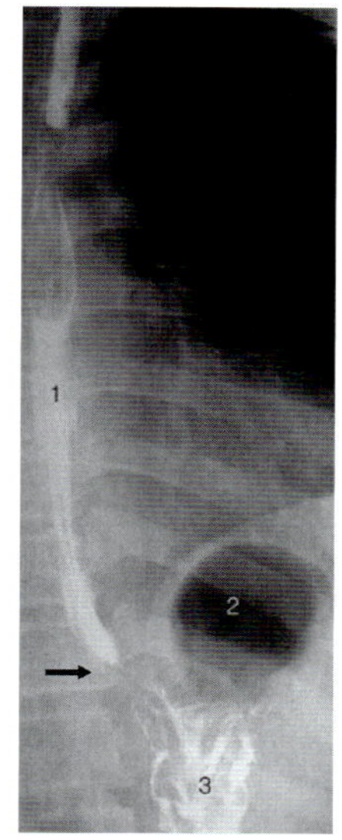

그림 6.28 식도조영촬영 영상. 식도가 가로막을 지나는 부위(화살표) 이하가 매우 좁아져 보인다. 1. 식도, 2. 위바닥, 3. 위몸통

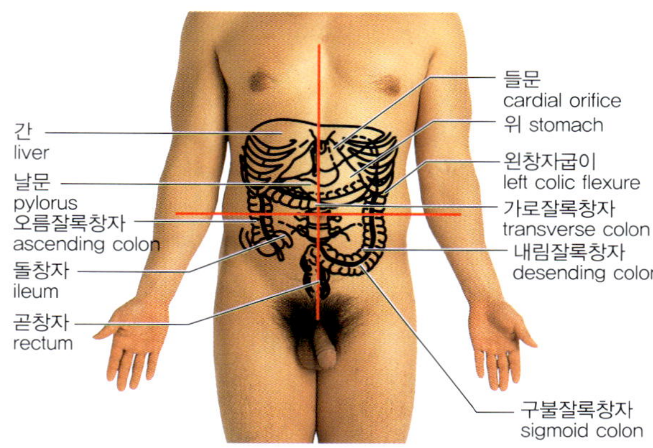

그림 6.29 일부 배안장기의 위치를 몸 표면에 투영한 모습

3) 위의 혈관

위는 혈액공급이 풍부하며, 위에 분포하는 동맥은 복강동맥(celiac trunk) 가지에서 나온다(그림 6.25, 6.32).

(1) 작은굽이를 따라 달리는 왼 · 오른위동맥

• **왼위동맥**(left gastric a.)은 복강동맥에서 직접 나와 작은그물막 속에서 들문부분으로 들어간 후 작은굽이 왼쪽에서 오른쪽으로 달리며 오른위동맥과 연결된다.
• **오른위동맥**(right gastric a.)은 **간동맥**(hepatic proper

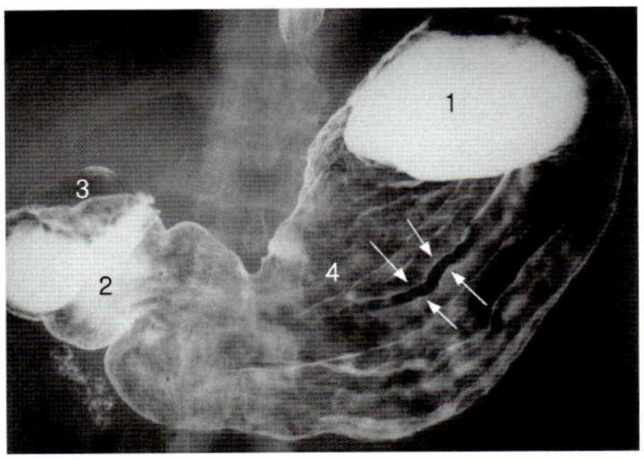

그림 6.30 식도조영촬영 영상. 식도가 가로막을 지나는 부위(화살표) 이하가 매우 좁아져 보인다. 1. 식도, 2. 위바닥, 3. 위몸통

a.)에서 나와 작은굽이의 오른쪽에서 왼쪽으로 달리며 왼위동맥과 연결된다.

(2) 큰굽이를 따라 달리는 왼 · 오른위그물막동맥

- **왼위그물막동맥**(left gastroomental (gastroepiploic) a.)은 지라동맥(splenic a.)에서 나와 큰굽이를 왼쪽에서 오른쪽으로 따라 달리며 오른위그물막동맥과 연결된다.
- **오른위그물막동맥**(right gastroomental (gastroepiploic) a.)은 위샘창자동맥(gastroduodenal a.)에서 나와서 큰굽이의 오른쪽에서 왼쪽으로 달리며 왼위그물막동맥과 연결된다.
- **짧은위동맥**(short gastric a.)은 지라동맥의 끝이나 가지에서 나와 위바닥으로 들어간다.

(3) 위정맥(그림 6.33)

- **왼 · 오른위정맥**(left · right gastric vv.) : **간문맥**(hepatic portal v.)으로 합류
- **짧은위정맥**(short gastric v.)과 **왼위그물막정맥**(left gastroepiploic v.) : **지라정맥**(splenic v.)으로 합류
- 지라정맥 : 위창자간막정맥(superior mesenteric v.)과 합쳐져 간문맥 형성
- **오른위그물막정맥**(right gastroepiploic v.) : 위창자간막정맥으로 합류
- **날문앞정맥**(prepyloric v.) : 날문 앞을 지나 오른위정맥으로 합류. 우리 몸에서 비교적 뚜렷하게 보이기 때문에 외과의들은 날문을 찾을 때 이 정맥을 길잡이로 찾는다.

4) 위의 림프 흐름

위림프관(gastric lymphatic vessel)은 위의 큰굽이와 작은굽이를 따라 달리는 혈관과 함께 달린다. 위에서 걷어지는 림프는 여러 부위별로 위림프절(gastric nodes)이나 위그물막림프절(gastroomental nodes)을 지나 복강림프절(celiac nodes)로 유입된다(그림 6.34). 위암이 전이될 때 림프관과 림프절을 경유하는 경우가 많아 임상적으로 중요하다.

- 위(stomach)의 위쪽(superior) 2/3 부위 : 왼위혈관과 오른위혈관을 따라 위림프절(gastric lymph nodes)로 유입

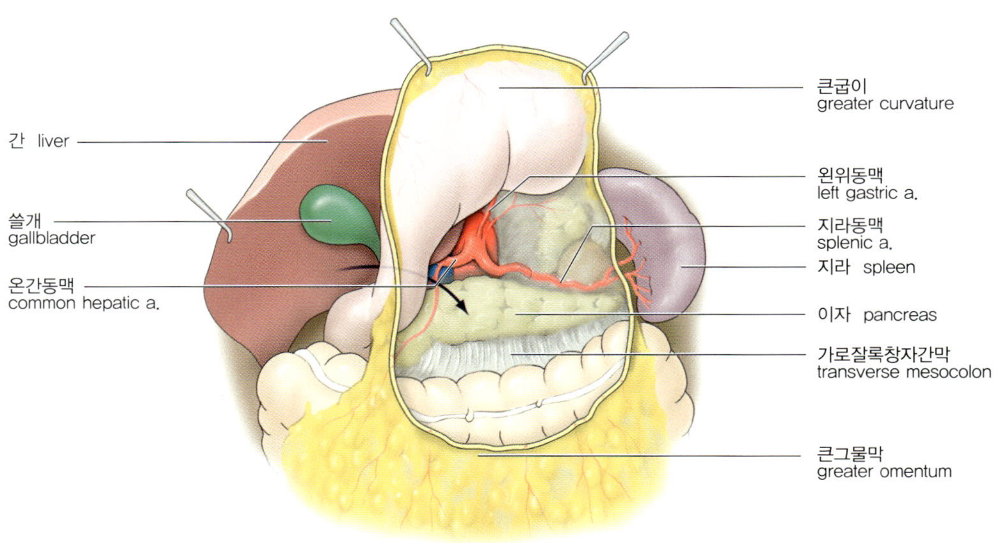

그림 6.31 그물막주머니와 위자리. 위잘록창자인대를 자르고 위를 위로 젖혀서 그물막주머니를 노출하였다.

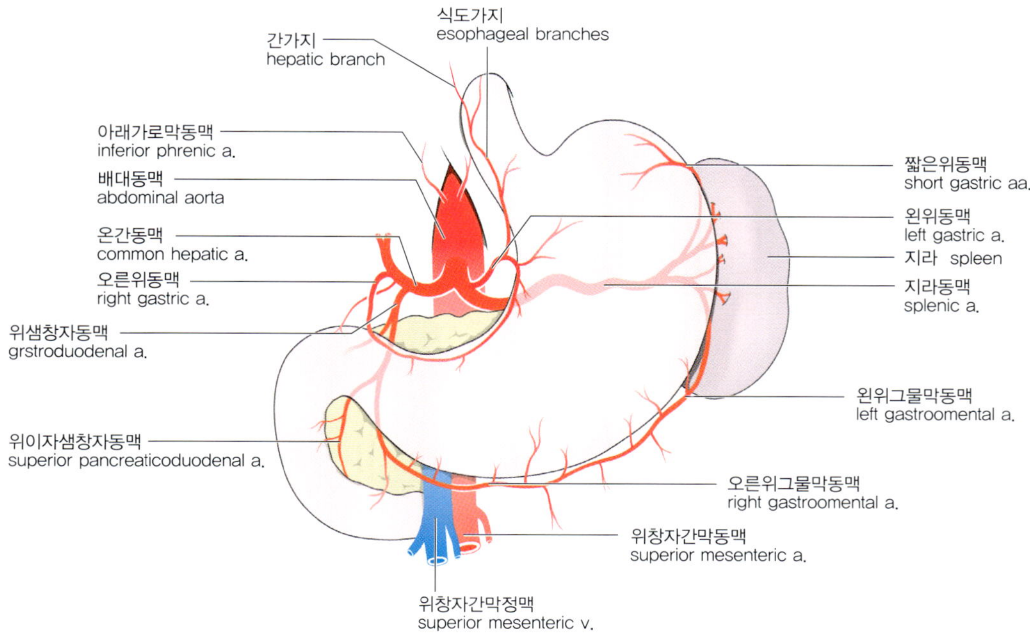

그림 6.32 식도와 위의 정맥분포

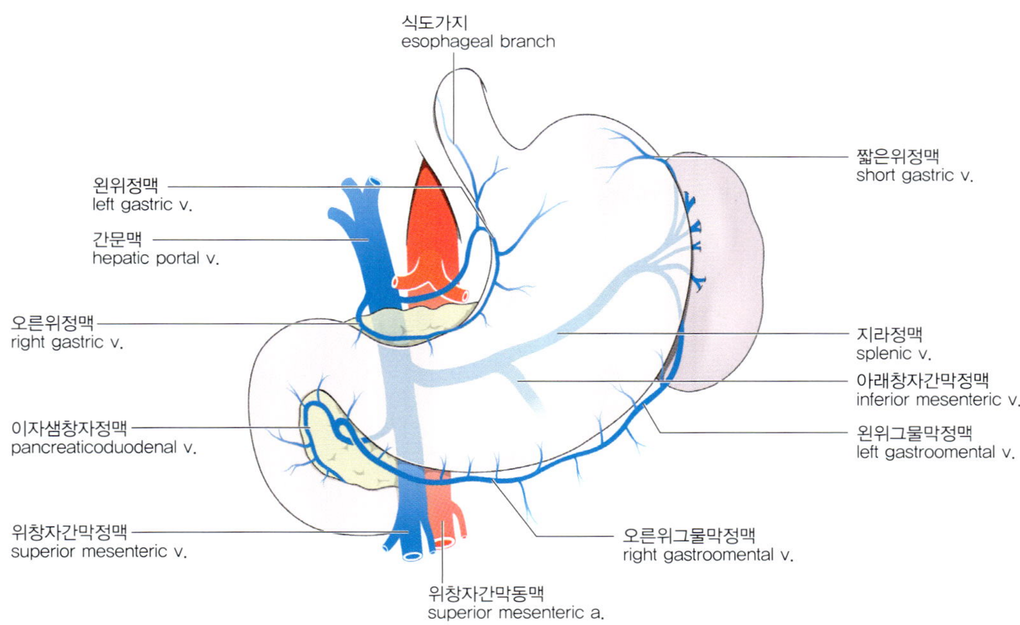

그림 6.33 식도와 위의 정맥분포

- 위몸통 위쪽(superior)과 위바닥 부위 : 짧은위동맥과 왼위그물막혈관을 따라 이자지라림프절(pancreaticosplenic nodes)로 유입
- 위(stomach)의 아래 1/3과 오른쪽 2/3 부위 : 오른위그물막혈관을 따라 날문림프절(pyloric nodes)로 유입
- 큰굽이 왼쪽 1/3 부위 : 짧은위혈관과 지라혈관을 따라 이자샘창자림프절(pancreaticoduodenal nodes)로 유입

5) 위의 신경

위의 교감신경은 여섯째~아홉째 가슴분절에서 시작하며 **큰내장신경**(greater splanchnic n.)을 따라 복강신경얼기(celiac plexus)로 와서 위동맥과 위그물막동맥들을 따라 분포한다(그림 5.53, 6.35). 부교감신경은 앞 · 뒤미주신경줄기와 그 가지에서 나와 식도 벽을 타고 가로막 식도구멍을 통해 배안으로 들어온다(그림 5.53, 6.35).

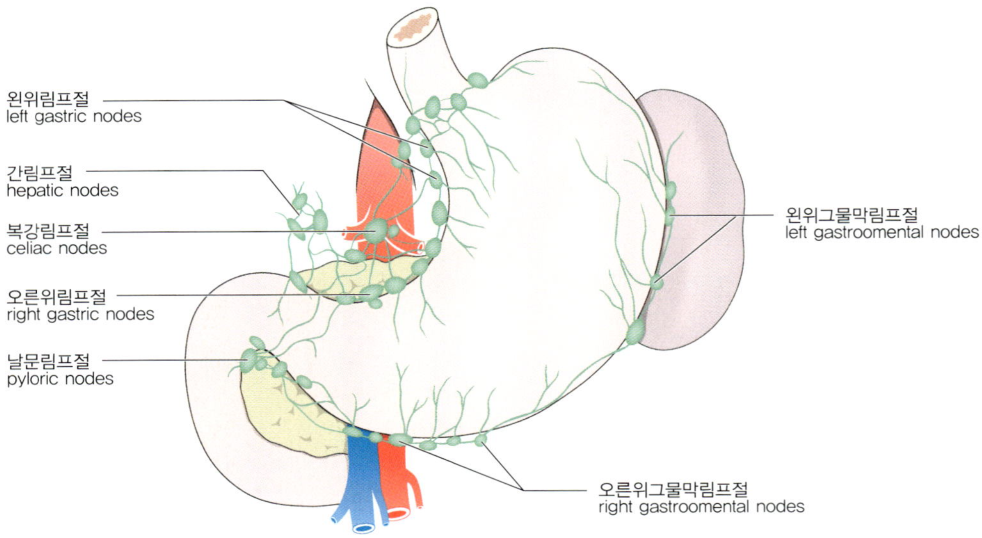

그림 6.34 위의 림프흐름

(1) 앞미주신경줄기

앞미주신경줄기(anterior vagal trunk)는 미주신경 왼줄기에서 나오며 식도 앞면에 놓이면서 하나의 가지로 배안으로 들어가고 위의 작은굽이를 따라 달리면서 간가지를 낸다. 나머지 앞미주신경줄기는 위의 작은굽이를 따라가면서 앞위가지(anterior gastric branches)를 낸다(그림 6.35).

(2) 뒤미주신경줄기

뒤미주신경줄기(posterior vagal trunk)는 앞미주신경줄기에 비해 크고 미주신경 오른줄기에서 나와 식도 뒷면을 따라 배안으로 들어와 위의 작은굽이로 간다. 뒤미주신경줄기는 위의 앞뒤면 모두에 분포하는데 복강가지를 내어 복강신경얼기를 형성하며 작은굽이를 따라 달리면서 뒤위가지(posterior gastric branches)를 낸다(그림 6.35).

위암 gastric cancer

한국남성이 걸리는 암 중에서 가장 빈도가 높으며, 여성에서도 상당히 많은 암이 위암이다. 최근 들어 내시경을 이용한 검진을 통해 초기 위암이 많이 발견되고 있지만, 증상이 소화불량과 같이 불분명하기 때문에 뒤늦게 발견되는 경우도 많다. 위암의 파급범위에 따라 부분위절제술(partial gastrectomy)이나 전체위절제술(total gastrectomy)을 할 수 있으며, 림프절을 통해 쉽게 전이되므로 위 주변의 림프절 분포는 외과의사에게 중요하다.

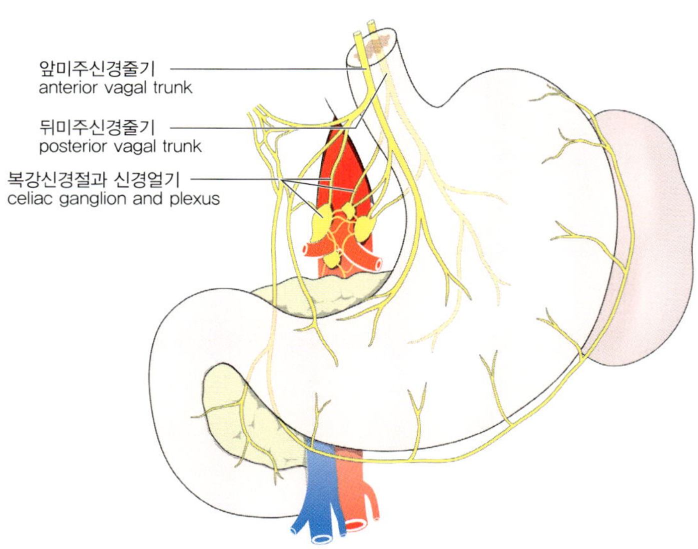

그림 6.35 위의 신경분포

3. 작은창자

작은창자(small intestine)는 샘창자, 빈창자, 돌창자로 이루어진 길이 6~7 m의 소화관으로 위(stomach)의 날문(pylorus)에서 돌창자의 돌막창자연결(ileocecal junction)까지 이어진다(그림 6.36).

위염 gastritis, 위궤양 gastric ulcer, 미주신경절단술 vagotomy

위염은 위, 특히 위점막에 생기는 염증으로 스트레스나 과한 알코올 섭취, 약물에 의한 경우가 흔하며, 위염균(Helicobacter pylori)에 의한 만성염증도 주요 원인이다. 염증을 넘어서 점막이 파괴되어 점막의 연속성이 끊기는 것을 위궤양이라고 한다. 과도한 위산분비나 정상적이지 못한 점액분비는 결과적으로 점막을 손상시킨다. 이를 치료하기 위해 위염균을 제거하고 점막보호제나 위산억제제를 쓰기도 하며, 위산을 생산하는 벽세포(parietal cell)를 자극하는 미주신경을 절단하는 미주신경절단술을 시행할 수도 있다.

1) 샘창자

샘창자(duodenum)는 작은창자의 첫째 부분이며 가장 짧은 부분이지만 작은창자에서 지름이 가장 크다. 위날문에서 이어지는 샘창자 위부분(superior part)인 처음 2 cm 정도를 제외한 나머지 대부분이 뒤배벽에 고정되어 있어, 복막뒤장기로 구분된다.

샘창자는 오른쪽에 있는 위날문에서 시작하여 이자머리를 둘러싸며 C자 모양으로 내려가다가(그림 6.37) 왼쪽에 있는 샘빈창자연결(duodenojejunal junction)에 이른다. 샘빈창자연결은 샘빈창자굽이(duodenojejunal flexure)라고도 하며 둘째허리뼈 높이에서 정중선으로부터 왼쪽으로 2~3 cm 떨어진 곳에 예각으로 위치한다. 샘창자는 네 부분으로 나눌 수 있고 각 부분의 특징은 다음과 같다.

(1) 위부분(superior part of duodenum)

위부분은 샘창자 첫째 부분으로 길이는 5 cm 정도로 짧고 첫째허리뼈 몸통 앞가쪽에 놓여 있다. 날문에서 이어지

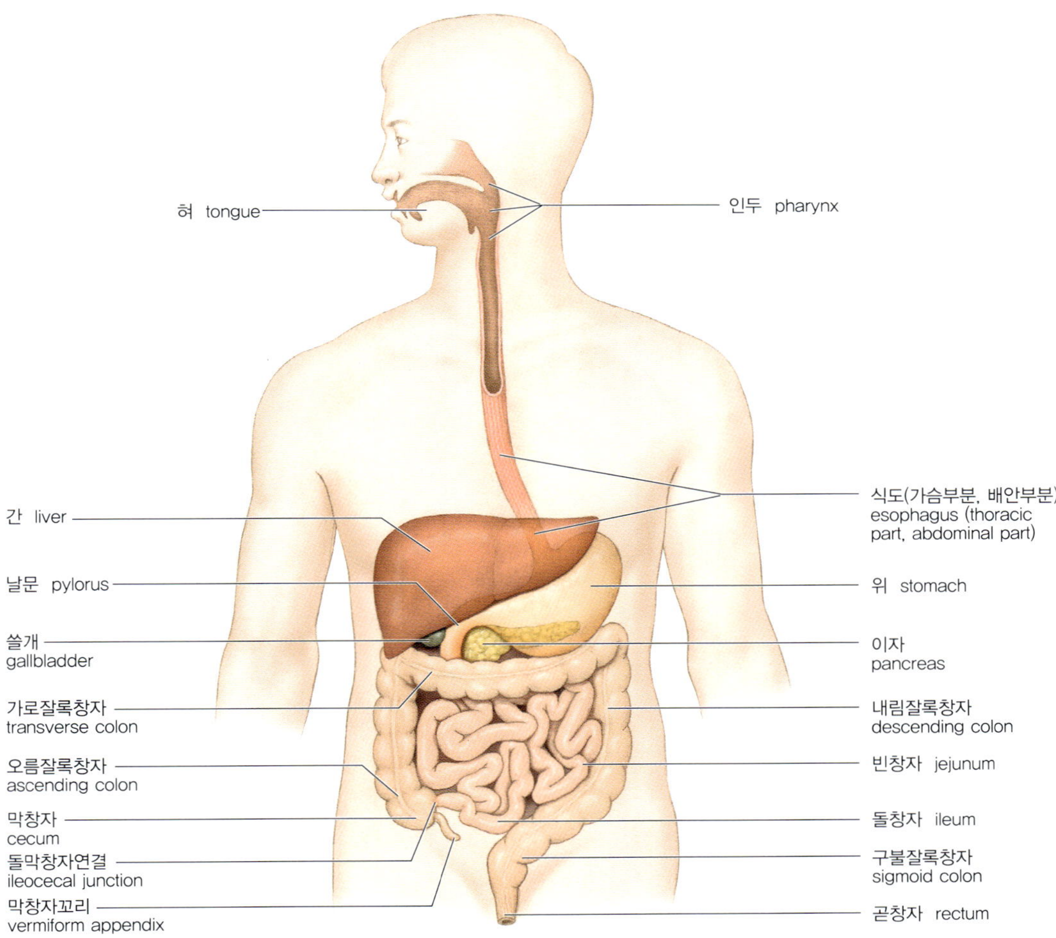

그림 6.36 소화기관. 식도, 위, 창자의 위치와 소화샘인 간과 이자를 같이 나타내었음.

는 샘창자 위부분의 처음 2 cm를 팽대(ampulla)라고 하며 창자간막에 붙어 있어 자유롭게 움직인다(그림 6.37). 샘창자 위부분의 나머지 3 cm 정도는 창자간막이 없으며 움직일 수 없는 복막뒤장기이다.

(2) 내림부분(descending part of duodenum)

내림부분은 샘창자 둘째 부분으로 길이는 7~10 cm 정도이고 첫째~셋째허리뼈 오른쪽을 따라 내려간다. 샘창자 내림부분은 이자머리를 둘러싸고 있으며 모두 복막 뒤에 위치한다. 온쓸개관과 이자관(pancreatic duct)이 내림부분 중간쯤에서 안쪽벽으로 열리면서 샘창자 안으로 소화액을 분비한다. 온쓸개관과 이자관은 샘창자 내림부분으로 열리기 전에 서로 만나 쓸개이자관팽대(hepatopancreatic ampulla)를 이룬 후 내림부분 안쪽벽에 있는 큰샘창자유두(major duodenal papilla)로 열린다(그림 6.38, 6.68).

(3) 수평부분(horizontal part of duodenum)

수평부분은 샘창자 셋째 부분으로 길이는 6~8 cm 정도이고 아래대정맥과 대동맥, 셋째허리뼈 앞을 수평으로 가로질러 왼쪽을 향하며 샘창자 아래부분(inferior part of duodenum)이라고도 한다. **위창자간막동 · 정맥**(superior mesenteric a. and v.)이 샘창자 수평부분 앞을 지난다(그림 6.37). 샘창자 수평부분 위쪽에 이자머리와 **갈고리돌기**(uncinate process)가 위치한다.

(4) 오름부분(ascending part of duodenum)

오름부분은 샘창자 넷째 부분으로 길이는 5 cm 정도이고 샘빈창자연결에서 빈창자로 이어진다(그림 6.37). 샘빈창자연결이 예각을 이루며 형성한 샘빈창자굽이(duodenojejunal flexure)는 **샘창자걸이근**(suspensory m. of duodenum, 샘창자걸이인대 Treitz lig.)에 의해서 지지된다(그림 6.38). 샘창자걸이근은 섬유성 근육띠로 복강동맥과 가로막 오른다리(right crus) 주변 결합조직에서 시작하여 아래쪽으로 달려 샘빈창자굽이 위모서리에 붙는다. 샘창자걸이근이 수축하면 샘빈창자굽이가 꺾여 샘창자 안에 내용물의 이동이 쉬워진다.

(5) 샘창자의 혈관과 신경 분포

샘창자에 분포하는 동맥인 위 · 아래이자샘창자동맥(superior and inferior pancreaticoduodenal aa.)은 샘창자와 이자머리 사이에 위치하고, 복강동맥(celiac trunk)과 위창자간막동맥(superior mesenteric a.)에서 나와 양쪽 장기 모두에 혈액을 공급한다(그림 6.39).

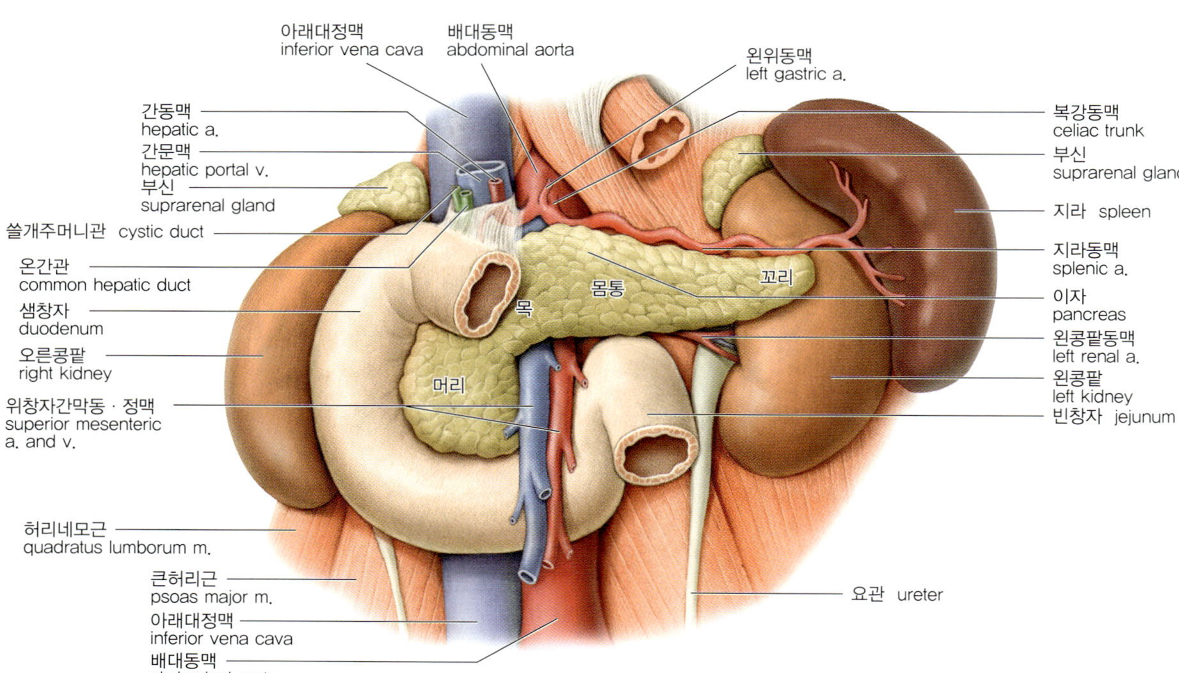

그림 6.37 샘창자 주위의 이자, 지라, 콩팥

- **위이자샘창자동맥**(superior pancreaticoduodenal a.) : 복강동맥의 가지인 **위샘창자동맥**(gastroduodenal a.)에서 갈라져 나오며 샘창자 시작 부분에서부터 샘창자 내림부분의 온쓸개관이 연결되는 부위까지 혈액을 공급한다.
- **아래이자샘창자동맥**(inferior pancreaticoduodenal a.) : 위창자간막동맥에서 갈라져 나와 온쓸개관이 연결된 샘창자부분에서 샘창자가 끝나는 부분까지 혈액을 공급한다.

위 · 아래이자샘창자동맥은 샘창자에서 온쓸개관이 열리는 부위 또는 샘창자 내림부분과 수평부분의 경계에서 서로 연결되어 복강동맥과 위창자간막동맥 사이의 동맥연결(anastomosis)이 형성된다(그림 6.39).

샘창자에서 정맥은 동맥을 따라 분포하고, 직 · 간접적으로 **위창자간막정맥**(superior mesenteric v.)과 **지라정맥**(splenic v.)을 통하여 간문맥으로 이어진다(그림 6.33).

샘창자의 림프관은 동맥을 따라 분포하며 앞림프관은 위이자샘창자동맥과 아래이자샘창자동맥을 따라 위치하

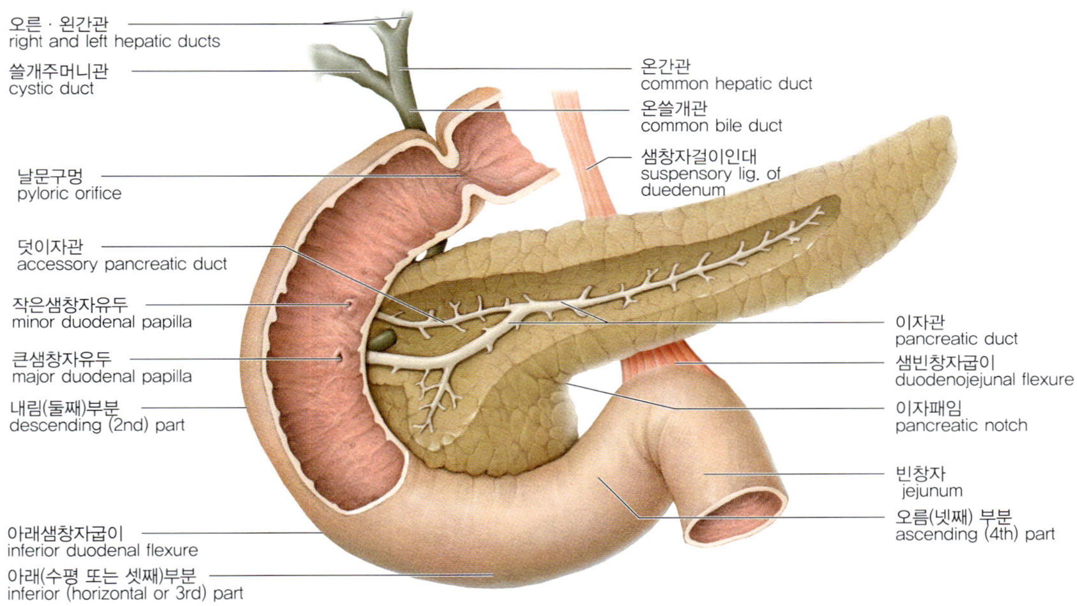

그림 6.38 샘창자 내림부분 중간으로 열리는 쓸개길과 이자관

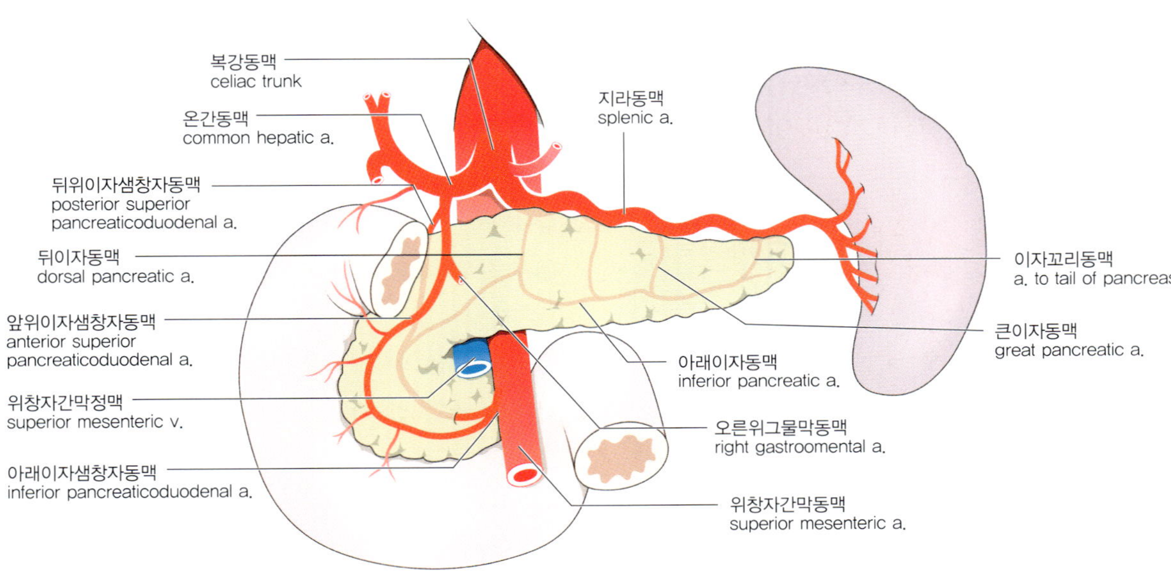

그림 6.39 샘창자와 이자의 동맥분포

는 이자샘창자림프절(pancreaticoduodenal nodes)과 **위샘창자동맥**(gastroduodenal a.)을 따라 위치하는 날문림프절(pyloric nodes)로 유입되며(그림 6.34), 이들은 다시 복강림프절(celiac nodes)로 유입된다. 이자머리 뒤쪽에 분포하는 뒤림프관(posterior vessel)은 위창자간막림프절(superior mesenteric nodes)로 유입된다(그림 6.43, 6.57).

샘창자에는 미주신경의 부교감신경성분과 가슴내장신경의 교감신경성분이 복강신경얼기(celiac plexus)와 위창자간막신경얼기(superior mesenteric plexus)를 통해 분포한다.

2) 빈창자와 돌창자

(1) 일반적 구조

샘창자를 제외한 나머지 작은창자에서 빈창자(jejunum)는 2/5, 돌창자(ileum)는 3/5을 차지하며, 빈창자와 돌창자를 합한 길이는 6~7 m이다. 빈창자는 샘빈창자굽이(duodenojejunal flexure)에서 시작하고, 돌창자는 돌창자끝과 막창자의 연결부분인 돌막창자연결(ileocecal junction)에서 끝난다(그림 6.36).

빈창자와 돌창자 사이를 구분할 수 있는 뚜렷한 경계는 없지만 이들은 몇 가지 특징에 의해 구분된다.

- 빈창자의 돌림주름이 돌창자보다 잘 발달됨. 따라서 방사선조영제를 이용하여 방사선촬영을 할 경우 빈창자에서 깃털 모양의 돌림주름이 더 잘 보임(그림 6.40).
- 빈창자의 활꼴동맥(arterial arcade)이 돌창자보다 단순함

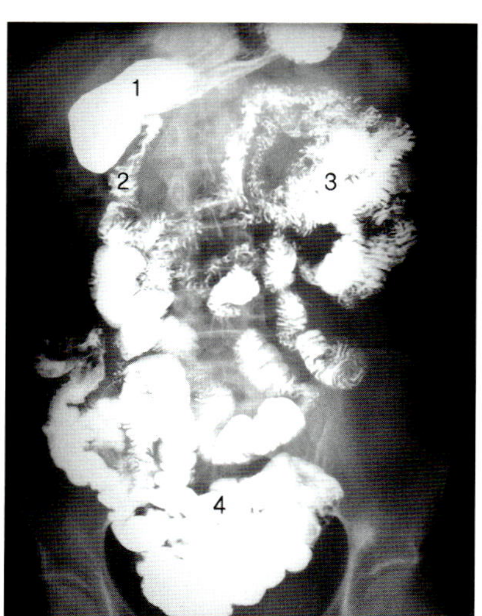

그림 6.40 작은창자촬영. 1. 위 2. 샘창자 3. 빈창자 4. 돌창자

- 빈창자의 창자간막에 지방이 적어 비쳐 보임
- 빈창자가 돌창자보다 지름이 크고, 벽도 두꺼움
- 돌창자에는 무리림프소절(aggregated lymph node, Peyer's patch)이 존재

빈창자와 돌창자는 부채 모양의 복막주름인 창자간막(mesentery)에 의해 뒤배벽에 매달려 있다(그림 6.41, 6.42). 창자간막을 이루는 두 층의 복막 사이에는 위창자간막혈관과 위창자간막림프절, 많은 양의 지방, 자율신경이 분포한다. 창자를 뒤배벽에 고정시켜 주는 창자간막뿌리(root of mesentery)의 길이는 약 15 cm로, 방향은 오른쪽 아래로 기울어져 둘째허리뼈 왼쪽에 있는 샘빈창자연결에서 오른엉치엉덩관절(right sacroiliac joint)까지 뻗어 있다(그림 6.42). 창자간막뿌리는 샘창자 오름부분과 수평부분, 배대동맥, 아래대정맥, 오른요관, 오른큰허리근, 오른고환혈관 또는 오른난소혈관을 차례로 가로지른다.

(2) 빈창자와 돌창자의 혈관과 신경분포

빈창자와 돌창자에 혈액을 공급하는 혈관은 배대동맥의 가지인 **위창자간막동맥**(superior mesenteric a.)이다. 위창자간막동맥은 복강동맥보다 1 cm 정도 아래인 첫째허리뼈 높이에서 시작되어 창자간막의 두층 사이에 위치하며, 빈창자와 돌창자에 15~18개의 가지를 낸다(그림 6.25, 6.43, 6.45). 창자간막에 분포하는 위창자간막동맥의 가지들은 서로 합쳐져 고리 또는 활 모양을 형성하는데 이를 동맥활(arterial arcade)이라고 하고, 이 동맥활에서 창자로 뻗은 동맥을 **곧은동맥**(vasa recta)이라고 한다. 돌창자의 동맥활이 더욱 복잡하며, 빈창자의 곧은동맥은 더 길다.

빈창자와 돌창자에 분포하는 정맥은 위창자간막정맥(superior mesenteric v.)으로 합류한다(그림 6.26). 위창자간막정맥은 창자간막뿌리에서 위창자간막동맥의 오른쪽 앞에 위치하며, 이자목 뒤에서 지라정맥(splenic v.)과 합쳐져 간문맥을 이룬다(그림 6.30).

지방성분을 흡수하여 빈창자와 돌창자의 창자벽에 있는 림프관얼기로 보내는 특수한 림프관인 중심림프관(기름죽관 lacteal)은 창자융모(intestinal villi) 속에 존재한다. 중심림프관에서 림프는 창자간막림프절(mesenteric lymph node)을 지나 위창자간막림프절(superior mesenteric nodes)로 유입된다. 돌창자 끝에서 시작되는 림프관은 돌잘록창자동맥(ileocolic a.)의 돌창자가지를 따라 돌잘록창

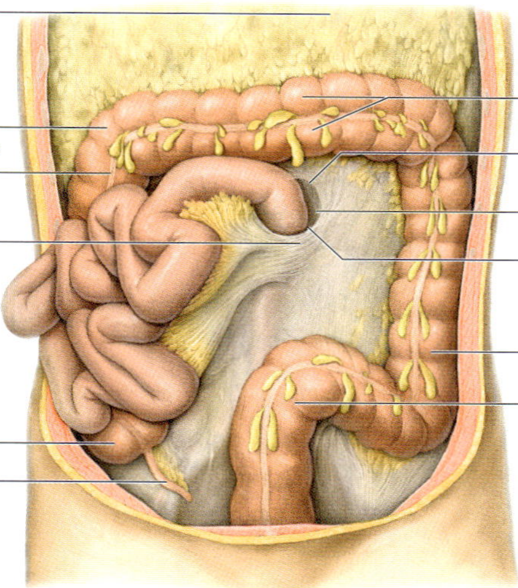

그림 6.41 큰창자와 작은창자의 차이. 작은창자는 매끈한 반면 큰창자에서는 잘록창자띠, 잘록창자팽대, 복막주렁을 확인할 수 있다.

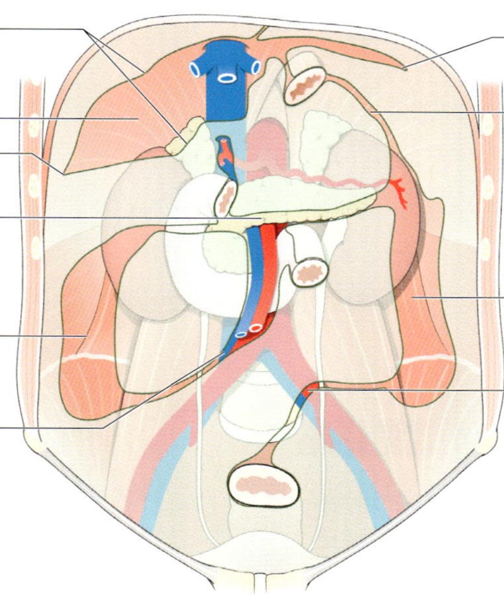

그림 6.42 창자간막이 뒤배벽에 부착하는 자리. 창자간막을 모두 떼어낸 상태이다.

자림프절(ileocolic nodes)로 유입된다(그림 6.43).

위창자간막동맥과 그 가지들을 따라 분포하는 혈관주위신경얼기(perivascular nerve plexus)가 위창자간막동맥에 의해서 혈액공급을 받는 창자에 분포한다.

빈창자와 돌창자에 분포하는 교감신경섬유는 척수의 여덟째~열째 가슴분절에서 나와 **교감신경줄기**(sympathetic trunk)와 **가슴내장신경**(thoracic splanchnic n.)을 통해 복강신경얼기로 들어간다(그림 1.24, 6.35).

이들 신경절이전교감섬유(presynaptic sympathetic fiber)는 복강신경절(celiac ganglion)과 위창자간막신경절(superior mesenteric ganglion)(그림 6.77)에 있는 신경절이후교감신경세포(postsynaptic sympathetic neuron)와 연접을 이룬다.

빈창자와 돌창자에 분포하는 부교감신경섬유는 뒤미주신경줄기(posterior vagal trunk)에서 유래된다. 부교감신경의 신경절이전섬유(presynaptic parasympathetic fiber)는 창자벽에 있는 근육층신경얼기(myenteric plexus)와 점막밑신경얼기(submucous plexus)에서 신경절이후신경세포(postganglionic parasympathetic neuron)와 연접을 이룬다.

일반적으로 교감신경의 자극은 창자의 운동과 샘분비를 감소시켜 소화작용을 감소시키고, 부교감신경의 자극

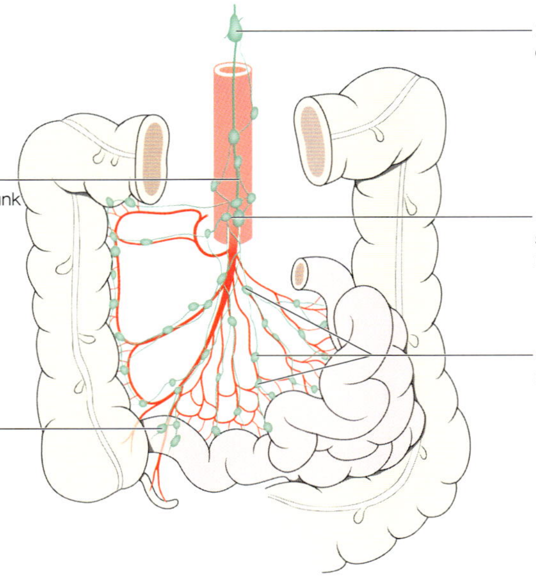

그림 6.43 위창자간막동맥과 창자간막림프절

은 창자의 운동과 샘분비를 증가시켜 교감신경의 자극에 의한 소화불량을 회복시킨다. 또한 작은창자에는 감각신경섬유(sensory fiber)인 내장들신경섬유(visceral afferent fiber)도 분포한다. 창자에서는 창상과 화상 같은 통증 자극은 잘 느낄 수 없지만 창자의 팽창(확장)과 같은 자극은 경련복통(colic pain)으로 느낄 수 있다.

돌창자곁주머니 ileal diverticulum, Meckel diverticulum

돌창자곁주머니는 태생기 난황줄기(embryonic yolk stalk)가 흔적으로 남아 생긴 돌창자의 작은 곁주머니이다. 난황줄기가 창자간막 반대쪽에 붙어 있으므로 곁주머니는 항상 창자간막 반대쪽에 생긴다. 돌막창자연결에서 약 50 cm 정도 위쪽에서 잘 발견되며 위조직이나 이자조직이 있어 염증이나 출혈을 일으키기도 한다.

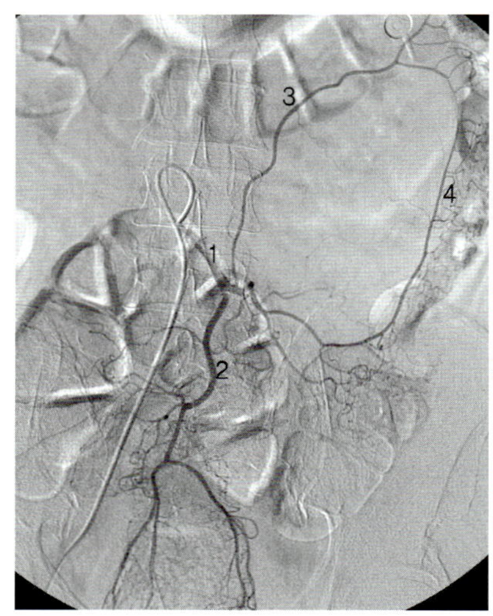

그림 6.44 아래창자간막동맥촬영 1. 아래창자간막동맥 2. 위곧창자동맥 3. 왼잘록창자동맥 4. 모서리동맥

4. 큰창자

큰창자(large intestine)는 막창자, 막창자꼬리, 오름(잘록)창자, 가로(잘록)창자, 내림(잘록)창자, 구불(잘록)창자, 곧창자, 항문관으로 이루어진다(그림 6.41).

큰창자는 바깥, 속 지름이 작은창자에 비해 크며(그림 6.41), 다음 구조물들로 작은창자와 구별된다.

- **잘록창자띠**(tenia coli) : 큰창자 표면에 세로로 달리는 띠가 3개 관찰되는데, 이를 잘록창자띠라고 하며 막창자꼬리와 곧창자를 제외한 큰창자 대부분에 있다(그림 6.46). 잘록창자띠는 바깥세로근육층(outer

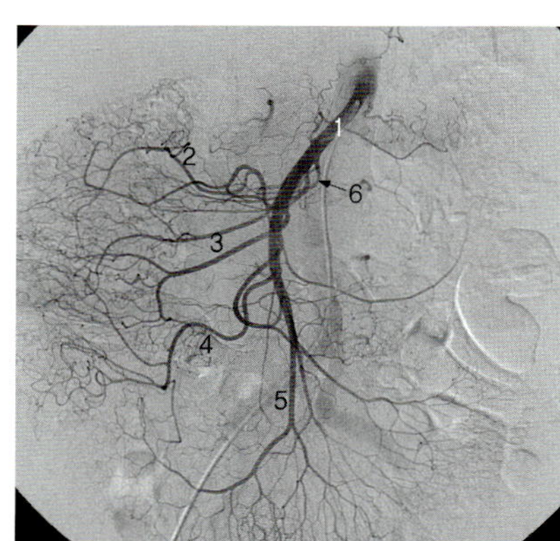

그림 6.45 위창자간막동맥의 혈관조영영상 1. 위창자간막동맥 2. 중간잘록창자동맥 3. 오른잘록창자동맥 4. 돌잘록창자동맥 5. 위창자간막동맥 돌창자가지 6. 위창자간막동맥 빈창자가지

longitudinal muscle layer)이 세 곳에서 두꺼워져 만들어진 것이다.

- **잘록창자팽대**(haustra of colon) : 잘록창자띠 길이가 잘록창자보다 짧아서 잘록창자가 부분적으로 볼록하게 된 것이다. 바륨관장촬영을 통해 이 팽대가 잘 관찰된다(그림 6.46, 6.47).
- **복막주렁**(omental appendices) : 잘록창자 표면의 작은 지방(복막)주머니를 말한다(그림 6.46).

1) 막창자와 막창자꼬리

막창자(cecum)는 큰창자가 시작되는 부위로 길이와 너비가 각각 7.5 cm 정도의 막힌 주머니 모양이다. 배 오른아래사분구역에 놓이며, 대부분 복막에 싸여 있다. 막창자는 막창자주름(cecal fold)에 의해 가쪽 배벽에 연결되지만 그 움직임은 자유롭다. 돌창자와 막창자는 돌창자구멍(ileal orifice)을 통해 연결되고, 막창자 속면에서 이 구멍의 위, 아래에 있는 주름을 각각 **돌잘록창자입술**(ileocolic lip, 위입술)과 **돌막창자입술**(ileocecal lip, 아래입술)이라 한다(그림 6.48). 두 주름이 서로 연결되어 돌창자구멍주름띠(frenulum of ileal orifice)가 된다. 막창자의 팽창으로 돌창자구멍주름띠가 당겨지면 돌창자구멍이 닫혀 내용물이 역류되지 않게 생리적 판막 기능을 하며, 이 부위에 조임근은 없다.

막창자꼬리(vermiform appendix)는 6~10 cm 정도의 막창자 곁주머니로, 돌막창자연결 아래에서 막창자 뒤안쪽에 붙어 있다. 막창자꼬리의 위치는 일반적으로 막창자 뒤쪽에 놓이지만 다양하다(그림 6.41). 막창자꼬리에는 창자간막인 막창자꼬리간막(mesoappendix)이 있어 막창자와 막창자꼬리, 돌창자간막 뒷부분과 이어진다(그림 6.49).

막창자에는 위창자간막동맥의 마지막 가지인 **돌잘록창자동맥**(ileocolic a.)이 분포하고 막창자꼬리에는 돌잘록창자동맥의 가지인 **막창자꼬리동맥**(appendicular a.)이 분포한다(그림 6.49). 막창자와 막창자꼬리의 정맥(appendicular v.)은 **돌잘록창자정맥**(ileocolic v.)을 통해 위창자간막정맥에 합류된다(그림 6.50). 막창자와 막창

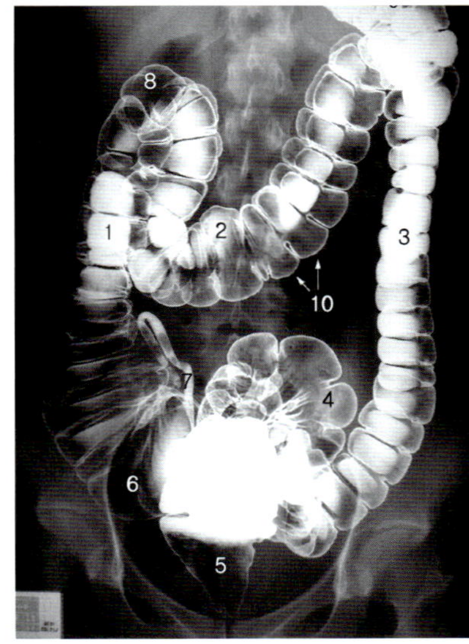

그림 6.47 큰창자의 바륨관장촬영. 전체 길이에 걸쳐서 잘록창자팽대가 잘 보인다. 1. 오름(잘록)창자 2. 가로(잘록)창자 3. 내림(잘록)창자 4. 구불(잘록)창자 5. 곧창자 6. 막창자 7. 막창자꼬리 8. 오른잘록창자굽이 9. 왼잘록창자굽이 10. 잘록창자팽대

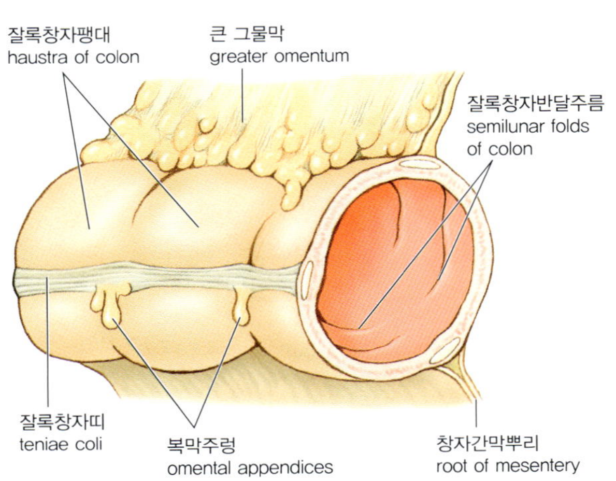

그림 6.46 큰창자의 특징을 나타내는 그림. 잘록창자띠, 잘록창자팽대, 복막주렁 등이 있다.

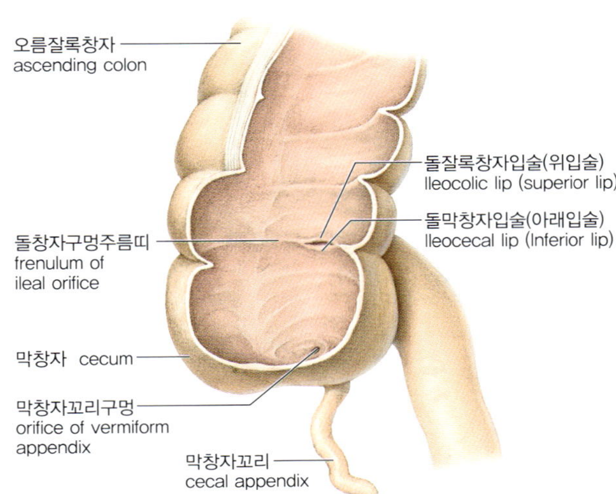

그림 6.48 막창자와 막창자꼬리. 막창자를 절개하여 속을 노출시킨 상태

자꼬리의 림프는 위창자간막림프절(superior mesenteric lymph nodes)로 유입된다(그림 6.51).

막창자와 막창자꼬리는 위창자간막신경얼기(superior mesenteric plexus)를 통해 오는 교감신경과 부교감신경이 지배한다. 교감신경섬유는 척수의 아래가슴분절에서 나오고, 부교감신경섬유는 미주신경을 따라온다. 막창자꼬리의 들신경섬유(afferent nerve fiber)는 교감신경섬유와 함께 달리고 척수의 열째가슴분절로 들어간다.

막창자꼬리염 appendicitis

막창자꼬리에 생기는 염증으로, 갑자기 배가 아파 응급실에 오는 환자에서 흔히 발견된다. 막창자꼬리의 림프조직이 커지거나 대변돌(fecalith), 이물질 등으로 막창자꼬리가 막혀, 붓고 늘어나며 통증과 염증이 유발된다. 염증이 오래 지속되어 파열되면 복막염도 일으킨다. 배 오른아래사분구역(RLQ)의 맥버니점(McBurney point)을 눌렀을 때, 심한 압통이 유발되면 막창자꼬리염을 의심할 수 있다. 막창자꼬리염의 치료와 확진을 위해, 복강경으로 막창자꼬리절제술(appendectomy)을 수행한다.

2) 잘록창자

잘록창자(colon)는 오름(잘록)창자, 가로(잘록)창자, 내림(잘록)창자, 구불(잘록)창자로 나뉜다.

(1) 오름(잘록)창자

오름창자(ascending colon)는 오른쪽 뒤배벽에 놓인다. 막창자에서 시작해 위로 간(liver)에 이른 후, 왼쪽으로 구부러져 오른(잘록)창자굽이(right colic flexure) 또는 간굽이(hepatic flexure)를 만든다. 창자의 앞과 옆면은 복막으로 덮여 있고 창자간막은 없으며, 앞가쪽배벽과는 큰그물막으로 분리된다(그림 6.41). 잘록창자옆고랑(paracolic gutter)이 그 오른쪽에 있다. 오름창자에는 위창자간막동맥의 가지인 돌잘록창자동맥(ileocolic a.)과 오른잘록창자동맥(right colic a.)이 분포한다(그림 6.25, 6.51). 돌잘록창자동맥은 오른잘록창자동맥과 연결되고, 오른잘록창자동맥은 중간잘록창자동맥(middle colic a.)의 오른가지와 연결된다. 돌잘록창자정맥(ileocolic v.)은 오름창자의 혈액을 받아 오른잘록창자정맥(right colic v.)을 거쳐 위창자간막정맥에 합류한다(그림 6.50).

(2) 가로(잘록)창자

가로창자(transverse colon)는 약 45 cm 길이로 큰창자 중 가장 길며, 자유롭게 움직일 수 있다(그림 6.41). 가로창자는 오른창자굽이에서 시작해 왼쪽으로 가로질러 왼(잘록)창자굽이(left colic flexure, 지라굽이 splenic flexure)에서 끝난다. 왼창자굽이는 오른창자굽이보다 위에 있으며 움직임은 덜하고, 아래쪽으로 꺾이면서 내림창자(descending colon)가 시작된다.

가로창자의 창자간막인 **가로(잘록)창자간막**(transverse mesocolon)은 뒤배벽 부착점(뿌리)이 오른쪽의 샘창자 내림부분과 이자머리에서 시작해 수평하게 왼콩팥에 이르며 가로창자 뒷면에 부착한다(그림 6.42). 가로창자간막이 지라굽이에서 가쪽으로 연장된 **가로막잘록창자인대**(phrenicocolic lig.)는 열한째갈비뼈 높이에서 가로막에 부착해 지라굽이를 고정한다. 가로창자는 자유롭게 움직

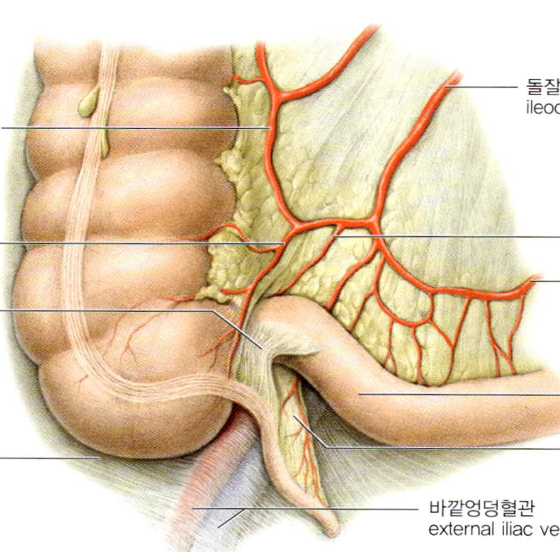

그림 6.49 막창자 주위의 구조와 혈관분포.

이므로, 일어서면 배꼽 높이까지 내려오고 키가 크고 마른 사람은 골반속까지도 내려온다.

혈액은 위창자간막동맥의 가지인 **중간잘록창자동맥**(middle colic a.)이 주로 분포하며, 일부는 **왼잘록창자동맥**(left colic a.)과 **오른잘록창자동맥**(right colic a.)에 의해 공급된다(그림 6.51). 가로창자에 분포하는 정맥은 위창자간막정맥으로 합류된다(그림 6.26, 6.50). 가로창자의 림프는 중간잘록창자림프절(middle colic nodes)을 거쳐 위창자간막림프절로 유입된다(그림 6.51). 가로창자는 위창자간막신경얼기(superior mesenteric plexus)에서 나온 교감신경섬유와 부교감신경섬유를 포함하는 신경이 오른잘록창자동맥과 중간잘록창자동맥을 따라 분포한다. 아래창자간막신경얼기(inferior mesenteric plexus)에서 유래한 신경섬유는 왼잘록창자동맥을 따라 분포한다(그림 6.77).

(3) 내림(잘록)창자

내림창자(descending colon)는 왼잘록창자굽이에서 시작해 왼콩팥 앞면 가쪽모서리를 따라 왼엉덩뼈오목(left iliac fossa)으로 내려오고 구불창자(sigmoid colon)에 연결된다(그림 6.41). 내림창자는 앞과 옆이 복막에 싸여 있고 뒤배벽에 부착한다(그림 6.42). 내림창자 왼쪽에 잘록창자옆고랑(paracolic gutter)이 있다.

(4) 구불(잘록)창자

구불창자(sigmoid colon)는 S자 모양으로 약 40 cm 길이로 내림창자와 **곧창자**(rectum) 사이에 위치한다. 구불창자는 긴 창자간막이 있어서 중간부분의 움직임은 매우 자유롭다. 구불창자는 엉덩뼈오목의 셋째엉치뼈 높이에서 곧창자(rectum)로 연결된다. 구불(잘록)창자간막의 뿌리(root)는 거꾸로 된 V자 모양으로 바깥엉덩혈관(external iliac vessel)을 따라 위안쪽으로 달리다 온엉덩혈관(common iliac vessel)이 나뉘는 곳에서 아래안쪽으로 달려 엉치뼈(sacrum) 앞부분에 이른다(그림 6.42). 구불창자의 복막주렁은 구불잘록창자간막이 끝나는 부위에서 사라진다.

구불창자의 잘록창자띠(tenia coli)는 곧창자에서 완전한 하나의 근육층으로 넓어지며 사라지는데, 이곳이 곧창자구불창자 연결(rectosigmoid junction)이다. 내림창자와 구불창자에는 아래창자간막동맥의 가지인 **왼잘록창자동맥**(left colic a.)과 **구불잘록창자동맥**(sigmoid a.)이 분포한다(그림 6.51).

구불잘록창자동맥은 왼쪽으로 비스듬히 내려오다 위가지와 아래가지를 낸다. 구불잘록창자동맥의 가장 위가지는 왼잘록창자동맥의 아래가지와 연결된다.

잘록창자에 분포하는 오른잘록창자동맥, 중간잘록창

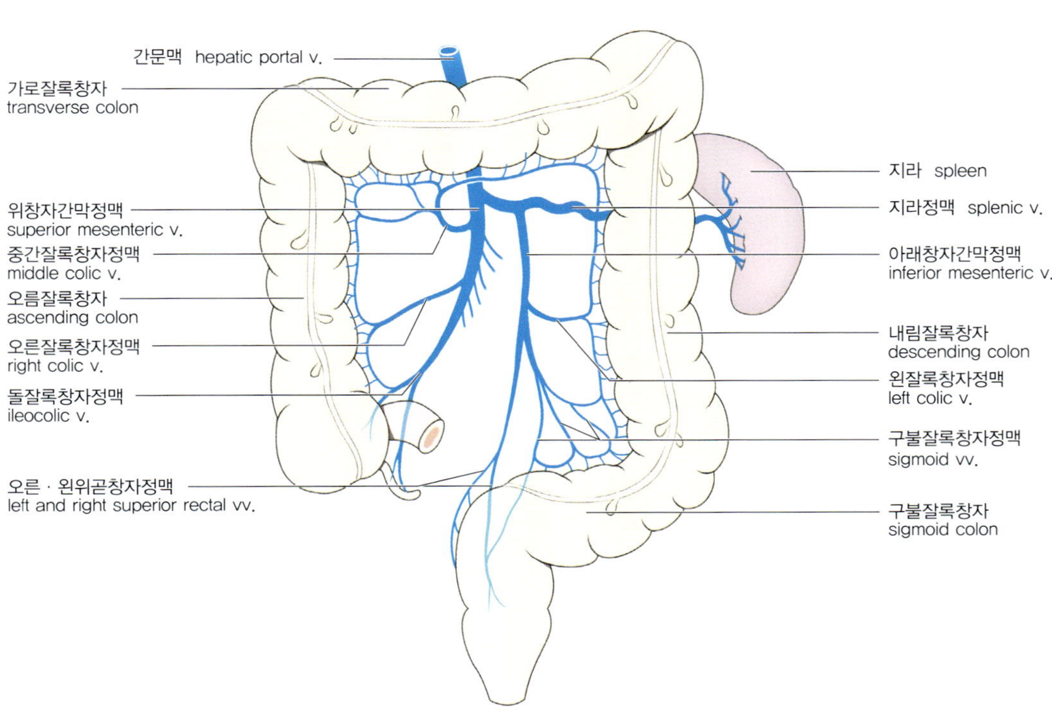

그림 6.50 큰창자의 정맥과 간문맥의 형성

자동맥, 왼잘록창자동맥은 서로 연결되어 모서리동맥(marginal a.)을 형성하고 큰창자의 곁순환에 관여한다. 내림창자와 구불창자의 혈액은 아래창자간막정맥과 지라정맥을 거쳐 **간문맥**(hepatic portal v.)에 합류한다(그림 6.50). 내림창자와 구불창자의 림프는 왼잘록창자동맥을 따라 있는 왼잘록창자림프절(left colic nodes)로 유입된 후 아래창자간막동맥 주위의 아래창자간막림프절(inferior mesenteric nodes)로 유입된다(그림 6.51).

왼잘록창자굽이의 림프는 위창자간막림프절(superior mesenteric nodes)로 유입되기도 한다. 내림창자와 구불창자의 교감신경은 교감신경줄기의 허리부위와 위아랫배신경얼기(superior hypogastric plexus)에서 유래하며 아래창자간막동맥과 그 가지들을 따라 각 기관(organ)에 분포한다. 부교감신경은 **골반내장신경**(pelvic splanchnic n.)에서 유래한다.

3) 곧창자와 항문관

곧창자(rectum)는 큰창자의 마지막 부분으로 골반 뒤벽에 고정되고, 위로 셋째엉치뼈 높이에서 구불창자와 연결되며 아래로 항문관(anal canal)과 연결된다. 곧창자와 항문관에 대해서는 7장 골반 부위에서 자세하게 다룬다.

염증성 큰창자질환 inflammatory bowel disease

작은창자와 큰창자 모두 염증성 질환이 생길 수 있지만, 흔히 염증성 창자질환이라 하면 큰창자의 질환을 뜻한다. 가장 대표적인 염증성 큰창자질환은 크론병(Crohn disease)과 궤양잘록창자염(ulcerative colitis)이다. 염증과 궤양에 의해 구토, 설사, 복통, 출혈, 체중감소, 빈혈 등 다양한 증상을 일으킨다. 염증 조절과 증상 완화 치료를 하거나, 잘록창자절제술(colectomy)도 한다.

잘록창자막힘 obstruction of colon

잘록창자가 잘록창자 속으로 말려 들어가거나 종양, 이물질로 창자의 막힘이 생길 수 있다. 오름(잘록)창자와 내림(잘록)창자는 창자간막이 거의 없지만, 구불(잘록)창자는 뚜렷한 창자간막이 있어 창자가 회전하고 꼬이는 경우가 발생할 수 있다. 이를 구불잘록창자막힘(volvulus of sigmoid colon)이라 하며, 통증이나 변비 등이 생길 수 있고, 심하면 창자의 괴사도 생긴다

5. 지라

1) 지라의 모습과 위치

지라(spleen)는 림프기관 중 가장 큰 기관으로 보통 길이 12 cm, 너비 7 cm 정도로 어른 주먹과 비슷한 크기지만 사람에 따라 다양하다. 왼위사분구역(left upper quadrant)의 아홉째~열한째갈비뼈 사이의 갈비밑부위(hypochondriac region)에서 왼잘록창자굽이 위앞쪽에

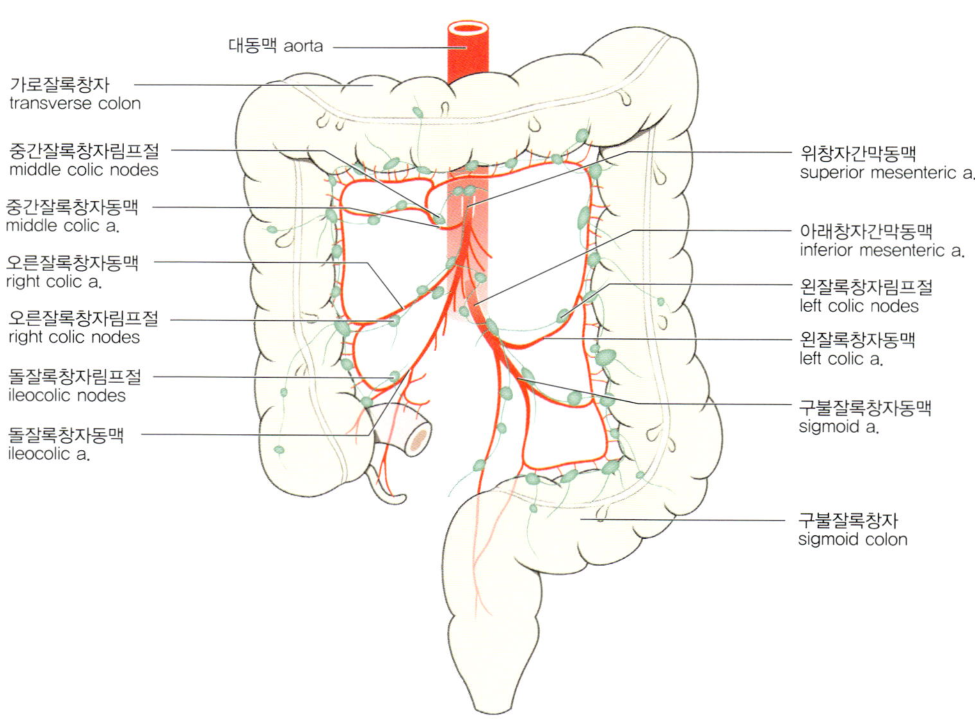

그림 6.51 큰창자의 동맥분포와 림프절

있다(그림 6.24, 6.52, 6.53). 이 부위에서 지라는 가로막(diaphragm)을 사이에 두고 가쪽 가슴벽에 닿아 있으며, 모로 누운 자세(recumbent position)에서 지라의 긴 축이 열째갈비뼈 긴 축과 거의 평행하다. 정상 지라는 **갈비활**(costal arch) 밑까지 오지 않지만 지라가 커져 갈비활보다 아래로 내려오면, 앞가쪽배벽에서 만질 수 있으며, 숨을 깊게 들이쉬면 지라 위모서리(superior border)에 있는 패임도 만져질 수 있다.

가쪽 가슴벽과 닿는 **가로막면**(diaphragmatic surface)은 갈비뼈몸통에 맞춰 볼록하며 위가쪽을 향한다. 맞은편의 **내장면**(visceral surface)은 아래안쪽을 향하며 여러 기관들과 닿는 오목한 부분들이 있다. 내장면에는 지라문(splenic hilum)이 있어 혈관 등이 드나드는데, 이 부위를 제외하면 지라 전체가 복막에 싸여 있다(그림 6.22, 6.54). **지라문**(splenic hilum)과 연결되는 지라콩팥인대(splenorenal lig.; lienorenal lig.) 속에는 지라혈관(splenic vessels)이 들어 있다. 지라문은 이자꼬리와 접하고 있으며, 그물막주머니(omental bursa)의 왼쪽 경계가 된다. 지라의 앞에는 위(stomach)가 있으며, 뒤에는 아홉째~열한째 갈비뼈가 위치하고, 갈비뼈와는 갈비가로막오목(costodiaphragmatic recess)과 가로막으로 분리된다. 아래쪽에는 왼잘록창자굽이가 있으며, 안쪽에는 왼콩팥이 있다(그림 6.52). 지라는 위(stomach) 큰굽이와는 위지라인대(gastrosplenic lig.)로, 왼콩팥과는 지라콩팥인대로 연결된다(그림 6.22, 6.54).

2) 지라의 혈관과 신경

지라동맥(splenic a.)은 복강동맥(celiac trunk)의 가장 큰 가지로 그물막주머니 뒤에서 왼콩팥 앞을 지나고 이자 위모서리를 따라 구불구불하게 달린다. 지라콩팥인대의 두 층 사이에서 지라동맥은 5개 또는 그 이상의 가지로 나뉘어 지라문으로 들어간다(그림 6.39, 6.54, 6.56). **지라정맥**(splenic v.)은 지라문을 빠져나온 작은 정맥 여러 개가 모여 이루어진다. 지라정맥은 이자몸통과 이자꼬리 뒤에서 아래창자간막정맥과 합쳐지고, 합쳐진 혈관은 이자목 뒤에서 위창자간막정맥과도 합쳐져 간문맥(hepatic portal vein)이 된다(그림 6.50). 지라문의 림프절에서 시작한 지라림프관은 지라 혈관을 따라서, 이자 뒤면과 위모서리에 놓여 있는 지라림프절(splenic nodes)과 이자림프절(pancreatic nodes)로 유입된다(그림 6.57). 지라의 신경은 복강신경얼기(celiac plexus)에서 나온다(그림 6.58)

6. 이자

이자(pancreas)는 길쭉한 덧소화기관(accessary digestive organ)으로 뒤배벽을 수평으로 가로지른다. 샘창자(duodenum)와 지라 사이에 있으며 앞에는 위(stomach)가 놓인다(그림 6.52, 6.55). 이자 앞면에는 가

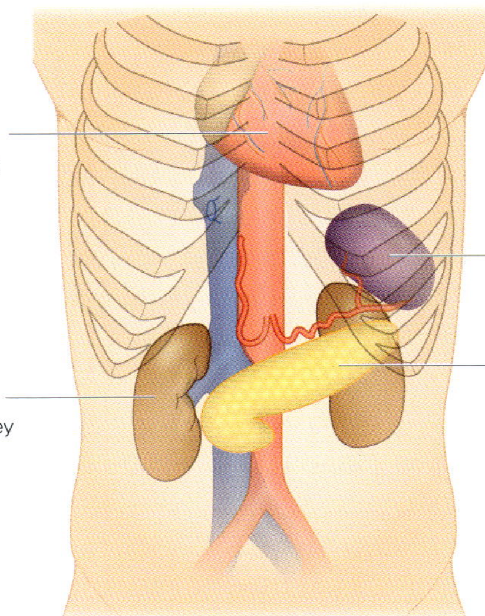

그림 6.52 지라, 이자, 콩팥등의 위치를 몸 표면에 투영한 모습

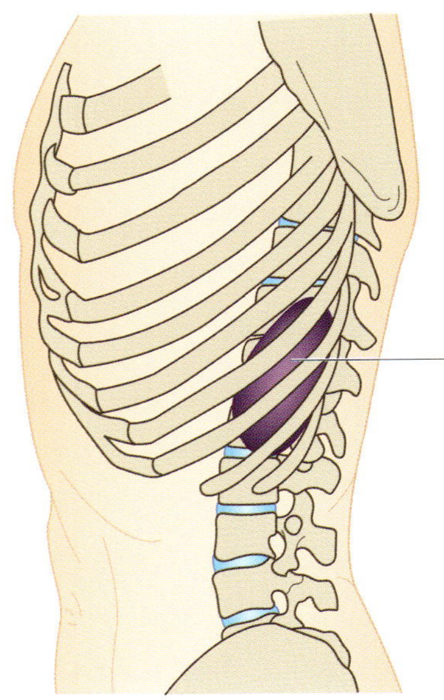

그림 6.53 지라의 위치를 가쪽에서 본 모습

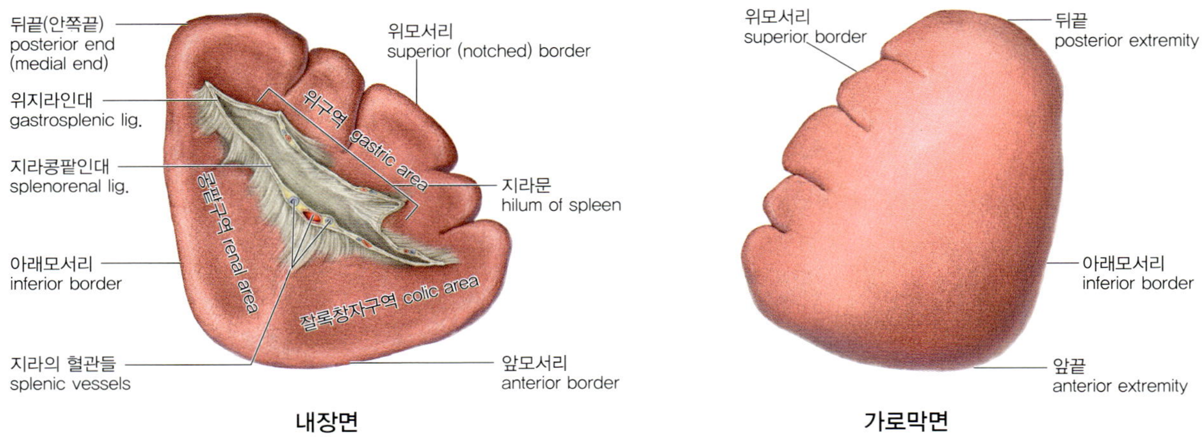

그림 6.54 지라의 내장면과 가로막면

로잘록창자간막(transverse mesocolon)이 붙어 있다(그림 6.31). 이자는 **이자관**(pancreatic duct)과 덧이자관(accessory pancreatic duct)을 통해 꽈리세포(acinar cell)에서 샘창자로 이자액(pancreatic juice)을 분비하는 외분비 기능과, 이자섬(pancreatic islet)에서 글루카곤, 인슐린, 소마토스타틴 등을 혈관으로 분비하는 내분비 기능을 모두 갖고 있다.

1) 이자의 모양

이자는 이자머리, 이자목, 이자몸통, 이자꼬리로 구분하며 각 부위의 특징은 다음과 같다(그림 6.37, 6.55).

(1) 이자머리

이자머리(head of pancreas)는 C 자형의 샘창자로 둘러싸여 샘창자 내림부분과 수평부분에 단단히 붙어 있다(그림 6.55). 이자머리 아랫부분이 안쪽과 왼쪽으로 연장된 **갈고리돌기**(uncinate process)는 위창자간막동맥 뒤에 위치한다. 이자머리 뒤에는 아래대정맥, 오른콩팥동·정맥, 왼콩팥정맥 등이 있다. 간에서 시작된 쓸개관(bile duct)은 이자머리 뒤위쪽면에 형성된 고랑 속에 위치해 샘창자 내림부분까지 간다.

(2) 이자목

이자목(neck of pancreas)은 길이 1.5~2 cm의 짧은 구조물로 위 날문(pylorus) 근처에서 첫째~둘째허리뼈 높이에 위치하는 위창자간막혈관과 접한다(그림 6.37, 6.55). 앞면은 복막으로 덮여 있고 뒷면에는 고랑이 있으며, 이자목 뒤에서 위창자간막정맥이 지라정맥과 합쳐져 간문맥을 형성한다.

(3) 이자몸통

이자목에서 시작하는 **이자몸통**(body of pancreas)은 위창자간막혈관의 왼쪽에 위치하며 배대동맥과 둘째허리뼈를 가로지르며 위자리(bed of stomach)의 일부를 이룬다(그림 6.31, 6.37). 이자몸통 앞면은 그물막주머니 바닥면을 이루는 복막으로 덮이지만, 뒷면에는 복막이 없다. 이자몸통은 왼부신(left suprarenal gland), 왼콩팥, 배대동맥, 위창자간막동맥, 콩팥혈관과 접한다(그림 6.31, 6.55).

(4) 이자꼬리

이자꼬리(tail of pancreas)는 끝이 뭉뚝하며 위로 구부러져 있고, 왼콩팥 앞, 지라문, 왼잘록창자굽이와 접하며 비교적 잘 움직인다. 지라혈관과 함께 지라콩팥인대(splenorenal lig.)의 두 층 사이에 놓여 있다(그림 6.37).

2) 이자관과 덧이자관

이자관(pancreatic duct)은 이자꼬리에서 시작해 이자실질(parenchyma)을 가로질러 이자머리에 이르고, 쓸개관과 합쳐져 쓸개이자관팽대(hepatopancreatic ampulla)를 만들며, 이는 샘창자 내림부분의 큰샘창자유두(greater duodenal papilla)로 이어진다(그림 6.38, 6.59). 민무늬근육으로 이루어진 이자관조임근(sphincter m. of pancreatic duct)이 이자관 끝부분에 있고, 온쓸개관조임근(sphincter m. of common bile duct)이 쓸개관 끝부분에 있으며, **쓸**

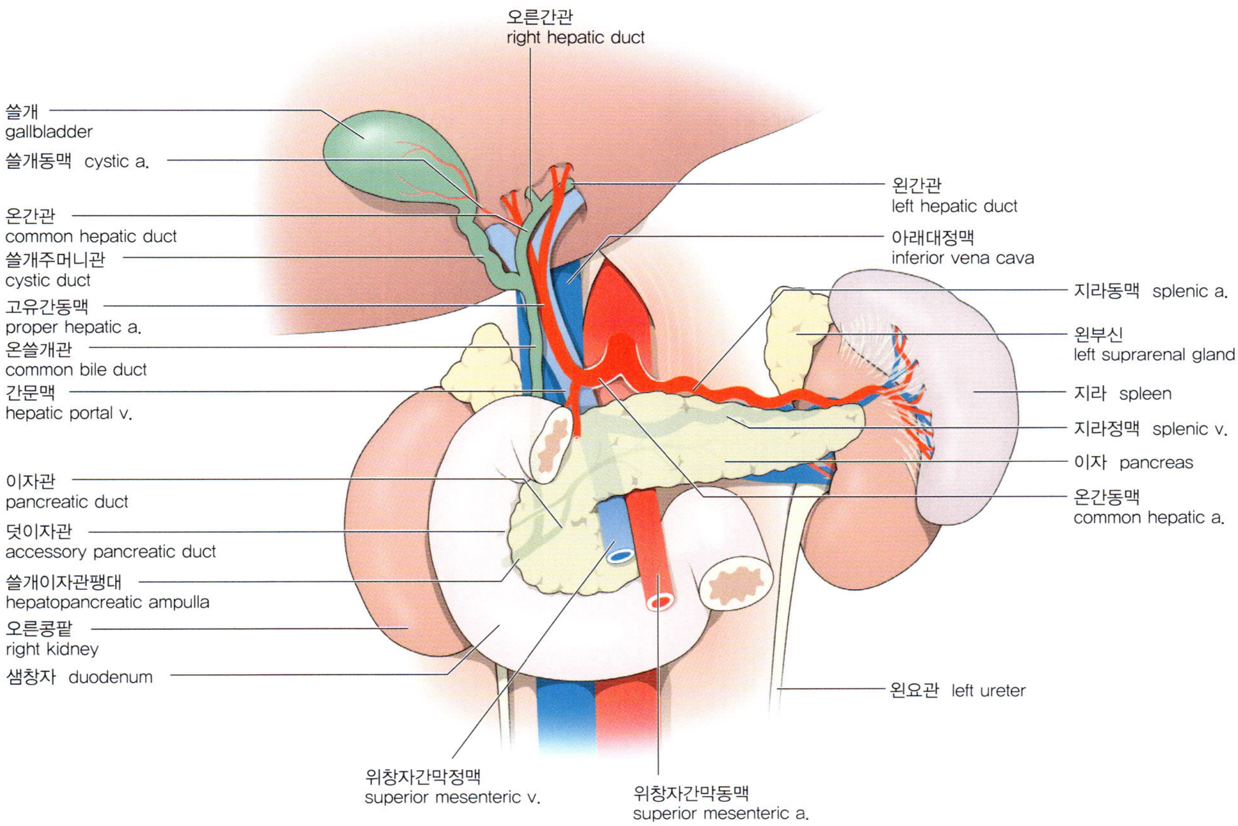

그림 6.55 쓸개관, 샘창자, 이자, 지라

개이자관팽대조임근(sphincter m. of ampulla; sphincter of Oddi)이 있어서, 샘창자로 가는 이자액과 쓸개즙의 양을 조절한다(그림 6.59).

덧이자관(accessory pancreatic duct)은 이자머리 윗부분의 이자액을 운반하며, 샘창자의 작은샘창자유두(lesser duodenal papilla)로 이어진다(그림 6.38). 일반적으로 이자관과 덧이자관은 서로 연결되지만, 이자관이 덧이자관보다 작고 연결되지 않으면 덧이자관이 이자액 대부분을 운반한다. 덧이자관은 50% 정도에서 발견된다.

3) 이자의 혈관과 신경

이자머리는 위샘창자동맥(gastroduodenal a.)과 그 가지인 **앞 · 뒤위이자샘창자동맥**(anterior and posterior superior pancreaticoduodenal aa.), 위창자간막동맥의 가지인 **아래이자샘창자동맥**(inferior pancreaticoduodenal aa.)의 **앞 · 뒤가지**(anterior, posterior branch)가 혈액을 공급한다(그림 6.39). 이자몸통과 이자꼬리는 10개 정도의 지라동맥 가지가 혈액을 공급하는데, **이자동맥**(pancreatic aa.)의 대부분은 **지라동맥**(splenic a.)에서 나오고 위창자간막동맥의 이자가지와 함께 여러 개의 혈관고리(arcade)를 형성한다(그림 6.39). 이자정맥의 대부분은 지라정맥으로 합쳐지고 일부는 위창자간막정맥으로 합류된다(그림 6.50).

이자의 림프관은 혈관을 따라 위치하며 대부분 지라동맥 주위의 이자림프절(pancreatic nodes)로 유입되나, 일부는 날문림프절(pyloric lymph nodes)을 거쳐 복강림프절(celiac nodes), 간림프절(hepatic nodes), 창자간

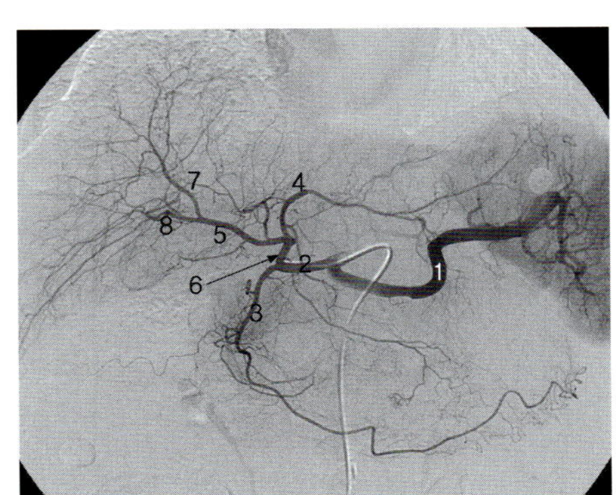

그림 6.56 복강동맥의 혈관조영영상 1. 지라동맥 2. 온간동맥 3. 위샘창자동맥 4. 왼간동맥 5. 오른간동맥 6. 고유간동맥 7. 오른간동맥 앞가지 8. 오른간동맥 뒤가지

막림프절(superior mesenteric nodes) 등으로 유입된다(그림 6.57). 가로막을 통과한 미주신경과 가슴내장신경(abdominopelvic splanchnic n.)에서 분지된 신경섬유들이 이자에 분포한다(그림 6.58). 복강신경얼기(celiac plexus)와 위창자간막신경얼기(superior mesenteric plexus)에서 나온 교감신경과 부교감신경섬유는 동맥을 따라 이자의 꽈리세포(acinar cell)와 이자섬에 분포한다.

이자염 pancreatitis

이자염은 이자에 생기는 염증으로, 대부분 이자의 소화효소에 의해 이자가 손상되는 것이다. 쓸개돌(gallstone)이 쓸개이자관팽대(hepatopancreatic ampulla)를 막아 이자액이 샘창자로 빠져나가지 못해 역류하는 경우가 가장 흔하며, 과도한 음주, 부신겉질호르몬의 남용, 감염, 외상 등에 의해 발생하기도 한다. 음식을 먹을 때 욕지기(nausea)와 구토가 더 심해지거나, 윗배나 오른위사분구역의 심한 통증과 등으로 뻗는 통증이 특징이다.

7. 간

간(liver)은 몸에서 피부 다음으로 큰 기관(organ)으로 분비샘 중 가장 크며 혈관이 풍부해 생체에서 붉게 보인다. 무게가 대략 남성에서는 1,400~1,800 g, 여성에서는 1,200~1,450 g이며, 몸무게의 약 1/40에 해당한다. 대부분은 배 오른위사분구역(right upper quadrant)의 오른갈비밑부위(right hypochondriac region)에, 일부는 왼위사분구역(left upper quadrant)에 걸쳐 위치하며(그림 6.24, 6.29), 일곱째~열한째갈비뼈 사이의 오른쪽 가쪽에 있어서 **가슴우리**(thoracic cage)와 가로막(diaphragm)에 의해 보호된다. 서 있을 때는 중력 때문에 간이 아래로 내려오며, 간의 아래모서리는 오른쪽 갈비활을 따라 있어 숨을 깊이 들이쉬면 가로막과 간이 아래쪽으로 움직여 간을 만질 수 있다(그림 6.60).

1) 간 표면

간 표면은 아래앞쪽 모서리를 경계로 가로막면과 내장면으로 나눈다. **가로막면**(diaphragmatic surface)은 간의 앞쪽, 위쪽, 뒤쪽 일부에 해당하며 표면이 매끈하고 볼록한 지붕처럼 가로막에 닿는다(그림 6.61). 내장면은 간의 뒤아래 부분에 해당한다. 간은 대부분 복막으로 덮여 있지만, 가로막면 뒤쪽과 내장면 일부는 복막에 덮이지 않은 **무장막구역**(bare area of liver)으로, 가로막과 맞닿는다(그림 6.61). 간을 덮은 복막은 무장막구역의 경계에서 가로막 아랫면이나 뒤배벽으로 반전되어 이행하는데, 이 부위 복막을 **관상인대**(coronary lig.)라 한다(그림 6.42, 6.61). 간 오른쪽 윗면의 앞과 뒤의 관상인대가 만나 오른세모인대(right triangular lig.)가 되고, 간 왼쪽 윗면에서도 비슷하

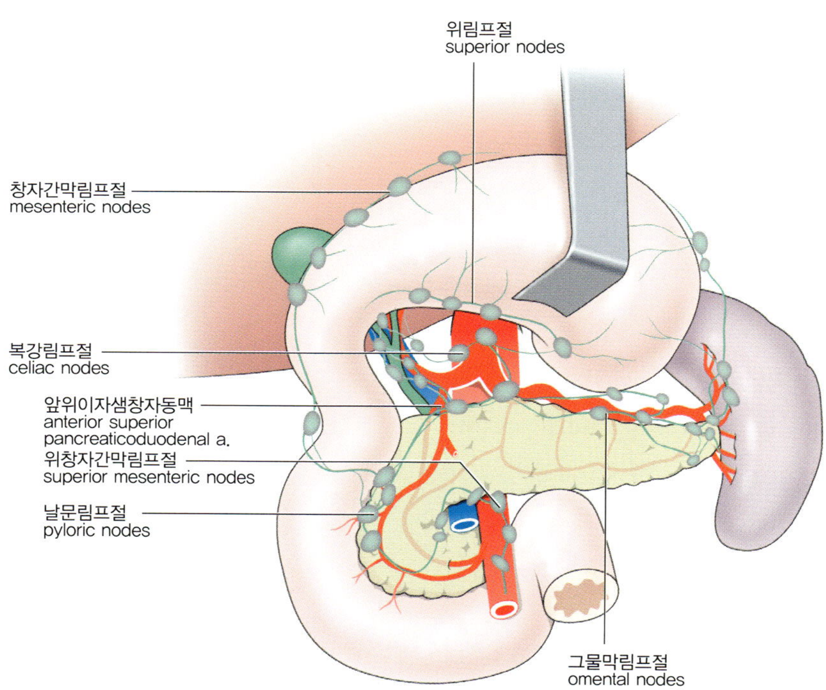

그림 6.57 쓸개, 이자, 지라의 림프 흐름

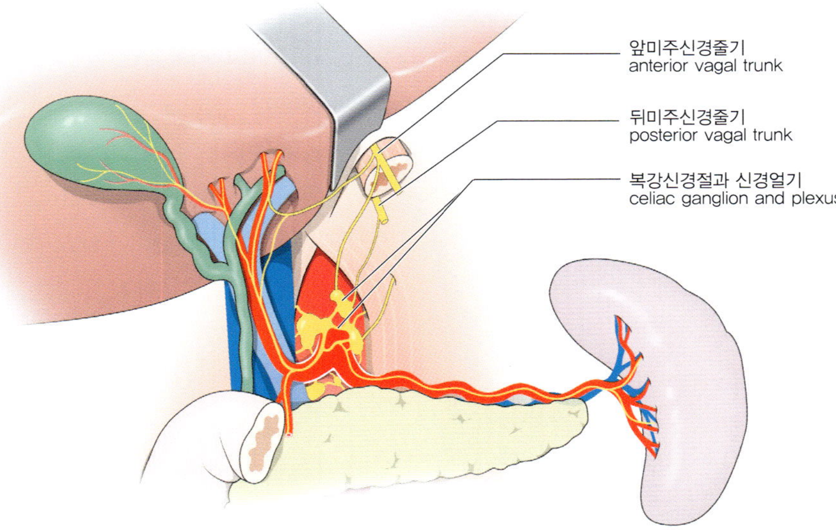

그림 6.58 이자, 지라, 간, 쓸개의 신경분포

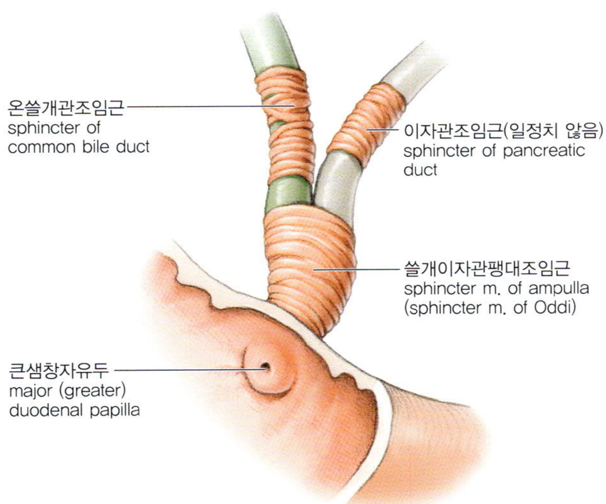

그림 6.59 쓸개관과 이자관의 배열과 조임근

간 아래뒤쪽 내장면의 가로로 놓인 틈새를 간문(porta hepatis; hepatic porta; portal fissure)이라고 한다. 간문은 꼬리엽(caudate lobe)과 네모엽(quadrate lobe) 사이에 있으며 복막으로 덮여 있지 않다(그림 6.61). **간문맥**(hepatic portal vein)과 **간동맥**(hepatic a.)은 간문에서 간으로 들어가고 **간관**(hepatic duct)은 간문을 나온다. 이 세 구조물을 **간세동이**(portal triad)라 한다(그림 6.62). 간신경얼기(hepatic nerve plexus)와 림프관(lymphatic vessel)도 간문을 통과한다.

작은그물막(lesser omentum)이 간에서 시작해 위의 작은굽이와 샘창자 첫째부분의 첫 2 cm까지 이르며 간세동이를 싸고 있다(그림 6.21, 6.62). 간문과 샘창자를 연결하는 **간샘창자인대**(hepatoduodenal lig.)는 작은그물막의 자게 **왼세모인대**(left triangular lig.)가 만들어지며, 세모인대의 앞쪽은 낫인대, 뒤쪽은 작은그물막과 이어진다.

간 내장면(visceral surface)은 쓸개주머니가 붙는 부분과 간문 외에는 복막으로 덮여 있다. 또한 내장면은 위(stomach) 앞벽과 오른쪽 부분, 샘창자 첫째부분, 작은그물막, 쓸개주머니, 오른잘록창자굽이, 가로창자 오른쪽 부분, 오른콩팥과 부신 등과 맞닿아 표면이 불규칙하다(그림 6.61). 간 내장면과 오른콩팥 사이에는 복막으로 덮인 잠재공간인 간콩팥오목(hepatorenal recess; hepatorenal pouch)이 있다. 이 공간은 바로 누운 자세에서 가장 아래에 위치해 비정상적 액체가 배에 찰 때 이곳에 먼저 고인다.

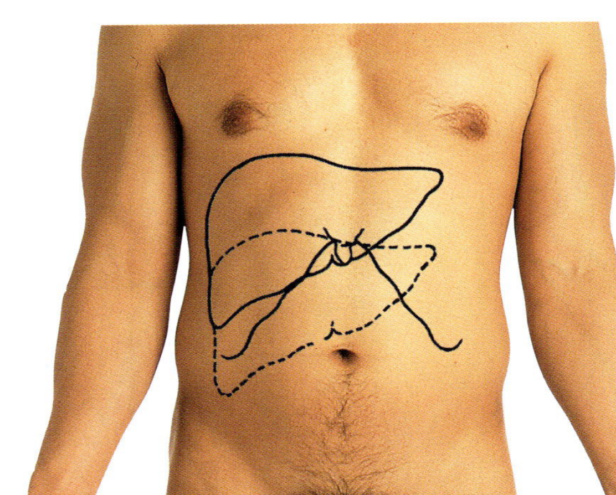

그림 6.60 자세에 따른 간의 위치 이동. 실선은 누워있을 때, 점선은 서 있을 때의 위치를 나타낸다.

유모서리이며, 그 안에는 간세동이, 림프절, 림프관, 간신경얼기(hepatic plexus) 등이 들어 있다. 간의 정맥관인대틈새(fissure for ligamentum venosum)와 위의 작은굽이 사이를 잇는 **간위인대**(hepatogastric lig.)가 작은그물막의 나머지 부분이 된다(그림 6.61, 6.62). 간원인대(round lig. of liver)는 태반에서 태아로 혈액을 운반하던 **배꼽정맥**(umbilical v.)의 흔적기관(그림 6.12, 6.61)이며, 정맥관인대(ligamentum venosum)는 배꼽정맥과 아래대정맥을 연결하던 태아 정맥관(ductus venosus)의 흔적으로 둘 다 섬유조직으로 되어 있다(그림 6.61)

2) 간구역

간은 해부학적으로 **오른간엽**(right lobe), **왼간엽**(left lobe), **네모엽**(quadrate lobe), **꼬리엽**(caudate lobe) 등 4개 엽으로 구분된다(그림 6.61). 그러나 저자에 따라 꼬리엽과 네모엽을 오른간엽에 포함시키는 경우도 있다. 오른간엽과 왼간엽의 경계는 가로막면에서는 낫인대가 붙는 자리, 내장면에서는 **간원인대틈새**(fissure for round lig. of liver)와 정맥관인대틈새(fissure for ligamentum venosum)를 잇는 가상선으로 오른간엽이 훨씬 크다(그림 6.61). 내장면의 가상선과 쓸개오목(cystic) 및 아래대정맥오목(fossa for inferior vena cava)을 잇는 가상선 사이에서 간문을 경계로 앞쪽이 네모엽이고 뒤쪽이 꼬리엽이다.

간엽의 이런 해부학적 구분은 간세동이 분포와 일치하지 않아, 오른간엽 일부에 왼간동맥과 왼쓸개관이 분포한다. 기능적으로는 오른간동맥이 분포하는 간을 오른간(right liver), 왼간동맥이 분포하는 간을 왼간(left liver)이라 하며 오른간과 왼간은 크기가 비슷하다(그림 6.63). 혈관분포를 기준으로 간은 기능적 독립 구역인 8개의 **간구역**(hepatic segmentation)으로 나눌 수 있다(그림 6.64, 6.65). 각 구역은 간동맥과 간문맥에서 혈액을 독립적으로 공급받고 정맥의 흐름과 쓸개즙의 분비도 독립적으로 나뉘져 있어, 간의 구역별 절개가 가능하다. 기능적 측면에서 오른간과 왼간의 경계는 쓸개바닥(fundus of

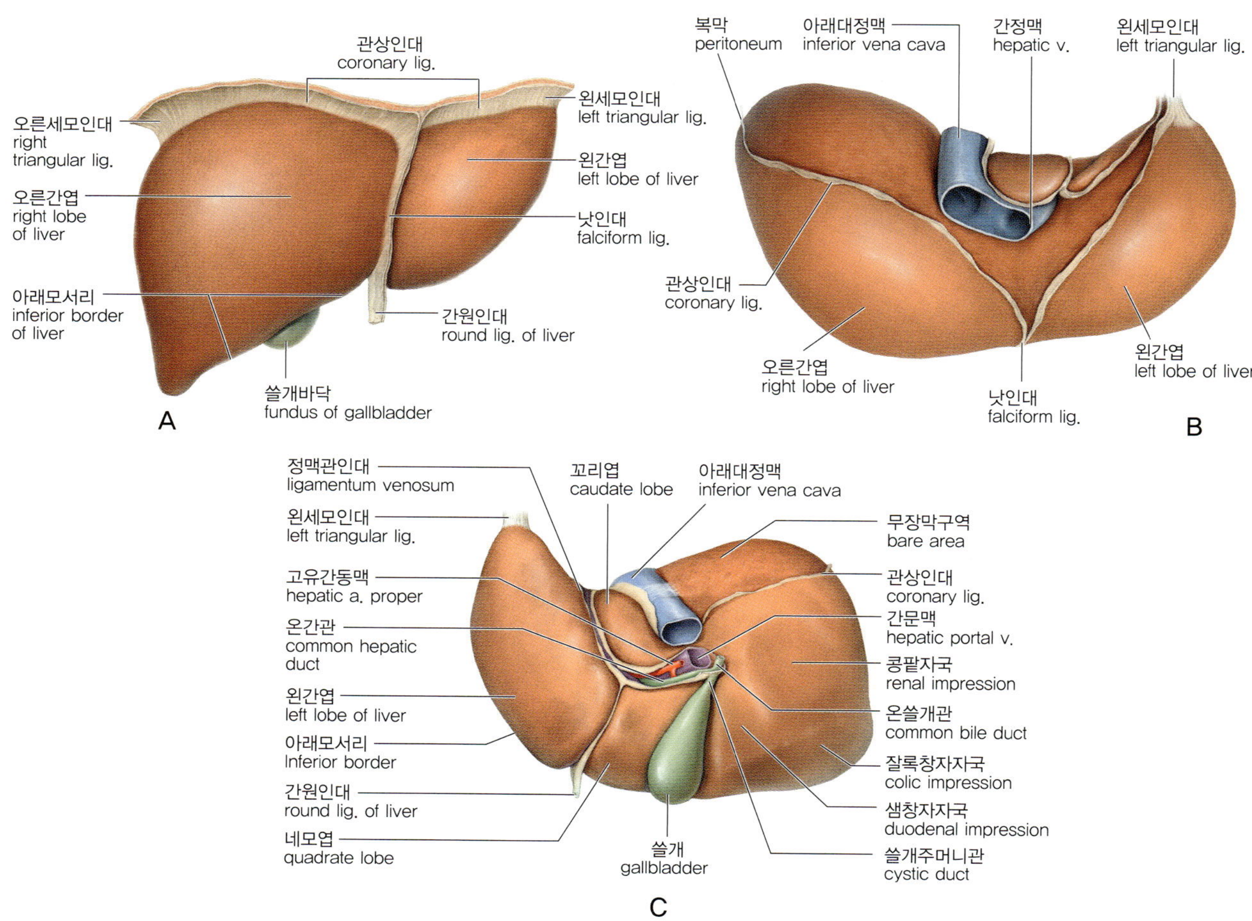

그림 6.61 간의 앞면(A), 위뒷면(B), 내장면(C)의 모습

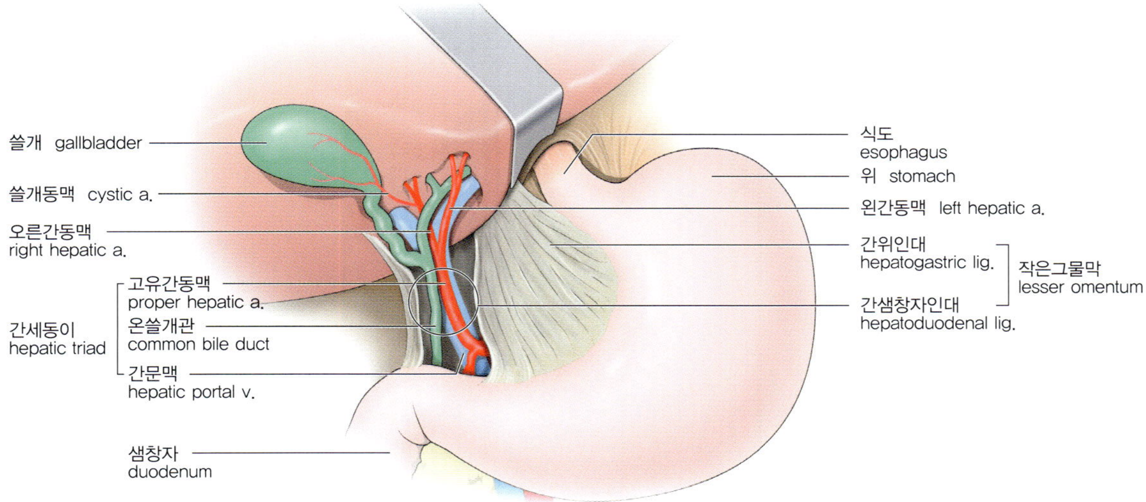

그림 6.62 작은그물막과 간세동이. 작은그물막 중에서 간샘창자인대의 앞부분을 제거하여 그 안에 있는 간세동이를 노출하였다.

gallbladder)에서 아래대정맥을 잇는 가로막면의 가상선(Cantlie 선)과 내장면의 쓸개오목(fossa for gallbladder)과 아래대정맥오목이다(그림 6.61, 6.64). 오른간과 왼간은 다시 안쪽구역과 가쪽구역으로 나눌 수 있어, **낫인대**(falciform lig.)가 왼간의 안쪽구역과 가쪽구역의 경계가 된다(그림 6.64). 꼬리엽은 왼간 뒤안쪽에 있지만, 독특한 혈관분포 때문에 I구역 또는 뒤구역(posterior segment)이라 한다. 왼간은 꼬리엽과 네모엽 대부분을 포함한다(그림 6.64).

3) 간의 혈관과 신경

간은 간동맥과 **간문맥**(portal v.)에서 각각 약 30%와 70%의 혈액을 공급받는다. 복강동맥(celiac trunk)에서 기원한 간동맥의 혈액은 산소가 풍부하며, 간문맥은 소화기관에서 영양분이 풍부한 정맥혈액을 받아 운반한다. 복강동맥에서 나와 **위샘창자동맥**(gastroduodenal a.)이 시작되기 전의 동맥을 **온간동맥**(common hepatic a.)이라 하며(그림 6.25, 6.55), 위샘창자동맥이 분지된 뒤에 왼간동맥(left hepatic a.)과 **오른간동맥**(right hepatic a.)으로 나뉘기 전의 동맥은 **고유간동맥**(proper hepatic a.)이라 한다(그림 6.25, 6.62, 6.65).

간문맥(portal v.)은 짧고 커다란 정맥으로 **위창자간막정맥**(superior mesenteric v.)과 **지라정맥**(splenic v.)이 이자목 뒤에서 만나 형성된다(그림 6.33, 6.50, 6.55). 간문맥은 아래대정맥 앞을 따라 간문에 이른다. 간문 근처에서 간동맥과 간문맥은 각각 왼가지와 오른가지를 내어 왼간과 오른간에 분포한다(그림 6.63). 간문맥과 간동맥은 8개의 이차가지를 내어 **간구역**(vascular segment)을 형성한다. I~IV 구역은 왼간, V~VIII 구역은 오른간에 해당하며(그림 6.63, 6.64), I 구역에는 왼·오른간동맥이 모두 분포한다. 각 구역 사이에서 **간정맥**(hepatic v.)이 간의 오른쪽, 중간, 왼쪽의 혈액을 각각 1/3씩 받으며 지나간다. 각각의 간정맥은 위치에 따라, **오른간정맥**(right hepatic v.), **중간간정맥**(middle hepatic v.), **왼간정맥**(left hepatic v.)이라 하며, 중간간정맥은 간의 중심면(principal plane)에 위치한다(그림 6.63).

간은 많은 양의 림프를 생성하는 기관으로 가슴림프관

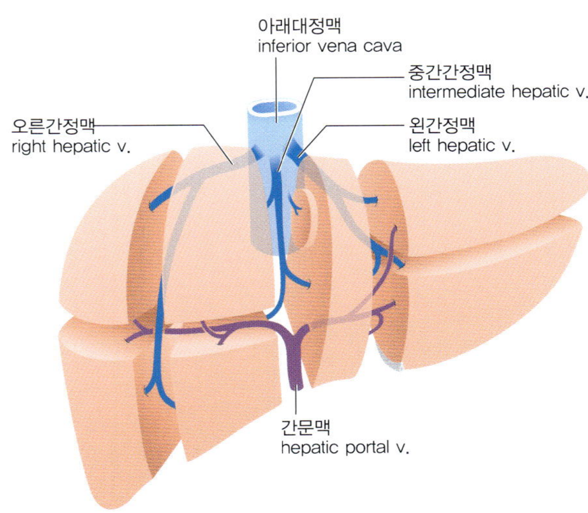

그림 6.63 간의 기능적 구역을 나누는 모식도

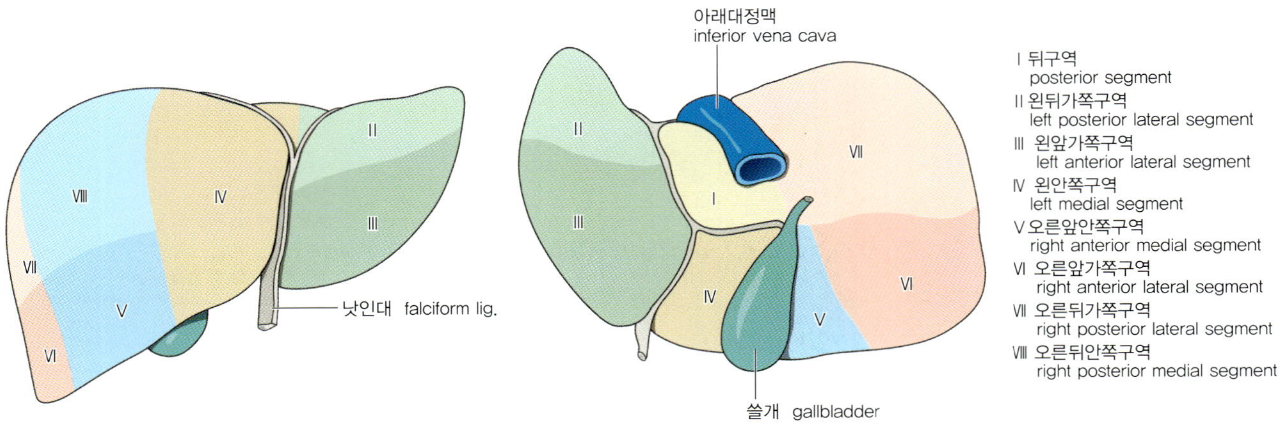

그림 6.64 간구역을 간 표면에서 본 모습

(thoracic duct)으로 가는 림프 중 약 25~50%가 간에서 생성된다. 가로막면과 내장면 앞부분에서 시작하는 얕은림프관과 간세동이와 함께 달리는 깊은림프관은 간문에서 합쳐져 간림프절(hepatic nodes)로 유입된다. 작은그물막의 간혈관과 쓸개관을 따라 있는 간림프절로 유입된 림프는 복강림프절(celiac nodes)을 통해 **가슴림프관팽대**(chylecistern)로 유입된다(그림 6.57). 이밖에도 다양한 경로로 림프가 배출된다. 복강신경얼기(celiac plexus)의 가장 큰 가지인 **간신경얼기**(hepatic plexus)는 간동맥과 문맥의 가지들과 같이 달리면서 분포하고 혈관 수축에 관여한다(그림 6.58).

4) 간문맥과 곁순환

소화기관에서 오는 모든 정맥혈관들이 간문맥(hepatic portal vein)에서 합쳐져 간에 분포한 후 간정맥이 되어 심장으로 돌아가는 순환을 문맥순환이라 한다(그림 6.33, 6.50). 문맥계통과 몸통정맥계통은 서로 연결

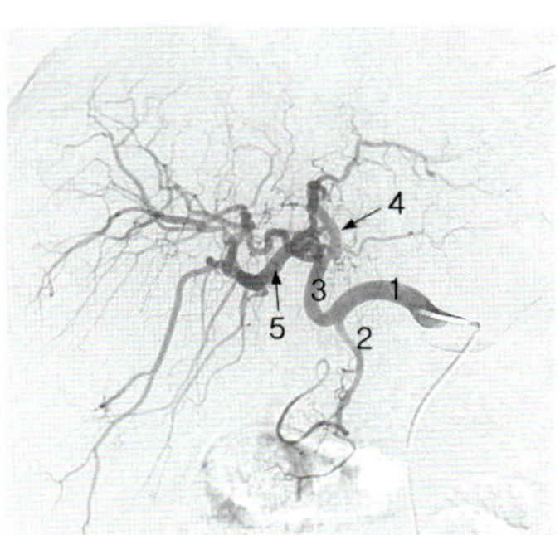

그림 6.65 간동맥의 혈관조영영상 1. 온간동맥 2. 위샘창자동맥 3. 고유간동맥 4. 왼간동맥 5. 오른간동맥

(anastomoses)되어, 문맥의 압력이 증가하면 연결된 혈관으로 혈액이 역류하면서 이들 정맥혈관의 압력이 증가하고 혈관이 늘어나면서 정맥류(varicose vein)가 생긴다. 문맥계통과 몸통정맥계통(systemic venous system)과의 중요한 연결은 다음과 같다.

(1) 식도정맥

식도정맥(esophageal v.)은 몸통정맥계통인 **홀정맥**(azygos v.)이나 문맥계통인 **왼위정맥**(left gastric v.)으로 합류하며 연결된다(연결되는 구조물 확인). 문맥 혈압이 증가하면 식도정맥이 과도하게 확장되어 식도정맥류(esophageal varix)가 생긴다(그림 6.66).

(2) 곧창자정맥

중간 · 아래곧창자정맥(middle and inferior rectal vv.)은 몸통정맥계통인 아래대정맥으로 합류하고 **위곧창자정맥**(superior rectal v.)은 문맥계통인 아래창자간막정맥의 지류로 합류한다(그림 6.66). 만약, 문맥의 혈압이 상승하게 되면 **위곧창자정맥**(superior rectal v.)은 전신순환 정맥인 중간 · 아래곧창자정맥과 연결되어 치핵을 유발한다.

(3) 배꼽옆정맥

배꼽옆정맥(paraumbilical v.)은 앞배벽에 있는 문맥계통 정맥으로, 몸통정맥계통인 **얕은배벽정맥**(superficial epigastric v.)과 연결되어 있다(그림 6.66). 문맥고혈압에 의해 배꼽옆정맥이 늘어나면 배꼽주변에서 정맥이 방사상으로 뻗어 **메두사머리**(caput medusae)라 한다. 배꼽옆정

맥은 **정중배꼽주름**(median umbilical fold) 속 정중배꼽인대와 낫인대 속 간원인대를 따라 주행하여 간문맥, 속엉덩정맥 등으로 합류한다.

(4) 복막뒤정맥

잘록창자정맥(colic vv.)은 문맥계통 정맥으로 몸통의 복막뒤정맥(retroperitoneal v.)과 연결된다(그림 6.66).

간암 liver cancer

간에 생기는 암은 바이러스성 간염이나 간경화와 연관성이 높으며, 증상이 없거나 심하지 않아 발견이 늦는 경우가 많다. 간은 문맥계통을 통해 많은 장기로부터 혈액을 받고 무장막구역을 통해 림프액 유입이 활발하여, 주변 장기로부터 암세포가 전달되는 전이(metastasis)도 잘 발생한다. 간암은 간비대와 간경화를 유발하며 문맥고혈압을 수반하는 경우도 많다.

간경화와 문맥고혈압 liver cirrhosis and portal hypertension

간은 영양소를 처리하고 물질을 해독하며 쓸개즙을 생산하는 장소이다. 소화계통에서 문맥을 통해 들어온 독성 물질은 간세포를 손상시킨다. 손상된 조직은 섬유조직으로 대체되며, 간의 섬유화가 일어나 딱딱해진다. 이를 간경화라 하며 만성 알콜 섭취, 간염(hepatitis) 등에 의한 경우가 많다. 간기능이 저하되면 복수(ascites)가 차거나 대사물질에 의한 기능장애가 올 수 있다. 또한 간을 통한 혈액 배출이 제한되면 문맥 혈압이 상승되는 문맥고혈압이 나타나며, 식도정맥류나 치핵 같은 증상도 나타날 수 있다.

8. 쓸개관계통

쓸개즙은 간세포에서 생성되어 쓸개에서 농축, 저장되었다가 지방을 섭취하면 샘창자로 분비된다. 쓸개즙은 지방성분을 작은 지방방울로 만들어 창자에서 잘 흡수되게 돕는다. 간에서 생산된 쓸개즙은 간 바깥 쓸개관계통(extrahepatic biliary system)을 따라 배출된다. 왼간과 오른간에서 만들어진 쓸개즙은 각각 왼간관(left hepatic duct)과 오른간관(right hepatic duct)을 따라 나오고, 이 두 관은 간문을 나온 후 합쳐져 온간관(common hepatic duct)이 된다. 온간관에 다시 쓸개주머니관(cystic duct)이 합쳐져 온쓸개관(common bile duct)이 된다(그림 6.67, 6.68).

1) 온쓸개관

온쓸개관(common bile duct)은 쓸개주머니관과 온간관이 작은그물막 자유모서리에서 만나 형성된다(그림 6.62). 온쓸개관은 샘창자 첫째부분의 뒤를 따라 내려와 이자머리 뒷면의 고랑에 놓인다. 온쓸개관 먼쪽 부분(distal part)이 샘창자 둘째부분 왼쪽에서 이자관(pancreatic duct)에 닿고, 샘창자 벽을 따라 달리다 합쳐져 쓸개이자관팽대(hepatopancreatic ampulla)를 형성하고, 샘창자 내림부분에서 **큰샘창자유두**(major duodenal papilla)로 열린다(그림 6.68). 온쓸개관 끝부분 돌림근육층이 두꺼워져 **온쓸개**

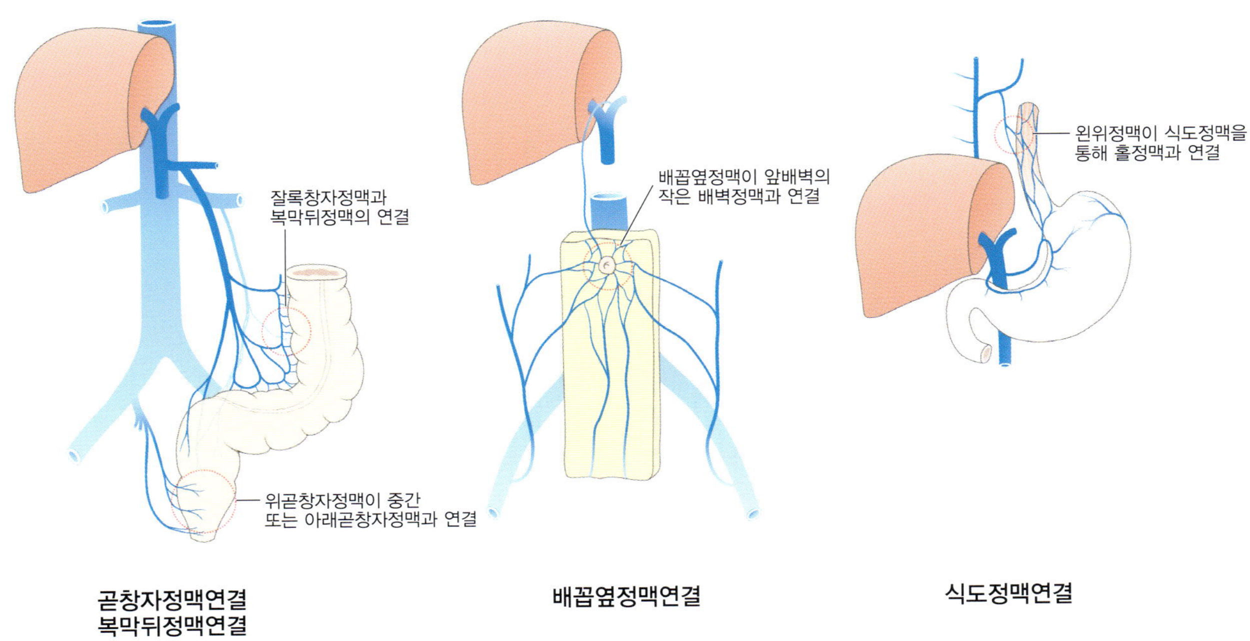

그림 6.66 문맥의 결순환

관조임근(sphincter m. of common bile duct)을 형성하는데(그림 6.59), 이 근육이 수축하면 쓸개즙은 쓸개이자관팽대와 샘창자로 가지 못하고 쓸개로 올라가 저장되고 농축된다. 온쓸개관의 혈액공급은 **쓸개동맥**(cystic a.), 오른간동맥(그림 6.55), **뒤위이자샘창자동맥**(posterior superior pancreaticoduodenal a.), **위샘창자동맥**(gastroduodenal a.)이 공급한다(그림 6.39).

2) 쓸개

쓸개(gallbladder)는 길이가 7~10 cm이고, 부피가 30~60 ml 정도 되는 주머니로 조롱박 모양으로 생겼으며 쓸개바닥, 쓸개몸통, 쓸개목으로 구분한다. 간 내장면에서 오른간과 왼간의 경계가 되는 쓸개오목(fossa for gallbladder)에 놓인다(그림 6.61, 6.68).

- **쓸개바닥**(fundus)은 간 아래모서리에서 밖으로 나와 있는 넓고 둥근 끝부분으로, 대략 오른쪽 아홉째갈비연골 끝부분에서 빗장중간선(midclavicular line)을 따라 위치하고, 복막에 완전히 싸여 가로막 앞쪽과 접한다(그림 6.21, 6.24).
- **쓸개몸통**(body)은 간 내장면과 가로(잘록)창자, 샘창자 첫째부분에 닿는다.
- **쓸개목**(neck)은 S자 모양으로 굽어 쓸개주머니관과 연결된다. 쓸개몸통과 쓸개목은 간의 섬유성피막 결합조직에 의해 간에 붙어 있다.

쓸개주머니관(cystic duct)은 쓸개목에서 왼쪽 뒤 아래로 내려가는 약 4 cm 길이의 관으로 쓸개목과 온간관으로 연결된다(그림 6.68). 쓸개목과 쓸개주머니관 점막은 나선형 주름으로 되어 있어 **나선주름**(spiral fold)이라 한다(그림 6.68). 나선주름 때문에 쓸개주머니관은 항상 열려 있고, 온쓸개관조임근(sphincter m. of common bile duct)이나 쓸개이자관팽대조임근(sphincter m. of ampulla)에 의해 온쓸개관이 닫히면 쓸개즙이 쓸개로 올라가 저장되며 농축된다. 쓸개와 쓸개주머니관의 혈액은 쓸개동맥(cystic a.)이 공급한다. 쓸개동맥은 보통 온간관과 쓸개관이 만나는 위치의 오른간동맥에서 나온다(그림 6.62).

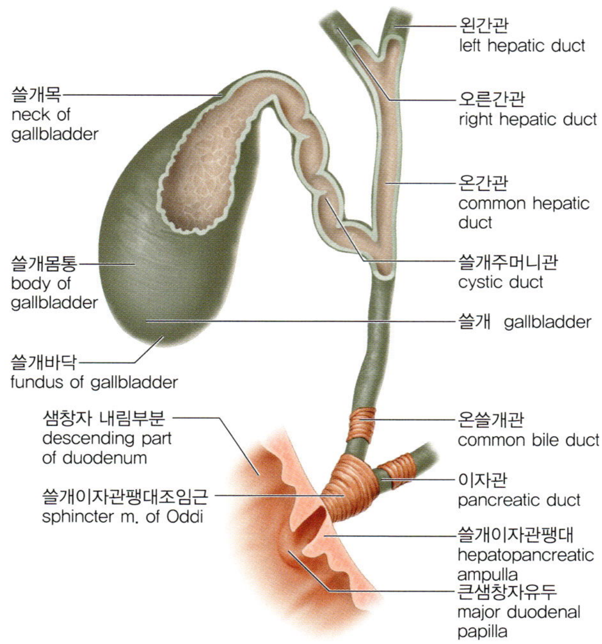

그림 6.68 쓸개, 쓸개길, 큰샘창자유두

쓸개와 쓸개주머니관의 신경은 복강신경얼기(교감신경섬유), 미주신경(부교감신경섬유), **오른가로막신경**(right phrenic n., 감각신경섬유)에서 나오며 쓸개동맥을 따라 분포한다(그림 6.58). 쓸개의 들신경섬유는 명치부위에서 오는 들신경섬유와 함께 내장신경을 통해 여섯째~아홉째

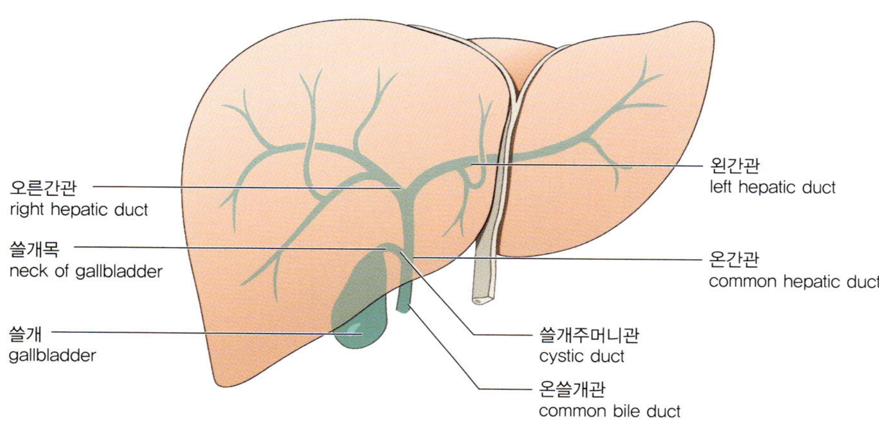

그림 6.67 쓸개와 쓸개길

가슴척수분절로 들어가므로, 쓸개돌의 명치부위 연관통과 도 관련된다. 또 염증이 심해 가로막도 자극하면 가로막신경(phrenic n.; C3~C5)에 의한 연관통이 어깨에 생길 수 있다.

쓸개돌 gallstone

쓸개, 쓸개주머니관, 쓸개관에 생기는 돌을 뜻하며, 쓸개돌이 있어도 증상이 없는 경우가 많다. 쓸개돌이 크면 쓸개를 빠져나오지 못해 증상이 많이 발생하지만, 작은 쓸개돌은 쓸개관을 통과해 손상을 주거나 막히는 일이 없어 증상이 없는 경우가 많다. 쓸개돌은 쓸개이자관팽대(hepatopancreatic ampulla)에서 가장 잘 걸리며, 쓸개돌에 막혀서 쓸개즙 배출이 잘 되지 않으면 쓸개염(cholecystitis)을 일으키거나 이자관을 막아 이자염을 일으킬 수 있다. 쓸개염이 생기면 복통이 생기며, 가로막을 자극하면 오른 어깨에서 연관통이 생기기도 한다.

9. 콩팥, 요관, 부신

1) 콩팥(Kidney)

(1) 콩팥의 모양과 위치

콩팥(kidney)은 강낭콩 모양의 적갈색을 띠는 복막뒤기관(retroperitoneal organ)으로 양쪽에 하나씩 있다(그림 6.70). 크기는 길이가 10~13 cm, 너비 5~6 cm, 두께 2.5~4 cm 정도이며 무게는 약 150 g이다. 대략 뒤배벽의 **허리네모근**(quadratus lumborum m.)과 **큰허리근**(psoas major m.) 앞에 위치하며, 위끝은 열한째~열두째 등뼈 높이, 아래끝은 셋째~넷째 허리뼈 높이에 있지만 간의 오른엽이 크기 때문에 바로 아래의 오른콩팥은 왼콩팥보다 다소 낮게 위치한다(그림 6.69). 그러나 콩팥의 위치는 호흡과 자세에 따라, 가로막의 움직임에 따라 수직으로 3~4 cm 정도 오르내린다. 콩팥 안쪽모서리(medial border)에서 혈관과 요관 등이 콩팥으로 드나드는 콩팥문(hilum)은 정중면에서 약 5 cm 정도 떨어져 있다.

오른콩팥과 간 사이에 간콩팥오목(hepatorenal recess)이 있고, 콩팥 위는 가로막, 아래 뒤쪽은 허리네모근이 있다. 왼콩팥은 위, 지라, 이자, 빈창자, 내림창자와 접해 있다(그림 6.42). 콩팥 뒤면을 따라 **갈비밑신경·혈관**(subcostal n. and vessels), **엉덩아랫배신경**(iliohypogastric n.), **엉덩고샅신경**(ilioinguinal n.) 등이 비스듬히 아래가쪽으로 주행한다(그림 6.70).

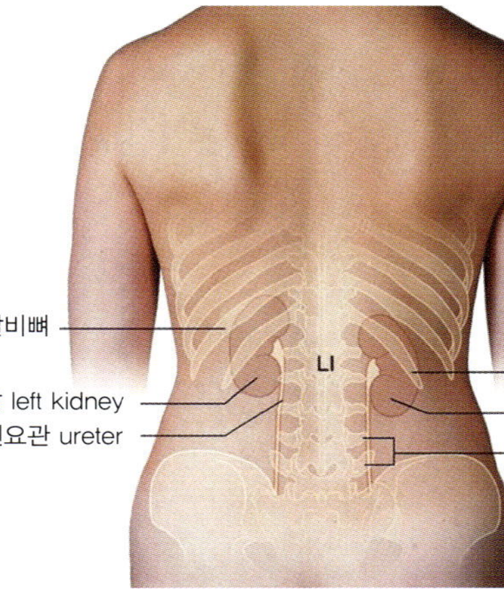

그림 6.69 콩팥의 표면 투영

(2) 콩팥을 둘러싸는 구조물

콩팥은 복막바깥지방조직(extraperitoneal fatty tissue)에 묻혀 있고, 그 자체는 탄력성이 있는 치밀결합조직으로 된 콩팥근막(renal fascia; perirenal fascia)에 싸여 있다(그림 6.71). 콩팥근막은 위쪽으로 가로막근막(diaphragmatic fascia) 등 주변 결합조직과 연결되어 있다. 콩팥근막과 콩팥피막(renal capsule) 사이에 약간의 지방층이 있어, 이를 **콩팥주위지방피막**(perirenal fat capsule)이라 한다. 콩팥주위지방피막은 복막바깥지방에서 유래한 것으로, 콩팥문에서 콩팥굴(renal sinus)의 지방과도 연결된다(그림 6.71). 콩팥근막에서 아교섬유다발이 나와 콩팥주위지방피막으로 뻗는다. 콩팥근막 바깥에는 **콩팥주위지방덩이**(pararenal fat body)가 있으며, 콩팥주위지방덩이는 콩팥 뒤쪽에서 더 발달되어 있다. 아교섬유다발, 콩팥근막, 콩팥주위지방피막, 콩팥주위지방덩이 등은 콩팥혈관, 요관과 함께 콩팥이 제자리에 고정되도록 돕는다.

(3) 콩팥문과 콩팥의 단면 구조

콩팥 안쪽모서리에 위치하는 콩팥문(hilum of kidney)을 통해 앞뒤로 **콩팥정맥**(renal v.), **콩팥동맥**(renal a.), 콩팥깔때기(renal pelvis)의 순서로 드나든다. 콩팥문 속의 공간인 콩팥굴(renal sinus)에는 상당한 양의 지방, 콩팥깔때기, 콩팥잔(calices), 혈관, 신경이 있다(그림 6.72).

콩팥의 단면은 **겉질**(cortex)과 속질(medulla)로 구분되고, 겉질에는 겉질소엽(cortical lobule), 속질에는 **콩팥피라미드**(renal pyramid), **콩팥기둥**(renal column)이 있다.

콩팥깔때기의 끝은 요관(ureter)의 위쪽 끝과 연결된다.

콩팥깔때기는 여러 개의 큰콩팥잔(major calyx)이 모여서 된 것이며, 큰콩팥잔은 2~3개의 작은콩팥잔(minor calyx)이 모여 만들어진다(그림 6.72). 작은콩팥잔에는 콩팥피라미드의 꼭지인 콩팥유두(renal papilla)가 닿아 있으며, 콩팥에서 생성된 오줌은 이곳을 통해 작은콩팥잔으로 흘러간다. 정맥콩팥깔대기조영술(intravenous pyelography)을 시행하면(그림 6.73), 콩팥잔과 콩팥깔때기의 형태를 확인할 수 있고, 좁아진 곳이나 막힌 곳을 알 수 있다.

2) 요관

요관(ureter)은 25 cm 정도 길이의 근육으로 이루어진 좁은 관으로 콩팥에서 방광까지 오줌(urine)을 전달한다(그림 6.70, 6.72, 6.73). 요관은 복막뒤 공간에 위치하며, 위쪽 절반은 둘째~다섯째허리뼈 가로돌기(transverse process)를 따라 배안을 내려가고, 아래쪽 절반은 **온엉덩동맥**(common iliac a.)이 나뉘는 엉치엉덩관절(sacroiliac joint) 높이에서 속엉덩동맥 앞을 지나 골반안으로 들어간 다음, 궁둥뼈가시(ischial spine) 높이에서 앞안쪽으로 방향을 바꾸어 방광으로 간다. 요관은 콩팥깔때기 연결부분(pelviureteric junction), 위골반문(pelvic inlet), 요관구멍(ureteral orifice) 부위에서 정상적으로 좁아져 있으며, 이들은 요관돌(ureter stone)에 의해 잘 막히는 부분이다.

3) 부신

부신(adrenal gland; suprarenal gland)은 콩팥의 위안쪽면에 있는 무게 3~6 g의 작은 내분비기관으로, 코르티코스테로이드(corticosteroid), 안드로겐(androgen), 에피네프린(epinephrine), 노르에피네프린(norepinephrine) 등을 분비한다. 부신은 콩팥근막에 싸여 있으며, 콩팥과 부신 사이에는 콩팥근막(renal fascia)의 일부인 얇은 사이막이 존재한다. 오른부신은 세모꼴로 가로막 앞에 위치하며 앞안쪽은 아래대정맥과 앞가쪽은 간과 인접해 있다(그림 6.70). 왼부신은 반달 모양으로 지라, 위, 이자, 가로막 왼다리(left crus of diaphragm)와 인접해 있다. 양쪽 부신의 안쪽모서리 사이에는 오른쪽에서 왼쪽으로 순서대로 아래대정맥, 가로막 오른다리, 복강림프절(celiac nodes), 복강동맥(celiac trunk), 위창자간막 동맥, 가로막 왼다리가 위치한다(그림 6.74).

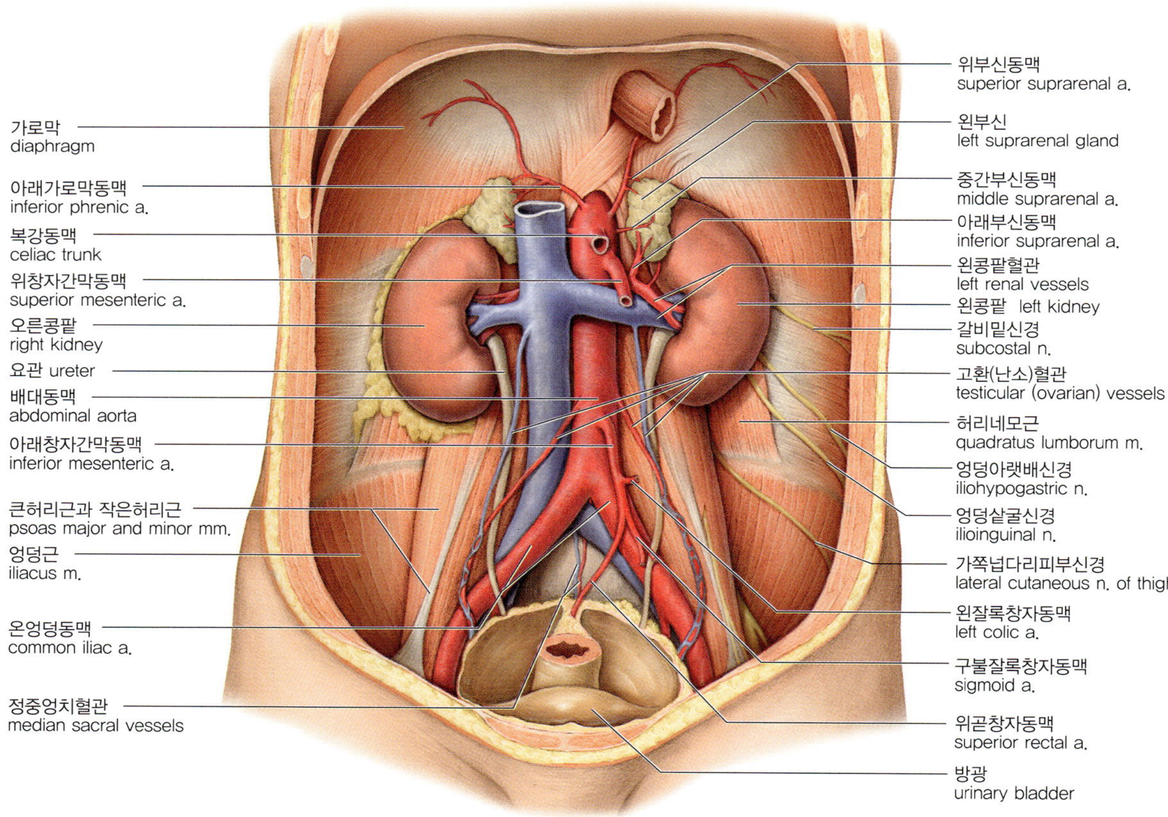

그림 6.70 뒤배벽장기, 근육, 혈관. 오른콩팥이 왼콩팥보다 다소 낮게 위치한다.

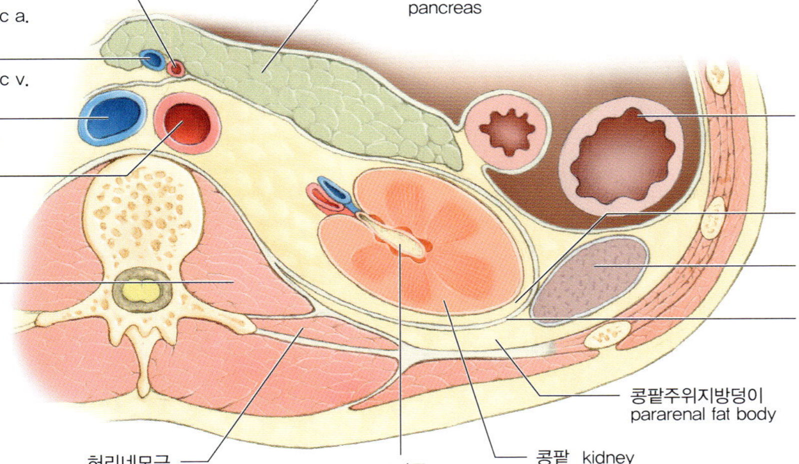

그림 6.71 뒤배벽에서 콩팥과 주변 근육 및 근막의 관계를 보여주고 있다. 콩팥을 지나는 가로단면

4) 콩팥, 요관, 부신의 혈관

콩팥동맥(renal a.)은 첫째~둘째허리뼈 사이 높이에서 시작한다(그림 6.74). 오른콩팥동맥은 왼콩팥동맥보다 길며 아래대정맥 뒤를 가로 지른다. 각 동맥은 앞가지와 뒤가지로 나뉘며, 다시 콩팥문 가까이에서 5개의 **구역동맥**(segmental aa.)으로 나뉘는데, 이들은 서로 연결되지 않는 **끝동맥**(terminal a.)이다. 앞가지는 콩팥의 위구역(superior segment), 앞위구역(anterosuperior segment), 앞아래구역(anteroinferior segment), **아래구역**(inferior segment)에 분포하고, 뒤가지는 콩팥의 뒤구역(posterior segment)에 분포한다(그림 6.75, 6.76).

요관(ureter)은 주로 콩팥동맥에서 혈액을 받으며, **고환동맥**(testicular a.) 또는 **난소동맥**(ovarian a.), **배대동맥**(abdominal aorta), **온엉덩동맥**(common iliac a.), **속엉덩동맥**(internal iliac a.)의 가지에서 혈액공급을 받기도 한다. 또한 남성은 **아래방광동맥**(inferior vesical a.), 여성은 **자궁동맥**(uterine a.)에서 받기도 한다. 이 동맥들은 요관 근처에서 오름가지와 내림가지를 내고 요관벽에서 세로로 동맥연결(anastomoses)을 한다. **부신동맥**(suprarenal aa.)은 부신으로 들어가기 전에 약 6~10개로 나뉘고 이들이 피막을 뚫고 들어간다(그림 6.74). 부신동맥은 위 · 중간 · 아래부신동맥으로 구분되며 다음과 같은 특징이 있다.

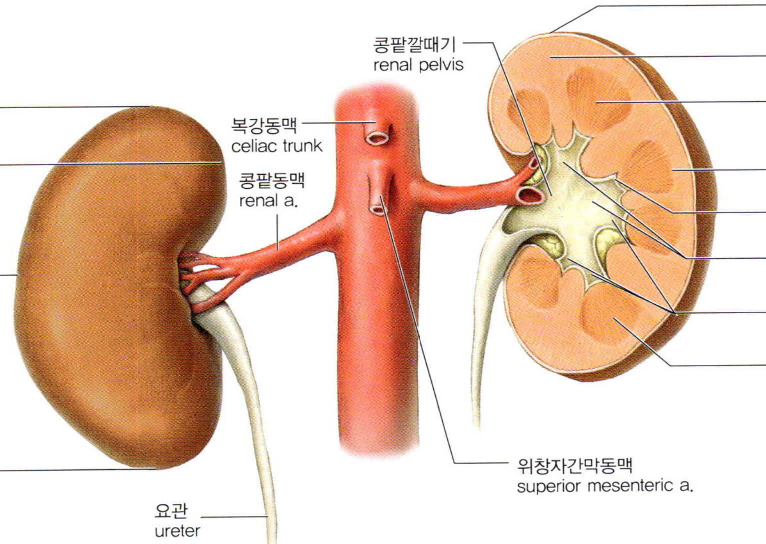

그림 6.72 콩팥의 단면구조

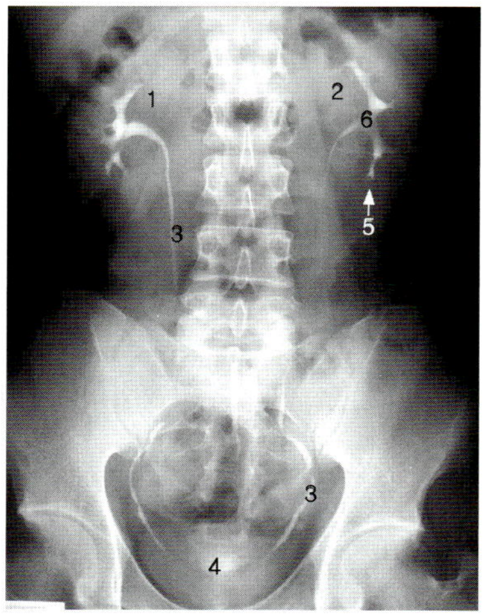

그림 6.73 정맥콩팥깔때기조영 2. 1. 오른콩팥 2. 왼콩팥 3. 요관 4. 방광 5. 작은콩팥잔 6. 콩팥깔때기

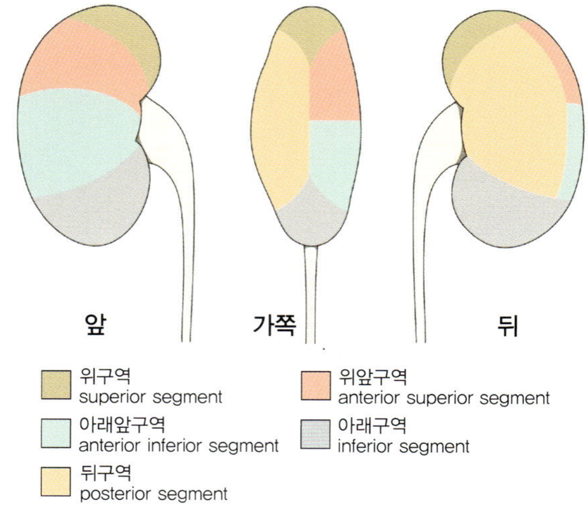

그림 6.75 콩팥 구역동맥 분포에 따른 콩팥실질의 구역

- **위부신동맥**(superior suprarenal a.) : 아래가로막동맥(inferior phrenic a.)에서 기원하며 4~6개가 있다.
- **중간부신동맥**(middle suprarenal a.) : 위창자간막동맥이 시작되는 근처의 배대동맥에서 기원하며 하나 또는 두 개가 있다.
- **아래부신동맥**(inferior suprarenal a.) : 콩팥동맥에서 기원하며 하나 또는 두 개가 있다.

콩팥정맥(renal v.)은 콩팥동맥 앞에 위치하며, 왼콩팥정맥은 더 길고 대동맥 앞을 가로지르며, 각 콩팥정맥은 아래대정맥으로 합류한다(그림 6.74). **오른부신정맥**(right suprarenal v.)은 아래대정맥으로 합류하고 **왼부신정맥**

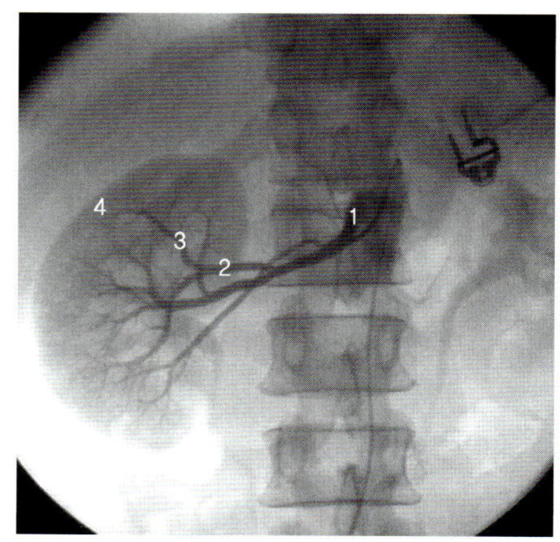

그림 6.76 콩팥동맥촬영 1. 오른콩팥동맥 2. 구역동맥 3. 구역사이동맥 4. 활꼴동맥

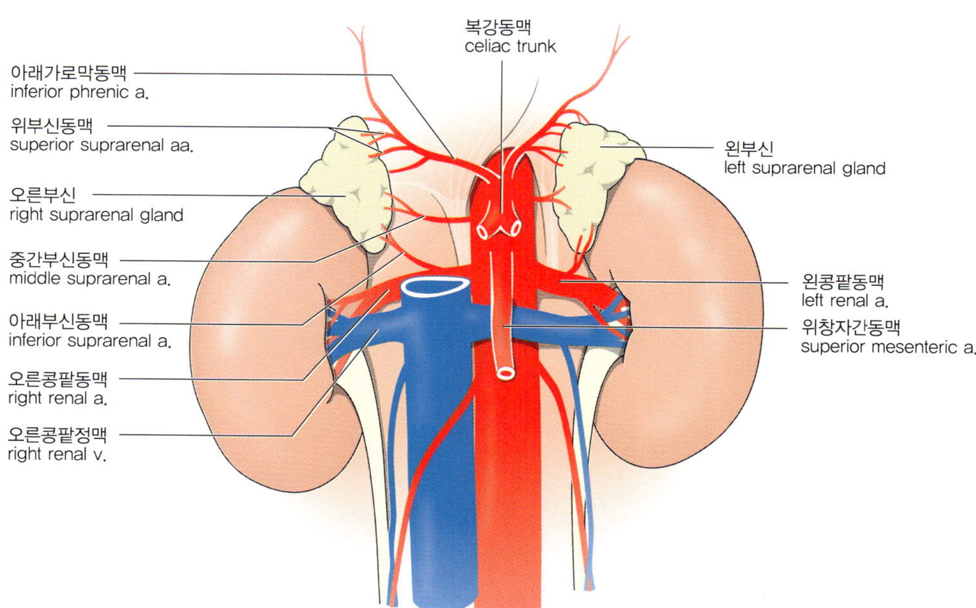

그림 6.74 부신과 콩팥의 동맥분포

(left suprarenal v.)은 오른부신정맥보다 길고 주로 왼콩팥정맥에 합류한다. 요관에서 나온 정맥은 콩팥정맥과 고환정맥 또는 난소정맥에 합류한다.

콩팥의 림프관은 콩팥정맥을 따라 허리림프절(lumbar caval and aortic nodes)로 유입된다(그림 6.18, 6.86).

5) 콩팥, 요관, 부신의 신경분포

콩팥으로 가는 신경은 교감신경과 부교감섬유를 포함하는 콩팥신경얼기(renal plexus)에서 유래한다(그림 6.77). 콩팥신경얼기는 **가슴내장신경**(thoracicsplanchnic n.)에서 신경섬유를 받는다. 요관에는 콩팥신경절과 위아랫배신경얼기에서 나오는 자율신경이 분포한다(그림 6.77). 콩팥깔때기와 요관의 **들신경섬유**(afferent nerve fibers)는 열한째 가슴신경분절에서 둘째허리신경분절로 들어가게 되므로 콩팥돌(renal calculi) 또는 요관돌(ureteric calculi)이 있을 경우 통증이 허리로부터 고샅으로 뻗어 간다. 이것을 경련통(colic pain)이라고 한다.

콩팥의 선천기형 congenital anomaly of kidney

콩팥의 흔한 기형에는 말발굽 모양으로 굽어져 있는 말굽콩팥(horseshoe kidney)과 콩팥으로 가는 동맥이 하나 이상인 과다콩팥동맥(supernumerary artery)이 있다. 특히 과다콩팥동맥은 흔히 나타난다.

콩팥돌과 요관돌 stones of kidney and ureter

콩팥돌(kidney stone)의 주성분은 콜레스테롤이지만, 비뇨계통에는 칼슘, 칼슘수산염, 인산마그네슘염, 요산 같은 성분의 돌이 잘 생기며, 이들은 콩팥, 요관, 방광에서 자주 발견된다. 돌 자체는 증상을 일으키지 않지만, 돌이 좁아진 곳을 막거나 돌의 거친 표면에 의해 요관이 손상 받으면 통증이 유발된다. 소변이 지나는 통로 중 정상적으로 좁아지는 부위가 잘 막히며 돌이 이동하면서 자극하는 부위에 따라 통증의 위치가 달라질 수 있다. 요관돌(ureter stone)의 경우 주기적으로 꿈틀운동에 의해 심한 통증을 호소하므로 충격파로 깨서 몸 밖으로 배출시키거나 내시경으로 돌을 제거할 수 있다.

III 가로막

1. 가로막의 기본 구조

1) 가로막의 기본 구성

가로막(diaphragm)은 둥근 **지붕**(dome) 모양 구조물로 몸통을 가슴안과 배안으로 나눈다(그림 6.78). 가로막 중심부분은 널힘줄로 되어 있으며, 중심널힘줄(central tendon)이라 한다. 그 주변부는 근육이며, 주변부 근유섬유는 중심부분을 향해 방사상으로 모인다. 가로막의 근육섬유는 위치에 따라서 복장부분, 갈비부분, 허리부분의 세 부분으로 나눈다(그림 6.78).

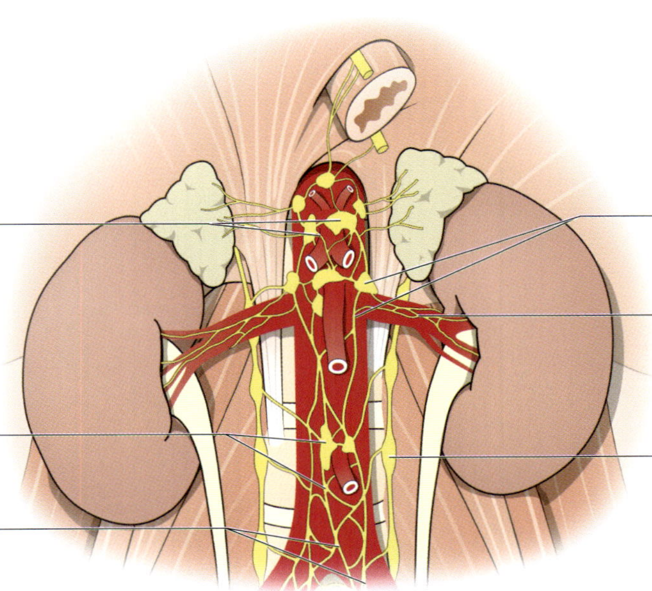

그림 6.77 콩팥과 부신의 신경분포

- **복장부분**(sternal part) : 칼돌기 뒷면에서 일어나는 2개 근육층으로 없을 수도 있다.
- **갈비부분**(costal part) : 아래 6개 갈비연골과 주변의 갈비뼈 속면에 붙는 넓은 근육층으로, 가로막의 왼지붕과 오른지붕을 형성한다.
- **허리부분**(lumbar part) : 2개의 널힘줄인 안쪽 · 가쪽활꼴인대(medial and lateral arcuate ligg.)와 위쪽 3개 허리뼈에서 시작하는 근육층으로 중심널힘줄로 올라가는 가로막 오른 · 왼다리(right and left crura)를 형성한다.

2) 가로막의 위치

가로막의 왼쪽과 오른쪽은 각각 가슴안으로 볼록하게 솟은 구조인 **왼지붕**(left dome)과 **오른지붕**(right dome)을 형성하며, 대개 오른지붕이 왼지붕보다 높다. 평균적으로, 숨을 내쉴 때에 오른지붕은 다섯째갈비뼈 높이에 이르고 왼지붕은 다섯째갈비사이공간까지 이른다. 주된 호흡근육인 가로막은 숨을 들이쉴 때, 중심부분이 아래로 내려온다. 따라서 가로막 지붕의 높이는 호흡 주기(들이쉴 때와 내쉴 때)에 따라 변하며, 몸의 자세(서있거나 눕거나), 배안 기관(organ)의 크기와 팽창 정도에 따라서도 변화한다.

3) 가로막의 구멍

가로막에는 3개의 커다란 구멍인 대정맥구멍, 식도구멍, 대동맥구멍이 있다(그림 6.78).

대정맥구멍(caval opening)은 중심널힘줄에서 정중선보다 약간 오른쪽에 있는 구멍으로 아래대정맥과 오른가로막신경의 마지막 가지가 지난다. 또한 간에서 중간가로막림프절(middle phrenic nodes)과 세로칸림프절(mediastinal nodes)로 유입되는 림프관이 지난다. 가로막 구멍 3개 중 가장 높은 곳에 위치하며 여덟째~아홉째등뼈 사이의 척추사이원반 높이에 있다. 숨을 들이쉴 때 가로막이 수축하면 대정맥구멍 모서리에 붙어 있는 아래대정맥이 확장되어 심장으로 많은 피가 흐르게 된다.

식도구멍(esophageal hiatus)은 열째등뼈 높이에서 대동맥구멍의 왼쪽 앞에 위치하며, 가로막 오른다리를 이루는 근육에 있는 타원형 구멍이다(그림 6.78). 약 70%에서 식도구멍 양쪽 모서리가 오른다리에 의해 형성되지만, 30%는 왼다리의 얕은 근육다발이 식도구멍 오른모서리를 형성하기도 한다. 식도구멍으로 **앞 · 뒤미주신경줄기**(anterior and posterior vagal trunks), 왼위혈관(left gastric vessels)의 식도가지, 약간의 림프관이 통과한다(그림 6.32, 6.33, 6.35).

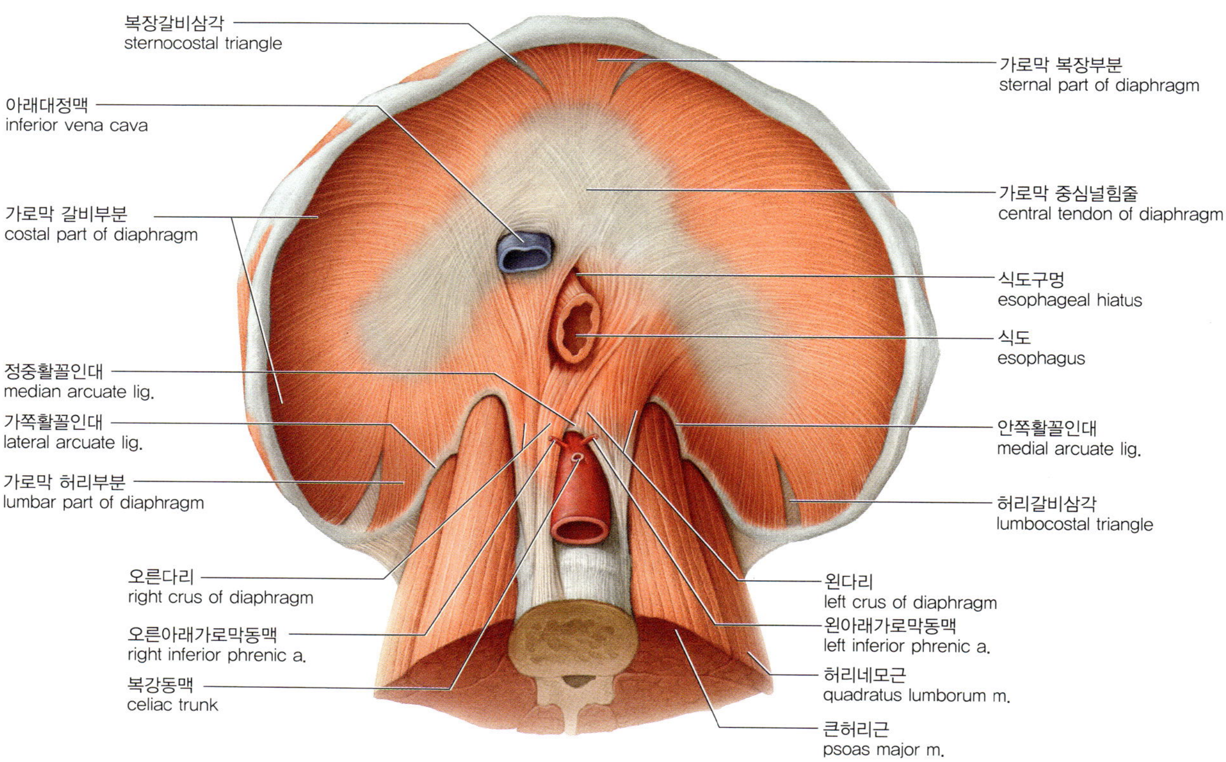

그림 6.78 가로막 아랫면의 모습

가로막 오른다리의 근육섬유는 구멍 아래에서 양쪽으로 가로질러 있으므로 식도의 조임근처럼 작용해 가로막이 수축할 때 식도를 수축시킨다. 식도구멍을 통해 위가 가슴안으로 밀려 올라가는 것을 가로막틈새탈장(hiatal hernia)이라 하며 위식도역류가 동반되기도 한다.

대동맥구멍(aortic hiatus)은 가로막 뒤쪽에 위치하며, 가로막 오른다리와 왼다리를 잇는 **정중활꼴인대**(median arcuate lig.) 뒤를 대동맥이 열두째등뼈 아래모서리 높이에서 통과한다(그림 6.79). 대동맥구멍으로 가슴림프관(thoracic duct)과 때론 **홀정맥**(azygos v.)과 **반홀정맥**(hemiazygos v.)이 통과하기도 한다. 복장뼈와 갈비뼈 사이의 복장갈비구멍(sternocostal foramen)으로는 가로막면에서 나오는 림프관과 위배벽혈관(superior epigastric vessels)이 지나며, **안쪽활꼴인대**(medial arcuate lig.) 뒤로는 교감신경줄기가 지난다(그림 6.88). 이외에 **큰내장신경**(greater splanchnic n.)과 **작은내장신경**(lesser splanchnic n.)이 통과하는 구멍도 있다.

4) 가로막의 여러 구조물

가로막다리(crura of diaphragm)는 근육힘줄다발(musculotendinous bands)로 위쪽 3개 허리뼈몸통, **앞세로인대**(anterior longitudinal lig.), 척추사이원반(intervertebral disc) 앞면에서 시작한다(그림 6.78, 6.79). 오른다리(right crus)는 왼다리(left crus)보다 크고 길며, 위쪽 3개 또는 4개 허리뼈에서 시작하고, 왼다리는 위쪽 2~3개 허리뼈에서 시작한다. 왼다리가 정중선의 왼쪽에 있어 식도구멍은 오른다리에 의해서 형성된다.

열두째등뼈 앞에서 오른다리와 왼다리를 잇는 섬유띠를 **정중활꼴인대**(median arcuate lig.)라 하며, 정중활꼴인대 뒤로 대동맥이 가로막을 통과한다. 정중활꼴인대 바로 가쪽에 **안쪽활꼴인대**(medial arculate lig.), 그 가쪽에 **가쪽활꼴인대**(lateral arculate lig.)가 있어 가로막을 뒤배벽에 부착시킨다(그림 6.79). 이들은 각각 **큰허리근**(psoas major m.)과 **허리네모근**(quadratus lumborum m.)의 근막이 두꺼워져 만들어진 구조물이다. 중심널힘줄과 심장막 아랫면 사이에는 이들을 연결하는 **가로막심장막인대**

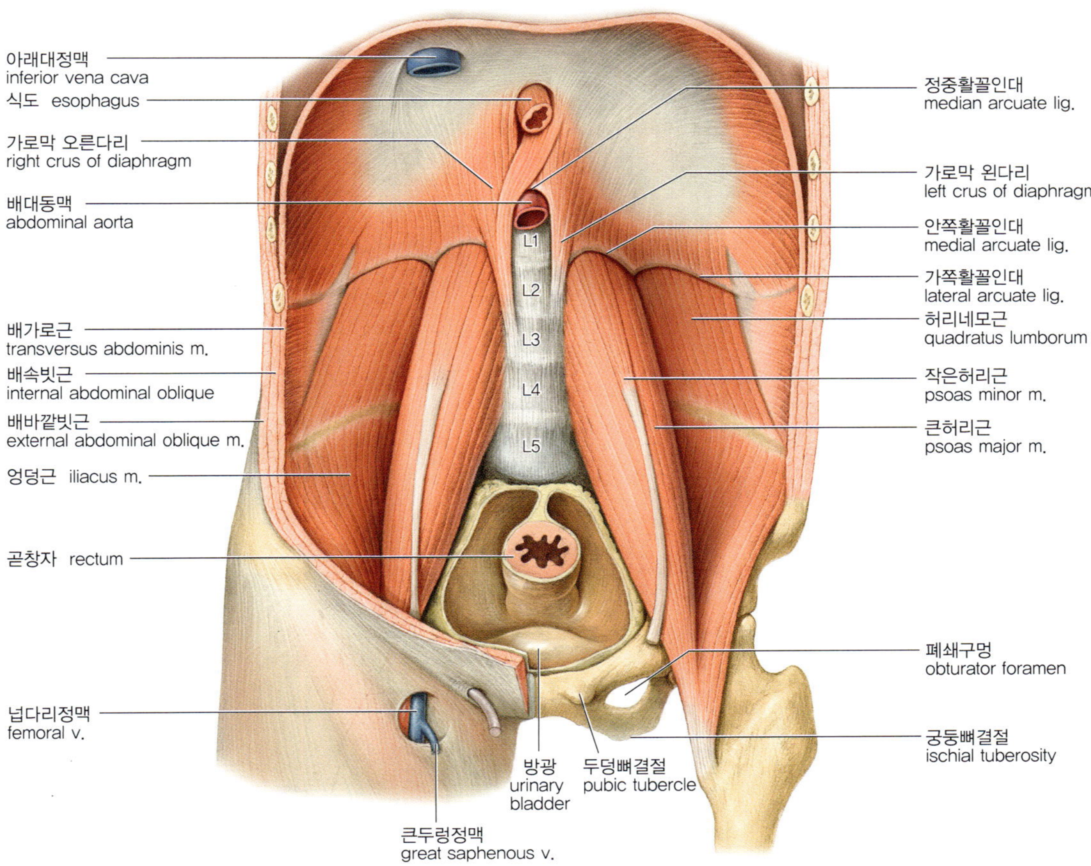

그림 6.79 가로막과 뒤배벽

(phrenicopericardial lig.)가 있다.

가로막 복장부분과 갈비부분 사이에는 약간의 틈이 있어, 이를 복장갈비삼각(sternocostal triangle), 또는 앞가쪽틈새(anterolateral gap)라고 한다(그림 6.78).

복장부분에서 일어나는 근육이 2개의 띠 모양으로 갈라져서 생긴 틈새가 있을 수 있는데, 이를 앞정중틈새(anteromedian gap)라 한다. 허리갈비삼각(lumbocostal triangle)은 가로막근육 갈비부분과 허리부분 사이의 틈새로, 외상으로 인한 가로막탈장(diaphragmatic hernia)이 발생하기 쉬운 부위이다(그림 6.78).

2. 가로막의 혈관과 신경

1) 가로막의 혈관

가로막 윗면에는 심장가로막동맥, 속가슴동맥의 가지인 **근육가로막동맥**(musculophrenic a.), 가슴대동맥의 가지인 **위가로막동맥**(superior phrenic a.)이 분포한다(그림 6.80). 가로막 아랫면에는 배대동맥의 첫째 가지인 **아래가로막동맥**(inferior phrenic a.)이 분포한다. 아래가로막동맥은 종종 복강동맥에서 나오기도 한다.

가로막 윗면의 정맥 대부분은 **위가로막정맥**(superior phrenic v.)으로 유입된 뒤 아래대정맥으로 간다. 가로막 윗면 앞부분의 정맥은 **속가슴정맥**(internal thoracic v.)으로 들어가는 **심장가로막정맥**(pericardiacophrenic v.)과 **근육가로막정맥**(musculophrenic v.)을 통해 배출된다. 가로막 윗면 뒷부분의 정맥 일부는 홀정맥(azygos v.)과 반홀정맥(hemiazygos v.)으로 합류한다. 가로막 아랫면의 정맥은 **아래가로막정맥**(inferior phrenic v.)에 합류한다. **오른아래가로막정맥**(right inferior phrenic v.)은 보통 아래대정맥에 합류하고, 왼가로막정맥(left phrenic v.)은 보통 두 개인데, 하나는 식도구멍 앞을 가로질러 아래대정맥으로 합류하고, 다른 하나는 더 뒤에 위치하며 왼부신정맥에 합류한다.

2) 가로막의 신경과 가로막 운동

가로막신경은 셋째~다섯째목신경 앞가지에서 유래해 중간세로칸을 지나 가로막의 중심부분에 분포한다. 가로막 중심부분 감각은 가로막신경을 통해 전달되며, 가로막 주변부위 감각은 아래쪽 6개 또는 7개의 갈비사이신경과 **갈비밑신경**(subcostal n.)에 의해 전달된다(그림 6.81). 가로막의 지붕이 아래로 내려가면 가로막은 약간 편평한 모양이 된다. 이때 배안 기관(organ)들은 아래로 밀려 가슴

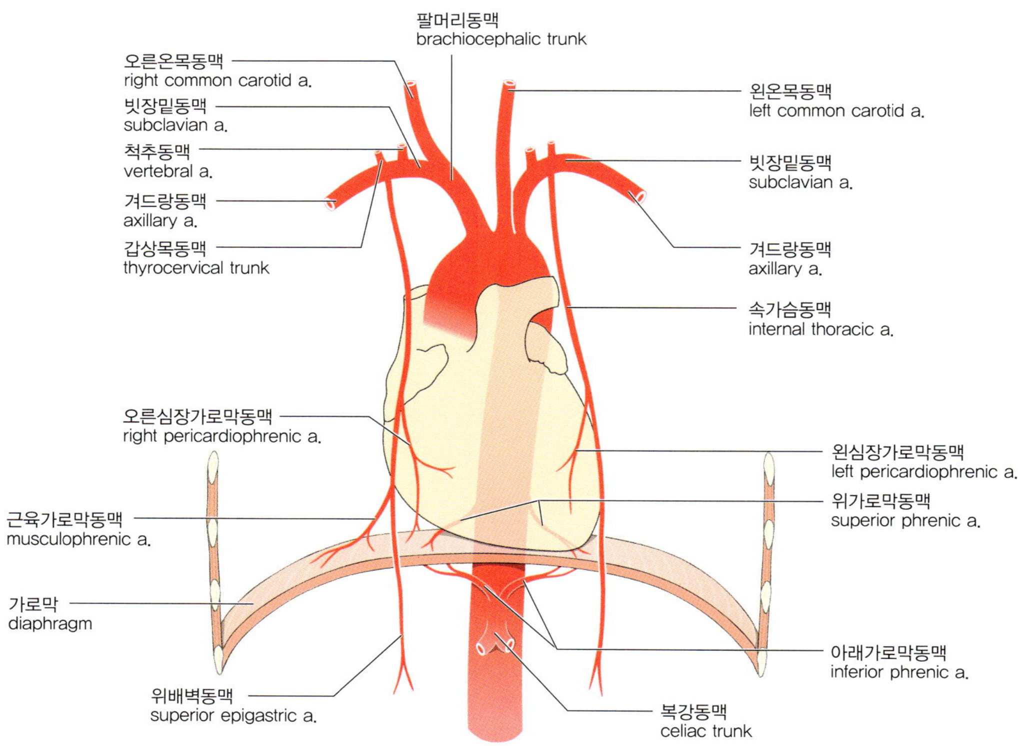

그림 6.80 가로막의 동맥

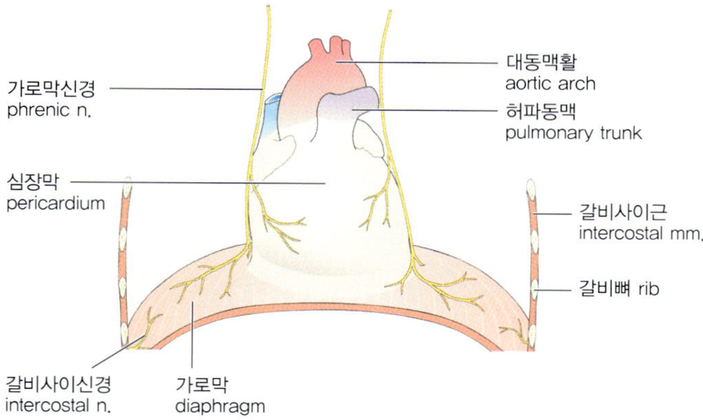

그림 6.81 가로막의 신경분포

안의 부피가 증가하고 가슴안 압력(intrathoracic pressure)이 감소해서 허파로 공기가 들어간다. 반대로 배안 부피는 약간 줄며 배안 압력(intraabdominal pressure)은 증가한다. 이처럼 배안 압력이 증가하고 가슴안 압력이 감소하면 정맥피가 심장으로 원활하게 흐를 수 있다.

IV 뒤배벽

뒤배벽(posterior abdominal wall)을 구성하는 구조물들은 다음과 같다.

- **뼈대** : 5개 허리뼈와 4개 척추사이원반
- 근육 : **큰·작은허리근**(psoas major & minor m.), **허리네모근**(quadratus lumborum m.), **엉덩근**(iliacus m.), **배가로근**(transversus abdominis m.), **배빗근**(abdominal oblique mm.)
- 근막 : 등허리근막(thoracolumbar fascia)
- 허리신경얼기(lumbar plexus) : 허리척수신경의 앞가지로 구성됨
- 가로막(diaphragm) : 뒤배벽 위부분을 형성함
- 기타 지방, 신경, 혈관(대동맥, 아래대정맥), 림프절

1. 뒤배벽의 근막

1) 큰허리근막

큰허리근막(psoas fascia)은 **큰허리근**(psoas major m.)을 덮는 근막으로, 안쪽은 허리뼈와 위골반문에 붙고, 위로는 가로막 **안쪽활꼴인대**(medial arcuate lig.)를 형성하며, 가쪽으로 허리네모근막과 등허리근막(thoracolumbar fascia)으로 이어진다(그림 2.71, 6.79). 엉덩뼈능선 아래쪽에서는 엉덩근을 덮는 엉덩근막(iliac fascia)과 이어진다.

2) 등허리근막

등허리근막(thoracolumbar fascia)은 깊은등근육을 싸는 넓은근막으로, 앞층, 중간층, 뒤층으로 나뉜다(그림 6.82). 앞층(anterior layer; deep layer)은 뒤배벽에서 **허리네모근**(quadratus lumborum m.)을 덮는 층으로 비교적 얇다. **큰허리근**(psoas major m.) 뒷면에서 안쪽으로는 허리뼈 가로돌기 앞면에, 위로는 열두째갈비뼈에 붙고, 안쪽으로 두꺼워져 가로막 **가쪽활꼴인대**(lateral arcuate lig.)를 형성한다(그림 6.79). 아래쪽은 엉덩허리인대(iliolumbar lig.)와 엉덩뼈능선에 붙는다. 중간층(middle layer; intermediate layer)은 척주세움근(erector spinae mm.) 앞면을 덮고 안쪽으로 허리뼈 가로돌기 끝에 부착한다. 뒤층(posterior layer; superficial layer)은 가장 질긴 층으로 척주세움근 표면을 덮는다. 세 층은 허리네모근 가쪽면에서 만나 가쪽으로 배가로근막에 이어진다.

3) 배가로근막

배가로근막(transversalis fascia)은 배가로근의 근막으로 이 근육과 복막바깥근막(extraperitoneal fascia) 사이에 위치하며, 뒤로는 등허리근막 앞층과 이어진다(그림 6.82).

2. 뒤배벽의 근육

뒤배벽을 구성하는 주된 근육은 큰허리근, 엉덩근, 허리네모근이 있다(그림 6.79, 표 6.2).

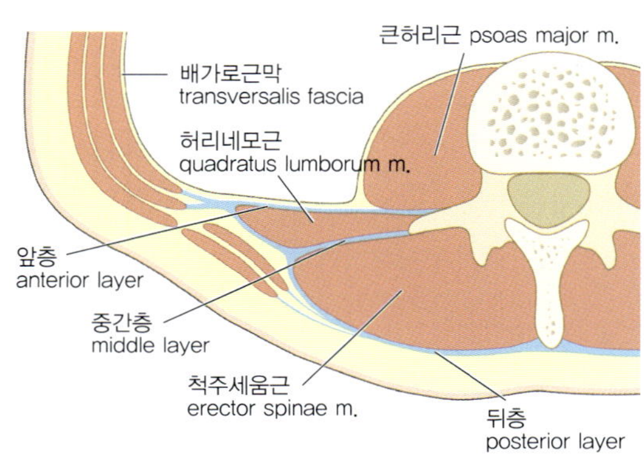

그림 6.82 등허리근막의 모식도

큰허리근(psoas major m.)은 길고 두꺼운 방추모양 근육으로 허리뼈 가쪽에 위치한다. 작은허리근(psoas minor m.)은 큰허리근 앞에 있고 대부분 납작한 힘줄을 이루며 없는 경우가 더 많다(표 6.2).

엉덩근(iliacus m.)은 큰허리근 아랫부분 가쪽면을 따라 위치하는 세모꼴 근육이다. 이 근육섬유의 아래쪽 대부분은 큰허리근 힘줄에 붙어, 함께 엉덩허리근(iliopsoas m.)이라고도 한다.

허리네모근(quadratus lumborum m.)은 아래쪽이 넓은 네모꼴 근육으로 뒤배벽에 두꺼운 근육층을 형성하고, 허리뼈 가로돌기와 인접해 있다. 열두째갈비뼈 근처에서 가쪽활꼴인대가 허리네모근을 가로지르고, 갈비밑신경은 가쪽활꼴인대 뒤를 지나 허리네모근 아래가쪽으로 지난다. 허리신경얼기의 가지들이 허리네모근 앞면을 따라 아래쪽으로 주행한다(그림 6.87).

3. 뒤배벽의 혈관과 신경

1) 뒤배벽의 동맥

뒤배벽의 동맥은 대부분 배대동맥에서 나오며, 갈비밑동맥(subcostal a.)은 가슴대동맥에서 나와 열두째갈비뼈 아래쪽에 분포한다.

배대동맥은 약 13 cm 길이로 열두째등뼈 높이인 가로막 대동맥구멍(aortic hiatus)에서 시작해 넷째허리뼈 높이의 대동맥갈림(aortic bifurcation)에서 양쪽 온엉덩동맥(left and right common iliac a.)으로 나뉘며 끝난다(그

표 6.2 뒤배벽의 근육

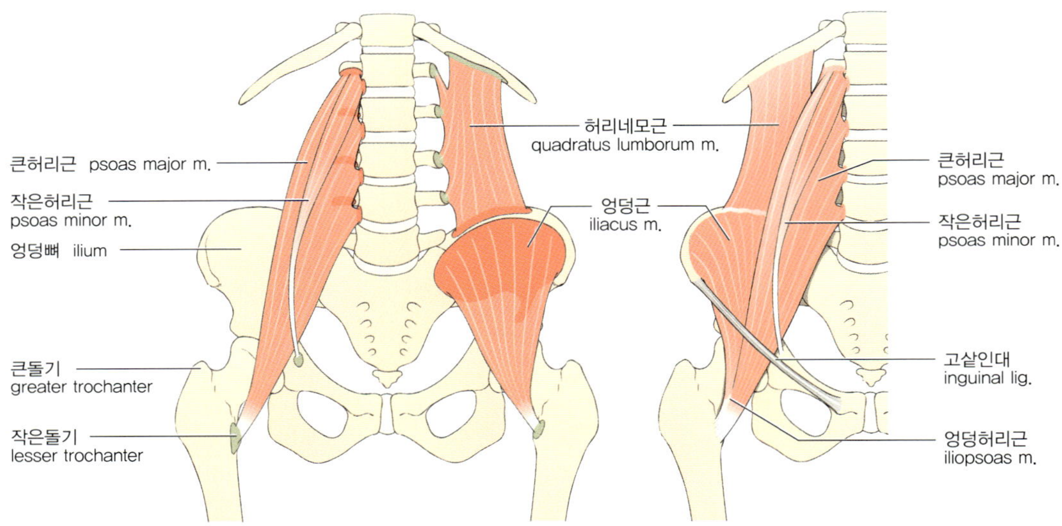

근육 이름	이는곳	닿는곳	신경	작용
큰허리근 (psoas major m.)	허리뼈 가로돌기 앞면 허리뼈몸통과 이웃하는 척추사이원반	넙다리뼈 작은돌기	둘째 및 셋째허리신경	넓적다리를 굽힘 다리가 고정되어 있을 때 척주 굽힘
작은허리근 (psoas minor m.)	열두째등뼈와 첫째허리뼈 몸통 옆	엉덩두덩융기 엉덩근막	첫째허리신경	척주 굽힘을 도와줌
엉덩근 (iliacus m.)	엉덩뼈오목 위쪽 2/3 앞엉치엉덩인대 허리엉치인대 엉덩허리인대 엉치뼈날개	큰허리근힘줄 넙다리뼈 작은돌기 엉덩관절의 관절주머니 넙다리뼈몸통	넙다리신경의 근육가지	넓적다리를 굽히며, 다리가 고정되었을 때 골반을 앞으로 기울게 함
허리네모근 (quadratus lumborum m.)	엉덩허리인대 엉덩뼈능선 뒷부분	열두째갈비뼈의 아래모서리 위쪽 4개 허리뼈의 가로돌기	갈비밑신경 첫째~셋째허리신경	마지막 갈비뼈를 내림 몸통 굽힘을 도움 한쪽만 움직이면 척주의 가쪽굽힘 들숨 시 가로막 작용을 도움

림 6.83). **온엉덩동맥**(common iliac a.)은 큰허리근 안쪽 모서리를 따라 아래가쪽으로 달려 위골반문에서 **속엉덩동맥**(internal iliac a.)과 **바깥엉덩동맥**(external iliac a.)으로 나뉜다. 바깥엉덩동맥은 엉덩허리근을 따라가 고샅인대를 통과하기 직전에 **아래배벽동맥**(inferior epigastric a.)과 **깊은엉덩휘돌이동맥**(deep circumflex iliac a.)을 낸다. 배대동맥 가지에는 내장가지(visceral branch)와 벽가지(parietal branch)가 쌍으로 있거나 하나만 있다(그림 6.83)

(1) 하나만 있는 배대동맥 내장가지

- 복강동맥(celiac trunk) : 열두째등뼈 높이에서 나옴
- 위창자간막동맥(superior mesenteric a.) : 첫째허리뼈 높이에서 나옴
- 아래창자간막동맥(inferior mesenteric a.) : 셋째허리뼈 높이에서 나옴

(2) 쌍으로 있는 배대동맥 내장가지

- **부신동맥**(suprarenal a.), **콩팥동맥**(renal a.) : 첫째허리뼈 높이에서 나옴
- **난소동맥**(ovarian a.) 또는 **고환동맥**(testicular a.) : 둘째허리뼈 높이에서 나옴

(3) 하나만 있는 배대동맥 벽가지

- **정중엉치동맥**(median sacral a.) : 대동맥이 온엉덩동맥으로 나뉘는 곳에서 나옴

(4) 쌍으로 있는 배대동맥 벽가지

- **아래가로막동맥**(inferior phrenic a.) : 가로막 아래쪽에서 나옴
- **허리동맥**(lumbar a.) : 위쪽 네 개의 허리뼈 옆을 따라서 나옴

2) 뒤배벽의 정맥

아래대정맥(inferior vena cava)은 다리, 등, 배벽, 배안과 골반안에 있는 기관(organ)들에서 혈액을 모아 심장으로 보낸다. 몸에서 가장 큰 정맥인 아래대정맥은 판막(valve)이 없으나 오른심방과 연결되는 곳에 기능을 하지 않는 아래대정맥판막이 있다.

아래대정맥은 양쪽 **온엉덩정맥**(left and right common iliac v.)이 다섯째허리뼈 앞에서 합쳐지며 시작된다. 양쪽 온엉덩정맥은 정중면에서 오른쪽으로 2.5 cm 정도 떨어진, 대동맥이 나뉘는 곳 바로 아래의 오른온엉덩동맥 뒤에서 아래대정맥으로 합쳐진다(그림 6.85). 이후, 다섯째허리뼈에서 셋째허리뼈까지 척추뼈몸통과 배대동맥 오른쪽을

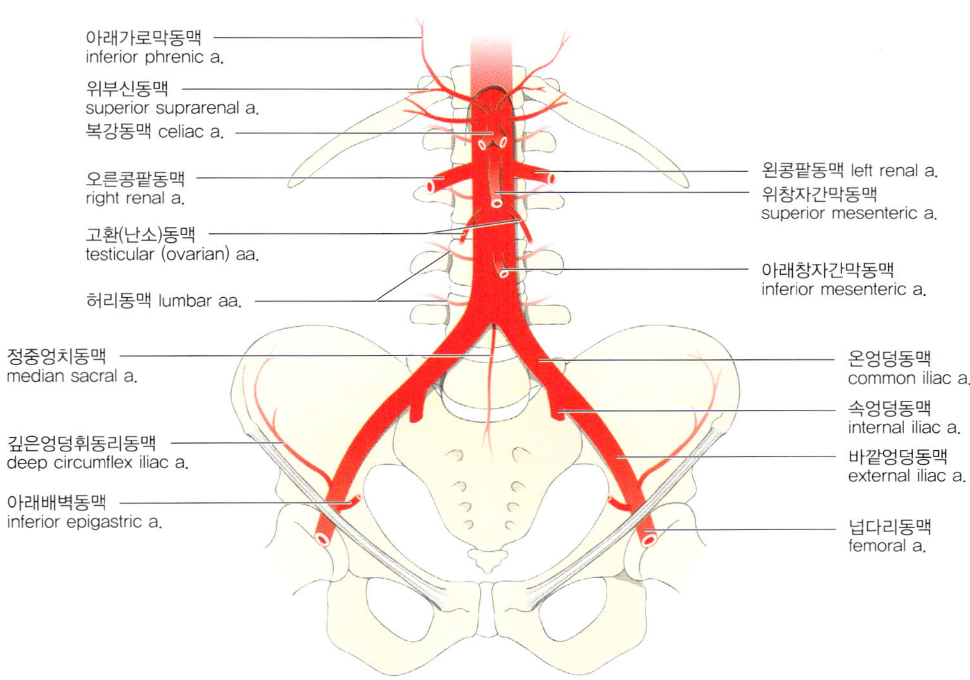

그림 6.83 배대동맥과 가지

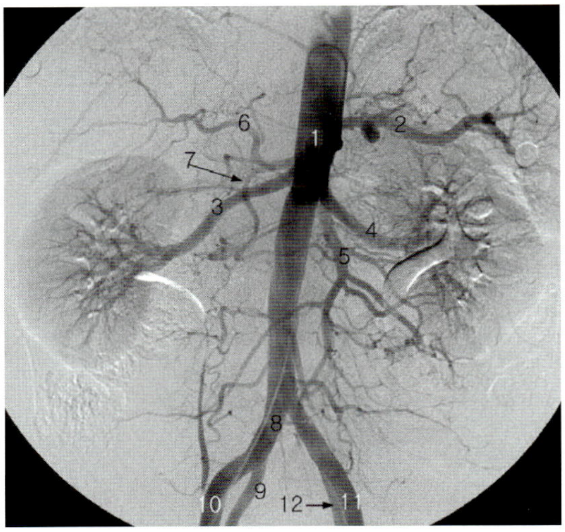

그림 6.84 배대동맥촬영 1. 배대동맥 2. 지라동맥 3. 오른콩팥동맥 4. 왼콩팥동맥 5. 위창자간막동맥 6. 온간동맥 7. 위샘창자동맥 8. 오른온엉덩동맥 9. 오른속엉덩동맥 10. 오른바깥엉덩동맥 11. 왼바깥엉덩동맥 12. 왼속엉덩동맥

따라가 가로막 대정맥구멍을 통해 가슴으로 들어간다.

아래대정맥 배부분에는 다리, 배, 골반에서 오는 혈액이 모이며, 소화관에서 나온 대부분의 혈액은 문맥계통으로 모여 간을 통과한 후 간정맥을 지나 아래대정맥으로 유입된다. **간정맥**(hepatic v.)은 간동맥과 함께 달리지 않고 아래대정맥으로 직접 유입된다.

아래대정맥으로 유입되는 정맥들로는 바깥엉덩정맥과 속엉덩정맥이 합쳐져 생기는 온엉덩정맥, 셋째와 넷째 허리정맥(lumbar v.), 오른고환정맥(right testicular v.) 또는 난소정맥(ovarian v.), **콩팥정맥**(renal v.), **오른부신정맥**(right suprarenal v.), 아래가로막정맥(inferior phrenic v.) 등이 있다(그림 6.85). 왼쪽에 위치하는 왼고환정맥이나 왼난소정맥, 왼부신정맥은 왼콩팥정맥을 통해 아래대정맥에 유입된다(그림 6.85).

뒤배벽에 분포하는 정맥의 대부분도 아래대정맥에 합류하는데, 허리정맥(lumbar v.)은 아래대정맥으로 들어가며 오름허리정맥(ascending lumbar v.)은 홀정맥이나 반홀정맥으로 유입된다.

3) 뒤배벽의 림프관

림프관과 림프절은 대동맥, 아래대정맥, 엉덩정맥을 따라 분포하며 각 림프의 흐름은 다음과 같다(그림 6.86).

바깥엉덩림프절과 속엉덩림프절에서 나온 림프는 온엉덩림프절로 유입된 후 대동맥과 아래대정맥 양쪽에 위치하는 허리림프절로 유입된다. 뒤배벽, 콩팥, 요관, 고환(또는 난소), 자궁, 자궁관 등에서 나온 림프가 허리림프절로 직접 유입되며, 내림창자, 골반, 다리에서 오는 림프는 아래창자간막림프절과 온엉덩림프절을 통해 허리림프절로 유입된다. 허리림프절에서 나온 날림프관은 오른·왼

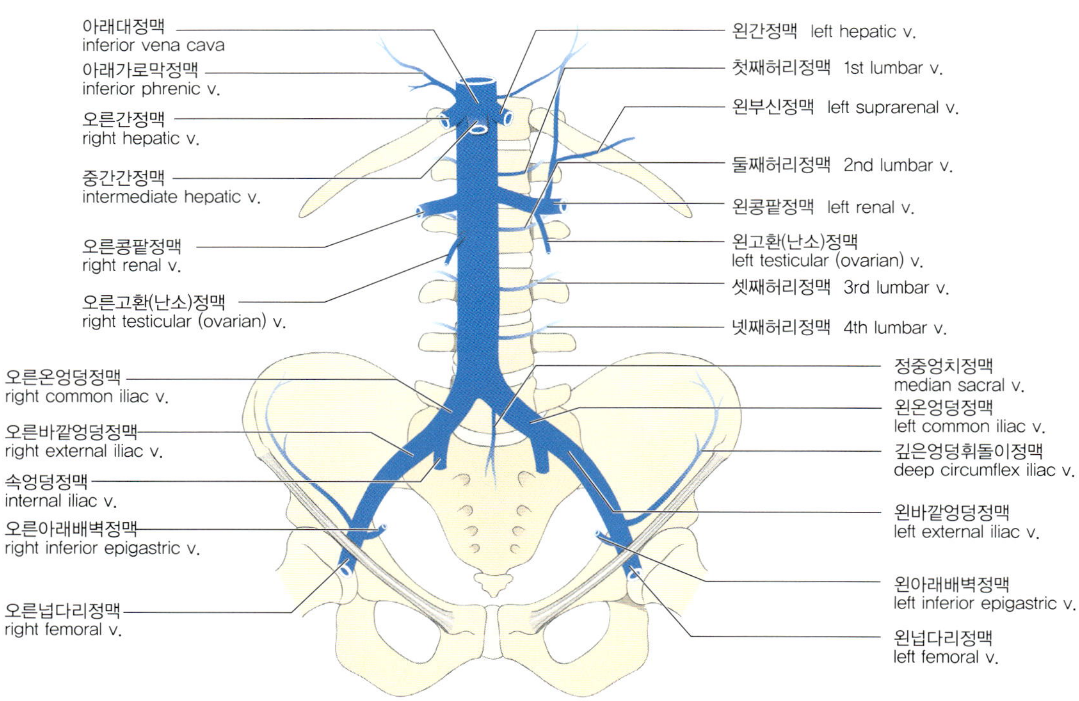

그림 6.85 아래대정맥과 가지

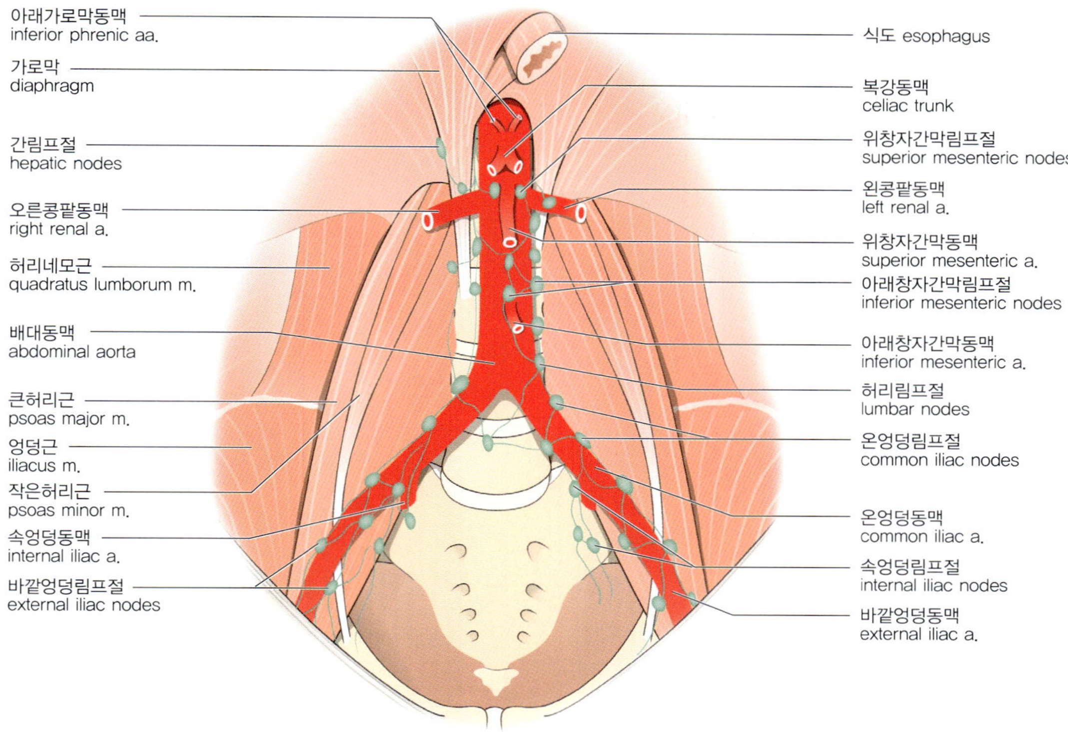

그림 6.86 뒤배벽의 림프흐름

허리림프줄기(lumbar lymphatic trunks)를 이룬다.

소화관, 간, 지라, 이자 등에서 나온 림프는 복강동맥과 위 · 아래창자간막동맥을 따라 위치하는 대동맥앞림프절(preaortic nodes)로 유입된다.

복강림프절과 위 · 아래창자간막림프절인 대동맥앞림프절에서 나온 날림프관(efferent vessel)은 창자림프줄기(intestinal lymphatic trunks)를 형성한 뒤 가슴림프관(thoracic duct)으로 들어가는 림프줄기를 이룬다(그림 6.43).

가슴림프관(thoracic duct)은 오른 · 왼허리림프줄기, 창자림프줄기, 한 쌍의 내림가슴림프줄기가 만나는 곳에서 단순하게 형성되거나 얼기(plexus) 형태로 합쳐진다. 가슴림프관 아래 끝은 가로막 오른다리와 대동맥사이에서 주머니 모양의 **가슴림프관팽대**(chyle cistern)를 이루며 첫째~둘째허리뼈 몸통 앞에 놓인다(그림 6.43). 가슴림프관은 가로막의 대동맥구멍을 통해 뒤세로칸으로 가서 왼쪽 가슴벽과 가슴속 기관에서 들어오는 림프를 받아 왼빗장밑정맥(left subclavian v.)과 속목정맥(internal jugular v.)이 만나는 왼정맥각(left venous angle)에서 끝난다. 여러 림프관을 통해 배안의 아래쪽에서 오는 림프들도 가슴림프관으로 들어간다.

4. 뒤배벽의 신경

뒤배벽의 몸신경(somatic nn.)과 자율신경(autonomic nn.)의 종류는 다음과 같다.

1) 뒤배벽의 몸신경

(1) 갈비밑신경

갈비밑신경(subcostal n.)은 열두째가슴신경 앞가지(ventral rami)로 가슴에서 시작하여 가쪽활꼴인대 뒤를 지나 배로 가서 허리네모근 앞면의 아래가쪽을 지난다(그림 6.87). 또한 배가로근과 배속빗근을 통과하여 배바깥빗근과 앞가쪽배벽 피부에 분포한다.

(2) 허리신경

허리신경(lumbar spinal nn.) 앞가지는 큰허리근을 지나며 회색교통가지를 통해 교감신경줄기와 연결되고, 뒤가지는 등에 있는 근육과 피부에 분포한다.

(3) 허리신경얼기

첫째~넷째허리신경 앞가지가 큰허리근 뒤쪽, 허리뼈 가로돌기 앞에서 **허리신경얼기**(lumbar plexus)를 이루며 그 가지들은 다음과 같다(그림 6.87).

- **엉덩고샅신경**(ilioinguinal n.)과 엉덩아랫배신경(iliohypogastric n.; L1) : 첫째허리신경 앞가지에서 나와 안쪽활꼴인대 뒤를 지나 아래가쪽으로 달리면서 허리네모근 앞을 지난다. 위앞엉덩뼈가시 근처에서 배가로근을 뚫고 배속빗근과 배바깥빗근을 지나면서 가지를 내고, **두덩위부위**(suprapubic region)와 **고샅부위**(inguinal region) 피부에 분포한다.
- **음부넙다리신경**(genitofemoral n.; L1, L2) : 큰허리근 앞면을 뚫고 나와 아래쪽으로 내려가며, 온엉덩동맥과 바깥엉덩동맥 가쪽에서 넙다리가지와 음부가지로 나뉜다.
- **가쪽넙다리피부신경**(lateral femoral cutaneous n.; L2, L3) : 엉덩근 앞에서 아래가쪽으로 달려 위앞엉덩뼈가시 안쪽과 고샅인대 뒤에 위치하고 넓적다리 앞가쪽 피부에 분포한다.
- **넙다리신경**(femoral n.; L2~L4) : 큰허리근 가쪽 모서리에서 나와 엉덩근에 분포하며 고샅인대(inguinal lig.) 뒤를 통과하여 넓적다리 앞쪽으로 간다.
- **폐쇄신경**(obturator n.; L2~L4) : 큰허리근 안쪽 모서리에서 나와 골반을 통과하고 넓적다리 안쪽에서 모음근(adductor mm.)에 분포한다.
- **허리엉치신경줄기**(lumbosacral trunk; L4, L5) : 엉치뼈날개(ala of sacrum) 위를 지나 골반으로 내려와 첫째~넷째 엉치신경 앞가지와 함께 엉치신경얼기(sacral plexus)를 형성한다.

2) 뒤배벽의 자율신경

배와 골반의 자율신경계통은 **미주신경**(vagus n.)과 **골반내장신경**(pelvic splanchnic nn.)을 통해 공급되는 부교감신경섬유, 그리고 여러 개의 **내장신경**(splanchnic nn.)을 통해 배안으로 오는 교감신경섬유가 섞여 만들어진 **자율신경얼기**(autonomic plexus)로 구성된다. 또한 척주옆에서 **교감신경줄기**(sympathetic trunk)를 구성하는 척주옆신경절(paravertebral ganglia)과 배대동맥을 따라 있는 **척주앞신경절**(prevertebral ganglia) 등 여러 교감신경절(sympathetic ganglia)이 자율신경계통의 구성에 기여한다.

(1) 배안의 교감신경계통

척수 다섯째가슴분절에서 둘째~셋째허리분절 사이의 중간가쪽세포기둥뿔(lateralhorintermediolateral cell column)에서 유래하는 신경절이전교감섬유가 척수신경 앞뿌리와 앞가지를 통해 가슴신경과 위쪽 허리신경의 백색교통가지를 지나 교감신경줄기에 도달한다. 이

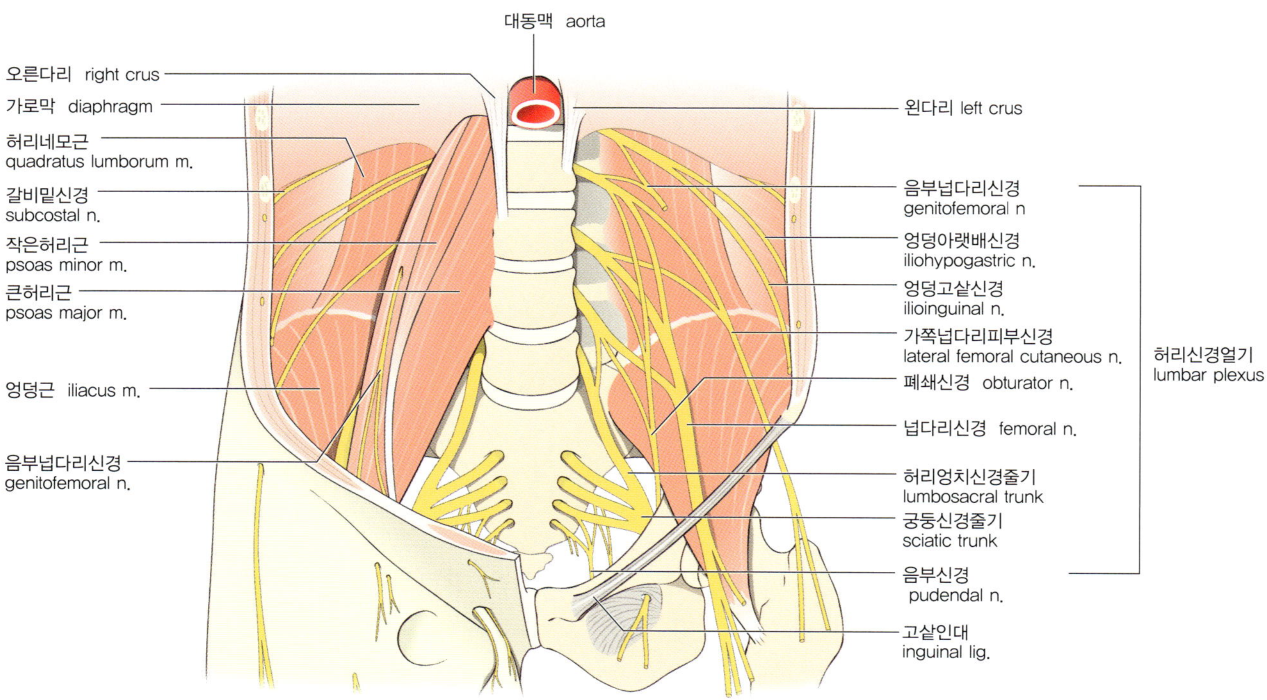

그림 6.87 뒤배벽의 신경

들 신경절이전섬유 중 일부는 교감신경줄기의 척주옆신경절(paravertebral ganglia)에서 연접하지 않고 여러 내장신경(splanchnic nn.)이 되어 배안의 척주앞신경절(prevertebral ganglia)로 간다.

- 큰내장신경(greater splanchnic n., T5~T9, T10), 작은내장신경(lesser splanchnic n., T10, T11), 맨아래내장신경(least splanchnic n., T12) : 모두 교감신경줄기 가슴부분에서 일어나 가로막 다리를 뚫고 척주앞교감신경절로 신경절이전섬유를 보낸다.
- **허리내장신경**(lumbar splanchnic nn., L1~L3) : 허리뼈몸통 앞가쪽에 위치한 교감신경줄기 배부분에서 3~4개가 나와 척주앞신경절에 신경절이전섬유를 보낸다.

신경절이전교감섬유가 연접을 이루는 척주앞신경절(prevertebral ganglia)은 대개 배대동맥에서 나오는 큰 가지를 둘러싸는 신경얼기와 섞여 존재하는데, 다음과 같은 것들이 있다(그림 6.77, 6.88).

- 복강신경절(celiac ganglia)
- 대동맥콩팥신경절(aorticorenal ganglia)
- 위창자간막신경절(superior mesenteric ganglia)
- 아래창자간막신경절(inferior mesenteric ganglia)
- 창자간막사이신경얼기(intermesenteric plexus)와 위아랫배신경얼기(superior hypogastric plexus)

척주앞신경절에서 연접을 이룬 신경절이후교감섬유는 여러 자율신경얼기를 거쳐 배와 골반의 내장기관에 분포한다.

(2) 배안의 부교감신경계통

배안의 부교감신경계통을 구성하는 신경절이전부교감섬유는 크게 두 군데에서 유래된다. 하나는 미주신경을 따라온 것과, 다른 하나는 둘째~넷째엉치신경에서 나온 섬유들이다.

- **앞 · 뒤미주신경줄기**(anterior and posterior vagal trunks) : 왼 · 오른미주신경이 식도신경얼기를 형성한 후 가로막 식도구멍을 지나면서 각각 앞 · 뒤미주신경줄기를 이루며 위(stomach)의 앞과 뒤로 내려간다(그림 6.35). 미주신경은 대동맥 가지를 따라 신경절이전부교감섬유를 주로 식도 아래부분, 위, 작은창자, 오름창자, 대부분의 가로창자에 전달한다.
- **골반내장신경**(pelvic splanchnic n.) : 둘째~넷째 엉치분절에서 나온 신경절이전부교감섬유는 해당 엉치신경 앞가지를 따라오다가 바로 3~4개의 골반내장신경이 되어 아래아랫배신경얼기(inferior hypogastric plexus)로 간다(그림 6.88). 골반내장신경에서 나온 부교감신경은 가로잘록 창자의 일부, 내림창자, 구불창자, 곧창자, 골반안 기관(organ) 등에 분포한다. 신경절이전부교감섬유는 창자의 겉이나 속에 흩어져 있는 근육층신경얼기(myenteric plexus)나 점막밑신경얼기(submucoal plexus)에 있는 부교감신경절(parasympathetic ganglia)에서 연접한다. 배안에서 부교감신경은 민무늬근육과 소화관 샘에 분포해 꿈틀운동과 분비활동을 조절한다.

(3) 배와 골반의 자율신경얼기

자율신경얼기들은 배대동맥과 그 가지를 둘러싸며 발달한다. 이 신경얼기에는 교감신경섬유와 부교감신경섬유가 섞여 있으며, 교감신경의 척주앞신경절들도 섞여 존재한다. 배안에 존재하는 자율신경얼기(autonomic plexus)에는 다음과 같은 것들이 있다.

- **복강신경얼기**(celiac plexus) : 너비 약 2 cm의 신경얼기로 복강동맥을 싸고 있다. 왼복강신경절과 오른복강신경절로 나뉘는데, 이 둘은 복강동맥의 위와 아래에서 서로 합쳐진다. 교감신경섬유는 큰내장신경과 작은내장신경에서, 부교감신경섬유는 미주신경에서 유래한다(그림 6.88).
- **위창자간막신경얼기**(superior mesenteric plexus) : 위창자간막동맥 시작부분을 싸고 있으며, 복강신경얼기, 작은내장신경, 맨아래내장신경 등에서 신경섬유를 받는다. 때로는 교감신경줄기 첫째허리신경절에서도 신경섬유가 온다.
- **아래창자간막신경얼기**(inferior mesenteric plexus) : 아래창자간막동맥을 둘러싸고 있으며, 창자간막사이신경얼기와 교감신경줄기 허리신경절에서 신경섬유를 받고, 아래창자간막동맥가지를 따라 분포한다.
- **창자간막사이신경얼기**(intermesenteric plexus) : 위창자간막동맥과 아래창자간막동맥 사이의 대동맥신경얼기로 콩팥신경얼기, 고환(또는 난소) 신경얼기, 요관신경얼기를 낸다.

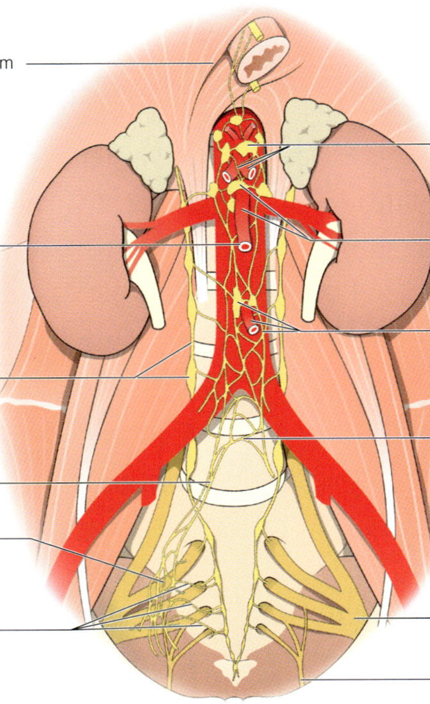

그림 6.88 뒤배벽과 골반의 자율신경얼기

- **위아랫배신경얼기**(superior hypogastric plexus) : 배대동맥이 나뉘는 부분 앞에서 창자간막사이신경얼기와 아래창자간막신경얼기로 연속된다. 왼·오른아랫배신경(left and right hypogastric nn.)을 내어 아래아랫배신경얼기로 이어진다. 위아랫배신경얼기는 요관신경얼기와 고환신경얼기에 신경섬유를 보내며 온엉덩동맥에도 신경얼기를 형성한다.
- **아래아랫배신경얼기**(inferior hypogastric plexus) : 양쪽 위아랫배신경얼기에서 시작된 아랫배신경에 의해 형성된 것으로 위엉치교감신경절(superior sacral sympathetic ganglia)과 둘째~넷째 엉치분절에서 나온 엉치내장신경을 받는다. 왼쪽과 오른쪽 아래아랫배신경얼기는 곧창자, 자궁목, 방광의 양 옆에 위치하고 혈관을 따라 자율신경섬유를 내며 골반내장인 곧창자와 방광벽에 신경얼기를 형성한다.

(4) 내장들신경섬유(visceral afferent nerve fibers)

통증감각을 전달하는 **일반내장들신경섬유**(general visceral afferent fiber)는 교감신경섬유가 연접하는 신경절로 가서 거꾸로 내장신경(splanchnic nerve)을 통해 교감신경줄기에 이르고, 백색교통가지를 통해 척수신경 앞가지를 지나, 척수신경절(spinal sensory ganglia)로 들어간다.

연관통 referred pain

일반내장들신경섬유(general visceral afferent fiber)를 통해 전달된 내장의 통증은 해당 높이의 척수분절에 전달된다. 이때 뇌는 척수감각신경절과 척수분절이 담당하는 피부의 통증으로 판단해 국소적이지 않고 둔탁한 피부 통증으로 느끼는데 이를 '연관통'이라 한다. 복막이 직접 자극되는 질병에서는 극심한 몸통증(somatic pain)이 국소적으로 유발된다.

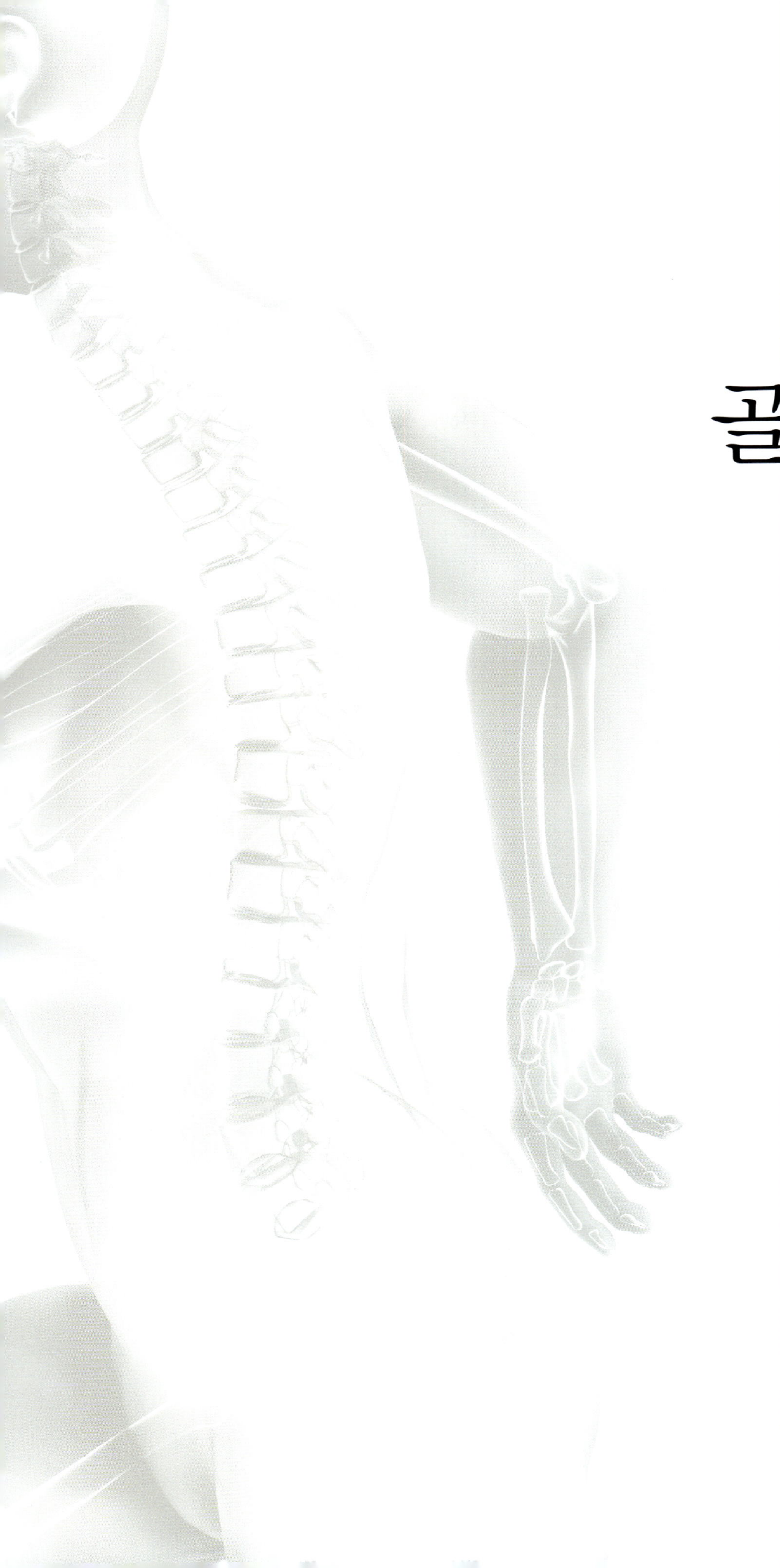

07 골반 샅

골반(pelvis)은 다리뼈와 척주를 연결하는 다리이음뼈(pelvic girdle)로 둘러싸인 공간을 말한다. 이 속에는 비뇨기관, 소화기관, 생식기관이 들어 있다. 골반안(pelvic cavity)과 배안(abdominal cavity) 사이를 물리적으로 나누는 구조물은 없지만, 골반은 위골반문(superior pelvic aperture)을 기준으로 큰골반(거짓골반, greater pelvis)과 작은골반(참골반, lesser pelvis)으로 나눌 수 있다(그림 7.1). 골반안과 그 아래쪽 공간인 샅(perineum) 사이에는 근육으로 된 구조물인 골반가로막(pelvic diaphragm)이 있어서(그림 7.2), 두 공간 사이를 나눈다. 즉 골반가로막 위쪽은 골반안, 아래쪽은 샅이다. 샅에는 항문과 바깥생식기관이 있다.

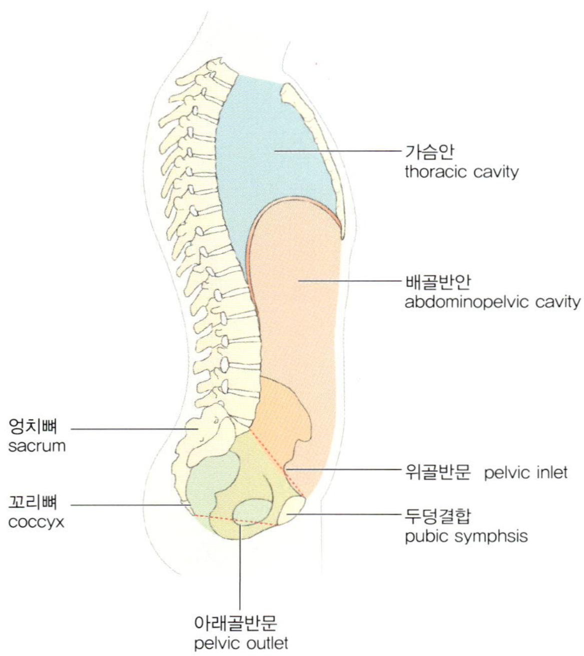

그림 7.1 골반입구와 출구를 보여주는 모식도

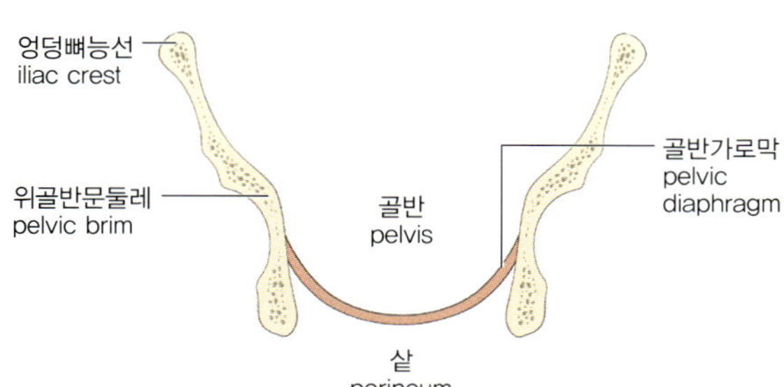

그림 7.2 골반 뼈대를 가운데를 가로지르는 관상단면 모식도

I 골반

1. 볼기뼈

볼기뼈(hip bone)는 척주와 넙다리뼈 사이에 위치하며, 몸통과 다리를 연결하는 다리이음뼈(pelvic girdle)이다(그림 7.3). 양쪽 볼기뼈가 앞에서는 **두덩결합**(pubic symphysis)으로 서로 맞닿고, 뒤에서는 엉치뼈(sacrum)와 함께 엉치엉덩관절(sacroiliac join)을 이루어 골반안(pelvic cavity)을 형성한다. 볼기뼈 안쪽면은 골반안 가쪽벽을 형성하고, 바깥면은 주로 다리 근육이 부착하는 장소를 제공한다.

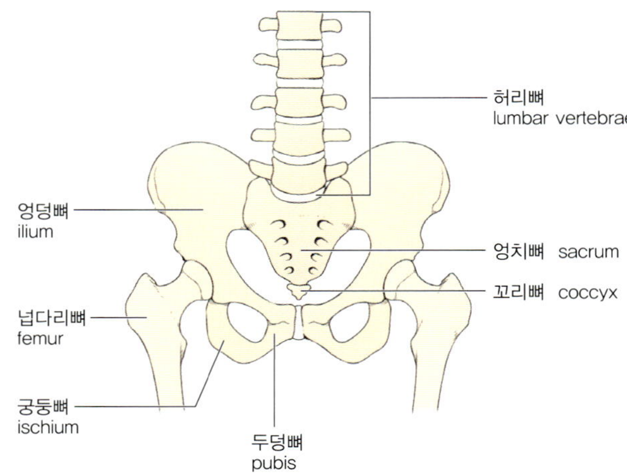

그림 7.3 뼈골반과 허리뼈, 다리뼈와의 관계(앞면)

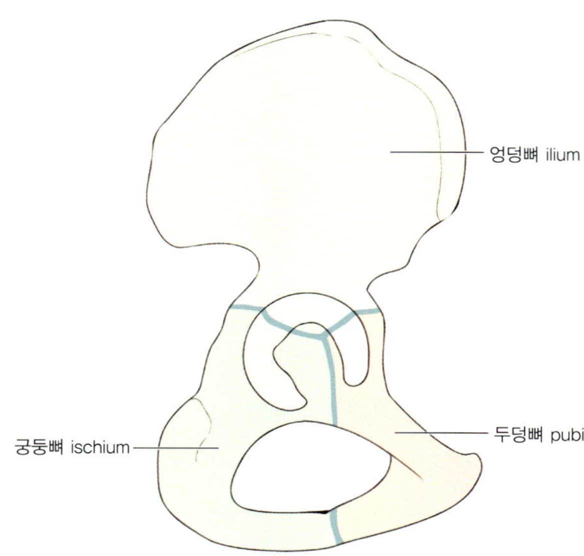

그림 7.4 13세 어린이의 볼기뼈 가쪽 모습

볼기뼈는 **엉덩뼈**(ilium), **궁둥뼈**(ischium), **두덩뼈**(pubis)로 구성된다(그림 7.3). 태어날 때 세 뼈는 유리연골(hyaline cartilage)로 서로 연결되며, 사춘기에도 여전히 절구(acetabulum) 중심에 있는 Y자 모양의 세갈래연골(triradiate cartilage)에 의해 3개 뼈로 나뉘어 있고(그림 7.4), 성인이 되면 서로 만나 완전한 하나의 뼈가 된다.

1) 엉덩뼈

엉덩뼈(ilium)는 볼기뼈에서 가장 큰 부분으로, 절구(acetabulum)의 위쪽 2/5 정도를 차지하는 몸통과 뒤가쪽으로 넓게 펴진 엉덩뼈날개(ala of ilium)로 구성된다(그림 7.5, 7.6). 몸통과 날개 사이의 경계는 안쪽의 활꼴선(arcuate line), 바깥쪽의 절구테두리(labrum)이다.

(1) 엉덩뼈몸통

엉덩뼈몸통(body of ilium) 바깥면은 절구의 벽을 형성하며, 속면은 작은골반(lesser pelvis) 벽의 일부이다.

(2) 엉덩뼈날개

엉덩뼈날개(ala of ilium)는 크고 넓으며, 볼기면, 엉치골반면, 엉덩뼈능선으로 구성된다.

- **볼기면**(gluteal surface)은 바깥면을 말하며, 그 표면을 아래볼기근선(inferior gluteal line), 앞볼기근선(anterior gluteal line), 뒤볼기근선(posterior gluteal line)이 활 모양으로 가로지른다.
- **엉치골반면**(sacropelvic surface)은 골반안을 향하는 면으로, 전체적으로 매끈하고 오목하여 **엉덩뼈오목**(iliac fossa)이라고 한다. 엉덩뼈오목 뒤쪽에는 거친 부분이 있으며, 윗부분은 엉덩뼈거친면(iliac tuberosity), 아랫부분은 **귓바퀴면**(auricular surface)이다. 귓바퀴면은 엉치뼈와 관절을 이룬다(그림 7.5, 7.6).
- **엉덩뼈능선**(iliac crest)은 엉덩뼈 윗모서리에 해당하며, 앞뒤 끝은 각각 **위앞엉덩뼈가시**(anterior superior iliac spine)와 **위뒤엉덩뼈가시**(posterior superior iliac spine)로 끝난다(그림 7.6).

엉덩뼈능선 표면은 바깥능선(outer lip), 중간능선(중간구역 intermediate zone), 속능선(inner lip)으로 나뉘어 각각 다른 근육이 붙는다.

엉덩뼈능선의 가장 높은 점은 넷째~다섯째허리뼈 사이의 척추사이원반(intervertebral disc) 높이를 지나며, 허리천자(lumbar puncture)에 유용한 표지점이다. 위앞엉덩뼈가시에서 5~6 cm 정도 뒤쪽에 바깥능선이 튀어나온 엉덩뼈결절(iliac tubercle)이 있다. 이 결절은 양쪽 엉덩뼈능선에서 가장 가쪽에 있으며, 다섯째허리뼈 가시돌기 높이에 있다(그림 7.7).

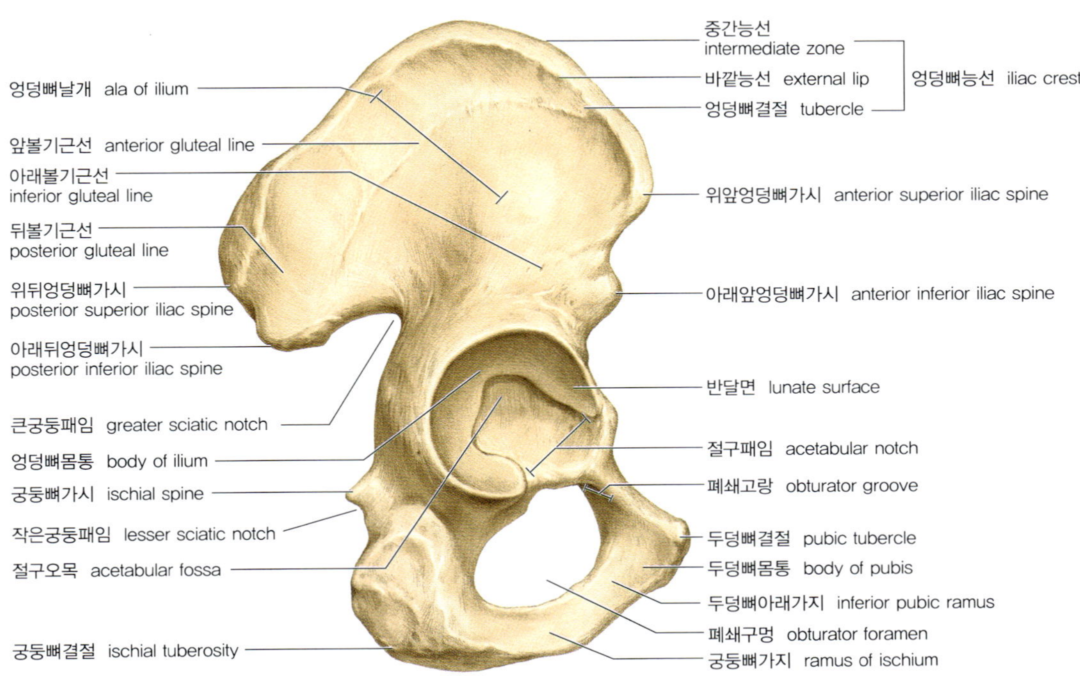

그림 7.5 오른쪽 볼기뼈 가쪽면

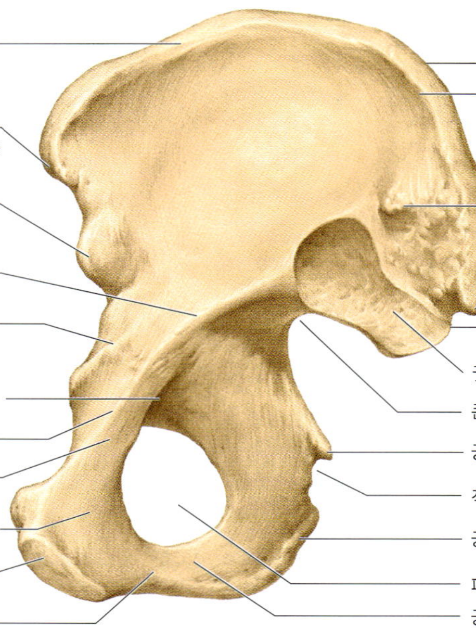

그림 7.6 오른쪽 볼기뼈 안쪽면

엉덩뼈날개 앞모서리 위끝에는 위앞엉덩뼈가시가, 아래쪽에는 **아래앞엉덩뼈가시**(anterior inferior iliac spine)가 있다. 엉덩뼈와 두덩뼈가 만나는 곳 안쪽에 **엉덩두덩융기**(iliopubic eminence)가 솟아 있다(그림 7.6).

엉덩뼈날개 뒤모서리에는 위뒤엉덩뼈가시와 **아래뒤엉덩뼈가시**(posterior inferior iliac spine)가 있으며, 아래뒤엉덩뼈가시 아래에는 깊게 들어간 **큰궁둥패임**(greater sciatic notch)이 있다.

2) 궁둥뼈

궁둥뼈(ischium)는 볼기뼈 뒤 아랫부분으로, 엉덩뼈 아래쪽, 두덩뼈 뒤에 있으며, 전체적으로 L자 모양이다. 크게 몸통(body)과 가지(ramus)의 두 부분으로 나뉜다(그림 7.5, 7.6).

(1) 궁둥뼈몸통

궁둥뼈몸통(body of ischium) 윗부분은 절구 뒤아랫부분을 만든다. 궁둥뼈몸통 윗부분 속면은 작은골반(lesser pelvis)의 벽 일부를 형성한다. 몸통 뒷모서리에는 얇고 뾰족한 **궁둥뼈가시**(ischial spine)가 돌출되어 있고, 궁둥뼈가시 위쪽으로 엉덩뼈와 이어지며 **큰궁둥패임**(greater sciatic notch)을 형성한다. 궁둥뼈가시 아래에는 **작은궁둥패임**(lesser sciatic notch)이 있다. 엉치결절인대(sacrotuberous lig.)와 엉치가시인대(sacrospinous lig.)가 붙으면서 각 패임은 큰궁둥구멍과 작은궁둥구멍이 된다(그림 7.8).

궁둥뼈몸통 뒤쪽 아래쪽에는 거친 **궁둥뼈결절**(ischial tuberosity)이 있으며, 앉을 때 바닥에 닿아서 몸무게를 지탱하는 부분이 이 궁둥뼈결절이다.

(2) 궁둥뼈가지

궁둥뼈가지(ramus of ischium)는 몸통 아랫부분에서 올라와 두덩뼈 아래가지와 연결된다. 이렇게 연결된 가지를 궁둥두덩가지(ischiopubic ramus)라고 하며(그림 7.5, 7.6), **폐쇄구멍**(obturator foramen)의 아래안쪽 경계를 형성한다.

3) 두덩뼈

두덩뼈(pubis)는 볼기뼈 앞부분을 이루며, 몸통, 위가지, 아래가지로 나뉘고, 절구의 앞쪽을 이룬다(그림 7.5, 7.6).

(1) 두덩뼈몸통

두덩뼈몸통(body of pubis)은 정중면 부위를 말하며, 위가지와 아래가지 사이에 위치한다. 두덩뼈몸통 안쪽의 **두덩결합면**(symphysial surface)은 맞은편 두덩결합면과 관절을 이루어 **두덩결합**(pubic symphysis)을 형성한다. 몸

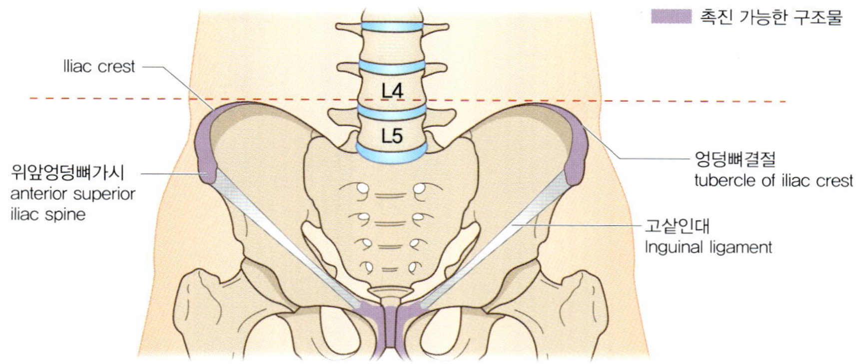

그림 7.7 볼기뼈의 표면해부학

통 앞위쪽 모서리에는 약간 거친 **두덩뼈능선**(pubic crest)이 있고, 이 능선의 2.5 cm 가쪽에 앞으로 튀어 나온 **두덩뼈결절**(pubic tubercle)이 있다. 두덩뼈결절 가쪽으로 **두덩뼈빗**(pecten pubis)이 연장된다.

(2) 두덩뼈위가지

두덩뼈위가지(superior pubic ramus)는 몸통에서 절구 쪽을 향하여 위가쪽으로 뻗어 있다. 위가지 윗면 가쪽에는 위가지가 엉덩뼈 및 궁둥뼈와 합쳐진 흔적인 **엉덩두덩융기**(iliopubic eminence)가 있다. 두덩뼈위가지 뒤쪽의 날카로운 모서리를 **두덩뼈빗**(pectineal line, pecten pubis)이라고 하며, 두덩뼈능선과 함께 **분계선**(terminal line)의 일부를 이룬다. 위가지 아랫면 가쪽에는 폐쇄구멍(obturator foramen)과 접한 곳에 작은 홈인 **폐쇄고랑**(obturator groove)이 있다(그림 7.6).

(3) 두덩뼈아래가지

두덩뼈아래가지(inferior pubic ramus)는 몸통에서 아래가쪽으로 뻗어 궁둥뼈가지와 만나 폐쇄구멍의 아래 경계를 이룬다. 앞에서 보았을 때 양쪽 두덩뼈아래가지는 정중면에서 만나 활을 이루는데, 이것을 **두덩활**(pubic arch)이라고 한다(그림 7.9).

4) 절구(acetabulum): 4장 참조

5) 폐쇄구멍

폐쇄구멍(obturator foramen)은 크고 둥근 구멍으로 그 경계는 궁둥뼈 및 두덩뼈와 그 가지들로 이루어진다(그림 7.5, 7.6).

폐쇄구멍은 마른 뼈에서는 커다란 구멍이지만, 생체에서는 얇고 강력한 결합조직인 폐쇄막(obturator membrane)

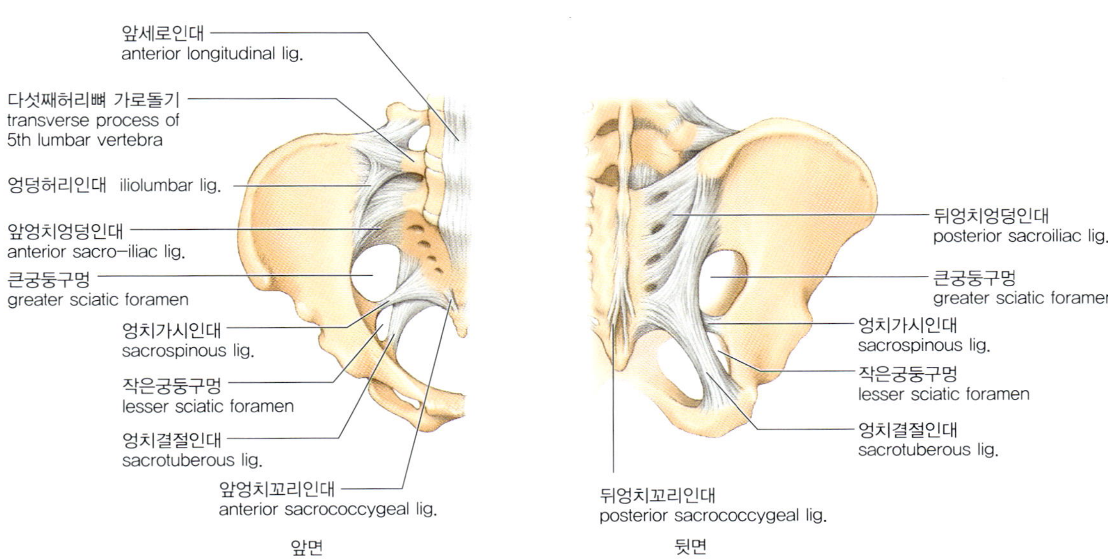

그림 7.8 엉치엉덩관절과 골반의 인대

이 폐쇄고랑(obturator groove)이 있는 윗부분을 제외하고는 폐쇄구멍을 덮고 있다. 이 막으로 인해서 폐쇄고랑은 폐쇄관(obturator canal)이 되고, 폐쇄혈관과 폐쇄신경이 이 관을 통하여 골반에서 넓적다리로 나간다.

2. 엉치뼈(sacrum) : 2장 참조

3. 뼈골반

뼈골반(bony pelvis)은 엉치뼈와 양쪽 볼기뼈로 구성된다. 뼈골반은 바로 선 자세에서 앞으로 기울어져 있으며, 두덩결합 골반면은 위뒤쪽을 향하는 반면에, 엉치뼈와 꼬리뼈 앞면은 아래앞쪽을 향한다. 바로 선 자세에서 위앞엉덩뼈가시와 두덩결합 위끝은 동일한 수직면에 놓인다(그림 7.5).

1) 위골반문

엉치뼈곶에서부터 엉치뼈날개, 엉덩뼈 활꼴선, 엉덩두덩융기, 두덩뼈빗, 두덩결합 윗모서리를 지나는 선을 분계선(linea terminalis) 또는 위골반문둘레(pelvic brim)라고 하며(그림 7.9, 7.11), 이 선으로 둘러싸인 통로를 위골반문(superior pelvic aperture; pelvic inlet)이라 한다. 위골반문을 기준으로 위쪽은 큰골반, 아래쪽은 작은골반이라 한다.

2) 큰골반

큰골반(greater pelvis)은 거짓골반(false pelvis)이라고도 하며, 분계선 위쪽에 넓어진 공간을 말한다. 큰골반 양옆은 엉덩뼈날개로 막혀 있으며 앞쪽은 뼈가 아닌 앞배벽으로 막혀 있다(그림 7.9).

3) 작은골반

작은골반(lesser pelvis)은 참골반(true pelvis)이라고도 하며, 분계선 아래에 위치하는 공간을 말한다(그림 7.9, 7.10). 작은골반안(lesser pelvic cavity)은 짧고, 굽어 있으며, 앞벽보다는 뒷벽이 약간 더 깊다(그림 7.11). 작은골반안에 잘록창자와 곧창자, 방광, 생식기관이 있다(그림 7.26).

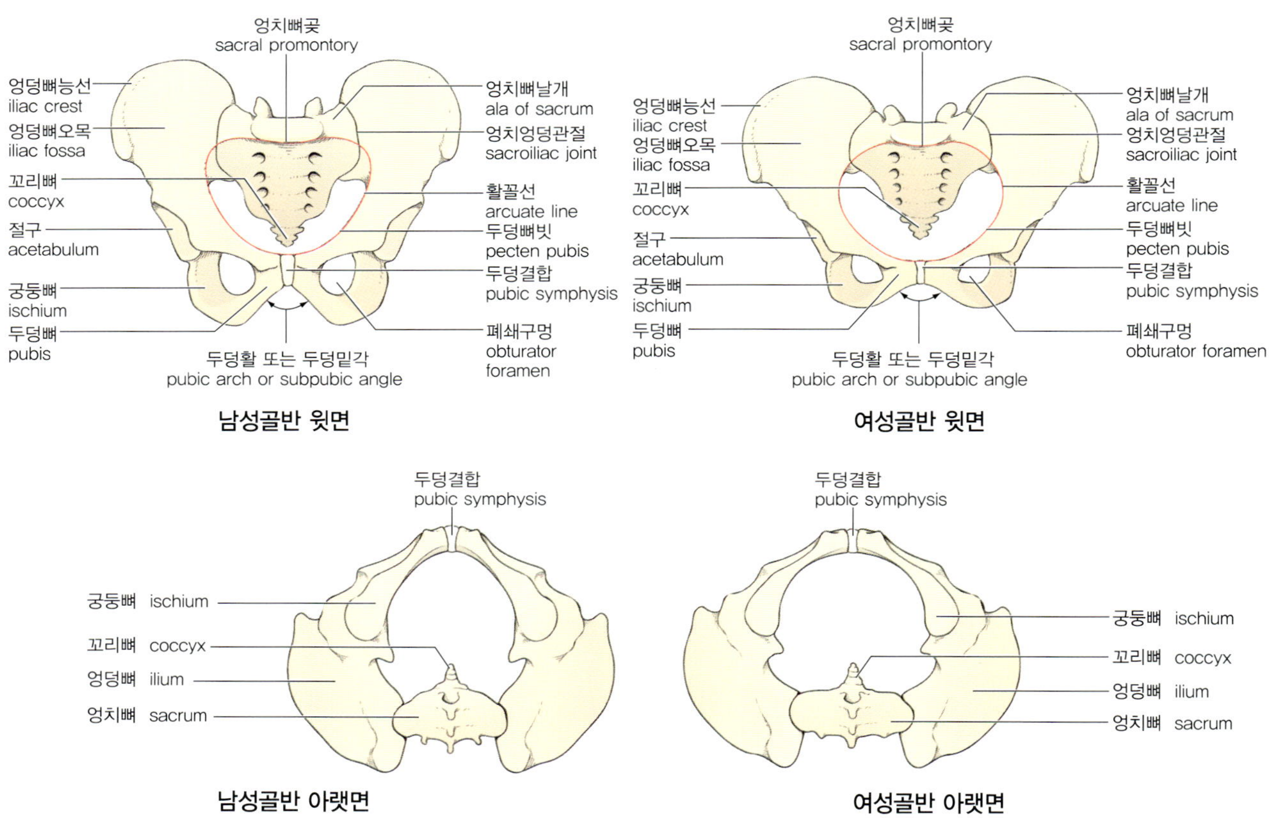

그림 7.9 남성과 여성 골반의 차이

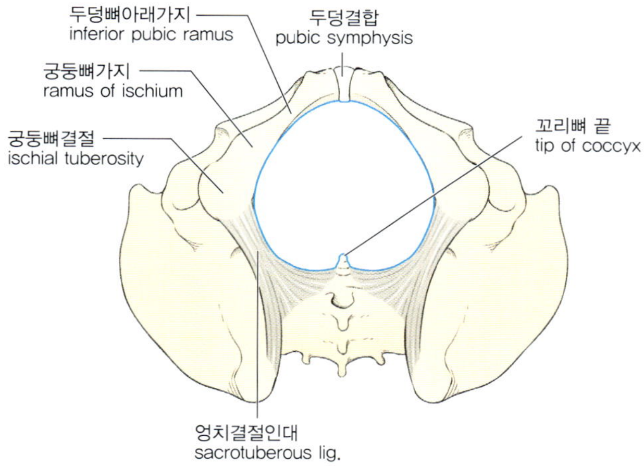

그림 7.10 작은골반안의 아래쪽 경계를 이루는 구조물. 파란선은 아래골반문을 나타낸 것이다.

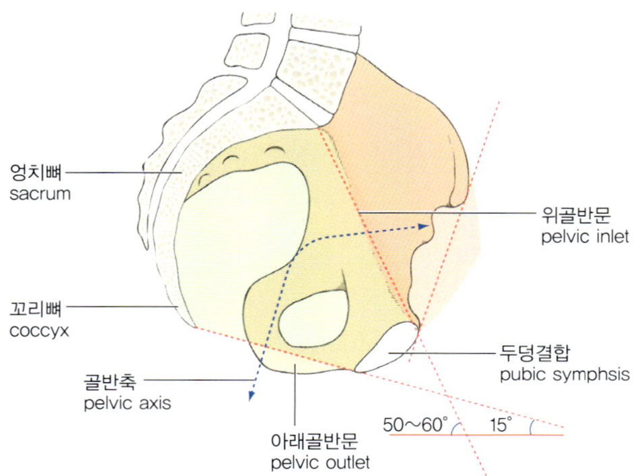

그림 7.11 뼈골반의 경계와 골반축

4) 아래골반문

골반의 아래경계선은 위경계선보다 더욱 불규칙하며, 아래경계선으로 둘러싸인 출구를 **아래골반문**(inferior pelvic aperture; pelvic outlet)이라고 한다(그림 7.10, 7.11). 우리 몸에서 인대가 부착된 상태에서 아래골반문은 마름모꼴에 가까우며, 앞쪽 경계는 두덩활(pubic arch)과 두덩뼈 아래가지로, 가쪽 경계는 궁둥뼈결절로, 뒤쪽 경계는 엉치결절인대와 꼬리뼈 끝으로 이루어진다(그림 7.10).

골반축(pelvic axis)은 위골반문과 아래골반문 사이에서 골반안을 채우는 수많은 평면의 중심을 통과하는 가상 곡선이다(그림 7.11). 골반축은 엉치뼈와 꼬리뼈가 오목하게 휘어져 있는 것과 평행하며, 골반안 모양과 같은 곡선이 되어 태아가 통과하는 출산경로의 이해에 도움을 준다.

5) 골반의 지름

질분만(vaginal delivery)을 위해서는, 태아의 머리가 골반을 통과해야 하므로 골반의 크기는 임상적으로 의미가 있다. 골반 크기는 지름으로 나타내며, 그 크기는 질분만과 제왕절개를 결정하는 중요한 지표로 사용된다.

위골반문에서 골반 크기를 나타내는 지름으로는 다음과 같은 것들이 있다(그림 7.12).

- **해부앞뒤지름**(anatomical conjugate diameter, 참앞뒤지름 true conjugate)은 **엉치뼈곶**(promontory)에서 두덩결합 위모서리까지의 직선거리로, 여성은 평균 11 cm, 남성은 10 cm 정도이다.
- **빗앞뒤지름**(diagonal conjugate)은 두덩결합의 아래끝에서 엉치뼈곶을 잇는 거리이다.
- **출산앞뒤지름**(obstetric conjugate)은 위골반문에서 가장 짧은 지름으로, 출산과정에서 태아의 머리가 통과하는 가장 좁은 거리이며 두덩결합의 뒷면에서 엉치뼈곶을 연결하는 선이다.
- **가로지름**(transverse diameter)은 위골반문을 옆으로 가로지르는 가장 긴 지름으로, 여성은 평균 13.5 cm, 남성은 12.5 cm 정도이다.
- **빗지름**(oblique diameter)은 한쪽 엉치엉덩관절(sacroiliac joint)에서 대각선으로 뻗어서 반대쪽 엉덩두덩융기까지 이르는 직선거리로, 평균길이는 여성이 약 12.5 cm, 남성은 약 12 cm이다.

위골반문에서 골반 크기를 나타내는 지름으로는 다음과 같은 것들이 있다.

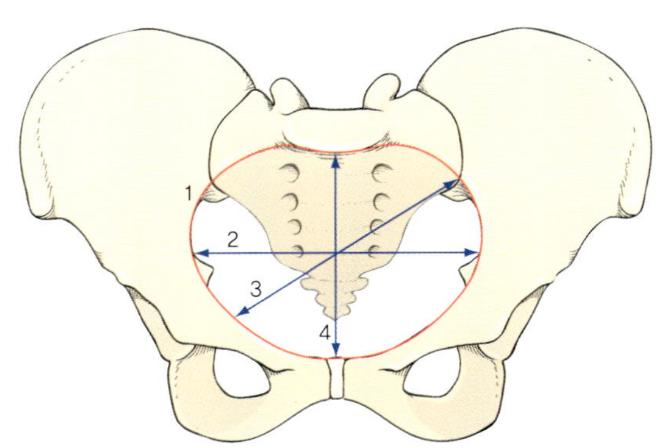

1. 위골반문 pelvic inlet
2. 가로지름 transverse diameter
3. 빗지름 oblique diameter
4. 해부앞뒤지름(참앞뒤지름)
anatomical (true conjugate) anteroposterior diameter

그림 7.12 골반의 지름

- **앞뒤지름**(anteroposterior diameter, conjugate diameter)은 꼬리뼈 끝에서 두덩결합 아랫부분의 중심까지의 거리로, 여성의 경우 꼬리뼈 길이가 다양하고 움직일 수 있어 변이가 크다.
- **가로지름**(transverse diameter)은 양쪽 궁둥뼈결절 뒷부분 사이로, 여성이 남성보다 크다.

6) 남성과 여성 골반의 형태 차이

생식기능이 중요한 여성과 근육 기능이 중요한 남성의 차이는 골반 형태에도 영향을 미친다(그림 7.9). 표 7.1에 성별에 따른 뼈골반의 차이를 정리하였다.

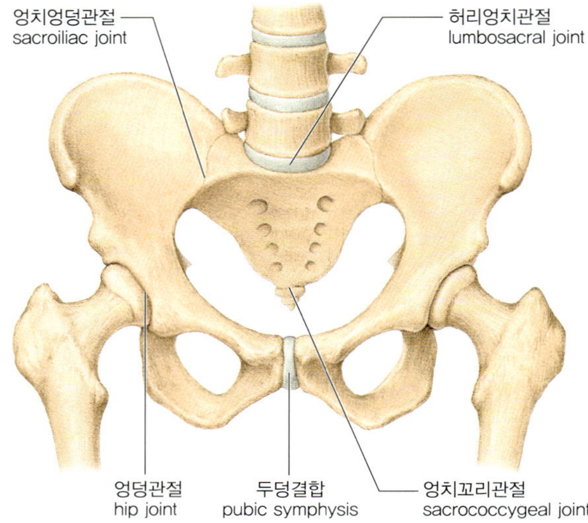

그림 7.13 골반의 관절

4. 골반의 관절과 인대

골반의 관절로는 허리엉치관절, 엉치꼬리관절, 엉치엉덩관절, 두덩결합이 있다(그림 7.13). 일반적으로 이들 관절에는 강력한 인대가 있어 관절의 구조를 보강한다.

1) 허리엉치관절

허리엉치관절(lumbosacral joint)은 다섯째허리뼈와 엉치뼈 사이의 관절로, 척추사이원반이 사이에 끼어 섬유연골결합(symphysis)을 이루며(그림 7.13), 위·아래척추뼈 관절돌기 사이에 윤활관절인 돌기사이관절(zygapophysial joint)이 있다. 엉덩허리인대(iliolumbar lig.)가 엉덩뼈와 다섯째허리뼈를 연결한다.

2) 엉치꼬리관절

엉치꼬리관절(sacrococcygeal joint)에는 척추사이원반이 있으며, 섬유연골과 인대가 엉치뼈끝(apex of sacrum)과 꼬리뼈바닥을 연결한다(그림 7.13). 앞·뒤엉치꼬리인대(anterior and posterior sacrococcygeal ligg.)가 이 관절을 보강한다(그림 7.8).

3) 엉치엉덩관절

엉치엉덩관절(sacroiliac joint)은 몸무게를 지탱하는 매우 강한 윤활관절로, 엉치뼈 귓바퀴면(auricular surface)과 엉덩뼈 귓바퀴면 사이의 관절이다(그림 7.13). 엉치뼈는 양쪽 엉덩뼈 사이에 놓이며, 이 뼈들은 세 종류의 엉치엉덩인대(앞·뒤·뼈사이엉치엉덩인대 anterior, posterior, interosseous sacroiliac ligg.)가 강하게 연결한다(그림 7.8).

엉치엉덩관절은 몸통의 무게를 볼기뼈를 통해 다리로 전달하는 관절로, 대부분의 다른 윤활관절과는 달리 뼈의 형태 및 두꺼운 뼈사이인대와 뒤엉치엉덩인대 때문에 움

표 7.1. 남성과 여성 뼈골반의 비교

뼈골반	남성	여성
일반적 형태	두껍고 무겁다	연약하고 매끈함
골반안(pelvic cavity)	좁고 깔때기 모양	얇고 넓음
위골반문(pelvic inlet)	하트 무양이며 좁음	타원형이며 넓음
아래골반문(pelvic outlet)	상대적으로 작은 편	상대적으로 큼
폐쇄구멍(obturator foramen)	계란 모양	작고 세모꼴
큰궁둥패임(greater sciatic notch)	좁고 깊음(70도 이하)	넓고 얕음(80도 이상)
두덩결합	넓음	좁음
두덩밑각(subpubic angle)	좁음(V자 모양)	큼(U자 모양)
절구(acetabulum)	크고 가쪽을 향함	작고 앞쪽을 향함
엉치뼈(sacrum)	폭이 좁고 김	짧고 넓음

직임이 극히 제한되어 약간의 미끄럼운동이나 돌림운동밖에 할 수 없다. **엉치결절인대**(sacrotuberous lig.)와 **엉치가시인대**(sacrospinous lig.) 또한 관절을 안정화시키고 움직임을 제한한다(그림 7.8).

4) 두덩결합

두덩결합(pubic symphysis)은 양쪽 두덩뼈몸통이 정중면에서 만나 이루는 관절로(그림 7.13), 섬유연골 성분의 **관절원반**(interpubic disc)이 관절 속에 있다. 이 관절원반은 남성보다 여성에서 더 두껍다. 두덩결합의 인대는 위와 아래에서 두꺼워져 있는데 이를 각각 위 · 아래두덩인대(superior and inferior pubic ligg.)라 하며, 아래두덩인대는 두덩활꼴인대(arcuate pubic lig.)라고도 한다.

5. 골반벽과 골반가로막

골반은 앞벽, 양쪽의 가쪽벽, 뒤벽, 뒤가쪽벽으로 이루어진 골반벽(pelvic walls)과 골반바닥(pelvic floor)에 해당하는 골반가로막으로 구성된다.

1) 골반벽

골반 앞벽(anterior pelvic wall)은 두덩뼈몸통, 두덩뼈가지, 두덩결합으로 이루어지며, 해부학자세에서 앞아래쪽을 향한다(그림 7.3). 골반 가쪽벽(lateral pelvic wall)은 볼기뼈(hip bone)와 폐쇄막으로 막힌 폐쇄구멍(obturator foramen)으로 이루어지며, **속폐쇄근**(obturator internus m.)이 가쪽벽 대부분을 덮고 있다(그림 7.14).

해부학자세에서 천장에 해당하는 골반 뒤벽(posterior pelvic wall)은 엉치뼈(sacrum)와 꼬리뼈(coccyx)가 주로 형성하며, 뒤가쪽벽은 엉치엉덩관절을 지지하는 앞엉치엉덩인대, 엉치가시인대, 엉치결절인대, 궁둥구멍근이 이룬다.

(1) 큰궁둥구멍

엉치가시인대(sacrospinous lig.)가 궁둥뼈가시에 붙어서 위쪽의 **큰궁둥패임**(greater sciatic notch)을 큰궁둥구멍으로 바꾸고(그림 7.8), 이 구멍을 통해 **궁둥구멍근**(piriformis m.), 위 · 아래볼기신경과 혈관(superior and inferior gluteal nn. and vessels), 궁둥신경(sciatic n.), 뒤넙다리피부신경(posterior femoral cutaneous n.), 속음부혈관(internal pudendal vessels), 음부신경(pudendal n.), 속폐쇄근신경(n. to obturator internus), 넙다리네모근신경(n. to quadratus femoris) 등이 골반에서 볼기로 나간다(그림 4.22, 4.23).

(2) 작은궁둥구멍

작은궁둥패임(lesser sciatic notch)이 **엉치결절인대**(sacrotuberous lig.)와 엉치가시인대에 의해 작은궁둥구

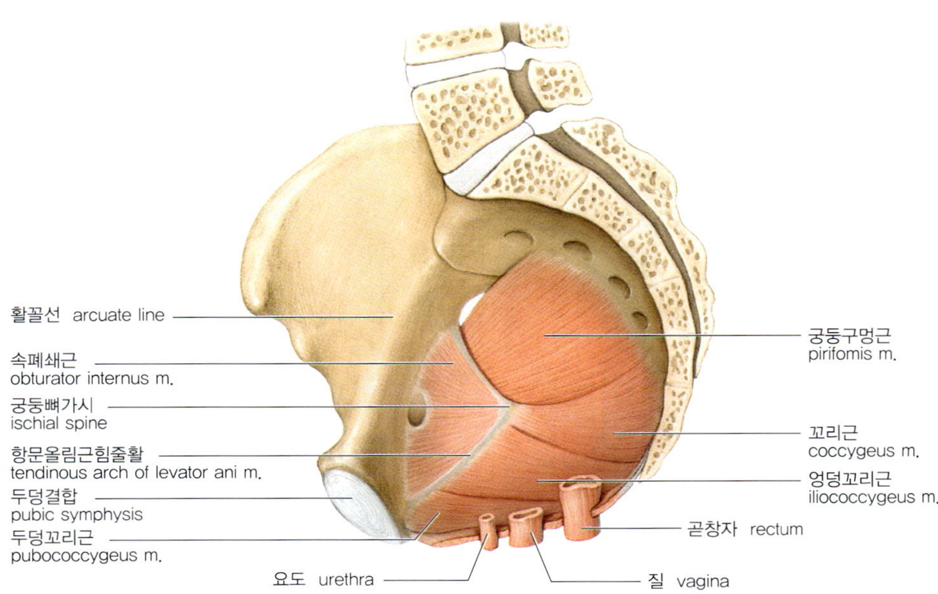

그림 7.14 골반 가쪽벽

멍이 된다(그림 7.8). 작은궁둥구멍은 골반가로막보다 아래에 있어 샅과 볼기부분 사이의 연결통로가 된다. 이 구멍을 통하여 속폐쇄근 힘줄과 속폐쇄근신경, 속음부혈관, 음부신경이 지나간다. 큰궁둥구멍을 통해 나온 속음부혈관과 음부신경은 작은궁둥구멍을 통해 샅으로 들어간다(그림 7.23).

2) 골반가로막

골반의 바닥(pelvic floor)을 이루는 구조물을 **골반가로막**(pelvic diaphragm)이라고 한다. 골반가로막은 앞쪽으로는 두덩뼈, 뒤로는 꼬리뼈에 붙고 양쪽 옆으로는 골반가쪽벽에 붙는 깔때기 모양 구조물로(그림 7.14, 7.15, 7.16, 7.50) 항문올림근, 꼬리근과 이들 근육을 위와 아래에서 싸는 근막으로 구성되며(표 7.2), 골반과 샅을 분리하고, 골반장기를 받치는 역할을 한다

(1) 항문올림근

골반가로막의 대부분을 이루는 구조물은 **항문올림근**(levator ani m.)이다. 이 근육은 근육섬유가 달리는 방향과 붙는 위치에 따라 엉덩꼬리근, 두덩꼬리근, 두덩곧창자근의 세 부분으로 나뉜다(그림 7.15, 7.16, 표 7.2).

- **엉덩꼬리근**(iliococcygeus m.) : 항문올림근 중에서 가장 뒤가쪽에 있으며 얇다.
- **두덩꼬리근**(pubococcygeus m.) : 항문올림근의 대부분을 차지하며 두덩뼈몸통(body of pubis) 뒷면에서 일어나 뒤쪽으로 달린다.
- **두덩곧창자근**(puborectalis m.) : 두덩꼬리근 안쪽에 위치하는 비교적 두꺼운 근육으로, 양쪽이 항문곧창자이음(anorectal junction) 뒤에서 만나 전체적으로 "U"자 모양이다.

항문올림근은 배골반안의 내장을 지지하고, 배안의 압

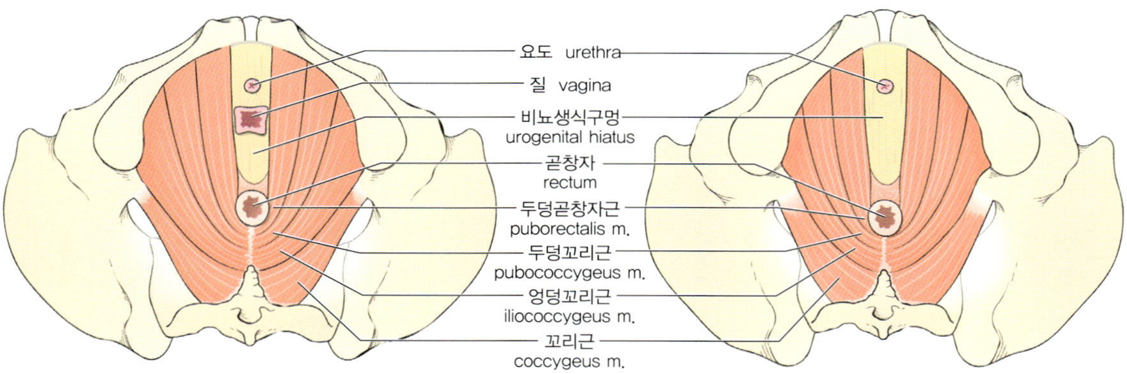

그림 7.15 골반가로막을 밑에서 본 모습

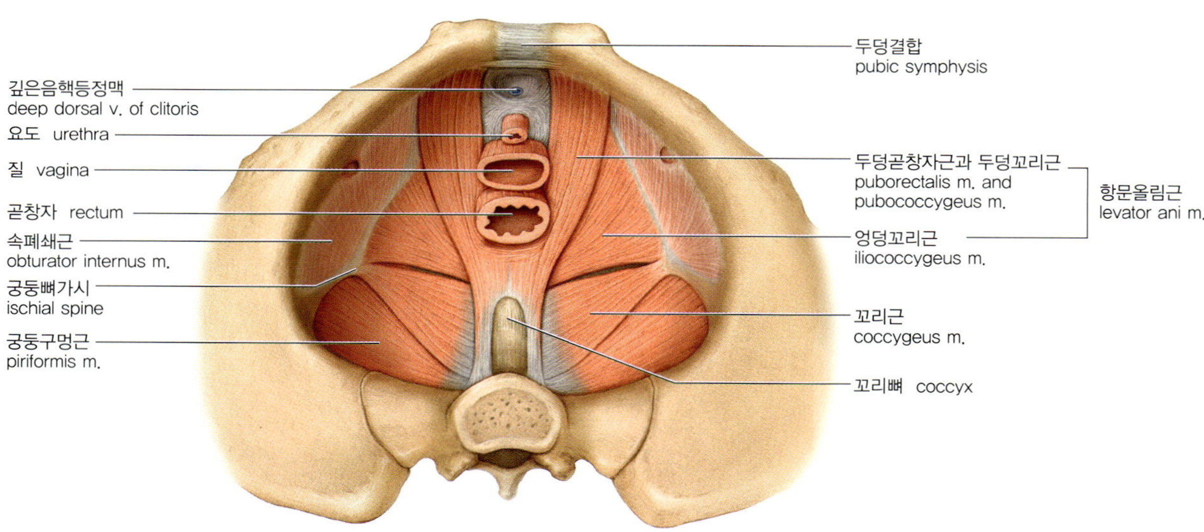

그림 7.16 여성의 골반가로막을 배안 쪽에서 본 모습

표 7.2 골반벽의 근육

근육	이는곳	닿는곳	신경분포	작용
바닥				
항문올림근 (levator ani m.)	두덩뼈몸통, 속폐쇄근막 힘줄활, 궁둥뼈가시	샅중심체, 꼬리뼈, 항문꼬리인대, 전립샘 벽 또는 질 벽, 곧창자 벽, 항문관 벽	항문올림근으로 가는 신경, 아래곧창자신경, 꼬리신경얼기	골반내장을 지지, 배안의 압력이 증가할 때 이에 저항
꼬리근 (coccygeus m.)	궁둥뼈가시 엉치가시인대	엉치뼈 아래끝	넷째와 다섯째엉치신경의 가지	골반가로막의 일부를 이룸, 골반내장을 지지, 꼬리뼈를 굽힘
가쪽벽				
속폐쇄근 (obturator internus m.)	엉덩뼈 골반면, 궁둥뼈 골반면, 폐쇄막	넙다리뼈 큰돌기	속폐쇄근신경 (L5, S1, S2)	넓적다리를 가쪽으로 돌림, 볼기뼈 절구에 넙다리뼈머리를 고정시키는 것을 도움
뒤벽				
궁둥구멍근 (piriformis m.)	둘째~넷째엉치뼈 골반면, 큰궁둥패임 윗모서리, 엉치결절인대	넙다리뼈 큰돌기	첫째와 둘째엉치신경 앞가지	넓적다리를 가쪽으로 돌리고 벌림, 볼기뼈 절구에 넙다리뼈머리를 고정시키는 것을 도움

력에 저항하며 골반내장을 제자리에 고정하는 역할을 한다. 항문올림근의 작용으로 골반바닥이 올라가면 앞배벽 앞가쪽 근육들과 함께 배안이나 골반의 내용물을 압박한다. 숨을 깊이 내쉴 때, 기침할 때, 토할 때, 대변 볼 때, 무거운 물건을 들 때 등과 같은 상황에서 나타난다. 또한 항문올림근은 대소변을 보거나 참을 때에도 중요한 역할을 한다.

(2) 꼬리근

꼬리근(coccygeus m.)은 항문올림근보다 가쪽에 있으며, 항문올림근에 비해 매우 약하게 발달한 근육으로 때로는 없을 수도 있다.

6. 골반의 신경

골반에는 허리엉치신경얼기와 꼬리신경얼기가 있다(그림 7.17). 자율신경으로는 골반자율신경계통이 골반에 분포한다.

1) 허리엉치신경얼기

허리엉치신경얼기(lumbosacral plexus)는 넷째~다섯째 허리신경과 첫째~셋째엉치신경(L4~L5, S1~S3)으로 구성되며(그림 7.17), 골반안 뒤가쪽벽에서 궁둥구멍근 앞면과 속엉덩혈관 사이에 위치한다(그림 7.18). 이들 신경의 앞가지가 **큰궁둥구멍**(greater sciatic foramen) 아래쪽을 향하면서 서로 합쳐져 크고 납작한 띠 모양이 된다. 허리엉치신경얼기에서 나오는 가지는 다음과 같으며, 표 7.3에 정리하였다.

- **궁둥신경**(sciatic n.) : 4장 참조
- **넙다리네모근신경**(n. to quadratus femoris [and inferior gemellus]) : 4장 참조
- **속폐쇄근신경**(n. to obturator internus [and superior gemellus]) : 4장 참조
- **궁둥구멍근신경**(n. to piriformis m.)은 궁둥구멍근 앞면으로 바로 들어간다.
- **위볼기신경**(superior gluteal n.) : 4장 참조
- **아래볼기신경**(inferior gluteal n.) : 4장 참조
- **뒤넙다리피부신경**(posterior femoral cutaneous n.) : 4장 참조
- **음부신경**(pudendal n.) : 4장 참조
- **폐쇄신경**(obturator n.)은 허리신경얼기(lumbar plexus)의 가지로, 큰허리근(psoas major m.) 속을 지나 아래로 내려와 근육 안쪽모서리에서 나온 후 속엉덩혈관 가쪽을 따라 작은골반으로 들어온다. 이후 속폐쇄근 표면에서 골반 가쪽벽을 따라 폐쇄관(obturator canal)에 도달한다. 폐쇄관 속에서 앞가지

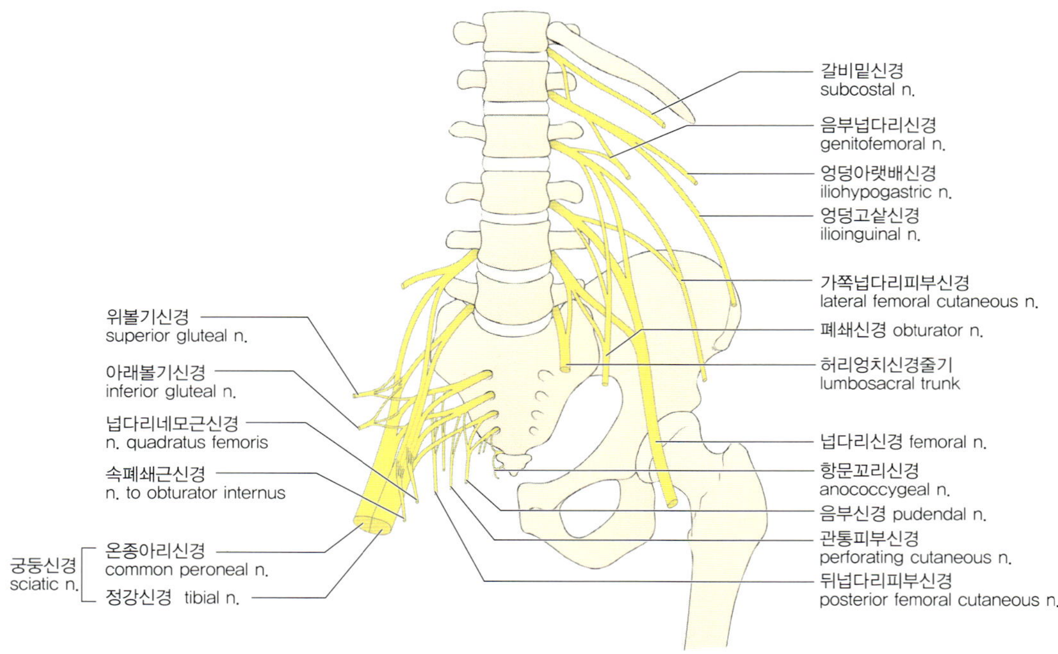

그림 7.17 골반에서 허리신경얼기(왼쪽)와 엉치신경얼기(오른쪽)를 구분하여 보여주는 모식도

표 7.3 허리엉치신경얼기와 꼬리신경얼기의 가지

신경	구성	운동기능	감각기능
허리엉치신경얼기(lumbosacral plexus)			
궁둥신경(sciatic n.) 정강신경(tibial n.)	L4, L5, S1, S2 S3	넓적다리에 있는 종아리굽힘근, 종아리 뒤칸과 발의 모든 근육	발 뒤가쪽과 안쪽면, 발바닥 피부 다리의 모든 관절
온종아리신경(common fibular n.)	L4, L5, S1, S2	넙다리두갈래근의 짧은갈래, 종아리 앞 및 가쪽칸의 근육, 짧은발가락폄근	종아리 앞가쪽면과 발등 피부
넙다리네모근신경(n. to quadratus femoris and inferior gemellus)	L4, L5, S1	넙다리네모근과 아래쌍동근	
속폐쇄근신경(n. to obturator internus and superior gemellus)	L5, S1, S2	속폐쇄근과 위쌍동근	
궁둥구멍근신경(n. to pirifomis)	S1, S2	궁둥구멍근	
위볼기신경(superior gluteal n.)	L4, L5, S1	중간볼기근, 작은볼기근, 넙다리근막긴장근	
아래볼기신경(inferior gluteal n.)	L5, S1, S2	큰볼기근	
뒤넙다리피부신경(posterior femoral cutaneous n.)	S2, S3		넓적다리 뒷면의 피부
관통피부신경(perforating cutaneous n.)	S2, S3		볼기주름의 피부
음부신경(pudendal n.)	S2, S3, S4	바깥요도조임근, 항문조임근, 항문올림근	샅의 피부, 음경과 음핵
폐쇄신경(obturator n.)	L2, L3, L4	넓적다리 안쪽칸 근육, 엉덩근, 두덩정강근	넓적다리 위안쪽면
골반내장신경(pelvic splanchnic n.)	S2, S3, S4	발기조절, 위장관 운동조절, 속요도조임근	골반장기와 잘록창자의 먼쪽부분, 자궁목, 방광 및 몸쪽 요도
꼬리신경얼기(cocygeal plexus)	S4, S5, Co		항문주위의 피부

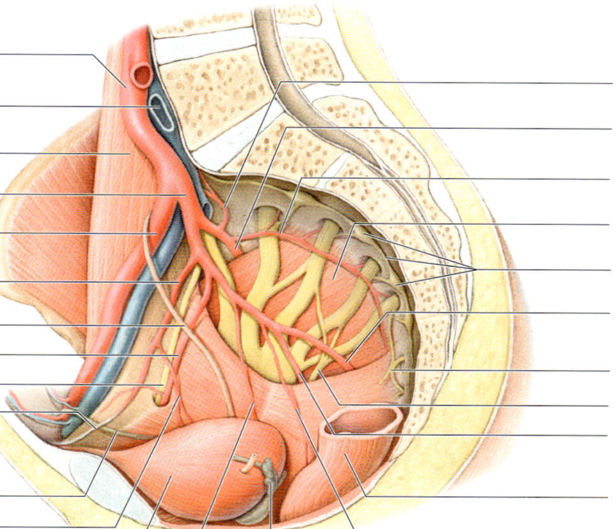

그림 7.18 골반에서 궁둥구멍근, 신경, 동맥의 배열 상태를 나타낸 모습

와 뒤가지로 나뉘어 넓적다리로 가며 넓적다리안쪽칸 근육에 분포한다.

2) 꼬리신경얼기

꼬리신경얼기(coccygeal plexus)는 꼬리근(coccygeus m.) 골반면에 위치하고, 꼬리근, 일부 항문올림근(levator ani m.), 엉치꼬리관절(sacrococcygeal joint)에 분포한다. 항문꼬리신경(anococcygeal n.)은 꼬리신경얼기에서 나오는 신경으로(그림 7.17), 엉치결절인대(sacrotuberous lig.)를 뚫고 나와 꼬리뼈 부위 피부에 분포한다.

3) 골반의 자율신경

골반에 분포하는 자율신경은 주로 엉치교감신경줄기, 아랫배신경얼기, 골반내장신경 등을 따라 골반으로 들어온다.

(1) 엉치교감신경줄기

엉치교감신경줄기(sacral sympathetic trunk)는 허리교감신경줄기의 연장으로(그림 7.19), 엉치뼈 골반면 앞을 따라 내려오다가 꼬리뼈 앞에서 합쳐져 **홀신경절**(ganglion impar)이 된다.

엉치교감신경줄기는 곧창자 뒤 복막바깥근막 속에 위치하며, 엉치신경(sacral n.)과 꼬리신경(coccygeal n.)에 회색교통가지(gray rami communicantes)를 낸다. 엉치교감신경줄기는 다리의 혈관 수축, 털세움근, 땀분비 등을 담당한다.

(2) 아랫배신경얼기

아랫배신경얼기(hypogastric plexuses)에는 위 · 아래아랫배신경얼기가 있다(그림 7.19, 7.20).

- **위아랫배신경얼기**(superior hypogastric plexus)는 배대동맥신경얼기(abdominal aortic plexus; 창자간막사이신경얼기 intermesenteric plexus)와 셋째~넷째 허리내장신경(lumbar splanchnic nn.)에서 교감신경섬유를 받는다. 위아랫배신경얼기의 가지 일부가 엉치뼈 앞면을 따라 내려가 양쪽에서 각각 **아랫배신경**(hypogastric n.)이 되고, 아랫배신경은 곧창자 가쪽을 따라 내려가 부채 모양으로 퍼져 **아래아랫배신경얼기**(inferior hypogastric plexus)로 합쳐진다.
- 아래아랫배신경얼기는 **엉치내장신경**(sacral splanchnic nn.)에서 교감섬유를, **골반내장신경**(pelvic splanchnic nn.)에서 부교감섬유를 받아 만들어지며, 아래쪽으로 이어져 **골반신경얼기**(pelvic plexus)가 되어 속엉덩동맥(internal iliac a.) 가지를 따라 골반내장에 분포한다.

(3) 골반내장신경

골반내장신경(pelvic splanchnic nn.)(그림 6.88, 7.19, 7.20)은 둘째~넷째엉치분절에서 나오는 부교감섬유와 내장감각섬유를 포함한다. 이 중에서 셋째엉치신경 성분이 가장 큰 부분을 차지한다. 골반내장신경은 아랫배신경과 섞여 아래아랫배신경얼기를 이룬다.

7. 골반의 동맥

골반에는 속엉덩동맥, 난소(고환)동맥, 정중엉치동맥, 위곧창자동맥 등이 있다(그림 7.21).

1) 속엉덩동맥

온엉덩동맥이 허리엉치관절(lumbosacral joint) 앞에서 **속엉덩동맥**(internal iliac a.)과 **바깥엉덩동맥**(external

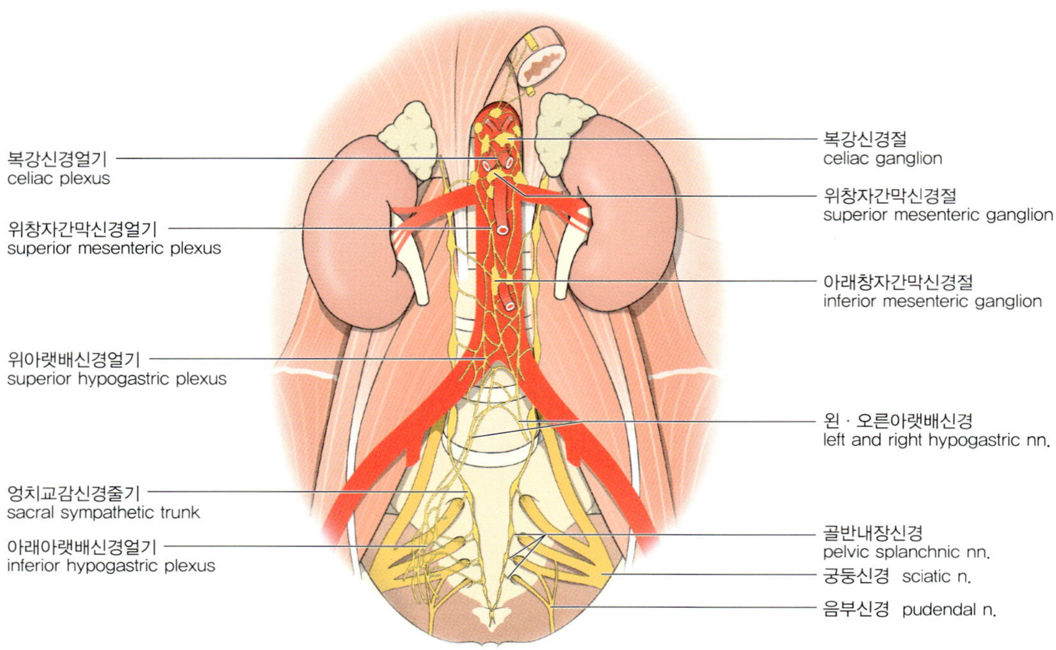

그림 7.19 골반의 자율신경얼기

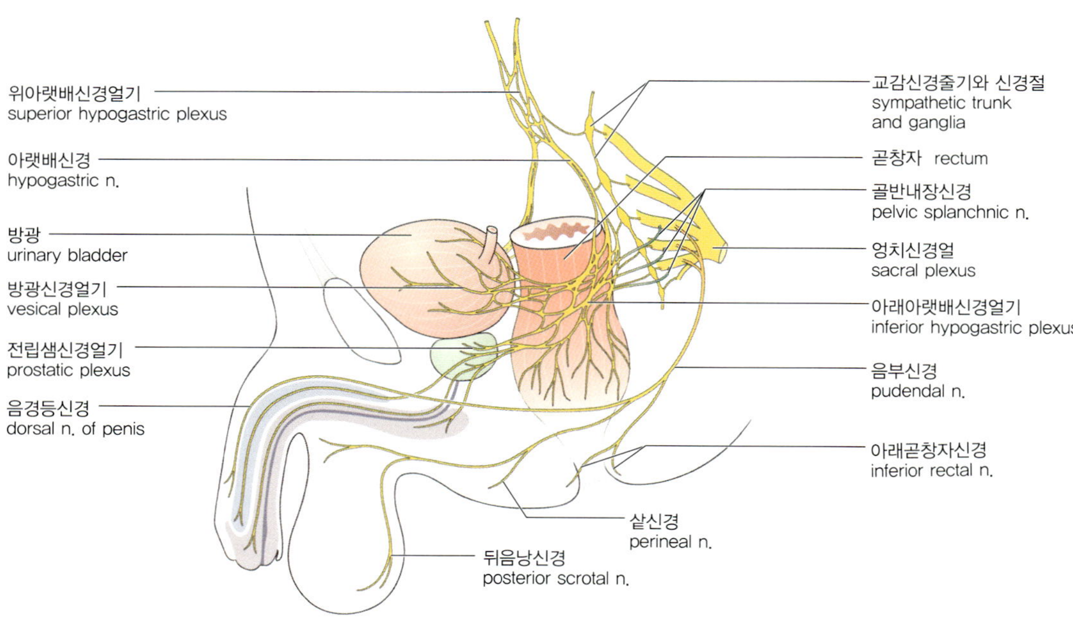

그림 7.20 남성골반의 자율신경

iliac a.)으로 나뉘며, 속엉덩동맥은 다시 앞갈래(anterior trunk)와 뒤갈래(posterior trunk)로 나뉜다(그림 7.21, 7.22).

(1) 앞갈래

속엉덩동맥 **앞갈래**(anterior trunk)에서는 다음과 같은 가지들이 나온다(그림 7.22, 표 7.4).

- **배꼽동맥**(umbilical a.)은 속엉덩동맥에서 나오는 내장가지로, 태생기에 속엉덩동맥에서 탯줄로 가는 혈관이었다. 출생 후 안쪽배꼽인대(medial umbilical lig.)로 퇴화한다(그림 7.18, 7.22). 배꼽동맥은 위방광동맥(superior vesical a.)과 정관동맥(a. to ductus deferens)을 낸다(그림 7.21, 7.22).
- **아래방광동맥**(inferior vesical a.)은 중간곧창자동맥과

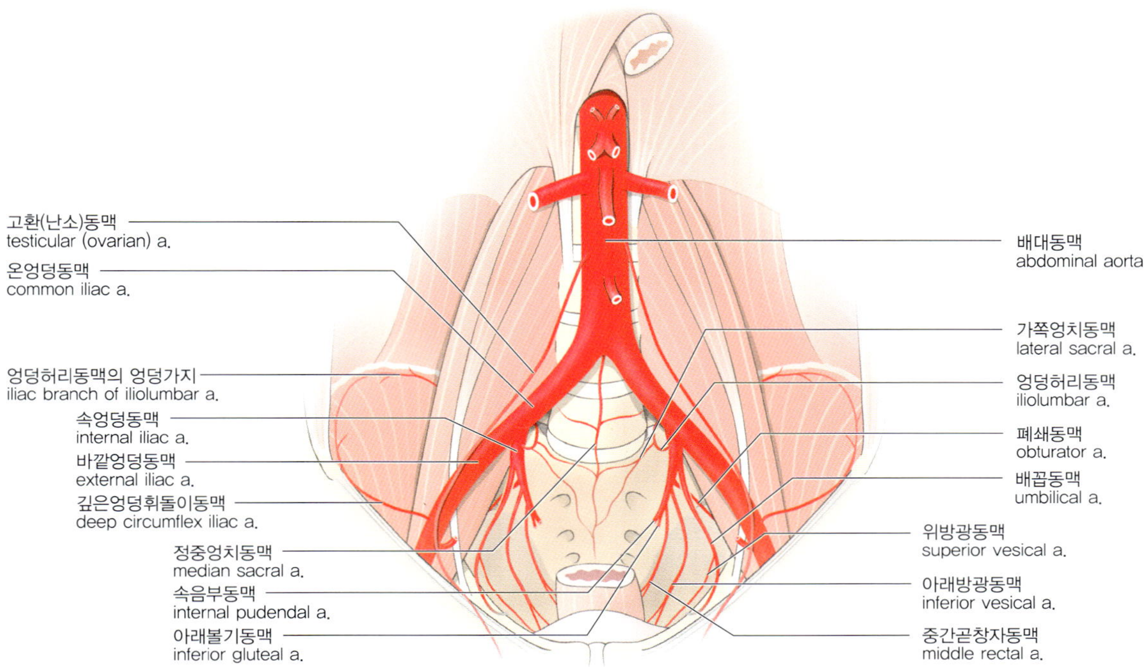

그림 7.21 골반의 동맥

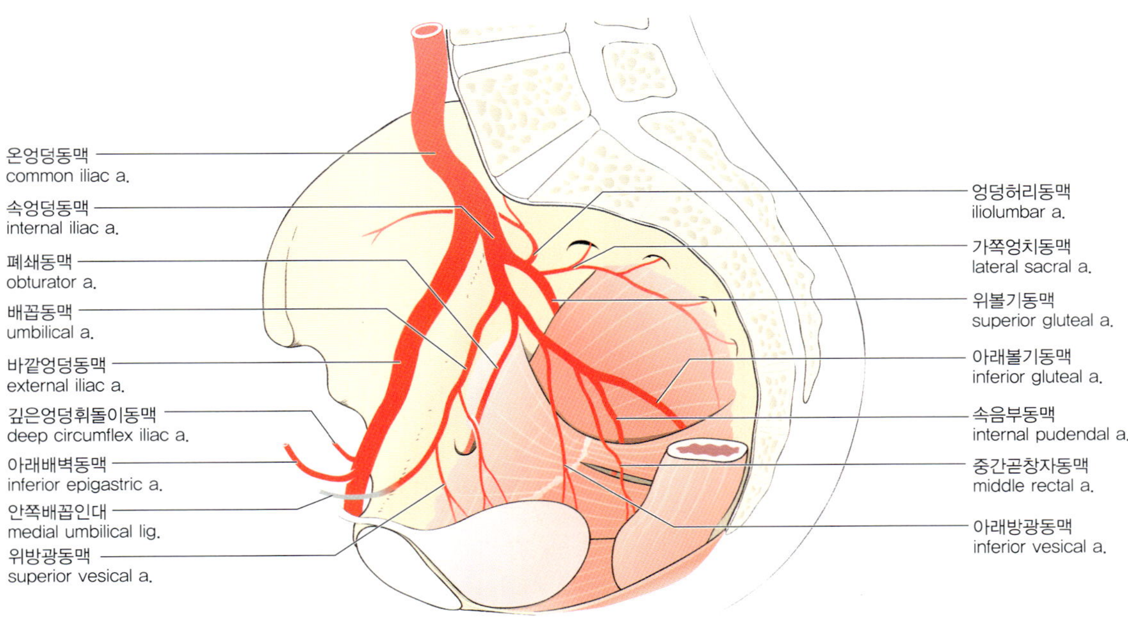

그림 7.22 속엉덩동맥과 그 가지들을 골반안에서 가쪽으로 본 모습

함께 나오거나(그림 7.18, 7.22), 근처의 다양한 동맥에서 나올 수 있다. 이 동맥은 대개 1개로 방광바닥, 전립샘, **정낭**(seminal vesicle)에 분포한다. 전립샘으로 가는 가지는 반대쪽 가지와 연결된다.

- **중간곧창자동맥**(middle rectal a.)은 아래방광동맥과 공통으로 일어날 수 있으나, 속음부동맥과 함께 일어나거나 아래볼기동맥에서도 일어나기도 하며, 매우 드물게 없는 경우도 있다(그림 7.22). 정낭과 전립샘으로 가는 가지를 내기도 한다.
- **자궁동맥**(uterine a.)은 대개 속엉덩동맥 앞갈래 안쪽면에서 일어난다. 이 동맥은 남성의 **정관동맥**(a. to ductus deferens)에 해당한다. 항문올림근에서 안쪽으로 달려 자궁목 근처로 가면서 요관가지를 내고, 자궁모서리에 이르러 **자궁넓은인대**(broad lig. of uterus)의 두 층 사이를 구불거리며 올라가 자궁과 자궁관 연결부분에 이른다(그림 7.37). 이후 가쪽으로 달려 난소문(ovarian hilum)에 이르고 난소동맥과 연결된다. 또한 자궁목과 질로 가는 가지도 낸다.
- **질동맥**(vaginal a.)은 흔히 자궁동맥에서 나오며, 아래곧창자동맥에서 분지할 수도 있다.
- **폐쇄동맥**(obturator a.)은 폐쇄정맥 및 폐쇄신경과 함께 폐쇄관(obturator canal)을 통해 골반 밖으로 나간다(그림 7.18). 골반을 빠져 나가기 전에 두덩가지(pubic branch), **절구가지**(acetabular branch) 등을 낸다. 폐쇄관 안에서 폐쇄신경과 마찬가지로 앞가지(anterior branch)와 뒤가지(posterior branch)로 나뉘며, 넓적다리에 이르러 넓적다리 안쪽칸 근육에 분포한다.
- **속음부동맥**(internal pudendal a.)은 아래볼기동맥(inferior gluteal a.)과 함께 속엉덩동맥 앞갈래의 종말가지이며, 가쪽으로 내려가 큰궁둥구멍 아래모서리에서 궁둥구멍근과 꼬리근 사이를 지나 골반을 빠져나간다(그림 7.22, 7.23). 그후 음부신경(pudendal n.)과 함께 작은궁둥구멍을 통해 샅으로 들어와 궁둥항문오목(ischioanal fossa) 가쪽벽에 있는 음부신경관을 지난다.

남성에서 속음부동맥은 궁둥뼈가지 쪽으로 내려가며 샅막(perineal membrane) 바로 밑을 통해 두덩뼈아래가지 안쪽모서리를 따라 앞으로 달려 음경등동맥과 깊은음경동맥으로 나뉜다(그림 7.23). 경로 중에 다음의 가지를 낸다.

- **아래곧창자동맥**(inferior rectal a.): 속음부동맥이 궁둥뼈결절 근처를 지날 때 일어난다. 2~3개 가지가 음부신경관을 뚫고 나와 항문부위 근육과 피부에 분포한다. 아래곧창자동맥의 가지는 반대쪽 아래곧창

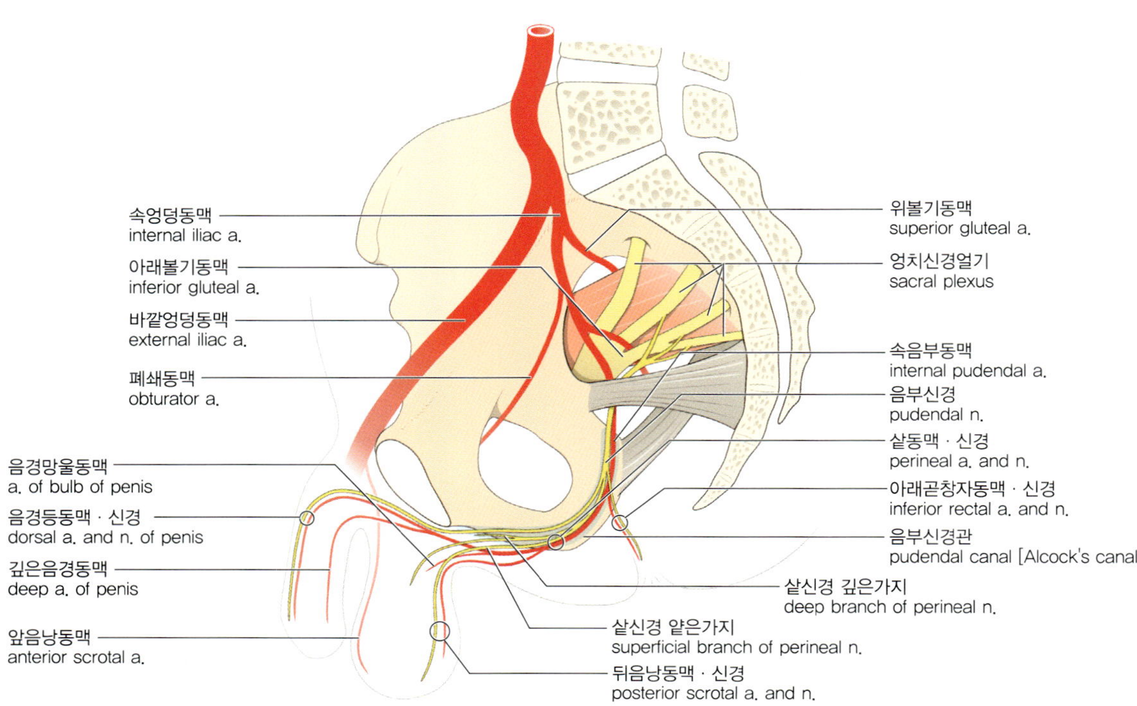

그림 7.23 속음부동맥과 음부신경의 주행과 분포

자동맥, 위곧창자동맥, 중간곧창자동맥, 샅동맥 등과 연결된다(그림 7.24, 7.42).

- **샅동맥**(perineal a.): 음부신경관이 끝나는 곳 가까이에서 일어난다. 샅막을 뚫고 얕은샅공간(superficial perineal space)으로 들어가 망울해면체근(bulbospongiosus m.)과 궁둥해면체근(ischiocavernosus m.) 사이를 따라 음낭 쪽을 향하며, 여러 개의 뒤음낭가지(posterior scrotal branch)로 나뉜다(그림 7.23, 7.54). 샅의 여러 근육, 음낭 피부 등에 분포한다.
- **음경망울동맥**(a. of bulb of penis): 안쪽으로 가서 샅막을 뚫고 가지를 내어 음경망울과 음경해면체 뒷부분에 분포하고, 망울요도샘(bulbourethral gland)으로 작은 가지를 보낸다.
- **요도동맥**(urethral a.): 샅막을 뚫고 내려와 요도해면체(corpus spongiosum)로 들어가 음경귀두(glans penis)까지 가면서 요도와 주변 발기조직에 분포한다.
- **깊은음경동맥**(deep a. of penis): 속음부동맥 종말가지의 하나로, 샅막을 뚫고 비스듬하게 음경다리(crus of penis)로 들어간다. 이 동맥은 음경해면체의 중심에서 먼쪽 부위로 계속되고 그 가지들은 발기조직에 분포한다.
- **음경등동맥**(dorsal a. of penis): 깊은음경동맥과 함께 속음부동맥의 종말가지로 얕은샅공간에서 망울해면체근 가쪽 바로 밑에서 일어난다(그림 7.23, 7.57). 음경다리와 두덩활 사이에서 샅막을 뚫고 **음경걸이인대**(suspensory lig. of penis)의 두 층 사이를 지나 음경등에 도달하여 음경귀두와 음경꺼풀(prepuce)로 가지를 낸다. 음경에서 음경등동맥은 음경등신경과 **깊은음경등정맥**(deep dorsal v. of penis) 사이에 놓이며, 음경피부와 음경해면체 섬유피막에 분포하고 깊은음경동맥과 연결된다.

• 여성의 속음부동맥은 남성의 동맥보다 상당히 작지만 시작과 경로는 비슷하다. 샅동맥의 가지인 **뒤음순동맥**(posterior labial a.)은 대음순에 분포하고, **질어귀망울동맥**(a. of bulb of vestibule)은 질어귀망울과 질의 발기조직에 분포한다. **깊은음핵동맥**(deep a. of clitoris)은 음핵해면체에 분포하며, **음핵등동맥**(dorsal a. of clitoris)은 음핵 등쪽부분에 분포하고 음핵귀두와 음핵꺼풀에서 끝난다.

• **아래볼기동맥**(inferior gluteal a.)은 주로 볼기와 넓적다리 뒷면에 분포한다. 궁둥구멍근과 꼬리근 사이로 내려가고 큰궁둥구멍을 통하여 볼기에 이른다(그림 4.23, 7.18). 골반 안에서 아래볼기동맥은 궁둥구멍근, 꼬리근, 항문올림근으로 가지를 낸다. 때로 중간곧창자동맥을 대신하기도 하고 방광바닥, 정낭과 전립샘에

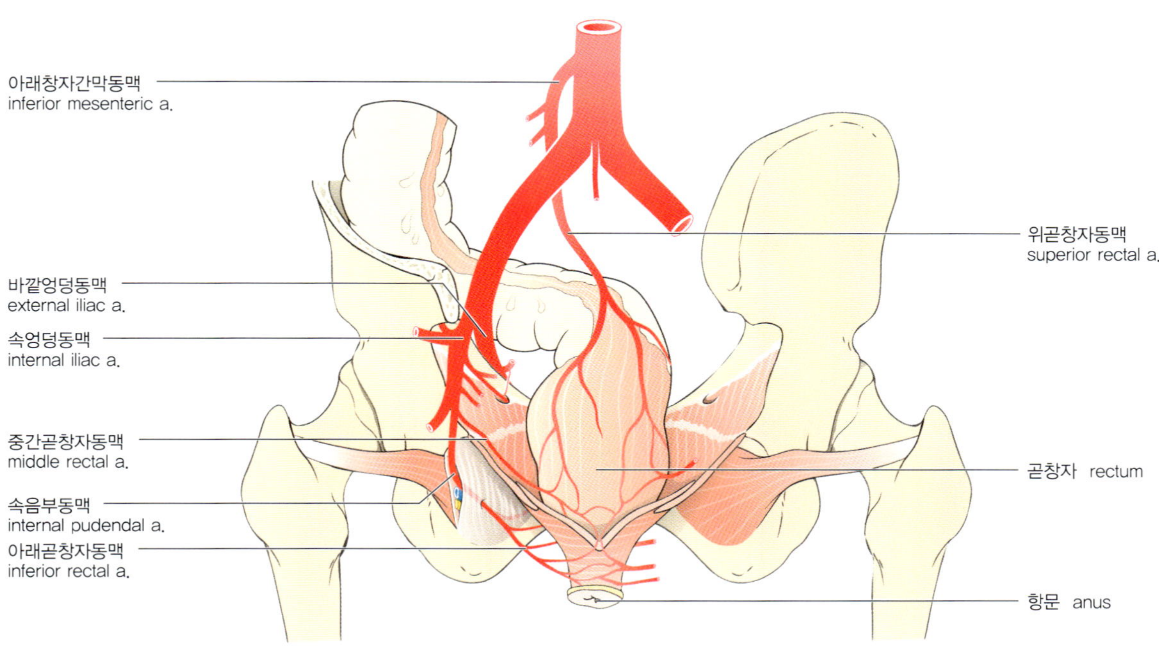

그림 7.24 위곧창자동맥을 뒤쪽에서 본 모습

혈액을 공급하기도 한다. 골반 밖에서는 큰볼기근과 넓적다리 폄근 등에 분포한다. 바닥, 정낭과 전립샘에 혈액을 공급하기도 한다. 골반 밖에서는 큰볼기근과 넓적다리 폄근 등에 분포한다.

(2) 뒤갈래

속엉덩동맥 뒤갈래(posterior trunk)에서는 다음과 같은 가지들이 나온다(그림 7.21, 7.22, 표 7.4).

- **엉덩허리동맥**(iliolumbar a.)은 위가쪽으로 올라가 위골반문 바로 위에서 허리가지, 척수가지, 엉덩근가지로 나뉜다. 허리가지(lumbar branch)는 큰허리근과 허리네모근에 분포하고 넷째허리동맥과 연결된다. 작은 척수가지(spinal branch)는 다섯째허리뼈와 엉치뼈 사이의 척추사이구멍을 통해 척주관으로 들어가 말총(cauda equina)에 분포한다. 엉덩근가지(iliacus branch)는 엉덩근(iliacus m.)과 엉덩뼈에 분포한다(그림 7.21, 7.22).
- **위볼기동맥**(superior gluteal a.)은 속엉덩동맥의 가장 큰 가지로, 뒤갈래의 연속이다(그림 7.22, 7.23). **허리엉치신경줄기**(lumbosacral trunk)와 첫째엉치신경 사이를 지나 뒤로 달려, 궁둥구멍근 위모서리 위쪽으로 큰궁둥구멍을 나와 골반 밖에서 얕은가지와 깊은가지로 나뉜다. 골반안에서 엉덩근, 궁둥구멍근, 속폐쇄근에 근육가지를 내고 골반안을 나오기 전에 엉덩뼈로 영양가지를 낸다.
- **가쪽엉치동맥**(lateral sacral a.)(그림 7.18, 7.22)의 가지가 정중엉치동맥과 연결되거나, 엉치뼈관으로 들어가 척수가지를 내기도 하며, 일부는 궁둥구멍근과 엉치신경 앞가지를 가로질러 비스듬하게 앞엉치뼈구멍 안쪽으로 간다.

2) 난소동맥(고환동맥)

난소동맥(ovarian a.)은 남성의 고환동맥에 해당한다. **콩팥동맥**(renal a.)이 이는 곳 바로 아래 배대동맥에서 직접 일어난다(그림 7.21). 난소동맥은 위골반문에 도달하면 **난소걸이인대**(suspensory lig. of ovary) 속을 통해 안쪽으로 달려 난소에 분포한다. 난소동맥에서 자궁관가지(tubal branches)가 나와 자궁 가쪽을 따라 달리며 자궁동맥과 연결된다(그림 7.37).

3) 정중엉치동맥

정중엉치동맥(median sacral a.)은 대동맥이 온엉덩동맥으로 나뉘는 부분 약간 위의 대동맥 뒷벽에서 일어나는 작은 혈관으로 정중면에 하나가 있으며, 넷째와 다섯째허리뼈, 엉치뼈, 꼬리뼈 앞면 정중선을 따라 아래로 달려 꼬리토리(coccygeal body)까지 내려온다(그림 7.21).

4) 위곧창자동맥

위곧창자동맥(superior rectal a.)은 아래창자간막동맥의 연속이다(그림 7.24, 7.42). 셋째엉치뼈 높이에서 둘로 나뉘어 곧창자 양쪽을 따라 내려가며 **속항문조임근**(internal anal sphincter m.)이 있는 높이까지 곧창자에 분포한다. 위곧창자동맥은 속엉덩동맥의 가지인 **중간곧창자동맥**(middle rectal a.)과 **속음부동맥**(internal pudendal a.)의 가지인 **아래곧창자동맥**(inferior rectal a.)과 각각 동맥연결을 한다(그림 7.24).

8. 골반의 정맥

골반에서 정맥계통은 다양한 정맥얼기를 형성한다. 골반내장 주위에 많은 정맥얼기(골반정맥얼기 pelvic venous plexuses)가 형성되어 있으며, 이들은 서로 연결되어 있다. 대부분 정맥얼기는 속엉덩정맥(internal iliac v.)으로 들어가지만, 곧창자와 항문관 주변의 정맥얼기는 위곧창자정맥을 통해 아래창자간막정맥(inferior mesenteric v.)으로 들어가 간문맥계통으로 간다.

속엉덩정맥은 **바깥엉덩정맥**(external iliac v.)과 합쳐져 **온엉덩정맥**(common iliac v.)을 형성하고(그림 7.25, 7.43), 양쪽 온엉덩정맥은 다섯째허리뼈 몸통 높이에서 **아래대정맥**(inferior vena cava)이 되어 대동맥 오른쪽에 놓인다. 온엉덩정맥으로 들어가는 **엉덩허리정맥**(iliolumbar v.)을 제외한 속엉덩정맥의 대부분 가지는 속엉덩동맥의 가지와 동행한다. 따라서 독특한 정맥의 주행 몇 가지만 기술한다.

(1) 가쪽엉치정맥

가쪽엉치정맥(lateral sacral v.)은 엉치뼈 앞면에서 가쪽엉치동맥을 따라 달려 속엉덩정맥으로 유입된다(그림 7.25). 이들은 속척주정맥얼기(internal vertebral venous plexus)와 연결되어 위대정맥이나 아래대정맥으로 들어가

표 7.4 골반의 동맥

동맥	경로	분포
1. 속엉덩동맥(internal iliac a.)		
1) 속엉덩동맥 앞갈래(anterior trunk)		
배꼽동맥(umbilical a.)	위방광동맥을 내고 퇴화되어 안쪽 배꼽인대가 됨	
위방광동맥(superior vesical a.)		방광 위면, 남성에서는 정관에 분포하기도 함
정관동맥(a. to ductus deferens)		정관
아래방광동맥(inferior vesical a.)	가쪽방광인대 속을 지나감	남성 방광의 바닥면, 요관 골반부분, 전립샘, 정낭, 때로 정관
전립샘가지(prostatic branch)		전립샘, 전립샘요도
중간곧창자동맥(middle rectal a.)		곧창자 아랫부분, 정낭, 전립샘(질)
자궁동맥(uterine a.)	자궁넓은인대와 기본인대의 부착부분을 지나감.	자궁, 자궁의 인대, 자궁관 안쪽 부분, 난소, 질 윗부분
질동맥(vaginal a.)		질 아랫부분, 질어귀망울, 인접한 곧창자
폐쇄동맥(obturator a.)	폐쇄관을 통해 골반을 빠져나감	골반 근육, 엉덩뼈, 넙다리뼈머리의 영양동맥, 넙다리 안쪽칸 근육
속음부동맥(internal pudendal a.)	작은궁둥구멍을 통해 샅으로 들어가 음부신경관에 놓임	항문부위와 비뇨생식부위의 근육과 피부, 발기조직
아래곧창자동맥(inferior rectal a.)	궁둥항문오목을 지나감	빗살선 아래의 항문관, 항문조임근, 항문주위 피부
샅동맥(perineal a.)	얕은샅공간을 달림	얕은샅근육, 남성의 음낭, 여성의 질어귀
음경(질어귀)망울동맥 (a. of bulb of penis a. of bulb of vestibule)		남성의 음경망울(해면체요도포함), 망울요도샘, 여성의 질어귀망울, 큰질어귀샘
요도동맥(urethral a.)		요도 및 주변조직
깊은음경(음순)동맥 (deep a. of penis deep a. of clitoris)	속음부동맥의 종말가지	음경(음핵)해면체 발기조직 대부분에 분포
음경(음핵)등동맥 (dorsal a. of penis dorsal a. of clitoris)	속음부동맥의 종말가지	음경(음핵)피부, 음경(음핵)근막 해면체요도 먼쪽 부분, 음경(음핵)귀두
아래볼기동맥 (inferior gluteal a.)	큰궁둥구멍을 지남	항문올림근, 꼬리근, 궁둥구멍근, 넙다리네모근, 넙다리평근, 큰볼기근, 궁둥신경
2) 속엉덩동맥 뒤갈래(posterior trunk)		
위볼기동맥(superior gluteal a.)	큰궁둥구멍을 지남	엉덩근, 궁둥구멍근, 속폐쇄근, 큰볼기근
엉덩허리동맥(iliolumbar a.)		큰허리근, 엉덩근, 허리네모근, 척주관, 말총
가쪽엉치동맥 (lateral sacral a.)		궁둥구멍근, 엉치뼈관 속 구조물, 엉치뼈 뒤쪽 근육과 피부
2. 생식샘동맥(gonadal a.)		
고환동맥(testicular a.)	고샅굴을 지남	요관 배부분, 고환, 부고환
난소동맥(ovarian a.)	난소걸이인대 안에서 내려감	요관 배/골반부분, 난소, 자궁관팽대
3. 정중엉치동맥(median sacral a.)	엉치뼈 정중면	아래쪽 허리뼈, 엉치뼈, 꼬리뼈
4. 위곧창자동맥(superior rectal a.)	아래창자간막동맥의 연속	곧창자 윗부분

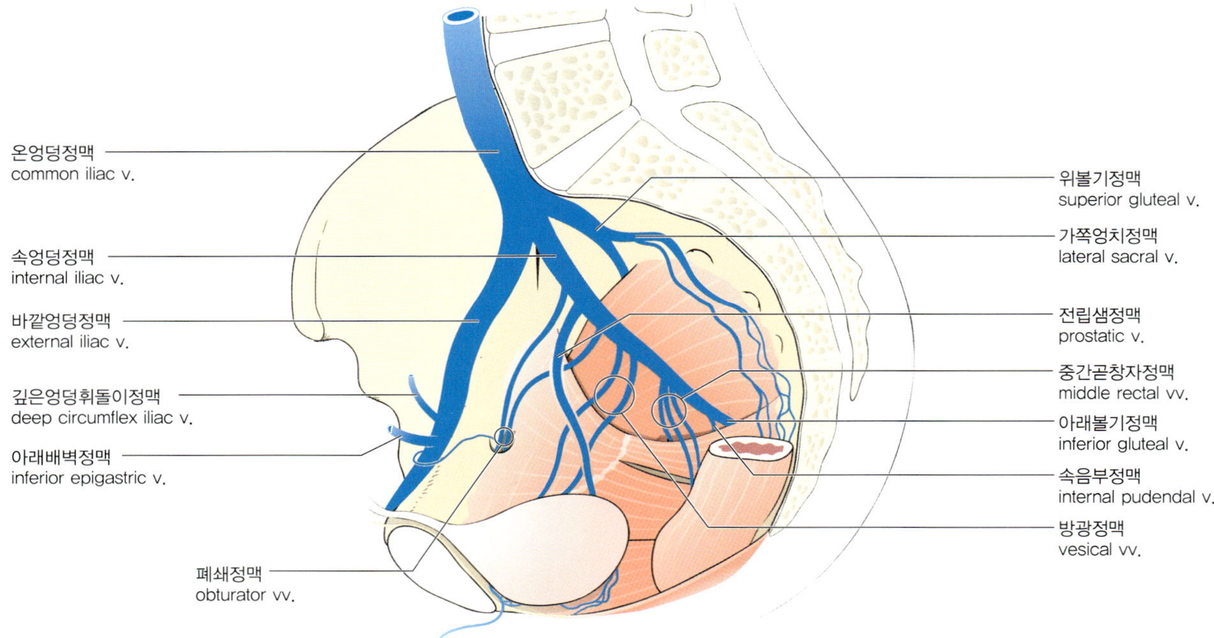

그림 7.25 골반의 정맥

는 다른 곁길이 되며, 이 통로를 따라 전립샘이나 난소의 암세포가 척주나 머리뼈로 전이할 수 있다.

(2) 곧창자의 정맥

곧창자정맥얼기(rectal venous plexus)는 항문판막(anal valve) 바로 위에서 항문과 곧창자를 둘러싸고 있으며, 곧창자 앞에서 남성에서는 방광정맥얼기와, 여성에서는 자궁질정맥얼기와 연결된다. 곧창자정맥얼기 일부는 점막밑조직에, 일부는 근육층 바깥에 존재한다(그림 7.43, 7.53). 근육층 바깥의 정맥얼기는 부위에 따라서 연결되는 정맥이 서로 다르다.

- 아랫부분 : **아래곧창자정맥**(inferior rectal v.)을 통해 속음부정맥으로 들어감.
- 중간부분 : **중간곧창자정맥**(middle rectal v.)을 통해 속엉덩정맥으로 들어감.
- 윗부분 : **위곧창자정맥**(superior rectal v.)을 통해 간문맥의 가지인 아래창자간막정맥으로 들어감.

곧창자정맥얼기는 간문맥과 전신순환계통인 대정맥 사이의 문맥대정맥연결(portocaval anastomosis)이 이루어지는 곳 중 하나이다(그림 6.66).

(3) 음경등정맥

음경등정맥(dorsal vv. of penis)은 음경등에 있으며, 얕은가지와 깊은가지가 있다(그림 7.57, 7.58). **얕은음경등정맥**(superficial dorsal v. of penis)은 음경등의 피부밑조직을 따라 음경 몸쪽 부분으로 가서 바깥음부정맥에 연결된다. **깊은음경등정맥**(deep dorsal v. of penis)은 깊은음경근막과 음경해면체 백색막 사이에 있으며, 2개의 음경등동맥 사이에서 음경 몸쪽으로 음경귀두와 음경해면체의 정맥피를 속엉덩정맥으로 운반한다. 깊은음경등정맥은 두덩결합부위에서 속음부정맥과 연결되기도 한다.

9. 골반의 림프

골반 장기의 림프관은 주로 속·바깥엉덩동맥과 그 가지를 따라 분포하는 림프절로 배출된다. 이 림프액들은 다시 온엉덩동맥, 배대동맥에 인접한 림프절로 배출되고 최종적으로 가슴림프관으로 연결된다. 하지만 난소, 자궁, 자궁관의 림프액은 난소동맥에 인접한 림프절을 통해 직접 가쪽대동맥림프절(lateral aortic nodes) 또는 대동맥앞림프절(preaortic nodes)로 간다(그림 6.86, 7.40). 이들 림프절은 왼허리림프절(left lumbar nodes)의 일부이다. 골반내장과 관련된 골반안 또는 골반 주변 림프절로는 다음과 같은 것들이 있다.

- 바깥엉덩림프절(external iliac lymph nodes) : 고샅부위와 골반내장 윗부분의 림프 유입
- 속엉덩림프절(internal iliac lymph nodes) : 골반내장 아랫부분, 샅 깊은 곳, 볼기부위의 림프 유입
- 엉치림프절(sacral lymph nodes) : 골반내장 아래뒤쪽 림프 유입
- 온엉덩림프절(common iliac lymph nodes)은 앞서 설명한 세 주요 림프절에서 림프를 받아서 대동맥림프절(aortic nodes) 또는 대정맥림프절(caval nodes)로 보낸다.

10. 골반의 복막

배안을 덮고 있던 벽복막(parietal peritoneum)이 위골반문둘레(pelvic brim)를 넘어 골반으로 들어오면서 골반의 복막이 된다.

남성에서 복막은 곧창자 앞에서 **곧창자방광오목**(rectovesical pouch)을 형성하는데(그림 7.26), 이 오목의 가쪽 경계는 곧창자방광주름(rectovesical fold) 또는 엉치생식주름(sacrogenital fold)이 된다. 방광 윗면을 덮은 복막은 방광 양 옆에서 **방광옆오목**(paravesical fossa)이라는 움푹 패인 공간을 만들며, 이 오목의 가쪽 경계는 정관을 덮는 복막의 주름이 된다.

여성에서도 남성과 비슷한 **곧창자옆오목**(pararectal fossa)과 방광옆오목이 있다. 방광옆오목의 가쪽경계는 자궁원인대를 둘러싸는 복막이다(그림 7.27). 곧창자방광오목은 자궁과 질에 의해 앞쪽의 작은 **방광자궁오목**(vesicouterine fossa)과 뒤쪽의 깊고 큰 **곧창자자궁오목**(rectouterine pouch)으로 나뉜다(그림 7.26, 7.27).

11. 골반근막

골반근막(pelvic fascia)은 골반벽을 이루는 근육 및 골반내장과 복막 사이의 결합조직으로, 벽골반근막과 내장골반근막으로 나눈다.

벽골반근막(parietal pelvic fasciaia)은 골반벽과 골반가로막을 구성하는 근육의 표면을 덮고 있는 다양한 두께의 막으로, **속폐쇄근**(obturator internus m.), **궁둥구멍근**(piriformis m.), **꼬리근**(coccygeus m.), **항문올림근**(levator ani m.), **요도조임근**(urethral sphincter m.)의 윗면을 덮고 있다(그림 7.14, 7.16). 내장골반근막(visceral pelvic fascia)은 복막바깥근막(extraperitoneal fascia)이 계속되어 형성되며 골반내장을 덮는다.

벽골반근막과 내장골반근막은 서로 이어지는 곳에서 두꺼워져 **골반근막힘줄활**(tendinous arch of pelvic fascia)을 이루고(그림 7.26, 7.50), 골반가로막 윗면을 따라 두덩결합 아랫면에서 궁둥뼈가시 사이에 뻗어 있다. 골반근막

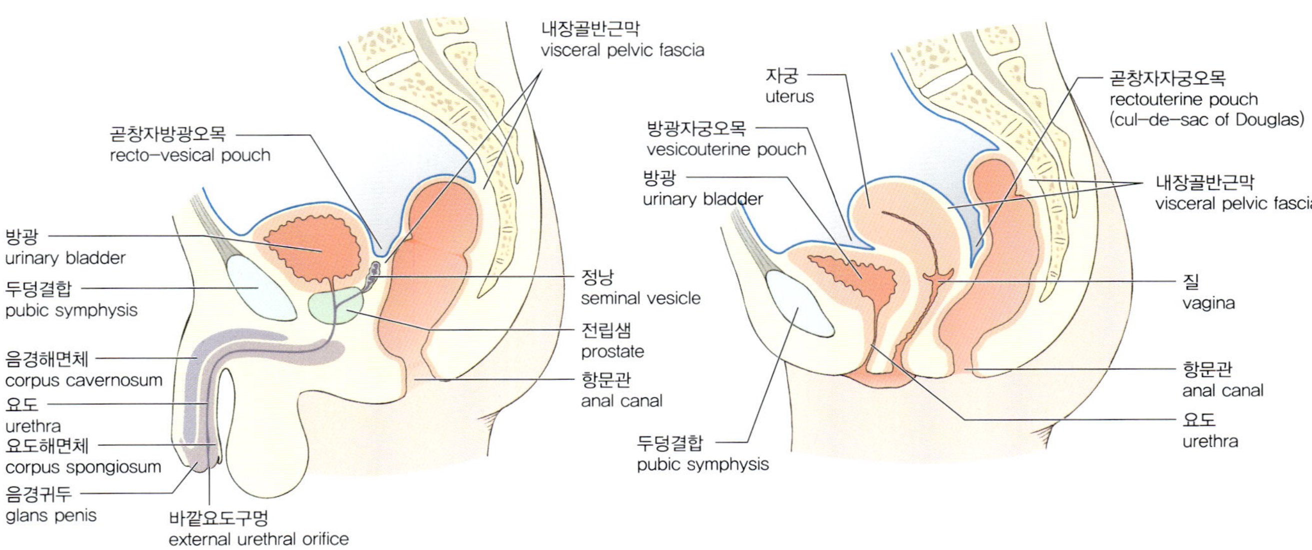

그림 7.26 남성(A)과 여성(B)의 골반 정중단면. 그림에서 파란색 선은 복막을 나타낸 것이다.

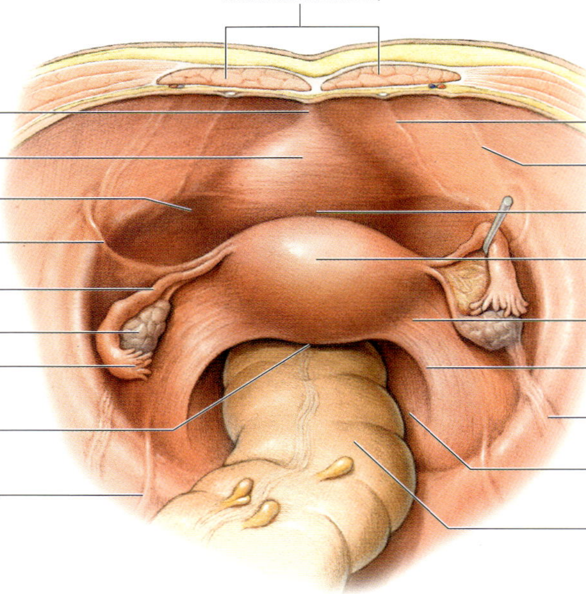

그림 7.27 여성 골반안을 위에서 본 모습

힘줄활은 특히 속폐쇄근 근막에서 두드러진다.

내장골반근막의 일부는 그 성분이 다른 부위에 비해 치밀해지고 근육섬유 등도 포함되어 인대와 유사한 구조물을 만들며, 남성에서는 **두덩전립샘인대**(medial and lateral puboprostatic ligg.)가 전립샘을 두덩뼈에 연결시키고, 여성에서는 **두덩방광인대**(medial and lateral pubovesical ligg.)가 만들어져 방광바닥을 두덩뼈에 연결시킨다(그림 7.28).

방광에서 가쪽으로 뻗는 **가쪽방광인대**(lateral lig. of bladder)는 방광과 골반근막힘줄활 사이를 연결하고, 이 인대를 통하여 위방광동 · 정맥(superior vesical a. and v.)이 지나간다. 여성에서는 가장 중요한 구조물의 하나로, 자궁목과 질 가쪽면에서 가쪽 골반벽까지 뻗어 있는 가로자궁목인대(transverse cervical lig. of Mackenrodt)가 있다. **기본인대**(cardinal lig.)라고도 하며 자궁을 고정하는 역할을 한다.

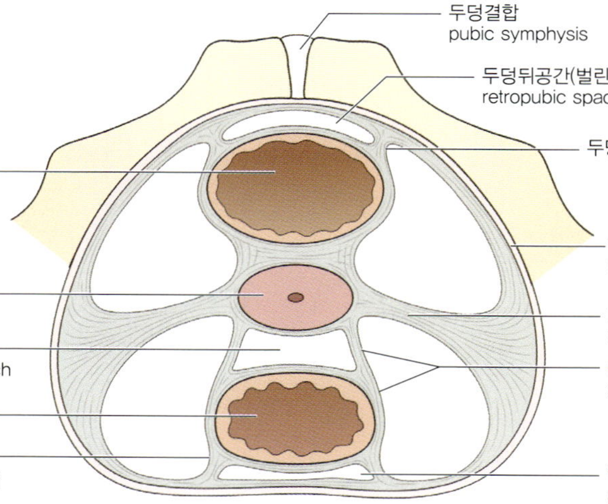

그림 7.28 여성에서 벽골반근막이 두꺼워져 형성된 인대

II 골반안의 구조물

골반안(pelvic cavity)에는 비뇨계통, 생식계통, 소화계통의 일부가 들어 있다. **구불잘록창자**(sigmoid colon)와 작은창자 일부는 골반안에 있지만 골반내장(pelvic viscera)에 포함시키지는 않는다.

1. 비뇨기관

골반안의 비뇨기관(urinary organs)으로는 콩팥에서 만들어진 오줌이 이동하는 요관, 오줌을 일시적으로 저장하는 방광, 오줌을 방광에서 몸 밖으로 내보내는 요도 등이 있다.

1) 요관

(1) 요관의 위치와 구조

요관(ureter)은 콩팥에서 방광을 잇는 길이 25~30 cm의 근육성 관이다. 요관은 복막뒤장기(retroperitoneal organ)로, 위쪽 절반은 배안에, 아래쪽 절반은 골반안에 위치한다.

요관의 골반부분은 아래쪽으로 내려와 **바깥엉덩동맥**(external iliac a.)을 가쪽에서 안쪽으로 가로지른 다음 정낭(seminal vesicle) 바로 위에서 방광 뒤쪽으로 들어간다(그림 7.29). 이때 요관은 정관(ductus deferens) 뒤가쪽에 위치한다(그림 7.30). 여성에서 요관은 자궁동맥을 아래가쪽으로 가로지른 후에 질천장(vaginal fornix) 가쪽부분을 지나 방광 뒤로 들어간다(그림 7.27, 7.32). 요관에는 정상적으로 좁아진 부분이 세 곳이 있다(그림 7.29). 요관결석이 생성되는 경우 좁아진 부분에 잘 걸린다.

- 요관과 콩팥깔때기 경계 부분
- 엉덩혈관을 가로지르는 부분
- 방광벽으로 들어가는 부분

(2) 요관의 혈관분포

여성에서는 자궁동맥 가지가 요관 골반부분에 주로 분포한다. 남성에서는 아래방광동맥(inferior vesical a.) 가지가 비슷한 역할을 한다.

(3) 요관의 신경분포

요관에는 부근 자율신경얼기에서 나오는 신경가지가 분포한다. 감각을 담당하는 들신경섬유는 열한째가슴신경에서 첫째허리신경(T11~L1) 또는 둘째허리신경(L2)의 척수신경절에 이른다. 요관통증(ureteric pain)에 대한 연관통증(referred pain)은 같은 쪽 배의 아래쪽 1/4 부분이나 고샅부위(inguinal region)에 나타난다.

2) 방광

방광(urinary bladder)은 오줌을 저장하는 근육주머니이다. 방광 크기, 위치, 주위 장기나 구조물과의 위치 관계는 방광 속에 있는 오줌의 양과 곧창자 상태에 따라 다양하다. 방광은 바닥, 꼭대기, 몸통, 목으로 구분된다.

(1) 방광의 구조

- **방광바닥**(fundus of bladder)은 삼각형이고 곧창자 쪽을 향하며 곧창자방광근막(rectovesical fascia)에 의해 정낭, 정관과 분리되어 있다.
- **방광꼭대기**(apex of bladder)는 방광 윗면이 연속된 구조로 두덩결합(symphysis pubis)을 향해 있다. 방

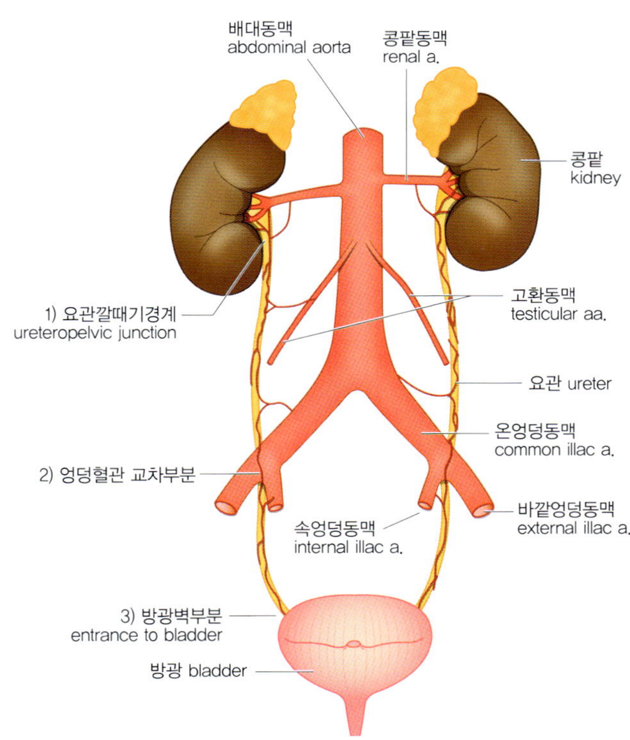

그림 7.29 요관의 정상적 조임부분 및 요관과 주변혈관 상호관계

광꼭대기에서 정중배꼽인대(median umbilical lig.)가 나온다(그림 7.27).

- 방광몸통(body of bladder)은 삼각형으로 방광꼭대기와 방광바닥 사이에 있다. 방광몸통은 두 요관 사이의 연결선인 뒤모서리에 의해 방광바닥과 경계된다. 방광몸통 위면은 복막으로 덮여있다. 방광의 가쪽모서리는 양쪽 요관에서 방광꼭대기까지를 말한다. 방광 양쪽에는 복막이 함몰된 곳인 방광옆오목(paravesical fossa)이 있으며, 가쪽모서리의 복막은 골반벽으로 이어진다(그림 7.27). 방광몸통의 아랫면은 복막에 덮여 있지 않으며, 뒤구역(posterior area) 또는 전립샘구역(prostatic area)과 양쪽 가쪽면으로 나눌 수 있다. 전립샘구역은 전립샘바닥에 얹혀 있는 부분이다. 가쪽면은 아래가쪽을 향한다(그림 7.30).
- 방광목(neck of bladder)은 요도가 열리는 아래쪽 부분을 말한다.

방광이 중간 정도 채워지면 소변 양은 약 500 ml 정도이고, 방광은 긴 앞뒤지름이 약 12 cm인 타원이 된다(그림 7.26, 7.27). 여성 방광은 뒤로 자궁과 질 윗부분과 접하고 있다(그림 7.26, 7.27). 방광과 자궁몸통 앞면 사이에는 방광자궁오목(vesicouterine pouch)이 있다.

(2) 방광의 인대

방광은 방광목과 방광꼭대기에 있는 인대에 의해 위치가 고정된다. 나머지 부분은 오줌이 차거나 배출됨에 따라 팽창과 수축이 자유롭게 일어난다.

방광목은 근육섬유가 포함된 강력한 섬유띠에 의해 두덩뼈 아랫면에 고정된다. 남성에서는 방광목에 전립샘이 붙어 있어 **두덩전립샘인대**(puboprostatic ligg.)가 있으며, 여성에서는 방광과 두덩뼈 사이를 직접 잇는 두덩방광인대(pubovesical lig.)가 있다(그림 7.28). 방광바닥은 뒤쪽으로 **곧창자자궁인대**(rectouterine ligament) 아래에 있는 **곧창자방광인대**(rectovesical lig.)가 잡으며, 이 인대에 민무늬근육다발이 있는 경우에는 곧창자방광근(rectovesicalis m.)이라 한다.

정중배꼽인대(median umbilical lig.)는 섬유근육띠이

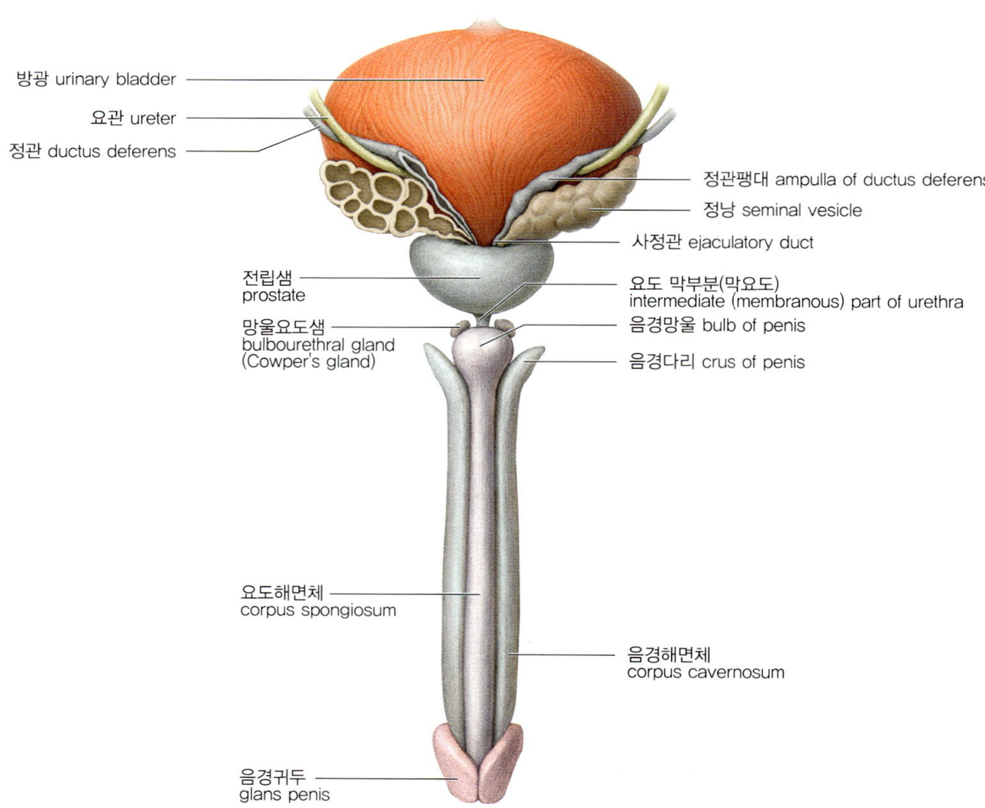

그림 7.30 남성의 요도, 방광, 속생식기관, 음경 등을 뒤쪽에서 본 모습

며, 방광꼭대기에서 배꼽까지 걸쳐 있다(그림 6.12). 정중배꼽인대를 덮고 있는 복막은 정중배꼽주름(median umbilical fold)을 만든다(그림 7.27).

(3) 방광 속면

방광 속 대부분을 덮는 점막은 근육층에 약하게 부착되어 있기 때문에 방광이 수축하면 표면에 주름이 나타나며, 팽창된 상태에서는 사라진다.

속요도구멍(internal urethral orifice)은 방광에서 요도로 연결되는 구멍을 말한다. 속요도구멍 바로 뒤 점막은 약간 솟아 있으며 이를 방광목젖(uvula of bladder)이라고 하고, 전립샘 중간엽(middle lobe)에 의해 만들어진다(그림 7.31).

속요도구멍 바로 뒤위쪽에는 작은 세모꼴의 **방광삼각**(trigone of bladder)이 있다. 이 부위 점막은 근육층에 단단하게 결합되어 있고 항상 매끈하다. 방광삼각 앞꼭지점이 **속요도구멍**(internal urethral orifice)이라면, 뒤꼭지점 2개는 요관구멍에 해당한다(그림 7.31). 두 요관구멍 사이는 약간 솟아 있는데, 이를 요관사이주름(interureteric fold)이라 하며, 방광삼각의 바닥에 해당한다.

(4) 방광의 혈관분포

방광에는 속엉덩동맥 가지가 주로 분포한다(그림 7.18, 7.22). **배꼽동맥**(umbilical a.)의 가지인 **위방광동맥**(superior vesical a.)은 방광 위앞쪽 부분에 혈액을 공급한다. 남성에서는 **아래방광동맥**(inferior vesical a.)이 방광바닥과 방광목(neck of bladder)에 혈액을 공급한다. 여성은 **질동맥**(vaginal a.)이 아래방광동맥을 대신하며 방광 뒤아래 부분에 작은 가지를 낸다.

방광에는 동맥과 같은 이름의 속엉덩정맥 가지가 분포한다(그림 7.25). 방광 위면 림프는 바깥엉덩림프절로, 방광바닥 림프는 속엉덩림프절로 흘러간다(그림 7.40). 방광목 림프는 엉치림프절(sacral node) 또는 온엉덩림프절로 들어간다.

(5) 방광의 신경분포

방광의 운동신경섬유는 **골반내장신경**(pelvic splanchnic n.)을 통해 오는 부교감신경섬유(parasympathetic fiber)로(그림 7.19, 7.20) 방광배뇨근(detrusor urinae m.)에 분포한다. 방광이 차서 내장들신경섬유(visceral afferent nerve fiber)가 자극을 받으면 방광은 반사적으로 수축하고 속요

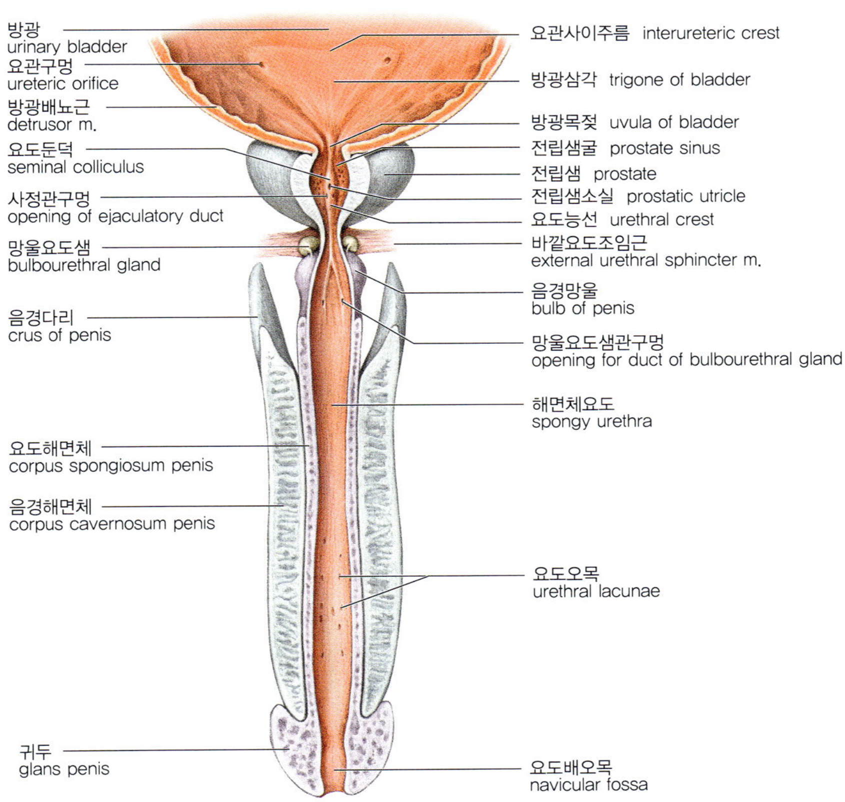

그림 7.31 남성의 방광과 요도를 절개한 모습. 방광 속 뒷면이 보이고 있다.

도조임근(internal urethral sphincter m.)이 이완되어 오줌이 요도로 배출된다. 배설훈련을 받을 때 오줌을 참는 것은 이러한 반사작용(reflex)을 억제하는 것을 배우는 것이다. 방광 팽창과 같은 감각신호를 전달하는 들신경섬유는 주로 부교감신경과 같이 주행한다.

방광으로 가는 교감신경섬유(sympathetic fiber)는 열한째가슴신경부터 둘째허리신경에서 나오며, 속요도조임근을 수축시키는 작용을 한다. 교감신경과 부교감신경섬유가 합쳐져 만들어진 방광신경얼기(vesical plexus)(그림 7.20)는 **골반신경얼기**(pelvic plexus) 중 하나로, 아래아랫배신경얼기(inferior hypogastric plexus)와 이어진다.

3) 요도

(1) 남성요도

남성요도(male urethra)는 18~20 cm의 근육성 관으로, 방광 속요도구멍에서 바깥요도구멍까지 오줌을 운반한다(그림 7.30, 7.31). 또한 정자와 샘분비물이 합쳐진 정액(semen)을 배출하는 통로이기도 하다. 남성요도는 방광벽부분, 전립샘부분, 막부분, 해면체부분(spongy urethra)으로 나눈다. 해면체부분은 샅(perineum)에서 설명한다.

- **방광벽부분**(intramural part)은 속요도구멍에서 전립샘바닥(fundus of prostate)에 이르는 부분으로, 그 길이가 1.5~2 cm 정도이다.
- **전립샘부분**(prostatic urethra)은 전립샘바닥에서 전립샘꼭대기(apex) 사이에서 전립샘을 뚫고 지나가는 부분이며, 길이는 4 cm 정도로 요도 중에서 가장 넓은 부분이다. 끝부분은 바깥요도조임근(external urethral sphincter m.; sphincter urethrae m.)으로 완전히 둘러싸여 있다(그림 7.31).

전립샘부분 뒤벽 정중면에는 요도능선(urethral crest)이 솟아 있고, 요도능선 양쪽 옆 고랑을 전립샘굴(prostatic sinus)이라고 하며, 이곳으로 많은 전립샘관(prostatic duct)이 열린다. 요도능선에 둥글게 커진 부분이 요도둔덕(seminal colliculus)이며, 이 둔덕 꼭대기에 전립샘소실(prostatic utricle)이 있다. 요도둔덕은 여성의 처녀막, 전립샘소실은 여성의 질에 해당하는 부분이다. 전립샘소실 양 옆으로는 **사정관**(ejaculatory duct)이 열린다(그림 7.31).

- **막부분**(membranous urethra)은 바깥요도조임근과 샅막(perineal membrane)을 통과하는 부분으로 매우 짧으며, 네 부분 중 가장 좁고, 쉽게 늘어나지도 않는다.

남성요도 몸쪽 두 부분에는 **아래방광동맥**(inferior vesical a.)과 **중간곧창자동맥**(middle rectal a.) 전립샘가지가 분포하고(그림 7.18), 림프관은 주로 속엉덩림프절로 유입되고 일부는 바깥엉덩림프절로 유입된다(그림 7.40).

(2) 여성요도

여성요도(female urethra)는 길이가 4 cm 정도이고 지름이 6 mm 정도로 짧기 때문에, 외부의 균이 거꾸로 잘 침범하여 방광염(cystitis)이 잘 생긴다. 바깥요도구멍은 소음순 사이의 **질어귀**(vestibule)에서 질구멍(vaginal orifice)과 음핵 사이에 위치한다(그림 7.48). 요도는 질 앞쪽에 위치하며, 질과 함께 **골반가로막**(pelvic diaphragm), 바깥요도조임근, 샅막을 통과한다(그림 7.48, 7.49).

요도샘(urethral gland; Litter's gland)은 요도 몸쪽 부분에 위치한다. 남성 전립샘과 상동기관인 **요도곁샘**(paraurethral gland)이 양쪽에 존재한다. **요도곁관**(paraurethral duct)은 바깥요도구멍 근처에 열린다.

여성요도에는 **속음부동맥**(internal pudendal a.)과 **질동맥**(vaginal a.)이 혈액공급을 담당한다(그림 7.18). 요도에서 나오는 모든 림프는 엉치림프절(sacral nodes)과 속엉덩림프절로 들어간다(그림 7.40).

2. 남성속생식기관

남성속생식기관(internal genital organs)으로는 고환, 부고환, 정관, 정낭, 사정관, 전립샘, 망울요도샘 등이 있으며(그림 7.30, 7.32), 이 중 고환(testis)과 부고환(epididymis)은 이미 배에서 설명하였다.

1) 정관

정관(ductus deferens; vas deferens)은 부고환에서 이어지는 배출관으로, 정삭을 구성하는 구조물이다(그림 7.32). 부고환꼬리 아랫부분에서 시작되는 정관은 처음에는 구불구불하지만, 점차적으로 덜 구불거리며 고샅굴을 지난다(그림 6.14, 6.15). 깊은고샅구멍(deep inguinal ring)에서 정관은 정삭에서 빠져나와 아래배벽동맥 가쪽을 돌아 바깥엉덩동맥 앞을 약 2.5 cm 정도 올라간다. 이후 정관은 바깥엉덩혈관을 비스듬히 가로지르면서 골반안으로 들어간다(그림 6.12). 이후 요관 앞을 지나 안쪽으로 구부러져 방광바닥과 정낭 쪽으로 달린다(그림 7.32). 이곳에서 정관은 크게 부풀어 **정관팽대**(ampulla of ductus deferens)를 이룬다. 마지막으로 정관은 정낭의 배출관과 합쳐져 **사정관**(ejeculatory duct)을 형성한다(그림 7.30, 7.32). 정관의 신경은 아래아랫배신경얼기(inferior hypogastric plexus)에서 나온다(그림 7.19). 정관에는 자율신경섬유들이 풍부하게 분포하기 때문에 사정(ejaculation)할 때 수축이 빠르게 일어나 정자를 분출할 수 있다.

2) 정낭

정낭(seminal vesicle)은 양쪽에 하나씩 있는 막주머니로 방광바닥과 곧창자 사이에 위치한다(그림 7.26, 7.30, 7.32). 고환에서 생성된 분비물에 추가 분비물을 더하며, 정자를 저장하지는 않는다. 정관팽대가 정낭 안쪽모서리를 따라 위치한다(그림 7.30). 정낭은 꼬불꼬불한 관과 그 주변의 불규칙하고 막힌 곁주머니(diverticula)가 섬유조직으로 묶여 있는 구조를 하고 있으며 관을 풀어 보면 지름이 약 5 mm이고 길이는 10~15 cm로 다양하다. 이 관은 위쪽에서 막힌 주머니로 끝나고 아래끝은 같은 쪽 정관과 합쳐져 사정관을 형성한다.

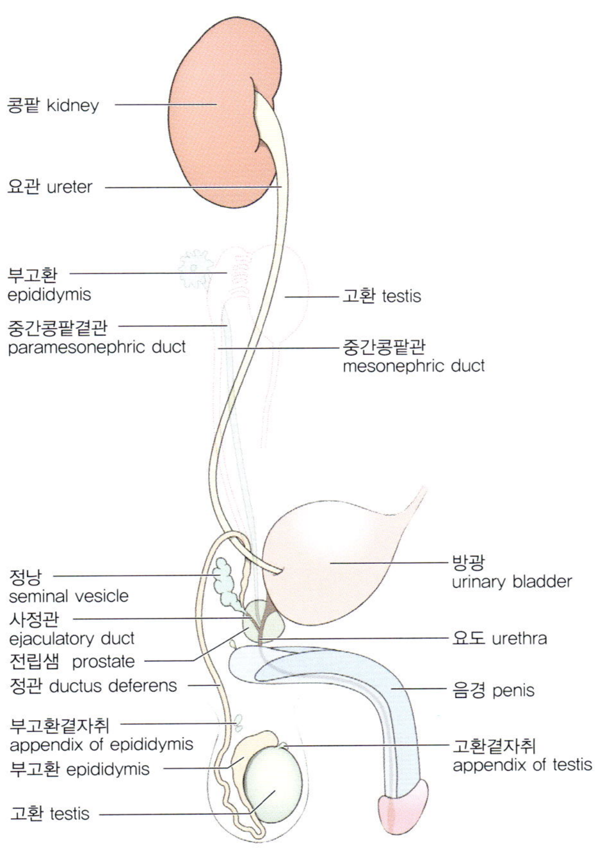

그림 7.32 남성생식기관

정낭에는 아래방광동맥과 중간곧창자동맥에서 나온 동맥가지가 분포한다(그림 7.22). 정낭에서 나오는 모든 림프는 엉덩림프절(iliac nodes), 특히 속엉덩림프절로 유입된다(그림 7.40).

3) 사정관

사정관(ejaculatory duct)은 가느다란 관 모양으로 정낭배출관(excretory duct of seminal vesicle)이 정관과 합쳐지는 곳에서 시작하며, 전체가 전립샘 속에 들어 있다(그림 7.30, 7.32). 길이는 약 2~2.5 cm가량이며 방광목 가까이에서 시작하여 전립샘 뒤를 관통하여 앞아래로 달려 **전립샘소실**(prostatic utricle) 양옆을 따라 놓인다. 양쪽 사정관은 요도둔덕에 열리거나 전립샘소실 속으로 열린다(그림 7.31).

4) 전립샘

전립샘(prostate)은 남성생식기관 부속샘 중에서 가장
전립샘(prostate)은 남성생식기관 부속샘 중에서 가장 커서, 세로 길이가 3 cm가량, 무게는 20 g이 된다(그림 7.26, 7.30, 7.31). 피막으로 싸인 전립샘은 요도 전립샘부분을 둘러싸고 있고, 다시 두덩전립샘인대(puboprostatic lig.)와 이어진 구조인 전립샘섬유집(fibrous prostatic sheath)으로 싸여 있다. 전립샘 실질의 2/3는 분비능력을 지닌 샘부분(glandular part)이며 나머지 1/3은 섬유근육부분(fibromuscular part)이다.

(1) 전립샘의 면

전립샘바닥(base of prostate)은 방광목에 닿아 있는 부분이다. **전립샘꼭대기**(apex of prostate)는 요도조임근(urethral sphincter m.)과 깊은샅가로근(deep transversus perineal mm.) 위근막에 닿아 있으며, 전립샘꼭대기를 통해 요도가 빠져나간다(그림 7.31). 두덩결합과 전립샘 사이에는 잠재공간인 두덩뒤공간(retropubic space; space of Retzius)이 있으며, 이 공간은 복막뒤지방(retroperitoneal fat)으로 차 있다. 전립샘 뒤면(posterior surface)은 납작하고 삼각형이며 곧창자와 접해 있다. 아래가쪽면(inferolateral surface)은 항문올림근과 닿아 있다.

(2) 전립샘의 엽

전립샘은 앞으로는 전립샘잘록에 의해, 뒤로는 중앙의 얕은 고랑에 의해 양쪽으로 엽(lobes)을 형성한다. 이들 엽은 요도와 사정관과의 위치관계에 따라, 또한 배출관과 결합조직의 배열에 따라 해부학적으로 명확하지는 않지만 다시 다음과 같이 몇 개의 소엽으로 나눈다.

- 아래뒤소엽(inferoposterior lobule)은 요도 뒤, 사정관의 아래에 있다. 곧창자검사를 할 때 손끝으로 만져지는 부분이다(그림 7.33).
- 아래가쪽소엽(inferolateral lobule)은 요도 가쪽에 있으며 양쪽 엽의 대부분을 이룬다.
- 위안쪽소엽(superomedial lobule)은 아래뒤소엽보다 더 깊이 있으며 사정관을 둘러싼다.
- 앞안쪽소엽(anteromedial lobule)은 아래가쪽소엽보다 더 깊이 있으며 전립샘요도 몸쪽 부분 바로 가쪽에 있다.
- 전립샘잘록(isthmus of prostate)은 전에 앞엽으로 불렸던 부분으로 요도 앞에 위치한다. 이 부분은 섬유와 근육으로 이루어지는데, 근육은 바깥요도조임근의 일부가 방광목까지 연장된 것이다. 이곳에는 샘조직이 없다.

발생과정에서 일시적으로 나타나는 중간엽(middle lobe)은 위안쪽소엽과 앞안쪽소엽으로 발달한다. 이 부분은 나이가 들면 호르몬의 영향으로 비대해져 요도와 사정관 사이에서 다시 중간엽을 만든다.

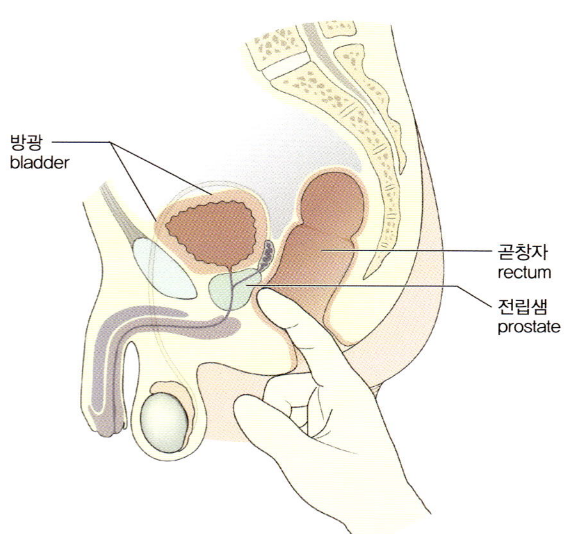

그림 7.33 곧창자손가락검사를 하는 모습

임상에서는 전립샘을 주위구역(peripheral zone)과 중심구역(central zone)으로 나누어 설명하기도 한다. 이 경우 중심구역은 대체로 중간엽에 해당하는 부분이고, 주위구역은 나머지 부분으로 샘조직의 약 70%를 차지한다.

전립샘 실질에 위치하는 20~30개 전립샘관은 요도를 중심으로 부챗살처럼 모여, 요도둔덕 양쪽 옆 전립샘굴로 열린다(그림 7.31). 정액은 고환, 정낭, 전립샘, 망울요도샘(bulbourethral gland) 등에서 분비된 액체로 이루어지고 이 중 전립샘 분비물은 전체 부피의 20% 정도를 차지한다.

(3) 전립샘의 혈관, 신경, 림프

전립샘으로 가는 동맥은 아래방광동맥, 속음부동맥, 중간곧창자동맥 등에서 나온다(그림 7.14). 전립샘의 정맥은 전립샘 양옆과 바닥 주위에서 합쳐져 **전립샘정맥얼기**(prostatic venous plexus)를 이루며 속엉덩정맥으로 들어간다. 전립샘정맥얼기는 위쪽으로 방광정맥얼기로 계속되며 뒤쪽으로는 **속척주정맥얼기**(internal vertebral venous plexus)와 만난다. 림프는 속엉덩림프절과 엉치림프절로 흘러간다(그림 7.40).

5) 망울요도샘

망울요도샘(bulbourethral gland)은 2개의 작고 노란 원형 구조물로, 지름은 약 1 cm 정도이다. 망울요도샘은 샅막 위에서, 요도 막부분 뒤가쪽에 위치하며, 전체적으로 요도조임근으로 둘러싸여 있다(그림 7.30, 7.31). 망울요도샘관은 샅막을 뚫고 내려가 요도 **해면체부분**(spongy urethra) 바닥에 미세한 구멍으로 열린다.

3. 여성속생식기관

여성속생식기관(female internal genital organs)에는 난소, 자궁관, 자궁, 질 등이 있다(그림 7.34).

1) 난소

정자를 생산하는 난소(ovary)는 자궁 양쪽에 하나씩 있으며, 회색이 도는 분홍색으로 남성의 고환과 상동기관이다. 무게는 4~8 g 정도이며, 크기는 4 × 3 × 2 cm 정도로 대략 아몬드 모양으로 안쪽면, 가쪽면, 앞모서리, 뒤모

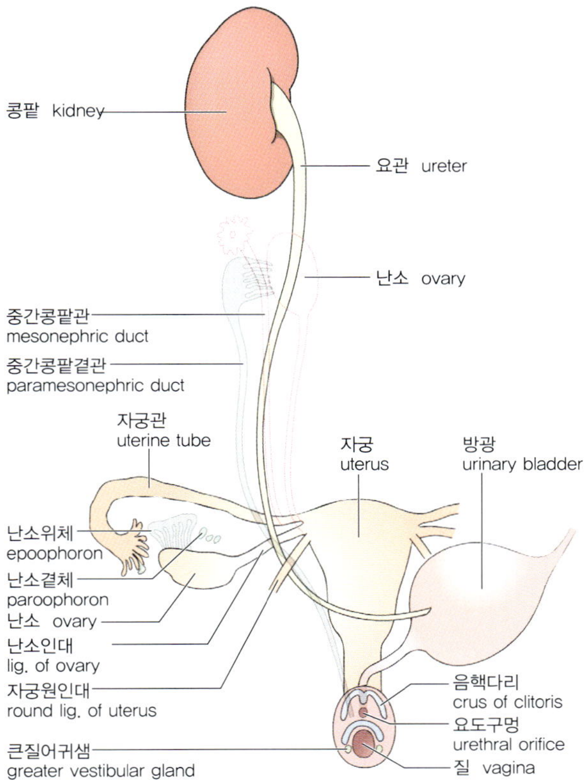

그림 7.34 여성의 생식기관

서리, 위끝과 아래끝이 있다. 난소는 두 층의 복막으로 된 난소간막(mesovarium)에 의해서 **자궁넓은인대**(broad lig. of uterus) 뒷면에 부착되어 있다(그림 7.35).

- 가쪽면(lateral surface)은 골반 가쪽벽을 덮고 있는 벽복막에 닿아 있는데, 난소가 놓여 있는 골반벽 부위를 난소오목(ovarian fossa)이라 한다(그림 7.27).
- 안쪽면(medial surface)은 자궁 쪽을 향해 있다.
- 난소의 앞모서리는 난소간막모서리(mesovarian border)라고 하며, 난소간막이 부착되어 있다. 난소간막의 두 복막 층 사이로 혈관과 신경이 지나와 난소문(hilum of ovary)으로 들어간다.
- 난소 뒷모서리는 자유모서리(free border)이다.
- 난소의 위쪽 끝을 **자궁관끝**(tubal extremity)이라고 한다. 자궁관(uterine tube)이 자궁에서부터 가쪽으로 난소 위를 지나와 난소 자궁관끝 위에서 굽어 난소의 자궁관끝과 안쪽면 윗부분을 덮는다(그림 7.34, 7.35). 난소 자궁관끝 부위에서 골반벽 사이에는 복막주름인 난소걸이인대(suspensory lig. of ovary)가 있는데(그림 7.27, 7.35), 난소걸이인대 속에는 난소동맥과 정맥(ovarian a. & v.)이 들어 있다(그림 7.35, 7.37).
- 난소의 아래쪽 끝은 자궁끝(uterine extremity)이라고 하며, 자궁끝에는 섬유조직인 난소인대(lig. of ovary)가 있어서 난소를 자궁뿔(uterine horn)에 매달아 준다(그림 7.34, 7.35, 7.36).

난소 가쪽면이 벽복막과 닿아 있고, 난소 자궁관끝이 자궁관술과 가까이 있기 때문에 난소암(ovarian cancer)이 발생한 경우, 자궁관이나 복막으로 전이되기 쉽다.

난소동맥(ovarian a.)은 배대동맥에서 시작하여 뒤배벽을 따라 내려온다(그림 6.70). 위골반문 높이에서 바깥엉덩혈관을 가로지른 후 난소걸이인대 속으로 들어간다(그림 7.35). 난소동맥은 이어 난소가지와 자궁관가지로 나뉘고,

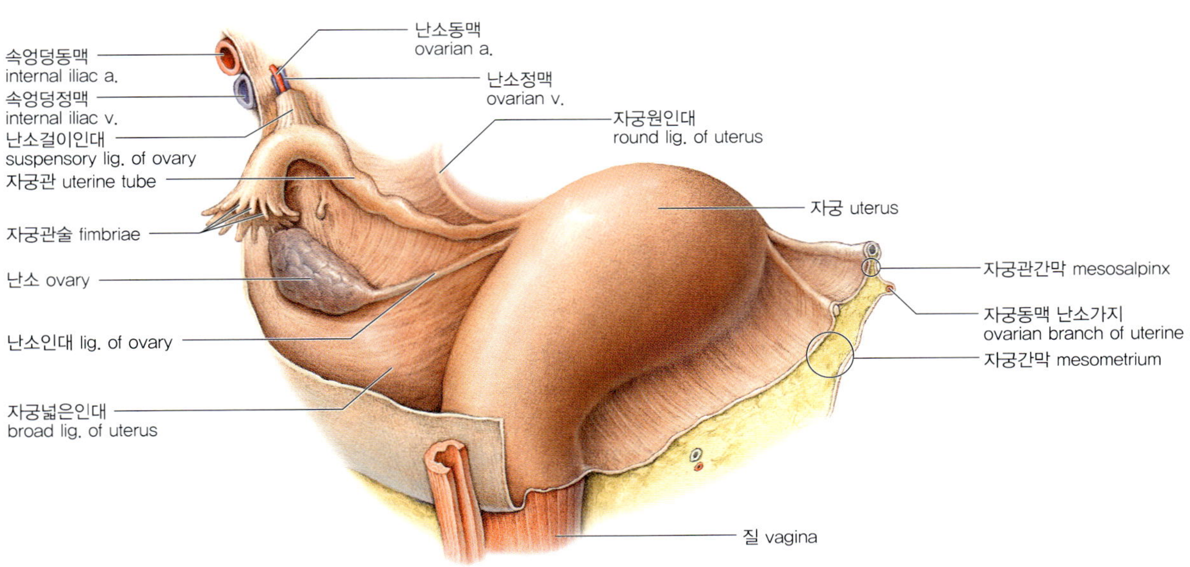

그림 7.35 여성속생식기관

난소간막을 통해 난소와 자궁관으로 들어가며(그림 7.37), 자궁동맥 가지와 연결된다.

난소의 작은 정맥은 자궁넓은인대 속에서 덩굴정맥얼기(pampiniform plexus)를 형성한다. 이 정맥얼기에서 오른난소정맥은 아래대정맥으로, 왼난소정맥은 왼콩팥정맥으로 들어간다. 림프는 난소혈관을 따라 자궁관, 자궁바닥에서 나오는 것과 합쳐서 허리림프절(lumbar nodes)로 들어간다(그림 7.40).

2) 자궁관

자궁관(uterine tube)은 자궁뿔(uterine horn)에서 옆으로 뻗어 난소 근처 복막안으로 열린다(그림 7.35, 7.36). 자궁관은 길이가 10 cm, 속지름이 약 1 mm인 관으로, 자궁넓은인대의 한 부분인 **자궁관간막**(mesosalpinx) 안에 들어 있다. 자궁관은 뒤가쪽으로 뻗어 난소 위를 활처럼 지난다. 자궁관은 난소에서 자궁 쪽으로 가면서 네 부분으로 나눌 수 있다(그림 7.36).

- 자궁관깔때기(infundibulum)는 자궁관이 넓어져 깔때기 모양으로 관찰되는 난소 쪽 끝 부분으로, 자궁관배안구멍(abdominal ostium)을 통해서 복막안으로 열리며, 들쑥날쑥한 손가락 모양 **자궁관술**(fimbriae)이 있어서 난소 안쪽면의 윗부분과 자궁관끝을 덮는다. 자궁관을 통하여 복막안과 몸의 외부가 연결되기 때문에, 자궁관은 감염성 질환의 전파경로가 된다. 또한 자궁관은 난자가 자궁으로 이동하는 경로이기 때문에, 수정된 난자의 이동이 원활하지 못할 경우 자궁관에 수정란이 착상하여 딴곳임신(자궁바깥임신 ectopic pregnancy)이 일어나기도 한다.
- **자궁관팽대**(ampulla)는 가장 넓고 긴 부분으로 일반적으로 수정이 일어나는 장소이다.
- **자궁관잘록**(isthmus)은 자궁관이 자궁으로 들어가기 직전의 좁아진 부분이다.
- **자궁벽부분**(uterine part)은 자궁벽 속에 들어 있는 짧은 부분으로, 자궁관자궁구멍(uterine ostium)을 통해서 **자궁안**(uterine cavity)으로 열린다.

자궁관에는 자궁동맥 종말가지와 난소동맥 종말가지가 양쪽에서 각각 나와 분포한다(그림 7.37).

3) 자궁

자궁(uterus)은 벽이 두껍고 속에 공간이 있는 근육성 장기로 골반안에서 방광과 곧창자 사이에 위치한다(그림 7.26). 자궁벽은 세 층으로 되어 있다.

- **자궁바깥막**(perimetrium) : 바깥장막층(outer serous coat)으로 복막에 해당함
- **자궁근육층**(myometrium) : 중간층으로 자궁 벽의 대부분을 차지함
- **자궁속막**(endometrium) : 속점막층(inner mucous coat)으로 자궁근육층과 단단히 붙어 있음

(1) 자궁의 형태

자궁은 전체적으로 서양배 모양이며 앞뒤방향으로는 약간 납작하고, 길이는 약 7.5 cm, 폭은 머리 부분에서 약 5 cm, 두께는 2.5 cm 정도이고 무게는 30~40 g 정도이다(그림 7.35, 7.36). 자궁은 임신 중에 크기, 구조, 위치가 현저하게 변화하며 출산 후에는 다시 원래 형태로 회복된다.

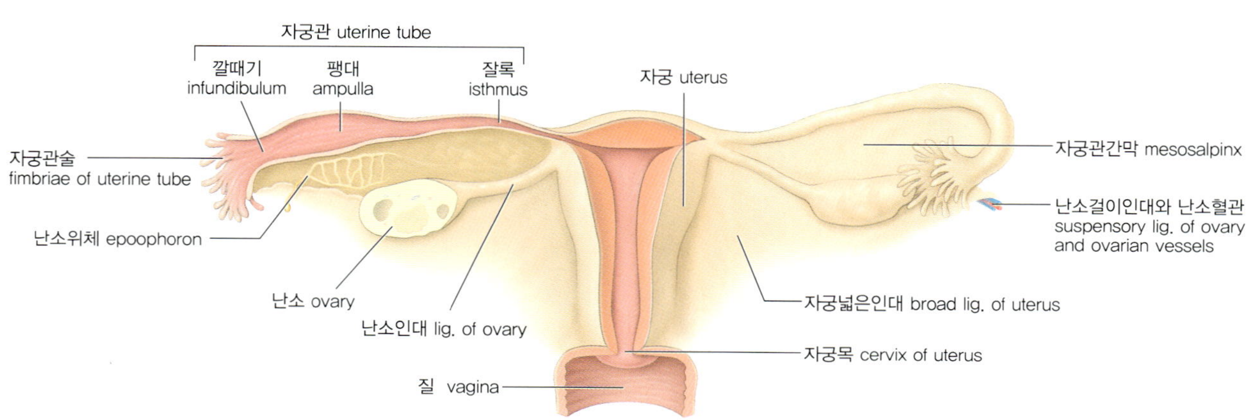

그림 7.36 자궁관과 자궁

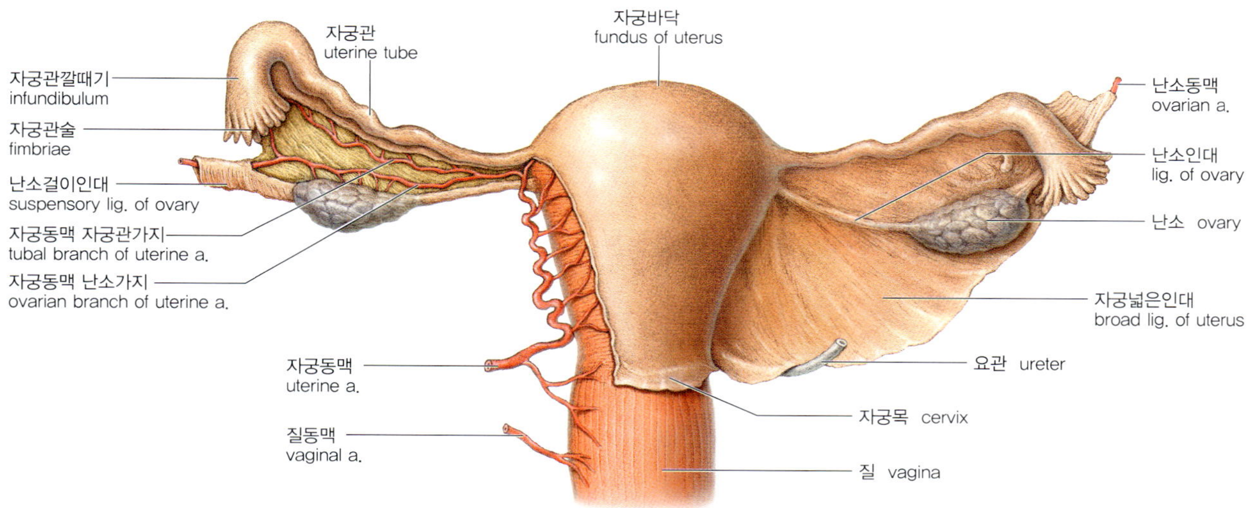

그림 7.37 여성속생식기관의 혈액공급

(2) 자궁의 인대

자궁의 인대로는 자궁넓은인대, 자궁원인대, 가로자궁목인대, 곧창자자궁인대 등이 있다.

- **자궁넓은인대**(broad lig. of uterus)는 두 층의 복막과 그 사이의 결합조직으로 만들어진 인대이다. 자궁 양쪽에서 시작되어 가쪽으로 뻗어 골반 벽과 바닥으로 연장되며 자유모서리보다 골반에 붙는 아래쪽부분이 더 두껍다. 복막 두 층 사이에는 자궁곁조직, 자궁동맥, 자궁관, 자궁원인대, 난소, 요관 등이 있다(그림 7.34, 7.35). **자궁곁조직**(parametrium)은 두 층 복막 사이의 결합조직을 말하며 자궁의 장막밑결합조직과 이어진다.

자궁동맥(uterine a.)이 속엉덩동맥에서 일어나 자궁목부분 자궁넓은인대 바닥으로 들어가 자궁 가쪽모서리를 따라 위로 달려 자궁관에 이르러 가쪽의 난소동맥과 연결된다(그림 7.37).

자궁넓은인대 위쪽 자유모서리에는 자궁관이 들어 있다(그림 7.36, 7.37). 자유모서리에서 난소가 붙어 있는 곳까지의 인대 부분을 **자궁관간막**(mesosalpinx)이라고 하며, 자궁넓은인대 뒷면에는 **난소간막**(mesovarium)에 의해서 난소가 고정되어 있다. 난소간막을 이루는 복막은 난소인대를 덮는다(그림 7.27, 7.35, 7.36).

난소보다 아래 부분에서 자궁넓은인대를 때로는 자궁간막(mesometrium)이라고도 한다(그림 7.35).

- **자궁원인대**(round lig. of uterus)는 띠 모양으로, 자궁관 시작부위 바로 아래쪽 앞에서 시작되어 자궁넓은인대 두 층 사이를 지난다(그림 7.27, 7.35). 자궁원인대는 가쪽배꼽주름보다 더 가쪽으로 돌아 바깥엉덩혈관과 고샅인대(inguinal lig.) 위로 올라가 깊은고샅구멍을 통해 고샅굴을 지나 대음순 부위의 결합조직으로 이어진다.
- **가로자궁목인대**(transverse cervical lig.; 기본인대 cardinal lig.)는 벽골반근막(parietal pelvic fascia)이 일부 두꺼워져 생긴 것이다(그림 7.28). 자궁목 아랫부분과 질 양쪽에서부터 가쪽으로 뻗어 골반벽에 광범위하게 부착한다. 이 인대의 앞부분은 방광을 지지하는 조직과 섞이고, 뒷부분은 자궁엉치인대에 섞인다.
- **곧창자자궁인대**(rectouterine lig.; 자궁엉치인대 uterosacral lig.)는 자궁목에서 곧창자 가쪽을 지나 엉치뼈까지 벽골반근막이 활 모양으로 발달하여 만들어진 섬유띠이다(그림 7.28). 이 인대로 인해 곧창자자궁주름(rectouterine fold)이 만들어진다(그림 7.27). 이 인대는 **곧창자손가락검사**(rectal digital exam)를 할 때 양쪽 가쪽에서 만져진다.

(3) 자궁의 부위

자궁은 구조와 기능상으로 두 부분, 즉 자궁몸통과 자궁목으로 구분된다(그림 7.36, 7.37).

- **자궁몸통**(body of uterus)은 자궁의 대부분을 차지하며, 전체적으로 앞쪽으로 굽어 있다(그림 7.26). 몸통

위쪽 끝은 자유모서리로 둥글게 솟아 있는데, 이 부분을 자궁바닥(fundus of uterus)이라고 한다. 자궁몸통은 자궁바닥에서 아래로 가면서 점차 좁아진다. 앞면(방광면 ventral surface, vesical surface)은 방광을 향한다(그림 7.26, 7.27). 뒤면(창자면 dorsal surface, intestinal surface)은 앞면보다 넓게 복막으로 덮여 있고, 이 복막은 자궁목을 지나 질 윗부분을 덮으면서 **곧창자자궁오목**(rectouterine pouch)을 만든다. 자궁모서리는 약간 볼록하고 이 모서리 위끝에 자궁관이 연결된다. 이 지점 앞아래쪽에는 자궁원인대가 붙어 있고, 같은 지점 뒤쪽에는 난소인대가 붙어 있다(그림 7.27, 7.36).

- 자궁목(cervix of uterus)은 자궁의 아래쪽 1/3에 해당하는 부분으로 자궁몸통에 비해 훨씬 가늘며 길이는 약 2 cm이다. 자궁목 세로축은 자궁몸통 세로축에 대해 꺾여 있으며, 아래쪽 끝은 질공간 속으로 돌출해 있다(그림 7.36, 7.38). 자궁목을 질부분과 질위부분으로 구분하는데, **질위부분**(supravaginal part)은 자궁결조직(parametrium)에 의해 방광과 분리되어 있고, 질부분(vaginal part)은 질공간으로 돌출해 있다. 끝부분에 있는 자궁구멍(external os of uterus)은 앞입술(anterior lip)과 뒤입술(posterior lip)로 이루어져 있다. 앞입술과 질벽 사이는 질천장 앞부분(anterior part of vaginal fornix)이고, 뒤입술과 질벽 사이는 질천장 뒤부분(posterior part of vaginal fornix)으로 질공간에서 가장 높다(그림 7.39). 자궁목은 자궁목암(cervical cancer)이 자주 발생하는 부위이다.

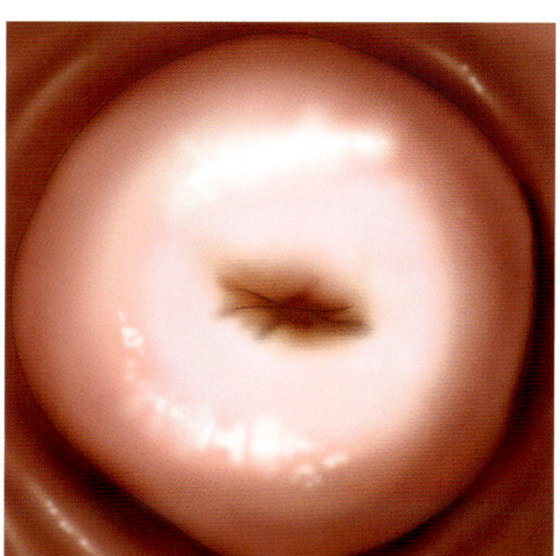

그림 7.38 질을 통해 바라본 정상 자궁목의 모습

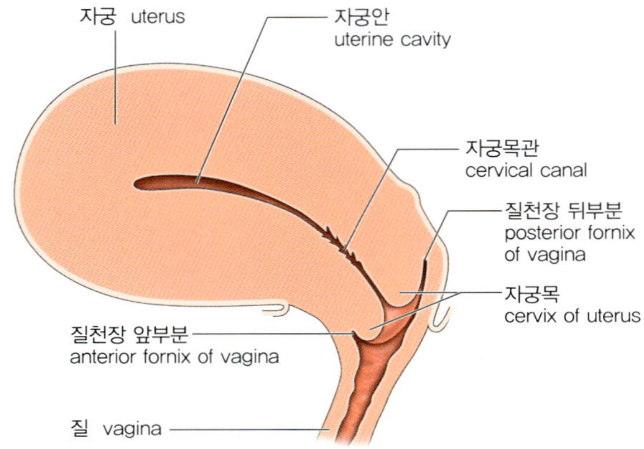

그림 7.39 자궁과 질의 시상단면

자궁몸통과 자궁목 사이는 좁아져 있는데, 이 부위를 자궁잘록(isthmus of uterus)이라고 한다. 자궁잘록 속의 자궁안도 좁아져 있어서, 이 부위를 자궁속구멍(internal os of uterus)이라고도 한다.

- **자궁목관**(cervical canal of uterus)은 약간 납작하며 양 끝보다는 중간부분이 조금 더 넓은 관이다. 이 관은 자궁잘록을 통해 자궁안과 연결되고, 자궁구멍을 통해 질공간과 이어진다. 자궁목관 벽에는 앞뒤로 세로능선이 있으며, 이 능선에서는 가쪽으로 많은 수의 작고 비스듬한 기둥인 손모양주름(palmate folds)이 뻗어 나온다. 이들 주름은 서로 엇갈려서 맞은편 주름 사이에 끼워져 자궁목관을 막는다.

(4) 자궁의 변화

월경기의 자궁은 커지고 혈관 분포가 풍부해지며 그 표면은 더욱 둥근 모양이 된다. 임신기의 자궁은 대단히 커지고 임신 8개월에는 명치부위까지 도달한다. 출산 뒤의 자궁은 원래 크기로 돌아오며, 혈관은 구불구불해지고 근육층은 더 뚜렷해진다. 자궁구멍도 보다 두드러지게 되고 자궁구멍 모서리에는 틈새가 1개 이상 생긴다. 노인 자궁은 위축되어 연한 색깔이 되며 자궁벽 조직은 더 치밀해진다.

(5) 자궁의 위치

어른의 자궁 위치에는 상당한 차이가 있다. 방광과 곧창자가 비어 있는 경우 자궁몸통은 바로 선 자세에서 거의 수평이다(그림 7.26). 자궁과 질은 서로 약 90° 각도를 이룬다.

자궁의 위치는 여러 구조물에 의해 유지되는데, 자궁을 주로 지지하는 것은 골반가로막으로, 특히 항문올림근과 이를 덮는 근막이 중요한 역할을 한다. 샅근육(perineal mm.) 역시 자궁을 지지하는 주요 구조물로, 재채기나 기침을 하는 경우처럼 배안의 압력이 올라갈 때 수축하여 자궁을 제 위치에 있도록 하여 자궁탈출(uterine prolapse)을 막는다.

자궁은 질과 연결되어 있고, 또한 가로자궁목인대, 자궁넓은인대, 곧창자자궁인대에 의해서도 골반안에서 그 위치가 유지된다(그림 7.28). 주변의 혈관도 이러한 인대의 역할을 돕는다. 자궁원인대와 복막주름은 물리적인 지지 역할이 거의 없다.

(6) 자궁의 혈관과 신경

자궁에는 주로 속엉덩동맥에서 일어난 **자궁동맥**(uterine a.)이 분포하며, 일부는 배대동맥에서 일어난 **난소동맥**(ovarian a.)이 담당한다(그림 7.37). 자궁넓은인대 속에 있는 자궁정맥얼기(uterine venous plexus)는 자궁정맥이 되어 자궁동맥과 함께 달려 속엉덩정맥으로 들어간다.

자궁의 림프는 부위에 따라 세 경로를 통한다. 자궁바닥에서 나오는 림프는 허리림프절로 흘러가고 일부는 바깥엉덩림프절로 가거나 자궁원인대를 따라 얕은고샅림프절(superficial inguinal nodes)로 가기도 한다. 자궁몸통에서 나오는 림프는 바깥엉덩림프절로 가며, 자궁목에서 나오는 림프는 속엉덩림프절과 엉치림프절로 흘러간다(그림 7.40).

자궁에 분포하는 신경은 자궁질신경얼기(uterovaginal plexus)에서 나오며, 자궁동맥과 같이 달린다. 자궁에 분포하는 내장들신경섬유는 골반신경얼기를 통한다. 교감신경은 아래쪽 가슴척수분절에서 시작하고, 부교감신경은 둘째~넷째엉치분절에서 시작하여 분포한다(그림 7.19). 자궁 위쪽부분에서 통증(pain)을 전하는 들신경섬유는 교감신경을 따라간다. 자궁 아랫부분에서 통증을 전하는 들신경섬유는 부교감신경의 경로를 따른다.

4) 질

질(vagina)은 길이 7~9 cm 정도의 근육섬유관(fibromuscular tube)으로 요도와 방광 뒤에 있으며 곧창자보다 앞에 위치한다(그림 7.26). 질은 월경분비물의 배출관 역할을 하며, 출산길의 아랫부분이고, 성교(sexual intercourse) 시 음경과 사정된 정액을 받아들인다.

질은 위로는 자궁목을 둘러싸고 **자궁목관**(cervical canal)과 통하며, 아래로는 골반바닥을 앞아래쪽으로 달려 양쪽 **항문올림근**(levator ani m.) 안쪽모서리 사이를 통과한 후 양쪽 **소음순**(labia minora) 사이 틈새에 있는 질어귀(vestibule of vagina)로 열린다(그림 7.26, 7.39, 7.60). 질의 앞벽과 뒤벽은 서로 납작하게 붙어 있으며, 뒤벽이 좀 더 길다. 자궁목과 질 사이에 우묵하게 들어간 곳을 질천장(vaginal fornix)이라고 하며, 앞, 뒤, 가쪽부분으로 나눈다(그림 7.39). 질천장 중 뒤부분(posterior part)이 가장 깊고, 곧창자자궁오목과 인접해 있다. 따라서 이 부분을 통해 곧창자자궁오목천자를 시행하여 복막안의 출혈 여부를 진단할 수 있다.

두덩질근(pubovaginalis m.), 바깥요도조임근(external urethral sphincter m.), 요도질조임근(urethrovaginal sphincter m.), **망울해면체근**(bulbospongiosus m.)이 질을 압축하여 조임근과 같은 작용을 한다.

질 위쪽부분에 혈액을 공급하는 동맥은 자궁동맥에서 일어나며, 중간곧창자동맥과 속음부동맥에서 일어난 **질동맥**(vaginal a.)은 질 중간과 아랫부분에 혈액을 공급한다(그림 7.37).

림프 배출은 질 위쪽 부분에서는 속엉덩림프절과 바깥

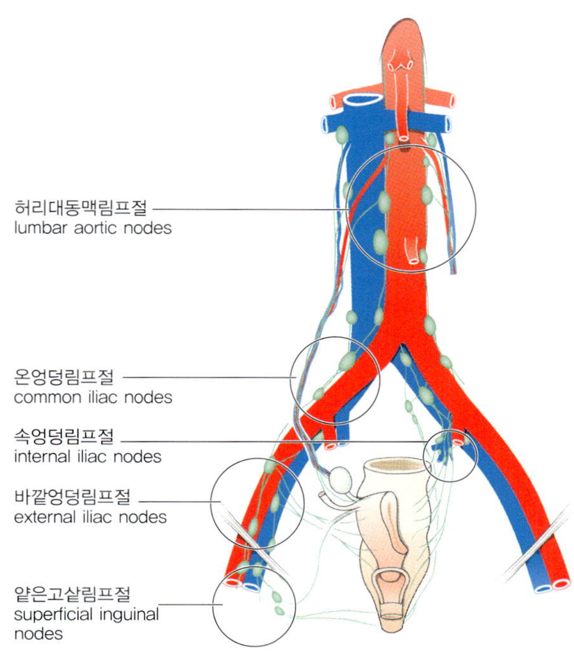

그림 7.40 자궁과 곧창자의 림프흐름

엉덩림프절로, 중간 부분은 속엉덩림프절로, 아래 부분은 엉치림프절, 온엉덩림프절, 얕은고샅림프절로 유입된다(그림 7.40).

4. 소화기관

1) 곧창자

(1) 곧창자의 위치와 주변 구조물

곧창자(rectum)는 구불잘록창자에서 항문관으로 이어지는 부위이다(그림 7.26). 곧창자와 구불잘록창자의 경계(rectosigmoid junction)는 셋째엉치뼈(S3) 높이에, **항문곧창자경계**(anorectal junction)는 꼬리뼈 아래끝 높이에 해당한다(그림 7.41). 남성에서 곧창자 앞에는 방광바닥, 요관 끝부분, 정관, 정낭, 전립샘 등이 있고, 여성 곧창자 앞에는 자궁과 질이 있다(그림 7.26).

(2) 곧창자와 복막의 관계

곧창자의 위쪽 1/3은 앞과 가쪽을 복막이 덮고 있고 중간 1/3은 앞면만 복막이 덮으며 아래 1/3은 복막이 덮지 않는다(그림 7.26). 남성 복막은 곧창자에서 방광 뒤벽으로 접혀 **곧창자방광오목**(rectovesical pouch)을 만들고, 여성에서는 곧창자에서 질천장 뒤부분으로 접혀 곧창자자궁오목(rectouterine pouch; Douglas pouch)을 만든다(그림 7.26). 남녀 모두에서 곧창자 위쪽의 양옆에 곧창자옆오목(pararectal fossa)이 있으며(그림 7.27), 대변이 모이면서 곧창자가 커질 수 있는 여유를 주는 곳이다.

(3) 곧창자의 형태

곧창자는 곧지는 않으며, 엉치뼈와 꼬리뼈 굽이를 따라 **엉치굽이**(sacral flexure)를 형성한다. 앞에서 보았을 때 3개의 가쪽굽이(lateral flexures)가 있는데, 위와 아래 가쪽굽이는 왼쪽에서, 중간가쪽굽이(intermediate lateral flexure)는 오른쪽에서 오목하게 들어가 있다. 이들 가쪽굽이는 속면에 있는 **곧창자가로주름**(transverse rectal folds) 때문에 생긴 것이다(그림 7.52).

항문곧창자굽이(anorectal flexure)는 곧창자가 **골반가로막**(pelvic diaphragm)을 뚫고 항문관과 연결되는 부분이며(그림 7.41, 7.51), 약 80° 정도 각을 이루고 있어 배설을 억제하는 기능을 한다. 항문곧창자굽이 바로 위에 곧창자 끝부분이 커져 있는 **곧창자팽대**(rectal ampulla)가 있으며(그림 7.41), 곧창자팽대는 배변을 할 때까지 변을 모아두는 곳이다.

구불잘록창자에서 곧창자로 이행하면서 **잘록창자띠**(taeniae coli)는 점차 퍼져 곧창자 벽의 바깥세로층 근육이 되고, 이에 따라 큰창자의 특징적인 구조인 잘록창자팽대(haustra)와 **복막주렁**(omental appendices)도 사라진다.

(4) 혈관과 림프흐름

곧창자의 위쪽에는 **아래창자간막동맥**(inferior mesenteric a.)에서 나온 **위곧창자동맥**(superior rectal a.)이 분포한다(그림 7.42).

중간곧창자동맥(middle rectal a.)은 **아래방광동맥**(inferior vesical a.)에서 나와 곧창자 중간과 아랫부분에

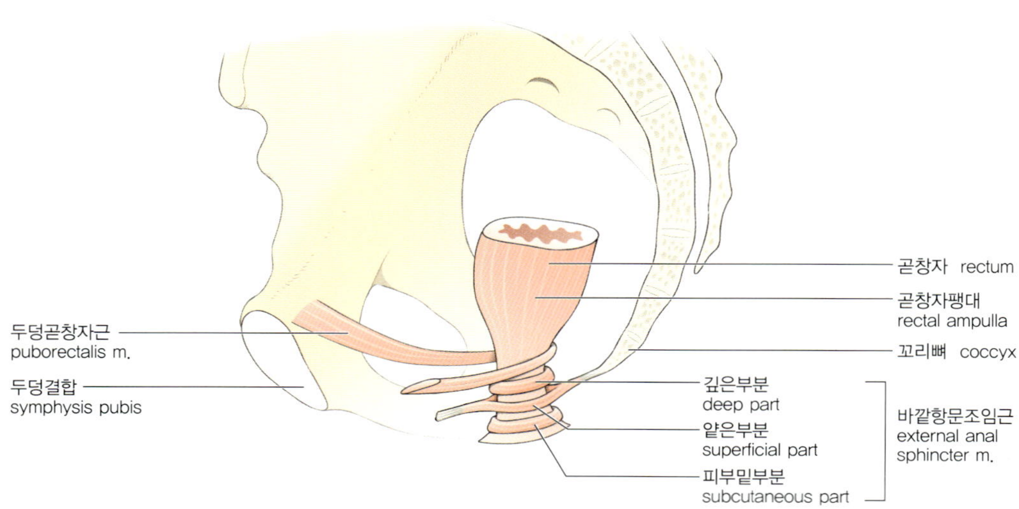

그림 7.41 곧창자와 바깥항문조임근

혈액을 공급한다. **아래곧창자동맥**(inferior rectal a.)은 **속음부동맥**(internal pudendal a.)에서 나와 항문곧창자경계부위와 항문관에 분포한다.

곧창자의 혈액은 속곧창자정맥얼기(internal rectal venous plexus)와 바깥곧창자정맥얼기(external rectal venous plexus)에서 일어나는 **위 · 중간 · 아래 곧창자정맥**(superior, middle and inferior rectal vv.)을 통해 흘러나간다(그림 7.43, 7.53).

곧창자 위쪽 절반에서 오는 림프는 곧창자옆림프절(pararectal nodes)을 통해(그림 7.40), 아래창자간막림프절(inferior mesenteric nodes)과 허리림프절로 흘러든다. 아래쪽 절반에서 오는 림프는 중간곧창자동맥과 같이 올라가 속엉덩림프절로 흘러든다.

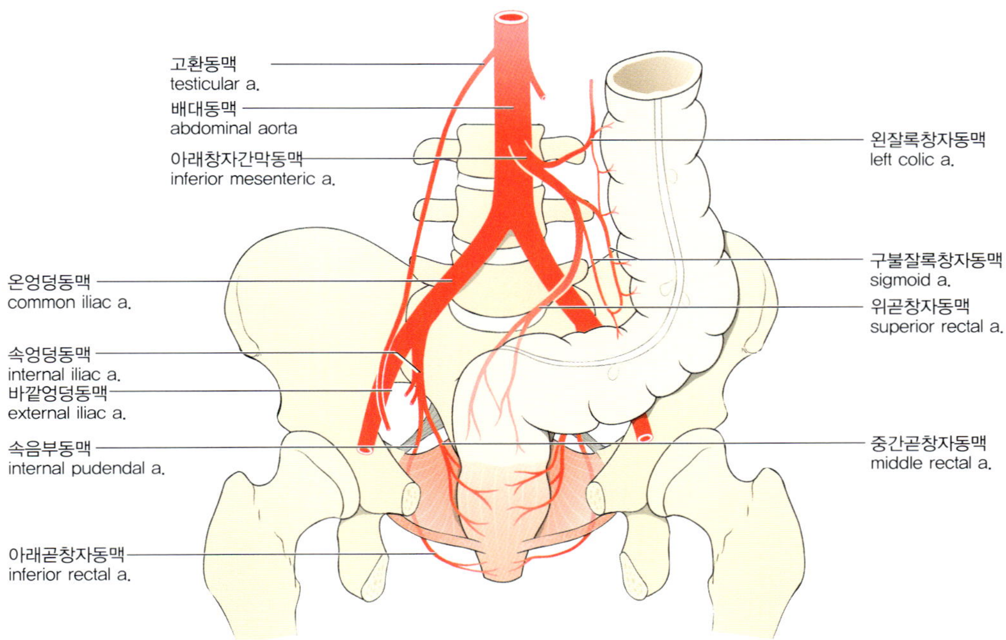

그림 7.42 곧창자와 항문관의 동맥

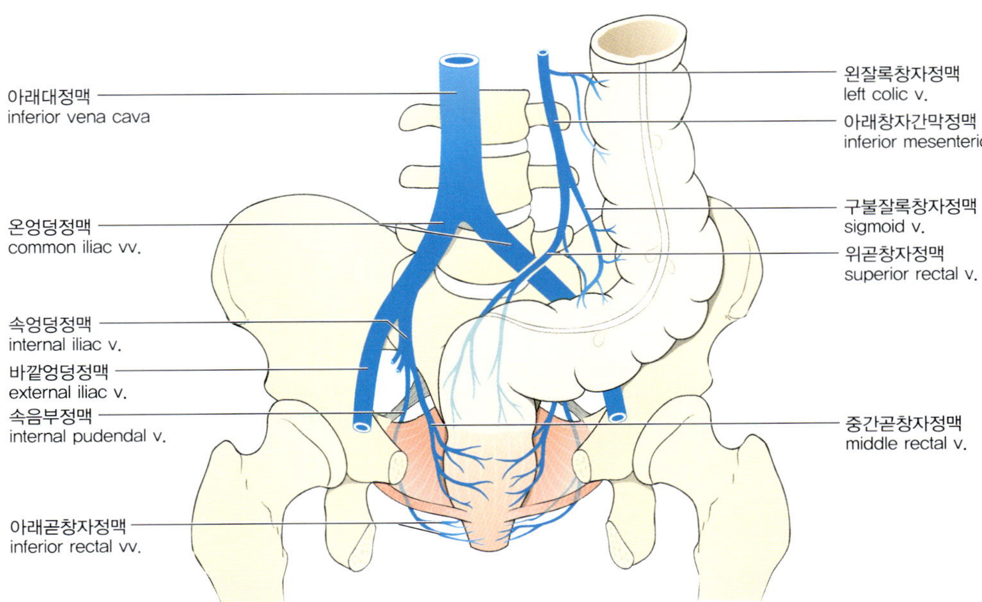

그림 7.43 곧창자와 항문관의 정맥

(5) 신경분포

곧창자의 신경은 교감신경과 부교감신경으로 구성된다(그림 7.44). 교감신경은 교감신경줄기 허리부분에서 나와 아래창자간막신경얼기(inferior mesenteric plexus)와 위아랫배신경얼기(superior hypogastric plexus)를 통해서 전달된다. 곧창자에 분포하는 부교감신경은 **골반내장신경**(pelvic splanchnic nn.)을 따라 양쪽 아래아랫배신경얼기를 통해 전달된다. 내장들신경섬유는 부교감신경계통과 함께 달린다.

III 샅

샅(perineum)은 두덩결합, 궁둥두덩가지, 궁둥뼈결절, 엉치결절인대, 꼬리뼈와 엉치뼈 아래끝 부분으로 경계되는 마름모꼴 부분을 말한다(그림 7.10, 7.45). 또한 샅은 위로는 **골반가로막**(pelvic diaphragm) 아랫면, 아래로는 피부 바로 밑에 이르는 부위를 말한다(그림 7.2).

샅은 양쪽 궁둥뼈결절을 잇는 선을 중심으로 2개의 세모꼴 부위로 나뉜다. 앞의 세모꼴 부위는 비뇨생식부위(urogenital region) 또는 **비뇨생식삼각**(urogenital triangle, UT)으로 바깥생식기관(external genital organ)이 위치하는 곳이다. 뒤의 세모꼴 부위는 항문이 위치하고 있어서 항문부위(anal region) 또는 **항문삼각**(anal triangle, AT)이라고 한다(그림 7.45). 양쪽 궁둥뼈결절을 잇는 선의 중앙부분, 즉 샅의 중심에는 섬유근육덩어리가 있어서, 이를 샅중심체(perineal body)라고 하며(그림 7.54, 7.61), 샅중심체에는 많은 근육들이 붙는다.

1. 샅의 근막과 공간

다른 부위에서 볼 수 있는 피부밑조직과 깊은근막이 샅부위에도 있어서, 이를 샅근막(perineal fascia)이라고 한다.

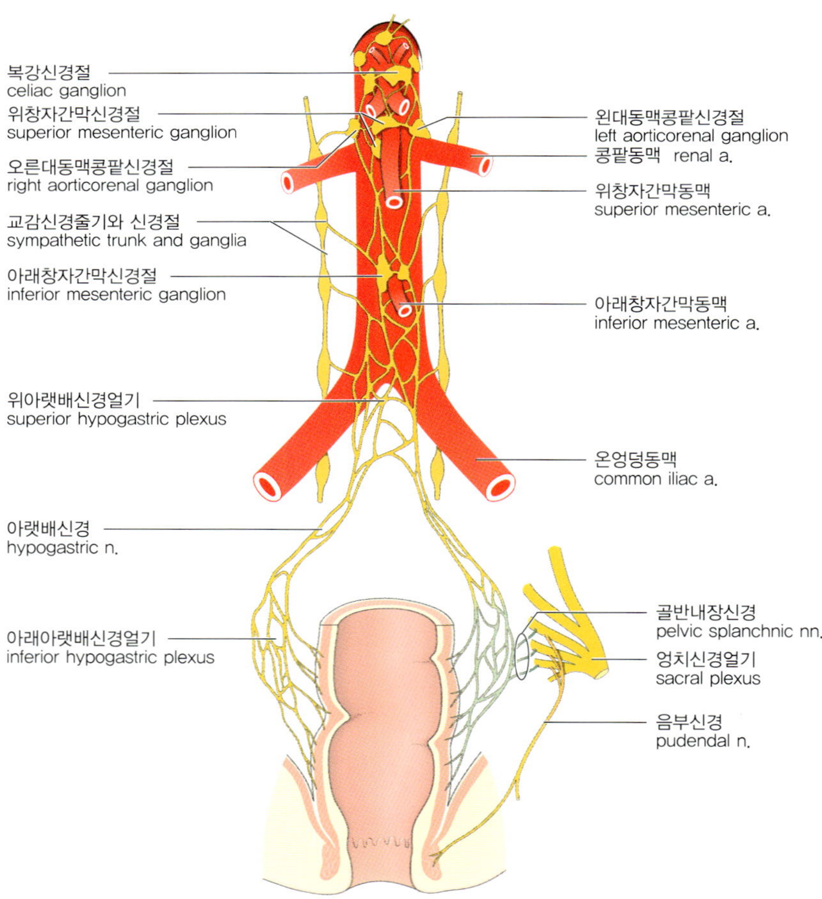

그림 7.44 곧창자의 자율신경얼기

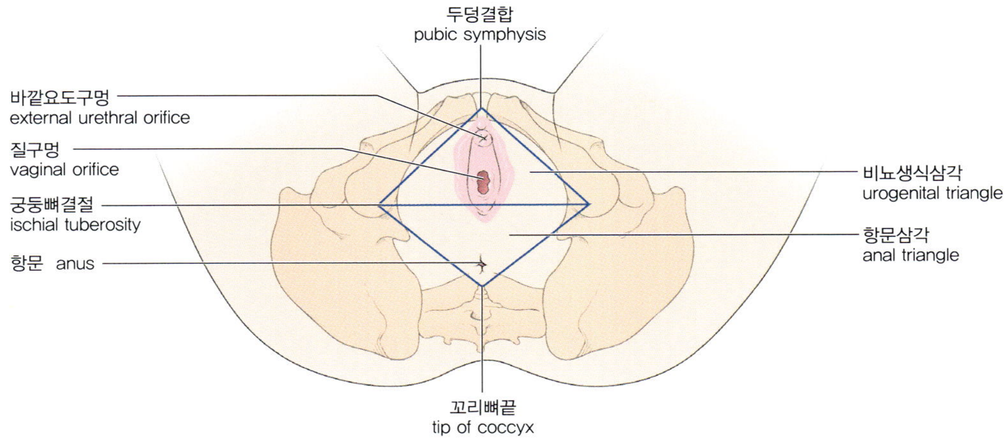

그림 7.45 비뇨생식삼각과 항문삼각

1) 얕은샅근막

샅 부위의 얕은근막인 얕은샅근막(superficial perineal fascia)은 앞배벽 아래쪽의 얕은근막과 마찬가지로 얕은 **지방층**(superficial fatty layer)과 깊은 막층(deep membranous layer, Colle's fascia)으로 나뉜다.

여성에서 지방층은 **대음순**(labia majora), **불두덩**(mons pubis)으로 계속되며 배의 지방층(Camper's fascia)으로 이어진다. 남성의 비뇨생식삼각에서는 지방층이 현저히 줄어들며, 음경과 음낭에서는 민무늬근인 음낭근육층(dartos tunic)으로 바뀐다. 음낭과 넓적다리 사이에서는 배에서 연속된 얕은근막과 이어지며 뒤로는 항문부위에서 **궁둥항문오목지방덩이**(fat body of ischioanal fossa; ischiorectal fat pad)로 이어진다(그림 7.46, 7.51).

남성의 막층은 앞으로 음낭의 음낭근육층과 연결되지만 음낭 양쪽과 앞에서는 배벽의 막층(Scarpa's fascia)으로 이어진다. 여성에서는 대음순을 형성하는 지방층을 지나 배벽 얕은근막의 막층과 이어진다.

2) 깊은샅근막

깊은샅근막(deep perineal fascia; investing fascia)은 샅의 얕은층 근육을 감싸는 근막을 말하며(그림 7.47), 얕은샅근막의 막층과는 성긴결합조직으로 분리된다. 깊은샅근막은 근육을 덮고 주변인대와 합쳐지기도 하며, 위로는 배바깥빗근과 배곧은근의 근막으로 이어진다.

3) 샅막

샅막(perineal membrane)은 양쪽 궁둥두덩가지(ischiopubic ramus)와 두덩활꼴인대(arcuate pubic lig.) 사이에 걸쳐 있는 세모꼴의 질긴 결합조직 막이다. 과거에는 이 막을 '비뇨생식가로막(urogenital diaphragm)의

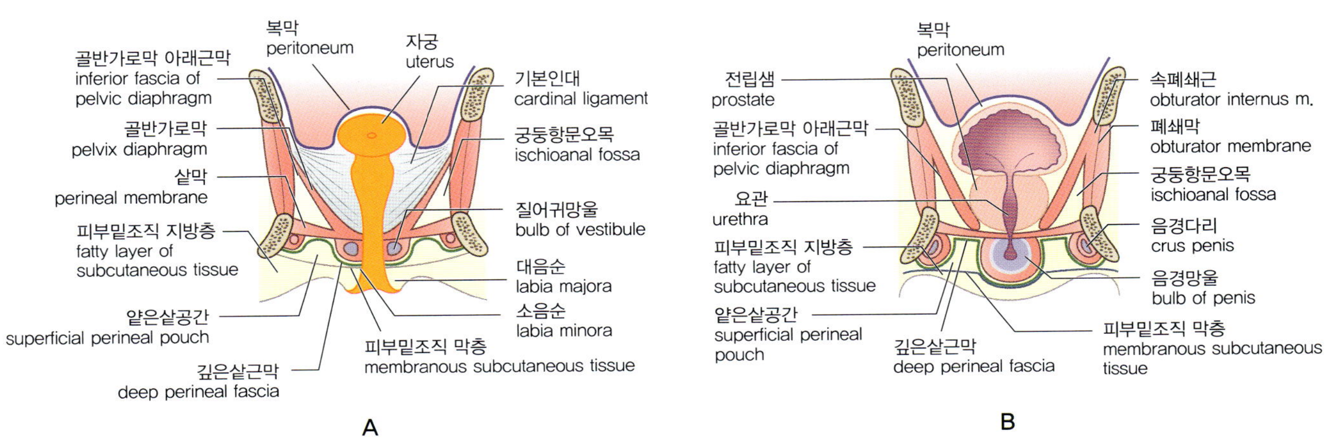

그림 7.46 여성(A)과 남성(B) 샅의 이마단면

아래근막'이라고 했었지만, 비뇨생식가로막이 이제는 더 이상 실재하는 구조물로 생각하지 않기 때문에, 살막은 깊은샅공간과 얕은샅공간을 경계하는 질긴 막으로 기술한다(그림 7.47, 7.48).

4) 얕은샅공간

얕은샅공간(superficial perineal space 또는 pouch)은 깊은샅근막과 살막 사이의 공간을 말한다(그림 7.47).

5) 깊은샅공간

깊은샅공간(deep perineal space)은 아래로는 샅막과 위로는 골반가로막 아래근막 사이의 공간을 말한다. 남성에서는 요도 막부분과 **바깥요도조임근**(external urethral sphincter m.), **망울요도샘**(bulbourethral gland), 깊은샅가로근과 관련된 혈관과 신경이 위치한다(그림 7.48). 여성에서는 요도 몸쪽부분과 바깥요도조임근, 깊은샅가로근과 관련된 혈관 및 신경이 위치한다.

6) 골반가로막

골반가로막(pelvic diaphragm)은 **항문올림근**(levator ani m.), **꼬리근**(coccygeus m.)과 이들을 덮는 근막으로 구성되며, 골반과 샅을 분리하고 골반장기를 받치는 부분으로 깔때기 모양이다(그림 7.49, 7.50).

이들에 대한 보다 자세한 기술은 이 장 앞부분에서 이미 다루었다.

7) 궁둥항문오목

- **궁둥항문오목**(ischioanal fossa; ischiorectal fossa)은 항문삼각에서 항문관과 곧창자 양옆에 있는 근막으로 둘러싸인 쐐기 모양 공간으로(그림 7.51), 항

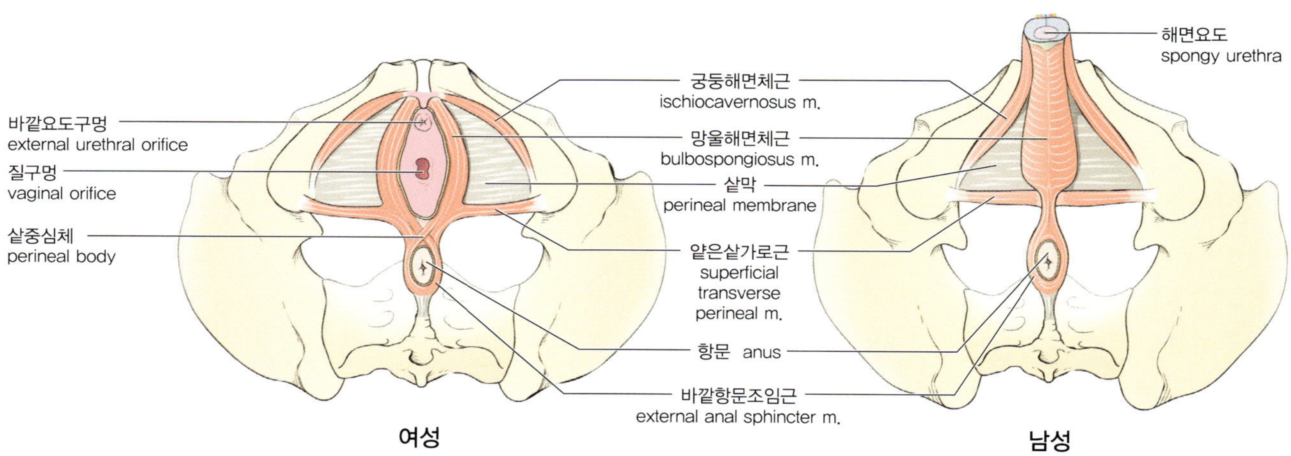

그림 7.47 여성과 남성에서 얕은샅공간과 그 안의 근육들

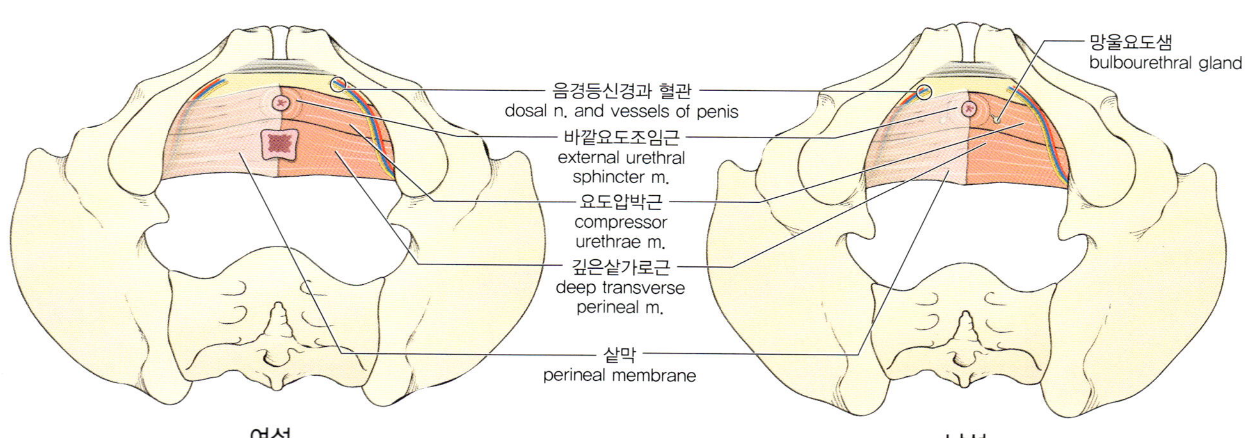

그림 7.48 여성과 남성에서 깊은샅공간과 깊은샅가로근. 남녀 모두 왼쪽에서는 샅막을 제거하고 깊이 있는 깊은샅가로근을 노출한 상태이다.

문부위 피부와 골반가로막 사이에 위치한다. 따라서 골반가로막이 궁둥항문오목의 경사진 지붕을 형성한다(그림 7.51). 위쪽 꼭대기는 **궁둥뼈결절**(ischial tuberosity)보다 약 6 cm 위까지 뻗어 있으며, 바닥은 샅의 피부와 깊은근막에 의하여 형성된다. 위앞쪽으로 이어지는 앞오목은 성긴 지방조직으로 채워져 있고, 안쪽에는 곧창자, 항문관, 항문올림근과 바깥항문조임근이 있다(그림 7.54, 7.61). 궁둥항문오목 속은 **궁둥항문오목지방덩이**(fat body of ischioanal fossa)가 채우고 있다.

- **음부신경관**(pudendal canal)은 궁둥항문오목의 가쪽벽을 이루는 속폐쇄근막 아랫부분이 접혀 형성된 섬유관이다(그림 7.51). 음부신경관은 궁둥항문오목 뒷모서리에서 시작하여 **궁둥뼈가시**(ischial spine)에 인접한 **작은궁둥패임**(lesser sciatic notch)을 지나 샅가로근육 뒷모서리에 이른다. 음부신경관 안에는 속음부혈관과 음부신경이 있다(그림 7.23, 7.54, 7.61). 음부신경은 음부신경관 출구 근처에서 아래곧창자신경과 샅신경을 낸 후 종말가지인 음경(음핵)등신경(dorsal n. of penis or clitoris)으로 이어진다(그림 7.23). 아래곧창자신경(inferior rectal n.)은 바깥항문조임근과 항문 주위 피부에 분포한다(그림 7.54, 7.61). 샅신경(perineal n.)은 얕은가지와 깊은가지로 나뉘며(그림 7.23), 얕은가지는 뒤음낭(음순)신경(posterior scrotal

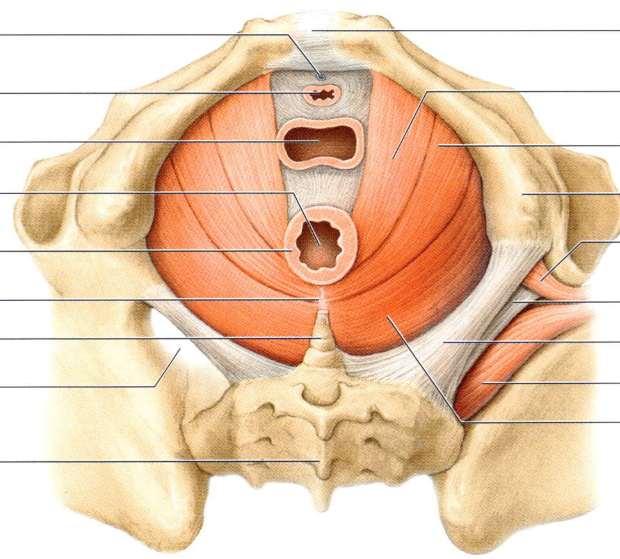

그림 7.49 여성의 골반가로막을 아래쪽에서 본 모습

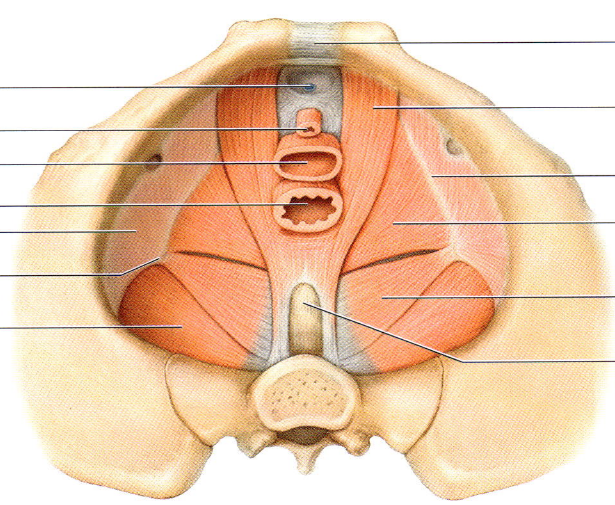

그림 7.50 여성의 골반가로막을 위에서 본 모습

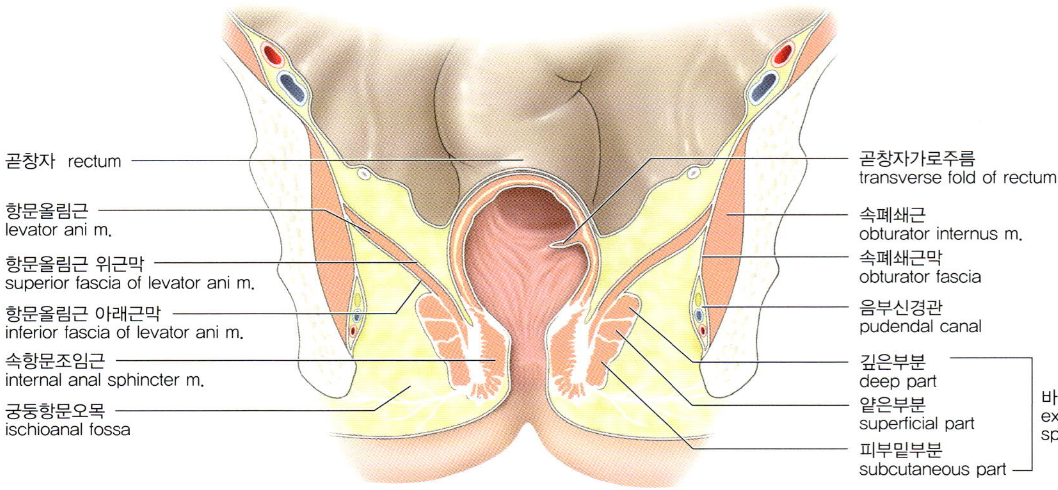

그림 7.51 궁둥항문오목

or labial n.)으로 이어지고, 깊은가지는 얕은샅공간과 깊은샅공간의 근육, 질어귀(vestibule)의 피부와 질 아래끝 부분에 분포한다.

8) 항문관

(1) 항문관의 위치와 구조

항문관(anal canal)은 큰창자의 끝 부분으로 골반가로막 윗면에서 항문까지를 말한다(그림 7.52). 그 길이는 대개 3 cm 내외이며 **두덩곧창자근**(puborectalis m.)이 U자 모양으로 **곧창자팽대**(ampulla of rectum)를 감아 도는 부위에서 시작한다(그림 7.41). 속항문조임근과 바깥항문조임근이 항문관을 둘러싸고 있으며, 항문관은 **항문꼬리인대**(anococcygeal lig.)와 **샅중심체**(perineal body) 사이에서 뒤아래쪽을 향하여 비스듬히 놓여 있다(그림 7.26).

항문관 위쪽 1/2에는 **항문기둥**(anal column)이라는 세로로 된 점막주름이 있고, 이 주름 속에는 위곧창자혈관(superior rectal vessel)이 들어 있다(그림 7.52). 이 기둥의 위를 연결한 선이 **항문곧창자경계**(anorectal junction)에 해당하며, 이 부위에서 골반가로막을 통과한다. 항문기둥 아래끝에는 항문판막(anal valves)이 있고, 각 항문판막 위의 오목한 부분을 항문굴(anal sinuses)이라고 한다. 대변으로 눌리게 되면 항문굴은 점액을 분비하여 배변을 돕는다. 항문판막을 잇는 불규칙한 선을 빗살선(pectinate line)이라고 한다. 빗살선 위와 아래의 항문관은 혈관, 신경, 림프의 분포가 다르기 때문에, 외과에서는 이 선 아래만을 항문관이라고 하기도 한다.

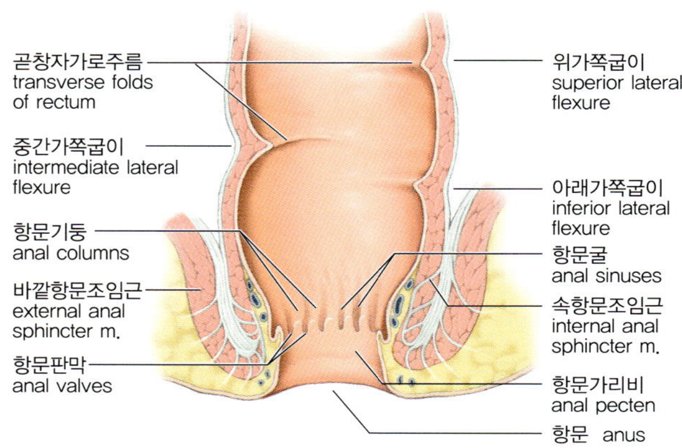

그림 7.52 곧창자와 항문관

(2) 항문조임근과 배변

속항문조임근(internal anal sphincter m.)은 창자 벽을 이루는 근육층 중에 속돌림층(inner circular layer)이 두꺼워져 항문관의 위쪽 2/3를 감는 근육(그림 7.51, 7.52)이며 **골반내장신경**(pelvic splanchnic n.)을 통하여 부교감신경이 분포한다.

바깥항문조임근(external anal sphincter m.)은 항문관 아래쪽 2/3의 양쪽에 위치하는 넓은 뼈대근육으로(그림 7.51, 7.52) 위쪽은 두덩곧창자근과 섞여 있으며 넷째엉치신경의 가지인 **아래곧창자신경**(inferior rectal n.)이 분포한다(그림 7.44, 7.54).

(3) 항문관의 혈관, 신경

곧창자의 동맥이 이어지면서 항문관에 분포하는데, 위곧창자동맥은 빗살선 위의 항문관에(그림 7.24), 중간곧창자동맥은 항문관에, 아래곧창자동맥은 항문관 아랫부분과 주변의 근육, 피부에 분포한다(그림 7.54, 7.61).

빗살선을 기준으로 위쪽의 속곧창자정맥얼기(internal rectal venous plexus)는 위곧창자정맥과 아래창자간막정맥을 차례로 지나 간문맥으로 들어간다. 빗살선 아래에서 바깥곧창자정맥얼기(external rectal venous plexus)는 바깥항문조임근 모서리 부근의 아래곧창자정맥(inferior rectal v.)으로 이어져 속음부정맥에서 끝난다. 중간곧창자정맥(middle rectal v.)은 주로 곧창자팽대 주위 바깥근육층의 정맥피를 운반하며 속엉덩정맥으로 이어진다(그림 7.43, 7.53).

빗살선 위의 림프관은 온엉덩림프절(common iliac nodes)과 허리림프절(lumbar nodes)로 유입되며(그림 7.40), 빗살선 아래는 얕은고샅림프절(superficial inguinal nodes)로 들어간다.

빗살선 위쪽 항문관 부위는 교감신경과 부교감신경이 섞인 **아래아랫배신경얼기**(inferior hypogastric plexus)에서 유래한 자율신경의 분포를 받는다(그림 7.44). 빗살선 아래 부위는 음부신경의 가지인 **아래곧창자신경**(inferior rectal n.)이 분포하기 때문에 통증과 온도에 예민하다.

2. 남성의 샅

남성의 샅(perineum)에는 항문관, 요도 막부분과 해면체부분, 음경, 음낭 등이 있다(그림 7.47, 7.48, 7.54).

1) 요도

남성요도(urethra)의 **방광벽부분**(intramural part)과 **전립샘**(prostate)부분은 골반에서 이미 설명하였다.

- **막부분**(intermediate part)은 길이가 1~2 cm 정도로 요도 중 가장 짧은 부분이며 바깥요도구멍(external urethral orifice)을 제외하고 가장 좁은 곳이기도 하

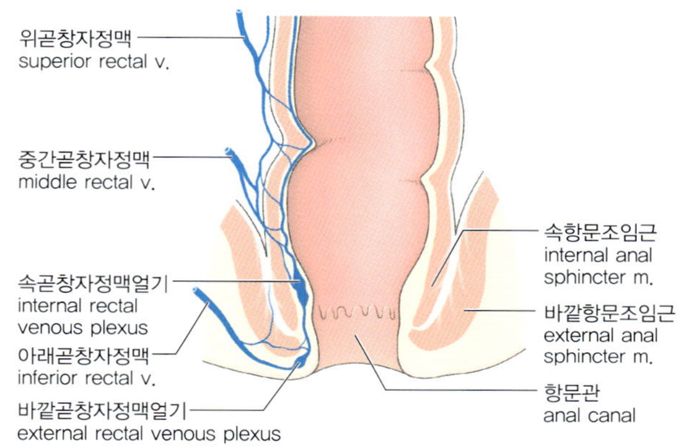

그림 7.53 항문관의 정맥

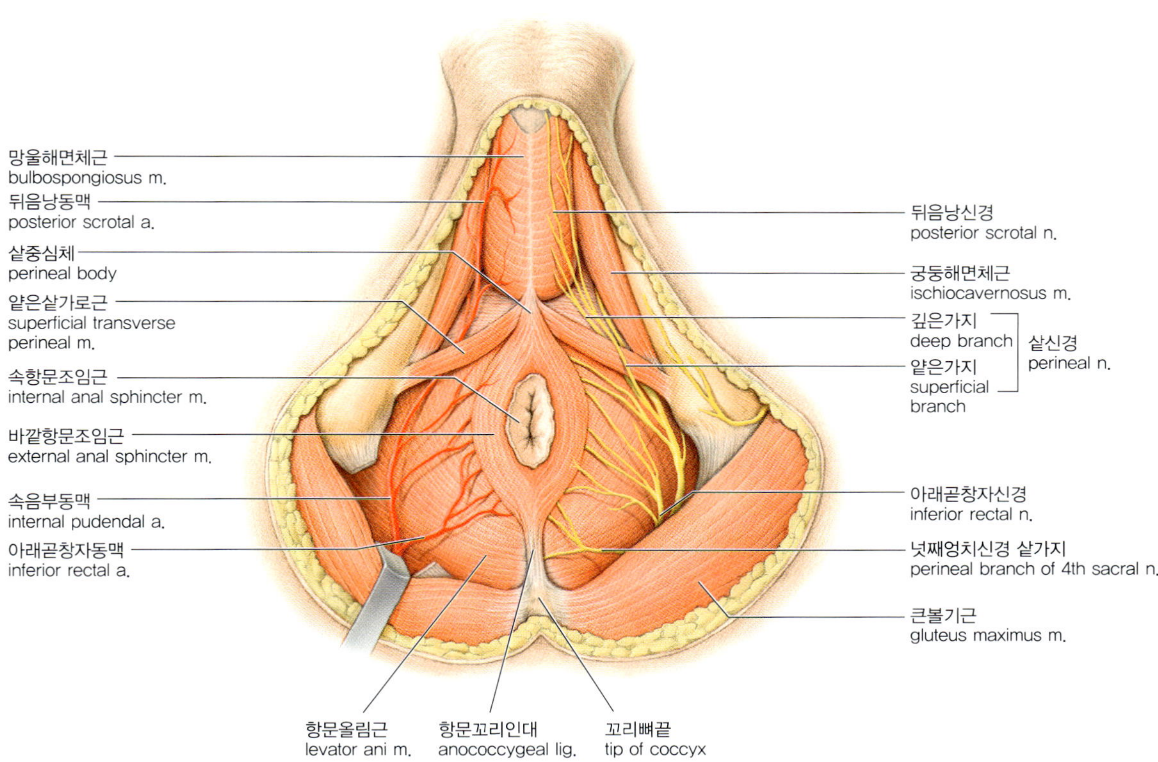

그림 7.54 남성의 얕은샅공간

다(그림 7.31). 막요도는 깊은샅공간을 가로지르며 바깥요도조임근과 샅막으로 둘러싸이며, 망울요도샘(bulbourethral gland)이 열린다.

- **해면체부분**(spongy part)은 요도 막부분 먼쪽 끝에서부터 바깥요도구멍에 이르는 길이 15~16 cm 정도에 이르는 부분으로, 요도 중 가장 긴 부분이다. 해면체부분은 음경망울과 요도해면체를 통과해 나가며, 속지름이 약 5 mm이다(그림 7.31). 해면체부분 중 귀두에서 커진 부분을 **요도배오목**(navicular fossa of urethra)이라 한다. 남성요도 해면체부분에는 급격하게 굽어 있는 부분이 있기 때문에(그림 7.32), 요도를 통해 도뇨관을 방광까지 삽입할 경우에 음경을 배쪽으로 약간 당겨 해면체부분을 최대한 직선이 되도록 한 후 삽입하여야 한다.

남성요도의 막부분과 해면체부분에는 모두 속음부동맥과 속음부정맥이 분포한다.

막부분의 림프는 속엉덩림프절(internal iliac nodes)로 유입된다. 해면체부분의 림프는 대부분 깊은고샅림프절(deep inguinal nodes)로 가지만 일부는 바깥엉덩림프절(external iliac nodes)로 들어간다(그림 7.40).

남성 샅에는 음부신경의 가지가 분포한다(그림 7.54). 자율신경은 아래아랫배신경얼기(inferior hypogastric plexus)를 지나 전립샘신경얼기(prostatic plexus)를 통하여 오는 신경섬유가 분포한다.

2) 음경

음경(penis)은 소변과 정액이 배출되는 기관으로, 뿌리, 몸통, 귀두의 세 부분으로 구성된다(그림 7.55). 발기성 해면조직인 원통형 몸체 3개, 즉 음경해면체(corpus cavernosum penis) 2개와 요도해면체(corpus spongiosum penis) 하나가 음경의 대부분을 이루며, 이들을 섬유주머니인 백색막(tunica albuginea)이 둘러싼다(그림 7.55, 7.56, 7.57). 백색막 바로 바깥에는 깊은샅근막이 연장된 음경근막(deep fascia of penis; Buck's fascia)이 음경을 둘러싸고 있다(그림 7.57, 7.58). 음경해면체는 몸쪽에서는 음경다리(crus of penis) 2개로 분리되어 있으나 나머지 부분은 정중면에서 하나로 합쳐져 있다(그림 7.58).

(1) 음경 부위

- **음경뿌리**(root of penis)는 음경의 고정된 부분으로, 음경다리(crus of penis), 음경망울(bulb of penis), **궁둥해면체근**(ischiocavernosus m.), 망울해면체근(bulbospongiosus m.)으로 이루어지며 얕은샅공간 속에 위치한다(그림 7.54). 음경다리와 음경망울은 발기조직으로 되어 있다. 음경다리는 궁둥뼈가지 속면 아래쪽에 붙는다(그림 7.56).
- **음경몸통**(body of penis)은 음경의 대부분을 차지하며, 음경해면체, 요도해면체, 결합조직, 혈관, 림프관, 근막으로 이루어진다(그림 7.56, 7.57). 음경몸통에는 근육이 없으며, 음경몸통을 싸는 피부는 얇다.
- **음경귀두**(glans of penis)는 요도해면체가 먼쪽에서 확대된 부분으로, 음경의 머리에 해당한다(그림 7.55,

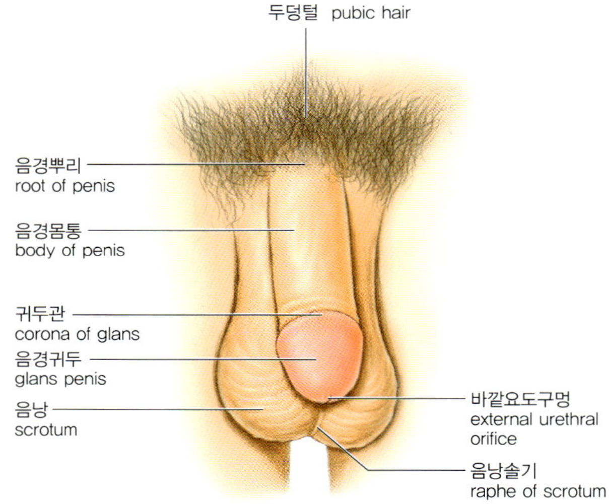

그림 7.55 음경과 음낭

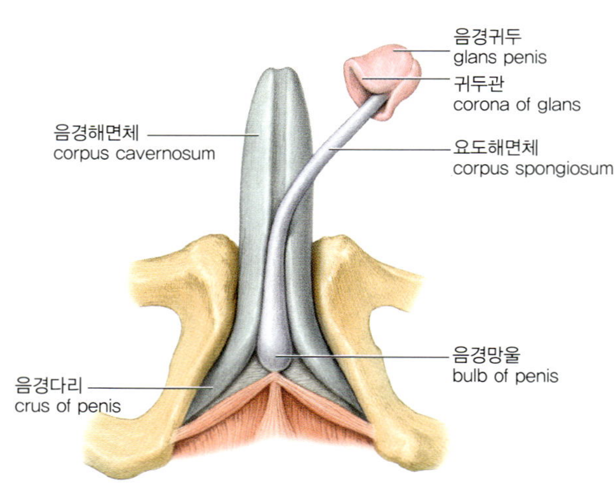

그림 7.56 음경을 구성하는 음경해면체 2개와 요도해면체 1개

7.56). 음경귀두 모서리는 넓어져 **귀두둘레**(corona of glans)를 형성한다(그림 7.56). 음경귀두 끝에 바깥요도구멍(external urethral orifice)이 열린다.

- 음경 피부는 얇고, 색이 짙으며, 부피 변화에 대응하여 음경근막에 헐겁게 연결되어 있다. 피부는 귀두둘레에서 이중으로 접혀 두 층의 피부로 구성된 음경꺼풀(prepuce)이 되어 음경귀두를 덮는다. 음경꺼풀 속면에서 귀두 요도면을 잇는 정중면 상의 주름을 음경꺼풀주름띠(frenulum of glans)라고 한다(그림 7.57).
- **음경걸이인대**(suspensory lig. of penis)는 두덩결합 앞면에서 일어나는 깊은근막이 두꺼워진 부분이다(그림 7.59). 음경걸이인대는 아래로 내려가면서 갈라져 음경 몸통과 뿌리가 연결되는 부분의 깊은근막에 붙는다. **음경고리인대**(fundiform lig. of penis)는 두덩결합 위 백색선에서 일어난 피부밑조직의 탄력섬유로 이루어진 띠로, 둘로 나뉘어 음경을 둘러싼 후 음경근막에 붙는다(그림 6.8).

(2) 음경 주변의 근육

얕은샅가로근, 망울해면체근, 궁둥해면체근 등 얕은샅근육이 얕은샅공간에 있으면서 해면체와 관련되어 있다. 이들 근육에는 샅신경(perineal n.)이 분포한다(그림 7.23, 7.54).

- **얕은샅가로근**(superficial transverse perineal m.)은 항문 앞에서 가로로 달리는 얇고 좁은 근육띠로 **궁둥뼈결절**(ischial tuberosity)에서 샅중심체까지 뻗어 있다.
- 망울해면체근(bulbospongiosus m.)은 항문 앞 샅의 중앙에 있는 근육으로, 정중면의 힘줄성 샅솔기와 샅중심체에서 양쪽 근육이 일어나 음경망울 아래쪽 샅솔기에서 합쳐진다. 이 근육은 음경망울과 요도해면체(corpus spongiosum)를 압박하여 소변이나 정액을 내보내는 조임근 역할을 한다. 망울해면체근 앞섬유는 음경몸통의 몸쪽 대부분을 둘러싸며 음경뿌리의 발기조직에 압력을 가하여 음경의 발기(erection)를 유도한다. 동시에 **깊은음경등정맥**(deep dorsal v. of penis)을 압박하여 해면체공간의 혈액이 음경 밖으로 나가는 것을 막는다.
- **궁둥해면체근**(ischiocavernosus m.)은 음경다리를 둘러싸는 근육으로, 음경다리 속의 해면체공간에 들어있는 혈액을 음경해면체 먼쪽으로 밀어내는 역할을 한다. 궁둥해면체근이 수축하면 깊은음경등정맥을 압박하여 정맥혈액이 음경다리를 빠져나가지 못해 발기가 유지된다.

(3) 음경의 혈관과 신경

음경은 속음부동맥, 깊은음경동맥, 음경망울동맥, 바깥음부동맥에 의해 혈액공급을 받는다(그림 7.23). 속음부동맥의 가지인 **음경등동맥**(dorsal a. of penis)은 음경해면체 사이 틈에서 깊은음경등정맥 양쪽으로 달리며 음경해면체와 음경피부 주변의 섬유조직에 혈액을 공급한다(그림 7.57, 7.58).

깊은음경동맥(deep a. of penis)은 음경해면체의 해면체공간에 분포하는 주된 혈관으로, 음경이 늘어져 있을 때 이 동맥의 가지들은 꼬여 있으므로 나선동맥(helicine a.)이라 불리고, 발기 때 중요하게 작용한다. 음경망울동맥

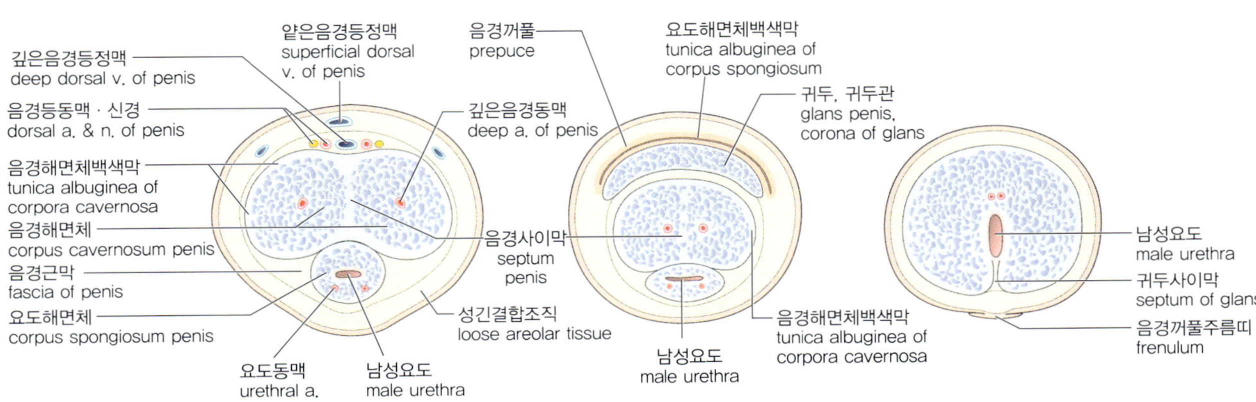

그림 7.57 음경의 가로단면

(a. of bulb of penis)은 요도해면체 뒤부분과 망울요도샘(bulbourethral gland)에 분포한다. **바깥음부동맥**(external pudendal a.)의 얕은가지와 깊은가지는 음경피부에 분포하며 속음부동맥의 가지와 연결된다.

음경 얕은층에서 나온 혈액은 얕은음경등정맥(superficial dorsal v. of penis)으로 모여 **얕은바깥음부정맥**(superficial external pudendal v.)을 지나 큰두렁정맥(great saphenous v.)으로 들어간다.

해면체공간에서 나온 혈액은 정맥얼기를 통하여 **깊은음경등정맥**(deep dorsal v. of penis)으로 이어진다(그림 7.57, 7.58). 이 정맥은 두덩결합 아래를 지나 전립샘정맥얼기(prostatic venous plexus)로 연결된다.

음경의 대부분 림프는 얕은고샅림프절(superficial inguinal nodes)로 유입된다(그림 7.40).

둘째~넷째엉치신경이 음부신경과 **골반신경얼기**(pelvic nervous plexus)를 통해 음경에 분포한다. 음부신경의 종말가지인 음경등신경(dorsal n. of penis)은 음부신경관(pudendal canal)을 지나 얕은샅공간(superficial perineal space)을 통해 앞으로 나간다(그림 7.23, 7.54, 7.61). 이 신경은 음경등을 향해 달린 후 음경등동맥의 가쪽을 지나며, 음경귀두와 피부에 분포한다(그림 7.57, 7.58). 음경, 특히 귀두에는 다양한 신경의 종말이 분포하여 민감하다. **엉덩고샅신경**(ilioinguinal n.)의 가지들이 음경뿌리 피부에 분포한다.

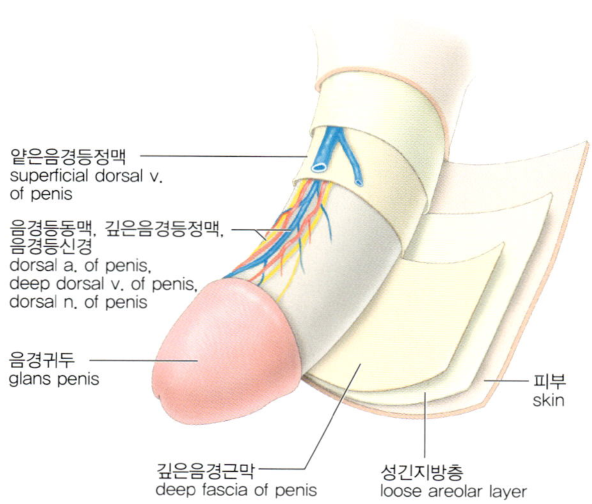

그림 7.58 음경의 혈관과 신경

3) 음낭

음낭(scrotum)은 섬유근육성 주머니로 고환(testis) 및 이와 관련된 구조물을 싸고 있으며, 음경의 뒤아래, 두덩결합(pubic symphysis) 아래에 위치한다.

음낭 벽은 색소가 많은 피부와 이 피부에 붙어 있는 **음낭근막**(dartos fascia), 음낭의 주름을 만드는 민무늬근육인 **음낭근육**(dartos m.)으로 구성된다(그림 7.59). 음낭근막에는 지방이 없고, 앞으로는 앞가쪽배벽의 얕은근막층(Scarpa's fascia)과, 뒤로는 샅의 피부밑조직(Colles' fascia)으로 이어진다.

음낭근육은 음낭피부에 붙어 있기 때문에 추울 때 음낭근육이 수축하면 피부 주름을 만들어 열의 손실을 막는다. 음낭의 속은 **음낭사이막**(septum of scrotum)에 의해 양쪽으로 나뉘고, 겉은 태아기의 음순음낭융기(labioscrotal eminence)가 합쳐져 생긴 **음낭솔기**(raphe of scrotum)에 의해 나뉜다(그림 7.59). 음낭솔기는 앞으로는 음경솔기(raphe of penis), 뒤로는 샅솔기(perineal raphe)와 이어진다.

음낭으로 혈액을 공급하는 동맥은 다음과 같다.

- **뒤음낭동맥**(posterior scrotal a.) : 속음부동맥(internal pudendal a.)의 가지인 샅동맥(perineal a.)에서 나옴
- **앞음낭동맥**(anterior scrotal a.) : 넙다리동맥의 가지인 바깥음부동맥(external pudendal a.)에서 나옴
- **고환올림근동맥**(cremasteric a.) : 아래배벽동맥(inferior epigastric a.)의 가지임

음낭정맥(scrotal vv.)은 동맥을 따라 달린다. 음낭의 림프는 얕은고샅림프절(superficial inguinal nodes)로 유입된다.

음낭 앞가쪽에는 음부넙다리신경의 음부가지(genital branch; L1, L2)가 분포한다. 음낭 앞면에는 엉덩고샅신경(ilioinguinal n.; L1)의 가지인 앞음낭신경(anterior scrotal n.)이(그림 6.8), 뒷면에는 음부신경(pudendal n.; S2–S4)의 가지인 샅신경(perineal n.)에서 나온 뒤음낭신경(posterior scrotal n.)이 분포하며(그림 7.20), 아래쪽에는 뒤넙다리피부신경의 샅가지가 분포한다.

3. 여성의 살

여성의 살(female perineum)도 남성에서와 같이 아래골반문(inferior pelvic aperture)의 경계에 의하여 둘러싸인다(그림 7.45).

살은 바깥생식기관과 항문을 포함하지만(그림 7.60), 임상에서는 항문과 질 사이 부위만을 '살'이라고 한다. 여성 바깥생식기관(female external genitalia)은 성자극과 성교를 위한 감각 및 발기조직, 소변의 배출길, 이물질의 침입을 막을 수 있는 기능적 구조들의 집합으로 음부(vulva; pudendum)라고도 한다(그림 7.60).

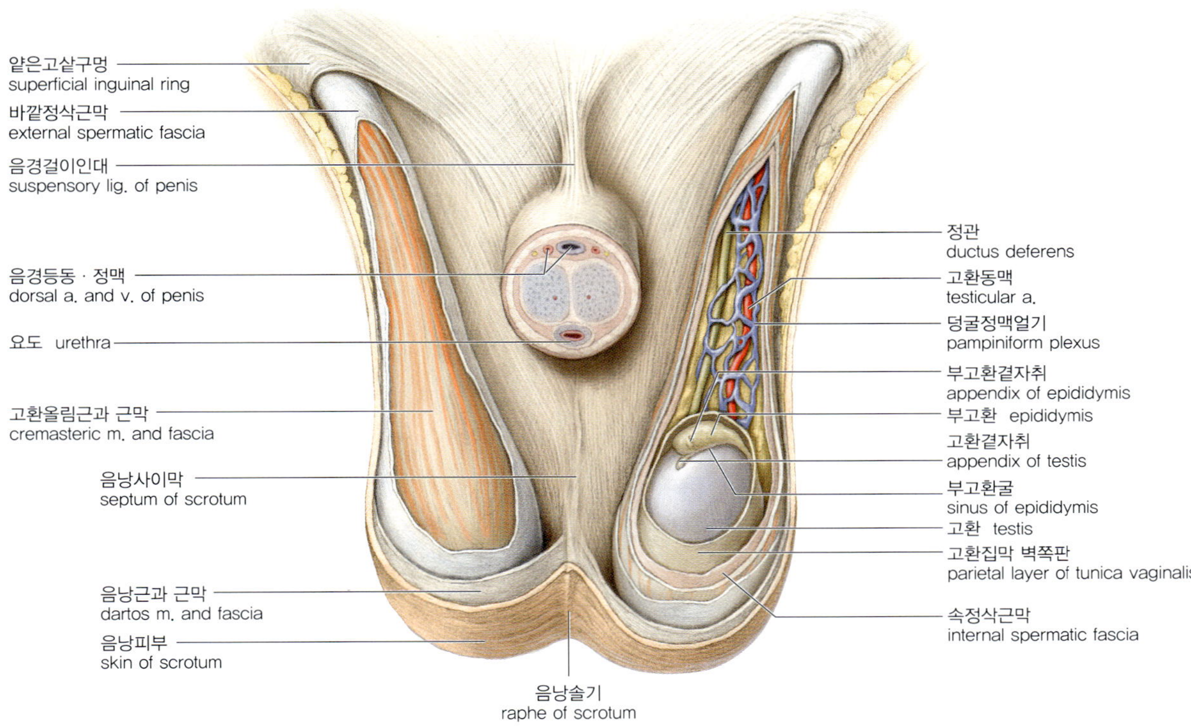

그림 7.59 음낭과 주변 구조물

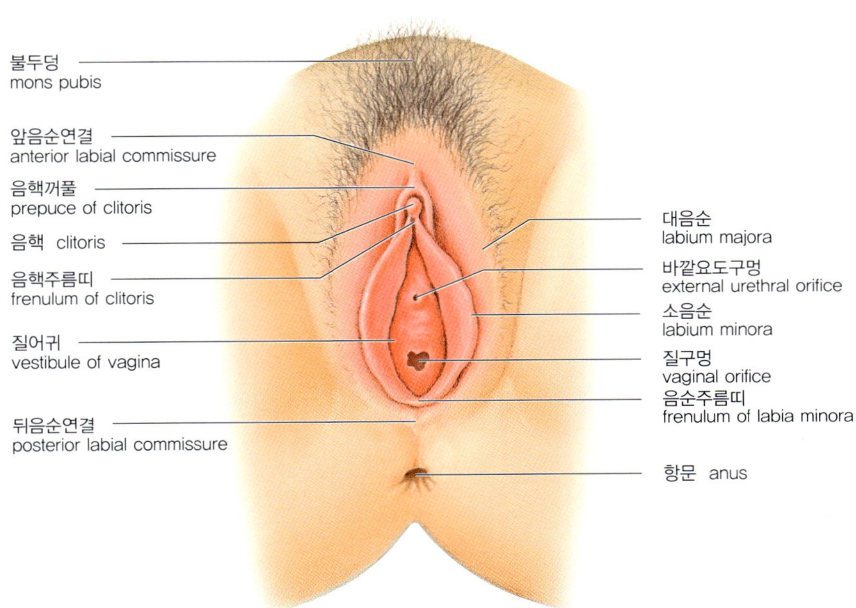

그림 7.60 여성바깥생식기관

1) 불두덩

불두덩(mons pubis)은 두덩결합 앞에 솟아 오른 지방성 융기로, 앞배벽과 이어진다(그림 7.60).

2) 대음순

대음순(labia majora)은 불두덩에서 뻗어 항문에 이르는 주름이다. 양쪽 대음순 사이의 틈새를 **대음순틈새**(pudendal cleft)라고 하며, 이 틈새에 요도와 질구멍(vaginal orifice)이 위치한다(그림 7.60). 양쪽 대음순은 앞쪽에서 만나 두꺼워지며 **앞음순연결**(anterior labial commissure)을 이룬다. 뒤쪽에서도 서로 연결되어 샅중심체를 덮는데, 이를 **뒤음순연결**(posterior labial commissure)이라고 하며, 이것이 음부의 뒤경계를 이룬다(그림 7.60).

3) 소음순

소음순(labia minora)은 대음순틈새 속에 있는 지방과 털이 없는 피부 주름으로 질어귀(vestibule)를 둘러싼다(그림 7.60, 7.61). 바깥요도구멍과 질구멍 주변을 둘러싸면서 음핵에서 뒤가쪽으로 뻗어 있다(그림 7.60). 두 소음순을 뒤쪽에서 서로 연결하는 작은 주름을 **음순주름띠**(frenulum of labia minor)라고 한다. 앞쪽에서 소음순은 음핵을 둘러싸며 음핵꺼풀(prepuce of clitoris)과 음핵주름띠(frenulum of clitoris)를 만든다(그림 7.60).

4) 음핵

음핵(clitoris)은 소음순이 앞에서 만나는 곳에 솟아 오른 발기성 기관으로, 음경과 유사하게 뿌리(root), 몸통(body), 귀두(glans)로 구성된다(그림 7.60, 7.62). 몸통은 음핵다리(crus of clitoris) 2개와 음핵해면체(corpus cavernosum of clitoris) 2개로 구성된다. 음핵귀두(glans of clitoris)는 음핵꺼풀(prepuce of clitoris)로 덮인다(그림 7.60).

음핵은 음핵몸통과 귀두를 포함하여 길이는 평균 1~1.5 cm, 지름은 0.5~1 cm이지만, 사람마다 크기가 매우 다양하다. 귀두가 가장 두드러져 보이며, 지름 3~8 mm 정도이다. 소음순이 음핵 뒤에서 연결되어 음핵주름띠(frenulum of clitoris)를 형성한다(그림 7.60). 음핵은 음경과는 달리 소변의 배출과는 관련이 없으며 성적 흥분에만 관여한다.

음핵 주변의 얕은샅근육으로 얕은샅가로근, 궁둥해면체근, 망울해면체근이 있다(그림 7.61).

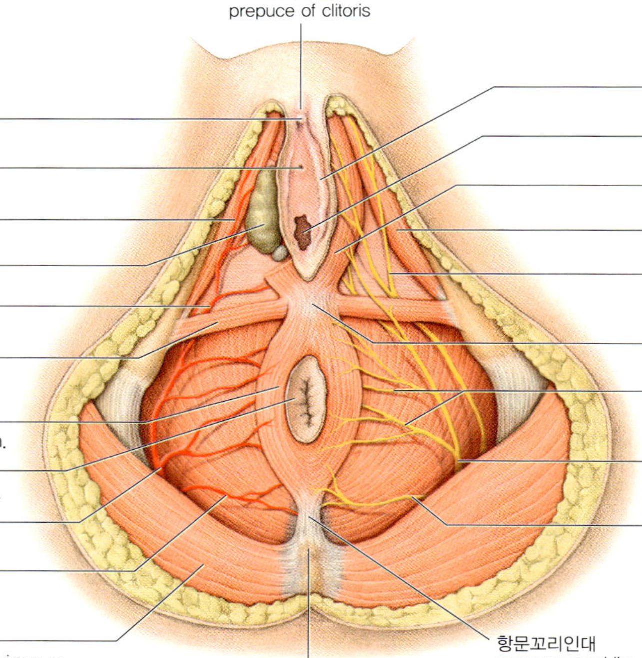

그림 7.61 여성의 얕은샅공간

- **얕은샅가로근**(superficial transverse perineal m.)은 얕은샅공간 속에서, 궁둥뼈가지에서 샅중심체까지 뻗는 얇은 근육이다.
- **궁둥해면체근**(ischiocavernosus m.)은 궁둥뼈가지에 붙는 얇은 근육으로 음핵다리(crus of clitoris)를 부분적으로 둘러싼다.
- **망울해면체근**(bulbospongiosus m.)은 얇고 넓은 근육으로 샅중심체에서 일어나 질을 둘러싸며 나아가 음핵에 닿는다. 따라서 양쪽 망울해면체근은 질에 의하여 양쪽으로 분리되어 있다. 이 근육은 달리는 중간에 **질어귀망울**(bulb of vestibule)과 큰질어귀샘을 덮는다. 양쪽 망울해면체근이 수축하면 질은 약하게 수축한다.

5) 질어귀

질어귀(vestibule)는 양쪽 소음순 사이의 공간으로, 바깥요도구멍(external urethral orifice), 질구멍, **작은질어귀샘**(lesser vestibular gland), **큰질어귀샘**(greater vestibular gland) 등이 이곳에 있다(그림 7.60). 바깥요도구멍은 음핵귀두 뒤아래와 질구멍 앞 2~3 cm에 위치한다. 바깥요도구멍 양쪽으로 여성전립샘에 해당하는 **요도곁샘**(paraurethral gland)의 관이 열린다. 질구멍의 크기와 모양은 처녀막 존재 여부에 따라 달라진다.

처녀막(hymen)은 질구멍을 막는 점막주름이다(그림 7.62). 아기를 낳으면 처녀막은 흔적으로만 존재하여 처녀막 흔적(hymenal caruncle)이라 부르는데, 질과 바깥생식기관의 경계가 된다.

6) 질어귀망울

질어귀망울(bulb of vestibule)은 길이가 3 cm가량의 발기성 구조물이다(그림 7.61, 7.62). 질어귀망울은 질구멍 양쪽에서 **망울해면체근**(bulbospongiosus m.) 깊은 곳에 있다.

7) 질어귀샘

질어귀샘(vestibular gland)은 큰질어귀샘과 작은질어귀샘으로 구성된다(그림 7.62).

큰질어귀샘(greater vestibular gland)은 질구멍 양쪽 뒤가쪽에 있다. 가느다란 관은 질어귀망울 깊은 곳을 지나 질구멍 양옆의 질어귀로 열린다. 이 샘은 성적 흥분이 있으면 점액을 분비한다.

작은질어귀샘(lesser vestibular gland)은 질어귀 양쪽에 위치하는 작은 분비샘으로, 요도구멍과 질구멍 사이로 열리며 점액을 분비하여 음순과 질어귀를 적신다.

8) 음부의 혈관과 신경

여성바깥생식기관은 바깥음부동맥(external pudendal a.)과 **속음부동맥**(internal pudendal a.)에 의하여 혈액공급을 받는다.

속음부동맥은 피부, 바깥생식기관, 샅근육에 분포하며 뒤음순가지(posterior labial branch)와 **음핵등동맥**(dorsal a. of clitoris)을 내어 음부에 분포한다. 정맥은 동맥과 유사하게 분포하며, 성적 흥분 시 정맥이 충혈되며 음핵과 질어귀망울이 커진다.

여성바깥생식기관에는 림프관이 풍부하게 분포하며, 이

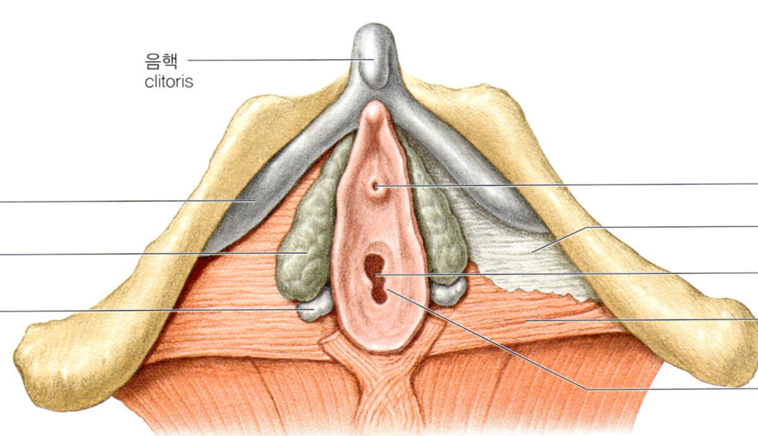

그림 7.62 음핵과 질어귀

들은 얕은고샅림프절(superficial inguinal nodes)로 유입된다(그림 7.40).

엉덩고샅신경(ilioinguinal n.)의 가지인 **앞음순신경**(anterior labial n.), **음부넙다리신경**(genitofemoral n.)의 음부가지와 음부신경의 가지인 샅신경(perineal n.)에서 유래한 뒤음순신경(posterior labial n.)이 분포한다(그림 7.61). 부교감신경자극으로 질 분비가 증가하고 음핵이 발기하며 질어귀망울의 발기조직이 충혈된다.

08

머리

머리는 겉에서 보았을 때 뇌를 둘러싸는 **머리덮개** 부분과 눈, 코, 입, 뺨으로 이루어진 얼굴부분으로 나눌 수 있다.

I 머리뼈

머리뼈(cranial bones)는 뇌를 싸는 뇌머리뼈 8개와 얼굴을 이루는 얼굴머리뼈 14개, 귓속뼈 6개로 구성된다. **뇌머리뼈**(neurocranium)는 **이마뼈**(frontal bone), 양쪽 마루뼈(parietal bone), 양쪽 관자뼈(temporal bone), 뒤통수뼈(occipital bone), 나비뼈(sphenoid bone), 벌집뼈(ethmoid bone)로 구성된다. 대부분 편평한 이들 뇌머리뼈는 섬유관절의 일종인 봉합(suture)으로 결합되어 있다.

얼굴머리뼈(viscerocranium)는 **눈물뼈**(lacrimal bone) 2개, **코뼈**(nasal bone) 2개, **위턱뼈**(maxilla) 2개, **광대뼈**(zygomatic bone) 2개, 입천장뼈(palatine bone) 2개, 아래코선반뼈(inf. nasal concha) 2개, 아래턱뼈(mandible) 1개, 보습뼈(vomer) 1개로 이루어진다.

1. 머리뼈앞면

머리뼈앞면에는 이마뼈와 광대뼈, **눈확**(orbit), **뼈콧구멍**(piriform aperture), 위턱뼈와 아래턱뼈가 위치한다(그림 8.1). 이마뼈는 뇌머리뼈 앞부분을 이루는 볼록한 뼈로, 수직부분인 **비늘부분**(squamous part)과 수평부분인 **눈확부분**(orbital part)으로 구성된다. 비늘부분은 아래로 코뼈, 광대뼈 및 눈물뼈와, 눈확부분은 뒤로 벌집뼈, 나비뼈와 관절한다.

이마뼈 비늘부분과 눈확부분 사이의 각진 경계인 **눈확위모서리**(supraorbital margin)에는 **눈확위패임**(supraorbital notch) 또는 **눈확위구멍**(supraorbital foramen)이 있다(그림 8.1). 눈확위모서리 바로 위에는 **미간**(glabella)에서 양 가쪽으로 뻗은 융기인 **눈썹활**(superciliary arch)이 있으며, 눈확 속에는 위 · 아래눈확

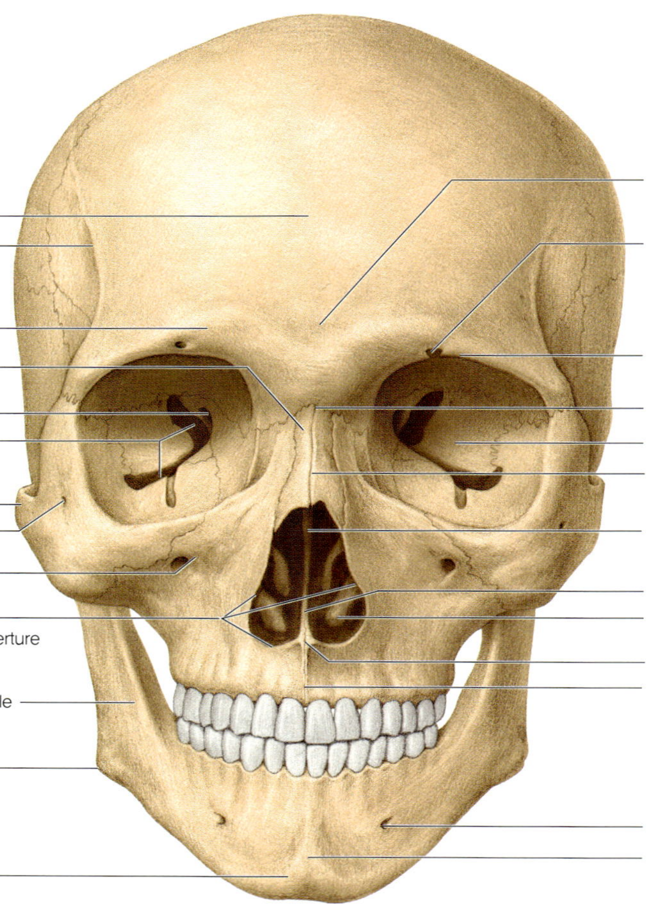

그림 8.1 머리뼈앞면

틈새(superior and inferior orbital fissures)와 시각신경관(optic canal)이 있다.

이마뼈와 코뼈가 만나는 부위를 **코뿌리점**(nasion)이라고 한다. 광대뼈는 양쪽 눈확 아래가쪽에서 뺨의 돌출부위를 형성하며, 이 뼈의 가쪽면에는 신경과 혈관이 지나는 작은 통로인 **광대얼굴구멍**(zygomaticofacial foramen)이 있다.

광대뼈는 이마뼈, 나비뼈, 관자뼈, 위턱뼈와 관절한다(그림 8.1). 위턱뼈는 위턱의 뼈대를 형성하며 위턱뼈 **이틀돌기**(alveolar process)에는 위턱 치아(maxillary teeth)가 박혀 있다. 위턱뼈는 뼈콧구멍을 둘러싸고, 가쪽으로 광대뼈와 맞닿고, 눈확 아래쪽에 **눈확아래구멍**(infraorbital foramen)이 있다. 양쪽 위턱뼈는 정중면에서 위턱사이봉합(intermaxillary suture)으로 연결되어 있다. 뼈콧구멍을 통해 **코중격**(nasal septum)이 관찰되며, 코중격은 코안을 양쪽으로 나눈다. 코안 양쪽의 가쪽벽에는 아래로 구부러진 뼈판인 **코선반**(nasal concha)들이 있다. 아래턱뼈는 **아래턱 치아**(mandibular teeth)가 박힌 이틀돌기를 포함하는 U자 모양의 뼈로, 아래턱의 뼈대를 이룬다. 대략 둘째작은어금니(2nd premolar tooth) 아래쪽에는 **턱끝구멍**(mental foramen)이 있다. 아래턱뼈 아래쪽에 세모꼴 융기인 **턱끝융기**(mental protuberance)가 있다(그림 8.1). 아래턱뼈는 **턱관절**(temporomandibular joint)에서 관자뼈와 윤활관절을 이루어 씹기운동을 한다.

2. 머리뼈옆면

머리뼈옆면은 머리부분과 얼굴부분으로 나뉜다. 머리부분은 **관자우묵**(temporal fossa), **바깥귓구멍**(external acoustic opening), 관자뼈 바위꼭지부분(petromastoid part)으로 구성되고, 얼굴부분은 관자아래 우묵(infratemporal fossa), 광대활(zygomatic arch), 위턱뼈, 아래턱뼈로 이루어져 있다(그림 8.2).

관자우묵은 위뒤쪽으로 관자선(temporal line), 앞쪽으로 이마뼈와 광대뼈, 아래쪽으로 광대활로 경계되는 부위를 말한다. **광대활**(zygomatic arch)은 광대뼈 관자

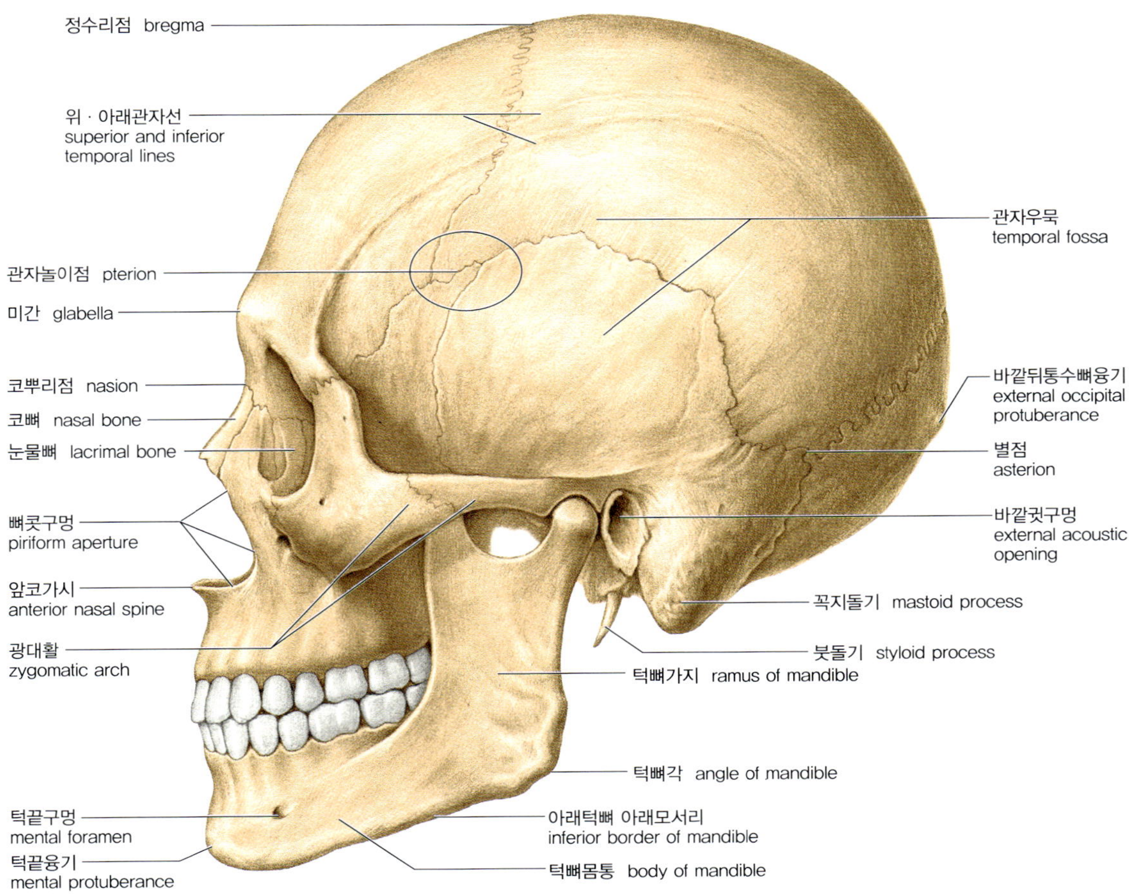

그림 8.2 머리뼈옆면

돌기(temporal process)와 관자뼈 광대돌기(zygomatic process)가 결합하여 만들어지며, 광대활 중간지점에서 3~4 cm 위쪽으로 **관자놀이점**(pterion)이 있다(그림 8.2). 관자놀이점은 이마뼈, 마루뼈, 나비뼈 큰날개, 관자뼈가 만나는 "H"자 모양의 봉합이다.

바깥귓구멍은 고막까지 이르는 **바깥귀길**(external acoustic meatus)의 입구이다. 바깥귓구멍의 아래뒤쪽에는 원뿔 모양의 관자뼈 **꼭지돌기**(mastoid process)가 있으며, 그 앞안쪽으로는 가느다란 **붓돌기**(styloid process)가 있다(그림 8.2). 머리뼈 가쪽면 아랫부분을 이루는 아래턱뼈는 수평부분인 **턱뼈몸통**(body)과 수직부분인 **턱뼈가지**(ramus)로 이루어져 있다. 광대활 아래쪽, 턱뼈가지 안쪽, 위턱뼈 뒤쪽에 위치하는 불규칙한 공간을 관자아래우묵이라 한다.

3. 머리뼈뒤면

머리뼈뒤면은 대체로 둥글고, 뒤통수뼈와 마루뼈의 일부, 관자뼈 꼭지부분(mastoid part)으로 이루어진다(그림 8.3).

머리뼈뒤면의 중앙에는 바깥으로 돌출되어 쉽게 만져지는 **바깥뒤통수뼈융기**(external occipital protuberance; **뒤통수점**, inion)가 있고, 이곳에서 시작된 **바깥뒤통수뼈능선**(external occipital crest)이 수직으로 내려가 뒤통수뼈 아래쪽에 있는 큰구멍(foramen magnum)에 이른다. 바깥뒤통수뼈융기의 가쪽으로 **위목덜미선**(superior nuchal line)이 뻗어 있고, 그 아래쪽에는 이와 평행하게 **아래목덜미선**(inferior nuchal line)이 있다.

머리뼈뒤면 중앙에서 시상봉합(sagittal suture)과 시옷봉합(lambdoid suture)이 만나는 곳을 **시옷점**(lambda)이라고 한다.

4. 머리뼈위면

머리뼈위면은 달걀 모양으로, 앞쪽은 이마뼈, 양 옆은 마루뼈, 뒤쪽은 뒤통수뼈로 구성되며 머리덮개부분을 형성한다(그림 8.4).

머리뼈위면에서 뼈들은 서로 봉합으로 연결되는데, 앞쪽의 **관상봉합**(coronal suture)은 이마뼈와 마루뼈, **시상봉합**(sagittal suture)은 양쪽 마루뼈, **시옷봉합**(lambdoid suture)은 뒤통수뼈와 마루뼈 사이의 관절이다. 시상봉합과 관상봉합이 만나는 점을 **정수리점**(bregma)이라고 하

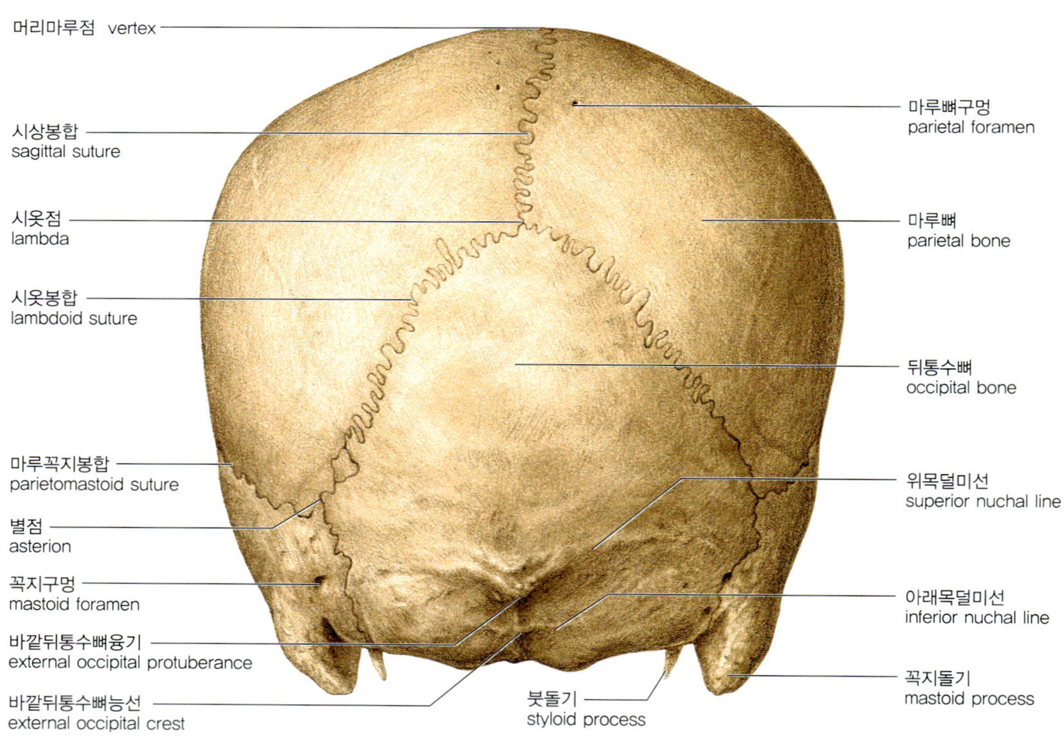

그림 8.3 머리뼈뒤면

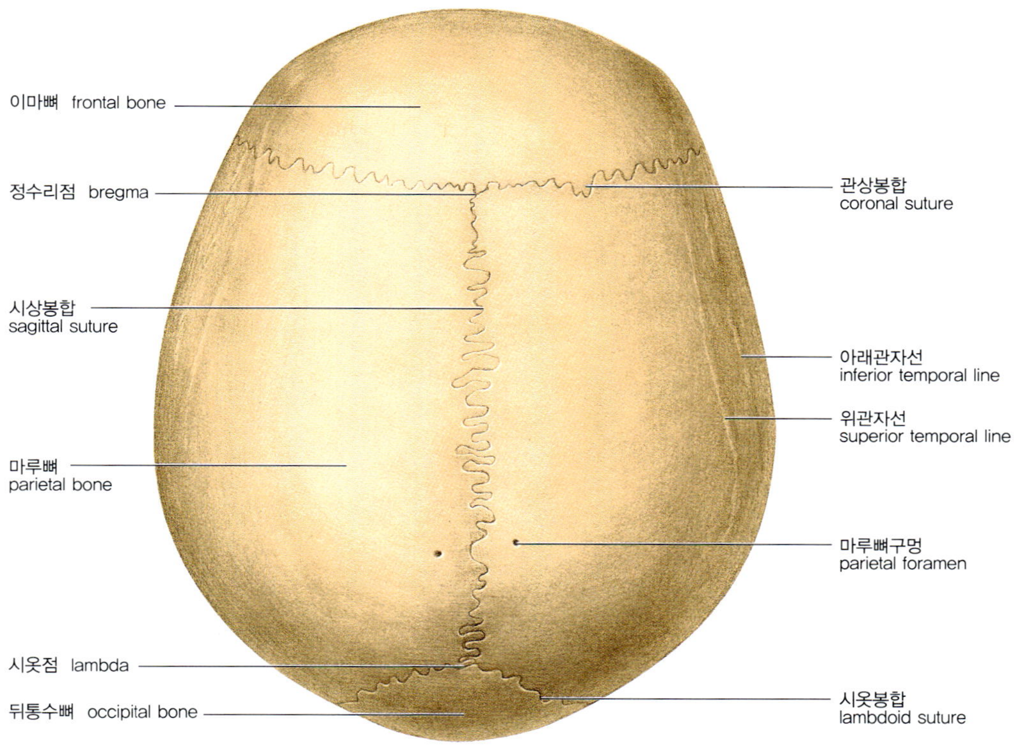

그림 8.4 머리뼈위면

며, 머리뼈의 가장 높은 지점인 **머리마루점**(vertex)은 시상봉합의 중심에 가깝게 위치한다. 시상봉합의 양 가쪽에는 작은 마루뼈구멍(parietal foramen)이 있으며, 이 구멍으로 머리뼈안의 정맥굴(venous sinus)과 머리덮개속 정맥을 연결하는 **이끌정맥**(emissary vv.)이 지나간다.

5. 머리뼈바닥면

머리뼈바닥면은 위턱뼈 이틀활(alveolar arch), 위턱뼈 입천장돌기(palatine process), 입천장뼈, 나비뼈, 보습뼈, 관자뼈, 뒤통수뼈로 이루어져 있다(그림 8.5).

단단입천장(hard palate)은 앞쪽으로 위턱뼈 입천장돌기, 뒤쪽으로 입천장뼈 수평판(horizontal plate)으로 구성된다. 단단입천장의 뒤쪽 자유모서리 가운데에 날카로운 **뒤코가시**(posterior nasal spine)가 있다. 안쪽앞니(central incisor) 뒤쪽에 함몰된 부분을 **앞니오목**(incisive fossa)이라 하며 이곳에 **앞니구멍**(incisive foramen)이 있다. 단단입천장 뒤가쪽에는 **큰 · 작은입천장구멍**(greater and lesser palatine foramina)들이 있다(그림 8.5). 입천장 뒤위쪽에는 2개의 큰 구멍인 **뒤콧구멍**(choana; posterior nasal aperture)이 있으며, 코중격을 이루는 보습뼈에 의해 양쪽으로 나뉜다.

이마뼈, 관자뼈, 뒤통수뼈 사이에는 쐐기 모양의 나비뼈가 있다. **나비뼈**는 몸통, **큰날개**(greater wings), **작은날개**(lesser wings), **날개돌기**(pterygoid processes)로 구성된 불규칙한 모양의 뼈이다(그림 8.5, 8.6). 날개돌기는 **안쪽판**과 **가쪽판**(medial &lateral plates)으로 구성되어 아래로 뻗어 있다. 관자뼈 턱관절오목(mandibular fossa)은 아래턱뼈 관절돌기(condylar process)와 턱관절을 이룬다.

머리뼈바닥 아랫면의 뒷부분을 구성하는 뒤통수뼈에는 큰구멍(foramen magnum)이 있다. 큰구멍 양쪽 가쪽에는 **뒤통수뼈관절융기**(occipital condyle)가 있어서 첫째목뼈(atlas)와 관절한다. 뒤통수뼈와 관자뼈 바위꼭지부분 사이에는 **목정맥구멍**(jugular foramen)이 있다.

목정맥구멍 바로 앞에는 **목동맥관**(carotid canal)이 있고, 가쪽에는 **꼭지돌기**와 **붓돌기**가 튀어나와 있다(그림 8.5). 붓돌기와 꼭지돌기 사이에는 **붓꼭지구멍**(stylomastoid foramen)이 위치한다.

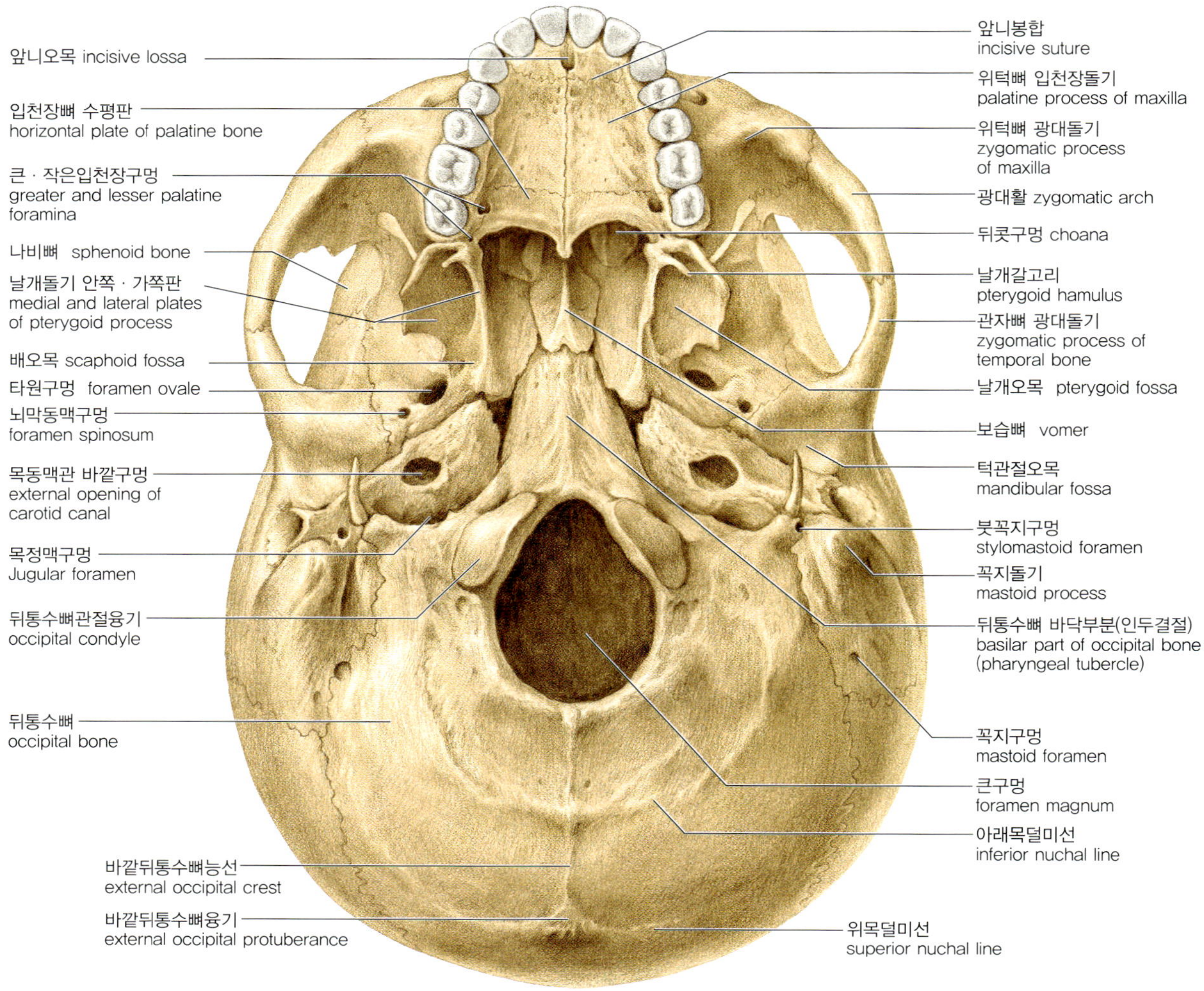

그림 8.5 머리뼈바닥면

6. 머리뼈안

머리뼈안은 뇌를 담고 있는 공간으로, 3개의 큰 함몰 부위인 앞 · 중간 · 뒤머리뼈우묵으로 구분된다(그림 8.6).

앞머리뼈우묵(anterior cranial fossa)은 이마엽(frontal lobe)을, 중간머리뼈우묵은 **관자엽**(temporal lobe)을, 뒤머리뼈우묵은 **소뇌**(cerebellum), **다리뇌**(pons), 숨뇌(medulla oblongata)를 담고 있다.

앞머리뼈우묵은 이마뼈 눈확부분, 벌집뼈, 나비뼈로 구성되며, 뒤쪽 경계는 나비뼈 작은날개 뒷모서리와 교차고랑(chiasmatic groove) 앞모서리로 이루어진다(그림 8.6). 앞머리뼈우묵 앞쪽에는 정중면에서 수직으로 돌출한 **이마뼈능선**(frontal crest)이 있다. 이마뼈능선 바닥에는 막구멍(foramen cecum)이 있고, 그 바로 뒤로 벌집뼈의 일부인 볏돌기(crista galli)가 있다. 볏돌기 양쪽에는 작은구멍이 많이 뚫린 **벌집뼈 체판**(cribriform plate)이 있다.

중간머리뼈우묵(middle cranial fossa)은 나비뼈 큰날개와 관자뼈 **바위부분**(petrous part)으로 구성된다(그림 8.6). 앞쪽으로는 나비뼈 작은날개와 교차고랑앞모서리에 의해 앞머리뼈우묵과 경계를 이루는 반면, 뒤쪽으로는 관자뼈 **바위능선**(petrous crest)과 **안장등**(dorsum sellae)에 의해 뒤머리뼈우묵과 경계를 이룬다.

중간머리뼈우묵 가운데에는 나비뼈몸통이 위치하며, 나비뼈 몸통 위쪽에 위치한 함몰부위를 **안장**(sella turcica)이라고 한다. 안장 앞에는 양쪽의 **앞침대돌기**(anterior clinoid processes)가, 뒤쪽에는 양쪽의 **뒤침대돌기**(posterior clinoid processes)가 돌출되어 있다(그림 8.6). 이들 4개 침대돌기는 **뇌하수체오목**(hypophyseal fossa)을 둘러싸고 있다. 안장은 **안장결절**(tuberculum sellae), 뇌하수체오목, 안장등으로 구성된다. 안장결절은 뇌하수체오목보다 앞쪽에 있는 융기이며, 뇌하수체오목(hypophyseal

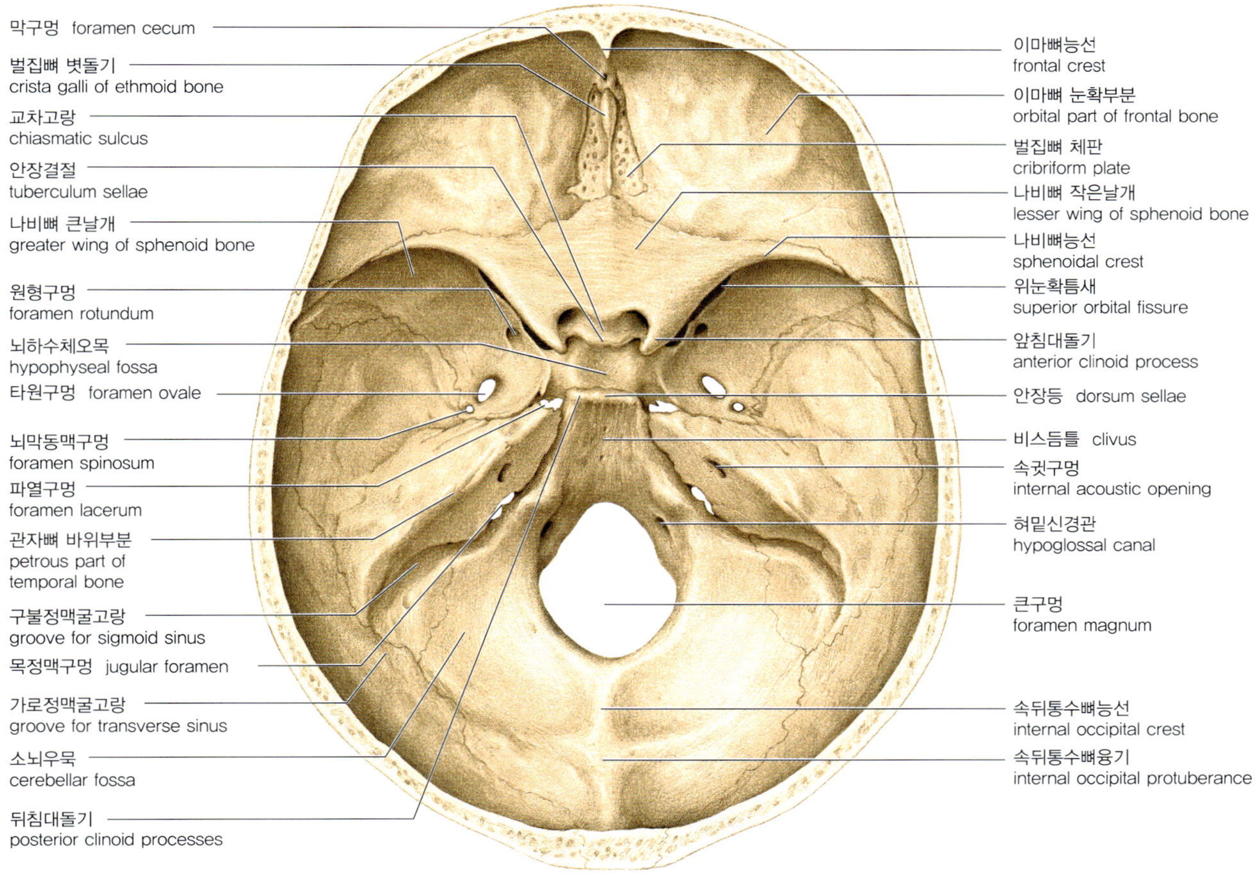

그림 8.6 머리뼈안

fossa)은 뇌하수체(pituitary gland)가 위치하는 함몰 부분이다. 안장등(dorsum sellae)은 안장의 뒷부분으로 나비뼈 몸통 위에 있는 편평한 부분이다.

중간머리뼈우묵에는 틈새 1개와 구멍 4개가 나비뼈몸통 근처에 위치하며, 여러 구조물들이 지나간다(그림 8.5). 단, 뇌하수체오목 뒤가쪽에 위치하는 **파열구멍**(foramen lacerum)은 살아 있는 사람에서는 연골판으로 덮여 있다. 파열구멍 뒤가쪽에 위치한 관자뼈 바위꼭지부분에는 **큰·작은바위신경**(greater and lesser petrosal n.)이 지나는 작은 고랑들이 있다.

뒤머리뼈우묵(posterior cranial fossa)은 뒤통수뼈가 대부분을 이룬다(그림 8.5). **비스듬틀**(clivus)은 안장등에서 큰구멍까지 이르는 경사 부위이다. 큰구멍 뒤쪽은 **속뒤통수뼈능선**(internal occipital crest)에 의해 2개의 소뇌우묵(cerebellar fossa)으로 나뉜다.

속뒤통수뼈능선은 **속뒤통수뼈융기**(internal occipital protuberance)에서 끝난다. 이 융기에서 가쪽으로 평행한 **가로정맥굴고랑**(groove for transverse sinus)이 달리고, 이는 뒤머리뼈우묵 앞가쪽에서 S자 모양의 **구불정맥굴고랑**(groove for sigmoid sinus)으로 이어지며, 이는 목정맥구멍으로 연결된다(그림 8.6). 목정맥구멍 앞위쪽에는 **속귀길**(internal acoustic meatus)이 있다. 목정맥구멍과 큰구멍 사이에는 **혀밑신경관**(hypoglossal canal)이 있다.

II 얼굴

이마에서 턱까지, 한쪽 귀에서 다른 쪽 귀까지의 앞면을 얼굴(face)이라 하며, 얼굴에 위치한 수많은 얼굴표정근육의 움직임을 통하여 다른 사람과 상호작용을 한다. 얼굴표정근 바깥은 피부로 덮여 있고 이곳에 분포하는 수많은 감각수용기로부터 감각 신호를 수용하기도 한다. 따라서 얼굴은 근육, 혈관, 신경 등을 포함하며, 이러한 구조들은 서로 복잡한 연결을 이룬다.

표 8.1 머리뼈우묵의 구멍과 그 내용물

구멍	내용물
앞머리뼈우묵(anterior cranial fossa)	
막구멍(foramen cecum)	코이끌정맥
체판의 체판구멍(cribriform foramina)	후각신경을 구성하는 후각신경의 축삭
앞 · 뒤벌집구멍(anterior and posterior ethmoidal foramina)	앞 · 뒤벌집신경과 혈관
중간머리뼈우묵(middle cranial fossa)	
시각신경관(optic canal)	시각신경, 눈동맥
위눈확틈새(superior orbital fissure)	눈정맥, 눈신경(CN V1), 눈돌림신경(CN III), 도르래신경(CN IV), 갓돌림신경(CN VI), 교감신경섬유
원형구멍(foramen rotundum)	위턱신경(CN V2)
타원구멍(foramen ovale)	아래턱신경(CN V3), 덧뇌막동맥
뇌막동맥구멍(foramen spinosum)	중간뇌막동맥과 정맥, 아래턱신경(CN V3) 뇌막가지
큰바위신경고랑 (groove for greater petrosal n.)	큰바위신경, 중간뇌막동맥 바위가지
작은바위신경고랑 (groove for lesser petrosal n.)	작은바위신경
뒤머리뼈우묵(posterior cranial fossa)	
큰구멍(foramen magnum)	숨뇌, 뇌막, 척추동맥, 더부신경(CN XI), 경막정맥, 앞/뒤척수동맥
목정맥구멍(jugular foramen)	혀인두신경(CN IX), 미주신경(CN X), 더부신경(CN XI), 속목정맥의 아래바위정맥굴, 구불정맥굴, 오름인두동맥과 뒤통수동맥 뇌막가지
혀밑신경관(hypoglossal canal)	혀밑신경(CN XII)
관절융기관(condylar canal)	구불정맥굴에서 나와 목의 척추정맥으로 가는 이끌정맥
꼭지구멍(mastoid foramen)	구불정맥굴에서 나오는 꼭지이끌정맥, 뒤통수동맥 뇌막가지

1. 얼굴 표지점

얼굴에는 여러 표지점(landmark)이 있다. 이들 표지점은 얼굴의 형태를 기술하거나, 개인식별 등 법의학이나 체질인류학적 영역에서 많이 사용된다. 중요한 얼굴 표지점으로는 다음과 같은 것들이 있다(그림 8.7).

- 머리마루점(vertex, v) : 머리덮개의 가장 윗점
- 미간점(glabella, g) : 양쪽 눈썹 사이 정중면에 위치한 점. 앞쪽으로 가장 튀어나온 부위
- 코뿌리점(nasion, n) : 양쪽 코뼈와 이마뼈가 정중면에서 만나는 점
- 코뼈점(rhinion, r) : 코뼈의 가장 아래끝 부분
- 코밑점(subnasale, sn) : 양쪽 콧구멍 사이 코중격이 인중으로 연결되는 점

2. 얼굴근육

얼굴근육(facial mm.)은 피부밑조직에 위치하며, 피부를 움직여 얼굴의 표정을 짓게 하므로 얼굴표정근육(facial expression mm.)이라고도 한다. 얼굴근육은 머리덮개(scalp) 앞쪽과 뒤쪽, 그리고 얼굴과 목에 위치하고, 다른 뼈대근육과는 달리 근막이나 머리뼈에서 일어나 피부 또는 점막에 닿는다. 얼굴근육에는 얼굴신경이 분포한다. 눈, 코, 입을 둘러싸고 있는 얼굴근육은 각 구멍을 여닫는 역할을 하며 피부를 당겨 효과를 낸다. 얼굴근육은 그림 8.8에 있으며, 각 근육의 이는곳과 닿는곳, 작용은 표 8.2에 정리되어 있다.

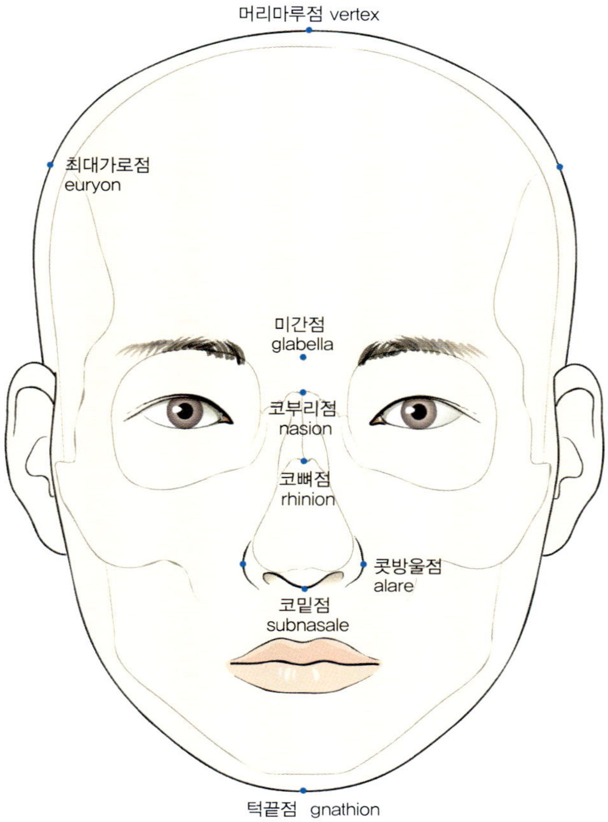

그림 8.7 주요 얼굴표지점

1) 이마의 근육

뒤통수이마근(occipitofrontal m.)에는 이마힘살과 뒤통수힘살이 있는데, 이 중 이마힘살(frontal belly)은 눈썹을 위로 올려 놀란 표정을 짓고 눈살을 찌푸릴 때 이마에 가로주름을 만든다.

2) 눈 주위 근육

눈둘레근(orbicularis oculi m.)은 다음과 같은 두 부분으로 구성된다.

- **눈꺼풀부분**(palpebral part)은 눈꺼풀을 부드럽게 깜박이게 하며 눈물이 코눈물관(nasolacrimal duct)을 통해 코로 흘러 들어 가게 하며, 눈물근막(lacrimal fascia)을 당겨 눈물주머니(lacrimal sac)를 확장시킨다.
- **눈확부분**(orbital part)은 눈꺼풀을 강하게 감게 하며 눈을 가늘게 뜰 때 가쪽눈구석에서 가쪽으로 부챗살 모양의 피부주름을 형성한다.

눈둘레근의 두 부분이 모두 수축할 때 눈은 강하게 감겨지고, 인접한 피부에는 주름이 생긴다.

눈썹주름근(corrugator supercilii m.)은 눈썹 안쪽부위에 위치한 근육으로 눈썹 안쪽 끝을 아래로 끌어당기고 이마를 수직으로 주름지게 한다.

눈살근(procerus m.)은 콧등과 미간 사이에 있는 작은 세로방향 근육으로, 이마근과 이어지기도 한다. 눈살근은 눈썹 안쪽 부분을 아래로 잡아당기고 미간에 가로주름을 만든다. 이 근육은 강한 빛 때문에 눈을 찌푸리는 표정을 하거나, 기분 나쁠 때 찌푸린 얼굴을 만들기도 한다.

3) 코 주위 근육

코근(nasalis m.)은 가로부분과 콧방울부분으로 구성된다. **가로부분**(transverse part, compressor naris)은 반대쪽 가로부분 근육섬유와 합쳐져 콧구멍을 조일 때 사용된다. 가로부분의 아래안쪽에 위치한 **콧방울부분**(alar part, dilator naris)은 콧방울연골(alar cartilage)에 부착하여 콧구멍을 아래로 잡아당겨 콧구멍이 벌어지게 한다.

코중격내림근(depressor septi nasi m.)은 코중격과 위입술 사이에 위치하며, 입둘레근과 점막 사이에 있다. 깊은 숨을 쉴 때 코근 콧방울부분을 도와 콧구멍이 벌어지도록 한다.

4) 입 주위 근육

입둘레근(orbicularis oris m.)은 입을 조여 입을 닫히게 한다. 보다 강하게 수축하면 휘파람을 불 때처럼 위 · 아래 입술을 모아 앞으로 내미는 작용을 한다. 입둘레근은 말을 할 때나 음식물을 씹을 때 혀와 함께 작용한다.

입둘레근을 제외한 입 주위의 근육은 입을 당기는 확대근육(dilator m.)으로 작용하며, 입술 주위에 부챗살처럼 퍼져 있다.

위입술콧방울올림근(levator labii superioris alaeque nasi m.)은 코의 콧방울연골(alar cartilage)과 위입술에 붙는 두 부분으로 나뉘며 각각 콧방울연골과 위입술을 위로 올린다.

위입술올림근(levator labii superioris m.)은 위입술콧방울올림근과 작은광대근 사이에 위치하는 근육으로 코입술고랑(nasolabial sulcus)을 형성한다. **입꼬리올림근**(levator anguli oris m.)은 위입술올림근 가쪽에 위치하며 입꼬리를 들어올린다.

작은광대근(zygomaticus minor m.)은 광대뼈에서 입둘레근쪽으로 비스듬히 위치하는 작은 근육으로, 위입술

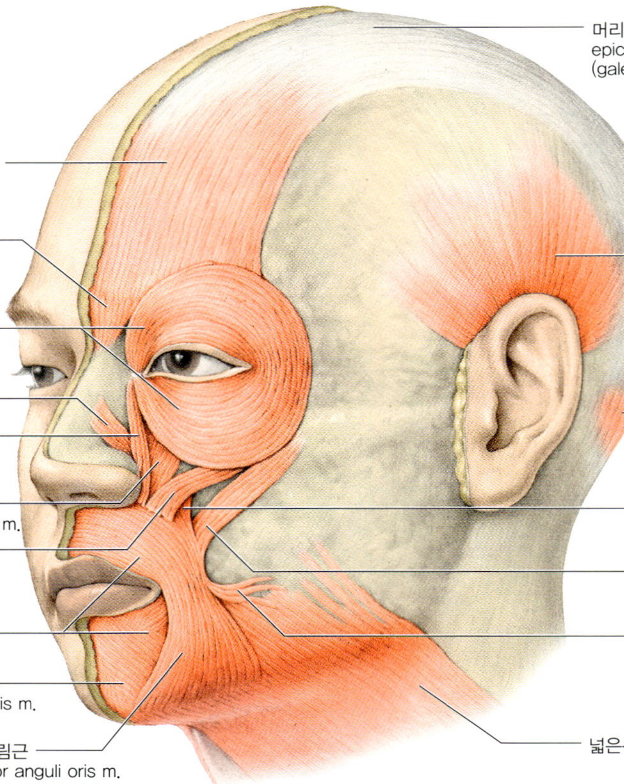

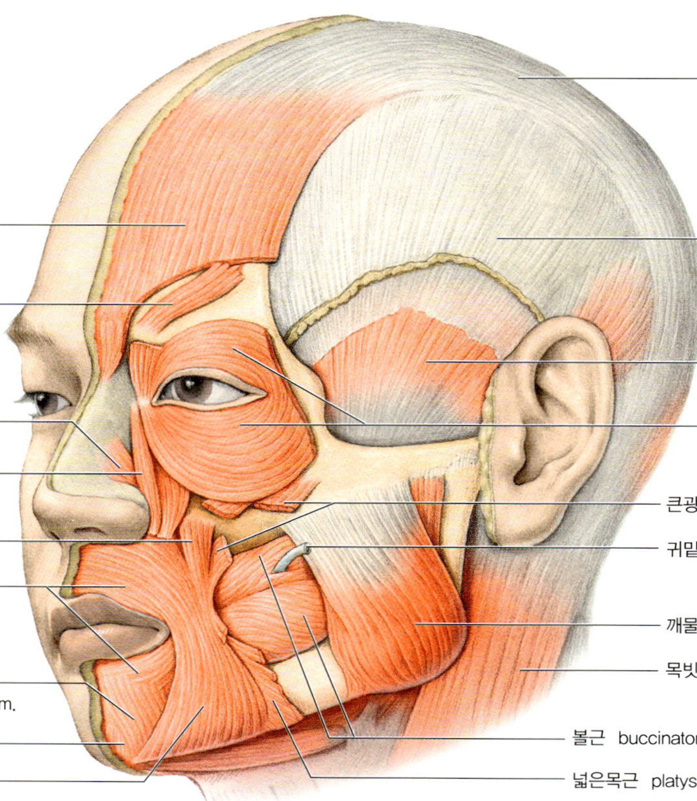

그림 8.8 머리덮개와 얼굴의 근육. 윗그림에는 얕은층 근육을, 아래 그림에는 깊은층 근육을 나타내었다.

표 8.2 주요 얼굴근육

근육 이름	이는 곳	닿는 곳	신경	작용
이마의 근육				
뒤통수이마근 (occipitofrontalis m.)				
뒤통수힘살 (occipital belly)	위목덜미선 가쪽 2/3, 꼭지돌기	뒤통수부위 피부 이마부위 피부 머리덮개널힘줄	얼굴신경의 뒤귓바퀴신경	머리덮개를 뒤와 앞으로 움직임 눈썹을 올림(놀랄 때) 이마의 가로주름을 만듦
이마힘살 (frontal belly)	관상봉합 위의 머리덮개널힘줄		얼굴신경의 관자가지	
눈 주위 근육				
눈둘레근 (orbicularis oculi m.)				
눈꺼풀부분 (palpebral part)	안쪽 눈꺼풀인대	가쪽 눈꺼풀솔기	얼굴신경의 관자가지, 광대가지	눈을 부드럽게 감음
눈확부분 (orbital part)	눈확 안쪽모서리 이마뼈 코부분 위턱뼈 이마돌기	눈확모서리 주위의 피부		눈을 강하게 감음
눈썹주름근 (corrugator supercilii m.)	눈썹활 안쪽부분	눈썹 안쪽 절반 피부	얼굴신경의 관자가지, 광대가지	눈썹을 아래안쪽으로 당김 눈살을 찌푸릴 때 미간부위에 세로주름이 지게 함
눈살근 (procerus m.)	코뼈 가쪽코연골 윗부분	눈썹 사이나 눈썹 윗부분 피부	얼굴신경의 관자가지, 광대가지, 볼가지	눈썹 안쪽부분을 아래로 당김, 미간과 코뿌리 부위에 가로주름을 지게 함
코 주위 근육				
코근 (nasalis m.)				
가로부분 (transverse part, compressor naris)	위턱뼈 송곳니융기	콧등의 널힘줄	얼굴신경의 광대가지, 볼가지	콧구멍을 좁힘
콧방울부분 (alar part, dilator naris)	위턱가쪽앞니의 이틀융기	콧방울연골		콧구멍을 넓힘
코중격내림근 (depressor septi nasi m.)	위턱뼈 앞니오목	코중격 아랫부분	얼굴신경의 광대가지, 볼가지	콧구멍을 넓힘 코중격을 아래로 당김
입 주위 근육				
입둘레근 (orbicularis oris m.)	위입술 위쪽의 위턱뼈, 입 주위 근육의 근육섬유, 입꼬리	입술의 피부와 점막(일부 섬유는 입꼬리에서 교차)	얼굴신경의 볼가지, 턱 모서리가지	입술을 닫음 입술을 내밈
위입술콧방울올림근 (levator labii superioris alaeque nasi m.)	위턱뼈 이마돌기	콧방울연골, 위입술의 피부 및 점막	얼굴신경의 광대가지, 볼가지	콧구멍을 넓힘 위입술을 올림
위입술올림근 (levator labii superioris m.)	위턱뼈 눈확아래모서리	위입술 가쪽부분의 피부 및 점막	얼굴신경의 광대가지, 볼가지	위입술을 올림

표 8.2 주요 얼굴근육

근육 이름	이는 곳	닿는 곳	신경	작용
입꼬리올림근 (levator anguli oris m.)	눈확아래구멍 바로 아래의 위턱뼈 송곳니오목	입꼬리의 피부와 점막 (일부 섬유는 입둘레근, 입꼬리내림근, 큰광대근에 섞임)	얼굴신경의 광대가지, 볼가지	입꼬리를 올림
작은광대근 (zygomaticus minor m.)	광대위턱봉합 옆의 광대뼈	위입술의 피부 및 점막	얼굴신경의 광대가지, 볼가지	위입술을 뒤, 위로 당김
큰광대근 (zygomaticus major m.)	광대관자봉합 옆의 광대뼈	입꼬리의 피부와 점막 (일부 섬유는 입둘레근, 입꼬리내림근, 입꼬리올림근에 섞임)	얼굴신경의 광대가지, 볼가지	입꼬리를 뒤, 위로 당김
입꼬리당김근 (risorius m.)	깨물근근막, 귀밑샘근막, 넓은목근의 섬유	입꼬리의 피부	얼굴신경의 볼가지	입꼬리를 가쪽으로 당김
볼근 (buccinator m.)	위턱뼈 볼쪽 이틀돌기, 아래턱뼈 볼쪽 이틀돌기, 날개아래턱솔기	입꼬리쪽으로 근육섬유가 모여 입둘레근에 섞임	얼굴신경의 볼가지	뺨을 치아쪽으로 압박함 입술사이로 공기를 불음 씹기근육에 도움을 줌
입꼬리내림근 (depressor anguli oris m.)	아래턱뼈 빗선	입꼬리의 피부와 점막	얼굴신경의 볼가지, 턱모서리가지	입꼬리를 내림
아래입술내림근 (depressor labii inferioris m.)	턱끝결합과 턱끝구멍 사이의 아래턱뼈 가쪽면	아래입술의 피부와 점막 (일부섬유는 입둘레근과 섞임, 안쪽 근육섬유는 양쪽의 것이 서로 만남)	얼굴신경의 턱모서리 가지	아래입술을 내리고 가쪽으로 당김
턱끝근 (mentalis m.)	아래턱뼈 앞니오목	턱끝의 피부	얼굴신경의 턱모서리 가지	아래입술을 들고 앞으로 내밂, 피부를 주름지게 함(의아해 할 때나 부정할 때)
귀 주위 근육				
앞귓바퀴근 (anterior auricular m.)	관자근막 머리덮개 널힘줄	귀둘레 안쪽면 앞부분	얼굴신경의 관자가지, 뒤귓바퀴신경	귀를 들이고 올림(보통은 흔적만 남고 기능이 없음)
위귓바퀴근 (superior auricular m.)	머리덮개널힘줄 관자근막	귓바퀴 안쪽면 윗부분		
뒤귓바퀴근 (posterior auricular m.)	꼭지돌기 표면	귓바퀴 뒷면의 아래부분		

을 살짝 올리거나 코입술고랑을 더 깊게 만든다. 큰광대근과 함께 웃을 때 작용하기도 한다. **큰광대근**(zygomaticus major m.)은 광대뼈에서 입꼬리쪽으로 뻗어 있으며 웃을 때 입꼬리를 위가쪽으로 끌어올리는 작용을 하므로 웃음근육이라고도 한다.

입꼬리당김근(risorius m.)은 깨물근(masseter m.)의 근막 또는 귀밑샘근막(parotid fascia)에서 일어나는 얕은층 근육이다. 이 근육은 입꼬리를 가쪽으로 당기는데 근육이 짧으면 보조개를 만든다.

볼근(buccinator m.)은 얇고 편평한 뺨의 주된 근육으로 입안의 가쪽벽을 이룬다. 볼근 위쪽 섬유는 아래입술로, 아래쪽 섬유는 위입술로 가서 입둘레근(orbicularis oris m.)과 섞인다. 이는 음식물을 씹는 동안 뺨을 압박하여 씹기운동을 도우며, 혀 및 입둘레근과 함께 작용하여 씹을 때 음식물이 씹는면(occlusal surface) 사이에 있도록 한다. 또한, 빠는 동작을 할 때 뺨에 힘을 주도록 작용하며, 입안의 공기를 강하게 내뿜는 역할을 한다.

입꼬리내림근(depressor anguli oris m.)은 불쾌한 표정

을 지을 때 입꼬리를 내리는 작용을 하며 입꼬리부위에서 주위 근육과 섞인다.

아래입술내림근(depressor labii inferioris m.)은 턱끝근 가쪽에 위치하며, 슬프거나 우울한 표정을 지을 때 입술을 아래가쪽으로 당긴다.

턱끝근(mentalis m.)은 턱끝에 분포하는 작은 근육이며, 아래입술을 내밀어 의심스러운 표정을 짓고 턱끝부위에 주름을 만든다.

5) 귀 주위 근육

귀 주위에는 앞 · 위 · 뒤귓바퀴근(anterior, superior, and posterior auricular mm.)의 3개 근육이 있어 바깥귀 주위 피부에 부착한다. 사람에서 귓바퀴근은 퇴화되어 거의 작용하지 않지만, 소리를 듣기 위해 귀를 쫑긋 세우는 동물에서는 매우 큰 역할을 한다.

3. 얼굴의 신경

얼굴에서 가장 중요하고 분포범위가 넓은 신경으로 삼차신경과 얼굴신경이 있다.

얼굴 피부의 감각은 주로 **삼차신경**(CN. V)이 담당하고 얼굴근육의 운동은 **얼굴신경**(CN. VII)이 담당한다.

1) 삼차신경

삼차신경의 감각신경섬유는 얼굴 대부분에 분포하여 얼굴의 감각을 담당하고, 운동신경섬유는 씹기근육에 분포한다. 삼차신경은 눈신경, 위턱신경, 아래턱신경으로 나뉜다(그림 8.9, 8.10).

눈신경(ophthalmic n.)은 삼차신경의 윗가지로, 삼차신경절(trigeminal ganglion) 위앞쪽에서 나뉘어 위눈확틈새를 지나 눈확으로 들어간다. 이 신경은 코섬모체신경, 이마신경, 눈물샘신경으로 나뉘며, 안구, 결막, 눈물샘, 코안, 코곁굴의 점막, 이마, 눈꺼풀, 코의 피부에 분포한다(그림 8.9).

코섬모체신경(nasociliary n.)은 **뒤**벌집신경(posterior ethmoidal n.), 앞벌집신경(anterior ethmoidal n.), 도르래아래신경(infratrochlear n.)으로 나뉜다.

이마신경(frontal n.)은 눈확 안에서 도르래위신경(supratrochlear n.)과 눈확위신경(supraorbital n.)으로 나뉜다(그림 8.9).

눈물샘신경(lacrimal n.)은 눈신경의 가지 중 가장 작은 가지이다. 눈신경에서 나온 피부신경(그림 8.11)은 표 8.3에 정리하였다.

위턱신경(maxillary n.)은 삼차신경의 가운데 가지로, 원형구멍(foramen rotundum)을 통과하여 날개입천장오목(pterygopalatine fossa)으로 들어가며, 이곳에서 날개입천장신경절로 향하는 가지를 낸다(그림 8.9). 이어서 위턱신경은 가쪽으로 꺾여 아래눈확틈새에 이르러 **광대신경**(zygomatic n.)을 내고 앞쪽으로 주행하여 눈확아래고랑을 지나면서 눈확아래신경(infraorbital n.)이 된다.

광대신경은 눈확 가쪽벽을 따라 주행하며 광대얼굴가지(zygomaticofacial branch)와 광대관자가지(zygomaticotemporal branch)로 나뉜다(그림 8.10).

눈확아래신경(infraorbital n.)은 눈확아래구멍을 통과한 후 아래눈꺼풀가지(inf. palpebral branch), 바깥코가지(ext. nasal branch), 속코가지(int. nasal branch), 위입술가지(sup. labial branch)로 나뉘어 각 부위의 피부에 도달한다.

위턱신경의 피부가지는 표 8.4에 정리하였다.

아래턱신경(mandibular n.)은 타원구멍(foramen ovale)을 통해 머리뼈바닥 밖으로 나온다. 운동신경섬유는 씹기근육 운동에 관여하며, 감각신경섬유는 아래턱 부위에 주로 분포한다(그림 8.10). 아래턱신경의 주요 피부가지로는 귓바퀴관자신경, 볼신경, 턱끝신경이 있으며(그림 8.9, 8.10), 표 8.5에 정리하였다.

귓바퀴관자신경(auriculotemporal n.)은 중간뇌막동맥을 둘러싸는 2개의 뿌리로 시작되며, 귀밑샘을 지나 귀 위앞쪽으로 주행하여 관자부위에 이른다. 귓바퀴관자신경은 피부감각신경섬유 이외에도 귀밑샘 분비를 담당하는 부교감신경섬유도 포함하고 있다.

볼신경(buccal n.)은 턱뼈가지 깊은 곳을 가로질러 볼근 앞쪽을 지난다.

턱끝신경(mental n.)은 아래이틀신경(inferior alveolar n.)이 턱뼈관(madibular canalforamen)을 지난 후 턱끝구멍(mental foramen)을 빠져나오면서 피부신경이 된 것이다.

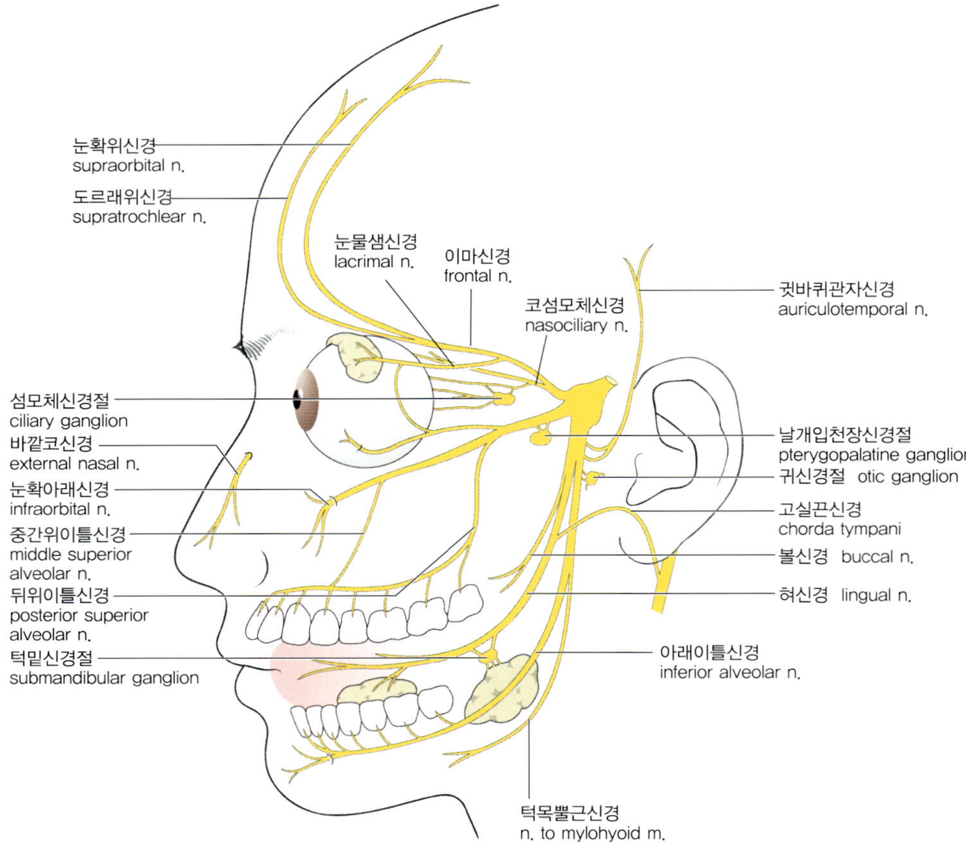

그림 8.9 삼차신경의 가지

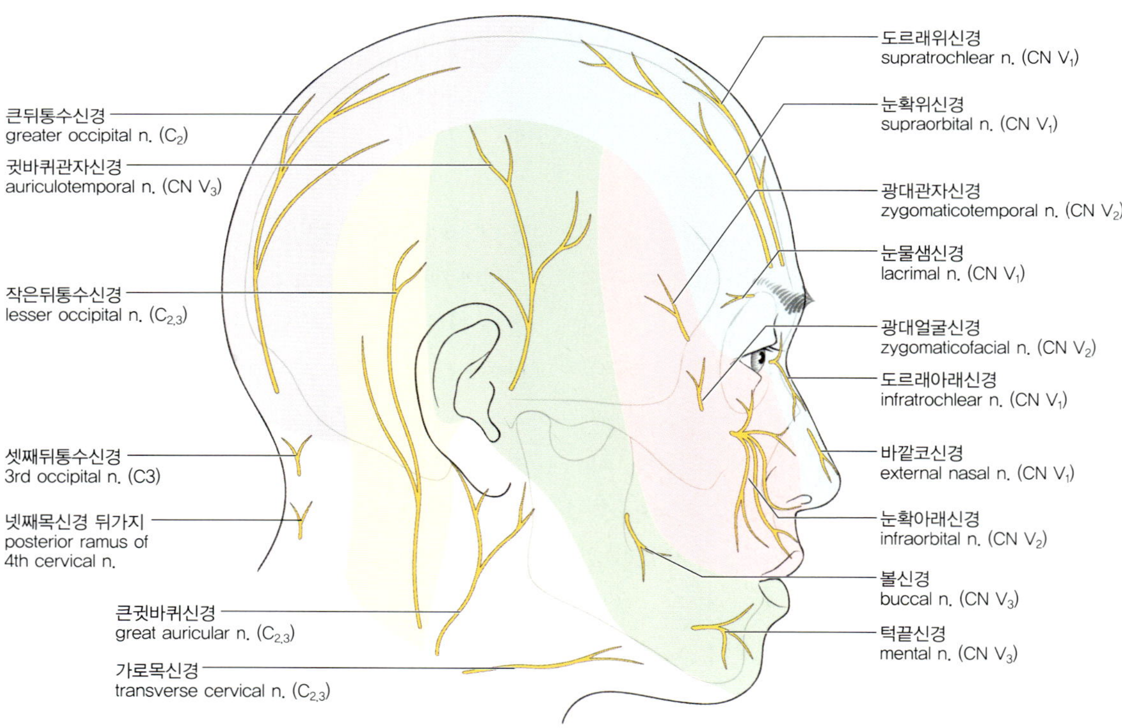

그림 8.10 머리덮개와 얼굴의 피부신경. 얼굴에 칠해진 색은 각각 눈신경, 위턱신경, 아래턱신경의 분포영역을, 뒤통수에 칠해진 색은 각각 C2, C3의 분포영역을 나타낸 것이다.

표 8.3 눈신경(CN V_1)에서 나온 피부신경

신경	기원	경로	분포
눈확위신경 (supraorbital n.)	이마신경 2개 가지 중 보다 큰 가지	눈확 위쪽벽을 따라 앞으로 주행한 후, 눈확위패임/구멍을 통해 나옴. 몇 개 가지로 나뉘면서 이마를 따라 주행	이마굴 점막; 위눈꺼풀 중간의 결막; 앞가쪽 이마와 머리마루점까지의 머리덮개 피부와 뼈막
도르래위신경 (supratrochlear n.)	이마신경 2개 가지 중 보다 작은 가지	눈확 위쪽벽을 따라 앞안쪽으로 주행한 후, 도르래 가쪽을 지나 이마를 따라 주행	위눈꺼풀 안쪽면 피부와 결막; 앞안쪽 이마 피부와 뼈막
눈물샘신경 (lacrimal n.)	눈신경의 3개 가지 중 가장 작은 가지	눈확에서 위가쪽으로 달림, 광대관자신경에서 교통가지를 통해 샘분비섬유를 받음	눈물샘(분비촉진신경섬유); 위눈꺼풀 가쪽부분 피부와 점막 일부
도르래아래신경 (infratrochlear n.)	코섬모체신경의 종말가지	눈확 안쪽벽을 따라 진행, 도르래 아래를 지남	코뿌리 가쪽 피부; 안쪽눈구석, 눈물주머니, 눈물언덕 근처의 눈꺼풀 피부와 결막
바깥코가지 (external nasal branch)	앞벌집신경의 종말가지	코뼈와 가쪽코연골 사이를 지나면서 코안에서 나옴	콧방울, 코안뜰, 콧등, 코끝의 피부

표 8.4 위턱신경(CN V_2)에서 나온 피부신경

신경	기원	경로	분포
눈확아래신경 (infraorbital n.)	아래눈확틈새를 지나 눈확으로 들어가는 위턱신경의 가지	눈확바닥의 눈확아래고랑과 구멍을 지나면서 위이틀가지를 내고, 눈확아래구멍을 나와 아래눈꺼풀가지, 속코가지, 바깥코가지, 위입술가지로 나뉨	위턱굴의 점막; 위턱 작은어금니, 송곳니, 앞니; 아래눈꺼풀의 피부와 결막; 뺨, 가쪽 코, 앞아래쪽 코중격의 피부; 위입술의 피부와 점막
광대얼굴가지 (zygomaticofacial branch)	광대신경의 작은 종말가지	눈확 아래가쪽 구석에서 광대얼굴구멍을 지남	뺨의 튀어나온 부분 피부
광대관자가지 (zygomaticotemporal branch)	광대신경의 큰 종말가지	눈확에서 눈물샘신경에 교통가지를 낸 후, 광대관자구멍을 통해 관자우묵으로 감	관자우묵 앞쪽 부분

표 8.5 아래턱신경(CN V_3)에서 나온 피부신경

신경	기원	경로	분포
귓바퀴관자신경 (auriculotemporal n.)	아래턱신경 뒤줄기에서 2개의 뿌리로 나와 중간뇌막동맥을 감쌈.	뒤쪽으로 턱뼈가지보다 깊은 곳에 위치하며, 귀밑샘 깊은부분 위쪽을 지나 턱관절 뒤로 나옴	귓바퀴 앞쪽과 관자부위 뒤쪽 2/3의 피부; 바깥귀길, 귀구슬과 귀둘레 피부, 고막 바깥면, 바깥귀길 지붕의 피부
볼신경 (buccal n.)	아래턱신경 앞줄기의 감각가지	가쪽날개근 두 갈래 사이를 지나 턱뼈가지와 깨물근 앞쪽으로 나와 얼굴신경 볼가지와 합쳐짐	뺨의 피부와 입안점막(볼근 앞부분 깊은 곳을 덮고 있는); 위턱 큰어금니 부위 볼쪽 잇몸
턱끝신경 (mental n.)	아래이틀신경의 종말가지	턱뼈관을 지나 턱끝구멍으로 나옴	턱끝의 피부, 아래입술의 입안점막과 피부, 아래턱 잇몸

삼차신경통(trigeminal neuralgia)

삼차신경 감각뿌리를 침범하는 감각이상으로 갑자기 시작되는 찌르는 듯한 얼굴 통증이 특징이다. 통증이 한번 발생하면 15분 정도 또는 그 이상 지속되며, 통증이 너무 심하여 우울증이나 심지어 자살을 시도하기도 한다. 위턱신경을 가장 많이 침범하고 아래턱신경, 눈신경 순으로 자주 발생한다. 삼차신경통의 원인은 알려져 있지 않지만 대부분 신경을 누르는 비정상적인 혈관 때문이라 여겨진다.

2) 얼굴신경

얼굴신경(facial n.)은 운동과 감각섬유로 이루어진 혼합신경이다. 운동섬유는 얼굴표정근육에 분포하며 혀의 앞쪽 2/3의 맛봉오리(taste bud)에 특수감각신경가지를 내기도 하지만, 얼굴에는 감각섬유를 내지 않는다. 얼굴신경은 바깥귀길 주위에서 일반감각을 전달하며 눈물샘, 턱밑샘, 혀밑샘으로 가는 분비촉진섬유도 낸다. 얼굴신경은 속귀신경(vestibulocochlear n.)과 함께 속귀길(int. acoustic meatus)로 들어간 후, 얼굴신경관(facial canal)을 통과하여 붓꼭지구멍(stylomastoid foramen)을 통해 머리뼈 밖으로 빠져나온다(그림 8.11).

얼굴신경은 곧바로 뒤귓바퀴신경(posterior auricular n.)을 내어 뒤귓바퀴근과 뒤통수이마근 뒤통수힘살에 분포한다. 얼굴신경의 주된 가지는 앞쪽으로 달려 귀밑샘 속에서 귀밑샘신경얼기(parotid plexus)를 형성한 후, 관자가지, 광대가지, 볼가지, 턱모서리가지, 목가지의 5개의 종말가지를 낸다(그림 8.12).

- **관자가지**(temporal branch) : 위귓바퀴근, 앞귓바퀴근, 뒤통수이마근 이마힘살, 눈둘레근 위쪽 부분, 눈썹주름근에 분포
- **광대가지**(zygomatic branch) : 눈둘레근과 눈확 아래의 표정근육에 분포
- **볼가지**(buccal branch) : 볼근, 입둘레근 위쪽 부분, 위입술올림근 아래섬유에 분포
- **턱모서리가지**(marginal mandibular branch) : 넓은목근 깊은 곳에서 아래턱뼈 아래모서리를 가로지르며, 입꼬리당김근, 아래입술과 턱에 있는 근육에 분포
- **목가지**(cervical branch) : 아래턱뼈 뒤쪽을 지나 넓은목근에 분포

얼굴신경의 손상

얼굴신경은 뇌신경 중에서 신경마비가 가장 빈번히 일어나는 신경으로, 손상되면 얼굴근육이 마비된다. 이때 혀 앞 2/3의 맛감각이 소실되거나 눈물샘과 침샘의 분비장애가 동반될 수 있다. 또한, 뇌줄기 속에 위치한 얼굴신경 신경핵 부위에 손상이 있을 경우 감각과 운동기능에 장애가 생길 수 있으며, 속귀길의 무릎신경절 주변이 손상될 경우 같은 쪽 얼굴 전체의 근육마비를 유발한다. 얼굴신경은 붓꼭지구멍을 통해 머리뼈 바닥으로 나오는데, 그 주변의 병터는 얼굴신경 질환 중 발생 빈도가 가장 높다. 환자는 같은 쪽 얼굴 전체의 근육마비가 나타난다(Bell's palsy). 그 결과 해당 쪽 얼굴이 무표정해지고 음식을 씹는데 곤란을 겪는다.

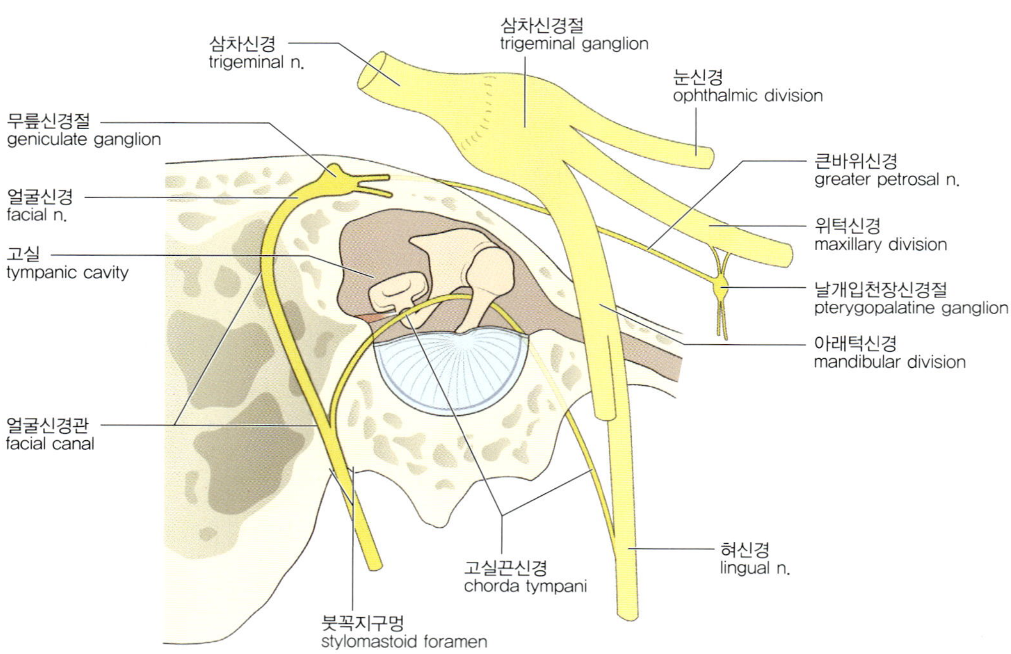

그림 8.11 얼굴신경의 주행경로. 고실과 고막을 지나는 시상단면

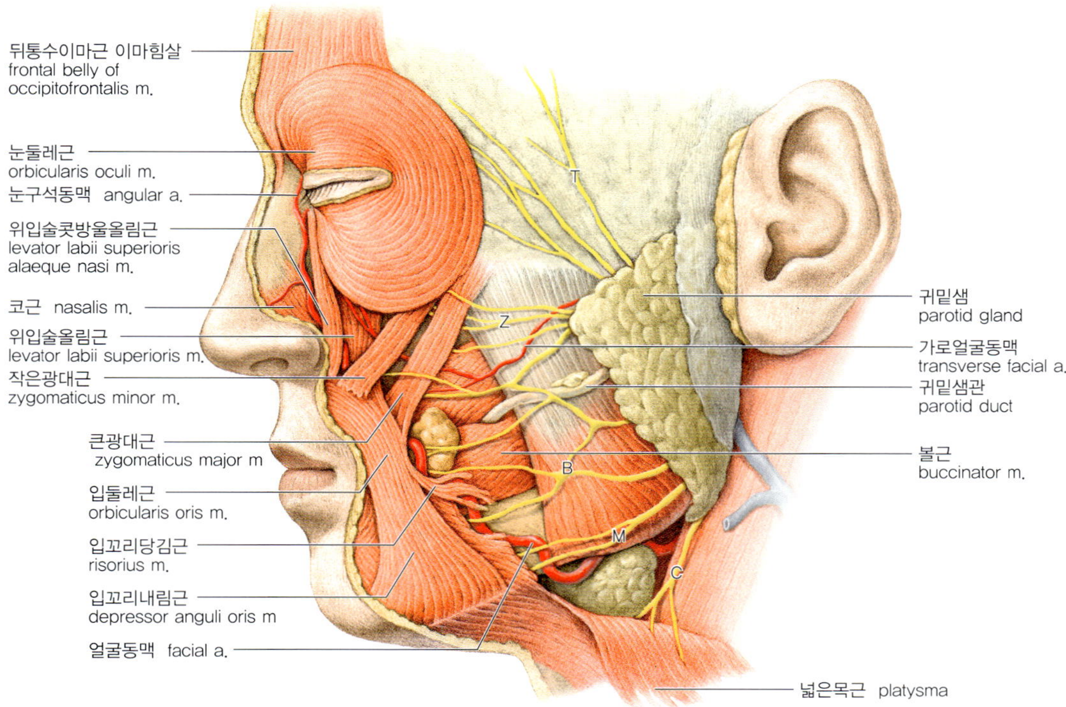

그림 8.12 얼굴신경의 분포. 얼굴신경 가지들이 귀밑샘을 뚫고 나오는 모습. T; 관자가지, temporal, Z; 광대가지, zygomatic, B; 볼가지, buccal, M; 턱모서리가지, marginal mandibular, C; 목가지, cervical.

4. 얼굴의 혈관

얼굴에 분포하는 동맥들은 서로 연결되어 있으며 얼굴동맥, 얕은관자동맥, 가로얼굴동맥, 눈확위동맥, 도르래위동맥, 턱끝동맥 등이 있다(표 8.6). 동맥과 같은 이름의 정맥들이 이와 동반하여 주행한다.

1) 얼굴의 동맥

얼굴동맥(facial a.)은 얼굴에 혈액을 공급하는 주요 동맥이다. 얼굴동맥은 바깥목동맥(external carotid a.)의 가지로, 목동맥삼각 속에서 혀동맥 바로 위에서 일어나 턱뼈가지 아래를 지난 다음, 턱두힘살근 뒤힘살 깊은 부분과 붓목뿔근을 비스듬히 지난다. 그후, 얼굴동맥은 턱밑샘 깊은 부분을 지나 아래턱뼈 아래모서리를 돌아 얼굴로 들어간다(그림 8.13, 표 8.6). 이후 안쪽눈구석을 향해 구불구불하게 달린다. 이 동맥은 얼굴의 얕은 층에 위치하지만, 넓은목근보다는 깊은 층을 달린다. 얼굴동맥은 아래턱뼈, 볼근, 위턱뼈를 가로질러 위 · 아래눈꺼풀이 만나는 안쪽눈구석까지 올라간다. 얼굴동맥은 위로 주행하면서 아래입술동맥(inferior labial a.), 위입술동맥(sup. labial a.), 가쪽코가지(lat. nasal branch)를 내고 종말가지인 눈구석동맥(angular a.)이 된다. 얼굴동맥은 눈동맥의 가지인 콧등동맥(dorsal nasal a.)과 연결되기도 한다.

얕은관자동맥(superficial temporal a.)은 바깥목동맥의 종말가지로, 다른 종말가지인 위턱동맥(maxillary a.)보다 가늘다. 턱뼈목 뒤쪽 귀밑샘에서 시작하고, 턱관절과 귀 사이에서 얼굴 얕은 곳으로 나와 관자우묵으로 들어가 이마가지(frontal branch)와 마루가지(parietal branch)로 나뉘며, 귓바퀴관자신경(auriculotemporal n.)과 함께 머리 가쪽면을 지나 머리덮개에서 끝난다(그림 8.13). 이 동맥은 광대돌기 바로 위쪽과 귓바퀴 앞쪽에 얕게 위치하므로 맥박을 쉽게 느낄 수 있다.

얕은관자동맥은 귀밑샘, 턱관절(temporomandibular joint), 깨물근(masseter m.)으로 가는 가지 이외에도 가로얼굴동맥, 중간관자동맥, 광대눈확동맥, 앞귓바퀴가지, 이마가지, 마루가지 등을 낸다. **눈확위동맥**(supraorbital a.)과 **도르래위동맥**(supratrochlear a.)은 눈동맥(ophthalmic a.)의 가지로, 눈확위신경과 동반하며 이마에 분포하며 머리마루점(vertex)까지 이른다.

턱끝동맥(mental a.)은 아래이틀동맥의 종말가지로 턱끝신경과 동반하며 턱끝부위에 분포한다.

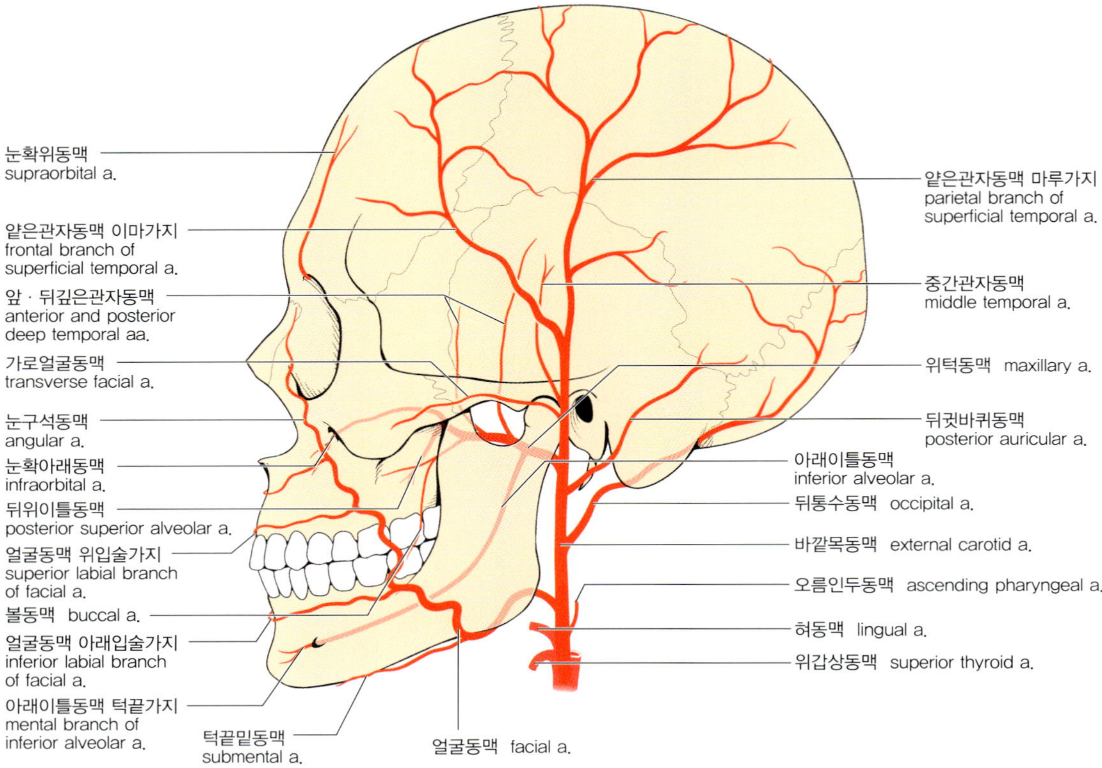

그림 8.13 얼굴과 머리덮개에 분포하는 동맥

표 8.6 얼굴과 머리덮개의 동맥

동맥	기원	경로	분포
얼굴동맥 (facial a.)	바깥목동맥	턱밑샘보다 깊은 곳에서 위로 올라가다가 아래턱뼈 아래모서리를 감고 얼굴로 들어감	얼굴과 얼굴 표정근육
아래입술동맥 (inferior labial a.)	입꼬리 근처의 얼굴동맥	아래입술에서 안쪽으로 달림	아래입술
위입술동맥 (superior labial a.)		위입술에서 안쪽으로 달림	위입술, 콧방울, 코중격
가쪽코동맥 (lateral nasal a.)	코 옆면을 따라 올라가는 얼굴동맥	콧방울을 지나감	콧방울과 콧등의 피부
눈구석동맥 (angular a.)	얼굴동맥의 종말가지	안쪽눈구석으로 진행	볼 윗부분과 아래눈꺼풀
뒤통수동맥 (occipital a.)	바깥목동맥	턱두힘살근 뒤힘살 안쪽을 지나 꼭지돌기로 진행. 뒤통수부위에서 뒤통수신경과 동행	머리 뒤에서 마루점까지의 머리덮개
뒤귓바퀴동맥 (posterior auricular a.)		귀밑샘보다 깊은 곳에서 뒤로 진행하여 붓돌기를 따라감	귓바퀴와 귓바퀴 뒤쪽의 머리덮개
얕은관자동맥 (superficial temporal a.)	바깥목동맥 종말가지 중 작은 가지	귀 앞에서 관자부위로 올라가 머리덮개에서 끝남	얼굴근육, 이마와 관자부위의 피부
가로얼굴동맥 (transverse facial a.)	귀밑샘 속의 얕은관자동맥	깨물근보다 얕게 광대근 아래에서 얼굴을 가로지름	귀밑샘, 귀밑샘관, 얼굴의 근육과 피부
턱끝동맥 (mental a.)	아래이틀동맥의 종말가지	턱끝구멍에서 나와 턱끝으로 진행	얼굴근육과 턱끝의 피부
눈확위동맥 (supraorbital a.)	속목동맥 가지인 눈동맥의 종말가지	눈확위구멍(패임)을 지나 위로 주행	이마와 머리덮개의 근육과 피부
도르래위동맥 (supratrochlear a.)		도르래위패임을 지나 위로 주행	머리덮개의 근육과 피부

2) 얼굴의 정맥

얼굴정맥(facial v.)은 얼굴동맥과 동반하여 달린다(그림 8.14). 얼굴정맥은 눈구석정맥(angular v.)으로 시작되며, 코 가쪽모서리를 따라 아래로 주행하면서 바깥코정맥(external nasal v.)과 아래눈꺼풀정맥(inferior palpebral v.)을 받으며 얼굴동맥 뒤를 지난다. 얼굴정맥의 지류로는 관자아래우묵에서 날개근정맥얼기(pterygoid plexus)로 유입되는 깊은얼굴정맥(deep facial v.)과 위 · 아래입술에서 유입되는 위 · 아래입술정맥(superior and inferior labial vv.)이 있다. 얼굴정맥은 아래턱뒤정맥(retromandibular v.)가지와 만나 속목정맥(internal jugular v.)으로 합류된다.

얕은관자정맥(superficial temporal v.)은 광대활을 가로질러 머리덮개에 넓게 분포된 정맥얼기에서 시작된다. 머리덮개, 이마, 얼굴, 관자부위의 정맥피가 얕은관자정맥으로 유입된다. **아래턱뒤정맥**(retromandibular v.)은 얕은관자정맥과 위턱정맥(maxillary v.)이 합쳐져 형성되며 턱뼈가지 뒤를 지나 귀밑샘, 얼굴신경 깊은가지, 바깥목동맥 얕은가지를 따라 내려간다. 아래턱뒤정맥은 얼굴정맥과 합쳐지는 가지와 뒤귓바퀴정맥(posterior auricular v.)과 합쳐져 바깥목정맥(external jugular v.)을 형성하는 가지를 낸다(그림 8.14).

얼굴정맥의 혈전정맥염 thrombophlebitis

얼굴정맥은 위눈정맥을 통해 해면정맥굴(cavernous sinus)과 연결되고, 아래눈정맥과 깊은얼굴정맥을 통해 날개근정맥얼기(pterygoid venous plexus)와 연결되어 있다. 따라서 얼굴에서 발생한 염증이 해면정맥굴과 날개근정맥얼기로 퍼질 수 있다. 눈, 코, 입, 안쪽눈구석에서 혈액은 일반적으로(특히 서 있을 때) 얼굴정맥을 통해 아래로 빠져나가지만, 얼굴정맥에는 판막(valve)이 없기 때문에 혈액이 역류할 수 있다. 결과적으로 얼굴의 정맥피가 해면정맥굴로 흘러든다. 얼굴정맥에 염증이 생긴 혈전정맥염(thrombophlebitis)이 있을 경우에 이차 혈전 형성과 함께 감염된 혈전 조각이 얼굴정맥계로 퍼져 해면정맥굴까지 혈전정맥염에 걸릴 수 있다. 코의 자상이나 코, 위입술 쪽의 여드름을 짜는 경우 염증이 경막정맥굴(dural venous sinus)로 퍼질 수 있는 가능성이 있다. 이와 같은 이유로 코와 양쪽 입꼬리를 연결하는 세모꼴 부분을 얼굴의 위험한 삼각형 영역(danger triangle of the face)이라고 한다.

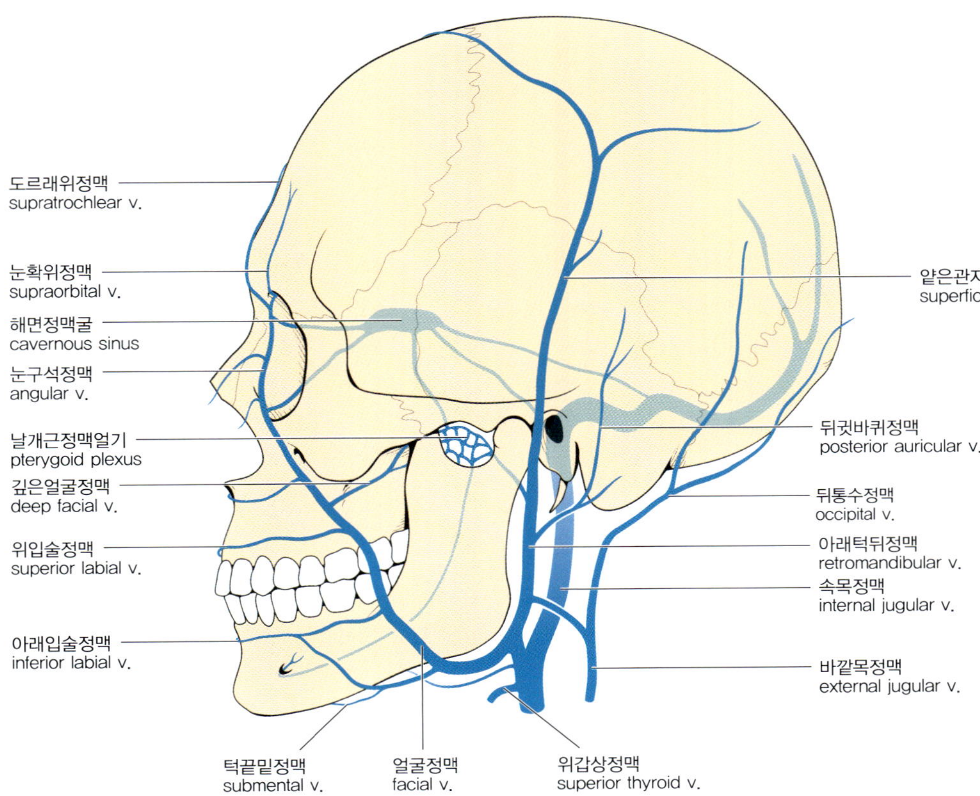

그림 8.14 얼굴과 머리덮개의 주요 정맥

도르래위정맥(supratrochlear v.)은 이마에서 시작되어 얕은 · 중간관자정맥(superficial and middle temporal v.)과 연결된다. **눈확위정맥**(supraorbital v.)은 눈확 위쪽에서 안쪽으로 달려 안쪽눈구석 근처에서 도르래위정맥과 합쳐져 **눈구석정맥**(angular v.)을 이룬다(그림 8.14). 눈확위정맥의 지류는 눈확위패임을 통과해 위눈정맥(superior ophthalmic v.)과 교통한다.

3) 얼굴의 림프

얼굴의 얕은림프관은 정맥과 같이 달리며(그림 8.15) 깊은림프관은 동맥과 같이 달린다(그림 8.16). 머리와 목의 모든 림프는 속목정맥을 둘러싸는 림프절 사슬인 **깊은목림프절**(deep cervical nodes)로 직접 또는 간접적으로 유입된다. 깊은목림프절을 지난 림프는 목림프줄기(jugular lymphatic trunk)를 지나, 왼쪽에서는 가슴림프관(thoracic duct)에 유입되고, 오른쪽에서는 오른림프관을 통해 속목정맥 또는 팔머리정맥에 유입된다.

눈썹을 포함한 얼굴 가쪽 부분 림프는 아래로 흘러 **귀밑샘림프절**(parotid nodes)로 유입되고, 위입술과 아래입술 가쪽에서 오는 림프는 **턱밑림프절**(submandibular nodes)로 유입되며, 턱과 아래입술 중간 부분에서 오는 림프는 **턱끝밑림프절**(submental nodes)로 유입된다(그림 8.15, 8.16).

5. 귀밑샘

귀밑샘(parotid gland)은 3개의 큰침샘(major salivary gland) 중에서 가장 크고, 질긴 **귀밑샘근막**(parotid fascia)에 싸여 있는데, 귀밑샘근막은 목근막(deep cervical fascia)이 연속된 구조물이다. 귀밑샘 실질은 바깥귀길 아래앞쪽에 있으며, 턱뼈가지와 꼭지돌기 사이에서 불규칙한 모양을 하고 있다. 귀밑샘 끝은 턱뼈각 뒤에 있고, 바닥은 광대활 쪽에 위치하며, 편평한 가쪽면은 피부 밑에 위치한다(그림 8.12). **귀밑샘관**(parotid duct)은 길이가 약 5~7 cm로, 귀밑샘 앞모서리에서 수평으로 달리다가 깨물근 앞모서리에서 안쪽으로 꺾여 볼근을 뚫고 위턱 둘째큰어금니 맞은편 볼쪽 점막에서 입안으로 열린다.

귀밑샘 속으로는 얼굴신경의 가지들과, 아래턱뒤정맥, 바깥목동맥이 지나간다. 아래턱신경의 가지인 **귓바퀴관자신경**(auriculotemporal n.)이 얕은관자혈관과 함께 귀밑샘 위쪽을 지나고, 목신경얼기의 가지인 **큰귓바퀴신경**(great auricular n.)은 귀밑샘근막에 분포한다(그림 8.10). 이들 두 신경이 귀밑샘의 일반감각을 전달한다.

혀인두신경(glossopharyngeal n.)의 신경절이후부교감섬유는 귀밑샘의 분비촉진섬유로 분포하며, 이는 귀신경절(otic ganglion)에서 시작되어 귓바퀴관자신경을 통해 전달된다. 교감섬유는 위목신경절(superior cervical ganglion)에서 나와 바깥목동맥을 따라 있는 바깥목신경얼기(external carotid plexus)를 통해 온다. 귀밑샘근막의 위쪽과 귀밑샘 속에는 **귀밑샘림프절**(parotid nodes)이 위치한다(그림 8.15). 귀밑샘림프절은 이마와 눈썹의 가쪽 부분, 관자부위, 귓바퀴 가쪽면, 바깥귀길 앞벽, 가운데귀에서 오는 림프를 받아들이고, 귀밑샘림프절에서 나오는 림

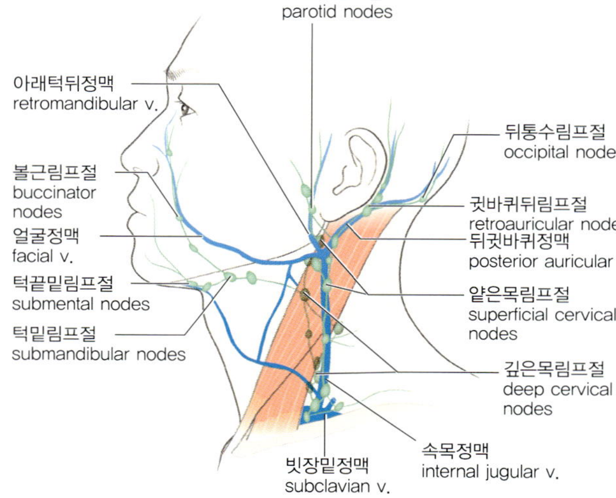

그림 8.15 머리와 목의 얕은림프절

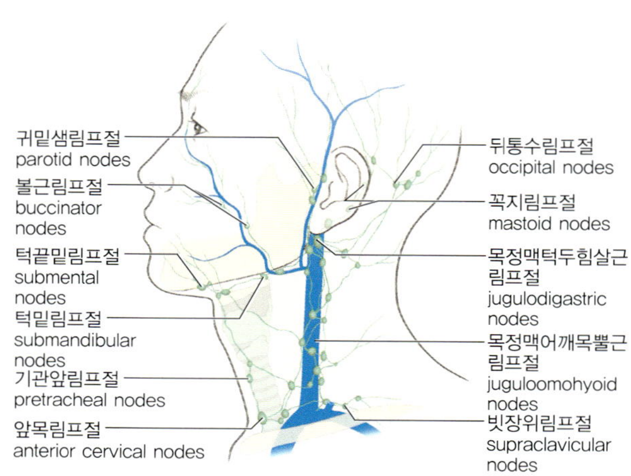

그림 8.16 머리와 목의 깊은림프절

프는 얕은 · 깊은목림프절(superficial and deep cervical nodes)로 유입된다(그림 8.16).

귀밑샘의 감염 infection of parotid gland

혈관을 지나는 감염원에 의해 귀밑샘이 감염될 수 있으며, 대표적으로 급성 바이러스 전염병인 볼거리(mumps)가 있다. 감염이 되면 염증을 유발하고 샘이 붓는데 귀밑샘근막이 부종을 제한하므로 심한 통증을 일으킨다. 귀밑샘관은 입안뜰 위쪽으로 들어가는 관을 내어 귀밑샘유두를 만드는데, 볼거리바이러스에 의한 귀밑샘관의 염증은 귀밑샘유두에 발적(redness)을 일으키므로 이 유두의 발적을 확인하는 것은 감별진단에 도움이 된다.

III 머리덮개

머리덮개는 피부와 피부밑조직으로 구성되며, 앞으로는 이마뼈 눈확위모서리에서 뒤로는 뒤통수뼈 위목덜미선까지 이르고, 가쪽으로는 관자근막을 지나 광대활까지 이어진다.

1. 머리덮개의 층

머리덮개(scalp)는 다섯 층으로 이루어져 있다(그림 8.17). 표면의 세 층은 단단히 결합되어 있어 마치 한 층처럼 움직인다.

- **피부**(Skin) : 피부부속기관인 땀샘, 기름 샘, 털주머니가 많으며, 뒤통수부위를 제외한 나머지 부분은 얇고 혈관과 림프관들이 풍부하다.
- **치밀결합조직층**(dense Connective tissue) : 두껍고 치밀하며 혈관과 피부신경이 많이 분포한다.
- **널힘줄**(Aponeurosis) : 머리덮개널힘줄(epicranial aponeurosis)을 말하며 머리덮개근인 뒤통수이마근 이마힘살, 뒤통수이마근 뒤통수힘살, 위귓바퀴근 사이에 위치한다.
- **성긴결합조직층**(Loose connective tisuse) : 성긴결합조직층은 느슨하기 때문에 머리덮개뼈와 머리덮개(표면의 세 층인 피부, 치밀결합조직, 머리덮개널힘줄) 사이의 움직임을 가능하게 한다.
- **머리뼈막**(Pericranium) : 가장 속에 있는 치밀한 결합조직층으로 머리덮개뼈의 뼈바깥막을 형성한다.

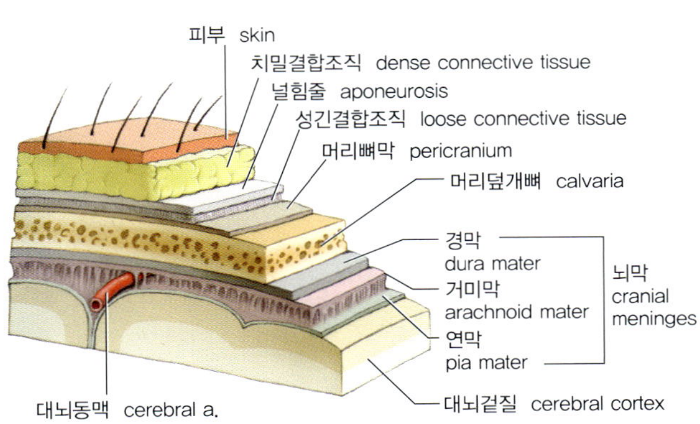

그림 8.17 머리덮개의 층

2. 머리덮개의 신경

머리덮개에 분포하는 감각신경으로는 삼차신경과 목신경얼기의 가지가 있다. 귓바퀴 앞쪽의 머리덮개 신경분포는 삼차신경의 가지가 담당하며(그림 8.10, 8.18), 귓바퀴 뒤쪽 부분은 둘째와 셋째목신경(cervical nn.) 피부가지가 분포한다. 삼차신경의 가지로는 **도르래위신경**(supratrochlear n.), **눈확위신경**(supraorbital n.)과 **광대관자가지**(zygomaticotemporal branch), **귓바퀴관자신경**(auriculotemporal n.)이 있다.

목신경얼기의 가지로 **작은뒤통수신경**(lesser occipital n.)은 뒤통수 가쪽에 분포한다. **큰뒤통수신경**(greater occipital n.)은 뒤통수에서 머리마루점까지 올라간다.

3. 머리덮개의 혈관

머리덮개의 혈관은 피부와 머리덮개널힘줄 사이의 치밀결합조직층에 위치한다. 따라서 머리덮개가 치밀결합조직층 부위까지 찢어지면 풍부한 혈관분포로 인해 많은 출혈이 일어난다.

머리덮개에는 바깥목동맥의 가지인 뒤통수동맥, 뒤귓바퀴동맥, 얕은관자동맥과, 속목동맥 가지인 눈확위동맥과 도르래위동맥이 혈액을 공급한다(그림 8.13, 8.18).

머리덮개 얕은 부분의 정맥은 같은 이름의 동맥과 나란히 분포한다. 눈확위정맥(supraorbital v.)과 도르래위정맥(supratrochlear v.)은 눈확 안쪽모서리에서 합쳐져 눈구석정맥(angular v.)이 된다(그림 8.14, 8.18). 눈구석정맥은 눈

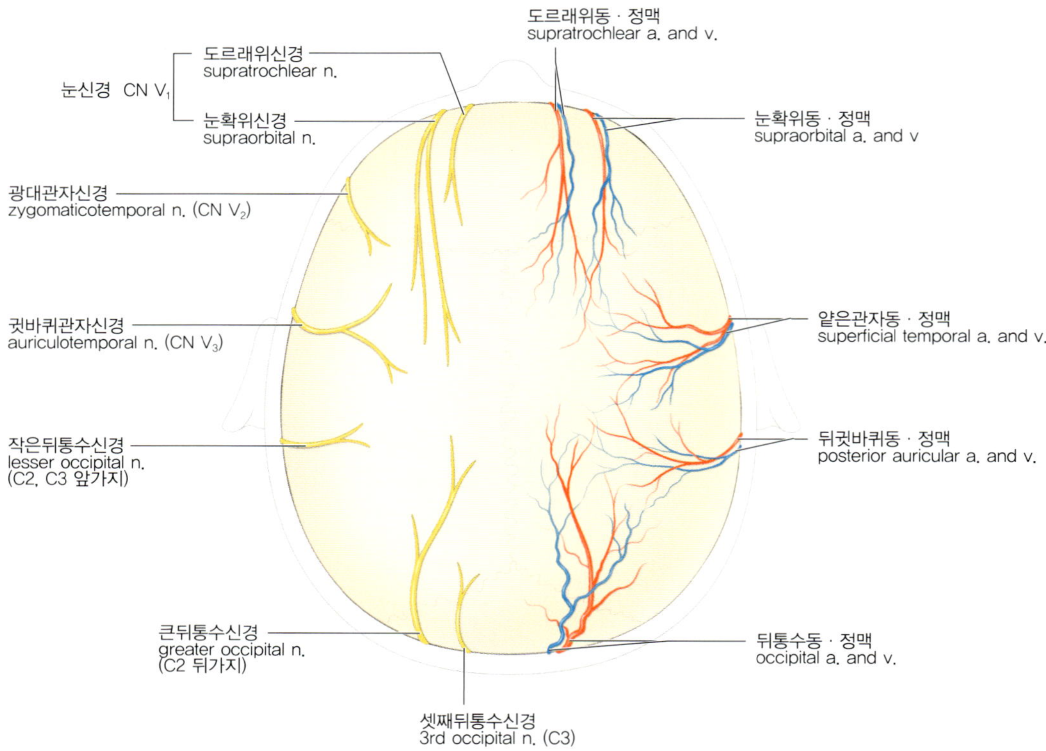

그림 8.18 머리덮개에 분포하는 신경과 혈관

확아래모서리 근처에서 얼굴정맥으로 이어진다. 얕은관자정맥(superficial temporal v.)과 뒤귓바퀴정맥(posterior auricular v.)은 각각 귓바퀴의 앞쪽과 뒤쪽의 정맥피를 받아들인다. 뒤통수 부위의 정맥피는 뒤통수정맥(occipital v.)으로 배출된다(그림 8.14, 8.18).

IV 뇌막

머리뼈안에 있는 뇌막은 바깥층인 경막, 중간층인 거미막, 속층인 연막의 세 층으로 되어 있다(그림 8.19, 8.20).

1. 경막

경막(dura mater)은 머리뼈 속면에 부착되어 있는 질긴 막으로 특히 봉합선 부분과 머리뼈바닥면과는 단단히 결합되어 있으며, 두 층으로 구성된다.

바깥층인 **뼈막층**(periosteal layer)은 머리덮개뼈 속면을 덮는 뼈바깥막(periosteum)으로, 머리뼈 구멍에서 뼈바깥면을 덮는 뼈바깥막으로 이어진다. 속층인 **뇌막층**(meningeal layer)은 강한 섬유막으로, 큰구멍(foramen magnum)을 지나면서 척수를 싸는 척수경막(spinal dura mater)으로 이어진다. 척수에서와는 달리 머리에서 뇌막층과 뼈막층은 단단하게 결합되어 있어 분리되지 않는다.

1) 경막주름

경막의 뇌막층은 일부에서 뼈막층과 분리되고 두 겹으로 접혀서 **경막주름**(dural fold)을 형성하며, 경막주름에는 대뇌낫, 소뇌낫, 소뇌천막, 안장가로막 등이 있다(그림 8.21).

대뇌낫(cerebral falx)은 가장 큰 경막주름으로 시상면을 따라 왼쪽과 오른쪽 대뇌반구 사이에 놓인다. 대뇌낫은 머리덮개뼈 속면에서 앞쪽의 이마뼈능선과 벌집뼈 볏돌기에서 시작하여 뒤로 속뒤통수뼈융기까지 뻗어 있다.

소뇌천막(cerebellar tentorium)은 두 번째로 큰 경막주름이며, 대뇌반구 뒤통수엽과 소뇌 사이에 수평하게 놓인다. 소뇌천막은 앞쪽으로 나비뼈 앞침대돌기(anterior clinoid process), 앞가쪽으로 관자뼈 바위꼭지부분, 뒤가쪽으로 뒤통수뼈 안쪽면과 마루뼈에 부착되어 있다. 소뇌천막은 대뇌낫과 직각으로 만난다. 따라서 천막 윗공간은 대뇌낫에 의해 양쪽으로 나뉜다. 양쪽 소뇌천막의 오목한 앞안쪽 모서리를 **천막패임**(tentorial notch)이라고 하며, 이곳은 뇌줄기가 중간머리뼈우묵에서 뒤머리뼈우묵으로 연결되는 경계 부위이다.

소뇌낫(cerebellar falx)은 소뇌천막 아래쪽에 수직으로 위치하는 경막주름으로 뒤머리뼈우묵 뒤쪽에서 양쪽 소뇌반구 사이에 위치한다.

안장가로막(sellar diaphragm)은 가장 작은 경막주름으로, 앞 · 뒤침대돌기(anterior and posterior clinoid processes) 사이에 걸쳐 있는 판 모양 구조물이며, 나비뼈 뇌하수체오목의 천장을 형성한다. 안장가로막은 뇌하수체를 덮고 있으며, 중앙에 있는 구멍으로 뇌하수체 깔때기와 뇌하수체정맥이 지나간다(그림 8.21).

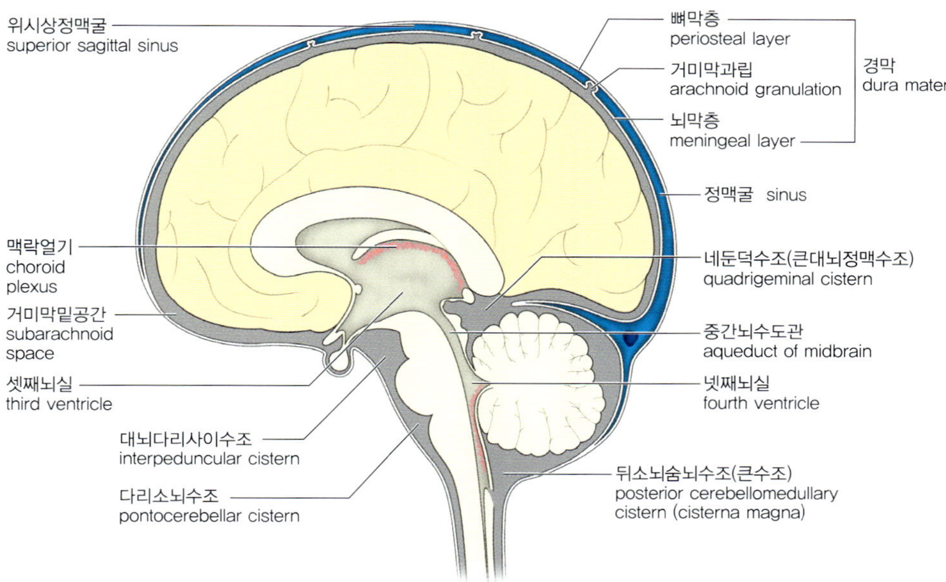

그림 8.19 뇌척수막과 뇌실계통. 회색으로 칠해진 부분은 거미막밑공간을 나타낸 것이다.

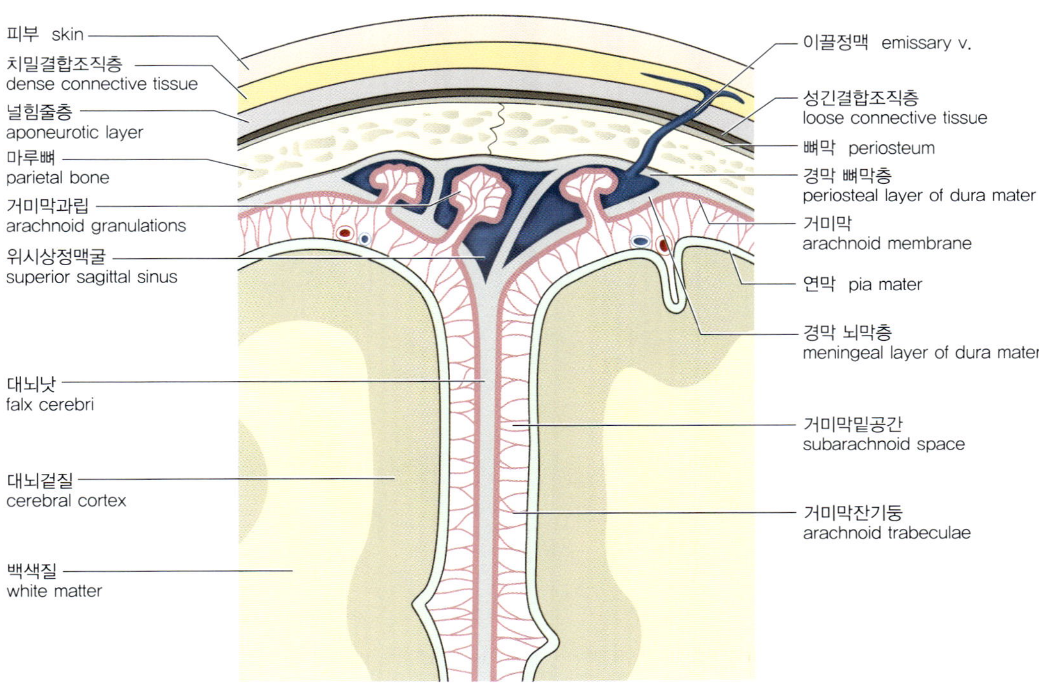

그림 8.20 뇌척수막과 머리덮개

천막경유탈출 transtentorial herniation

천막경유탈출은 관자엽 안쪽 부분, 특히 갈고리이랑(uncus)이 천막패임을 통해 아래쪽으로 탈출한 것을 말한다. 갈고리이랑탈출(uncal herniation)의 주된 임상증상은 동공이 고정되고 커지며, 반신마비(hemiplegia), 혼수의 3가지가 있다. 먼저 눈돌림신경이 눌려서 병소와 같은 쪽의 동공이 커지고 반응을 하지 않게 되며, 나중에는 눈운동의 장애가 온다. 대뇌다리가 눌리는 경우는 반신마비가 온다. 중간뇌 그물체가 눌리는 경우 의식수준이 저하되고 혼수까지 나타난다.

2) 경막정맥굴

경막주름이 경막에 부착된 부위를 따라 경막의 뼈막층과 뇌막층은 서로 분리되어 두 막 사이에는 **경막정맥굴**(dural venous sinus)이라는 공간이 형성되어 있다(그림 8.20). 뇌 표면의 큰 정맥들은 정맥굴로 열리며, 뇌의 모든 혈액은 정맥굴을 지나 속목정맥으로 배출된다. 경막정맥굴로는 아래와 같은 것들이 있다(그림 8.21, 8.22).

(1) 위시상정맥굴(superior sagittal sinus)

대뇌낫의 부착부위를 따라 볏돌기에서 속뒤통수뼈융기 근처까지 뻗어 있다.

위시상정맥굴 양 옆에는 **가쪽정맥주머니**(lateral lacunae)가 있어 정맥굴과 좁은 틈새로 연결되어 있다(그림 8.23). 가쪽정맥주머니 안에는 타래 모양의 거미막이 경막층을 뚫고 들어와 좁쌀같이 있는데, 이를 **거미막과립**(arachnoid granulations)이라고 한다. 거미막과립을 통하여 거미막밑공간의 뇌척수액이 경막정맥굴로 유입된다. 때로 큰 거미막과립은 뼈를 눌러 머리덮개뼈에 작은 오목을 남기는데, 이들은 대개 위시상정맥굴에 있으며, 가로정맥굴과 기타 다른 경막정맥굴 주변에도 나타난다(그림 8.24).

(2) 아래시상정맥굴(inferior sagittal sinus)

위시상정맥굴보다 작으며 대뇌낫 아래모서리를 따라 위치하고 곧은정맥굴로 이어진다(그림 8.21, 8.22).

(3) 곧은정맥굴(straight sinus)

아래시상정맥굴과 큰대뇌정맥(great cerebral v.)이 합쳐져 형성된다. 곧은정맥굴은 대뇌낫과 소뇌천막이 만나는 선을 따라 뒤아래쪽으로 달려 정맥굴합류(confluence of sinuses)로 합쳐진다(그림 8.21, 8.22).

(4) 뒤통수정맥굴(occipital sinus)

소뇌낫이 머리뼈 안쪽면에 부착하는 모서리를 따라 위치하며, 위쪽의 정맥굴합류로 배출된다. 아래쪽으로는 속척주정맥얼기(internal vertebral venous plexus)와 교통한다(그림 8.22).

(5) 정맥굴합류(confluence of sinuses)

속뒤통수뼈융기 근처에는 위시상정맥굴, 곧은정맥굴

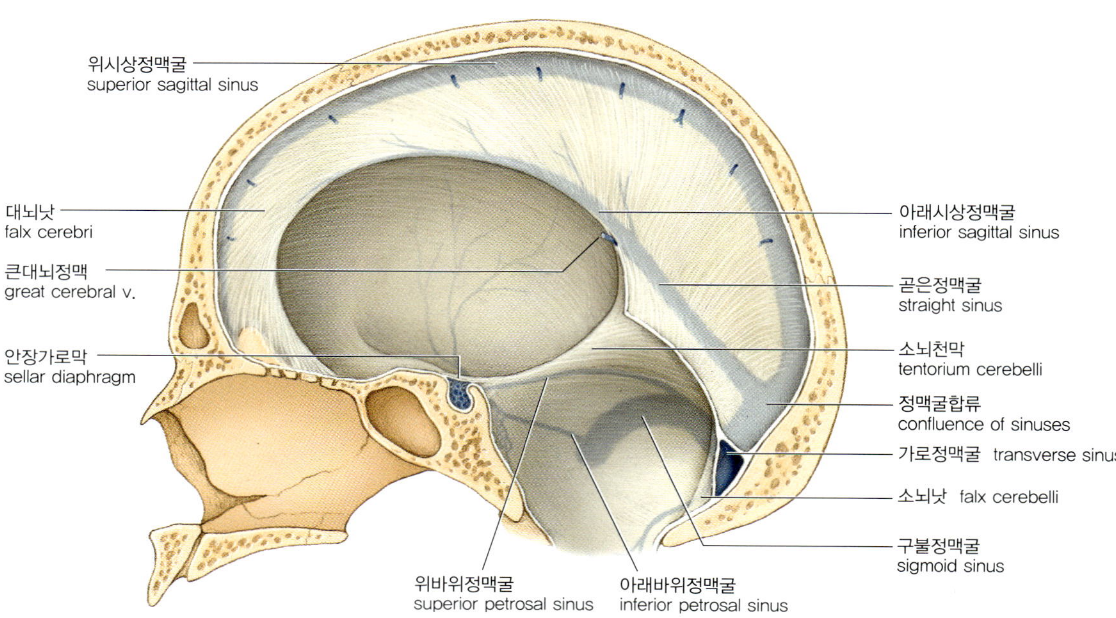

그림 8.21 경막주름

(straight sinus), 뒤통수정맥굴(occipital sinus), 가로정맥굴(transverse sinus)이 만나는 정맥굴합류(confluence of sinuses)가 있다(그림 8.21, 8.22).

(6) 가로정맥굴(transverse sinus)

정맥굴합류에서 소뇌천막의 부착 모서리인 뒤가쪽 모서리를 따라 가쪽으로 달리다가 관자뼈 바위꼭지 부분 뒷면에서 구불정맥굴(sigmoid sinus)로 이어진다(그림 8.21, 8.22). 가로정맥굴은 가로정맥굴고랑(groove for transverse sinus)에 놓인다(그림 8.6).

(7) 구불정맥굴(sigmoid sinus)

뒤머리뼈우묵에 위치하며, 관자뼈와 뒤통수뼈에 S자 모양의 구불정맥굴고랑을 지난다(그림 8.6). 구불정맥굴은 앞쪽으로 향해 목정맥구멍을 지나 속목정맥으로 이어진다(그림 8.22).

(8) 해면정맥굴(cavernous sinus)

벽이 매우 얇은 정맥얼기로 구성되어 있는데, 나비뼈 몸통에 있는 안장 양 옆에 위치하며(그림 8.22), 앞쪽으로는 위눈확틈새에서 뒤로는 관자뼈 바위부분까지 뻗어 있다. 해면정맥굴은 사방으로 연결되어 있는데, 이 정맥굴과 연결된 구조물은 다음과 같다(그림 8.22).

- 위 · 아래눈정맥, 얼굴정맥과 연결
- 나비마루정맥굴(sphenoparietal sinus)
- 얕은중간대뇌정맥(superficial middle cerebral v.)
- 앞 · 뒤해면사이정맥굴(anterior and posterior intercavernous sinuses) 뇌하수체줄기 앞쪽과 뒤쪽을 지나며 양쪽 해면정맥굴을 서로 연결
- 위바위정맥굴(superior petrosal sinus)을 통해 가로정맥굴과 연결
- 아래바위정맥굴(inferior petrosal sinus)을 통해 속목정맥과 연결
- 이끌정맥(emissary v.)을 통해 날개근정맥얼기와 연결

해면정맥굴 내부에는 속목동맥과 **갓돌림신경**(CN VI)이 위치한다. 해면정맥굴 가쪽벽에는 위에서 아래로 **눈돌림신경**(CN III), **도르래신경**(CN IV), **눈신경**(CN V1), **위턱신경**(CN V2)이 지난다.

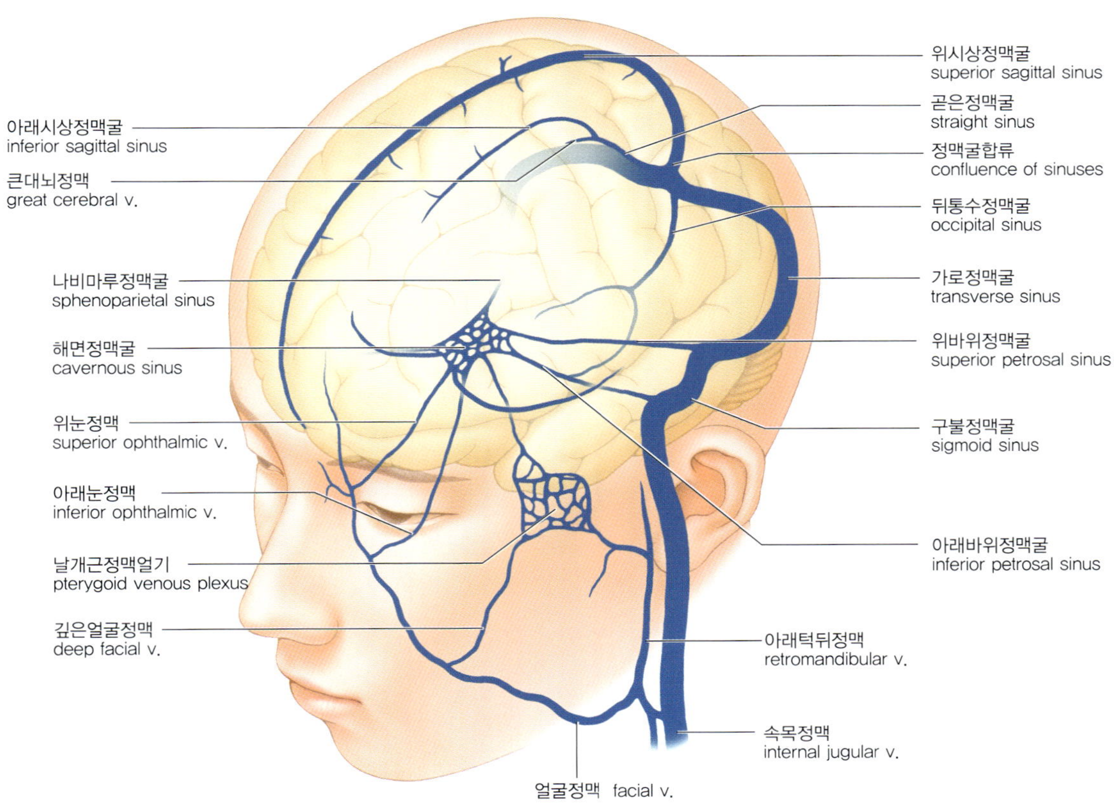

그림 8.22 경막과 정맥굴

(9) 위바위정맥굴(superior petrosal sinus)

해면정맥굴 뒤쪽에서부터 소뇌천막이 관자뼈 바위 꼭지부분에 부착되는 선을 따라 가로정맥굴이 구불정맥굴로 연결되는 지점까지 위치한다(그림 8.22).

(10) 아래바위정맥굴(inferior petrosal sinus)

해면정맥굴 뒤쪽에서 시작하여 관자뼈 바위꼭지부분과 뒤통수뼈 바닥부분 사이의 고랑에 위치한다. 해면정맥굴의 혈액은 아래바위정맥굴을 통하여 속목정맥이 시작되는 곳으로 배출된다(그림 8.22).

(11) 뇌바닥정맥얼기(basilar plexus)

양쪽 아래바위정맥굴을 서로 연결시키며, 아래쪽으로는 속척주정맥얼기와 통한다.

이끌정맥(emissary vv.)은 경막정맥굴과 머리덮개뼈 바깥을 연결하는 정맥으로, 판막이 없어 어느 쪽으로도 혈액이 흐르지만, 일반적으로 경막정맥굴에서 바깥쪽으로 흘러간다. 이끌정맥의 숫자와 크기는 다양하다.

3) 경막의 혈관

가장 큰 뇌막동맥인 **중간뇌막동맥**(middle meningeal a.)은 위턱동맥(maxillary a.)의 가지이다.

중간뇌막동맥은 뇌막동맥구멍(foramen spinosum)을 통해 중간머리뼈우묵 바닥으로 들어와 가쪽으로 달려 나비뼈 큰날개에서 위앞쪽으로 방향을 바꾸면서 앞가지와 뒤가지로 나뉜다(그림 8.23).

중간뇌막동맥 앞가지는 관자놀이점까지 위쪽으로 달리다가 뒤로 굽어 머리마루점을 향한다. 이 때문에 머리 가쪽면에 타격을 받아 **관자놀이점**(pterion) 부근의 뼈가 골절되면 중간뇌막동맥의 가지가 파열될 수 있다. 경막의 나머지 부분은 눈동맥 뇌막가지, 뒤통수동맥, 척추동맥의 가지가 분포한다. 경막의 정맥은 동맥과 같이 달리고, 동맥 옆에 쌍으로 존재하기도 한다.

4) 경막의 신경분포

경막에는 **삼차신경**(trigerminal nerve)의 가지가 분포한다(그림 8.25).

앞머리뼈우묵의 경막에는 앞벌집신경의 앞뇌막가지, 위턱신경과 아래턱신경의 뇌막가지들이 분포한다. 중간머리뼈우묵의 경막에는 주로 위턱신경과 아래턱신경 가지가 분포한다. 뒤머리뼈우묵의 경막에는 눈신경 천막가지, 목신경과 미주신경 감각가지가 분포한다.

2. 연막과 거미막

연막(pia mater)과 **거미막**(arachnoid mater)을 합쳐 **연질뇌척수막**(leptomeninx)이라 한다.

거미막은 경막과 달리 얇고 투명한 막으로 혈관이 분포하지 않으며 뇌척수액의 압력에 의하여 경막층과 밀착하여 있을 뿐 서로 붙어 있지는 않다(그림 8.23).

연막은 균일한 얇은 막으로, 가는 혈관그물이 많이 분포하며, 뇌의 굴곡을 따라 뇌 표면에 부착되어 있다. 대뇌동맥이 대뇌겉질을 뚫고 뇌실질로 들어갈 때 연막이 대뇌동맥을 따라 들어가면서 대뇌동맥과 연막 사이에 **동맥주위공간**(periarterial space)이 형성된다.

3. 뇌막공간

뇌막과 관련하여 3개의 뇌막공간(meningeal space)이 존재한다.

경막바깥공간(extradural or epidural space)은 경막과 머리뼈 사이의 공간으로, 경막 뼈막층이 머리뼈에 부착되어 있어서 이 공간은 실제 공간이기보다는 잠재공간이다(그림 8.20). 교통사고나 충격에 의해 파열된 뇌막 혈관에서 유출된 혈액으로 뼈막층과 머리뼈 사이가 분리되어 경막바깥공간에 혈액이 축적되는 경우가 있다(그림 8.26).

경막밑공간(subdural space)은 경막과 거미막 사이를 말하며, 두 막은 밀착되어 있으나 출혈 등으로 그 사이에 공간이 생길 수 있다(그림 8.20, 8.26).

거미막밑공간(subarachnoid space)은 거미막과 연막 사이의 실제 공간으로 뇌척수액, **거미막잔기둥**(arachnoid trabeculae), 대뇌동맥, 정맥 등이 위치한다(그림 8.20). 뇌척수액(cerebrospinal fluid)은 뇌실에 있는 맥락얼기에서 생성되는(그림 8.19) 투명한 액체로 혈액의 혈장성분과 조성이 유사하다. 뇌실계통에서 만들어진 뇌척수액은 거미막밑공간으로 빠져나와 뇌에 영양분을 제공할 뿐 아니라 외부의 충격에 대한 완충작용을 담당한다.

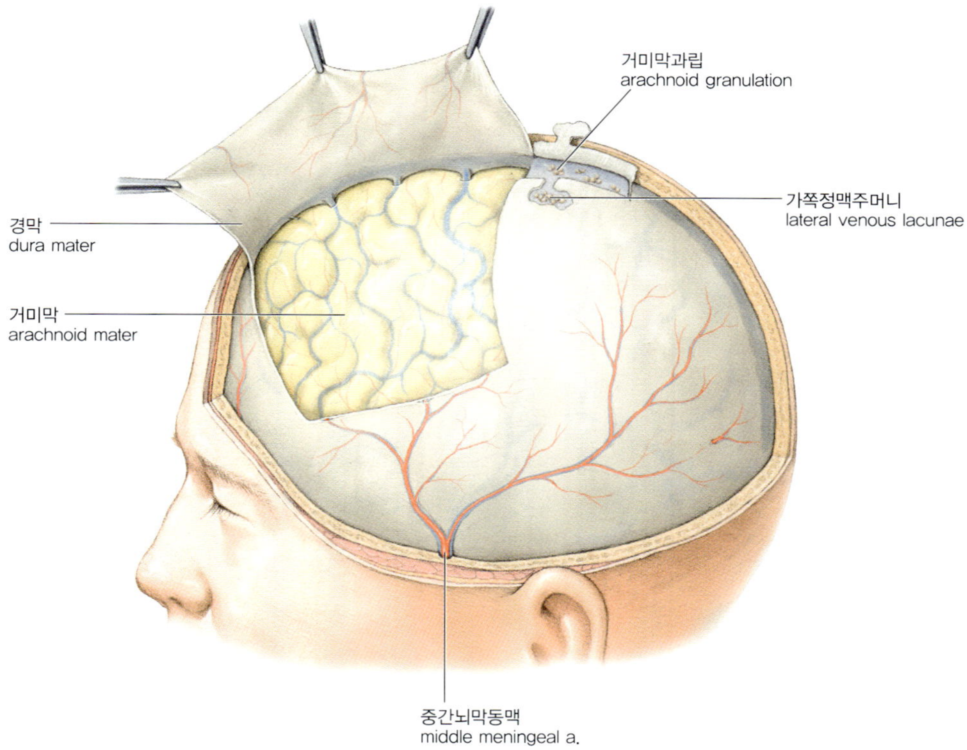

그림 8.23 경막과 거미막

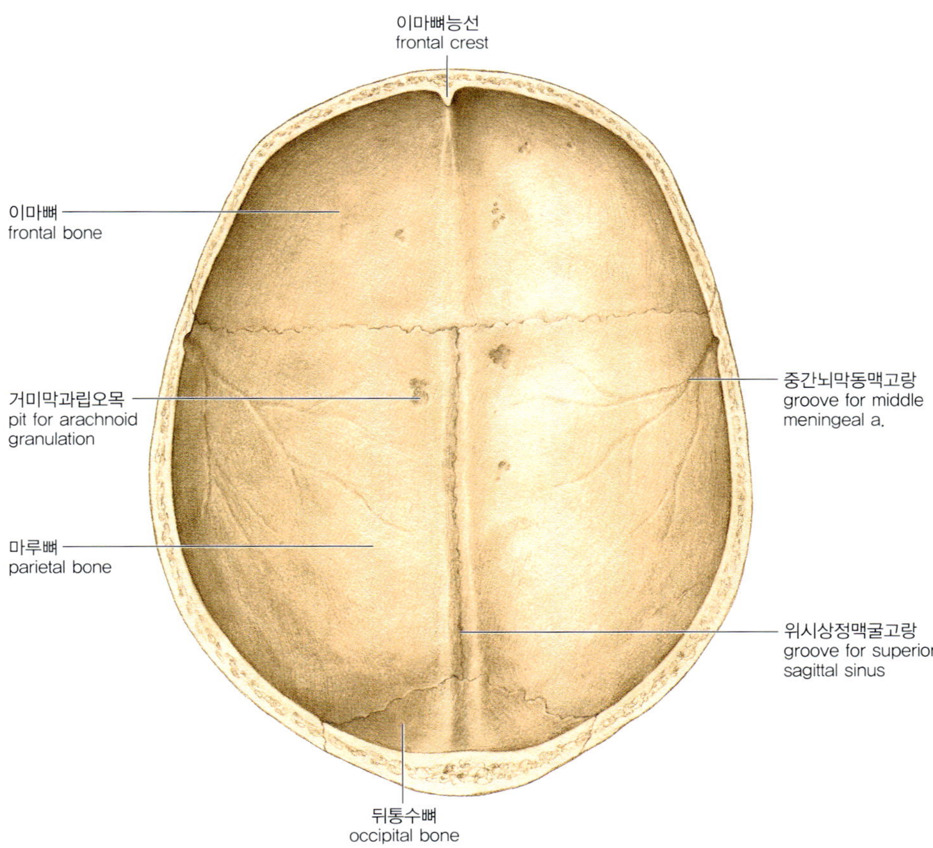

그림 8.24 머리덮개뼈 속면의 혈관자국

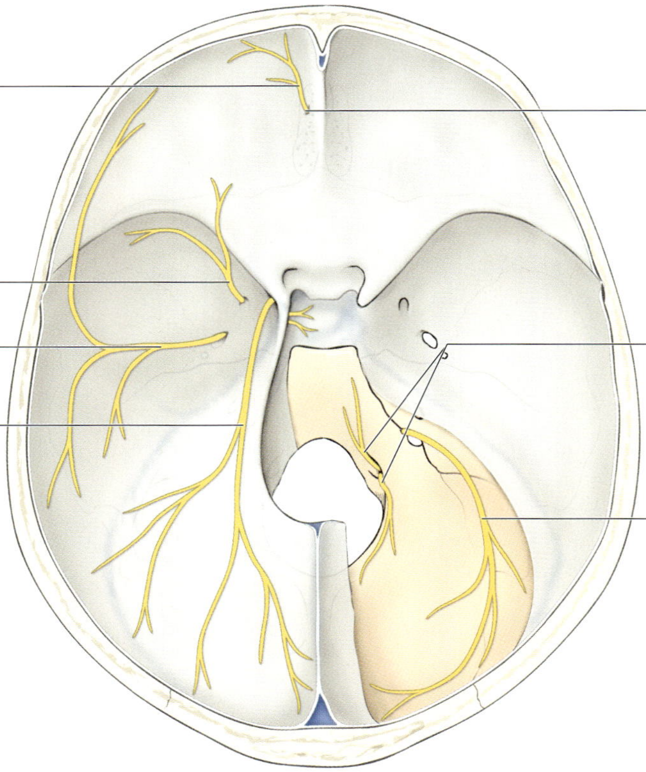

그림 8.25 경막의 신경지배

머리속출혈 intracranial hemorrhage

머리속출혈은 머리덮개뼈 속 다양한 부위에서 생길 수 있으며, 생기는 위치에 따라 몇 가지로 나눈다.

- **경막바깥혈종**

경막바깥혈종(epidural hemorrhage)은 경막과 머리뼈 사이의 잠재공간에 생긴다. 관자뼈 골절과 동반되어 중간뇌막동맥이 찢어져서 생기는 경우가 많다(그림 8.26a). 경막이 머리뼈 봉합에 단단하게 붙어 있어 보통 봉합을 지나서 퍼지지는 않는다. 혈종이 뇌조직을 압박하기 시작하면 머리속압력(intracranial pressure)이 증가하고, 외과적으로 치료하지 않으면 뇌조직의 탈출(herniation)과 사망에 이른다.

- **경막밑혈종**

경막밑혈종(subdural hematoma)은 경막과 거미막 사이에 생긴다. 경막밑혈종은 거미막에서 경막으로 가로질러 가는 정맥이 찢어져서 생긴다(그림 8.26b)

- **거미막밑출혈**

거미막밑출혈(subarachnoid hemorrhage)은 뇌의 주요 혈관들과 뇌척수액이 있는 거미막밑공간에 생긴다. 경막밑혈종과 다르게 CT 영상에서 혈액이 뇌이랑 속으로 들어가 있는 것이 보인다.

- **뇌속출혈**

대뇌반구, 뇌줄기, 소뇌 등에 있는 뇌실질(brain parenchyma)에 생기는 출혈을 뇌내출혈(intrcerebral hemorrhage)이라고 한다.

V 뇌

대뇌, 소뇌, 뇌줄기(중간뇌, 다리뇌, 숨뇌)로 구성되는 뇌는 머리뼈 속 공간인 머리뼈우묵에 위치한다.

1. 뇌의 부분

뇌의 주된 부분인 대뇌(cerebrum)는 표면 대부분을 차지하는 대뇌반구와 대뇌반구 속에 묻혀 있는 사이뇌로 구성된다.

대뇌반구(cerebral hemisphere)는 뇌의 대부분을 차지하고(그림 8.27) 앞·중간머리뼈우묵에 위치하며, 뒤쪽으로 소뇌천막까지 뻗어 있다. 대뇌반구의 표면에는 많은 주름이 보이는데, 이 주름을 이랑(gyrus)이라고 한다. 이랑과 이랑 사이는 깊은 골이 있는데, 이를 고랑(sulcus)이라고 한다. 대뇌반구는 머리덮개뼈 부분과 대략 일치하는 **이마엽**(frontal lobe), **마루엽**(parietal lobe), **관자엽**(temporal lobe), **뒤통수엽**(occipital lobe) 등 4엽으로 나뉜다(그림 8-27).

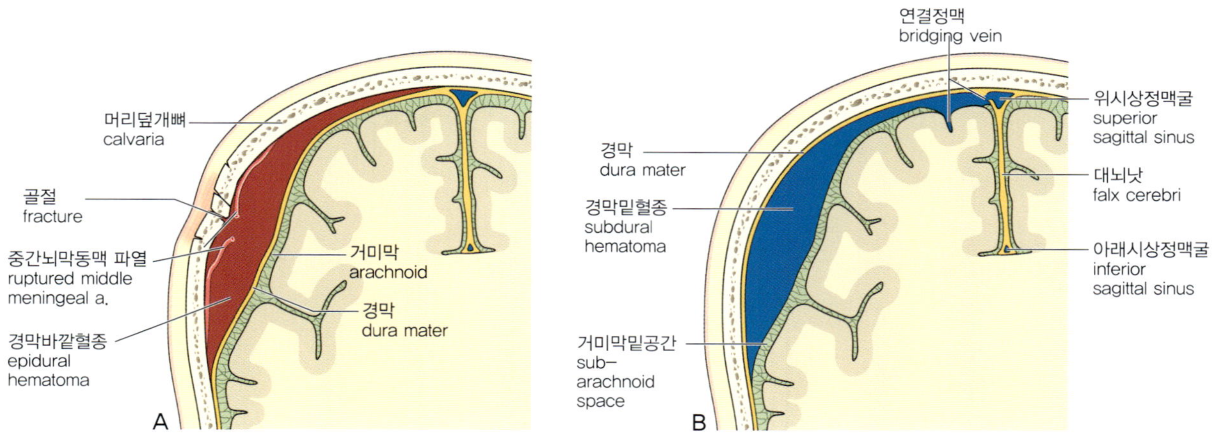

그림 8.26 경막바깥혈종(a)과 경막밑혈종(b)

사이뇌(diencephalon)는 대뇌의 정중앙에서 셋째 뇌실(3rd ventricle) 주위에 위치하며 시상상부(epithalamus), 시상(thalamus), 시상하부(hypothalamus) 등으로 구성된다.

중간뇌(midbrain)는 사이뇌 바로 아래에 있는 좁고 짧은 부분을 말하며, 중간 · 뒤머리뼈우묵 사이에 위치한다.

다리뇌(pons)는 중간뇌 아래 볼록하게 솟은 부분을 말하며, 뒤머리뼈우묵 앞부분에 위치한다.

숨뇌(medulla oblongata)는 다리뇌와 척수 사이 부분으로, 아래로 내려가면서 점점 가늘어지는 모습을 보인다. 역시 뒤머리뼈우묵에 위치한다.

숨뇌, 다리뇌, 중간뇌를 합쳐서 **뇌줄기**(brainstem)라고 한다. 뇌신경 12쌍 중에서 10쌍이 뇌줄기에서 일어난다. 일반적으로 뇌신경은 머리뼈안을 빠져 나가기 전까지는 경막주머니(dural sac)로 싸여 있다.

소뇌(cerebellum)는 다리뇌와 숨뇌의 뒤쪽 그리고 대뇌 뒤아래쪽에 위치하며, 표면에 세밀한 이랑과 고랑이 특징이다. 소뇌의 양쪽 반을 각각 **소뇌반구**(cerebellar hemisphere)라고 한다(그림 8.27).

2. 뇌실계통

뇌실계통(ventricular system of brain)은 뇌실질 안에 존재하는 공간을 말하는 것으로(그림 8.28) 가쪽뇌실 2개, 정중면의 셋째뇌실과 넷째뇌실, 이 둘을 잇는 중간뇌수도관으로 구성된다(그림 8.29). 뇌실 안에는 **맥락얼기**(choroid plexus)가 있으며, 이곳에서 분비되는 뇌척수액은 뇌실 밖으로 배출되어 뇌와 척수의 거미막밑공간을 채운다(그림 8.19).

1) 뇌실

가쪽뇌실(lateral ventricle)은 뇌실 중에서 가장 큰 공간으로 대뇌반구 속의 비교적 넓은 지역을 차지한다(그림 8.29). 가쪽뇌실은 **뇌실사이구멍**(interventricular foramen)을 통해 셋째뇌실로 통한다.

셋째뇌실(third ventricle)은 양쪽 사이뇌 사이에 위치하는 좁은 공간으로 아래뒤쪽으로 **중간뇌수도관**(aqueduct of midbrain)을 통해 넷째뇌실로 연결된다.

넷째뇌실(fourth ventricle)은 다리뇌와 숨뇌 뒷부분에 위치하며 소뇌가 넷째뇌실의 지붕을 이룬다. 넷째뇌실은 아래쪽으로 척수중심관(central canal)으로 계속된다. 넷째뇌실 양 옆에는 **가쪽구멍**(lateral aperture; foramen of Luschka)이, 정중면 뒤쪽으로는 **정중구멍**(median aperture; foramen of Magendie)이 있고, 넷째뇌실에 도달한 뇌척수액은 이들 구멍을 통해서 거미막밑공간으로 흘러간다(그림 8.19, 8.27).

2) 거미막밑수조

거미막밑공간 중에서 다른 곳에 비해 넓은 부분을 **거미막밑수조**(subarachnoid cisterns)라고 한다. 많은 양의 뇌척수액이 담겨 있는 이곳에는 동 · 정맥과 때로는 뇌신경 뿌리가 있다. 일반적으로 수조 이름은 근처 구조물에 따라서 붙여진다. 중요한 거미막밑수조로는 다음과 같은 것들이 있다(그림 8.19).

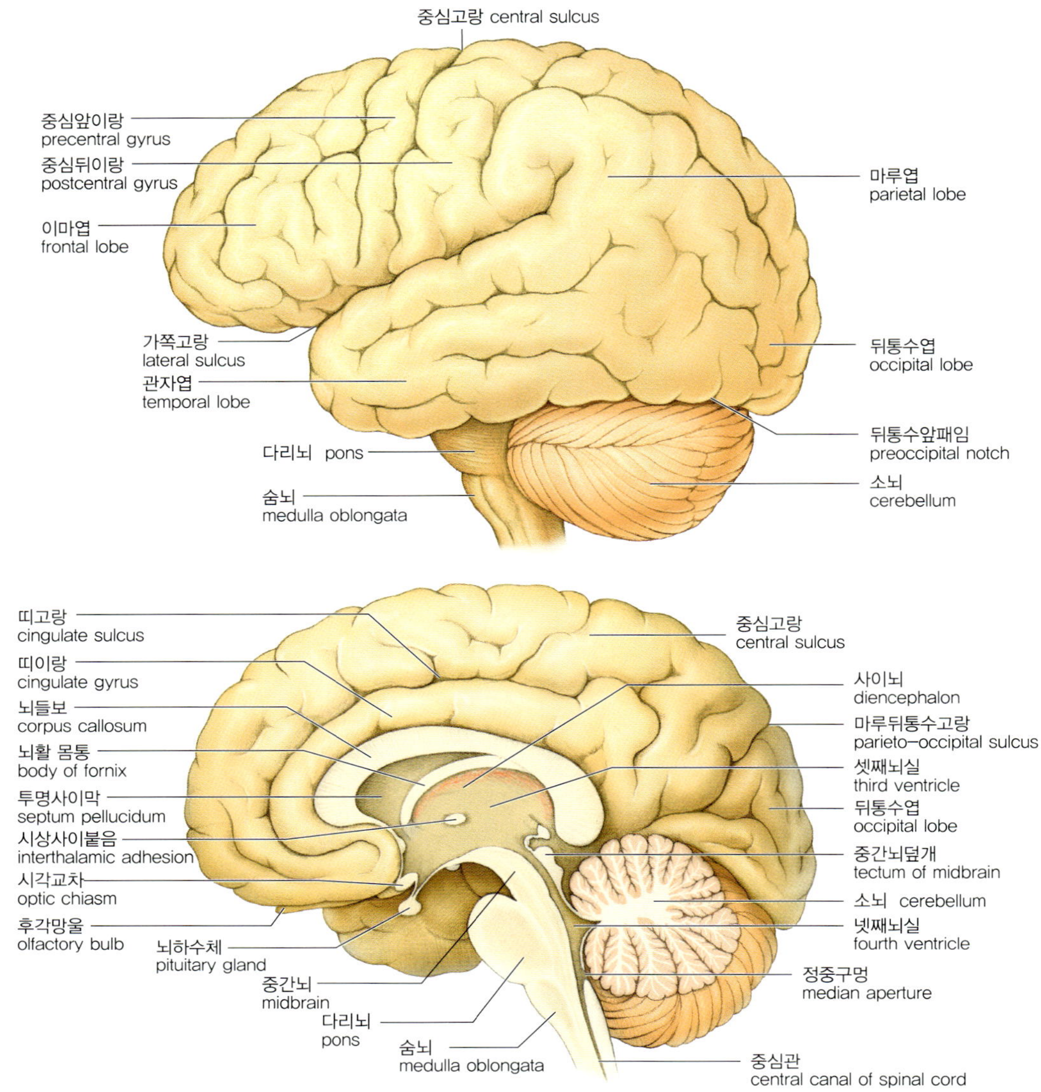

그림 8.27 뇌의 표면과 정중절단면

- **뒤소뇌숨뇌수조**(posterior cerebellomedullary cistern; cisterna magna) : 소뇌와 숨뇌 사이에 위치하며 수조 중에서 가장 크다.
- **다리뇌수조**(pontine cistern) : 다리뇌 앞쪽에 위치하는 넓은 공간으로, 아래쪽으로 척수의 거미막밑공간으로 계속된다.
- **대뇌다리사이수조**(interpeduncular cistern) : 중간뇌의 양쪽 대뇌다리 사이에 위치하며, 대뇌동맥고리가 그 안에 있다.
- **교차수조**(chiasmatic cistern) : 시각교차(optic chiasm) 아래 앞쪽에 위치한다.
- **네둔덕수조**(quadrigeminal cistern) : 뇌들보 뒷부분과 소뇌 윗면 사이에 위치한다.

3) 뇌척수액

뇌척수액(cerebrospinal fluid, CSF)은 가쪽뇌실, 셋째뇌실, 넷째뇌실의 맥락얼기(choroid plexus)의 맥락상피세포(변형된 뇌실막세포)에서 하루에 400~500 ml 분비된다. 맥락얼기는 입방상피세포로 덮인 혈관성 연막 구조물로 셋째뇌실과 넷째뇌실의 천장, 가쪽 뇌실 몸통과 아래뿔 바닥에 주로 위치한다(그림 8.19).

가쪽뇌실의 뇌척수액은 뇌실사이구멍을 통하여 셋째뇌실로 들어가고(그림 8.29), 다시 중간뇌수도관을 통하여 넷째뇌실로 간다. 뇌척수액은 넷째뇌실에서 정중구멍과 가쪽구멍을 통하여 거미막밑공간으로 유입된다(그림 8.19, 8.27, 8.29). 뇌척수액이 유입되는 주된 경로는 거미막과립(arachnoid granulation)을 통해서 이루어진다.

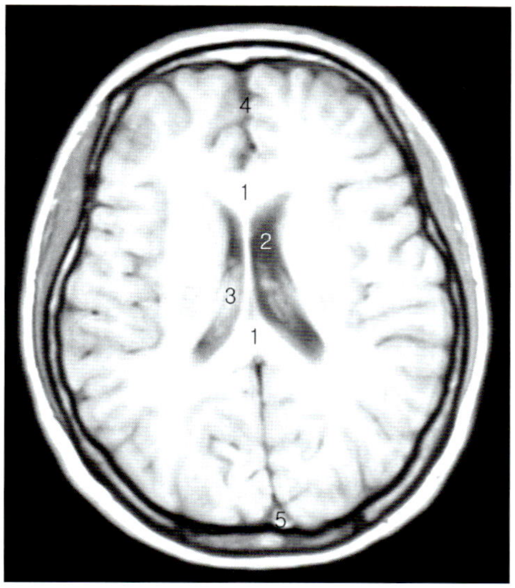

그림 8.28 뇌의 비교적 위쪽을 지나는 수평단면 자기공명영상. 1. 뇌들보 2. 가쪽뇌실 3. 맥락얼기 4. 대뇌세로틈새 5. 위시상정맥굴

물뇌증(수두증) hydrocephalus

물뇌증은 머리뼈안에 과다한 뇌척수액이 있는 것을 말한다. 뇌척수액이 과다하게 생성되거나, 뇌척수액의 흐름이 막히거나, 거미막과립에서 뇌척수액의 재흡수가 감소할 때 생긴다. 물뇌증의 흔한 원인으로 뇌척수액 흐름의 장애가 종양, 뇌실질 출혈, 선천기형 등에 의해 뇌실계통이 막혀서 생길 수 있다. 뇌실을 벗어난 부위인 거미막밑공간에서도 이전에 생겼던 출혈, 감염, 염증에서 유래한 유착(adhesion)이나 조직파편(debris)으로 인한 뇌척수액 흐름의 장애가 생길 수 있다. 뇌척수액 재흡수 감소에 의한 물뇌증은 거미막과립이 손상되거나 막혀서 생길 수 있다.

물뇌증의 주된 증상은 다른 여러 원인에 의해 머릿속 압력이 증가했을 때와 비슷하다. 증상과 징후로는 두통, 욕지기(nausea), 구토, 인지장애(cognitive impairment), 의식수준 저하, 시각신경 유두부종(papilledema), 시력저하, 갓돌림신경마비가 있다. 신생아 물뇌증인 경우에 머리뼈봉합이 아직 붙지 않아서, 머릿속 압력이 증가되면 머리뼈가 압력을 낮추기 위해 커지고, 결과적으로 머리 지름이 커진다.

거미막과립은 경막정맥굴(위시상정맥굴과 가쪽정 맥주머니)의 벽을 뚫고 정맥굴 안으로 돌출되어 있으며(그림 8.20, 8.23). 그 중심부까지 거미막밑공간이 뻗어 있다. 뇌막, 머리덮개뼈와 함께 뇌척수액도 머리의 충격을 흡수하여 뇌를 보호한다. 거미막밑공간의 뇌척수액은 부력을 제공하여 뇌의 무게로 뇌신경이나 혈관이 눌리는 것을 방지한다.

3. 뇌의 동맥

뇌의 혈액은 속목동맥과 척추동맥이 공급한다(표 8.7).

1) 속목동맥

속목동맥(internal carotid a.)은 온목동맥에서 시작되어 머리뼈바닥까지 수직으로 올라가 관자뼈 목동맥관을 지나 중간머리뼈우묵으로 들어간다(그림 8.30). 목동맥관에는 속목동맥 이외에도 정맥얼기와 교감신경의 속목신경얼기(internal carotid plexus)가 위치한다. 목동맥관 안에서 속목동맥은 방향을 바꾸어 앞안쪽으로 달려 나비뼈 몸통 양쪽에 있는 목동맥고랑을 지나 해면정맥굴을 통과한다. 속목 동맥의 종말가지는 **앞대뇌동맥**(anterior cerebral a.)과 **중간대뇌동맥**(middle cerebral a.)이다(그림 8.31).

양쪽 앞대뇌동맥은 **앞교통동맥**(anterior communicating a.)으로 서로 연결되어 있다.

2) 척추동맥

척추동맥(vertebral a.)은 빗장밑동맥에서 일어나 첫째~여섯째목뼈 가로구멍을 지나고(목부분) 경막과 거미막

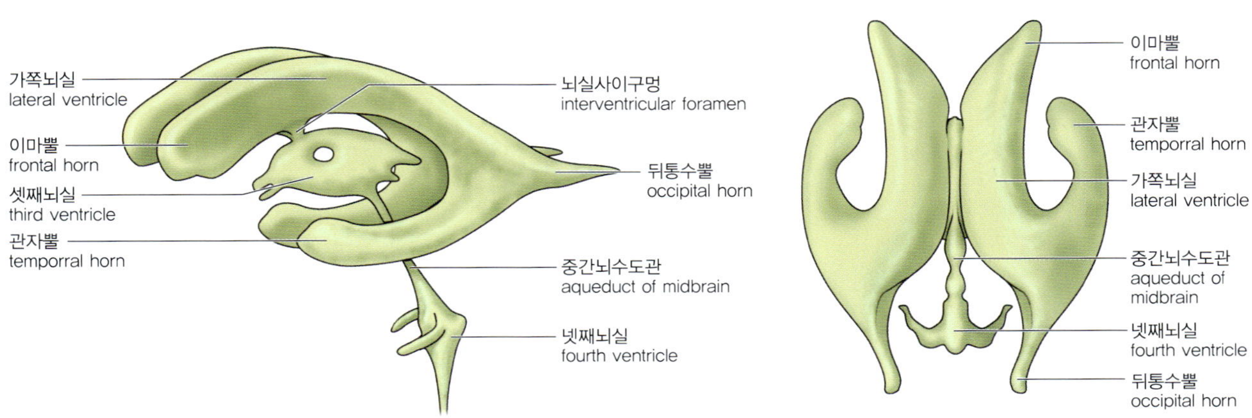

그림 8.29 뇌실계통. 뇌실 안에 물질을 주입하고 굳힌 후 뇌조직을 모두 제거한 모습. 따라서 그림은 뇌실 내강을 나타내고 있다.

을 관통하여 큰구멍을 지난다(고리뼈부분). 머리뼈안으로 들어온 후(머리뼈안부분) 다리뇌 아래모서리에서 양쪽 척추동맥은 합쳐져 **뇌바닥동맥**(basilar a.)을 형성한다(그림 8.31, 8.32).

뇌바닥동맥은 큰구멍에서 안장등에 이르는 비스듬틀(clivus)을 따라 올라가 다리뇌 위모서리에서 양쪽 **뒤대뇌동맥**(posterior cerebral a.)으로 나뉘면서 끝난다.

3) 대뇌동맥

뇌 표면에 분포하는 대뇌동맥은 3개가 있는데, 앞대뇌동맥은 뇌의 안쪽면, 위쪽면, 이마극에 분포하고, 중간대뇌동맥은 뇌 가쪽면과 관자극에 분포한다. 뒤대뇌동맥은 뇌 아래면과 뒤통수극에 분포한다(그림 8.31).

4) 대뇌동맥고리

뇌 바닥면 대뇌다리사이오목(interpeduncular fossa) 주위에서 뇌에 분포하는 여러 동맥 사이의 연결을 **대뇌동맥고리**(cerebral arterial circle; circle of Willis)라고 한다. 대뇌동맥고리는 뒤대뇌동맥, 뒤교통동맥(posterior communicating a.), 속목동맥, 앞대뇌동맥, 앞교통동맥으로 이루어진다(그림 8.31, 8.32). 뇌에 분포하는 수많은 작은 동맥들이 대뇌동맥고리에서 일어난다.

4. 뇌의 정맥

뇌의 얕은정맥과 깊은정맥은 경막정맥굴(dural venous sinus)을 거쳐 속목정맥으로 합류된다.

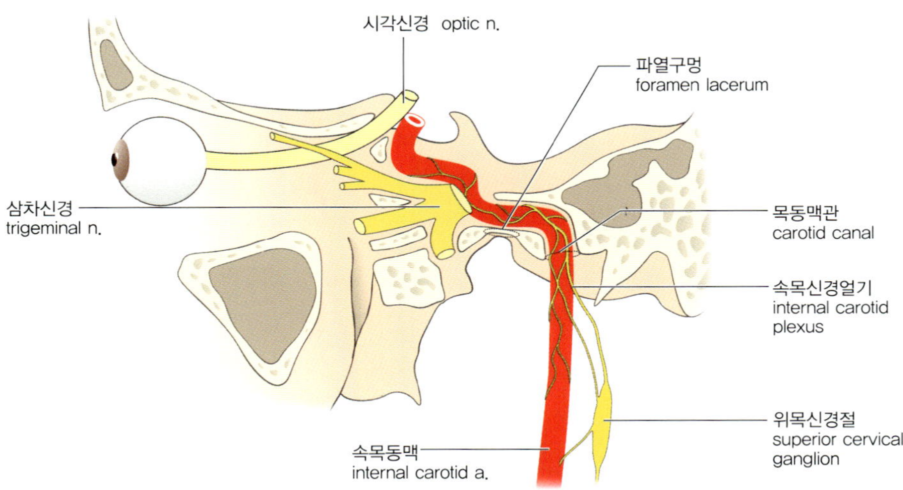

그림 8.30 속목동맥의 경로

표 8.7 대뇌반구의 동맥 공급

동맥	기원	분포
속목동맥(internal carotid a.)	온목동맥	해면정맥굴, 뇌하수체, 삼차신경절에 가지를 냄; 뇌의 주된 혈액공급원
앞대뇌동맥(anterior cerebral a.)	속목동맥	뒤통수엽을 제외한 대뇌반구
앞교통동맥(anterior communicating a.)	앞대뇌동맥	양쪽 앞대뇌동맥을 연결하며 대뇌동맥고리를 이룸
중간대뇌동맥(middle cerebral a.)	앞대뇌동맥이 나뉜 후 속목동맥의 연장	대뇌반구 가쪽면 대부분
척추동맥(vertebral a.)	빗장밑동맥	뇌막과 소뇌
뇌바닥동맥(basilar a.)	양쪽 척추동맥이 합쳐져 형성	뇌줄기, 소뇌, 대뇌
뒤대뇌동맥(posterior cerebral a.)	뇌바닥동맥의 종말가지	대뇌반구 아래면과 뒤통수엽
뒤교통동맥(posterior communicating a.)	뒤대뇌동맥	양쪽 뒤대뇌동맥을 연결하며 대뇌동맥고리를 이룸 시각신경로, 대뇌다리, 속섬유막, 시상

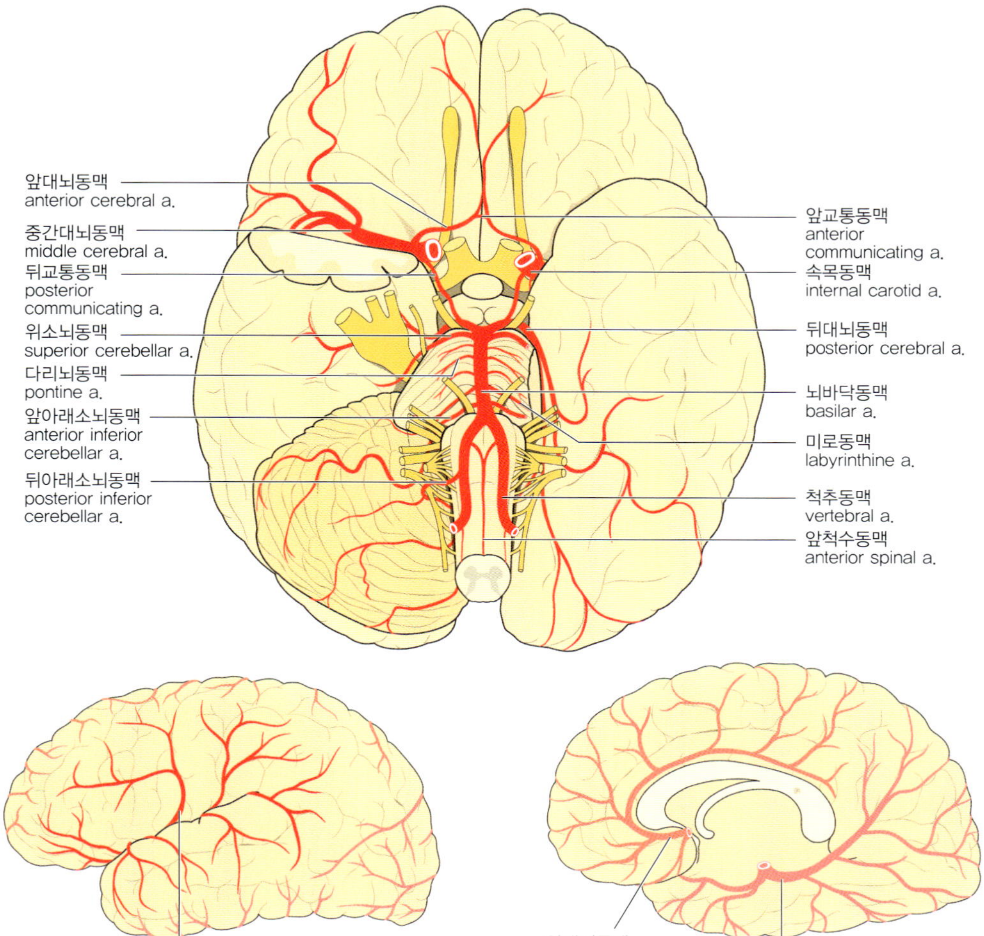

그림 8.31 뇌의 동맥분포

뇌졸중 stroke

뇌졸중은 뇌로 가는 혈액공급에 장애가 생겨 뇌기능이 빠르게 소실되는 것을 말한다. 뇌졸중은 혈전증이나 동맥색전증(arterial embolism)같이 혈관이 막혀서 생기는 허혈(ischemia)과 출혈에 의한 것, 두 가지로 나눌 수 있다. 색전성 뇌졸중에서는 동맥혈류를 따라 이동한 찌꺼기 같은 색전에 의해 동맥이 막히게 된다. 색전은 대부분 혈전이며 지방, 공기, 암조직 또는 세균덩어리인 경우도 있다. 뇌졸중의 결과 손상 받은 뇌부분은 기능을 할 수 없어서 몸 한쪽 팔다리가 움직이지 못하는 경우, 말을 이해하거나 하지 못하는 경우, 한쪽 시야를 보지 못하는 경우 등이 생길 수 있다. 일과성 허혈발작은 24시간 이내에 지속되는 짧은 기간의 뇌졸중 상태를 말한다. 뇌졸중은 예방이 중요해서 식생활개선과 고혈압치료, 혈전이 생기지 않도록 혈소판응집을 막는 약물복용 등이 필요하다. 허혈성뇌졸중의 치료는 일반적으로 혈전용해(thrombolysis)를 시행하는 것이고 일부 출혈성뇌졸중은 신경외과 수술을 시행한다.

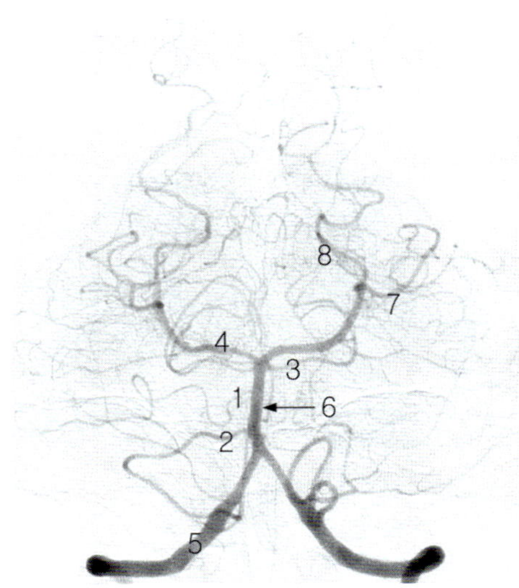

그림 8.32 척추동맥을 통한 대뇌동맥조영. 1. 앞아래소뇌동맥 2. 뒤아래소뇌동맥 3. 위소뇌동맥 4. 뒤대뇌동맥 5. 척추동맥 6. 뇌바닥동맥 7. 중간대뇌동맥 8. 앞대뇌동맥

뇌내동맥자루 intracerebral aneurysm

뇌내동맥자루는 대뇌동맥이나 정맥의 벽이 약해져 늘어나고 부풀어 오르는 뇌혈관 질환이다. 뇌내동맥자루는 앞교통동맥, 뒤교통동맥, 중간대뇌동맥의 가지, 뇌바닥 동맥 끝부분, 뒤아래소뇌동맥 등에서 자주 생긴다. 작고 크기가 변하지 않는 동맥자루는 거의 증상이 없지만 동맥자루가 커지면 터지게 되고 환자는 갑작스럽게 심한 두통, 욕지기(nausea), 시력장애, 구토, 의식소실이 생긴다.

VI 눈확

눈확(orbit)은 피라미드 모양의 공간으로, 바닥은 앞쪽을, 꼭대기는 뒤쪽을 향한다(그림 8.33).

눈확에는 안구, 시각신경, 안구근육, 근막, 신경, 혈관, 지방, 눈물샘, 눈물주머니 등이 들어 있다(그림 8.34).

눈확에는 벽이 4개가 있고, 이 벽들은 모두 눈확의 꼭대기에서 만난다(그림 8.33).

- **위벽** 또는 **천장** : 이마뼈 눈확부분에 의해 형성되어 눈확공간과 앞머리뼈우묵을 나눈다. 꼭대기 근처는 나비뼈 작은날개에 의해 형성되며, 눈물샘이 이마뼈 눈확면 눈물샘오목(fossa for lacrimal gland)에 위치한다.
- **안쪽벽** : 주로 벌집뼈, 이마뼈, 눈물뼈, 일부 나비뼈에 의해 형성된다. 앞부분은 눈물주머니가 위치하는 눈물주머니오목(fossa for lacrimal sac)과 코눈물뼈관(nasolacrimal canal) 시작부분에 의해 패여 있다.
- **아래벽** 또는 **바닥** : 위턱뼈, 광대뼈, 입천장뼈 일부분에 의해 형성되며, 아래눈확틈새에 의하여 가쪽벽과 부분적으로 나뉘어 있다. 아래벽은 눈확 꼭대기에서 눈확아래모서리를 향하여 경사져 있다.
- **가쪽벽** : 광대뼈 이마돌기와 나비뼈 큰날개에 의해 형성된다. 가쪽벽은 가장 두껍고, 강한 부분이다. 뒤부분은 눈확과 중간머리뼈우묵의 경계가 된다.
- **꼭대기** : 나비뼈 작은날개에 있는 시각신경관이 위치한다.

1. 눈꺼풀과 눈물기관

눈꺼풀과 분비된 눈물은 먼지로부터 각막과 안구를 보호한다.

1) 눈꺼풀

위눈꺼풀(upper eyelid)과 아래눈꺼풀(lower eyelid) 사이의 열린 부분을 **눈꺼풀틈새**(palpebral fissure)라고 하며, 가쪽에서 보면 안구가 눈꺼풀틈새 사이로 약간 돌출되어 있다. 눈꺼풀 바깥은 얇은 피부로, 속은 눈꺼풀결막으로

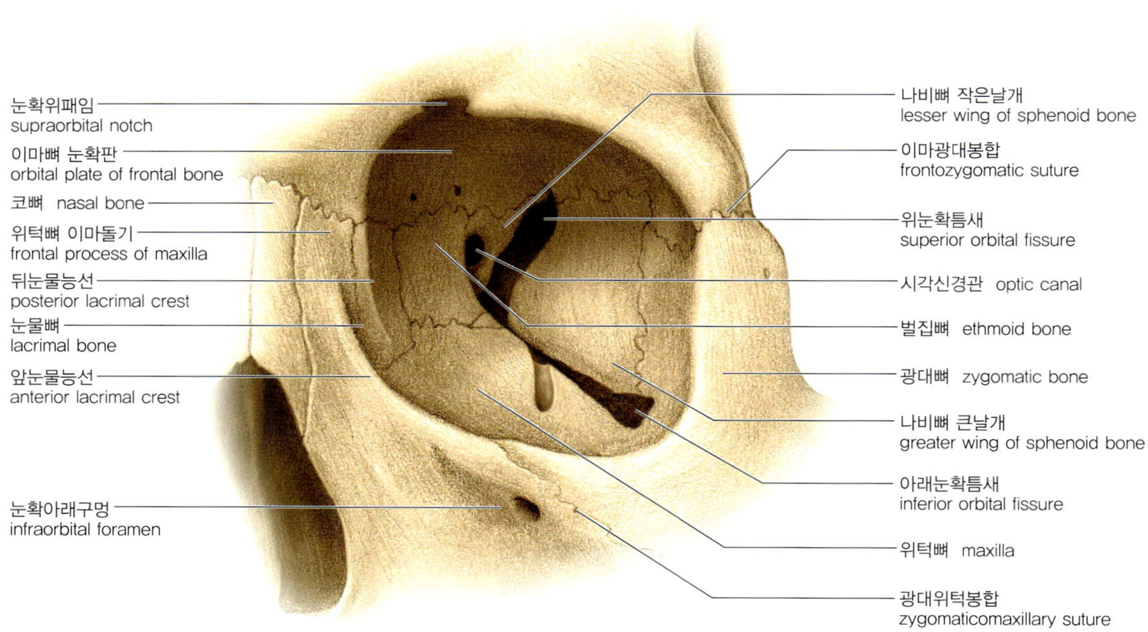

그림 8.33 눈확을 구성하는 뼈

덮여 있다(그림 8.35).

눈꺼풀결막(palpebral conjunctiva)은 혈관이 많이 분포하여 붉게 보이며, 빈혈이 의심되는 경우 주로 검사하는 부분이다. 눈꺼풀결막은 눈꺼풀 속면에서 안구로 연속되어 **안구결막**(bulbar conjunctiva)으로 연결된다(그림 8.34). 안구결막은 얇고, 투명하며 작은 혈관을 함유하는 공막(sclera)을 덮고 있다. 눈꺼풀결막이 안구로 옮겨가는 곳에 위치하는 깊은 오목을 **위 · 아래결막구석**(superior and inferior conjunctival fornices)이라고 한다.

위 · 아래눈꺼풀의 중심에는 단단한 결합조직인 위 · 아래눈꺼풀판이 있어서 눈꺼풀 형태를 유지한다(그림 8.34, 8.35). 눈꺼풀 피부와 **눈꺼풀판**(tarsus) 사이에는 눈둘레근(orbicularis oculi m.)이 있다. 눈꺼풀판에는 **눈꺼풀판샘**(tarsal gland)이 있으며, 이 샘의 지방성 분비물은 눈꺼풀이 움직일 때 윤활유 역할을 하고, 눈을 감을 때 위 · 아래 눈꺼풀이 서로 붙는 것을 방지한다. 눈꺼풀 가장자리에 **속눈썹**(eyelash)과 큰 땀샘인 **속눈썹샘**(ciliary gland)이 위치한다. 위 · 아래눈꺼풀이 만나는 곳을 각각 **안쪽 · 가쪽눈구석**(medial and lateral angles of eye; canthus)이라고 한다(그림 8.36).

코와 안쪽눈구석 사이에 있는 **안쪽눈꺼풀인대**(medial palpebral lig.)는 눈꺼풀판과 눈확(orbit) 안쪽모서리를 연결한다. 눈둘레근이 안쪽눈꺼풀인대에서 일어나 눈 주위를 돌아 다시 안쪽눈꺼풀인대에 닿는다. **가쪽눈꺼풀인대**(lateral palpebral lig.)는 눈꺼풀판과 눈확 가쪽모서리를 연결하며, 이 인대에는 눈둘레근이 부착하지 않는다. **눈확 가로막**(orbital septum)은 눈꺼풀판과 눈확모서리의 뼈바깥막 사이에 위치하는 약한 막이다(그림 8.36).

2) 눈물기관

눈물기관의 구성은 다음과 같다(그림 8.37).

(1) 눈물샘

눈물샘(lacrimal gland)은 길이 2 cm의 아몬드 모양으로 눈확 위가쪽에 있는 **눈물샘오목**(fossa of lacrimal gland)에 놓여 있다. 눈물샘은 눈꺼풀올림근 힘줄의 가쪽 연장 부분에 의해 위쪽의 눈확부분과 아래쪽의 눈꺼풀부분으로 나뉜다.

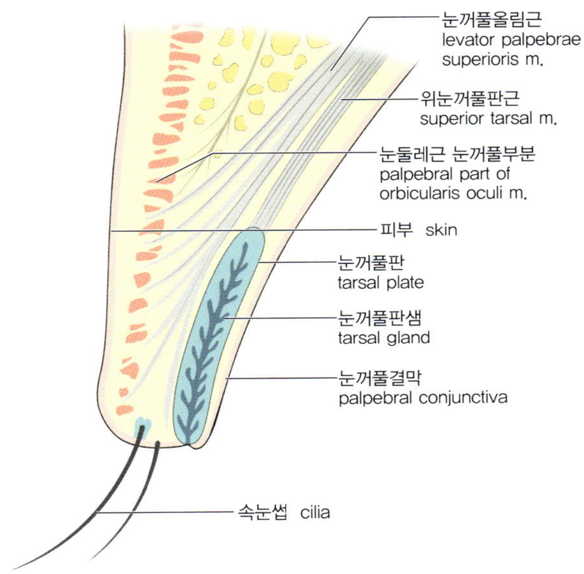

그림 8.35 눈꺼풀의 시상단면

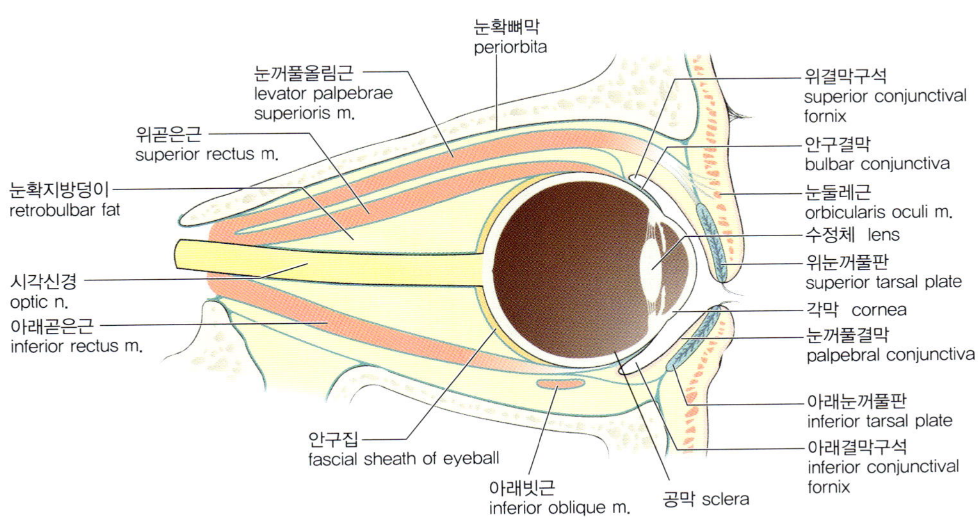

그림 8.34 눈확과 눈꺼풀

눈물샘의 눈물은 최대 12개의 눈물샘 배출관을 통해 위결막구석(superior fornix) 가쪽 부분으로 배출되어 눈꺼풀결막과 안구결막 사이 공간인 **결막주머니**(conjunctival sac)로 들어간다. 눈을 감으면 눈물은 안구를 아래안쪽으로 가로질러 안쪽눈구석에 있는 **눈물못**(lacrimal lake)에 모인다(그림 8.38).

(2) 눈물못과 눈물언덕

눈물못(lacrimal lake)에는 변형된 피부로 된 작은 둔덕인 **눈물언덕**(lacrimal caruncle)이 있으며, 눈물언덕 가쪽에는 결막반달주름(plica semilunaris; semilunar fold of conjunctiva)이 있고 안구를 부분적으로 덮고 있다(그림 8.38).

(3) 눈물점과 눈물유두

눈꺼풀 가장자리를 뒤집으면 안쪽눈구석 가까운 곳에서 약간 솟은 구조물인 **눈물유두**(lacrimal papilla)와 눈물유두 꼭대기의 작은 구멍인 **눈물점**(lacrimal punctum)을 볼 수 있으며 이곳을 통하여 눈물이 흡수된다(그림 8.37).

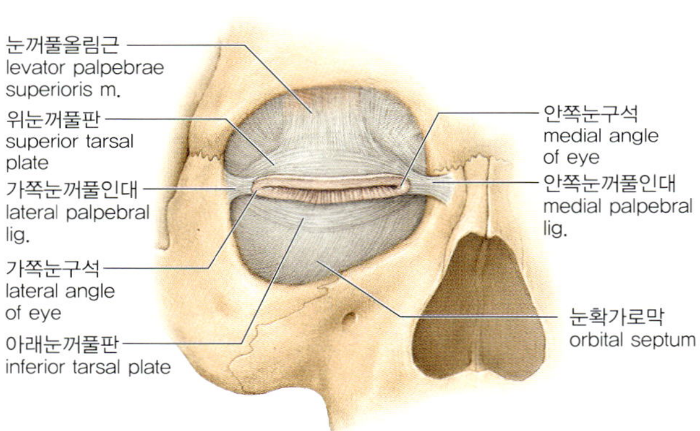

그림 8.36 눈꺼풀과 주변 구조물

(4) 눈물소관, 눈물주머니, 코눈물관

눈물점은 **눈물소관**(lacrimal canaliculi)으로 연결되며, 눈물은 눈물소관을 통해 눈물주머니(lacrimal sac)로 전달되고, 다시 **코눈물관**(nasolacrimal duct)을 지나 코안 아래콧길(inferior nasal meatus)로 흐른 후 코안 뒷면을 따라 코인두(nasopharynx)로 흘러 내려간다(그림 8.37).

3) 눈물 분비의 신경지배

눈물샘에는 교감신경과 부교감신경이 분포하며, 교감신경은 눈물분비를 억제, 부교감신경은 눈물분비를 촉진한다.

(1) 부교감신경

뇌줄기에서 얼굴신경을 따라 나온 신경절이전부교감섬유(preganglionic sympathetic fiber)는 무릎신경절 근처에서 얼굴신경을 벗어나 큰바위신경(greater petrosal n.)이 되고, 이 신경은 교감신경섬유로 이루어진 깊은바위신경과 합쳐져 날개관신경(n. of pterygoid canal)이 되어 **날개입천장신경절**(pterygopalatine ganglion)에 도달한다(그림 8.39). 날개입천장신경절에서 연접이 이루어지고 난 후 나온 신경절이후부교감섬유는 신경절가지를 통해 위턱신경(maxillary n., CN V2)에 합류하여 가다가 광대관자신경을 거쳐 다시 눈신경(ophthalmic n., CN V1) 가지인 눈물샘신경(lacrimal n.)에 합류하여 이 신경을 따라 눈물샘에 이른다(그림 8.39).

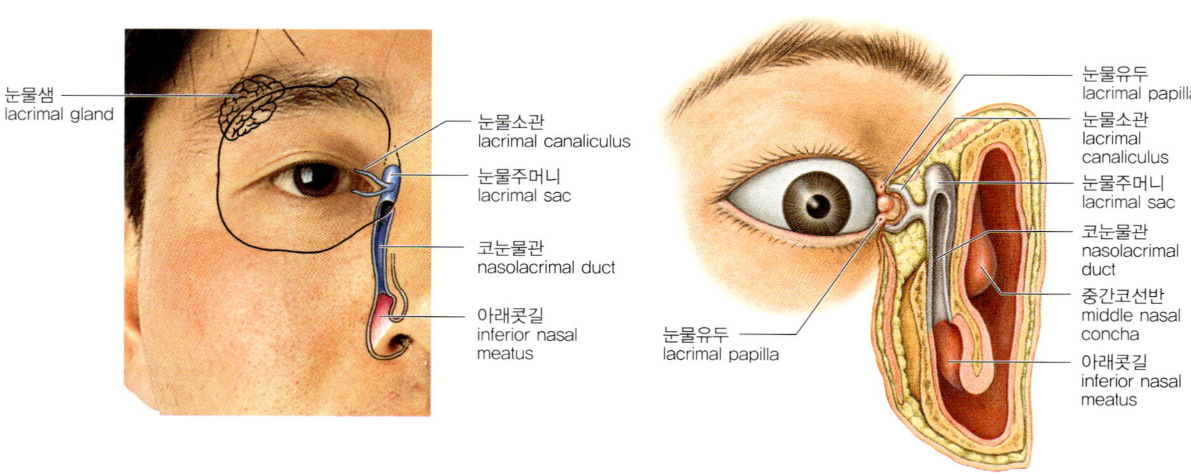

그림 8.37 눈물기관의 구성. 눈물은 눈물샘에서 만들어져 눈물소관, 눈물주머니, 코눈물관을 차례로 흐른 후 아래콧길로 배출된다.

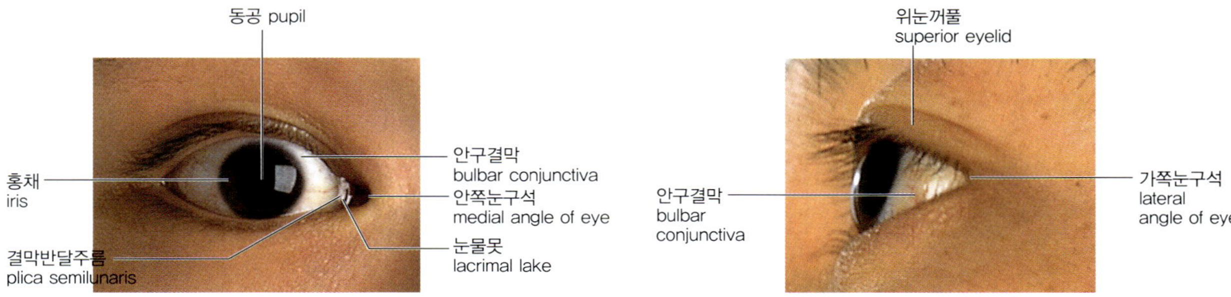

그림 8.38 눈과 눈꺼풀의 바깥모습

(2) 교감신경

위목신경절(superior cervical ganglion)에서 나온 신경절이후교감섬유는 속목신경얼기(internal carotid plexus)를 따라 가다가 **깊은바위신경**(deep petrosal n.)이라는 이름으로 갈려 나온다. 깊은바위신경은 부교감신경인 큰바위신경과 함께 날개관신경이 되어 날개입천장신경절을 통과한다. 이후 부교감신경과 같은 경로를 거쳐 눈물샘에 도달한다(그림 8.39).

2. 안구

안구(eyeball)는 바깥의 안구섬유층, 중간의 안구혈관층, 속의 안구속층의 세 층으로 되어 있으며, 각 층에는 다음과 같은 구조물이 있다(그림 8.40, 8.41).

- 안구섬유층 : 공막(sclera), 각막(cornea)
- 안구혈관층 : 맥락막(choroid), 섬모체(ciliary body), 홍채(iris)
- 안구속층 : 망막(retina)[시각부분(optic part)과 비시각부분(nonvisual part)]

1) 안구섬유층

안구섬유층(fibrous layer of eyeball)은 안구의 뒤쪽 5/6를 차지하는 불투명한 **공막**(sclera)과 안구의 앞쪽 1/6을 차지하는 투명한 **각막**(cornea)으로 구성된다. 공막 앞부분은 눈의 흰자위로, 투명한 안구결막으로 덮여 있다(그림 8.40).

2) 안구혈관층

안구혈관층(choroid, vascular layer of eyeball)은 포도껍질과 같은 짙은 색을 띠고 있어서, 이 층을 구성하는 맥락막, 섬모체, 홍채를 함께 포도막(uvea)이라고도 한다. 공막과 망막 사이에 위치하는 **맥락막**(choroid)은 안구혈관층의 대부분을 차지하며, 대부분 공막에 의해 덮여 있고, 앞쪽으로 섬모체까지 뻗는다(그림 8.40, 8.41). 맥락막은 망

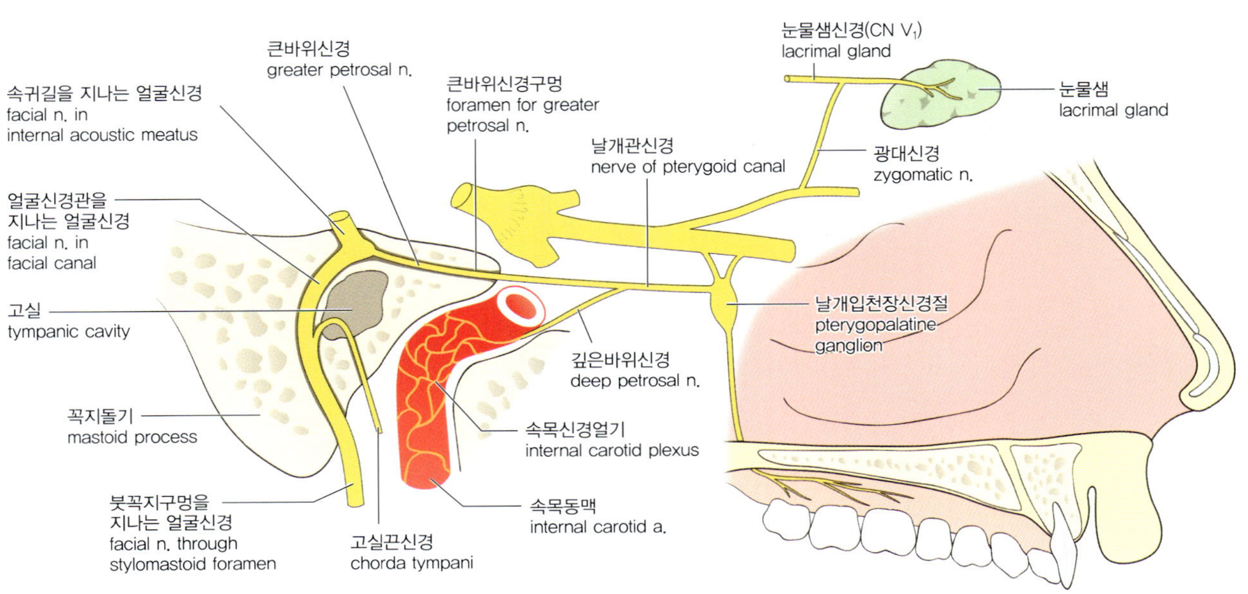

그림 8.39 눈물샘을 지배하는 교감신경섬유와 부교감신경섬유의 주행 경로 모식도

막의 색소층과 단단히 결합하여 있지만 공막과는 쉽게 분리된다.

근육과 혈관으로 된 **섬모체**(ciliary body)는 홍채 가장자리 부분과 맥락막 사이에 위치한다. 섬모체 안쪽면에 위치하는 주름인 **섬모체돌기**(ciliary process)는 방수(aqueous humor)를 분비한다. 방수는 안구 앞 · 뒤방(anterior and posterior chambers of eye)을 채운다. 안구 앞방은 앞쪽의 각막과, 뒤쪽의 홍채와 동공 사이의 공간이며, 안구 뒤방은 앞쪽의 홍채, 동공과 뒤쪽의 섬모체 사이 공간이다(그림 8.41).

수정체 앞면에 위치한 **홍채**(iris)는 색소가 있는 얇은 가로막이며, 홍채 중앙의 구멍인 동공(pupil)으로 빛이 통과한다(그림 8.40). 홍채에 있는 두 종류의 근육이 동공의 크기를 조절하는데, **동공조임근**(sphincter pupillae m.)은 동공을 닫고, **동공확대근**(dilator pupillae m.)은 동공을 연다.

3) 안구속층

안구속층(inner layer of eyeball)은 망막시각부분과 망막비시각부분으로 나뉜다.

망막시각부분(optic part of retina, visual retina)은 가시광선에 반응하여 빛을 인지하는 층으로, 안구 뒤쪽 대부분에 해당하며, 그 앞쪽 경계는 섬모체 뒤쪽에 있는 톱니둘레(ora serrata)이다(그림 8.41). 이 부분은 **신경층**(neural layer)과 **색소층**(pigmented layer)으로 구성되는데, 신경층은 빛을 받아들이는 부분이며, 색소층은 한 층의 세포로 구성되어 있고 맥락막과 함께 빛의 산란을 억제하는데 관여한다.

망막비시각부분(nonvisual retina)은 색소층이 앞쪽으로 계속된 것으로 섬모체를 지지하는 망막섬모체부분(ciliary part of retina)과 홍채 뒷면을 지지하는 망막홍채부분(iridial part of retina)으로 구분된다.

한편 안구 뒷부분에는 시각신경이 지나는 둥글고 오목한 지역인 **시각신경원반**(optic disc)이 있다(그림 8.40). 이 부분은 빛수용기가 없어서 빛에 반응하지 않기 때문에 맹점(blind spot)이라 부른다. 맹점의 바로 가쪽에 노란 반점의 **황반**(macula)이 존재한다.

황반에는 원뿔세포(cone cell)가 많이 있어서 정확한 상을 관찰하는데 관여하고, 황반 중심에 위치하는 지름 1.5 mm의 **중심오목**(fovea centralis)과 그 중앙에 위치하는 **속오목**(foveola)에는 모세혈관그물이 없어서 가장 정확한 상이 맺힌다.

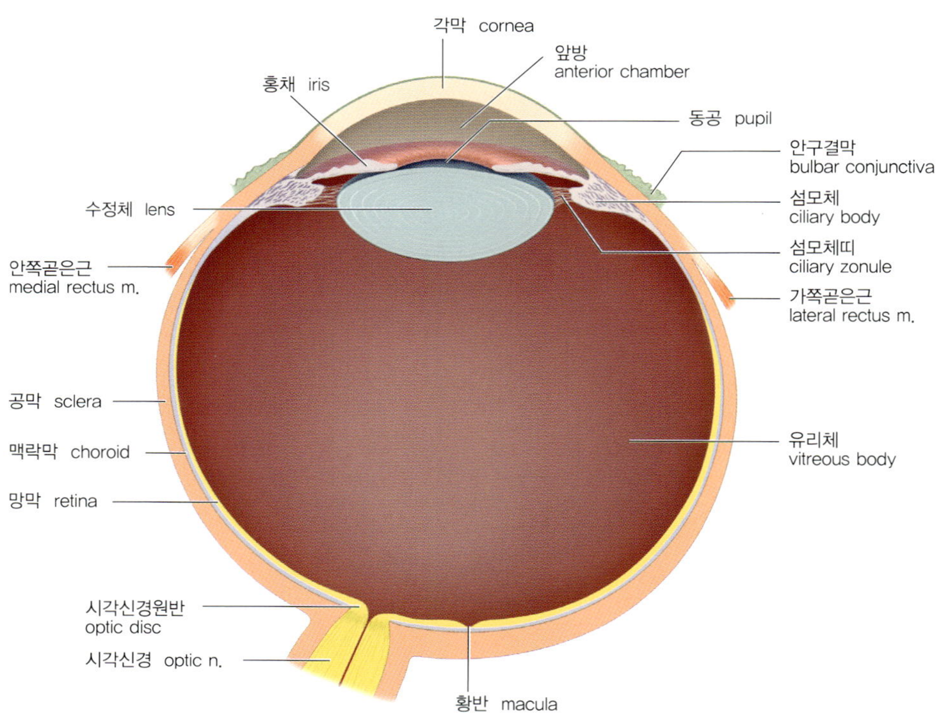

그림 8.40 안구의 구조. 안구를 수평절단한 모습

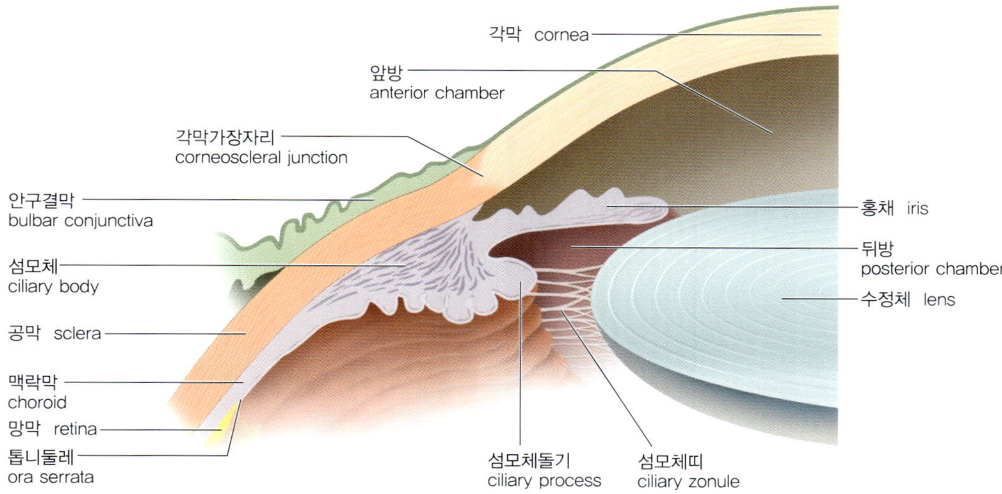

그림 8.41 안구의 구조. 안구를 수평절단한 모습

4) 안구의 굴절매체

빛이 망막에 도달하기까지 각막, 방수, 수정체(lens), 유리체(vitreous body)로 구성된 굴절매체를 통과한다(그림 8.40, 8.50).

각막(cornea)은 안구섬유층 앞부분에 위치하는 둥근 부분으로 안구로 들어가는 빛을 굴절시키는 역할을 한다. 각막이 공막과 연결되는 부위에는 각이 생기며, 이 부위를 **각막가장자리**(corneoscleral junction)라고 한다. 각막은 혈관이 없어 투명하며 방수와 눈물에서 영양분을 받고 공기에서 직접 산소를 흡수한다. 각막에는 눈신경이 분포하며 촉각에 민감하다.

방수(aqueous humor)는 뒤방 섬모체돌기에서 생산되며, 맑은 액체이다. 방수는 혈관이 없는 각막과 수정체에 영양분을 공급한다. 뒤방에서 홍채와 수정체 사이를 지나 앞방에 도달한 방수는 홍채각막구석공간(space of iridocorneal angle)에 위치하는 공막정맥굴(scleral venous sinus)로 배출된다(그림 8.50).

홍채와 유리체 사이에 위치하는 수정체(lens)는 피막으로 둘러싸인 볼록렌즈 모양의 투명한 구조물이다. 수정체는 띠섬유(zonular fiber)에 의하여 섬모체에 고정되어 있다(그림 8.41). 망막에 가까운 물체와 먼 물체의 초점을 맞추기 위하여 수정체의 볼록한 정도는 항상 변한다. 섬모체 안에 있는 섬모체근(ciliary m.)이 이완하면 섬모체띠를 당기게 되어 수정체는 상대적으로 납작해지고 먼 물체에 초점을 맞춘다. 부교감신경의 작용으로 섬모체근이 수축하면 섬모체띠의 긴장도가 떨어지고 수정체는 자체 탄력에 의해서 볼록해지면서 가까운 물체에 초점이 맞추어진다.

안구 속 대부분을 채우고 있는 **유리체**(vitreous body)는 투명한 젤리 같은 물질로 99%가량이 물로 구성되어 있다. 유리체는 빛을 투과시킬 뿐 아니라 망막의 위치를 잡고 수정체를 지지한다(그림 8.40).

백내장 cataract

백내장은 수정체가 혼탁해져 빛이 망막까지 도달하지 못해서 시력이 감소하는 질환으로, 시력상실의 가장 흔한 원인이다. 백내장의 원인으로 노화가 가장 흔한데, 수정체를 구성하는 단백질의 변성과 퇴화과정을 거쳐 생긴다. 당뇨병이나 고혈압이 있는 경우에는 이러한 변화가 빨라진다. 치료 방법으로는 백내장이 있는 수정체를 제거하고 인공 수정체를 넣어주는 시술이 있다.

녹내장 glaucoma

녹내장은 방수의 순환에 이상이 생겨 안압(intraocular pressure)이 높아져서 생기며, 이때 망막과 이 부위의 혈관이 눌리기 때문에 시력상실을 포함한 문제가 생긴다. 녹내장은 크게 개방각녹내장(open angle glaucoma)과 폐쇄각녹내장(closed angle glaucoma)으로 구분된다. 개방각녹내장은 홍채각막구석공간의 잔기둥그물(trabecular reticulum)이 막히거나 퇴행성 변화로 인해 방수의 흡수 감소로 안압이 서서히 증가하면서 생긴다. 폐쇄각녹내장은 홍채가 앞쪽으로 이동하여 홍채각막구석공간 각도가 좁아져 방수가 뒤방에서 앞방으로 흐르지 못해 방수가 갑자기 늘어나 안압이 빨리 올라가고 심한 통증이 동반된다.

5) 동공과 수정체의 신경지배

홍채와 섬모체 근육에는 교감신경과 부교감신경이 분포한다. 교감신경은 홍채의 동공확대근에 작용하여 동공을 확장시키고 섬모체근은 이완시켜 수정체가 이완되어 멀리 볼 수 있게 하며, 부교감신경은 이와는 반대로 동공조임근과 섬모체근을 수축시켜 동공을 조이고 수정체는 블록하게 만든다.

뇌줄기의 내장핵(Edinger-Westphal nucleus)에서 나온 신경절이전부교감섬유는 눈돌림신경 아래가지(inferior branch)를 따라 가다가 **섬모체신경절**(ciliary ganglion)에서 연접하고, 신경절이후신경섬유는 몇 개의 **짧은섬모체신경**(short ciliary nn.)을 따라 안구로 들어가 섬모체와 동공조임근에 분포한다.

속목동맥을 따라온 교감신경은 따로 섬모체신경절로 들어가 연접 없이 짧은섬모체신경을 따라 안구로 들어가서 안구 속 혈관에 분포하며, 동공확대근에 분포하는 교감신경은 따로 **긴섬모체신경**(long ciliary nn.)을 따라 안구로 들어간다(그림 8.42).

3. 눈확의 근육

눈확의 근육으로는 눈꺼풀을 움직이는 눈꺼풀올림근, 안구를 움직이는 4개의 곧은근 4개(위, 아래, 안쪽, 가쪽)와 2개의 빗근(위, 아래)이 있다(그림 8.43).

1) 눈꺼풀올림근

눈꺼풀올림근(levator palpebrae superioris m.)은 납작하고 얇으며, **위눈꺼풀판**(superior tarsus)에 가까워지면서 널힘줄이 되어 닿는다(그림 8.34, 8.36). 이 근육의 얕은층은 위눈꺼풀 피부에 닿고, 깊은층은 위눈꺼풀판에 닿는다. 이 근육은 눈꺼풀틈새의 조임근인 눈둘레근(orbicularis oculi m.)과 반대작용을 한다.

2) 안구근육(extraocular mm.)

4개의 곧은근(recti mm.)은 시각신경관과 위눈확틈새의 일부분을 둘러싸는 **온힘줄고리**(common tendinous ring)에서 일어난다(그림 8.44, 8.45, 8.46, 표 8.8).

안쪽 · 가쪽곧은근은 동일한 수평면에 위치하며, 위 · 아래곧은근은 동일한 수직면에 위치한다. 이들 4개 곧은근은 안구 앞부분의 공막에 닿는다(그림 8.44).

안쪽 · 가쪽곧은근(medial and lateral rectus mm.)은 각각 동공을 안쪽과 가쪽으로 당기고 **위 · 아래곧은근**(superior and inferior rectus mm.)은 각각 동공을 위쪽과 아래쪽으로 당긴다(그림 8.47, 표 8.8). 그러나 위 · 아래곧은근은 안구의 긴 축과 평행하게 위치하지 않아, 동공을 안쪽으로도 향하게 한다. 정상 상태에서 위 · 아래곧은근의 작용(모음)은 **위 · 아래빗근**(superior and inferior oblique mm.)의 작용(벌림)에 의하여 균형이 맞춰진다. 아래빗근은 동공을 위쪽과 가쪽으로 향하게 하므로, 위곧은근과 같이 작용하면 안구를 위로 이동하게 한다. 마찬가지로 위빗근은 동공을 아래쪽 가쪽으로 향하게 하므로 아래곧은근과 같이 작용하면 안구를 아래쪽으로 향하게 한다. 물체를 바라볼 때 양쪽 눈은 같은 방향으로 움직인다.

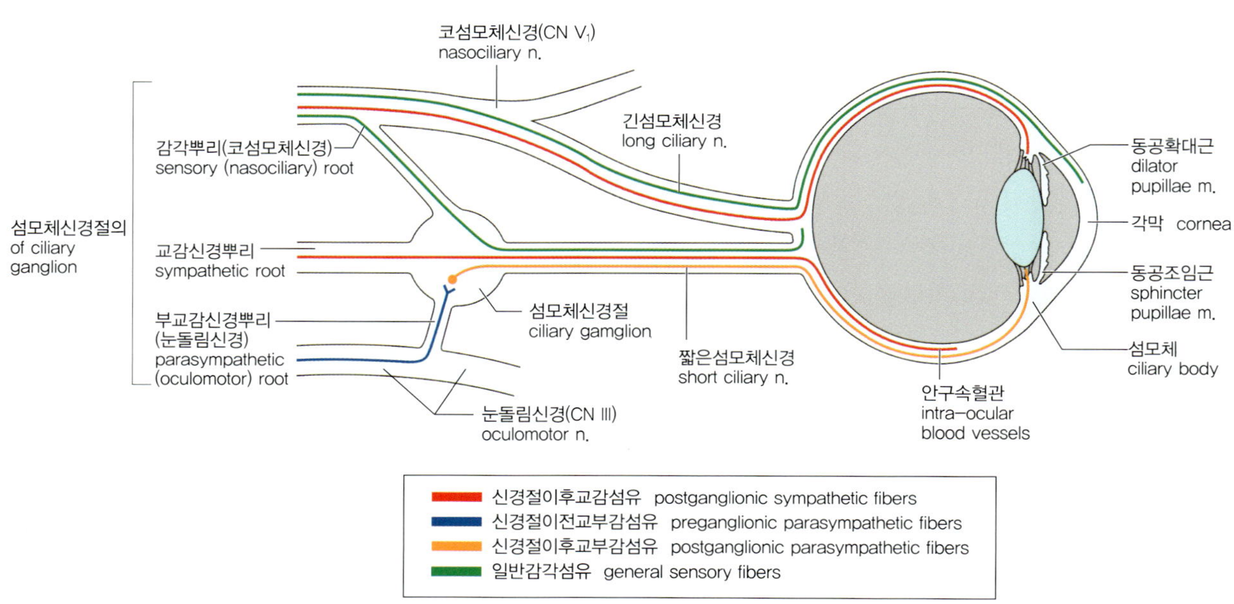

그림 8.42 동공과 섬모체로 가는 교감신경섬유와 부교감신경섬유의 주행 경로 모식도

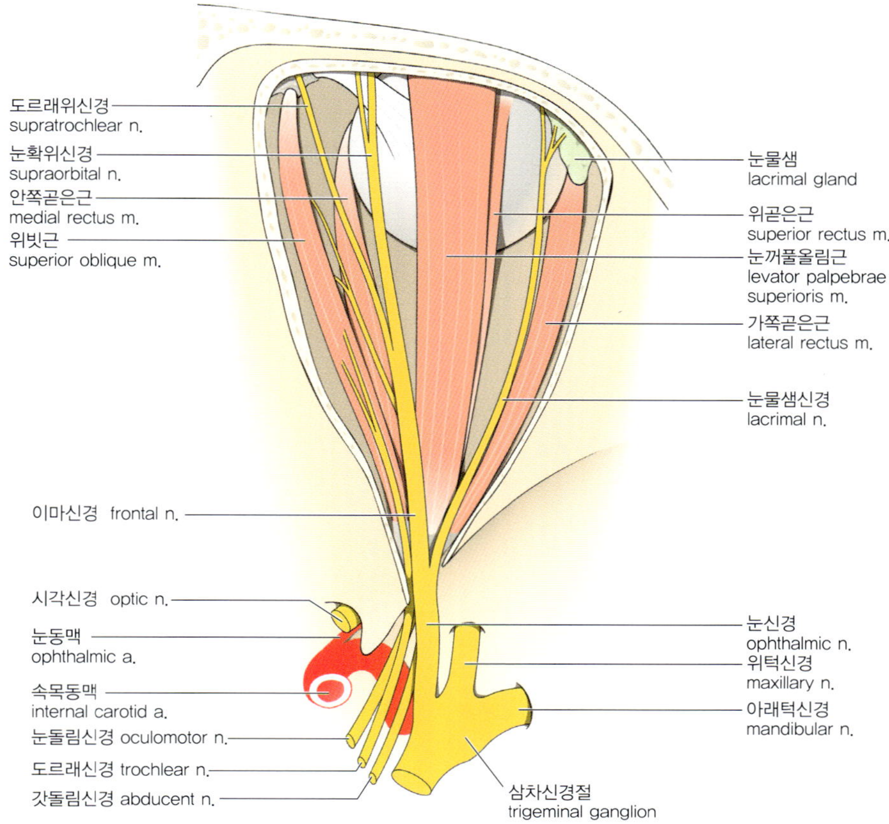

그림 8.43 안구근육과 신경(얕은 층)

예를 들어, 오른쪽을 바라볼 때는 오른쪽 가쪽곧은근과 왼쪽 안쪽곧은근이 함께 작용한다.

3) 안구집

안구집(fascial sheath of eyeball; bulbar sheath)은 시각신경에서 각막가장자리(corneoscleral junction)까지 안구를 둘러싸는 근막을 말한다(그림 8.34). 안구집은 안구근육 힘줄이 안구집을 뚫고 나오는 곳에서 안구근육을 싸는 근막으로 계속된다.

안쪽 · 가쪽곧은근 근막집에서 눈물뼈와 광대뼈로 연결되는 삼각형 인대를 **안쪽 · 가쪽곧은근제한인대**(check ligg. of medial and lateral rectus mm.)라고 한다. 이 인대들은 안구의 모음과 벌림을 제한한다.

4. 눈확의 신경

눈확으로 들어오는 신경은 시각신경(optic n.) 이외에 위눈확틈새를 통과하여 안구근육에 분포하는 눈돌림신경, 도르래신경, 갓돌림신경, 삼차신경 가지인 눈신경이 있다(그림 8.43, 8.44, 8.46, 표 8.1).

눈돌림신경(oculomotor n.; CN III)은 눈꺼풀올림근, 위곧은근, 안쪽곧은근, 아래곧은근, 아래빗근에 분포하며, **도르래신경**(trochelar n.; CN IV)은 위빗근에, **갓돌림신경**(abducens n.; CN VI)은 가쪽곧은근에 분포한다(표 8.8).

삼차신경의 첫째가지인 **눈신경**(ophthalmic n.)은 눈물샘신경, 이마신경, 코섬모체신경으로 나뉜다.

- **눈물샘신경**(lacrimal n.)은 해면정맥굴 가쪽벽을 지나 위눈확틈새를 통과하여 눈확으로 들어온 후, 눈물샘을 통과하여 결막과 위눈꺼풀 피부에 분포한다(그림 8.44). 이 신경은 광대신경(zygomatic n.)을 통하여 도달한 부교감신경섬유인 눈물샘 분비조절섬유와 만난다.
- **이마신경**(frontal n.)은 눈확위신경(supraorbital n.)과 도르래위신경(supratrochlear n.)으로 나뉘어(그림 8.43) 위눈꺼풀, 이마, 머리덮개에 분포한다.
- **코섬모체신경**(nasociliary n.)의 몇몇 가지는 눈확에 분포한다. 코섬모체신경 가지인 앞 · 뒤벌집신경(anterior and posterior ethmoidal nn.)은 나비굴과 벌집뼈 벌집

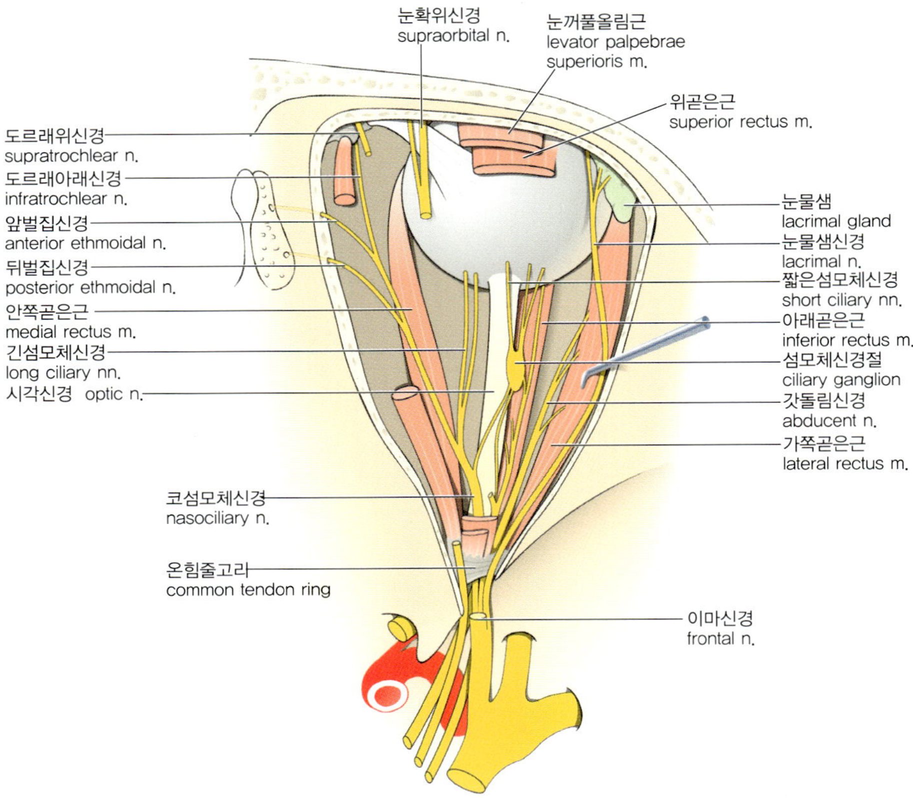

그림 8.44 안구근육과 신경(깊은 층)

의 점막, 코안, 앞머리뼈우묵의 경막에 분포한다(그림 8.44, 8.48). 코섬모체신경의 종말가지인 도르래아래신경(infratrochlear n.)은 눈꺼풀, 결막, 코의 피부, 눈물주머니에 분포한다(그림 8.10, 표 8.3).

섬모체신경절(ciliary ganglion)은 눈확 뒤쪽에서 시각신경과 가쪽곧은근 사이에 위치한다(그림 8.44, 8.48). 섬모체신경절에서 일어난 **짧은섬모체신경**(short ciliary n.)은 신경절이후부교감섬유, 신경절을 통과하는 코섬모체신경의 들신경섬유, 신경절이후교감섬유로 구성된다(그림 8.42). 이 신경은 섬모체와 홍채에 교감성분과 부교감성분을 전달하며, 동공조임근에 분포한다. 코섬모체신경의 가지인 **긴섬모체신경**(long ciliary n.)은 동공확대근에 분포하는 신경절이후교감섬유와 홍채와 각막에서 일어난 들신경섬유를 포함한다(그림 8.42, 8.44).

5. 눈확의 혈관

1) 눈확의 동맥

눈확에는 속목동맥 가지인 **눈동맥**(ophthalmic a.)이 주로 분포하지만(그림 8.49), 바깥목동맥 가지인 눈확아래동맥(infraorbital a.)도 관여한다. 시각신경 아래쪽에서 일어나는 눈동맥 가지인 **망막중심동맥**(central retinal a.)은 시각신경집 속을 달리다가 안구 1 cm가량 뒤쪽에서 시각신경 아래안쪽면을 통해 시각신경 안으로 들어가 주행하여 안구에 도달한 후(그림 8.46, 8.49) 시각신경원반(optic disc)으로 나온다(그림 8.49, 8.50).

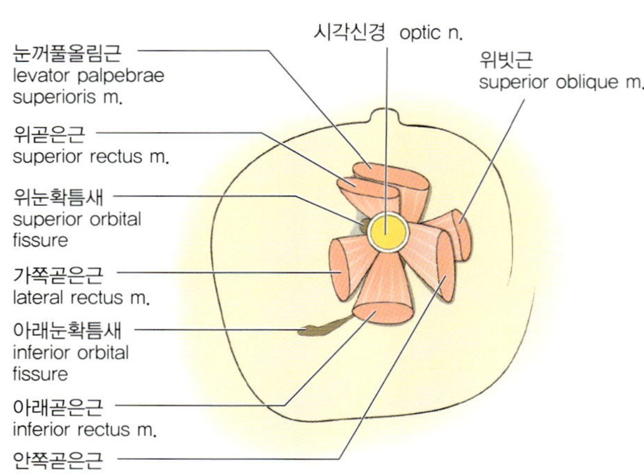

그림 8.45 안구근육의 이는곳

표 8.8 안구근육

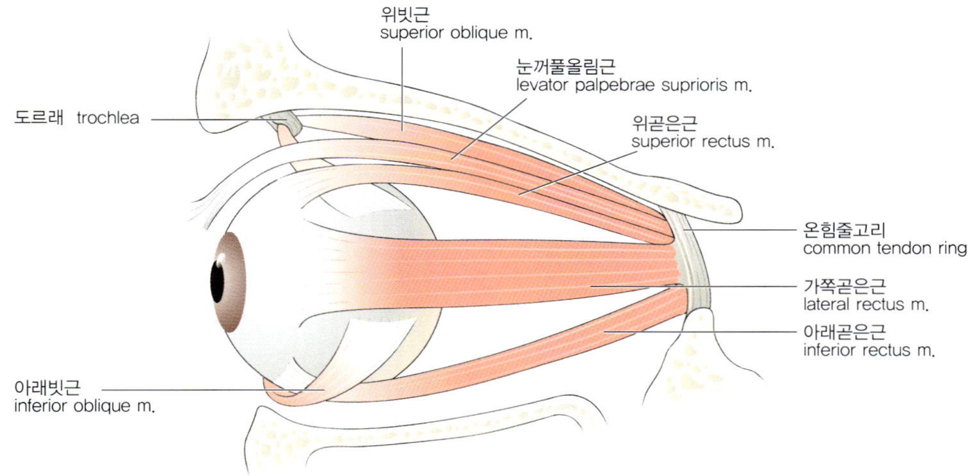

근육 이름	이는곳	닿는곳	신경	작용
눈꺼풀올림근(levator palpebrae superioris m.)	나비뼈 작은날개, 시각신경관 위앞쪽	얕은층: 위눈꺼풀 피부 깊은층: 위눈꺼풀판	눈돌림신경 위가지	위눈꺼풀을 올림
위곧은근(superior rectus m.)	온힘줄고리	각막가장자리 바로 뒤 공막	눈돌림신경 위가지	안구를 위안쪽으로 돌림
아래곧은근(inferior rectus m.)			눈돌림신경 아래가지	안구를 아래안쪽으로 돌림
가쪽곧은근(lateral rectus m.)			갓돌림신경	수평면을 축으로 안구를 가쪽으로 돌림
안쪽곧은근(medial rectus m.)			눈돌림신경 아래가지	수평면을 축으로 안구를 안쪽으로 돌림
위빗근(superior oblique m.)	시각신경관 윗부분	도르래를 감고 방향을 바꿔, 위곧은근이 닿는 곳보다 깊은 쪽 공막	도르래신경	안구를 아래가쪽으로 돌림
아래빗근(inferior oblique m.)	코눈물관 가쪽의 눈확바닥	가쪽곧은근이 닿는곳 보다 깊은 쪽 공막	눈돌림신경 아래가지	안구를 위가쪽으로 돌림

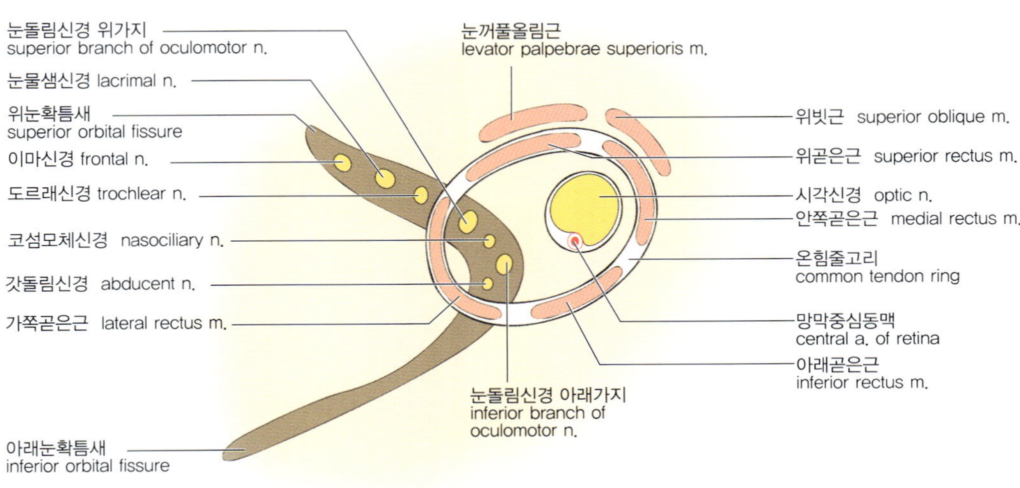

그림 8.46 온힘줄고리와 눈확의 신경

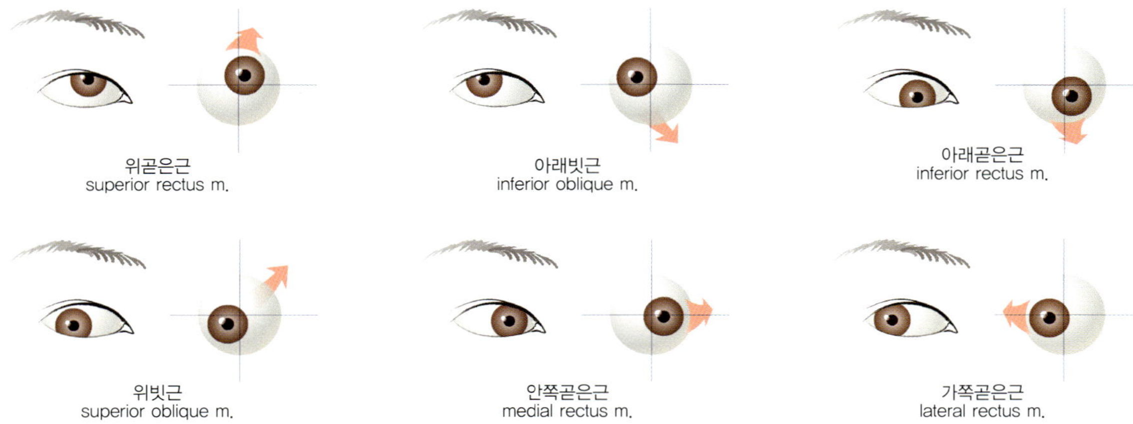

그림 8.47 안구근육의 작용

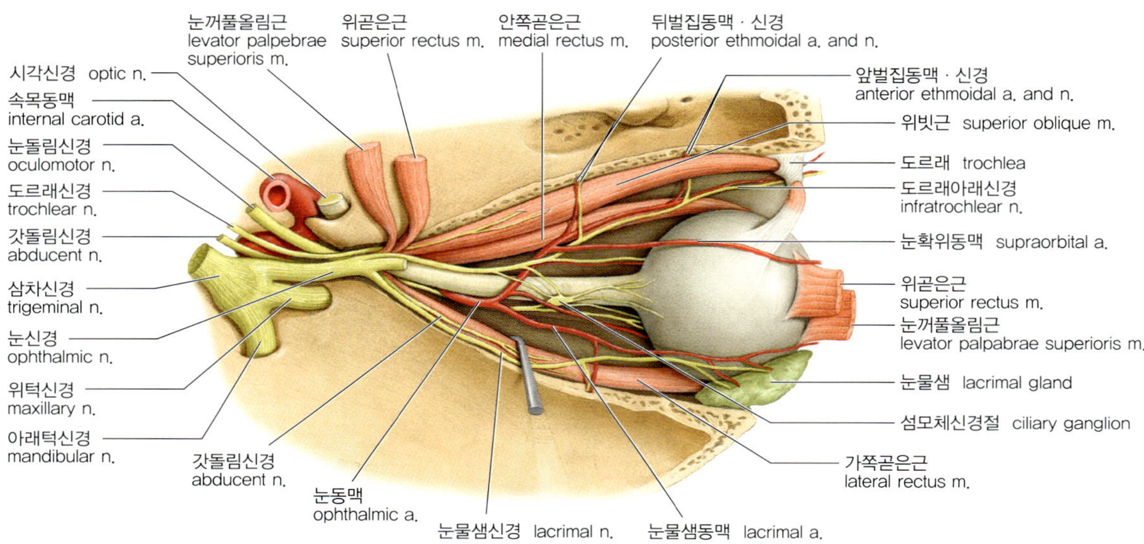

그림 8.48 눈확의 신경

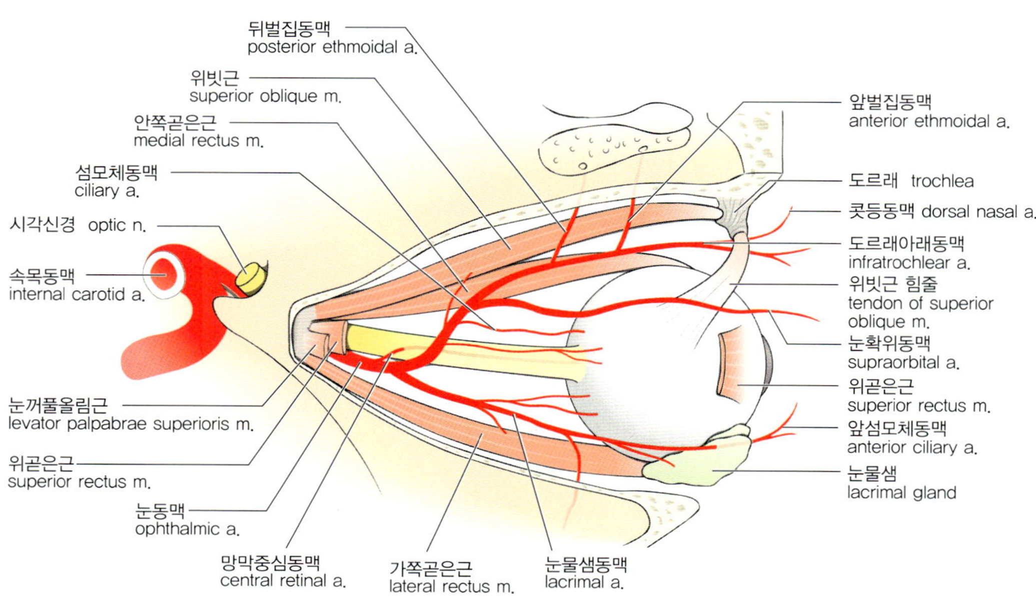

그림 8.49 눈확의 동맥

망막 속면에 분포하는 망막중심동맥 종말가지는 곁순환이 없는 끝동맥(end a.)이다. 망막 바깥면은 맥락막모세혈관판에서 혈액공급을 받는다. 짧은뒤섬모체동맥(short posterior ciliary a.)은 가지가 6개 정도 있으며, 바로 맥락막에 분포하여 망막 바깥쪽의 비혈관부분에 영양분을 공급한다(그림 8.49, 8.50). 안구 양 옆의 2개의 긴뒤섬모체동맥(long posterior ciliary a.)은 공막과 맥락막 사이를 지나 눈동맥 근육가지의 연속인 앞섬모체동맥(anterior ciliary a.)과 연결되어 동맥연결을 이룬다(그림 8.50). 눈확의 동맥을 표 8.9에 정리하였다.

2) 눈확의 정맥

눈확의 정맥은 **위 · 아래눈정맥**(superior and inferior ophthalmic vv.)으로 위눈확틈새를 통과하여 해면정맥굴로 간다(그림 8.51).

망막중심정맥(central retinal v.)은 일반적으로 해면정맥굴로 바로 들어가지만 **눈정맥**(ophthalmic v.)과 합쳐지기도 한다. 안구혈관층의 정맥은 **소용돌이정맥**(vorticose v.)으로 모여서 아래눈정맥으로 이어진다(그림 8.50). 방수는 안구앞방 주위를 둘러싸며 홍채각막구석에 있는 공막정맥굴(scleral venous sinus)로 배출된다(그림 8.50).

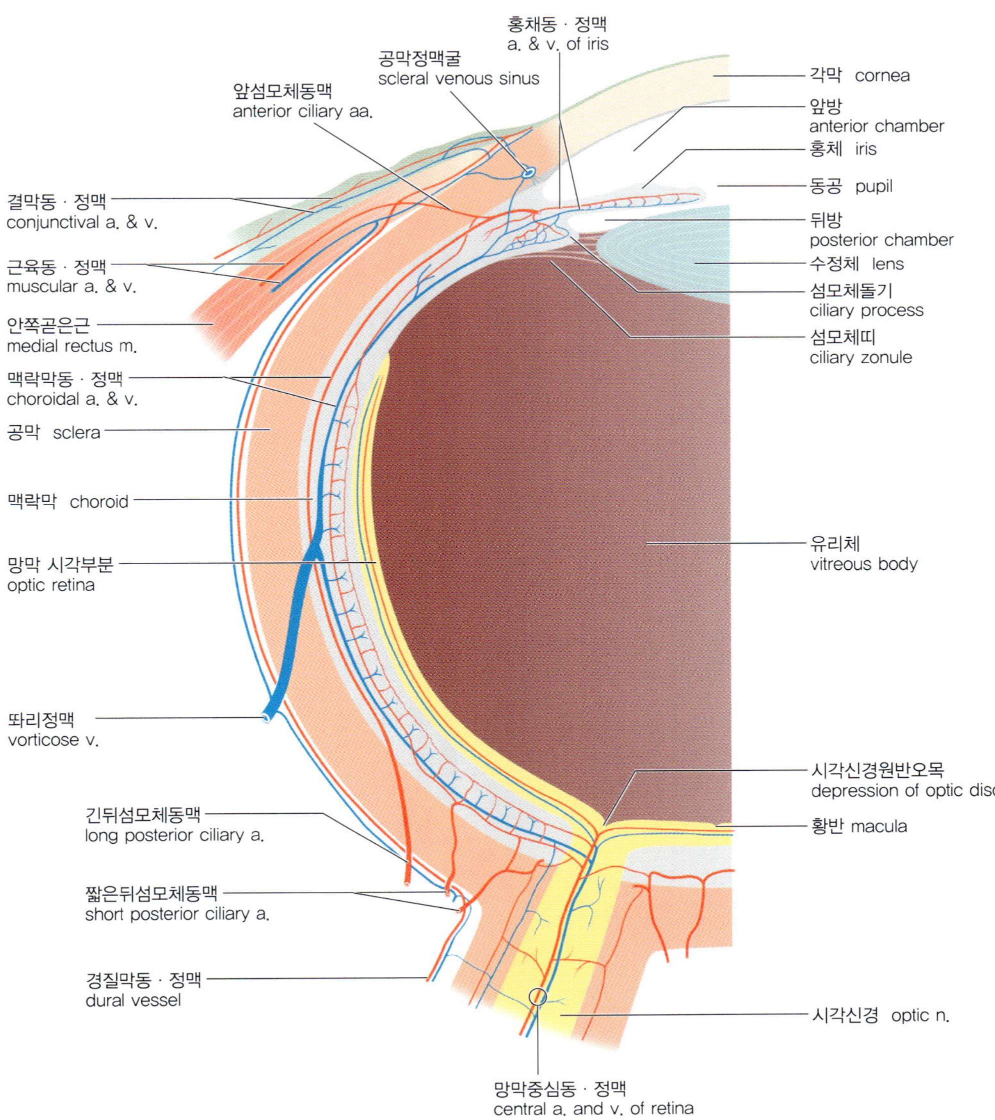

그림 8.50 안구의 혈관분포

표 8.9 눈확의 동맥

동맥	기원	경로와 분포
눈동맥(opthalmic a.)	속목동맥	시각신경관을 지나 눈확 안에 도달함
망막중심동맥(central retinal a.)	눈동맥	시각신경집 속에서 달리다가 안구 근처에서 시각신경을 뚫고 시각신경원반 중심에서 나타남; 원뿔세포와 막대세포를 제외한 망막에 분포
눈확위동맥(supraorbital a.)	눈동맥	눈확위패임에서 위쪽뒤쪽으로 진행하여 이마와 머리덮개에 분포
도르래위동맥(supratrochlear a.)	눈동맥	눈확위모서리를 지나 이마와 머리덮개에 분포
눈물샘동맥(lacrimal a.)	눈동맥	가쪽곧은근 위모서리를 따라 주행하여 눈물샘, 결막, 눈꺼풀에 분포
콧등동맥(dorsal nasal a.)	눈동맥	콧등을 따라 진행하여 콧등 표면에 분포
짧은뒤섬모체동맥 (short posterior ciliary a.)	눈동맥	시각신경 가장자리에서 공막을 뚫고 맥락막에 분포; 망막의 원뿔세포와 막대세포에 분포
긴뒤섬모체동맥(long posterior ciliary a.)	눈동맥	공막을 뚫고 나와 섬모체와 홍채에 분포
뒤벌집동맥(posterior ethmoidal a.)	눈동맥	뒤벌집구멍을 통과하여 뒤벌집에 분포
앞벌집동맥(anterior ethmoidal a.)	눈동맥	앞벌집구멍을 통과하여 앞머리뼈우묵으로 진행; 앞 · 중간벌집, 이마굴, 코안, 콧등 피부에 분포
앞섬모체동맥(anterior ciliary a.)	눈동맥 근육가지	곧은근이 부착된 지점에서 공막을 뚫고 나와 홍채와 섬모체에서 동맥그물을 형성
눈확아래동맥(infraorbital a.)	위턱동맥 셋째부분	눈확아래고랑과 눈확아래구멍을 따라 얼굴로 진행

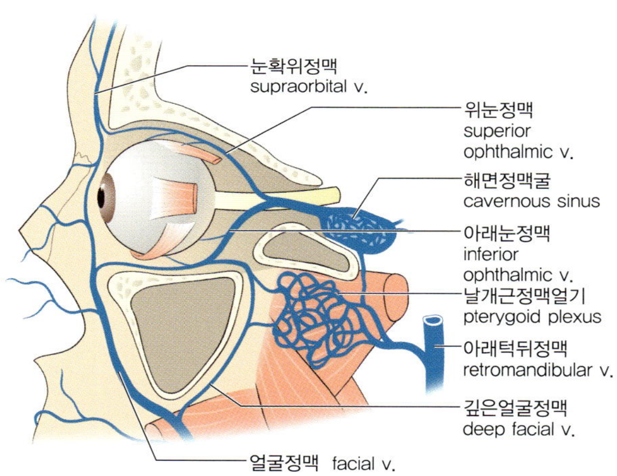

그림 8.51 눈정맥

VII 관자부위

관자부위는 머리 옆면에 위치하는 관자우묵과 관자아래우묵을 포함하는 부위이다. 관자우묵은 광대활 위에, 관자아래우묵은 광대활 아래에 있다.

1. 관자우묵

관자우묵(temporal fossa)은 달걀 모양의 우묵으로 관자근을 포함한다. 관자우묵의 경계는 위와 뒤로 관자선, 앞으로 이마뼈와 광대뼈, 가쪽으로 광대활, 아래는 나비뼈 관자아래능선이 이룬다(그림 8.52).

관자우묵의 바닥은 이마뼈, 마루뼈, 관자뼈, 나비뼈 큰날개로 이루어지며, 이 4개의 뼈가 만나는 점을 **관자놀이점**(pterion)이라고 한다. 관자우묵(temporal fascia)은 아래눈확틈새를 통해 눈확과 교통하고, 아래로는 관자아래우묵과 직접 연결되어 있다.

관자우묵에는 **관자근**(temporalis m.)과 이 근육에 분포하는 앞 · 뒤깊은관자동맥(anterior and posterior deep temporal a.), 깊은관자정맥(deep temporal v.), 깊은관자신경(deep temporal n.), 광대신경(zygomatic n.)의 가지인 광대관자신경(zygomaticotemporal n.) 등이 있다.

관자우묵 부위의 얕은근막에는 귓바퀴관자신경(auriculotemporal n.), 얕은관자동맥(superficial temporal a.), 위귓바퀴근(superior auricular m.), 앞귓바퀴근(anterior auricular m.)이 있다(그림 8.8, 8.10). 귓바퀴관자신경과 얕은관자동맥은 귓바퀴 바로 앞에서 위로 올라간다. 관자우묵 앞에는 눈둘레근과 이 근육에 분포하는 얼굴신경 관자가지가 있다(그림 8.12).

2. 관자아래우묵

관자아래우묵(infratemporal fossa)은 광대활 아래안쪽, 턱뼈가지 깊은쪽, 위턱뼈 뒤쪽에 있는 불규칙한 모양의 공간으로, 광대활과 머리뼈 사이를 통해 관자우묵과 교통한다(그림 8.52).

1) 경계

관자아래우묵의 가쪽은 턱뼈가지(ramus of mandible), 안쪽은 나비뼈 날개돌기 가쪽판(lateral plate of pterygoid process), 앞은 위턱뼈 관자아래면, 뒤는 관자뼈 고막틀부분(tympanic part), 꼭지돌기, 붓돌기, 위는 나비뼈 큰날개의 관자아래면(infratemporal surface), 아래는 턱뼈각 주위에 부착된 안쪽날개근(medial pterygoid m.)들로 각각 경계를 이룬다(그림 8.52).

2) 근육

관자아래우묵에는 관자근 아랫부분 일부, 가쪽날개근, 안쪽날개근이 있다(그림 8.53).

3) 동맥

관자아래우묵에는 위턱동맥과 그 가지들이 있다. **위턱동맥**(maxillary a.)은 바깥목동맥의 종말가지 2개 중 큰 가지로 턱뼈목 뒤에서 일어나 귀밑샘 실질 속에 묻혀 달리다가 턱뼈가지와 나비아래턱인대 사이에서 앞으로 지난 뒤에 가쪽날개근의 가쪽면을 지나 날개입천장오목에 이른다(그림 8.53).

위턱동맥은 가쪽날개근과 아래턱뼈에 의해 세 부분으로 구분된다. 바깥목동맥에서 시작되는 부분에서 가쪽날개근 뒤모서리까지를 첫째부분 또는 **아래턱부분**, 가쪽날개근 가쪽면을 지나는 부분을 둘째부분 또는 **날개근부분**, 가쪽날개근을 벗어나 날개입천장오목 속을 주행하는 짧은 부분을 셋째부분 또는 **날개입천장부분**이라고 한다.

(1) 아래턱부분(mandibular part)

가쪽날개근 뒤쪽을 주행하며 다음의 가지들을 낸다(그림 8.53, 8.54). 각 가지가 분포하는 부위는 표 8.10에 정리하였다.

- **깊은귓바퀴동맥**(deep auricular a.) : 턱관절 뒤를 따라 올라감
- **앞고실동맥**(anterior tympanic a.) : 깊은귓바퀴동맥 앞으로 나와 턱관절 뒤를 따라 올라가 바위고막틀틈새

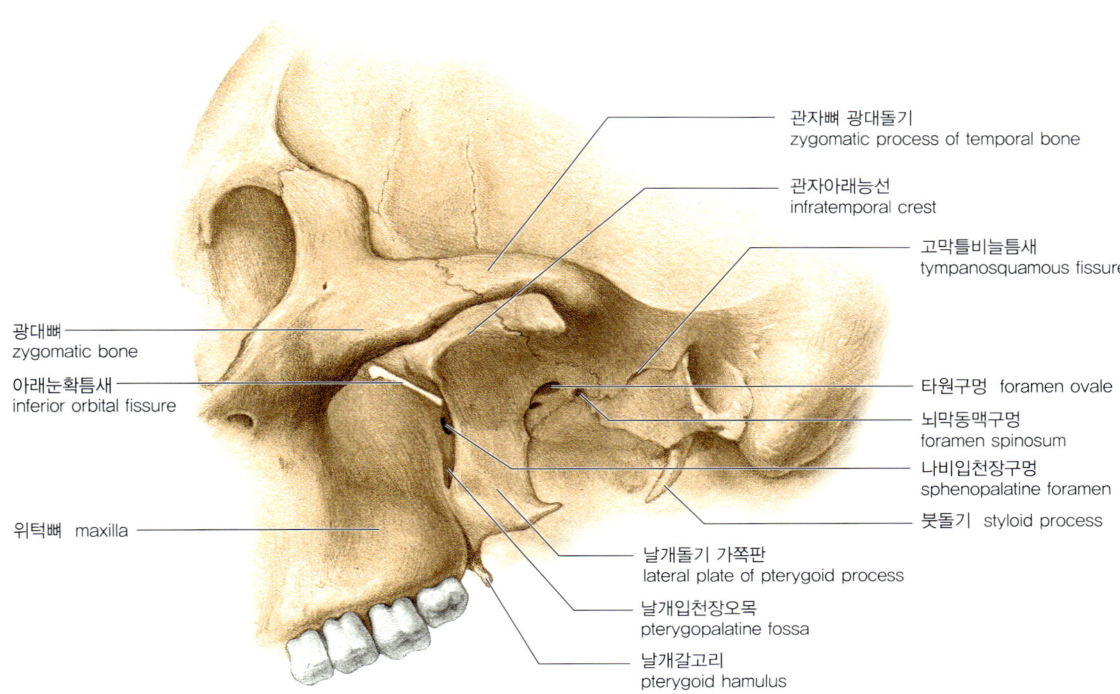

그림 8.52 관자우묵과 관자아래우묵

를 통해 고실로 들어감

- **중간뇌막동맥**(middle meningeal a.) : 귓바퀴관자신경의 두 뿌리 사이로 올라가 뇌막동맥구멍을 통해 머리뼈안으로 들어감(그림 8.23)
- **덧뇌막가지**(accessory meningeal branch) : 머리뼈안으로 들어가기 전에 안쪽날개근, 가쪽날개근 위갈래, 나비뼈 큰날개와 날개돌기, 아래턱신경, 귀신경절에 가지를 내고 뇌막동맥구멍을 통해 머리뼈안으로 들어감
- **아래이틀동맥**(inferior alveolar a.) : 턱뼈목과 나비아래턱인대 사이에서 일어나 아래이틀신경과 함께 턱뼈구멍(mandibular foramen)으로 들어간 후 턱뼈관(mandibular canal)을 지나며, 턱뼈관을 통과하는 도중에 치아가지(dental branches)를 냄(그림 8.54).

(2) 날개근부분(pterygoid part)

가쪽날개근 표면에서 앞 · 위쪽으로 비스듬히 주행하며, 주로 씹기근육에 분포한다(그림 8.53, 8.54).

- 깊은관자동맥(deep temporal a.) : 관자근과 관자우묵 사이를 따라 올라가며, 앞깊은관자동맥과 뒤깊은관자동맥으로 나뉨
- **날개근가지**(pterygoid branch) : 수와 이는곳, 모양 등이 다양함
- **깨물근동맥**(masseteric a.) : 가늘며, 깨물근신경과 함께 턱뼈패임을 통해 바깥으로 나와 깨물근에 분포함
- **볼동맥**(buccal a.) : 안쪽날개근과 관자근 사이에서 볼신경과 함께 아래 앞쪽으로 진행함

(3) 날개입천장부분(pterygopalatine part)

날개위턱틈새를 통해 날개입천장오목으로 들어가 오목을 가로지르면서 다음의 가지들을 낸 후에 나비입천장구멍에서 나비입천장동맥으로 끝난다(그림 8.54).

- **뒤위이틀동맥**(posterior superior alveolar a.) : 위턱뼈 관자아래면을 따라 내려가 뒤위이틀구멍과 뒤위이틀관을 지남
- **눈확아래동맥**(infraorbital a.) : 위턱동맥이 날개입천장오목으로 들어갈 때 일어나 눈확아래신경과 함께 아래눈확틈새와 눈확아래고랑을 지난 후 눈확아래구멍을 통해 얼굴로 나와 눈확가지, 앞 · 중간위이틀동맥,

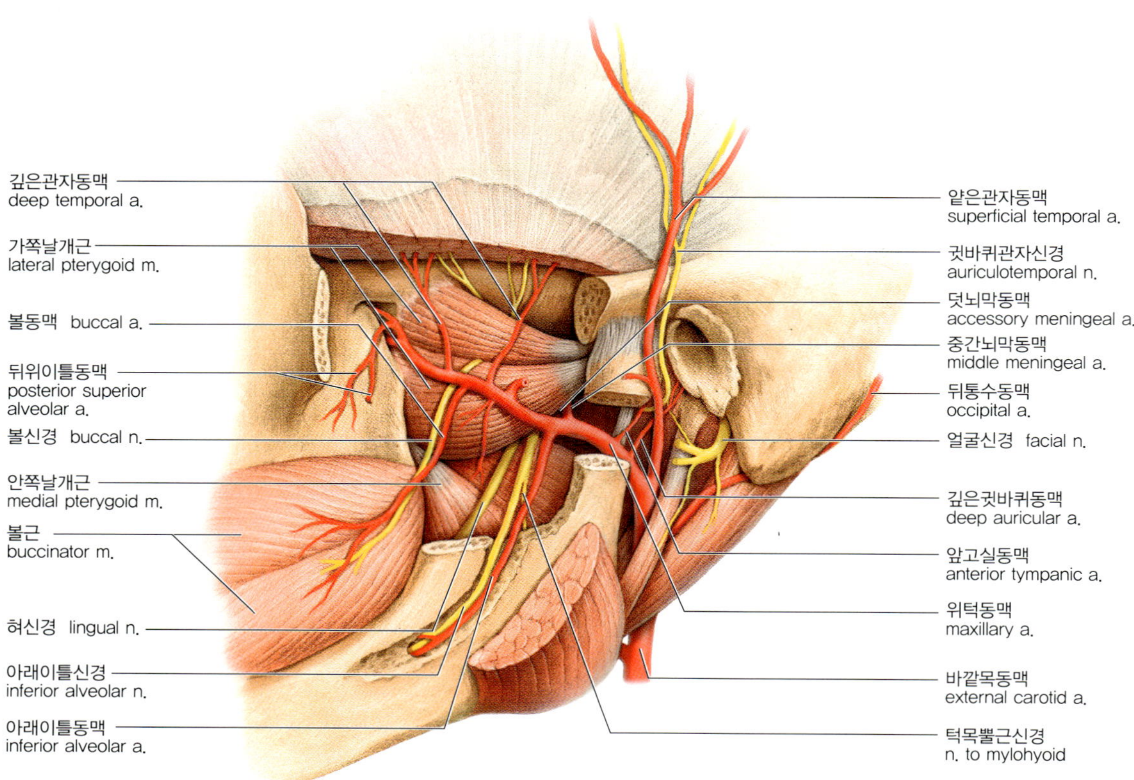

그림 8.53 관자아래우묵의 구조. 관자근을 위아래에서 잘라낸 후 아래턱뼈와 광대활을 일부 제거하여 관자아래우묵을 노출한 모습

표 8.10 위턱동맥의 부분과 가지들의 분포 영역

부분	가지	분포
첫째(아래턱)부분 (mandibular part)	깊은귓바퀴동맥	바깥귀길, 고막 바깥면과 턱관절
	앞고실동맥	고막 안쪽면
	중간뇌막동맥	머리덮개뼈, 경질막, 삼차신경절, 얼굴신경, 무릎신경절, 고실, 고막긴장근
	덧뇌막동맥	뇌경막
	아래이틀동맥	아래턱뼈, 아래턱 치아와 잇몸, 턱끝, 턱목뿔근
둘째(날개근)부분 (pterygoid part)	깨물근동맥	턱관절과 깨물근
	깊은관자동맥	관자근
	날개근가지	안쪽날개근과 가쪽날개근
	볼동맥	볼지방덩이, 볼근, 볼쪽 점막
셋째(날개입천장)부분 (pterygopalatine part)	뒤위이틀동맥	위턱 큰어금니, 주변 볼쪽 잇몸, 위턱굴 점막
	눈확아래동맥	아래빗근, 안구 곧은근들, 눈물주머니, 위턱 작은어금니, 송곳니, 앞니, 위턱굴 점막, 눈확아래부위 피부
	날개관동맥	위쪽인두 점막, 귀(인두)관, 고실
	인두가지	코점막, 코인두, 나비굴, 귀관 아랫부분
	내림입천장동맥	단단입천장과 물렁입천장의 점막과 입천장샘
	나비입천장동맥	코안 가쪽벽과 코중격, 이마굴, 벌집굴, 나비굴, 위턱굴, 앞쪽 입천장

얼굴가지를 냄(그림 8.54).

- **날개관동맥**(a. of pterygoid canal) : 날개입천장오목에서 일어나 날개관신경과 함께 날개관으로 들어가 뒤쪽으로 주행함
- **인두동맥**(pharyngeal a.) : 매우 작고, 날개입천장신경절의 인두가지와 함께 입천장칼집관 속에서 뒤쪽으로 달림
- **내림입천장동맥**(descending palatine a.) : 날개입천장오목에서 일어나 큰입천장신경과 함께 큰입천장관으로 내려가 큰입천장구멍을 통해 입천장으로 나옴. 큰입천장관에서 작은입천장동맥을 냄
- **나비입천장동맥**(sphenopalatine a.) : 위턱동맥의 종말가지로, 위콧길 뒤끝에 있는 나비입천장구멍을 통해 코안으로 들어감(그림 8.54)

4) 정맥

날개근정맥얼기(pterygoid plexus)는 관자근과 가쪽날개근 사이에 위치한 넓은 구조로 깊은얼굴정맥을 통해 얼굴정맥과 연결되고, 해면정맥굴과도 연결되어 있다(그림 8.51).

5) 신경

관자아래우묵에는 아래턱신경의 가지인 귓바퀴관자신경, 아래이틀신경, 혀신경, 얼굴신경 가지인 고실끈신경이 있다(그림 8.55).

귓바퀴관자신경(auriculotemporal n.)은 2개의 뿌리로 일어나 뇌막동맥구멍 바로 밑에서 중간뇌막동맥을 둘러싼 후 하나로 합쳐져 얕은관자동맥과 함께 귓바퀴 앞에서 위로 올라가 귀밑샘 깊은 곳에 위치한다(그림 8.55). 이후 광대활 뿌리 부분을 지나 여러 개의 가지를 낸다. 이 신경은 귓바퀴 앞부분과 관자부위의 감각섬유, 턱관절의 관절가지를 내며 귀밑샘에 분포하는 부교감신경섬유를 전달한다.

아래이틀신경(inferior alveolar n.)은 아래턱신경에서 나뉘어 아래이틀동맥과 함께 가쪽날개근 안쪽에서 나비아래턱인대와 턱뼈가지 사이를 지나 턱뼈구멍을 통해 턱뼈관으로 들어간다(그림 8.55). 아래이틀신경은 턱뼈관 속에서 많은 신경가지를 내어 아래치아신경얼기(inferior dental plexus)를 이루고, 이 신경얼기에서 나온 치아가지와 잇몸가지는 아래턱치아, 볼쪽 잇몸, 치아확에 분포한다(그림 8.66). 턱끝구멍으로 나온 턱끝신경(mental n.)은 아래입술의 피부와 점막에 분포한다.

혀신경(lingual n.)은 가쪽날개근 깊은 곳에 위치하며 아래이틀신경의 앞안쪽에서 이 신경과 평행하게 달린다(그림 8.53, 8.55). 혀신경이 시작되는 근처에서 얼굴신경에서 나온 고실끈신경이 혀신경에 합쳐진다. 그후 혀신경은 안쪽날개근과 턱뼈가지 사이를 지나 입안으로 들어가 앞쪽으로 달려 혀 앞쪽 2/3, 입안바닥, 혀쪽 잇몸의 감각을 담당한다(그림 8.55, 8.73).

고실끈신경(chorda tympani)은 얼굴신경의 중간신경 성분으로 안쪽날개근과 가쪽날개근 사이에서 혀신경과 합쳐진다(그림 8.9, 8.11). 고실끈신경은 혀 앞 2/3의 맛감각을 담당하며(그림 8.73), 턱밑샘과 혀밑샘의 분비촉진섬유를 포함한다.

귀신경절(otic ganglion)은 지름 2~4 mm의 납작한 타원형 또는 별 모양의 부교감신경절로, 타원구멍 바로 아래에서 아래턱신경 안쪽과 안쪽날개근 뒤쪽에 위치한다(그림 8.9). 혀인두신경에서 온 작은바위신경(lesser petrosal n.)의 신경절이전부교감섬유는 귀신경절에서 연접하고, 귀신경절에서 나온 신경절이후부교감섬유는 귓바퀴관자신경을 통해 귀밑샘으로가 분비촉진섬유로 작용한다.

3. 날개입천장오목

관자아래우묵은 안쪽으로 날개위턱틈새(pterygomaxillary fissure)를 통하여 날개입천장오목으로 연결된다.

1) 날개입천장오목의 위치

날개입천장오목(pterygopalatine fossa)은 아래눈확틈새 안쪽 부분과 날개위턱틈새 사이, 즉 눈확 꼭대기 아래쪽에 있는 피라미드 모양의 불규칙한 공간을 말한다. 날개입천장오목 뒤로는 나비뼈 날개돌기(pterygoid process of sphenoid bone)가, 앞에는 위턱뼈 뒷부분이 있다. 날개입천장오목의 안쪽벽은 입천장뼈 수직판이, 지붕은 나비뼈 큰날개가, 바닥은 입천장뼈 날개패임돌기가 이룬다. 날개입천장오목은 다음과 같이 주변 여러 공간과 통한다.

- 아래쪽 : 입천장뼈에 의해 닫혀 있으나, 큰 · 작은입천장관을 통하여 입안과 교통
- 가쪽 : 날개위턱틈새를 통해 관자아래우묵과 연결
- 안쪽면 : 나비입천장구멍을 통해 코안으로 연결
- 위앞쪽 : 아래눈확틈새를 통해 눈확으로 연결
- 위뒤쪽 : 원형구멍과 날개관을 통해 중간머리뼈우묵으로 연결

2) 날개입천장오목의 내용물

날개입천장오목에는 위턱동맥 셋째부분(날개입천장부분), 위턱신경, 날개관신경, 날개입천장신경절 등이 있다(그림 8.55). 위턱동맥에 대해서는 앞서 '관자아래우묵'에서, 위턱신경에 대해서는 '얼굴의 신경'에서 기술하였다.

날개입천장신경절(pterygopalatine ganglion)은 날개입천장오목 윗부분에 위치한다. 위턱신경에서 2개 정도의

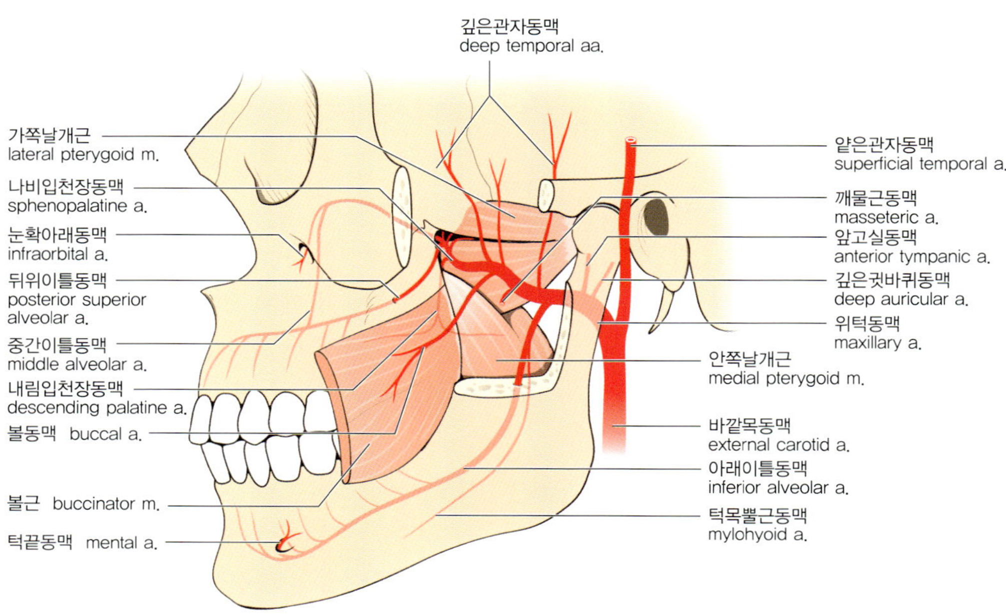

그림 8.54 위턱동맥과 가지의 모식도

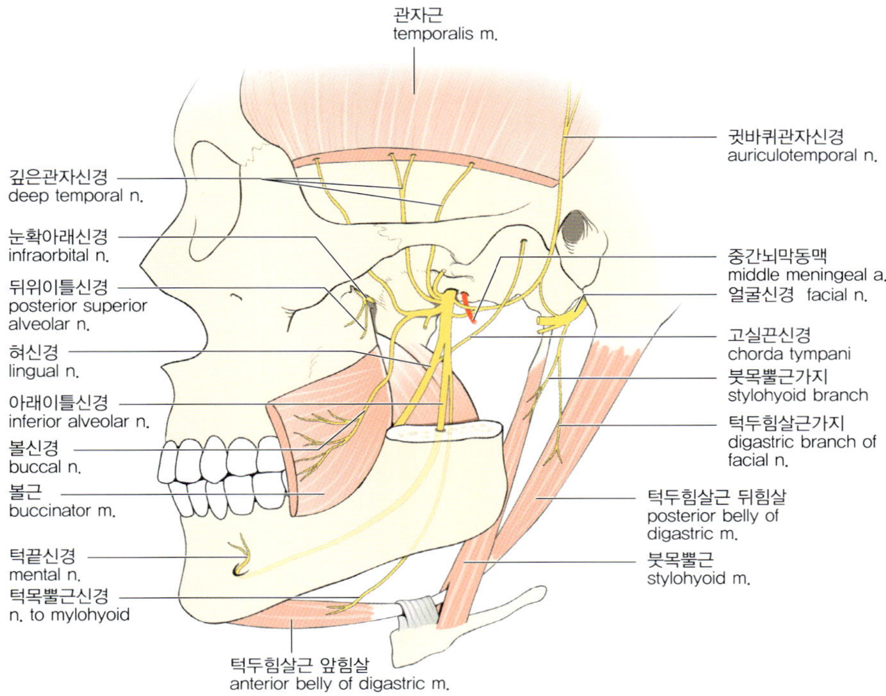

그림 8.55 위턱신경과 가지의 모식도

날개입천장신경절가지(pterygopalatine n.)가 나와 날개입천장신경절로 들어온다. 날개입천장신경절가지는 위턱신경의 일반감각을 전달하며, 날개입천장신경절에서 연접을 이루지 않고 코, 입천장, 편도, 위턱 잇몸에 분포한다.

VIII 턱관절과 씹기근육

1. 턱관절의 구조

1) 턱관절의 기본 구조

턱관절(temporomandibular joint, TMJ)은 윤활관절로 아래턱뼈 관절돌기의 턱뼈머리와 관자뼈 턱관절오목 사이에서 이루어진다(그림 8.56). 관절원반에 의해 관절안은 위구역과 아래구역으로 구분된다. 위구역에서는 턱을 내밀고 당기는 미끄럼운동이 일어나고, 아래구역에서는 입을 열거나 다무는 경첩운동이 일어난다.

턱관절에서는 **가쪽인대**(lateral lig., temporomandibular lig.), **나비아래턱인대**(sphenomandibular lig.), **붓아래턱인대**(stylomandibular lig.)가 아래턱뼈와 머리뼈를 연결하고 있다(그림 8.57). 가쪽인대는 관절주머니 앞가쪽면에서 턱관절을 보강한다(그림 8.57). 즉, 턱관절이 뒤쪽으로 빠지는 것을 방지하고 입을 열고 다물 때 지나친 뒤쪽 이동을 막아 턱관절 뒷부분의 조직손상을 막는 기능을 한다.

2) 턱관절의 운동

턱관절에서는 일어나는 운동과 이에 관여하는 근육은 다음과 같다.

• **올림**(elevation; 입을 닫음) : 관자근, 깨물근, 안쪽날

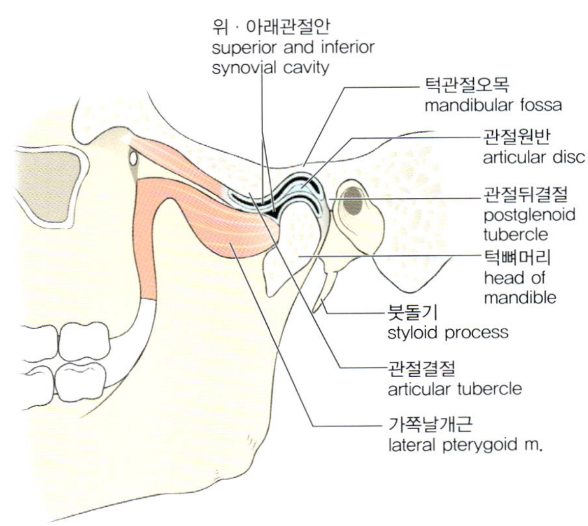

그림 8.56 턱관절

개근

- **내림**(depression; 입을 벌림) : 가쪽날개근, 목뿔위근육, 목뿔아래근육
- **내밈**(protrusion; 턱끝을 내밂) : 가쪽날개근, 깨물근, 안쪽날개근
- **들임**(retrusion; 턱끝을 후퇴) : 관자근, 깨물근
- **가쪽운동**(lateral movement; 빻기와 씹기) : 관자근, 날개근, 깨물근

입을 크게 벌릴 때는 아래턱뼈 턱뼈머리가 관절원반과 같이 관절면을 따라 앞으로 이동하여 관절결절 꼭대기에 이른다(그림 8.58).

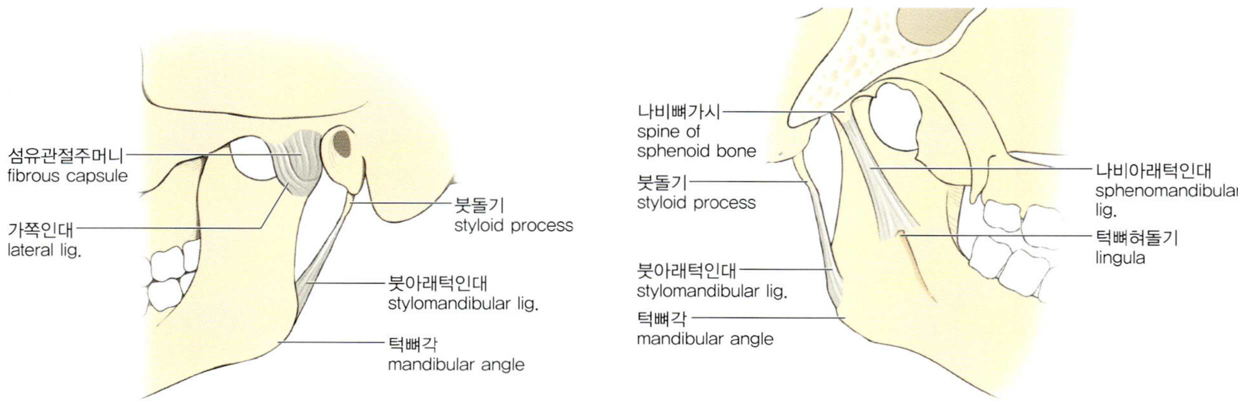

그림 8.57 턱관절과 인대

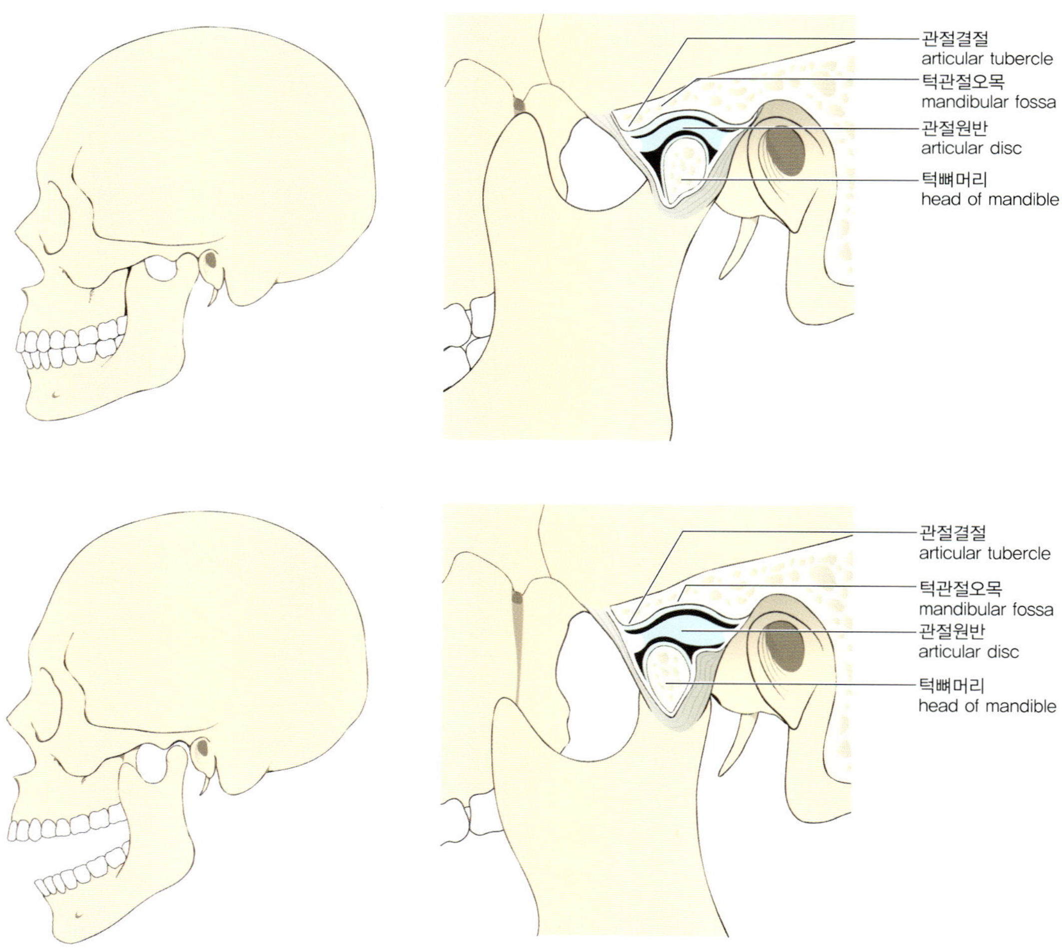

그림 8.58 턱관절의 운동

2. 턱관절 운동에 관여하는 근육

턱관절의 운동은 씹기근육에 의해 주로 이루어지며, 목뿔위 · 아래근육들이 보조적인 역할을 한다. 씹기근육의 이는곳, 닿는곳, 신경, 작용은 표 8.11에 정리되어 있다.

1) 관자근

관자근(temporalis m.)은 부채꼴 근육이다(그림 8.59). 앞섬유, 중간섬유, 뒤섬유로 구분된다. 관자근의 주된 작용은 아래턱뼈를 올려 입을 다물게 하는 것이나, 앞섬유는 턱을 앞으로 내미는 작용, 중간섬유는 아래턱의 돌림운동, 뒤섬유는 아래턱뼈를 뒤로 당기는 운동을 보조한다(표 8.11).

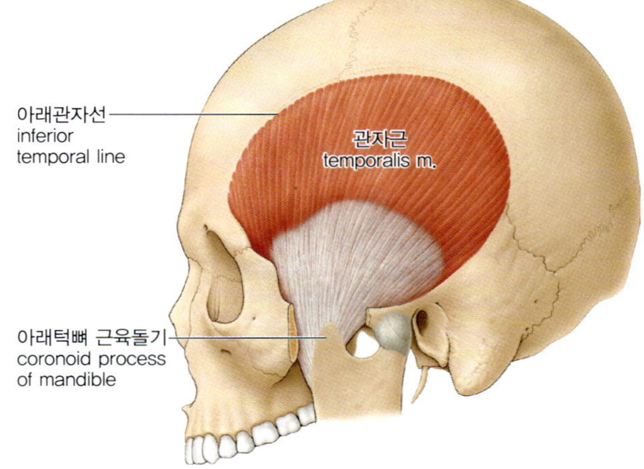

그림 8.59 관자근

2) 깨물근

깨물근(masseter m.)은 두꺼운 네모꼴 근육으로 턱뼈가지 바깥면을 덮고 있으며, 얕은부분과 깊은부분으로 구분된다(그림 8.60). 깨물근의 주된 작용은 아래턱뼈를 올려 입을 다물게 하는 것이나 보조작용으로 얕은 부분은 아래턱뼈를 앞으로 내미는 작용을, 깊은 부분은 아래턱뼈를 뒤로 당기는 작용을 한다(표 8.11).

3) 안쪽날개근

안쪽날개근(medial pterygoid m.)은 두꺼운 네모꼴 근육으로 턱뼈가지 안쪽면에 위치하며, 얕은갈래와 깊은갈래로 구분된다(그림 8.53, 8.61). 안쪽날개근의 주된 작용은 아래턱뼈를 올려 입을 다물게 하는 것이다. 얕은갈래 근육섬유가 뒤와 아래가쪽으로 주행하기 때문에 아래턱을 앞으로 내미는 작용도 보조적으로 한다. 또한 깊은갈래 근육섬유가 안쪽에서 가쪽으로 주행하므로 아래턱뼈의 가쪽운동에 관여한다(표 8.11).

표 8.11 턱뼈와 턱관절(TMJ)에 작용하는 근육

근육 이름	이는곳	닿는곳	신경	작용
관자근 (temporal m.)	관자우묵 바닥, 관자근막	아래턱뼈 근육돌기 앞모서리, 턱뼈가지 앞모서리	아래턱신경의 깊은관자신경	아래턱을 올림, 아래턱을 들이거나 내밈
깨물근(masseter m.)		턱뼈가지 가쪽면, 아래턱뼈 턱뼈각	아래턱신경의 깨물근신경	아래턱을 올림
얕은갈래 (superficial head)	광대활 앞쪽 2/3			
깊은갈래(deep head)	광대활 뒤쪽 1/3			
가쪽날개근 (lateral pterygoid m.)			아래턱신경의 가쪽날개근신경	양쪽 작용 시: 아래턱을 내밀고 내림. 한쪽 작용 시: 아래턱을 반대 방향으로 움직임. 아래턱의 가쪽운동
위갈래 (superior head)	나비뼈 큰날개 관자아래면	턱관절의 관절주머니와 관절원반		
아래갈래 (inferior head)	가쪽날개판 가쪽면	날개근오목		
안쪽날개근 (medial pterygoid m.)				아래턱을 내밀고 올림, 씹을 때 치아를 돌리는데 도움을 줌
얕은갈래 (superficial head)	입천장뼈 날개패임돌기, 위턱뼈융기	턱뼈가지 안쪽면	아래턱신경의 안쪽날개근신경	
깊은갈래(deep head)	가쪽날개판 안쪽면			

4) 가쪽날개근

가쪽날개근(lateral pterygoid m.)은 짧고 두꺼운 삼각뿔 모양 근육이며, 위갈래와 아래갈래로 구분된다(그림 8.61). 가쪽날개근은 아래턱뼈 관절돌기와 턱관절 관절원반을 앞쪽으로 당겨 입을 여는 작용을 하며, 가쪽날개근이 아래턱의 올림근육과 함께 작용하면 턱이 앞으로 튀어나와 아래턱 앞니가 위턱 앞니보다 더 앞에 위치하게 된다. 또한 같은 쪽 안쪽날개근과 함께 작용하면 위턱치아와 아래턱 치아 사이에서 가는 작용(grinding movement)을 한다(표 8.11).

턱관절의 탈구 dislocation of TM joint

하품을 하거나 크게 입을 벌릴 때 가쪽날개근이 과도하게 수축하여 턱뼈머리를 앞으로 탈구시킬 수 있다. 이 위치에서 아래턱뼈는 아래로 쳐진 상태가 유지되며, 입을 다물 수 없게 된다. 입이 벌어진 상태에서 옆에서 주먹으로 턱을 치면 맞은쪽 턱관절이 탈구된다. 탈구는 아래턱뼈의 골절을 동반한다. 뒤쪽으로의 탈구는, 뒤관절오목(postglenoid fossa)이 있고 강력한 가쪽인대(lateral lig.)가 있어 흔하지 않다.

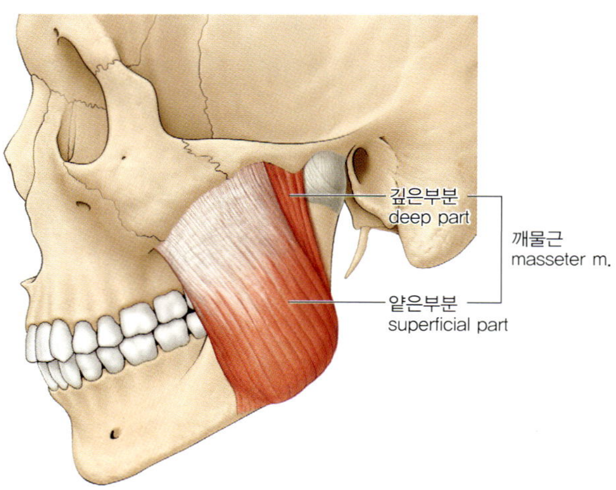

그림 8.60 깨물근

5) 목뿔위근육과 목뿔아래근육

목뿔위근육(suprahyoid mm.)은 목뿔뼈가 고정된 상태에서 아래턱뼈를 밑으로 당겨 입을 벌리게 하는 운동을 한다(표 9.2). **목뿔아래근육**(infrahyoid mm.)은 입을 벌리는 운동을 할 때 목뿔뼈가 움직이지 않도록 고정시키는 기능을 한다(표 9.2).

IX 입

입 부위에는 입안, 치아, 잇몸, 혀, 입천장, 목구멍편도 등이 있다(그림 8.62). 입안은 음식물을 먹고, 음식물들이 위와 작은창자에서 소화되도록 준비하는 곳이다. 입안에서 음식물 삼킴은 의지에 의해 일어난다. 음식물덩어리가 입안에서 인두쪽으로 넘어간 이후부터는 자율신경 분포를 받는 불수의적인 삼킴 과정이 계속된다.

1. 입안

입안(oral cavity)은 입안뜰과 고유입안으로 구분된다(그림 8.63). 입안의 주된 기능은 음식물을 먹거나 마시는 것이나, 맛을 느끼기도 한다. **입안뜰**(oral vestibule)은 치아, 볼쪽 잇몸과 입술, 뺨 사이의 공간이다. **고유입안**(oral cavity proper)은 위턱과 아래턱 치아활(dental arch) 사이 공간이다. 천장은 입천장이며, 뒤쪽으로 입인두(oropharynx)와 통한다.

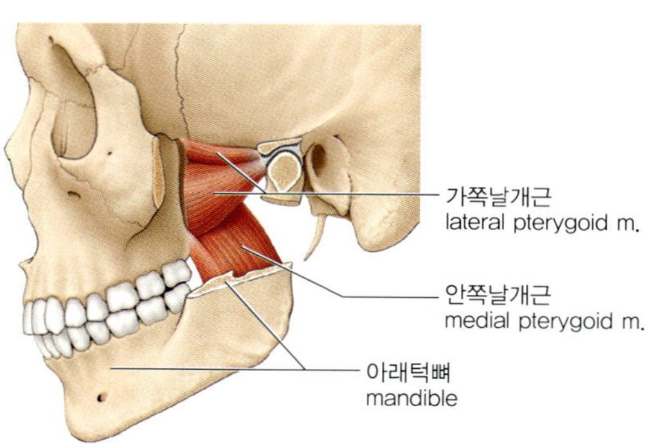

A

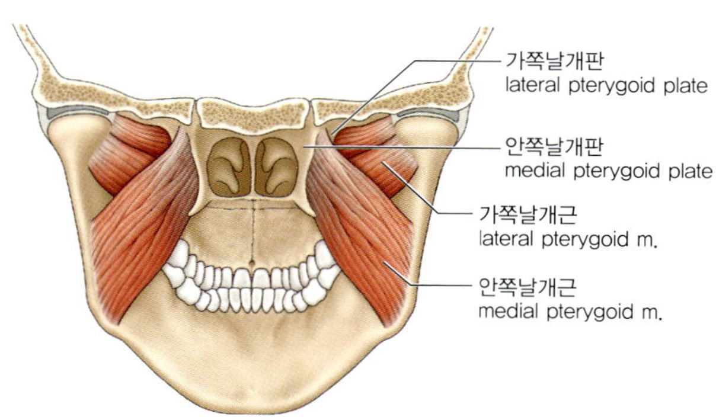

B

그림 8.61 안쪽날개근과 가쪽날개근을 가쪽(A)과 뒤(B)에서 본 모습

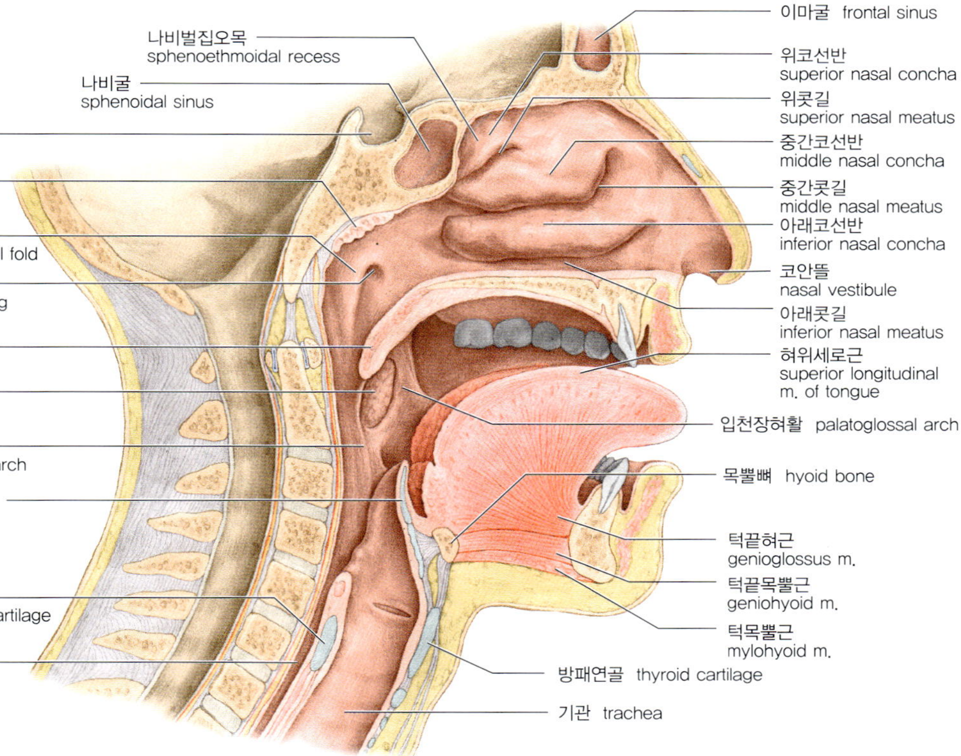

그림 8.62 머리의 정중단면

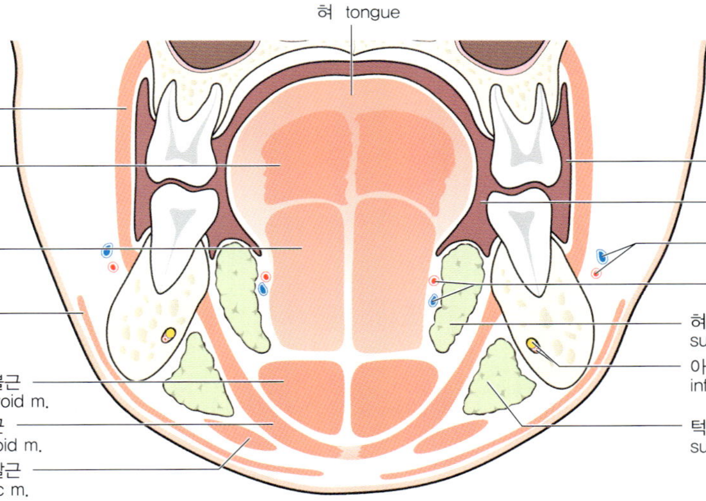

그림 8.63 입안을 지나는 관상단면

2. 입술, 볼, 잇몸

1) 입술

입술(lip)은 바깥쪽에는 피부가, 안쪽에는 점막이 덮고 있다. 바깥쪽 피부가 붉은색의 점막으로 바뀌는 부분을 이행부분(transition part) 또는 **붉은부분**(vermilion part)이라고 한다. 붉은부분은 털이 없고 매우 얇아 진피의 모세혈관층이 비쳐 붉게 보인다. **위입술**(upper lip) 가쪽으로는 코에서부터 시작하여 입꼬리 가쪽 부위를 지나는 코입술고랑(nasolabial sulcus)이 있다. 위입술 정중면에는 코중격부터 입술 붉은부분까지 뻗는 코 아래 함몰인 인중(philtrum)이 있다.

2) 볼

볼(cheek)은 입안의 가쪽벽을 구성한다. 볼은 기본적으로 입술과 같은 구조, 즉 입안쪽 점막과 바깥쪽 피부로 구성되며 입술과 연결된다. 볼을 형성하는 주된 근육은 **볼근**(buccinator m.)이다. 입술과 볼근은 입안뜰에서 고유입안으로 음식물을 밀어 넣는 역할을 한다. 혀와 볼근은 음식을 씹을 때 음식물을 치아의 씹는 면 사이에 놓는 작용을 한다.

3) 잇몸

잇몸(gingiva)은 섬유조직과 이를 덮고 있는 점막으로 구성된다. 고유잇몸(gingiva proper)은 턱뼈 이틀돌기(alveolar process)와 **치아목**(dental cervix) 사이에 단단하게 부착되어 있으며 분홍색으로 보인다. 이틀점막(alveolar mucosa)은 윤기가 나는 붉은색이다.

3. 치아

치아(teeth)는 단단한 원뿔형 구조물로, 위턱과 아래턱의 치아확(dental alveolus; tooth socket)에 박혀 있으며, 음식물을 씹어서 부수는 역할을 한다.

1) 종류와 방향

치아는 정상적인 탈락 여부에 따라 **젖니**(deciduous teeth)와 **간니**(permanent teeth)로 나뉘고, 형태에 따라 **앞니**(incisor), **송곳니**(canine), **작은어금니**(premolar), **큰어금니**(molar)로 나뉜다.

음식물을 씹는 치아머리의 면을 씹는면(교합면, occlusal surface)이라고 한다. 앞니의 씹는면에는 얇게 자르는 모서리(incisal edge)가 있고, 송곳니에는 도드리(씹는 면에 솟아오른 부분; 교두, cusp)가 1개, 작은어금니에는 고랑에 의해서 나뉘는 2개의 도드리, 큰어금니에는 3개 이상의 도드리가 있다.

유아는 20개의 젖니(유치)가 있고, 어른은 셋째큰어금니가 모두 난 경우 32개의 간니(영구치)가 있다(그림 8.64).

2) 구조

치아는 치아머리, 치아목, 치아뿌리로 구분한다(그림 8.65). **치아머리**(crown)는 치아가 잇몸 위로 솟아나온 부분을 말한다. **치아목**(cervix)은 치아머리와 치아뿌리 사이의 경계를 뜻한다. **치아뿌리**(root)는 턱뼈 이틀부분에 박혀 있는 부위를 말한다.

위턱과 아래턱의 이틀부분에는 치아가 박히는 치아확이

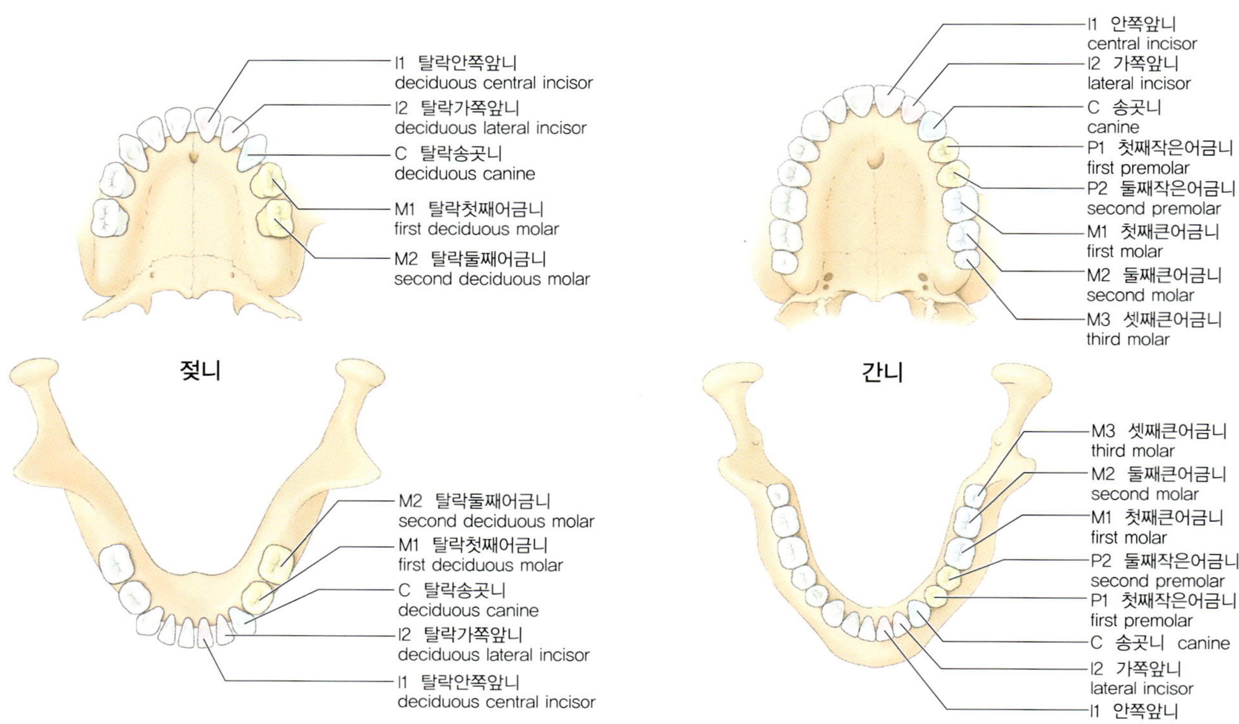

그림 8.64 젖니와 간니

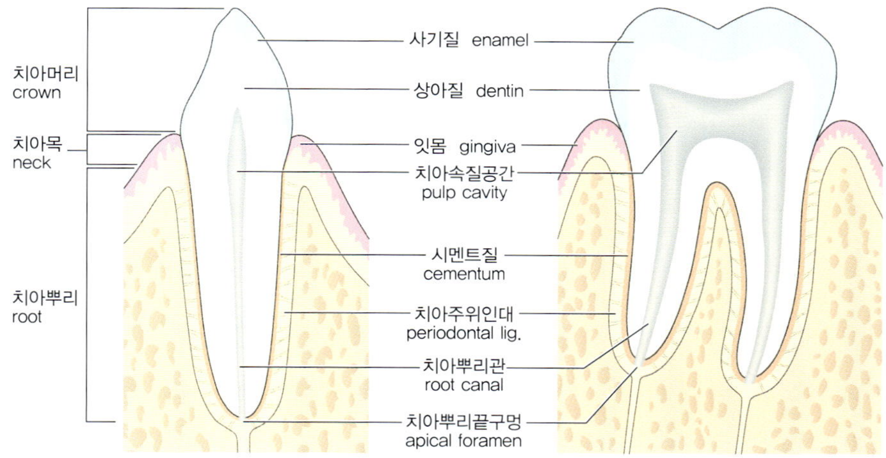

그림 8.65 치아의 세로단면

있다. 치아뿌리는 섬유관절인 못박이관절로 치아확과 결합하고 있다.

3) 혈관과 신경

위턱동맥의 가지인 **위이틀동맥**(superior alveolar a.)과 **아래이틀동맥**(inferior alveolar a.)이 각각 위턱과 아래턱 치아에 혈액을 공급한다(그림 8.54). 위턱신경 가지인 **위이틀신경**(superior alveolar n.)과 아래턱신경 가지인 **아래이틀신경**(inferior alveolar n.)이 각각 위턱과 아래턱 속에서 치아신경얼기(dental plexus)를 이루고 각각의 치아에 분포한다(그림 8.66). 위이틀동맥과 위이틀신경은 각각 뒤, 중간, 앞가지로 나뉘어 들어온다.

4. 입천장

입천장(palate)은 입안, 코안, 코인두를 분리하는 구조물로 입안의 천장과 코안의 바닥을 이룬다. 입천장은 속에 뼈가 들어 있는 단단입천장(앞쪽)과 근육으로 이루어진 물렁입천장(뒤쪽)으로 나뉜다(그림 8.62, 8.64, 8.67).

1) 단단입천장

단단입천장(hard palate)은 전체 입천장의 앞쪽 2/3를 차지하며, 그 뼈대는 위턱뼈 입천장돌기와 입천장뼈 수평판으로 구성된다. 단단입천장 점막 깊은부분에는 점액을 분비하는 **입천장샘**(palatine gland)이 있다(그림 8.67). 입천장 앞쪽 정중선 부분에는 **앞니유두**(incisive papilla)가

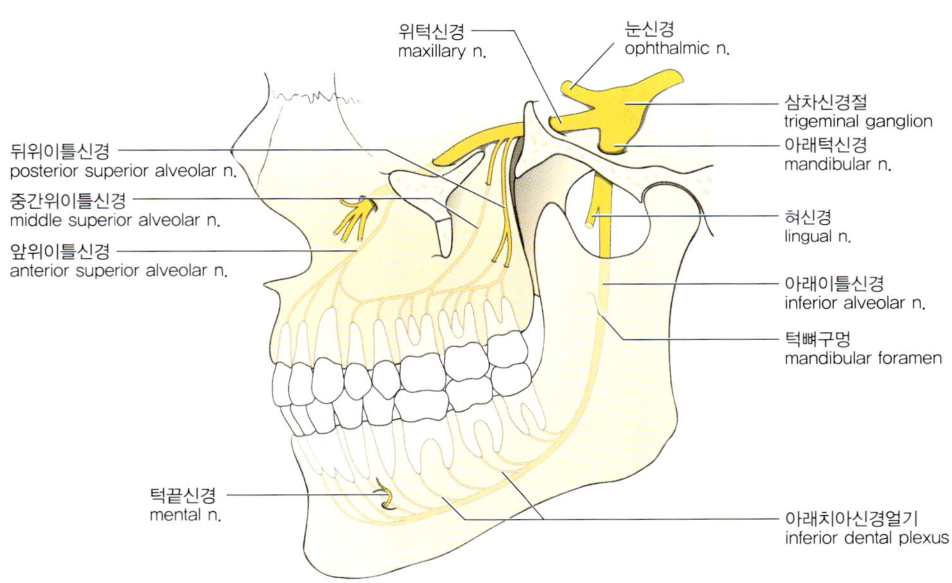

그림 8.66 치아의 신경분포

위치한다. 앞니유두 가쪽으로 평행하게 퍼져 있는 주름이 **가로입천장주름**(transverse palatine fold; palatine rugae)이다(그림 8.67). 앞니유두에서 단단입천장 뒤쪽까지 흰색을 띠는 정중선이 입천장솔기(palatine raphe)다.

2) 물렁입천장

물렁입천장(soft palate)은 전체 입천장의 뒤쪽 1/3에 해당되며, 근육으로 이루어져 있어서 움직임이 가능하다. 널힘줄에 의해 단단입천장 뒤모서리에 붙어 있는 앞쪽의 널힘줄부분과 뒤쪽의 근육부분으로 나눌 수 있다.

물렁입천장의 뒤는 인두로 열린다(그림 8.62). 이 뒤경계에는 원뿔 모양의 목젖(uvula)이 달려 있다. 물렁입천장에는 다섯 종류의 근육이 있으며(그림 8.69), 이들은 표 8.12에 정리되어 있다. 이 중 **입천장혀근**(palatoglossus m.)은 입천장혀활(palatoglossal arch)을 형성하며(그림 8.67), **입천장인두근**(palatopharyngeus m.)은 **입천장인두활**(palatopharyngeal arch)을 형성한다(그림 8.67).

입천장긴장근(tensor veli palatini m.)이 수축하면 물렁입천장이 팽팽해지고, 둥그렇게 말아 올라간 혀등이 물렁입천장을 누르게 되어 음식물이 목구멍 뒤로 넘어간다. 또한 물렁입천장은 인두벽에 대해 위뒤쪽으로 들어올려 음식물이 코안으로 들어가는 것을 막는다.

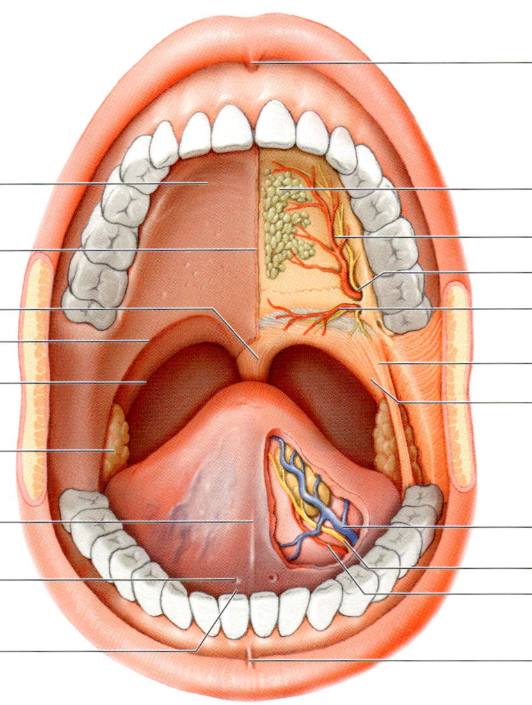

그림 8.67 치아의 세로단면

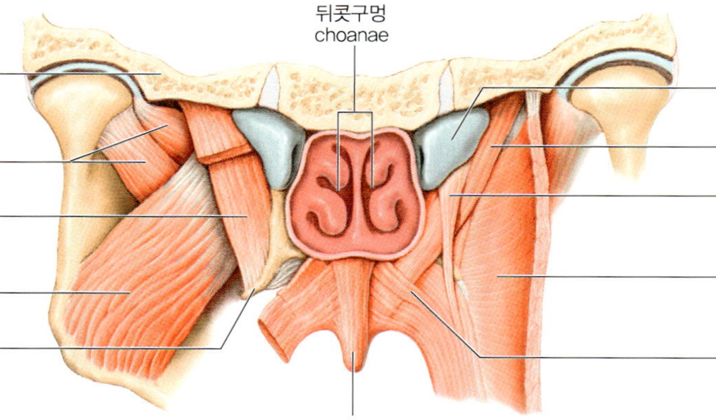

그림 8.68 물렁입천장의 근육

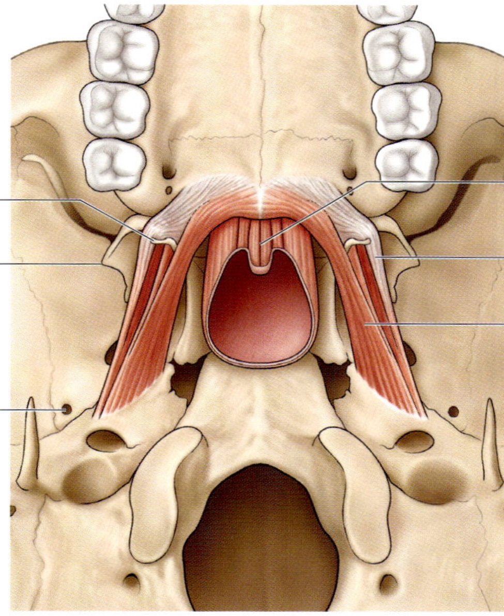

그림 8.69 물렁입천장의 근육. 아래턱을 제거하고 입안과 머리뼈를 뒤아래쪽에서 본 모습

표 8.12 물렁입천장의 근육

근육 이름	이는곳	닿는곳	신경	작용
입천장긴장근 (tensor veli palatini m.)	배오목, 나비뼈가시, 귀관연골	입천장널힘줄	안쪽날개근신경	물렁입천장 긴장, 삼키거나 하품할 때 귀관구멍을 엶
입천장올림근 (levator veli palatini m.)	귀관연골, 관자뼈 바위부분	입천장널힘줄 윗면	인두신경얼기를 경유한 더부신경 뇌뿌리	물렁입천장 올림, 삼키거나 하품할 때 귀관구멍을 엶
입천장혀근 (palatoglossus m.)	입천장널힘줄	혀모서리		물렁입천장을 내림, 혀뿌리를 올림
입천장인두근 (palatopharyngeus m.)	입천장널힘줄, 날개갈고리	인두 가쪽벽, 방패연골		물렁입천장을 내림, 인두벽을 위쪽으로 당김
목젖근 (m. uvulae)	뒤코가시, 입천장널힘줄	목젖		목젖을 짧게 하거나 위쪽으로 당김

목구멍(fauces)은 고유입안에서 인두로 넘어가는 통로로, 경계는 위로는 물렁입천장, 아래로는 혀뿌리, 가쪽으로는 입천장혀활과 입천장인두활이다. 입천장혀활, 입천장인두활, 혀 사이의 공간을 **편도오목**(tonsillar fossa)이라고 하며, 이곳에는 림프조직인 **목구멍편도**(palatine tonsil)가 놓여 있다(그림 8.67, 9.40).

5. 혀

혀는 고유입안과 입인두에 위치하며, 근육으로 이루어진 기관이다. 혀는 말을 할 수 있게 하고 삼키는 동안에 음식물을 인두로 보내는 작용을 한다.

1) 혀의 구조

혀는 혀뿌리, 혀몸통, 혀끝, 혀등, 혀아래면으로 나눌 수 있다(그림 8.70). **혀뿌리**(root)는 혀의 뒤 1/3을 말한다. **혀몸통**(body)은 혀의 앞 2/3를 의미한다. **혀끝**(apex)은 혀몸통의 가장 앞부분을 말한다. **혀등**(dorsum)은 혀의 입천장 쪽을 말하며, 시옷자 모양인 **혀분계고랑**(terminal sulcus of tongue)이 있고, 시옷자 모양 끝부분, 정중선에는 **혀막구멍**(foramen cecum of tongue)이 있다. 혀분계고랑은 혀등을 앞쪽부분과 뒤쪽부분으로 나눈다. 이 고랑의 앞쪽은 고유입안에, 뒤쪽은 입인두에 위치한다.

혀등 표면은 거칠고 불규칙한데, 이는 많은 수의 **혀유두**(lingual papillae)가 있기 때문이다. 혀유두에는 **성곽유**

두(vallate papillae), **잎새유두**(foliate papillae), **실유두**(filiform papillae), **버섯유두**(fungiform papillae)가 있다(그림 8.70). 성곽유두, 잎새유두, 대부분의 버섯유두는 맛감각 수용체를 포함하고 있는 맛봉오리가 있다. 맛봉오리(taste bud)는 물렁입천장의 표면, 입인두 뒷벽, 후두덮개에도 적은 수가 존재한다. 혀등 가운데에 있는 혀정중고랑(midline groove of tongue)은 혀를 오른쪽과 왼쪽으로 나눈다(그림 8.70). 혀등 뒤쪽에는 표면에 혀유두는 없지만 혀림프소절(lingual follicle)이 많이 존재하여 불규칙한 모습을 보인다. 혀림프소절이 모여서 혀편도(lingual tonsil)를 이룬다(그림 8.70).

혀를 위로 들어 올리면 혀아래면에서 **혀주름띠**(frenulum of tongue)를 볼 수 있다. 혀주름띠는 아래턱 혀쪽잇몸에서부터 혀 아래뒤쪽면까지 이어져 입안 바닥과 혀를 연결한다. 혀주름띠 양쪽에서 **깊은혀정맥**(deep lingual v.)과 턱밑샘관이 열리는 구멍이 있는 **혀밑언덕**(sublingual caruncle)이 있다(그림 8.67).

2) 혀의 근육

일반적으로 바깥기원근육은 혀의 위치를, 자체기원근육은 혀의 형태를 변화시킨다. 이들 근육은 각각 4개씩으로, 양쪽 근육은 정중면에 있는 **혀사이막**(lingual septum)에 의해 서로 분리되어 있다. 혀사이막은 혀 뒤쪽에서 **혀널힘줄**(lingual aponeurosis)과 합쳐진다. 혀 근육에 관한 내용은 표 8.13과 같다.

(1) 바깥기원근육

바깥기원근육(extrinsic m.)은 혀 바깥에서 일어나 혀에 닿는 근육을 말한다(그림 8.71, 표 8.13). **턱끝혀근**(genioglossus m.)은 부채꼴 근육으로 혀의 대부분을 차지한다. 이 근육의 아래힘살은 목뿔뼈에 닿아서 혀뿌리 부분을 당길 수 있어 혀를 내미는 동작의 일부를 담당한다. **붓혀근**(styloglossus m.)은 턱끝혀근과 같이 삼킬 때 작용하면 혀를 V자 모양으로 만들어 음식물이 쉽게 넘어간다. **입천장혀근**(palatoglossus m.)의 대부분은 입천장에 있기 때문에, 혀 뒷부분을 들어 올리고 물렁입천장을 내리는 운동을 한다(그림 8.68).

(2) 자체기원근육

자체기원근육(intrinsic m.)은 혀 자체에서 일어나 혀에 닿는 근육으로 혀를 여러 모양으로 변형시킬 수 있다. 자체기원근육으로는 **혀위세로근**(superior longitudinal m.), **혀아래세로근**(inferior longitudinal m.), 혀가로근(transverse m.), **혀수직근**(vertical m.)이 있다(그림 8.71, 표 8.13).

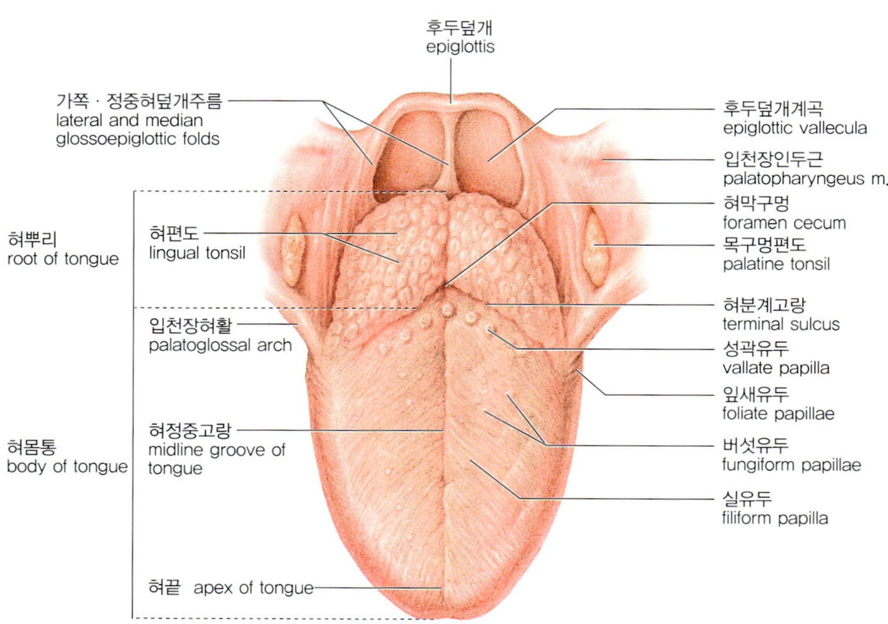

그림 8.70 혀등과 혀 주변 구조물의 모습

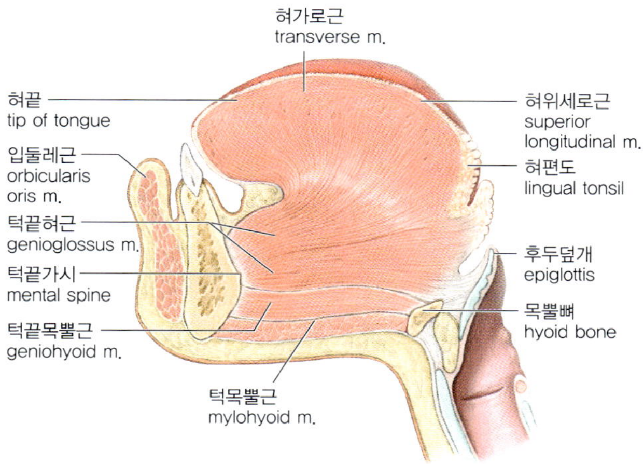

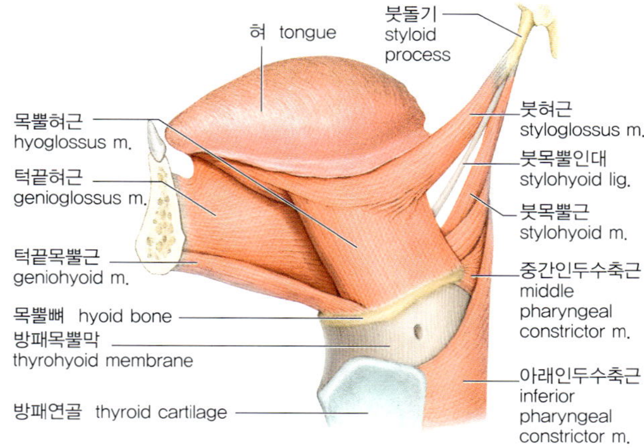

그림 8.71 혀의 근육

표 8.13 혀의 근육

근육 이름	이는곳	닿는곳	신경	작용
바깥기원근육(extrinsic mm.)				
턱끝혀근 (genioglossus m.)	아래턱뼈 위턱끝가시	아래근육섬유: 목뿔뼈몸통 중간근육섬유: 혀아래면 위근육섬유: 혀끝	혀밑신경	뒤쪽 근육섬유는 혀를 앞으로 내밈, 앞쪽 근육섬유는 혀를 뒤로 당김
목뿔혀근 (hyoglossus m.)	목뿔뼈몸통과 큰뿔	혀모서리(붓혀근과 혀아래세로근과 섞임)		혀를 뒤로 당기고 아래로 내림
붓혀근 (styloglossus m.)	붓돌기 앞모서리와 끝, 붓목뿔인대	혀의 옆면(입천장혀근과 목뿔혀근의 근육섬유와 섞임)		혀를 뒤로 당기고 위로 올림
입천장혀근 (palatoglossus m.)	입천장널힘줄	혀 뒤가쪽부분	인두신경얼기를 경유한 더부신경 뇌뿌리	혀를 위로 올림 물렁입천장을 내림 목구멍잘록을 좁힘
자체기원근육(intrinsic mm.)				
혀위세로근 (superior longitudinal m.)	혀뿌리에서 시작하는 점막밑 섬유조직, 혀사이막	혀의 모서리	혀밑신경	혀끝을 올리고 혀를 짧게 함
혀아래세로근 (inferior longitudinal m.)	혀뿌리, 목뿔뼈몸통	혀끝		혀끝을 내리고 혀를 짧게 함
혀가로근(transverse m.)	혀사이막	혀의 모서리		혀를 좁히고 길게 함
혀수직근(vertical m.)	혀등 점막	혀아래면		혀를 납작하게 하고 넓힘

3) 혀의 신경

미주신경(vagus n.)이 **인두신경얼기**(pharyngeal plexus)를 이루며 분포하는 입천장혀근을 제외한 혀의 모든 근육에는 **혀밑신경**(hypoglossal n.)이 분포한다(그림 8.72).

일반감각(촉각과 온도감각)은 혀 앞쪽 2/3에는 아래턱신경 가지인 **혀신경**(lingual n.)이, 혀 뒤쪽 1/3은 혀인두신경 혀가지가, 후두덮개 앞부분은 미주신경 가지가 담당한다(그림 8.73). 특수감각(미각)은 성곽유두를 제외한 혀 앞쪽 2/3에는 얼굴신경 가지인 고실끈신경(chorda tympani n.)이, 혀 뒤쪽 1/3과 성곽유두에서는 혀인두신경 혀가지가, 후두덮개 앞부분에서는 미주신경 가지가 미각을 담당한다(그림 8.73). 감각신경들은 부교감신경섬유를 동반하며, 혀의 장액샘 분비를 촉진한다. 부교감신경섬유는 혀신경과 합쳐져 달리는 고실끈신경을 따라와 턱밑신경절(submandibular ganglion)에서 연접한다(그림 8.72).

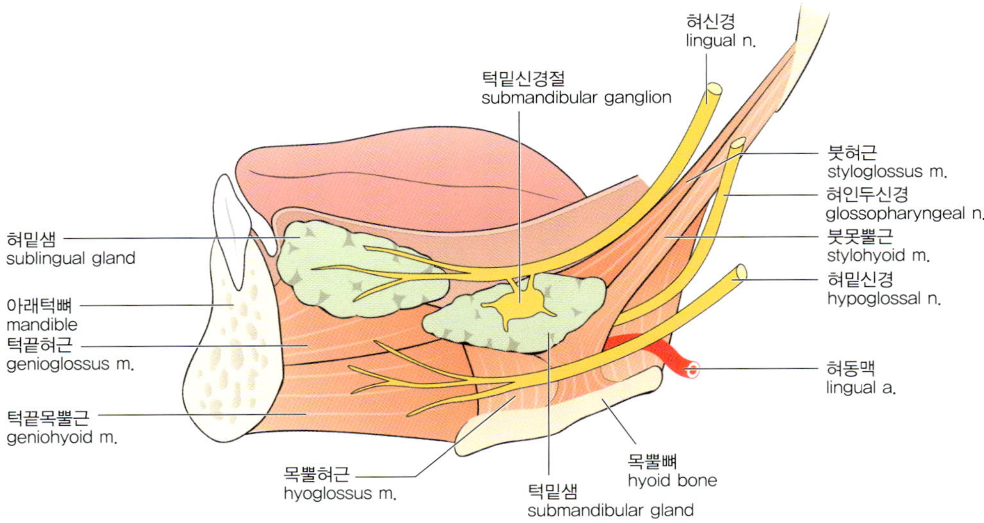

그림 8.72 혀와 혀밑샘의 신경분포

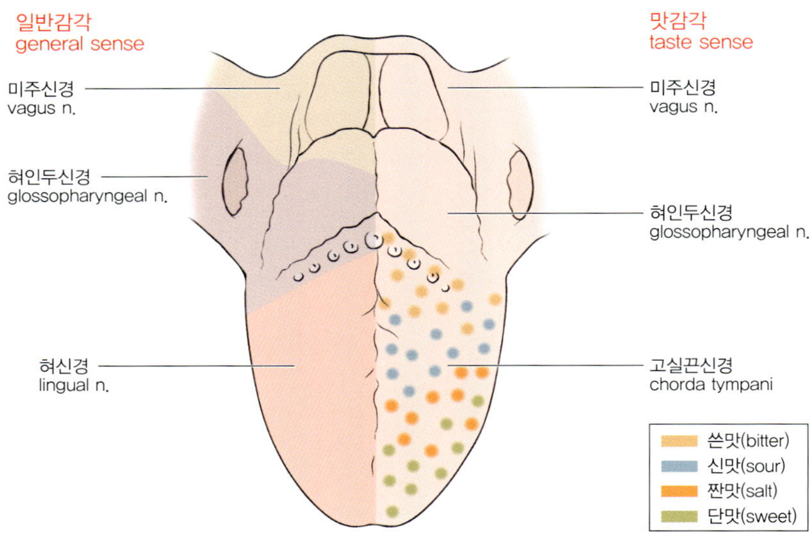

그림 8.73 혀의 일반감각과 맛감각을 담당하는 신경

4) 혈관

혀는 바깥목동맥 가지인 **혀동맥**(lingual a.)을 통해 혈액을 공급 받는다. 혀동맥의 주요가지는 **혀등가지**(dorsal lingual branch), **깊은혀동맥**(deep lingual a.), **혀밑동맥**(sublingual a.), **목뿔위가지**(suprahyoid branch)다(그림 8.74). 혀의 모든 정맥계통은 직 · 간접적으로 속목정맥으로 합류되면서 끝난다.

6. 침샘

침은 입안을 촉촉하게 유지하고 음식물과 섞여서 쉽게 씹을 수 있도록 하며 녹말의 소화를 돕고 입안세척을 통해 충치를 막고 맛을 느낄 수 있도록 한다. 침샘에는 비교적 큰 **큰침샘**(major salivary gland)인 귀밑샘, 턱밑샘, 혀밑샘과 함께 입천장, 입술, 혀에 많은 **작은침샘**(minor salivary gland)들이 있다.

1) 귀밑샘

침샘 중에서 가장 큰 **귀밑샘**(parotid gland)은 아래턱뼈 턱뼈가지와 관자뼈 붓돌기 사이에 위치하며 그 형태가 불규칙하다(그림 8.12). 여기서 분비된 침은 귀밑샘관을 통해 입안뜰로 흘러들어간다. 귀밑샘관은 위턱둘째큰어금니 근처의 볼점막에서 입안으로 열린다.

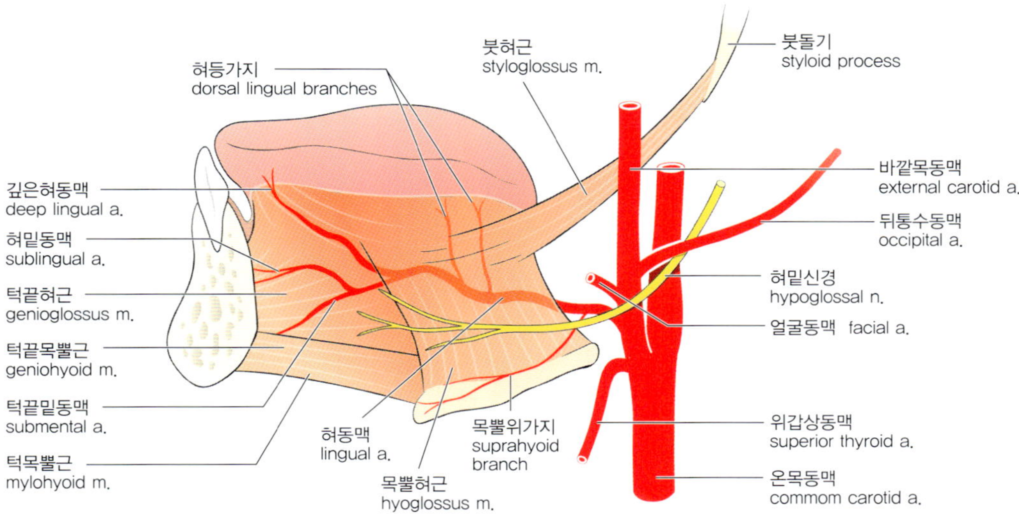

그림 8.74 혀의 바깥기원근육, 혈관, 신경분포

2) 턱밑샘

턱밑샘(submandibular gland)은 턱뼈몸통 턱밑샘오목에 위치한다(그림 8.12, 8.63). 턱밑샘은 턱뼈각 위와 아래에 걸쳐 있으며, 뒤쪽에서 일부는 턱목뿔근 표면에, 일부는 턱목뿔근 깊은 곳에 위치한다. **턱밑샘관**(submandibular duct)은 턱목뿔근과 목뿔혀근 사이를 지나며, 혀밑언덕의 구멍을 통해 입안으로 열린다(그림 8.67). 턱밑샘관 아래쪽에는 혀신경이 위치한다. 턱밑샘에 분포하는 신경절이전 부교감섬유는 고실끈신경을 타고 혀신경으로 합쳐진다(그림 8.9).

3) 혀밑샘

혀밑샘(sublingual gland)은 아몬드 모양으로 입안 바닥과 턱끝혀근 사이에 위치한다(그림 8.63, 8.72). 혀밑샘은 양쪽의 샘들이 끝에서 융합되어 말발굽 모양의 접힌 구조이다. 많은 수(10~20개)의 작은 혀밑샘관이 혀밑주름을 따라 입안으로 열린다. 혀밑샘의 신경분포는 턱밑샘의 신경분포 양상과 같다(그림 8.9).

X 코

코(nose)는 단단입천장 위에 있는 호흡기관의 일부분으로 냄새를 맡는 감각기관을 포함하고 있다. 코는 코중격에 의해 오른쪽과 왼쪽 코안으로 나뉘며, 각 코안은 후각영역과 호흡영역으로 나뉜다. 코와 코안은 후각, 호흡, 먼지의 여과, 흡입한 공기의 가습, 코곁굴과 코눈물관의 분비물 수용 등의 기능이 있다.

1. 바깥코

바깥코(external nose)가 이마로 이어지는 부분을 **코뿌리**(root of nose), 코뿌리에서 **코끝**(apex of nose)까지 뻗어 있는 부분을 콧등(dorsum of nose)이라고 한다. 코 아랫면에는 **콧구멍**(nostril)이 양쪽으로 있으며, 그 사이에는 피부로 덮인 **코중격**(nasal septum)이 있다. 코 가쪽에는 **콧방울**(ala of nose)이 있다. 코는 피부로 덮여 있으며 **코안뜰**(nasal vestibule)로 이행되고, 여기에는 많은 수의 뻣뻣한 코털(vibrissae)이 있다.

1) 코의 뼈대

코를 지탱하는 뼈대는 뼈와 유리연골로 구성된다. 코뼈대 구성에 기여하는 뼈는 코뼈, 위턱뼈 이마돌기, 이마뼈 코부분과 코가시(nasal spine)며, 연골은 가쪽코연골(lateral cartilage) 2개, 콧방울연골(alar cartilage) 2개, 코중격연골(septal cartilage) 1개다(그림 8.75, 8.76).

2) 코중격

코중격(nasal septum)은 벌집뼈 수직판, 보습뼈, 코중격연골로 구성된다(그림 8.76).

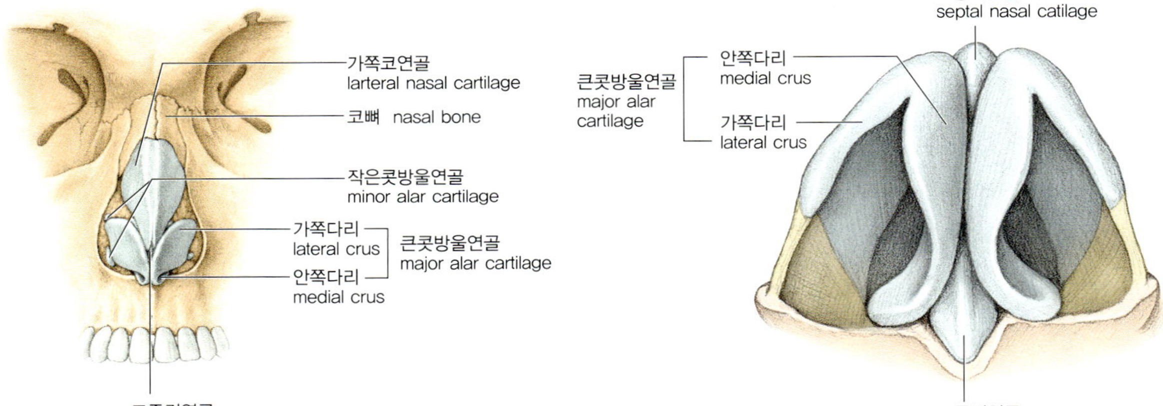

그림 8.75 코연골

얇은 벌집뼈 수직판이 코중격 윗부분을 구성하며 수직판은 위로 볏돌기로 계속된다. 보습뼈는 코중격 아래뒷부분을 구성한다. 코중격연골은 코중격의 앞부분을 이룬다.

2. 코안

코안(nasal cavity)은 콧구멍으로 들어가 뒤쪽 **뒤콧구멍**(choanae)을 통해 코인두로 열린다(그림 8.77). 코안은 코안뜰에 덮인 피부를 제외하고는 점막으로 덮여 있다. 점막은 뒤쪽으로는 코인두, 위가쪽으로는 이마굴, 벌집뼈벌집, 나비굴, 위턱굴 등 코곁굴, 위쪽으로는 눈물주머니와 결막으로 연결된다(그림 8.78).

코 점막의 아래쪽 2/3는 **호흡부위**(respiratory area)이며, 위쪽 1/3은 **후각부위**(olfactory area)이다. 코안으로 들어온 공기는 호흡부위에서 따뜻해지고 축축해져 나머지 호흡기관을 거쳐 허파에 이른다.

후각부위의 점막을 후각상피(olfactory epithelium)라 하고, 후각세포가 있다.

1) 코안의 경계

코안은 천장, 바닥, 안쪽벽, 가쪽벽으로 경계를 이룬다. 천장은 이마뼈, 벌집뼈, 나비뼈 등으로 구성된다(그림 8.76). 바닥은 천장보다 넓으며 위턱뼈 입천장돌기와 입천장뼈 수평판으로 이루어진다. 안쪽벽은 코중격으로 구성되며, 가쪽벽은 3개의 코선반 때문에 불규칙하다(그림 8.77, 8.79).

코선반(nasal concha)은 위, 중간, 아래의 3개가 있으며, 모두 아래안쪽으로 굽어 **코곁굴**(paranasal sinuses)로 통하는 고랑이나 **콧길**(meatus)의 천장을 형성한다. 위코선반과 중간코선반은 벌집뼈 일부이나 아래코선반은 하나의

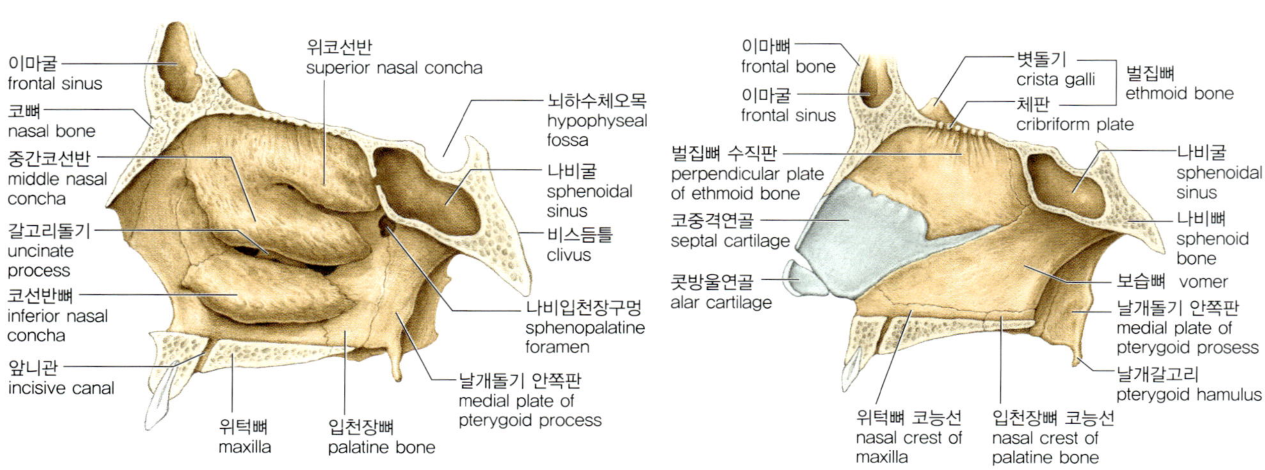

그림 8.76 코안을 이루는 뼈

독립된 뼈다. 코선반은 점막으로 덮여 있으며, 염증이 생기면 점막이 빠르게 팽창되어 코가 막힌다.

코선반은 코안을 앞뒤로 달리는 몇 개 공간, 즉 나비벌집오목, 위콧길, 중간콧길, 아래콧길로 나눈다(그림 8.77, 8.78, 8.79). **나비벌집오목**(sphenoethmoidal recess)은 위코선반 위뒤쪽에 있으며, 나비굴이 이곳으로 열린다.

위콧길(superior nasal meatus)은 위코선반과 중간코선반 사이의 좁은 통로이며, 이곳으로 뒤벌집이 열린다.

중간콧길(middle nasal meatus)은 중간코선반과 아래코선반 사이의 공간이며 **벌집뼈깔때기**(ethmoidal infundibulum)로 연결되고, 이 부위를 통해 이마굴과 교통한다(그림 8.78). 이마굴에서 아래쪽으로 벌집뼈깔때기에 이르는 통로를 이마코관(frontonasal duct)이라고 한다. **반달틈새**(semilunar hiatus)는 반달 모양의 고랑으로, 이 부위로 이마굴이 열린다. 반달틈새 위쪽에서 둥글게 튀어나온 곳이 **벌집뼈융기**(ethmoidal bulla)다. 이 융기는 벌집뼈 벌집을 이루는 중간벌집들에 의해 형성된다. 위턱굴 역시 반달틈새 뒤끝으로 열린다(그림 8.78).

아래콧길(inferior nasal meatus)은 아래코선반 아래가쪽에 있는 수평통로이다. 눈물이 흘러내리는 코눈물관(nasolacrimal duct)이 눈물주머니에서 시작되어 아래콧길 앞쪽으로 열린다(그림 8.78).

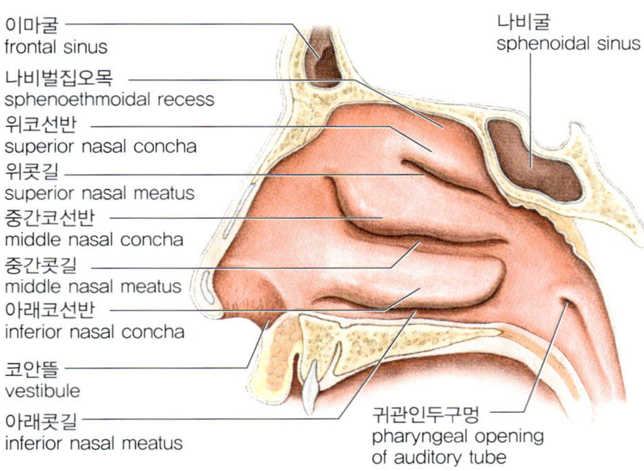

그림 8.77 코안가쪽벽

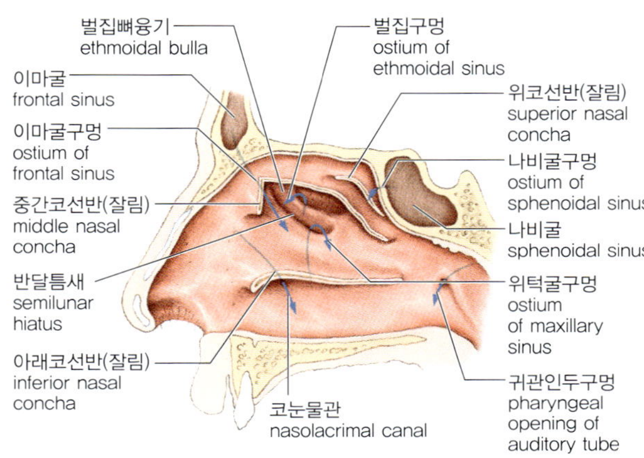

그림 8.78 코곁굴과 코안의 연결

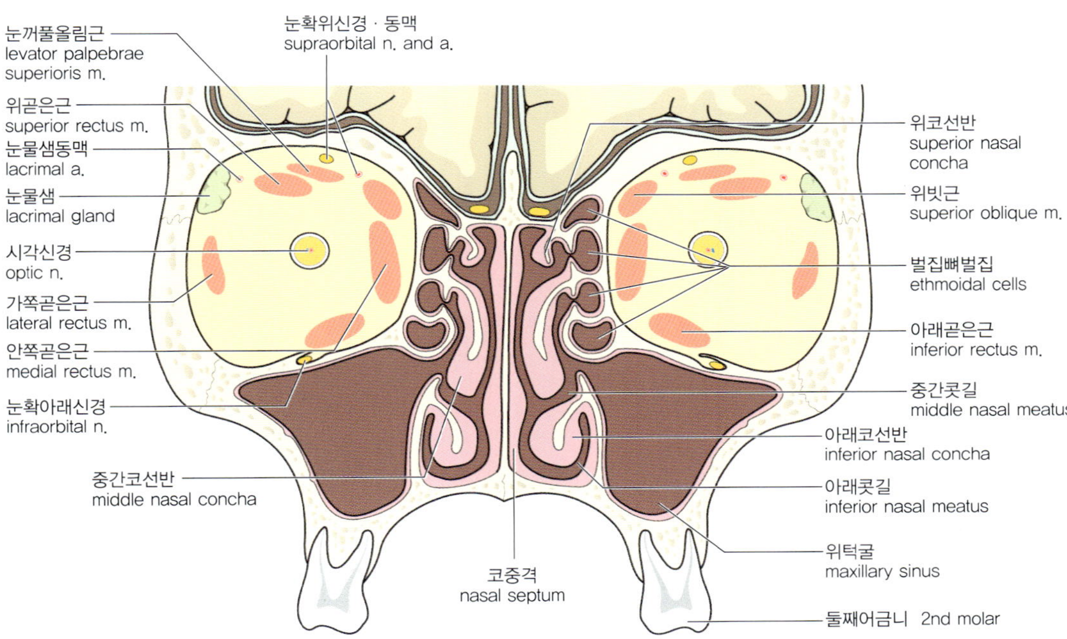

그림 8.79 코안을 지나는 이마단면

2) 코안의 혈관

코안 가쪽벽과 안쪽벽의 혈액공급은 눈동맥 가지인 앞 · 뒤벌집동맥, 위턱동맥 가지인 나비입천장동맥과 큰입천장동맥, 얼굴동맥 가지인 위입술동맥에 의한다(그림 8.80). 코중격 앞부분에는 코안에 분포하는 5개 혈관이 서로 연결되어 얼기를 형성한다. 이 부위는 모세혈관들이 많이 모여 있어 출혈이 자주 일어나는 곳이다.

3. 코곁굴

코곁굴(paranasal sinus)이란 코안 주변 이마뼈, 벌집뼈, 나비뼈, 위턱뼈 안의 빈 공간을 말한다(그림 8.81). 코곁굴의 이름은 그 굴이 위치한 뼈에 따라 불린다. **이마굴**(frontal sinus)은 이마뼈 눈썹활 뒤쪽의 속판과 바깥판 사이에 있다(그림 8.77, 8.81).

벌집뼈벌집(ethmoidal cells)은 코안과 눈확 사이의 벌집뼈에 있으며, 위 · 중간코선반 점막의 함입에 의해서 형성된다(그림 8.79, 8.81). **나비굴**(sphenoidal sinus)은 나비뼈몸통에 있다(그림 8.77, 8.81). 나비굴 주변에는 시각신경, 시각교차, 뇌하수체, 속목동맥, 정맥굴 같은 중요 구조물이 위치한다. **위턱굴**(maxillary sinus)은 코곁굴 중에서 가장 크다. 큰 피라미드 모양의 공간이 위턱뼈몸통을 차지하고 있다(그림 8.79, 8.81).

곁굴염 sinusitis

코곁굴은 코안과 작은 통로로 연결되어 있다. 그런데 감기나 알레르기로 인해 통로가 막히면 분비된 점액물질이 배출되지 않아 염증(pansinusitis)을 일으키며 코곁굴 점막이 붓고 통증을 유발할 수 있다.

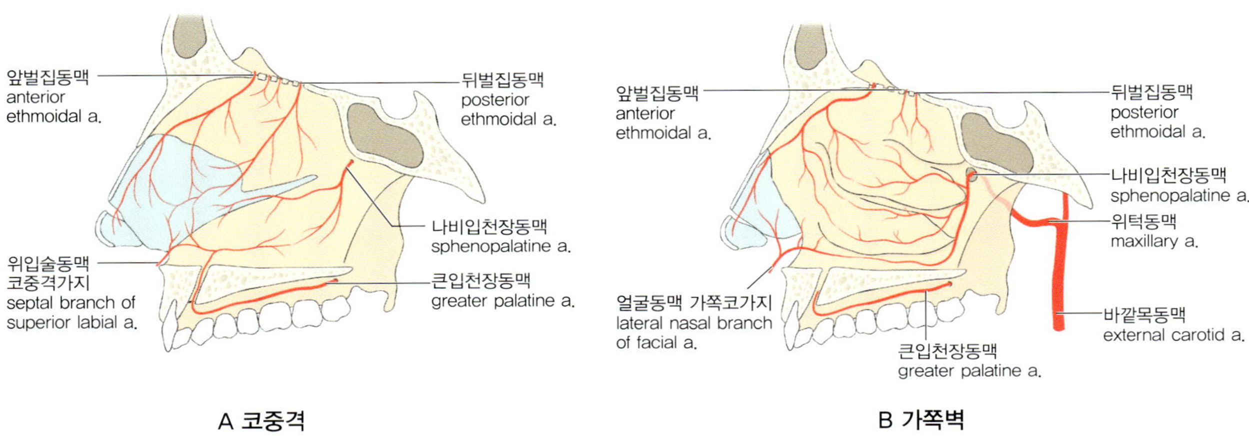

그림 8.80 코안 안쪽벽(A)과 가쪽벽(B)의 동맥분포

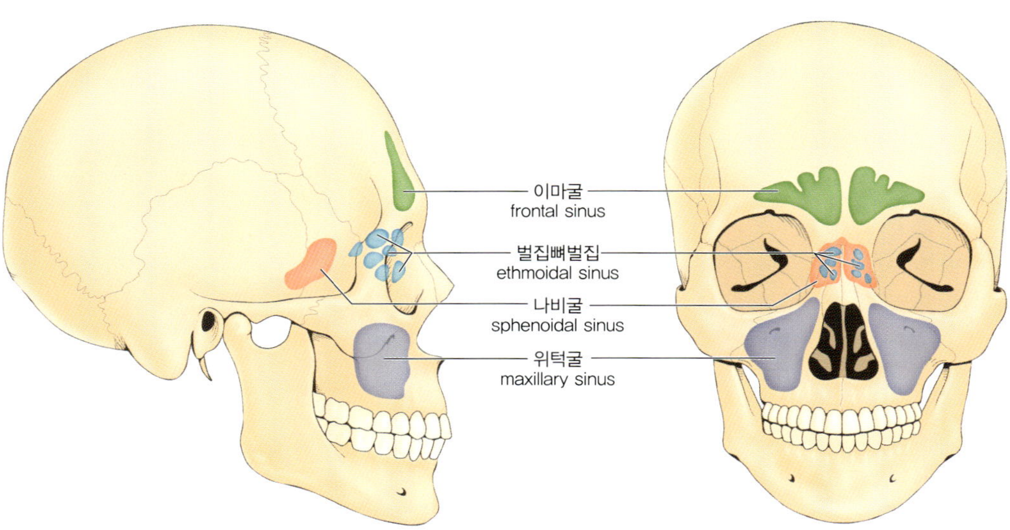

그림 8.81 코곁굴의 종류와 위치

XI 귀

귀는 바깥귀, 가운데귀, 속귀로 구분되며 평형감각과 청각을 담당한다. 바깥귀와 가운데귀는 소리를 전달·증폭하여 속귀로 전달한다. 속귀에는 평형감각기관과 청각기관이 있다.

1. 바깥귀

바깥귀(external ear)는 소리를 모으는 귓바퀴(auricle)와 소리를 고막에 전달하는 바깥귀길(external acoustic meatus)로 이루어진다(그림 8.82).

1) 귓바퀴

귓바퀴(auricle)의 대부분은 피부로 덮인 탄력연골로 되어 있다. 귓바퀴 각 부분의 이름은 그림 8.83에서 확인할 수 있다.

2) 바깥귀길

바깥귀길(external acoustic meatus)은 안쪽으로 진행하여 관자뼈 고막틀부분(tympanic part)으로 이어진다(그림 8.82). 바깥귀길은 그 길이가 2~3 cm 정도이며 S자 모양이다. 가쪽 1/3은 연골로 구성되고, 안쪽 2/3는 뼈로 구성된다. 바깥귀길을 덮는 얇은 피부는 고막 바깥면으로 계속되며 연골부분의 피부밑조직에는 귀지샘과 기름샘이 있다.

3) 고막

고막(tympanic membrane)은 바깥귀길 안쪽 끝에 있는 지름 1 cm가량의 얇고 타원형인 반투과막으로 바깥귀길과 가운데귀인 고실(tympanic cavity)을 나눈다(그림 8.82). 고막 바깥면은 아주 얇은 피부로 안쪽면은 가운데귀의 점막으로 덮여 있다. 귀보개(otoscope)를 통하여 고막을 관찰하면 전체적으로 오목하다. 중앙 부분은 얕은 원추 모양으로 되어 있고, 원추 꼭대기에 해당하는 부분을 **고막배꼽**(umbo)이라고 한다(그림 8.84). 고막 바깥면은 가쪽, 앞쪽, 아래쪽을 향하고 있다.

망치뼈 가쪽돌기 윗부분을 고막의 **이완부분**(flaccid

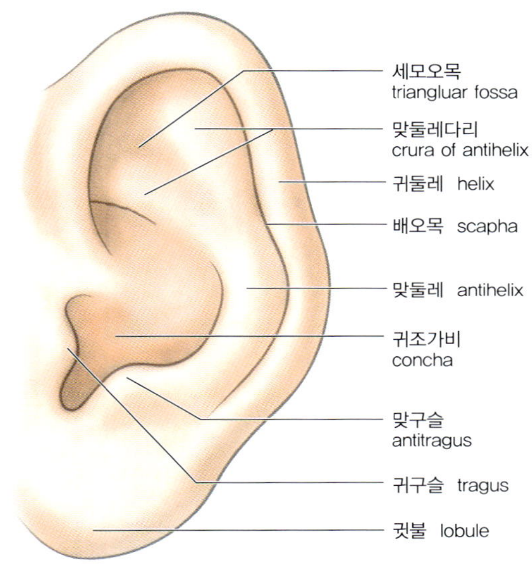

그림 8.83 귓바퀴의 여러 부위

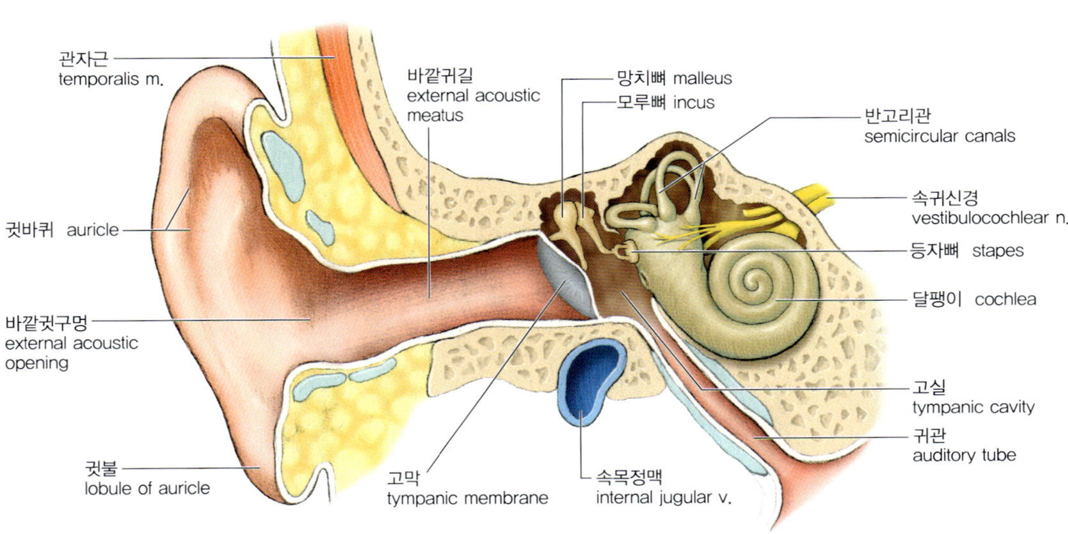

그림 8.82 전체 귀의 모식도

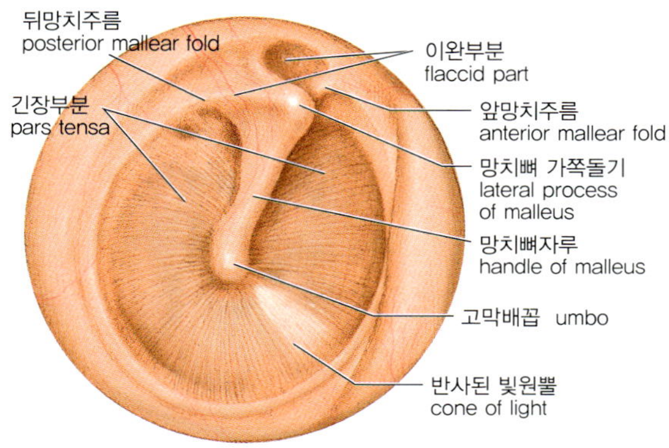

그림 8.84 고막을 가쪽에서 본 모습

part)이라고 하며, 나머지 부분은 **긴장부분**(tense part)이라고 한다. 이완부분은 고실위오목(epitympanic recess)의 바깥벽을 형성한다.

고막은 바깥귀길을 통하여 전달되는 공기의 떨림에 반응하여 움직인다. 고막의 움직임은 귓속뼈를 통해 가운데귀를 지나 속귀로 전달된다. 고막 바깥면 대부분에는 아래턱신경 가지인 귓바퀴관자신경이 분포하지만, 일부에는 미주신경 가지인 귓바퀴가지가 분포한다. 고막 안쪽면에는 혀인두신경이 분포한다.

고막절개(myringotomy)

고막절개는 고막절개칼로 고막을 관통해서 작은 절개를 하는 것이다. 이 시술을 통해 가운데귀에 액체가 고인 장액성중이염(serous otitis media)이나 삼출성중이염(exudative otitis media)을 치료한다. 고실끈신경이 고막의 위 1/3 부분을 지나기 때문에 고막절개는 아래쪽에서 시행한다.

2. 가운데귀

가운데귀(middle ear)는 관자뼈 바위꼭지부분에 있으며(그림 8.85), 고막 바로 안쪽 공간인 **고실**(tympanic cavity)과 고막 위쪽 공간인 **고실위오목**(epitympanic recess)을 포함한다. 고실 속면은 점막으로 덮여 있으며 이 점막은 귀관, 꼭지벌집, 꼭지방 속면으로 연결된다. 가운데귀에는 귓속뼈 3개, 근육 2개, 고실끈신경, 고실신경얼기 등이 들어 있다.

1) 고실의 벽

가운데귀는 마름모 또는 오목한 면이 있는 좁은 상자 모양이며 6개의 벽으로 구성된다(그림 8.86). **고실천장**(tegmental wall)은 중간머리뼈우묵에 있는 얇은 뼈판인 고실지붕(tegmen tympani)으로 구성된다. 바닥인 **목정맥벽**(jugular wall)을 구성하는 뼈판은 속목정맥의 위목정맥팽대와 고실을 분리한다.

가쪽벽인 **고막벽**(membranous wall)은 고막의 볼록면으로 구성되며, 이 위로는 고실위오목 가쪽벽이 있다. 안쪽벽인 **미로벽**(labyrinthine wall)은 속귀와 고실을 분리하며, 달팽이바닥(base of cochlea)에 의해서 형성된 **고실곶**(promontory)이 있다. 고실곶 뒤위쪽에는 **안뜰창**(**타원창**, vesitibular window)이, 뒤아래에는 **달팽이창**(**둥근창**, cochlear window)이 있어 속귀와 교통한다. 앞벽인 **목동맥벽**(carotid wall)은 목동맥관과 고실을 분리하며, 위쪽에는 귀관이 열리는 구멍과 고막긴장근을 위한 관이 있다. 가운데귀는 귀관을 통해 코인두와 연결된다(그림 8.82).

뒤벽인 **꼭지벽**(mastoid wall)에는 꼭지방(mastoid

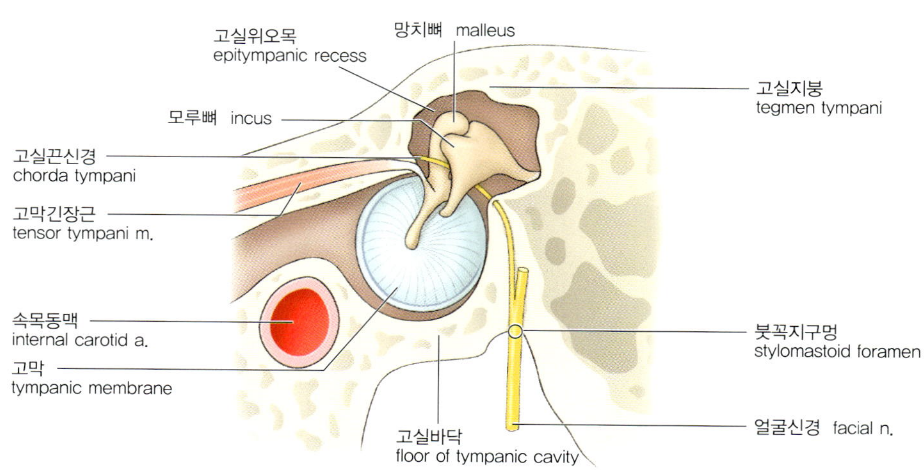

그림 8.85 가운데귀의 모식도, 고실 안쪽에서 바깥쪽을 바라본 모습

antrum)과 통하는 꼭지방어귀(auditus to antrum)가 있어 꼭지벌집과 고실을 연결한다. 얼굴신경관이 뒤벽과 꼭지방 사이로 내려간다. 꼭지방은 관자뼈 꼭지돌기에 있는 공간이다. 꼭지방 바닥에는 열림부위가 몇 개 있어, 이 부위를 통해 꼭지벌집과 교통한다.

2) 귀관

귀관(**귀인두관**, pharyngotympanic tube; auditory tube)은 고실과 코인두를 연결하는 관으로, 아래콧길 뒤쪽으로 열린다(그림 8.82). 귀관의 뒤가쪽 1/3은 뼈로, 앞안쪽 2/3는 연골로 구성된다. 귀관 속 지름은 뼈와 연골의 경계부위가 가장 좁으며 귀관 속면은 점막으로 덮여 뒤쪽으로는 고실 점막으로, 앞쪽으로는 코인두 점막으로 계속된다. 따라서 귀관을 통하여 입이나 코 속의 염증이 가운데귀로 퍼질 수 있다.

귀관의 기능은 가운데귀의 압력과 대기압을 같게 하여 고막이 잘 떨릴 수 있도록 해 주는 것이다. 귀관 연골부분은 평소에는 닫혀 있는데, 입천장올림근과 입천장긴장근이 수축하면 귀관 연골에 영향을 미쳐 귀관이 열리게 된다. 따라서 압력 조절은 흔히 하품이나 침을 삼키는 동작 때 이루어진다.

3) 귓속뼈

귓속뼈(auditory ossicle)는 고막에서 안뜰창까지 고실을 가로지르는 3개의 작은 뼈인 망치뼈, 모루뼈, 등자뼈를 말한다(그림 8.87). **망치뼈**(malleus)는 머리, 목, 자루(handle)로 구성된다. 망치뼈자루는 고막에 붙어 있으며, 그 끝은 고막배꼽에 붙어 있다. 가쪽돌기 역시 고막에 부착되어, 이들 구조물은 소리를 증폭시키는 지렛대 역할을 한다. 망치뼈목은 고막의 이완부분에 있고, 둥근 망치뼈머리는 고실위오목에 있으며(그림 8.85), 모루뼈와 관절한다. 고막긴장근 힘줄이 망치뼈목 가까이에서 망치뼈자루에 닿는다(그림 8.85). 고실끈신경은 망치뼈목의 안쪽면을 가로지른다(그림 8.86). **모루뼈**(incus)는 망치뼈와 등자뼈 사이에서 두 뼈와 각각 관절한다(그림 8.85, 8.87). **등자뼈**(stapes)는 가장 작은 귓속뼈로, 머리, 앞다리, 뒤다리, 바닥으로 구성된다(그림 8.87). 등자뼈머리는 모루뼈와 관절한다. **등자뼈바닥**(base of stapes; footplate)은 고실 안쪽벽의 안뜰창에 맞닿아 있다(그림 8.82).

4) 고실근육

고막긴장근(tensor tympani m.)은 귀관 연골부분의 윗면, 나비뼈 큰날개, 관자뼈 바위꼭지부분에서 일어나 망치뼈자루에 닿는다(그림 8.85). 고막긴장근은 망치뼈자루를 안쪽으로 당겨 고막을 긴장시키고 진동의 폭을 줄인다. 고막긴장근에는 아래턱신경이 분포한다.

등자근(stapedius m.)은 뼈대근육 중에서 가장 작고 가는 근육으로 꼭지벽의 원뿔 모양 융기인 피라밋융기 안에

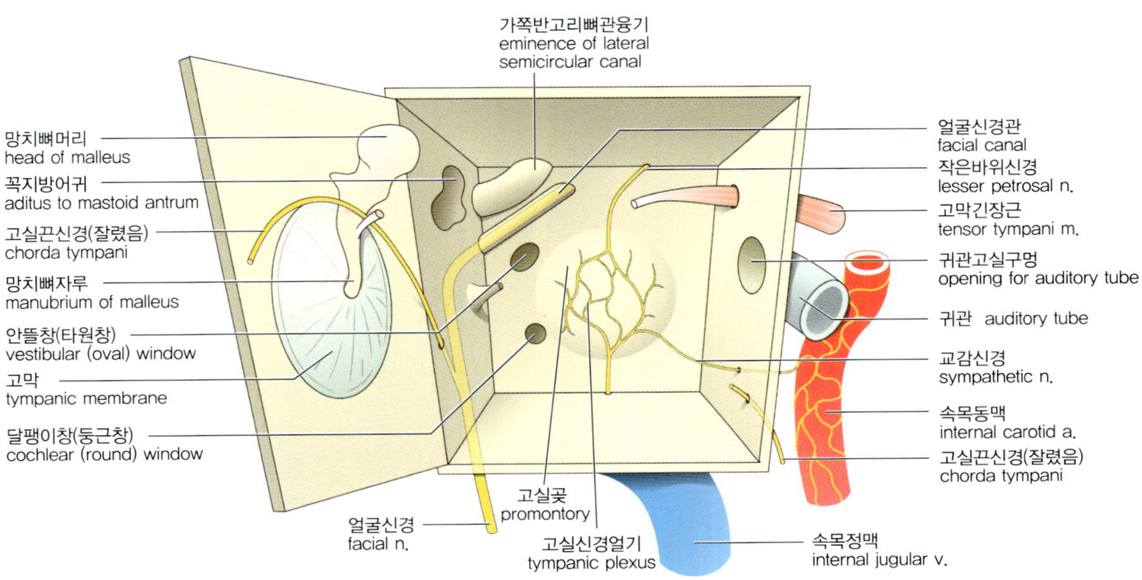

그림 8.86 고실벽을 단순화한 그림

있다. 등자근 힘줄은 융기 끝의 작은 구멍을 통해 나와 고실로 들어가서 등자뼈목에 닿는다. 등자근을 지배하는 등자근신경은 얼굴신경에서 나온다. 등자근은 등자뼈를 뒤로 당기고 안뜰창에 있는 등자뼈바닥을 기울여 등자둘레인대(anular lig. of stapes)를 긴장시키고 진동의 폭을 줄이며 등자뼈의 과도한 운동을 막는 완충작용을 한다. 고실근육은 사람이 큰 소리에 노출되었을 때 속귀의 손상을 방지한다.

중이염 otitis media

중이염은 가운데귀에 염증이 있는 것을 말한다. 중이염은 어린아이에서 귀관이 코인두 점막의 감염이나 알레르기 등의 원인에 의해 막혀서 생기는 경우가 많다. 귀관이 막히면 고실 공기가 주변조직에 의해 서서히 흡수되고 결국 고실에 음압이 걸려 액체가 스며나와 고실을 채우게 된다. 이런 경우에 속귀로 소리가 잘 전달되지 않아 전음난청(conductive hearing loss)이 된다.

3. 속귀

속귀(inner ear)는 관자뼈 바위꼭지부분 뼈 속에 파인 공간인 뼈미로와 그 안에 들어 있는 관 구조물인 막미로로 구성된다. 기능적 속귀에는 소리를 받아들이는 **달팽이기관**(cochlear organ)과 평형을 유지하는데 관여하는 **안뜰기관**(vestibular organ)이 있다.

1) 뼈미로

뼈미로(bony labyrinth)는 달팽이, 안뜰, 반고리뼈관의 세 부분으로 구성된다(그림 8.88).

(1) 달팽이

달팽이(cochlea)는 달팽이관(cochlear duct)을 담고 있는 뼈미로 부분이다(그림 8.89). 달팽이나선관(spiral canal of cochlea)이 안뜰에서 시작하여 원뿔 모양의 **달팽이축**(modiolus)을 두 바퀴 반 돌아 올라간다. 달팽이축에는 혈관과 달팽이신경이 지나가는 작은 관들이 있다. 달팽이바닥은 고실 안쪽벽에 있는 고실곶(promontory)을 형성한다(그림 8.86).

(2) 안뜰

안뜰(vestibule)은 작은 타원형 방으로 막미로의 **타원주머니**(utricle)와 **둥근주머니**(saccule)를 담고 있다(그림 8.90). 안뜰은 바깥벽에 안뜰창을 만들며 등자뼈바닥과 맞닿아 있다(그림 8.82). 안뜰의 앞쪽은 달팽이와, 뒤쪽은 반

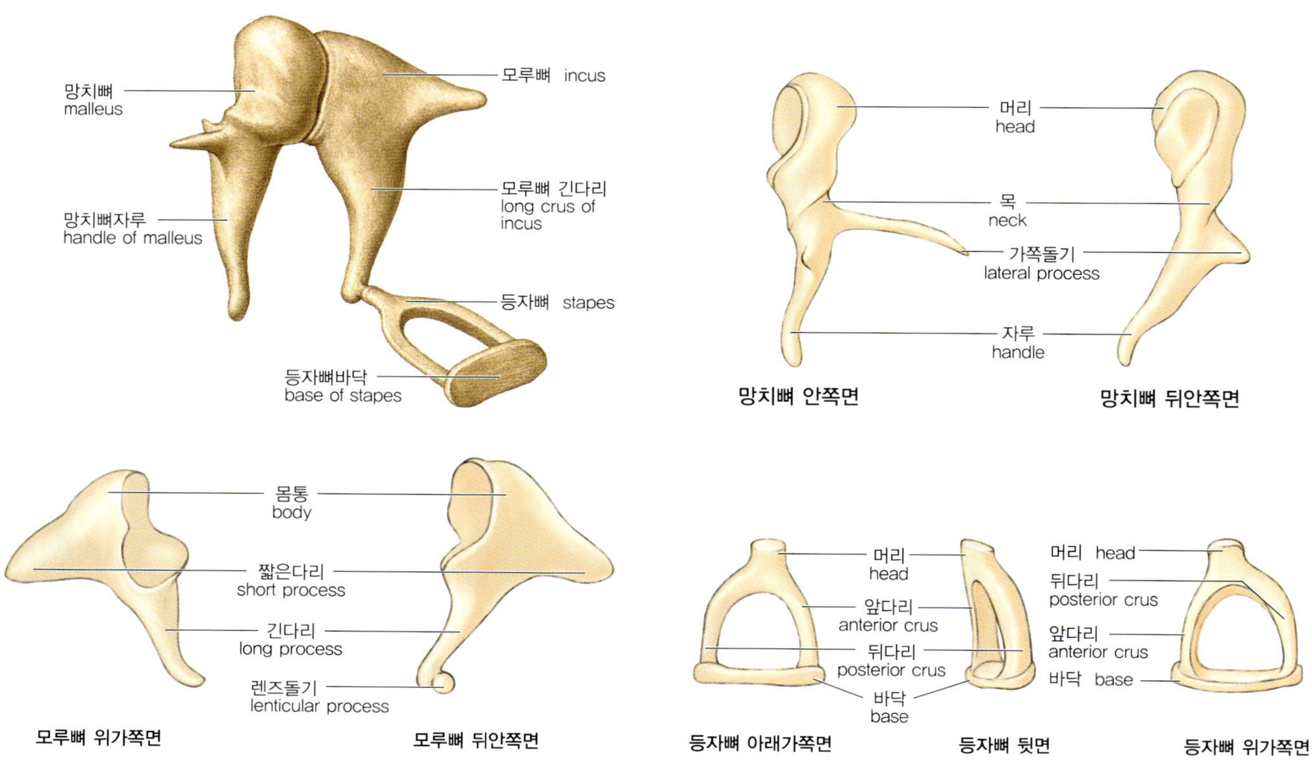

그림 8.87 귓속뼈

고리관과 연속되고, 안뜰수도관(vestibular aqueduct)을 통하여 뒤머리뼈우묵과 연결된다(그림 8.90).

(3) 반고리뼈관

앞 · 뒤 · 가쪽반고리뼈관(semicircular canals)들은 안뜰 위뒤쪽에서 서로 직각으로 만나며 안뜰로 열린다. 각각의 반고리뼈관은 원의 2/3 정도이며, 한쪽 끝은 부풀어 반고리뼈관팽대(bony ampulla)를 이룬다(그림 8.90, 8.91).

2) 막미로

막미로(membranous labyrinth)는 일련의 주머니와 관으로 구성되는데, 이들은 서로 연결되어 있지만 전체적으로는 밀폐된 구조물로, 뼈미로 속에 들어 있다(그림 8.90). 막미로는 속림프(endolymph)로 채워져 있으며 뼈미로를 채우고 있는 바깥림프(perilymph)와는 그 구성이 다르다. 막미로는 **안뜰기구**(vestibular apparatus)와 **달팽이관**(cochlear duct)으로 구성되며, 안뜰기구에는 둥근주머니, 타원주머니, 반고리관 3개가 있다.

(1) 안뜰기구

반고리관(semicircular duct)은 3개가 서로 수직으로 존재하며, 다섯 곳에서 타원주머니로 열린다. 각 반고리관 끝에는 감각영역인 **반고리관팽대**(membranous ampulla)가 있고, 팽대 안에는 **팽대능선**(ampullary crest)이 있다. 팽대능선에 있는 감각기관은 머리의 회전에 따라 반고리관팽대의 속림프 움직임을 감지한다.

타원주머니(utricle)와 **둥근주머니**(saccule)는 안뜰에 있으며, 각각의 안에는 감각상피가 있는 특수한 구조인 **평형반**(maculae)이 있다. 타원주머니 평형반은 타원주머니 바닥과 평행하게 있기 때문에 수평방향의 직선운동을 감지하고, 둥근주머니 평형반은 둥근주머니 안쪽벽에 수직으로 서 있기 때문에 수직방향의 직선운동을 감지한다. 타

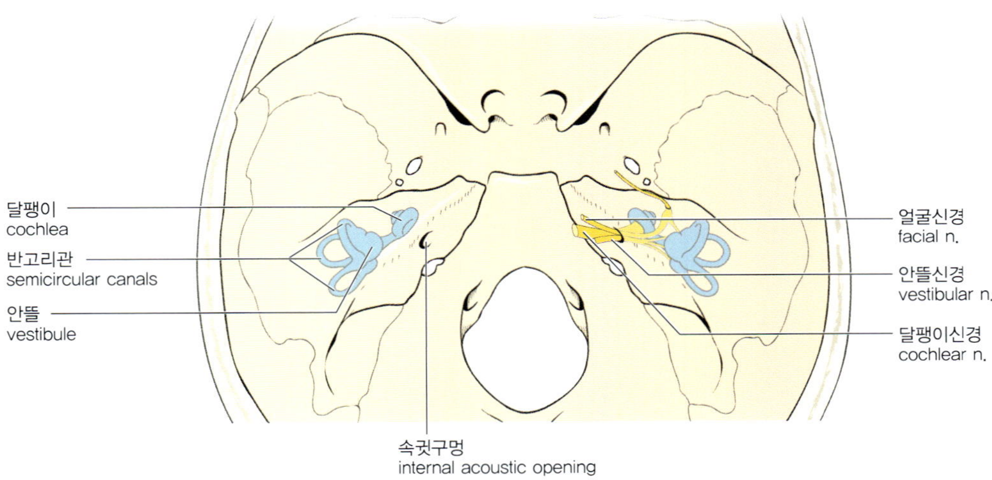

그림 8.88 뼈미로의 위치

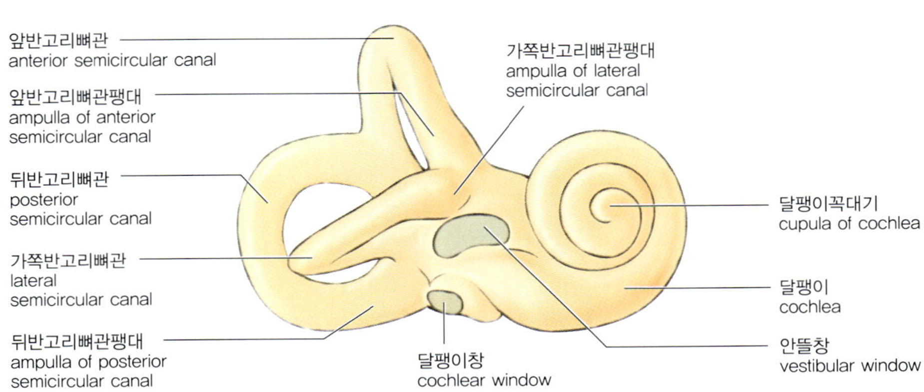

그림 8.89 뼈미로

원주머니와 둥근주머니는 **주머니이음관**(utriculosaccular duct)으로 서로 연결되어 있다(그림 8.90). 주머니이음관에는 또 다른 관인 **속림프관**(endolymphatic duct)이 연결되어 있는데, 속림프관은 뼈미로의 안뜰수도관(vestibular aqueduct)을 지나 뒤머리뼈우묵 속으로 들어가 막힌 주머니인 속림프주머니(endolymphatic sac)를 만든다. 속림프주머니는 막미로의 모세관에서 형성된 여분의 속림프를 저장하는 곳이다.

(2) 달팽이관

달팽이관(cochlear duct)은 달팽이나선관을 따라 위치하는 나선형 관으로, 그 끝은 막혀 있다. 달팽이관은 **결합관**(ductus reuniens)을 통해 둥근주머니와 연결된다(그림 8.90).

달팽이관의 단면은 세모꼴이다(그림 8.91). 세모의 꼭지점은 달팽이축을 향하고 있고, 밑변은 달팽이 바깥벽에 붙어 있다. 따라서 달팽이관은 달팽이나선관을 가로질러 단단히 매달려 있으면서 달팽이나선관 단면을 두 부분으로 나누는데, 앞쪽 부분을 **안뜰계단**(scala vestibule), 뒤쪽 부분을 **고실계단**(scala tympani)이라고 한다(그림 8.91). 안뜰계단과 고실계단은 달팽이꼭대기(cochlear cupula)에 있는 계단끝통로(helicotrema)를 통하여 서로 연결된다(그림 8.90). 달팽이바닥(base)에서 안뜰계단은 안뜰창(타원창)에서 시작되며 고실계단은 둥근창(round window)에서 이차고막(secondary tympanic membrane)으로 막혀 있다.

등자뼈바닥의 진동이 안뜰창으로 전달되고, 이는 다시 안뜰 바깥림프에 파장을 일으키고, 이 액체의 파장은 안뜰계단을 거쳐 달팽이꼭대기로 올라간 후 계단끝통로를 통하여 고실계단으로 전달된다. 다시 이 파장은 달팽이바닥으로 내려오고, 둥근창을 막고 있는 이차고막에서 이 압력파는 다시 진동으로 바뀌면서, 진동에너지는 고실의 공기 중으로 흩어져 사라진다. 달팽이관의 천장은 안뜰막(vestibular membrane)으로 되어 있고, 바닥은 바닥막(basila membrane)과 뼈나선판 바깥모서리로 되어 있다. 청각 자극에 대한 수용기는 바닥막에 있는 나선기관(spiral organ, organ of Corti)이다. 나선기관에는 털세포가 있고, 그 끝은 젤라틴 같은 덮개막(tectorial membrane)이 덮고

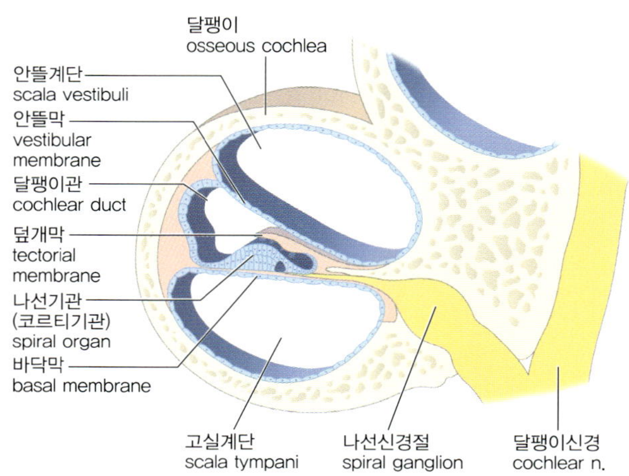

그림 8.91 달팽이관의 단면

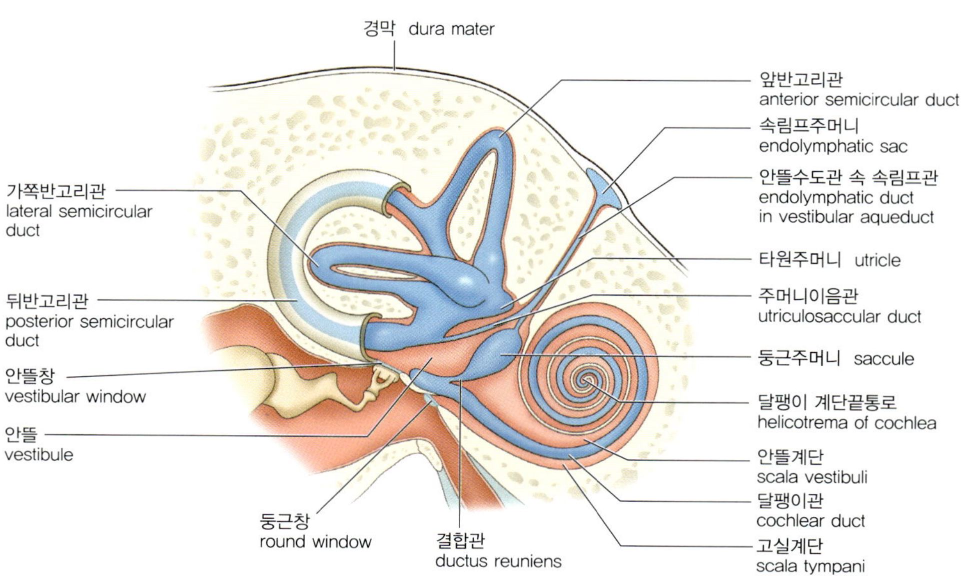

그림 8.90 막미로

있다(그림 8.91). 바깥림프의 파장이 안뜰계단과 고실계단 주위를 왔다 갔다 하면서 유발하는 달팽이관의 변형에 의해 소리자극이 만들어진다.

3) 속귀길

속귀길(internal acoustic meatus)은 바위부분 속에 있는 좁은 관이다(그림 8.88). 바깥귀길과 일직선상에 있으며, 관자뼈 뒤안쪽으로 열린다. 속귀길의 가쪽은 얇고 구멍난 뼈판으로 막혀 속귀와 분리된다. 이 뼈판을 통해 얼굴신경, 속귀신경, 혈관들이 지난다.

귀검사 examination of the ear

귀보개검사는 귓바퀴를 뒤위쪽으로 당기며 시행하고, 어린이인 경우에는 귓바퀴를 뒤아래쪽으로 당긴다. 이렇게 하면 바깥귀길이 일직선이 되어 잘 보인다. 귀보개를 통해 바깥귀길과 고막을 검사한다. 고막의 색(붉은색, 흰색, 노란색), 투명도(투명, 불투명), 위치(고막이 들어감, 나옴, 중립위치)를 확인한다. 정상적인 고막은 반투명하고 적회색이며, 망치뼈자루가 고막 중심부 가까이에서 관찰되고 5시 방향에서 빛원뿔을 볼 수 있다. 공기귀보개검사(pneumatic otoscopy)가 가운데귀 질환을 검사하는 데 매우 유용하다.

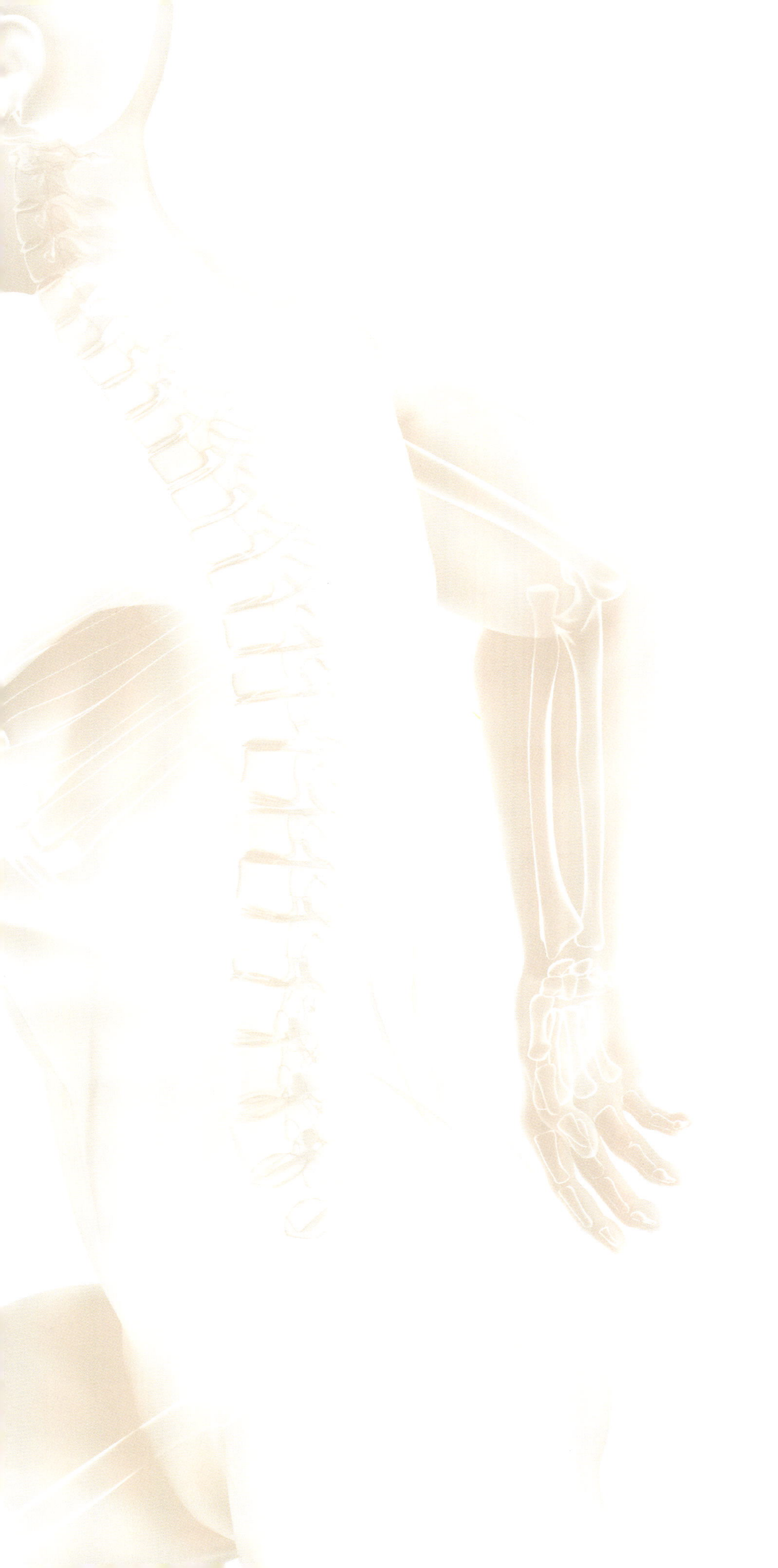

09

목

목(neck)은 머리와 가슴 사이의 좁아진 부분으로, 머리와 가슴을 잇는 구조물과 팔로 이어지는 구조물이 이 부위를 지난다. 목에는 갑상샘, 기관, 식도 등의 내장기관과 중요한 혈관, 신경 등이 비교적 얕은 층에 있어 손상을 받기 쉽다. 첫째갈비뼈(1st rib)가 지나는 평면이 목과 가슴의 경계가 되며, 이 평면은 앞으로 기울어져 있다.

I 목의 뼈대

목의 뼈대는 머리뼈바닥, 목뼈(cervical vertebrae), 첫째등뼈(1st thoracic vertebra), 첫째갈비뼈, **목뿔뼈**(hyoid bone), **복장뼈자루**(manubrium of sternum), 빗장뼈(clavicle)로 이루어져 있다. 여기서는 목뿔뼈만 다룬다(그림 9.1).

1. 목뿔뼈

목뿔뼈(hyoid bone)는 아래턱뼈와 방패연골(thyroid cartilage) 사이에 있는 'U'자 모양의 뼈로, 셋째목뼈 높이에 위치한다. 목뿔뼈는 어느 뼈와도 관절을 이루지 않고 인대와 근육에 의해서 주변 구조물과 연결되어 있다. 목뿔뼈는 몸통, 큰뿔 2개, 작은뿔 2개로 이루어져 있다(그림 9.2). 목뿔뼈는 근육이 붙는 자리가 되며, 공기가 드나드는 통로를 유지한다.

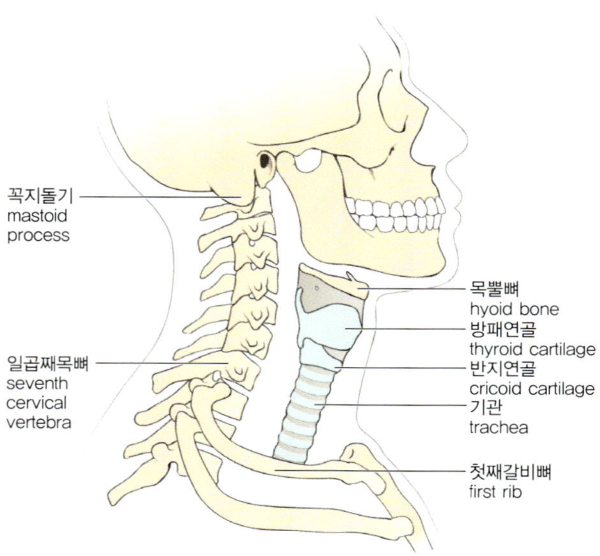

그림 9.1 목의 뼈대. 목뿔뼈는 다른 뼈와 관절하지 않지만 목 뼈대의 일부를 이룬다.

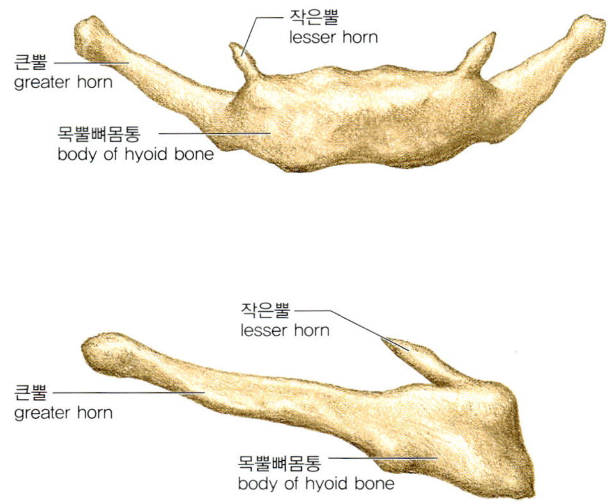

그림 9.2 목뿔뼈

II 목의 근막과 얕은층 근육

1. 목의 근막

1) 목의 얕은근막

목의 **얕은근막**(superficial fascia)은 얇고 성긴 피부밑결합조직으로 그 안에 지방, 피부신경, 혈관, 림프관, 얕은림프절 등이 있으며, 목 앞가쪽에는 넓은목근(platysma)도 있다.

2) 목의 깊은근막

목의 **깊은근막**(deep fascia)은 얕은층, 기관앞층, 척주앞층의 세 층으로 구성된다. 이들은 근육이나 장기 주변에서는 두 층으로 나뉘어 이들을 둘러싸며 근처 뼈에 붙는다. **목근막 얕은층**(superficial layer; investing layer)은 목근막의 가장 바깥층을 이루며, 목 전체를 완전히 둘러싸는데(그림 9.3), 그 범위는 다음과 같다.

- 위 : 뒤통수뼈 바깥뒤통수뼈융기(external occipital protuberance), 위목덜미선(superior nuchal line), 관자뼈 꼭지돌기(mastoid process), 광대활(zygomatic arch), 아래턱뼈 아래모서리에 부착

- 앞 : 목뿔뼈(hyoid bone)에 부착
- 아래 : 어깨뼈 봉우리(acromion), 어깨뼈가시(scapular spine), 복장뼈자루(manubrium of sternum)에 부착
- 뒤 : 일곱째 목뼈 가시돌기를 덮는 뼈막(periosteum)과 목덜미인대(nuchal lig.)로 이어짐

목근막 얕은층은 두 층으로 나뉘어 **등세모근**(trapezius m.)과 **목빗근**(sternocleidomastoid m.)을 에워싼다(그림 9.3). 중간층인 **기관앞층**(pretracheal layer)은 얇은 결합조직층으로 목 앞부분에만 있다. 기관앞층은 목뿔아래근육(infrahyoid mm.), 갑상샘, 후두, 기관, 인두와 식도를 감싼다(그림 9.3). 이 층은 위로는 인두의 볼인두근막(buccopharyngeal fascia)으로 이어지고 아래로는 섬유심장막(fibrous pericardium)과 섞인다.

척주앞층(prevertebral layer)은 식도와 기관 뒤에서 척주와 고유등근육을 감싼다(그림 9.3). 척주앞층은 위로는 머리뼈바닥에 닿고 아래로는 셋째등뼈까지 뻗어 앞세로인대(anterior longitudinal lig.)와 합쳐진다. 이 층은 가쪽으로 연장되어 겨드랑으로 가는 혈관과 팔신경얼기를 싸는 겨드랑집(axillary sheath)을 이룬다.

목근막은 온목동맥(common carotid a.), 속목정맥(internal jugular v.), 미주신경(vagus n.) 주위에서 두꺼워져 **목혈관신경집**(carotid sheath)을 이룬다(그림 9.3).

목혈관신경집과 기관앞층은 아래로는 가슴세로칸(mediastinum)으로, 위로는 머리뼈안(cranial cavity)으로 각각 이어진다(그림 9.4). 이들 사이에 성긴결합 조직이 차 있으며, 이 공간을 따라 고름이나 혈액이 다른 곳으로 퍼질 수 있으므로 임상적으로 매우 중요하다.

인두뒤공간(retropharyngeal space)은 가장 크고 중요한 근막 사이 잠재공간으로, 척주앞층과 볼인두근막 사이 공간을 말한다(그림 9.3, 9.4). 날개근막(alar fascia)이 머리뼈에서 일곱째목뼈 높이까지 볼인두근막에 붙어 인두뒤공간을 앞뒤로 나눈다(그림 9.3). 인두뒤공간은 음식물을 삼키는 동안 인두, 식도, 후두, 기관이 자유롭게 움직일 수 있는 여유 공간을 제공하기도 한다.

목감염의 전파(spread of infection in the neck)

목근막 얕은층은 농양(abscess)의 확산을 막는 역할을 한다. 만약 감염이 얕은층과 목뿔아래근육(infrahyoid muscle)을 둘러싸는 기관앞층 근육부분 사이에 생긴 경우에는 복장뼈자루 윗모서리를 넘어 확산되지는 않는다. 그러나 만약 얕은층과 기관앞층 내장부분 사이에 감염이 생긴 경우에는 심장바깥막(pericardium) 앞부분의 가슴안(thoracic cavity)까지 퍼지게 된다. 기관앞층 뒤쪽에 생긴 농양은 목 가쪽으로 퍼져 목빗근 뒷부분에 종창(swelling)을 형성하게 된다. 때로, 이 농양은 기관앞층을 뚫고 인두뒤공간으로 퍼지기도 한다. 이러한 경우, 인두를 팽창시켜 음식물을 삼키기 어렵거나(연하곤란, dysphagia) 말하기가 어려울 수 있다(구음장애, dysarthria).

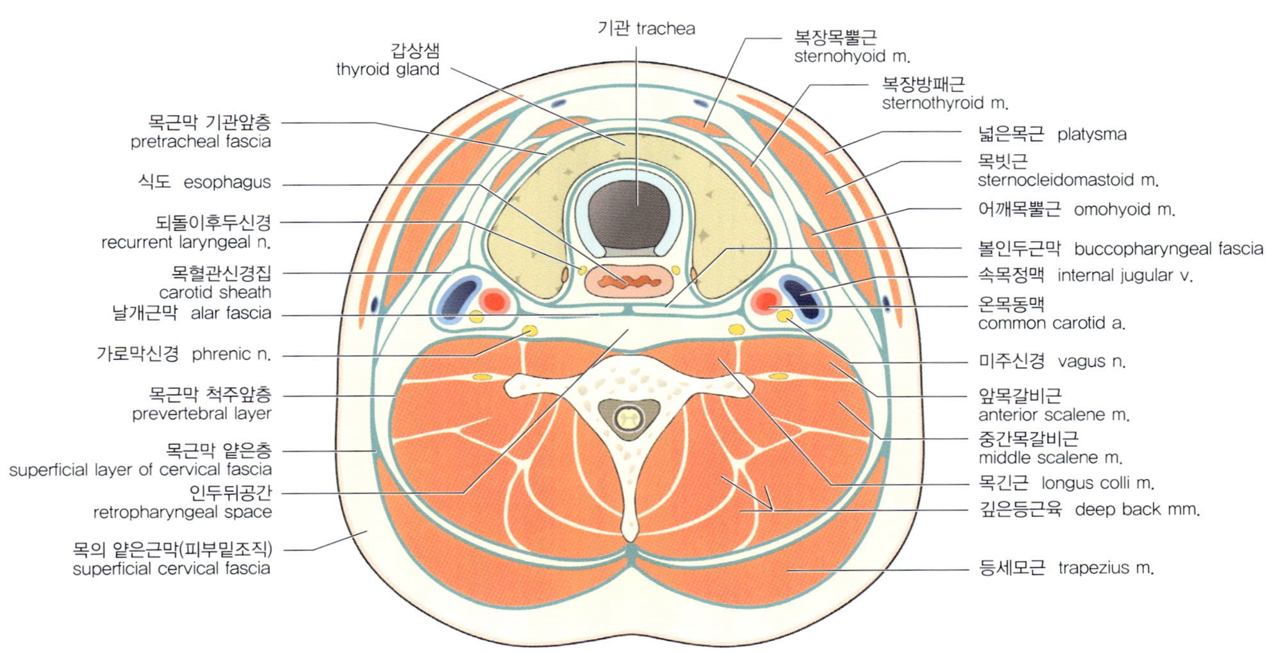

그림 9.3 목의 가로단면. 목근막은 세 층으로 되어 있으며, 이들 근막이 모여 목혈관신경집을 만든다.

2. 목의 얕은층 근육

1) 넓은목근

넓은목근(platysma)은 얇은 판 모양 근육이며, 어깨세모근(deltoid m.)과 큰가슴근(pectoralis major m.)을 덮는 가슴의 얕은근막에서 일어나 아래턱뼈 아래모서리에 닿거나, 아래모서리를 넘어 얼굴 아래쪽 얕은근막과 피부에 닿는다. 이 근육은 목의 피부를 긴장시키고 입꼬리를 아래쪽으로 당겨 슬픈 표정을 지으며, 얼굴신경 목가지(cervical branch of facial n.)가 분포한다(표 9.1).

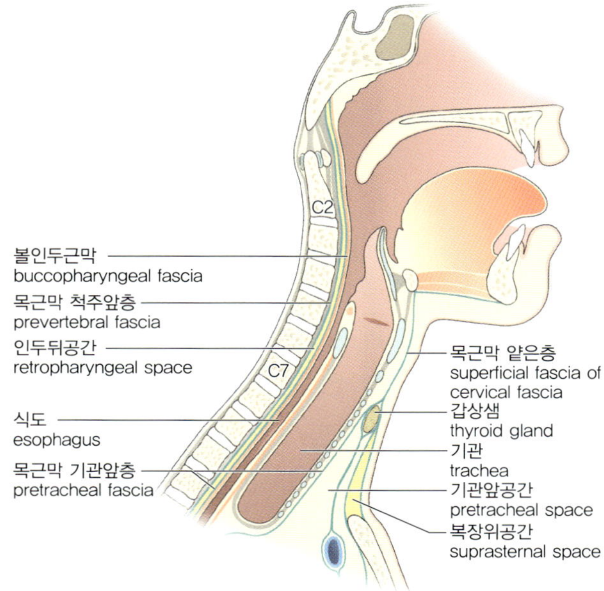

그림 9.4 목근막과 근막공간

> **목의 주름(wrinkle of the neck)**
>
> 얼굴신경 손상에 의한 넓은목근 마비가 있을 때, 목 피부가 처져 주름이 생긴다. 또한 나이가 들어 넓은목근의 긴장도가 떨어져도 목에 주름이 생길 수 있다. 따라서 목의 외과적 수술 시 얼굴신경 목가지를 다치지 않도록 주의해야 한다.

2) 목빗근

목 가쪽면을 비스듬히 가로지르는 **목빗근**(sternocleidomastoid m.)은 목을 앞목삼각(anterior triangle)과 뒤목삼각(posterior triangle)으로 나누는 근육이다(그림 9.6). 목빗근은 두 갈래로 일어나 위뒤쪽으로 비스듬하게 올라가면서 만난 후 관자뼈 꼭지돌기(mastoid process)와 뒤통수뼈 위목덜미선(superior nuchal line)에 닿는다(표 9.1). 한쪽 목빗근만 작용하면 목이 가쪽으로 굽고 턱끝이 반대쪽으로 돌아간다. 또한, 양쪽 목빗근이 동시에 수축하면 머리를 뒤로 젖힌다.

표 9.1 목의얕은층근육

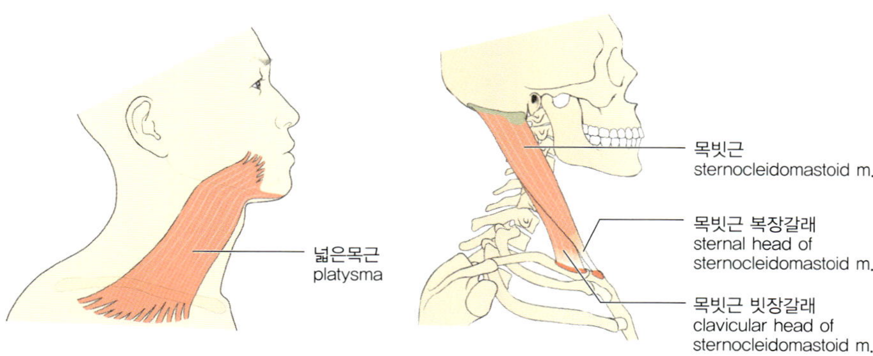

근육 이름	이는곳	닿는곳	신경	작용
넓은목근 (platysma)	큰가슴근과 어깨세모근 부위의 피부밑조직	아래턱뼈 아래모서리 입술 아래쪽 피부와 피부밑조직 입꼬리 근처 근육 턱끝(이 부분에서는 양쪽 근육섬유가 서로 섞임)	얼굴신경 목가지	아래턱을 내림
목빗근(sternocleidomastoid m.) 복장갈래(sternal head) 빗장갈래(clavicular head)	복장뼈자루 앞면 빗장뼈 안쪽 1/3 윗면	꼭지돌기 가쪽 절반, 위목덜미선 가쪽 절반	더부신경 척수뿌리, 둘째와 셋째목신경	한쪽만 작용하면 머리를 굽히고 돌림. 양쪽이 같이 작용하면 머리를 굽힘

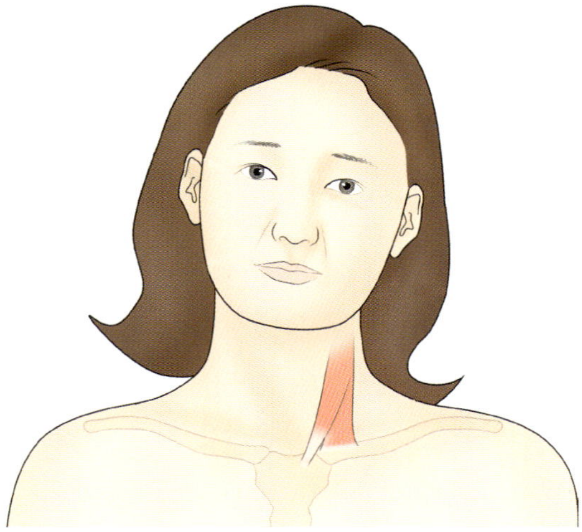

그림 9.5 왼쪽 목빗근에 이상이 있는 기운목 환자의 모습

> **기운목(torticolis)**
>
> 기운목은 선천기운목과 연축성 기운목으로 나눌 수 있다. 선천기운목(congenital torticolis)은 주로 출생 전후 목빗근에 생긴 목섬유종증(fibromatosis colli)에 의해 발생한다. 환자의 머리는 병변이 있는 쪽으로 기울고, 턱끝은 반대쪽을 향해 있다(그림 9.5). 때로 목빗근은 출산 중 신생아 머리를 지나치게 당겨 근육섬유가 끊어지고 손상되어 생기는 경우도 있으며, 이것을 근육성기운목(musculus torticolis)이라고 한다.

III 목의 삼각

목은 위로 아래턱뼈 아래모서리와 관자뼈 꼭지돌기, 아래로 빗장뼈에 의해 경계가 되는 부위이다. 목은 편의상 몇 개의 삼각으로 나누어 설명한다.

목은 목빗근을 경계로 크게 뒤목삼각과 앞목삼각으로 나뉜다(그림 9.6). 뒤목삼각은 빗장위삼각과 뒤통수삼각으로 나뉘고, 앞목삼각은 턱끝밑삼각, 턱밑삼각, 목동맥삼각, 근육삼각으로 다시 나뉜다.

1. 뒤목삼각

뒤목삼각(posterior triangle of neck)의 앞경계는 목빗근 뒷모서리, 뒤경계는 등세모근 앞모서리, 아래경계는 등세모근과 목빗근 사이의 빗장뼈 중간 1/3로 이루어진다(그림 9.6). 천장은 목의 피부와 얕은근막으로 덮여 있으며, 바닥은 목근막 척주앞층과 그 밑에 위치하는 머리널판근(splenius capitis m.), 어깨올림근(levator scapulae m.), 중간목갈비근(middle scalene m.), 뒤목갈비근(posterior scalene m.) 등 4개 근육으로 이루어진다.

뒤목삼각은 어깨목뿔근(omohyoid m.) 아래힘살을 기준으로 위의 **뒤통수삼각**(occipital triangle)과 아래의 **빗장위삼각**(supraclavicular triangle)으로 다시 나뉜다(그림

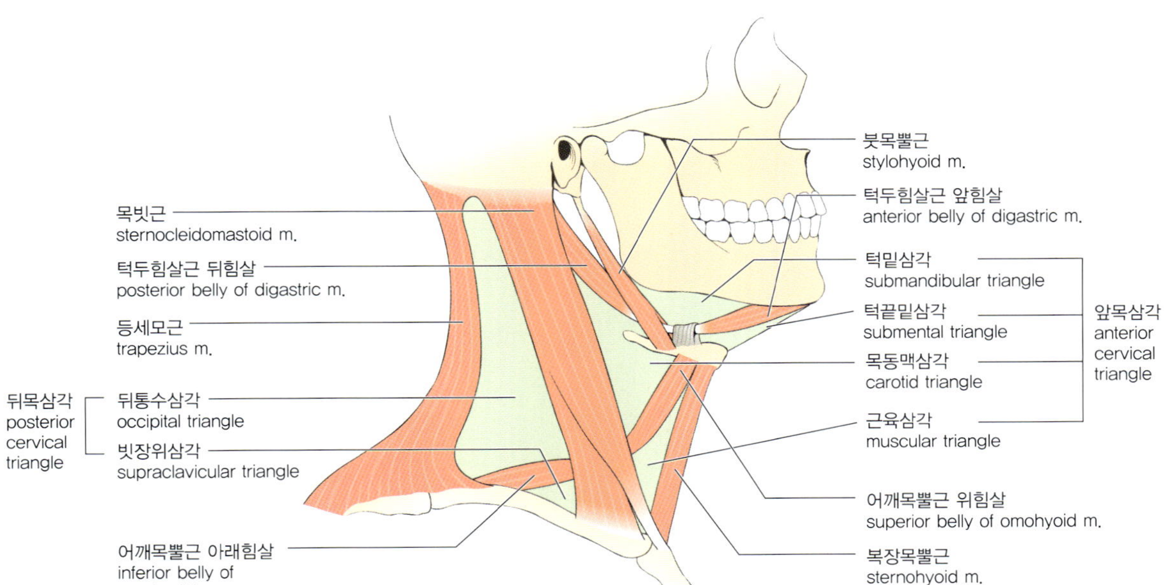

그림 9.6 앞목삼각과 뒤목삼각의 바닥을 이루는 근육

9.6). 뒤통수삼각에는 중요한 혈관과 신경들이 많이 지나간다.

1) 뒤목삼각을 지나는 동맥

뒤목삼각에서는 가로목동맥, 어깨위동맥, 뒤통수동맥 등이 관찰된다.

가로목동맥(transverse cervical a.)은 대부분 빗장밑동맥(subclavian a.)의 가지인 갑상목동맥(thyrocervical trunk)에서 일어나지만, 일부에서는 빗장밑동맥에서 직접 일어나기도 한다. 이 동맥은 등세모근 앞모서리 가까이에서 얕은가지와 깊은가지로 나뉜다(그림 9.7). **얕은가지**(superficial branch)는 등세모근 깊은 곳에서 더부신경과 함께 달리고, **깊은가지**(deep branch)는 어깨올림근과 마름근에 분포한다. 깊은가지가 빗장밑동맥에서 직접 일어나는 경우, 이를 등쪽어깨동맥(dorsal scapular a.)이라고 부르기도 한다.

어깨위동맥(suprascapular a.)은 갑상목동맥의 가지이다. 어깨위동맥은 앞목갈비근과 가로막신경을 가로지르며 빗장밑동맥과 팔신경얼기 앞을 지나(그림 9.7) 위가로어깨인대를 위를 가로질러 가시위근(supraspinatus m.)과 가시아래근(infraspinatus m.)에 분포한다.

뒤통수동맥(occipital a.)은 바깥목동맥 뒤쪽에서 일어나 뒤목삼각 위로 가는 큰 혈관으로, 뒤통수에 분포한다(그림 9.7). **빗장밑동맥 셋째부분**은 앞목갈비근 가쪽모서리에서 시작되며, 빗장밑정맥 약간 위뒤쪽을 지난다(그림 9.7). 빗장밑동맥은 앞목갈비근 뒤를 달리며 첫째갈비뼈에 인접해 있다.

2) 뒤목삼각을 지나는 정맥

뒤목삼각에서는 바깥목정맥과 빗장밑정맥 등이 관찰된다. **바깥목정맥**(external jugular v.)은 귀밑샘 속에 있는 아래턱뒤정맥(retromandibular v.)의 뒤가지와 뒤귓

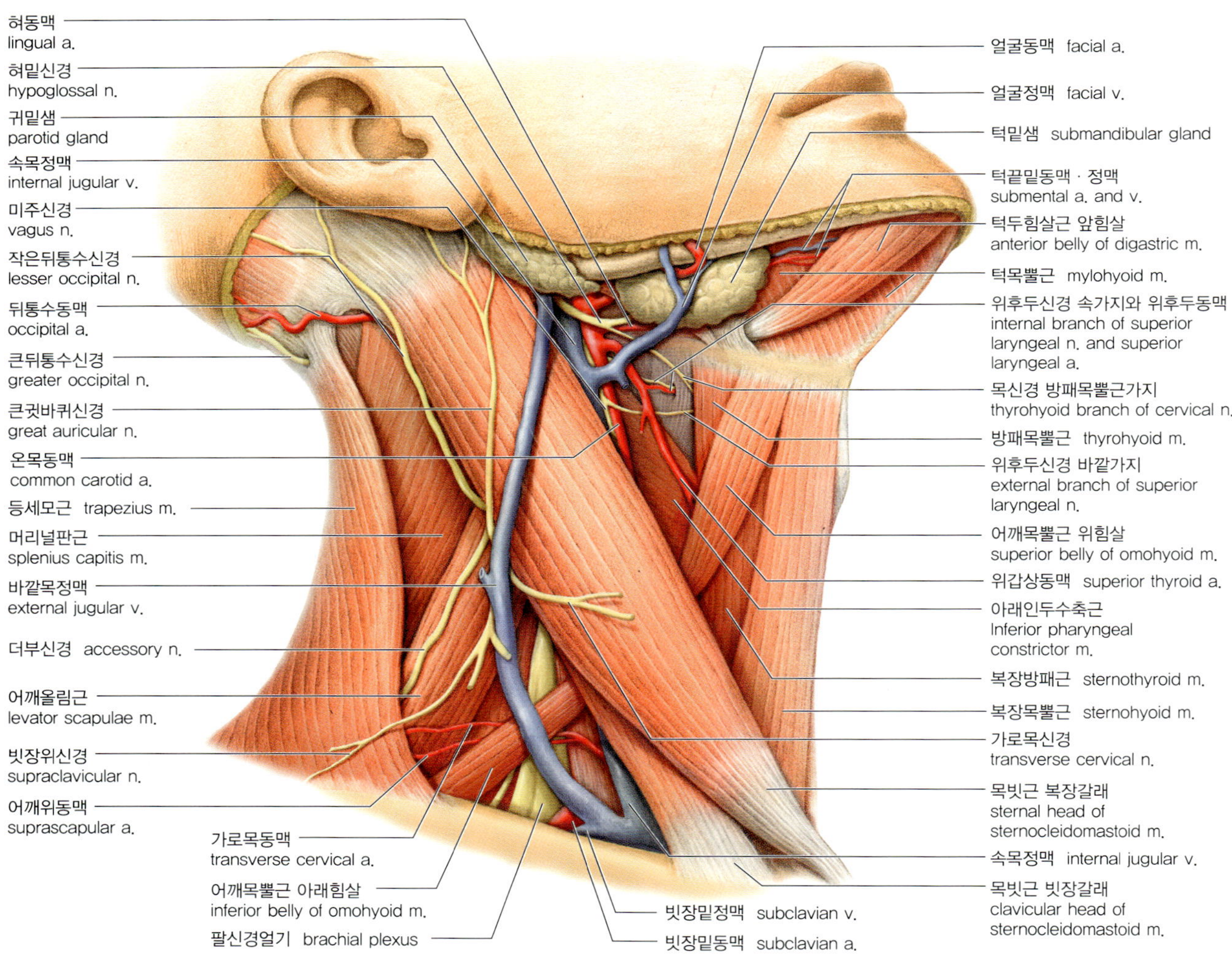

그림 9.7 목의 얕은층

바퀴정맥(posterior auricular v.)이 만나 이루어지며(그림 9.8), 머리피부와 뒤통수를 포함한 머리 표면에서 오는 대부분의 혈액을 받는다. 바깥목정맥은 목빗근 표면을 비스듬히 가로질러 뒤목삼각 아래앞쪽에서 빗장밑정맥으로 들어간다. **가로목정맥**(transversecervical v.), **어깨위정맥**(suprascapular v.), **앞목정맥**(anterior jugular v.)이 빗장뼈 바로 위에서 바깥목정맥으로 합쳐진다(그림 9.9).

빗장밑정맥(subclavian v.)은 뒤목삼각 아랫부분을 통과하며, 앞목갈비근과 가로막신경(phrenic n.) 앞을 지난다(그림 9.7). 빗장밑정맥은 앞목갈비근 안쪽모서리에서 속목정맥(internal jugular v.)과 만나 팔머리정맥(brachiocephalic v.)을 이룬다(그림 9.9).

3) 뒤목삼각의 신경

뒤목삼각에서 관찰되는 주요 신경으로는 더부신경 척수뿌리, 목신경얼기, 팔신경얼기 등이 있다.

더부신경 바깥가지(external branch of accessory n.)는 목정맥구멍(jugular foramen)을 나오면서 속가지(internal branch)와 나뉘어 뒤로 향한다. 이 신경은 목빗근과 등세모근에 분포하는 가지를 낸다(그림 9.10). 더부신경은 목빗근 뒤모서리 위쪽 1/3 지점에서 뒤목삼각으로 들어간다.

목신경얼기(cervical plexus)는 **첫째~넷째목신경 앞가지**가 서로 복잡하게 연결되어 이룬 신경얼기이다(그림 9.10, 9.11). 목신경얼기 피부가지는 첫째~셋째목신경 앞가지가 이루는 목신경고리에서 나오며, 목빗근 뒷모서리 중간부분에서 볼 수 있다(그림 9.7, 9.8). 피부가지로는 다음과 같은 것들이 있다.

- **작은뒤통수신경**(lesser occipital n.; C2) : 목과 귓바퀴 뒤쪽 피부에 분포한다.
- **큰귓바퀴신경**(great auricular n.; C2, C3) : 목빗근을 가로질러 귀밑샘으로 올라가며, 앞 · 뒤가지로 나뉜다. 앞가지는 귀밑샘 주변 피부에 분포하고, 뒤가지는 귓바퀴 뒷면과 턱뼈각에서 꼭지돌기에 이르는 피부에 분포한다.
- **가로목신경**(transverse cervical n.; C2, C3) : 목빗근 뒷모서리 중간지점에서 나와 앞으로 방향을 바꾸어 목

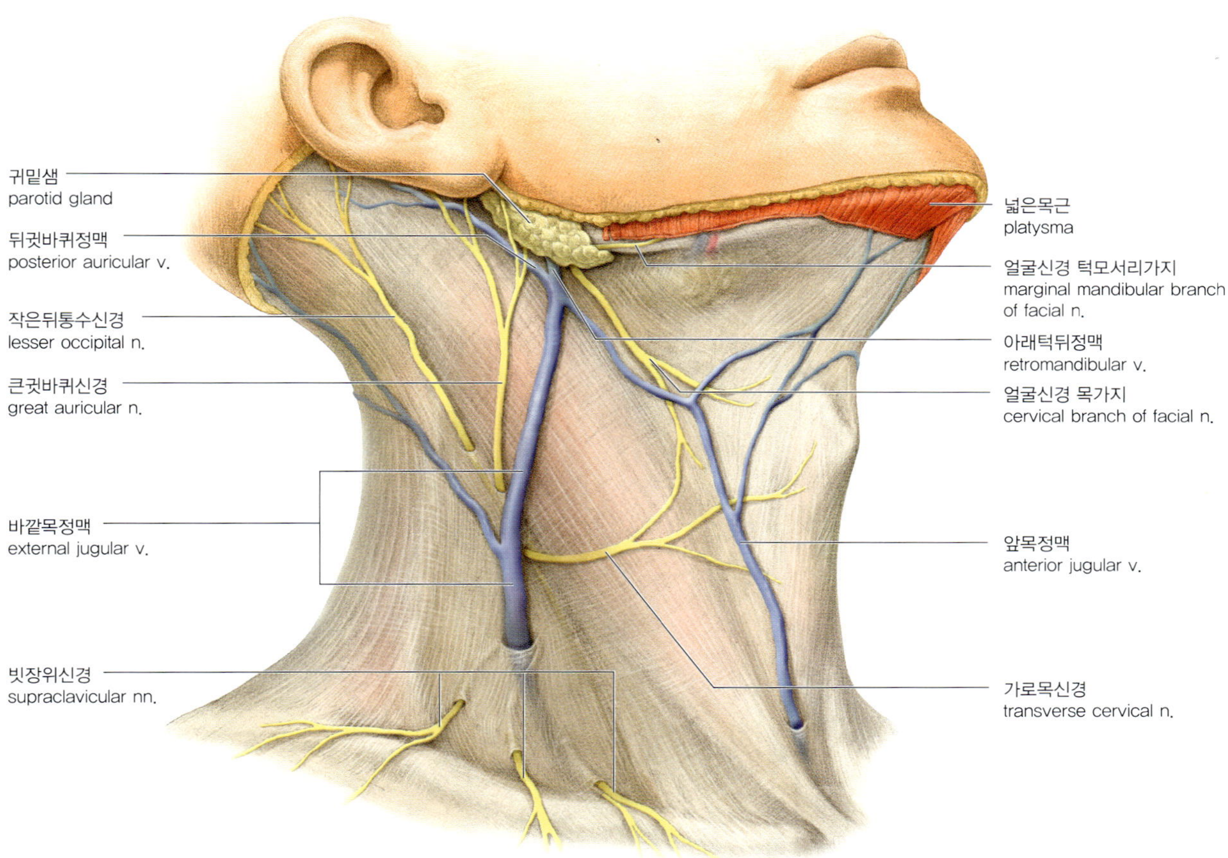

그림 9.8 목의 피부정맥과 피부신경

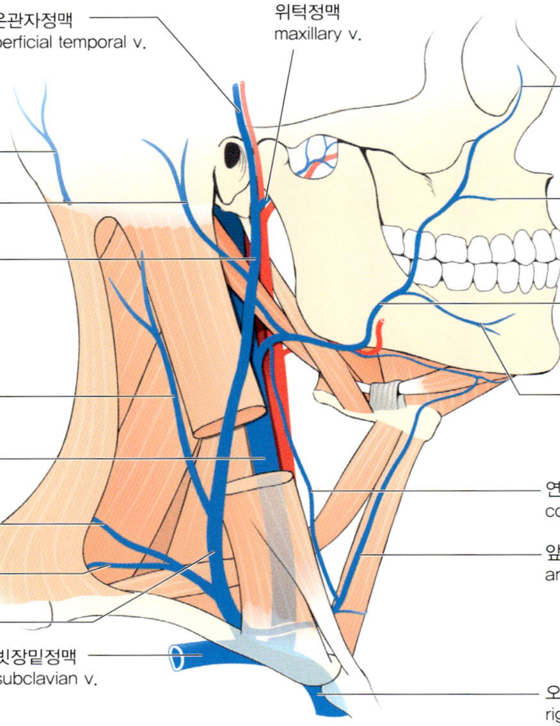

그림 9.9 목의 정맥

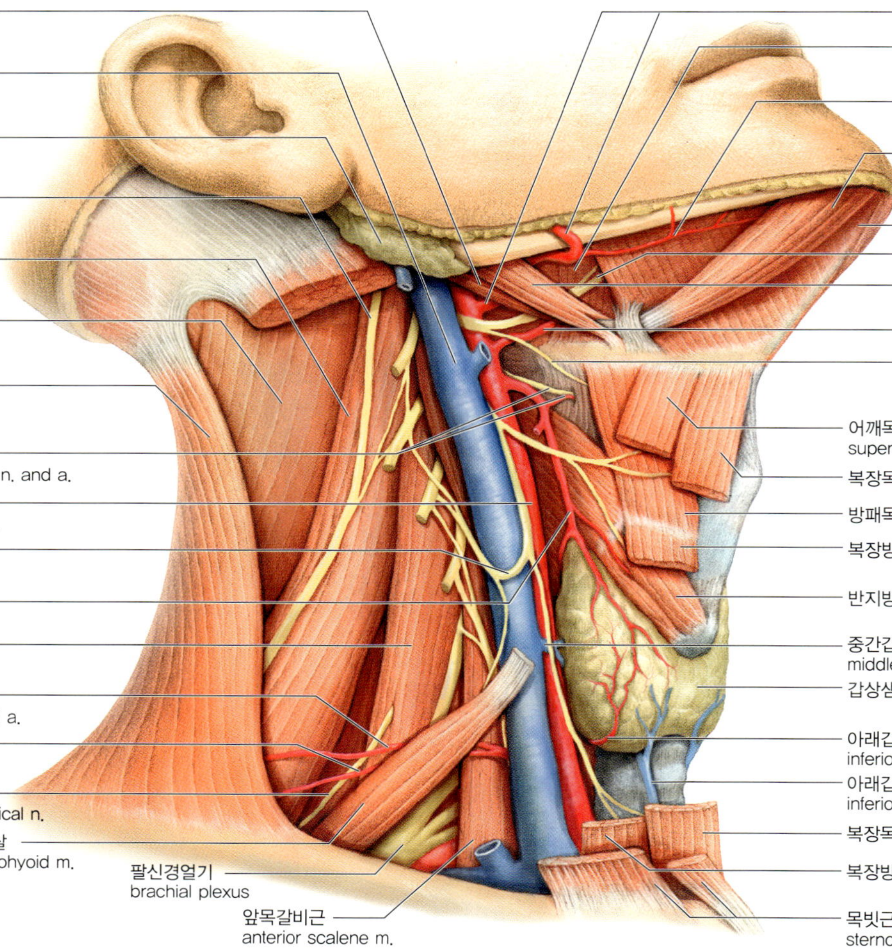

그림 9.10 목의 중간층. 목빗근과 목뿔아래근육을 일부 잘랐음

빗근 표면을 가로지른 후, 넓은목근을 뚫고 위 · 아래 가지로 나뉘어 앞목삼각 피부에 분포한다.

- **빗장위신경**(supraclavicular nn.; C3, C4) : 목빗근 뒷모서리에서 공통줄기로 나와 뒤목삼각을 지나 빗장뼈 근처에서 3개의 신경가닥으로 나뉜다. 빗장위신경은 목의 피부뿐 아니라 어깨와 가슴 위쪽의 피부에도 분포한다.

목신경얼기에서 나오는 운동신경으로는 **가로막신경**(phrenic n.)이 있다. 이 신경은 목신경얼기의 중요한 가지로, 운동, 감각, 교감신경섬유를 모두 포함한다. 이 신경은 주로 넷째목신경에서 일어나며 셋째와 다섯째목신경에서도 일부 일어난다(그림 9.11).

가로막신경은 빗장밑정맥과 속가슴동맥(internal thoracic a.) 사이를 지나 가슴으로 들어간다. 가슴에서는 가슴막가지와 심장막가지를 내어 세로칸가슴막과 심장막에 분포한다. 마지막 가지는 가로막 아랫면에서 가로막에 분포하고 동시에 감각신경으로 가로막 중심부분 복막에도 분포한다.

다섯째목신경에서 가로막신경으로 가는 신경섬유를 **덧가로막신경**(accessory phrenic n.)이라고 한다. 이 신경은 가로막신경 가쪽에 놓이며 목뿌리나 가슴우리에서 가로막신경과 합쳐진다(그림 9.11).

팔신경얼기(brachial plexus)는 다섯째~여덟째목신경과 첫째가슴신경 앞가지가 합쳐져 만들어지며, 앞목갈비근과 중간목갈비근 사이에 위치한다(그림 9.11).

4) 뒤목삼각의 림프절

뒤목삼각 얕은층에서 나온 림프관은 목빗근 표면의 바깥목정맥을 따라 있는 얕은목림프절(superficial cervical nodes)로 들어간다. 얕은목림프절에서 나온 림프관은 속목정맥을 따라 사슬을 이루고 있는 깊은목림프절(deep cervical nodes)로 들어간다(그림 9.12).

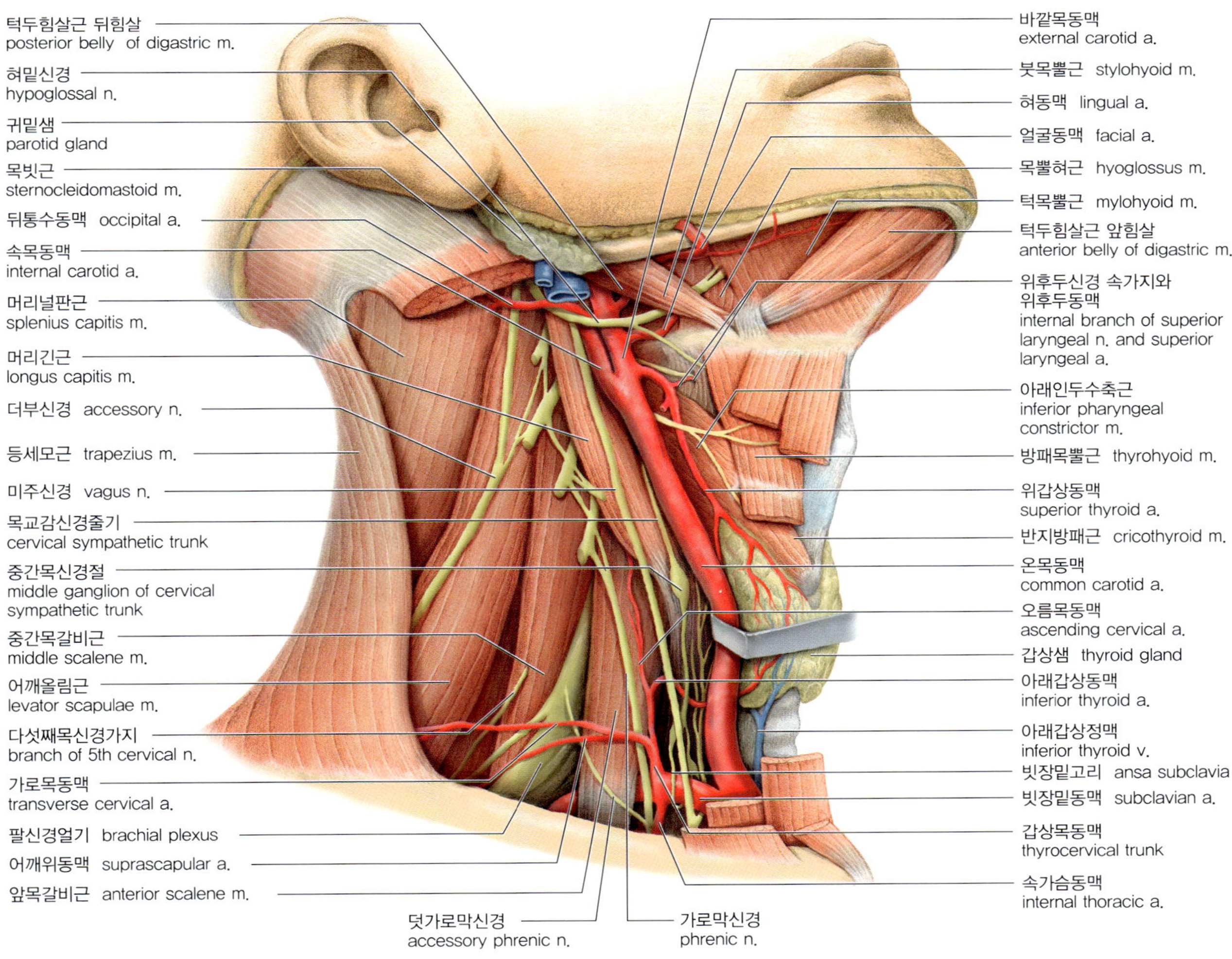

그림 9.11 목의 깊은층. 어깨목뿔근과 속목정맥을 잘랐음

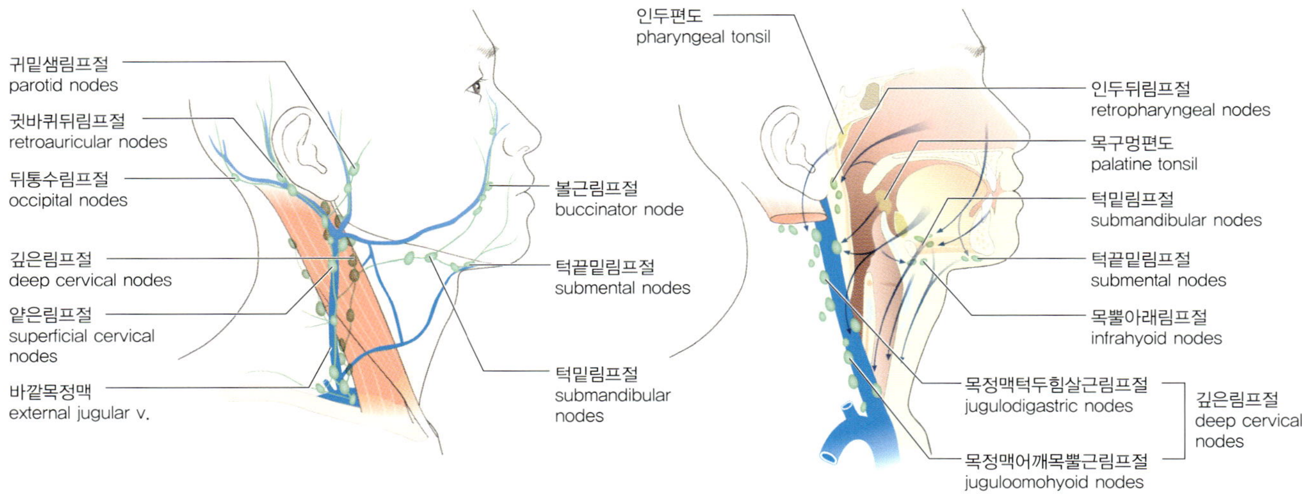

그림 9.12 목의 림프절과 림프 흐름. 왼쪽은 목의 얕은림프절, 오른쪽은 목의 깊은림프절을 나타냈음

2. 앞목삼각

앞목삼각(anterior triangle of neck)은 앞으로 목의 정중선, 뒤로 목빗근 앞모서리, 위로 아래턱뼈 아래모서리로 경계된 부위를 말한다. 넓은목근과 목근막 얕은층이 앞목삼각의 천장을 이루고, 바닥에는 턱목뿔근, 목뿔혀근, 목뿔아래근육, 인두수축근 등이 있다.

1) 앞목삼각의 구분

앞목삼각은 다시 턱밑삼각, 턱끝밑삼각, 목동맥삼각, 근육삼각으로 나뉜다(그림 9.6).

턱밑삼각(submandibular triangle)은 아래턱뼈 아래모서리와 턱두힘살근 앞·뒤힘살로 경계되는 구역이다. 턱밑삼각 바닥에는 턱목뿔근, 목뿔혀근, 중간인두수축근이 있고, 그 표면에는 **턱밑샘**(submandibular gland)이 있다(그림 9.13, 9.14). 턱밑삼각에 위치하거나 지나는 구조물로는 다음과 같은 것들이 있다.

- 턱밑샘 : 턱두힘살근의 경계를 넘어 턱밑삼각의 바깥까지 뻗어 있다. **턱밑샘관**(submandibular duct)은 턱밑샘 깊은 곳에서 시작하여 수평으로 달리며 혀주름띠(lingual frenulum) 양쪽에 위치하는 혀밑언덕(sublingual caruncle)으로 열린다.
- 턱밑샘 표면 : **얼굴정맥**과 얼굴동맥의 가지가 가로지

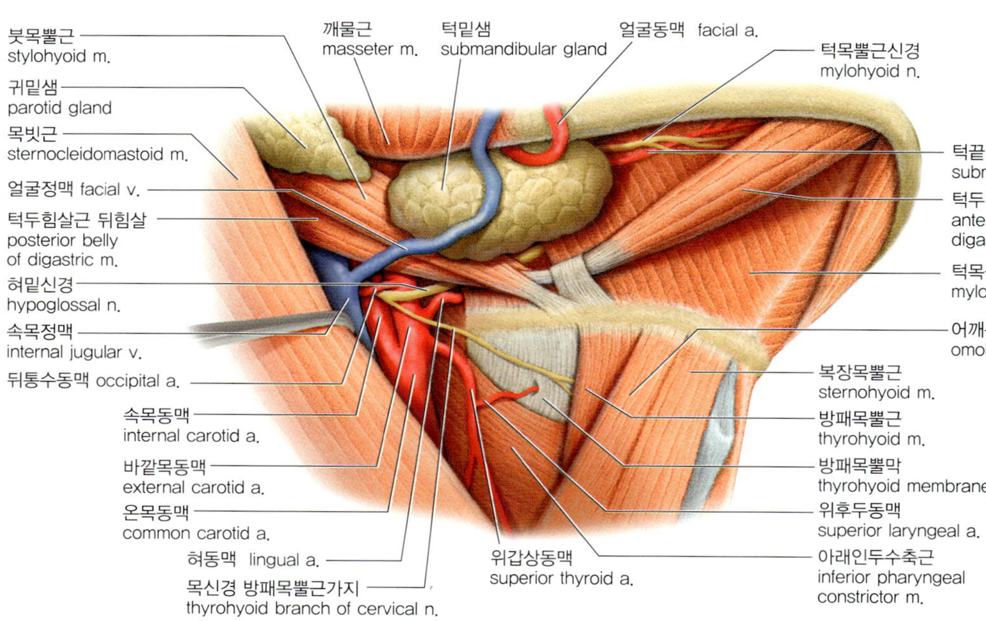

그림 9.13 턱밑삼각의 얕은층

르며(그림 9.13), **턱밑림프절**(submandibular nodes)이 있다.

- 혀신경(lingual n.) : 턱밑샘관을 감고 돌면서 혀로 들어간다.
- **턱밑신경절**(submandibular ganglion) : 목뿔혀근 바깥면, 턱밑샘 깊은부분과 혀신경 사이에 있다(그림 9.14).
- 기타 혀근육에 분포하는 **혀밑신경**(hypoglossal n.), 턱두힘살근 앞힘살과 턱목뿔근에 분포하는 **턱목뿔근신경**(mylohyoid n.), 얼굴동 · 정맥의 일부, 얼굴동맥의 가지인 턱끝밑동맥(submental a.)이 턱밑삼각을 지난다(그림 9.13).

턱끝밑삼각(submental triangle)은 아래쪽으로 목뿔뼈몸통(body of hyoid bone)과 가쪽으로 양쪽 턱두힘살근 앞힘살로 경계되는 구역이다(그림 9.6, 9.13). 턱끝밑삼각의 바닥은 턱목뿔근이 이룬다.

이 삼각에는 몇 개의 작은 턱끝밑림프절(submental nodes)과 앞목정맥(anterior jugular v.)으로 합쳐지는 작은 정맥들이 있다(그림 9.9).

목동맥삼각(carotid triangle)은 어깨목뿔근(omohyoid m.) 위힘살, 턱두힘살근 뒤힘살, 목빗근 앞모서리가 경계를 이루는 구역이다(그림 9.6). 목동맥삼각의 바닥은 방패목뿔근, 목뿔혀근의 일부, 중간인두수축근, 아래인두수축근이 이루며, 이 부분을 지나는 주요 구조물로는 목혈관신경집에 싸여 지나는 온목동맥, 속목정맥, 미주신경이 있다(그림 9.10, 9.15). 또한 바깥목동맥과 그 가지, 혀밑신경, 깊은목림프절도 관찰된다.

근육삼각(muscular triangle)은 어깨목뿔근 위힘살, 목빗근 앞모서리, 목의 정중선이 경계를 이루는 구역이다(그림 9.10). 이 삼각에는 목뿔아래근육(infrahyoid mm.), 갑상샘(thyroid gland), 부갑상샘(parathyroid gland)이 있고 여러 혈관과 신경, 기관, 후두, 인두, 식도가 지난다(그림 9.7, 9.10).

2) 앞목삼각의 근육

앞목삼각에는 목뿔뼈(hyoid bone)와 후두를 고정시키거나 움직이는 근육이 있으며, 이들 근육은 목뿔위근육과 목뿔아래근육으로 나뉜다(표 9.2).

목뿔위근육(suprahyoid mm.)은 목뿔뼈를 머리뼈에 잇는 근육으로 음식물을 삼킬 때는 목뿔뼈를 들어 올리며, 목뿔뼈가 목뿔아래근육에 의해 고정된 경우에는 아래턱뼈를 내려 입을 벌리는 것을 돕는다. 턱목뿔근, 턱끝목뿔근, 붓목뿔근, 턱두힘살근이 목뿔위근육에 포함된다(그림 9.14, 표 9.2).

- **턱목뿔근**(mylohyoid m.) : 턱두힘살근 앞힘살 바로 위에 있는 납작한 세모꼴 근육으로, 입안바닥을 형성한다.
- **턱끝목뿔근**(geniohyoid m.) : 턱목뿔근 안쪽모서리 위에 놓인 좁은 근육이다.

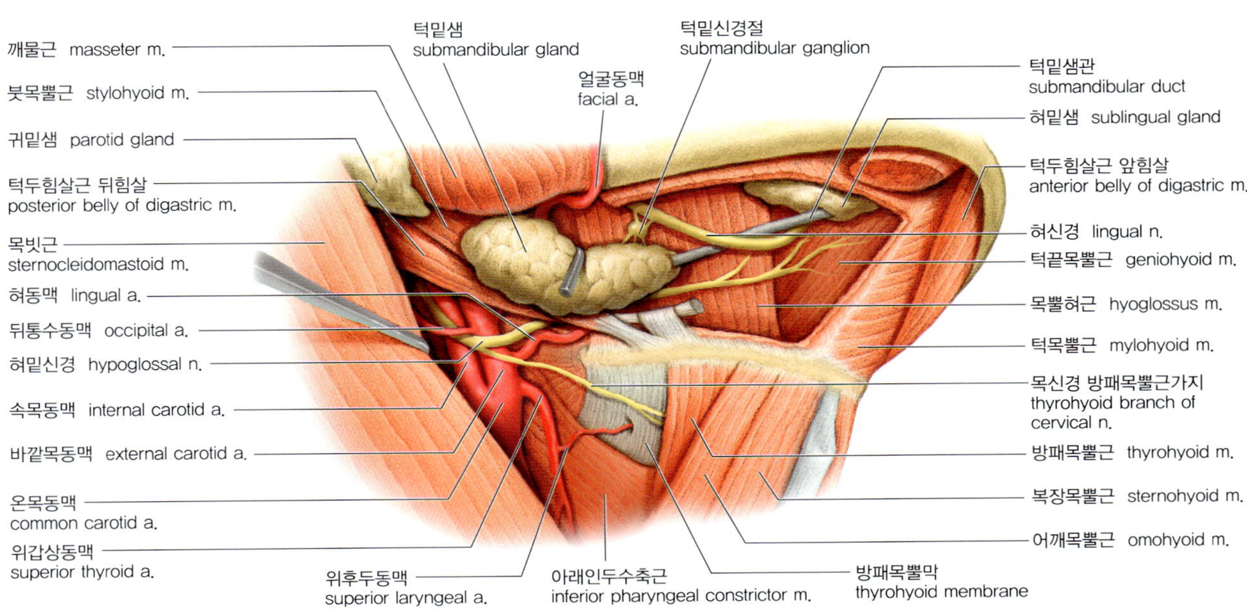

그림 9.14 턱밑삼각의 깊은층. 턱두힘살근과 턱목뿔근을 일부 잘렸음

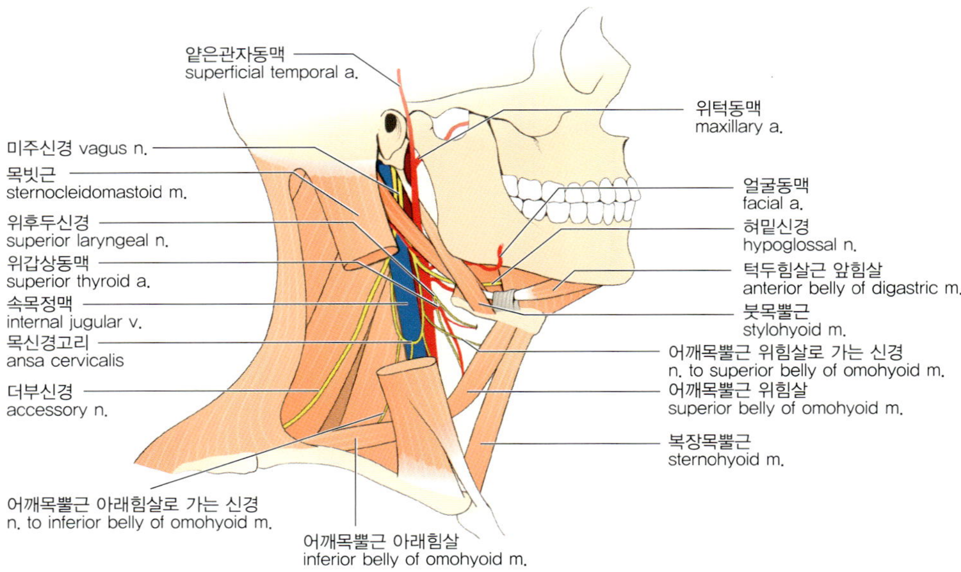

그림 9.15 목동맥삼각과 근육삼각

- **붓목뿔근**(stylohyoid m.) : 턱두힘살근 뒤힘살과 평행하게 달리는 끈 모양 근육으로, 붓돌기 바닥 뒤쪽에서 작은 힘줄로 일어난다.
- **턱두힘살근**(digastric m.) : 목뿔뼈로 향하는 힘살 2개(**앞힘살**과 **뒤힘살**)와 두 힘살을 잇는 **중간힘줄**(intermediate tendon)로 이루어진다.

양쪽 턱두힘살근 앞힘살이 동시에 작용하면 가쪽날개근을 도와 아래턱뼈를 끌어내려 입을 벌리게 한다.

목뿔아래근육(infrahyoid m.)은 목뿔뼈, 복장뼈, 빗장뼈, 어깨뼈 사이에 있는 4개의 근육을 말하며, 두 층으로 배열되어 있다. 복장목뿔근과 어깨목뿔근은 표면에 있고, 복장방패근과 방패목뿔근은 깊이 놓인다(그림 9.7, 9.10, 표 9.2). 목뿔아래근육은 후두와 목뿔뼈를 아래로 당기고, 목뿔위근육과 함께 작용하여 목뿔뼈를 고정시킨다.

- **복장목뿔근**(sternohyoid m.) : 얇고 좁은 띠 모양의 근육으로, 음식물을 삼키는 동안 올라간 목뿔뼈를 다시 끌어내리는 기능을 한다.
- **어깨목뿔근**(omohyoid m.) : 중간힘줄로 연결된 2개의 힘살(위힘살과 아래힘살)로 이루어져 있다.
- **복장방패근**(sternothyroid m.) : 복장목뿔근보다 깊이 위치하며, 음식물을 삼키는 동안 올라간 후두를 끌어내린다.
- **방패목뿔근**(thyrohyoid m.) : 복장방패근이 위로 연장된 작은 네모꼴 근육이다.

3) 앞목삼각의 동맥

(1) 온목동맥

목동맥삼각에는 온목동맥과 그 가지인 바깥목동맥과 속목동맥이 있다. 온목동맥은 속목정맥, 미주신경과 함께 목혈관신경집에 싸여 방패연골 윗모서리까지 올라가며, 이 부분에서 속목동맥과 바깥목동맥으로 나뉜다(그림 9.11, 9.16).

목동맥팽대 과민증(carotid sinus hypersensitivity)

목동맥팽대 과민증이 있는 사람들의 목동맥을 압박하면 심장박동수가 감소하고 혈압이 떨어지며 심근경색과 함께 실신하게 된다. 실신하는 원인은 대부분 뇌혈류가 갑자기 감소하기 때문이다. 심장질환이나 혈관질환 환자는 목동맥이 아닌 손목의 노동맥(radial artery)에서 맥박을 측정하는 것이 좋다.

(2) 속목동맥

속목동맥(internal carotid a.)은 온목동맥의 연장으로, 목에서는 가지를 내지 않고, 머리뼈안(cranial cavity)으로 들어가 대뇌의 대부분, 뇌하수체, 안구, 눈확의 구조물, 이마 앞부분, 바깥코(external nose)에 분포한다.

속목동맥 시작 부위는 벽이 약간 팽대되어 있어서 이를 **목동맥팽대**(carotid sinus)라고 하는데(그림 9.17), 이곳은 혈압의 변화에 반응하는 압력수용기(baroreceptor)가 있는 곳이다. 온목동맥이 속목동맥과 바깥목동맥으로 나뉘는 곳 뒤쪽 벽에는 작고 납작한 타원형 소체가 묻어 있는

표 9.2 목뿔위근육과 목뿔아래근육

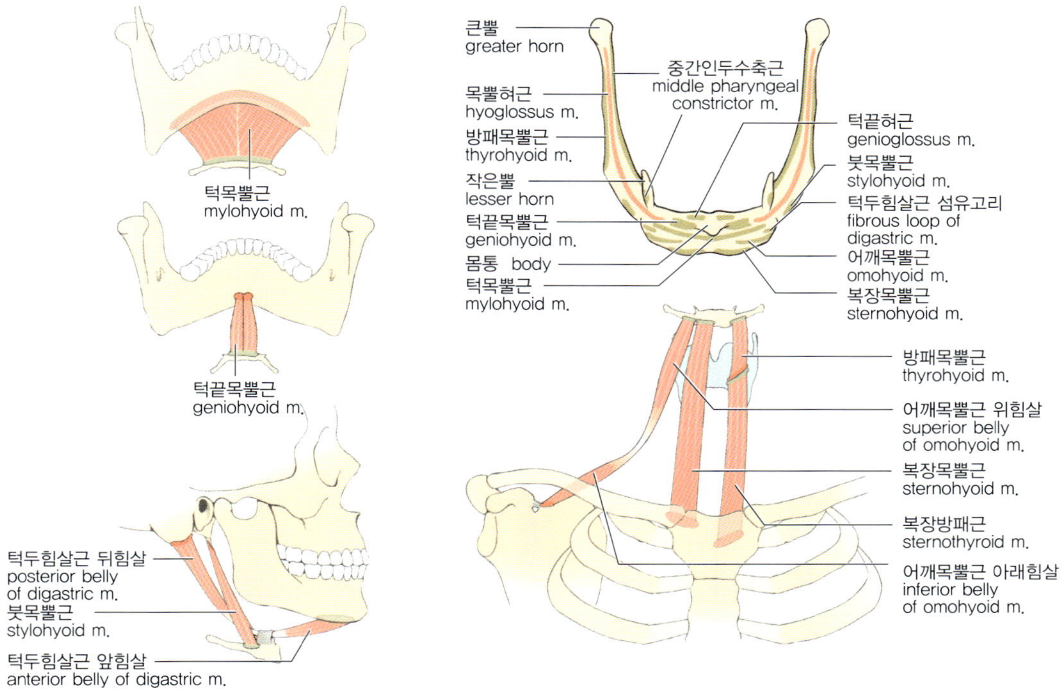

근육 이름	이는곳	닿는곳	신경	작용
목뿔위근육(suprahyoid mm.)				
턱목뿔근 (mylohyoid m.)	아래턱뼈 턱목뿔근선	턱끝에서 목뿔뼈까지의 정중솔기, 목뿔뼈	아래턱신경의 턱목뿔근 신경	목뿔뼈와 혀바닥을 올림 목뿔뼈가 고정되었을 때 아래턱뼈를 내림 입안 바닥을 올림
턱끝목뿔근 (geniohyoid m.)	아래턱뼈 아래턱끝가시	목뿔뼈몸통 앞면	혀밑신경과 같이 달리는 첫째목신경	목뿔뼈와 혀바닥을 올림
붓목뿔근 (stylohyoid m.)	관자뼈 붓돌기 시작부위 뒷모서리	목뿔뼈몸통과 큰뿔이 만나는 부위(어깨목뿔근 닿는 곳 바로 위)	얼굴신경의 붓목뿔근 가지	목뿔뼈를 뒤로 당기고 올려 입안 바닥을 넓힘
턱두힘살근(digastric m.) 뒤힘살(posterior belly) 앞힘살(anterior belly)	관자뼈 꼭지패임 아래턱뼈 턱두힘살근오목	중간힘줄(붓목뿔근을 뚫고 지나감)	뒤힘살 – 얼굴신경 앞힘살 – 아래턱신경의 턱목뿔근신경	목뿔뼈를 올림 목뿔뼈가 고정되었을 때는 아래턱뼈를 내림
목뿔아래근육(infrahyoid mm.)				
복장목뿔근 (sternohyoid m.)	복장뼈자루 윗면과 뒷면 뒤복장빗장인대 빗장뼈 안쪽끝	목뿔뼈몸통 아래모서리 안쪽부분	목신경고리	후두와 목뿔뼈를 내림
어깨목뿔근(omohyoid m.) 아래힘살(inferior belly) 위힘살(superior belly)	어깨뼈 위모서리, 어깨뼈 패임 목빗근 뒤의 중간힘줄	목빗근 뒤의 중간힘줄 목뿔뼈몸통 아래모서리	목신경고리	목뿔뼈를 안정시킴 목뿔뼈와 후두를 내리고 들임
복장방패근 (sternothyroid m.)	복장뼈자루 뒷면(복장목뿔근 이는곳 아래 깊은곳), 첫째갈비연골 끝	방패연골 빗선	목신경고리	후두와 방패연골을 내림
방패목뿔근 (thyrohyoid m.)	방패연골 빗선	목뿔뼈 큰뿔 아래모서리, 인접한 몸통 부분	혀밑신경과 같이 달리는 첫째목신경	목뿔뼈를 내림, 방패연골을 올림

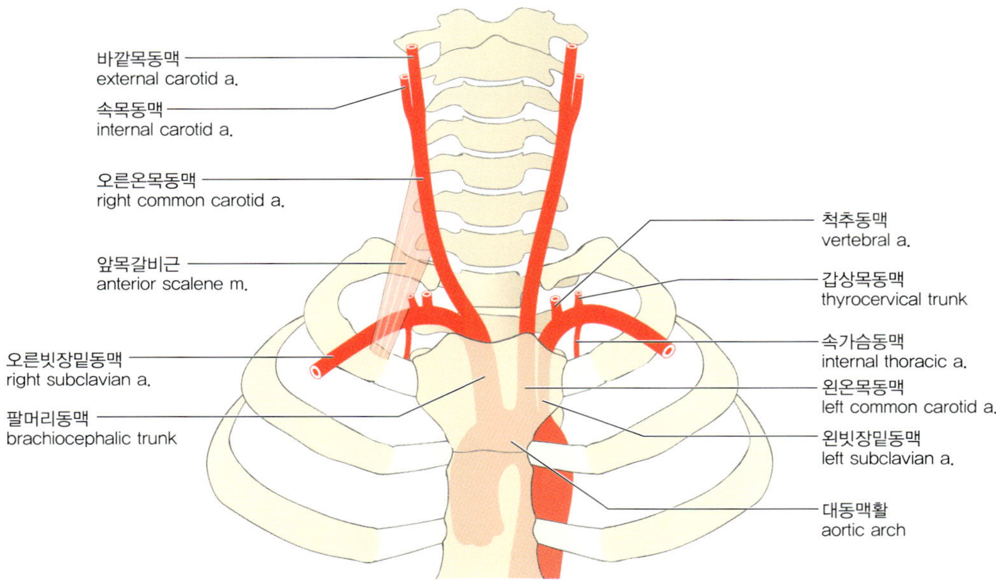

그림 9.16 목의 동맥

데, 이를 **목동맥토리**(carotid body)라고 한다(그림 9.17). 이곳에는 혈중산소농도, 이산화탄소농도, pH 등에 반응하는 화학수용기(chemoreceptor)가 있다. 목동맥팽대와 목동맥토리에는 혀인두신경의 가지인 목동맥팽대가지(carotid sinus branch)와 미주신경이 분포한다.

속목동맥은 다시 목부분, 바위부분, 해면굴부분, 대뇌부분으로 구분한다(그림 9.18). **목부분**(cervical part)은 온목동맥에서 시작하여 첫째~셋째 목뼈 가로돌기 앞으로 올라간다. **바위부분**(petrous part)은 목동맥관에 있는 부분이다. **해면굴부분**(cavernous part)은 머리뼈안의 첫째 부분이며, 경막을 뚫고 뇌에 도달할 때까지 'S' 모양으로 두 번 휜다(그림 9.18). **대뇌부분**(cerebral part)은 대뇌에 분포하는 부분이다.

(3) 바깥목동맥

바깥목동맥(external carotid a.)은 중간뇌막동맥을 제외하고는 대부분 머리뼈 바깥 구조물에 분포한다.

바깥목동맥은 그 경로 중에 위갑상동맥, 오름인두동맥, 혀동맥, 얼굴동맥, 뒤통수동맥, 뒤귓바퀴동맥 등을 내고,

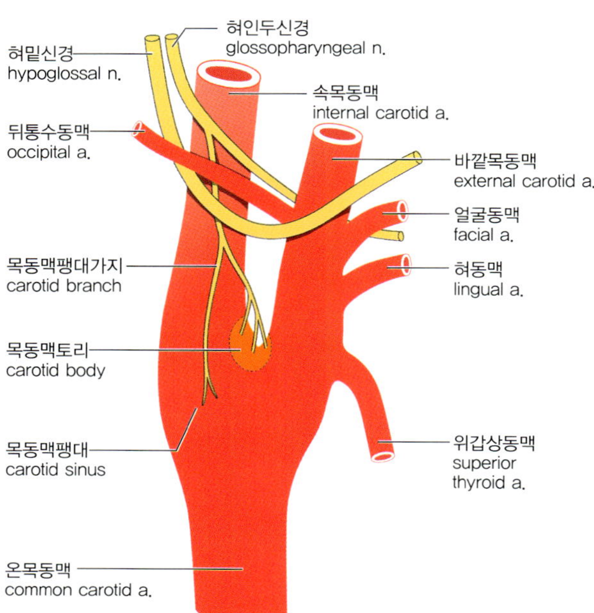

그림 9.17 목동맥팽대와 목동맥토리

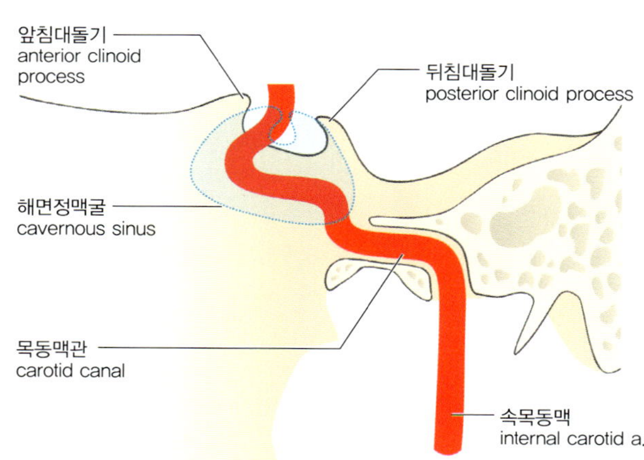

그림 9.18 속목동맥의 여러 부분. 아래쪽에서부터 차례로 목부분, 바위부분, 해면굴부분, 대뇌부분으로 이어진다.

귀밑샘 속을 지나며 종말가지인 위턱동맥과 얕은관자동맥으로 나뉜다(그림 9.19).

위갑상동맥(superior thyroid a.)은 바깥목동맥에서 나온 앞가지 3개 중 가장 아래쪽에 있으며, 아래 앞쪽으로 목뿔아래근육 깊은 곳을 지나 갑상샘에 도달한다(그림 9.10, 9.19). 위갑상동맥은 목뿔아래근육, 후두, 목빗근에 분포하는 목뿔아래가지, 위후두동맥, 목빗근가지를 낸다. **위후두동맥**(superior laryngeal a.)은 위후두신경 속가지(internal branch of superior laryngeal n.)와 함께 방패목뿔막(thyrohyoid membrane)을 뚫고 들어가 근육, 점막, 후두샘 등에 혈액을 공급한다(그림 9.10).

오름인두동맥(ascending pharyngeal a.)은 가늘고 길며, 속목동맥 안쪽에서 위로 올라가면서 인두, 척주앞근육, 가운데귀(middle ear), 뇌막에 가지를 낸다(그림 9.19).

혀동맥(lingual a.)은 중간인두수축근 높이에서 일어난다(그림 9.14, 9.19). 이 동맥은 입안바닥의 구조물과 혀에 분포하는 주된 동맥으로, 혀밑신경과 교차한 후 턱두힘살근 뒤힘살과 붓목뿔근 깊은 곳을 달린 다음, 목뿔혀근(hyoglossus m.) 깊은 곳으로 들어가 이 근육 앞모서리를 따라 위로 올라가 깊은혀동맥(deep lingual a.)과 혀밑동맥(sublingual a.)으로 나뉜다.

얼굴동맥(facial a.)은 혀동맥보다 약간 위쪽에서 일어나(그림 9.11, 9.19) 편도가지와 입천장과 턱밑샘으로 가는 샘가지를 낸 다음, 턱뼈각 앞을 지나 얼굴로 들어간다. 얼굴로 들어가기 전에 얼굴동맥은 목에서 오름입천장동맥, 편도가지, 샘가지, 턱끝밑동맥을 낸다. 얼굴에서의 주행에 대해서는 제8장에 기술되어 있다.

뒤통수동맥(occipital a.)은 얼굴동맥의 맞은 편, 바깥목동맥 뒤쪽에서 나온다(그림 9.19). 이 동맥은 턱두힘살근 뒤힘살과 평행하게 달려 뒤통수 쪽 머리덮개에서 끝난다. 뒤통수동맥의 마지막 부분은 **큰뒤통수신경**(greater occipital n.)과 같이 주행한다.

뒤귓바퀴동맥(posterior auricular a.)은 바깥목동맥 뒤쪽에서 나오는 작은 가지로(그림 9.19), 귓바퀴가지(auricular branch)와 뒤통수가지(occipital branch)로 나뉘어 인접한 근육, 귀밑샘, 얼굴 신경, 관자뼈, 귓바퀴, 머리피부에 혈액을 공급한다.

얕은관자동맥(superficial temporal a.)은 바깥목동맥의

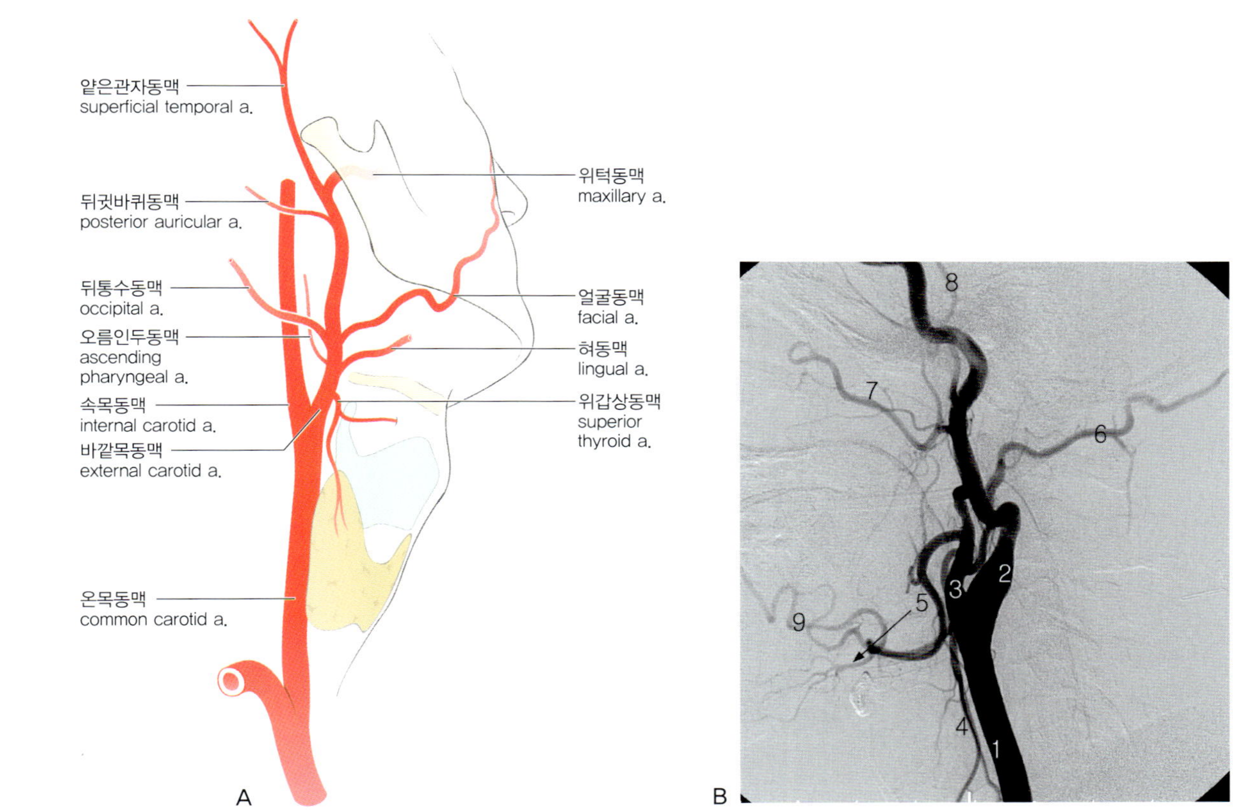

그림 9.19 바깥목동맥의 모식도(A)와 가쪽 혈관촬영(B). 바깥목동맥에서 이는 가지는 비교적 일정하지만, 그 순서는 일정하지 않다.
1. 온목동맥 2. 속목동맥 3. 바깥목동맥 4. 위갑상동맥 5. 혀동맥 6. 뒤통수동맥 7. 위턱동맥 8. 얕은관자동맥 9. 얼굴동맥

2개 종말가지 중 작은 동맥으로(그림 9.19), 자세한 내용은 제8장에 기술되어 있다.

위턱동맥(maxillary a.)은 바깥목동맥의 종말가지 2개 중에서 큰 동맥으로(그림 9.19), 자세한 내용은 제8장에 기술되어 있다.

4) 앞목삼각의 정맥

앞목삼각을 지나는 대부분의 정맥은 **속목정맥**(internal jugular v.)으로 합쳐진다. 속목정맥은 목과 얼굴의 얕은 부분과 뇌에서 오는 혈액을 받는다. 이 정맥은 목정맥구멍을 나오는 구불정맥굴(sigmoid sinus)에서 시작한다. **위목정맥팽대**(superior bulb of jugular v.)로 시작된 속목정맥은 온목동맥, 미주신경과 함께 목혈관신경집에 싸여 아래로 내려온다(그림 9.10). 이때 동맥은 안쪽에, 정맥은 가쪽에, 신경은 이 두 혈관 사이 뒤로 지난다.

빗장뼈 뒤쪽에서 속목정맥은 빗장밑정맥과 합쳐져 **팔머리정맥**(brachiocephalic v.)을 이룬다. 속목정맥 아래끝도 부풀어 있으며, 이 부위를 **아래목정맥팽대**(inferior bulb of jugular v.)라고 한다. **아래바위정맥굴**, **얼굴정맥**, **혀정맥**, **인두정맥**, **위갑상정맥**, **중간갑상정맥** 등이 속목정맥으로 합류된다(그림 9.20).

뒤통수정맥(occipital v.)은 보통 뒤통수밑정맥얼기(suboccipital venous plexus)로 합류되지만, 바깥목정맥 또는 속목정맥으로 합류되는 경우도 있다.

5) 앞목삼각의 신경

가로목신경(transverse cervical n.; C2, C3)은 앞목삼각에 분포하는 피부신경이다. 이 신경은 큰귓바퀴신경 아래쪽에서 목빗근 뒤모서리를 감고 돌아 이 근육을 가로지르며, 앞목삼각에 이르러 위 · 아래가지로 나뉜다(그림 9.8).

혀밑신경(hypoglossal n., CN XII)은 혀로 가는 운동신경으로, 머리뼈안을 빠져나온 후 속목동맥과 속목정맥 바로 뒤에서 미주신경과 가깝게 위치하며 아래앞쪽으로 달린다. 이후 턱뼈각 위치에서 뒤통수동맥을 감고 내려가 턱두힘살근 뒤힘살 깊은 곳을 지나 턱밑삼각으로 들어가 혀의 근육에 분포한다(그림 9.11).

목신경고리(ansa cervicalis; C1~C3)는 **위뿌리**(superior root)와 **아래뿌리**(inferior root)가 합쳐져 만들어진다(그림 9.10, 9.21). 위뿌리는 혀밑신경을 타고 온 목신경 섬유(C1)가 나뉘어 만들어진 것이며, 아래뿌리는 C2와 C3 성분으로 구성된다. 이 고리에서 어깨목뿔근, 복장목뿔근, 복장방패근에 분포하는 신경이 나온다. 위뿌리와 별도로, 혀밑신경과 같이 달리는 첫째목신경에서 방패목뿔근(thyrohyoid m.)과 턱끝목뿔근(geniohyoid m.)으로

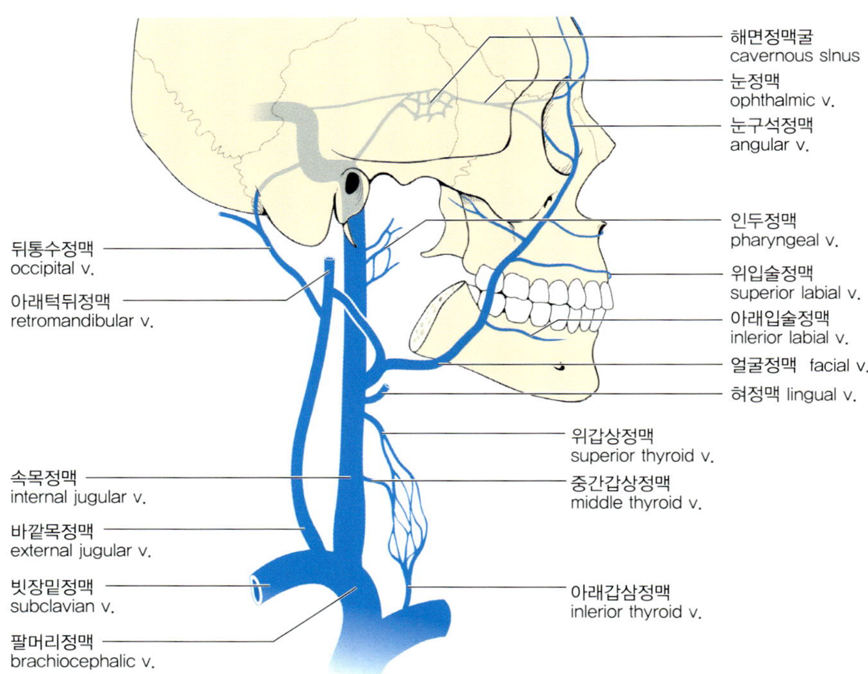

그림 9.20 속목정맥과 그 지류들

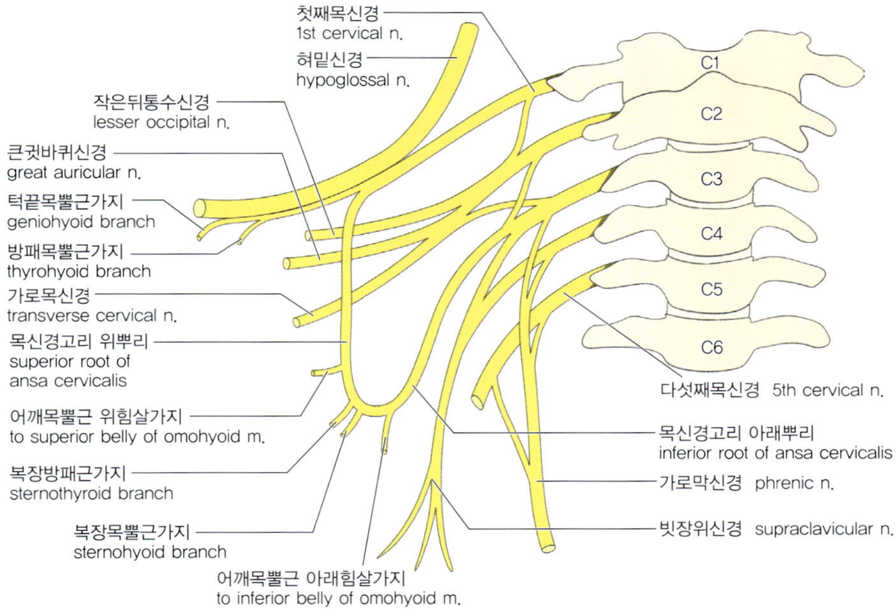

그림 9.21 목신경얼기

가는 가지가 나온다. 목신경고리(ansa cervicalis)는 목혈관신경집 앞가쪽에 묻혀 있다(그림 9.10).

목에서 미주신경은 여러 중요한 가지를 낸다. **인두가지**(pharyngeal branch)는 인두와 물렁입천장(soft palate)의 주된 운동신경으로, **혀인두신경**과 교감신경가지가 합쳐져 인두신경얼기를 형성하고 붓인두근을 제외한 인두근육에 분포한다. 또한 물렁입천장에서는 입천장긴장근을 제외한 근육들에 운동가지를 보낸다. **위후두신경**(superior laryngeal n.)은 속가지(internal branch)와 바깥가지(external branch)로 나뉜다(그림 9.38). 속가지는 후두덮개(epiglottis)와 후두점막의 감각을 담당하고 되돌이후두신경(recurrent laryngeal n.)과 합쳐진다. 바깥가지는 반지방패근(cricothyroid m.)과 아래인두수축근 일부에 분포한다.

IV 목의 깊은 구조물

중요한 목의 깊은 구조물로는 팔신경얼기(brachial plexus), 속목정맥, 빗장밑정맥, 뒤목삼각의 바닥을 이루는 근육, 목의 내장, 목뿔근육, 척주앞근육 등이 있다(그림 9.22).

1. 척주앞근육

척주앞근육(prevertebral mm.)은 목근막 척주앞층 뒤에 위치하며, 앞목삼각의 바닥을 이루는 **앞척주근육**과 뒤목삼각의 바닥을 이루는 **가쪽척주근육**으로 나눌 수 있다(표 9.3).

1) 앞척주근육

앞척주근육(anterior vertebral mm.)으로는 목긴근, 머리긴근, 앞머리곧은근, 가쪽머리곧은근이 있다(그림 9.22, 표 9.3).

- 목긴근(longus colli m.) : 고리뼈와 셋째등뼈 사이에서 척주 앞면을 따라 있다. 목긴근은 다소 약한 목의 굽힘근으로, 목부분의 척주를 돌리고 가쪽으로 굽힌다.
- **머리긴근**(longus capitis m.) : 아랫부분은 좁고 윗부분은 넓고 두껍다. 이 근육은 4개의 가느다란 힘줄로 시작하여 맞은편 머리긴근과 함께 중앙으로 모여 뒤통수뼈 인두결절 가쪽에 닿는다.
- **앞머리곧은근**(rectus capitis anterior m.) : 머리긴근 윗부분 깊은 곳에 위치하는 짧고 납작한 근육이다.
- **가쪽머리곧은근**(rectus capitis lateralis m.) : 짧고 납작한 근육이다. 이 근육은 고리뼈 가로돌기 윗면에서 시작하여 뒤통수뼈 목정맥구멍돌기(jugular process) 아랫면에 닿는다.

머리긴근과 앞머리곧은근은 머리가 뒤로 젖혀졌을 때 중립 위치로 복구하는 역할을 하고, 머리를 양쪽으로 돌릴 수 있도록 한다. 가쪽머리곧은근이 한쪽만 작용하면 머리를 같은 쪽 방향으로 굽히며, 목긴근은 척주 목부분을 앞으로 굽히고 약간 돌릴 수 있다.

2) 가쪽척주근육

가쪽척주근육(lateral vertebral mm.)으로는 머리널판근, 앞·중간·뒤목갈비근, 어깨올림근이 있다(그림 9.11, 표 9.3).

- **머리널판근**(splenius capitis m.) : 목널판근이 뒤통수뼈까지 연장된 구조로, 뒤목삼각의 바닥을 이룬다. 양쪽머리널판근이 함께 작용할 때는 머리가 뒤로 젖혀진다.
- **앞목갈비근**(anterior scalene m.) : 가느다란 힘줄로 시작하여 거의 수직으로 내려간다. 이 근육의 닿는곳 앞으로는 빗장밑정맥이, 뒤로는 빗장밑동맥이 지나간다.
- **중간목갈비근**(middle scalene m.) : 3개의 목갈비근 중 가장 크고 긴 근육이다. 중간목갈비근은 앞목갈비근과 유사한 작용을 한다.
- **뒤목갈비근**(posterior scalene m.) : 3개의 목갈비근 중 가장 작으며, 가장 깊이 위치한다. 앞·중간·뒤목갈비근은 윗부분이 고정된 경우, 첫째 또는 둘째 갈비뼈를 들어 올려 들숨에 관여한다. 아랫부분이 고정되면 척주를 가쪽으로 굽힌다. 만약 양쪽 근육이 동시에 작용하면 척주는 앞쪽으로 약간 굽혀지게 된다.
- **어깨올림근**(levator scapulae m.) : 목부위 뒤가쪽에 위치하며, 어깨뼈를 위안쪽으로 당긴다. 자세한 내용은 팔을 참조한다.

2. 목뿌리의 동맥

목뿌리(root of neck)는 목과 가슴의 경계로 목과 가슴을 잇는 많은 구조물이 지난다. 목뿌리에서 관찰되는 동

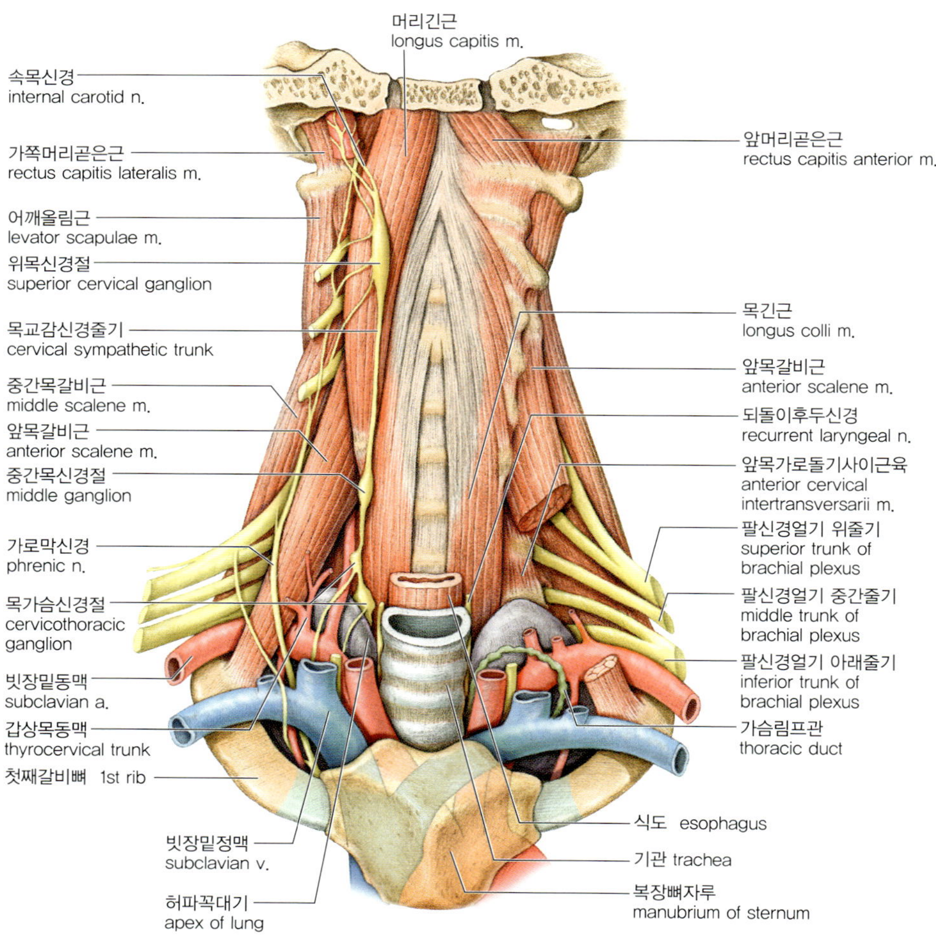

그림 9.22 목뿌리와 척주앞근육

표 9.3 척주앞근육

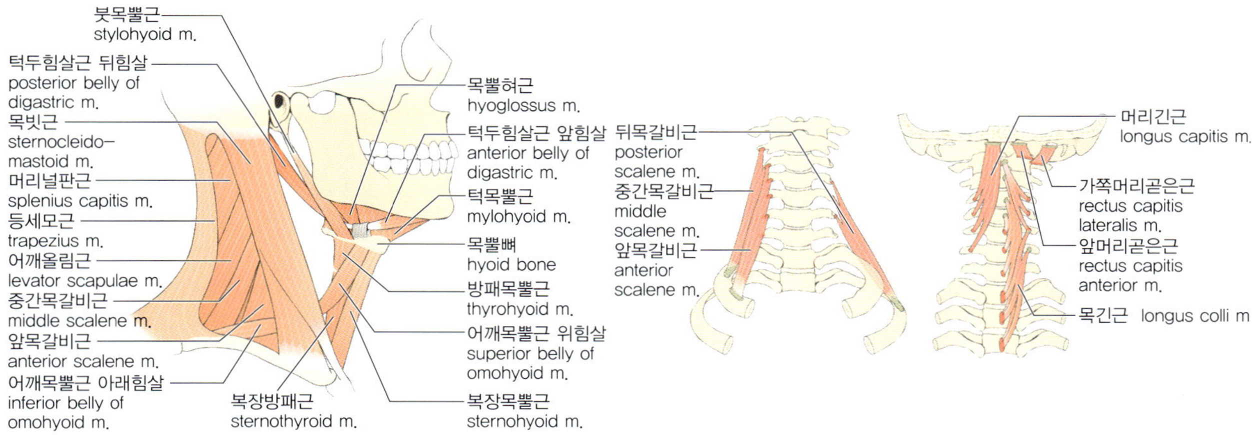

근육 이름	이는곳	닿는곳	신경	작용
앞척주근육				
목긴근(longus colli m.) 곧은부분(vertical portion) 아래빗부분 (inferior oblique portion) 위빗부분 (superior oblique portion)	위쪽 3개 등뼈와 아래쪽 3개 목뼈 위쪽 3개 등뼈 셋째~여섯째목뼈 가로돌기 앞결절	둘째~넷째 목뼈몸통 다섯째-여섯째 목뼈 가로돌기 앞결절 고리뼈 앞결절	둘째~여섯째 목신경 앞가지	목뼈와 머리를 굽히고 돌리는 데 도움을 줌 한쪽만 작용하면 척주를 가쪽으로 굽힘
머리긴근 (longus capitis m.)	셋째~여섯째 목뼈 가로돌기 앞결절	뒤통수뼈 바닥부분 아래면	첫째~셋째 목신경 근육가지	목뼈와 머리를 굽히고 돌리는 데 도움을 줌
앞머리곧은근 (rectus capitis anterior m.)	고리뼈 가쪽덩이 앞면과 가쪽돌기	큰구멍 앞부분의 뒤통수 뼈 바닥	첫째와 둘째 목신경 앞가지	머리를 굽히고 돌림 고리뒤통수관절의 안정화
가쪽머리곧은근 (rectus capitis lateralis m.)	고리뼈 가로돌기 윗면	뒤통수뼈 목정맥구멍돌기 아랫면	첫째와 둘째 목신경 앞가지	머리를 가쪽굽힘
가쪽척주근육				
머리널판근 (splenius capitis m.)	목덜미인대 아래쪽 반 일곱째목뼈 가시돌기 위쪽 3~4개 등뼈 가시돌기	관자뼈 꼭지돌기 위목덜미선 가쪽부분	둘째~다섯째 목신경	머리와 목을 폄 머리와 목의 가쪽굽힘 머리를 약간 돌림
어깨올림근 (levator scapulae m.)	고리뼈 가로돌기 중쇠뼈 가로돌기 셋째와 넷째 목뼈 가로돌기	어깨뼈의 안쪽모서리 위 부분	등쪽어깨신경 셋째와 넷째 목신경	어깨뼈를 올림
앞목갈비근 (anterior scalene m.)	셋째~여섯째 목뼈 가로돌기 앞결절	첫째갈비뼈 목갈비근결절	넷째~여섯째 목신경 앞가지	위에서 작용하면 첫째갈비뼈를 올림 아래에서 작용하면 목뼈를 굽히고 돌림
중간목갈비근 (middle scalene m.)	아래쪽 6개 목뼈 가로돌기 뒤결절	첫째갈비뼈 윗면 빗장밑동 맥고랑의 뒤	셋째~여덟째 목신경 앞가지	목뼈와 머리를 굽히고, 돌리는 데 도움을 줌 목뼈의 가쪽굽힘 호흡할 때 첫째갈비뼈를 올림
뒤목갈비근 (posterior scalene m.)	넷째~여섯째 목뼈 가로돌기 뒤결절	둘째갈비뼈 바깥면 (앞톱니근이 붙는 곳 뒤)	아래쪽 3개 목신경 앞가지	목뼈와 머리를 굽히고, 돌리는 데 도움을 줌 한쪽만 작용하면 목뼈의 가쪽굽힘 위쪽이 작용하면 호흡할 때 둘째갈비뼈를 올림

맥으로는, 오른쪽에는 팔머리동맥이, 왼쪽에는 온목동맥과 빗장밑동맥이 있다. 이들 동맥은 대동맥활에서 일어난다(그림 9.16).

1) 팔머리동맥

팔머리동맥(brachiocephalic trunk)은 대동맥활(arotic arch)의 가지 중에 가장 큰 가지로 길이는 4~5 cm 정도이며, 대동맥활이 시작하는 부분 가까이에서 나온다. 이 동맥은 오른복장빗장관절 위모서리 높이에서 오른온목동맥과 오른빗장밑동맥으로 나뉜다(그림 9.16). 팔머리동맥 앞에 **복장목뿔근**(sternohyoid m.), **복장방패근**(sternothyroid m.), 가슴샘(thymus), 오른미주신경 심장가지가 있으며, 뒤로는 기관(trachea)이 있다.

2) 빗장밑동맥

빗장밑동맥(subclavian a.)은 위쪽과 뒤가쪽으로 휘어져 가슴막(pleura)과 허파를 누르며 위로 올라가 앞목갈비근 뒤를 지난다(그림 9.11, 9.23). 오른빗장밑동맥은 팔머리동맥에서 일어나고, 왼빗장밑동맥은 대동맥활에서 일어난다. 앞목갈비근을 기준으로 빗장밑동맥을 세 부분으로 나누어 설명한다(그림 9.23).

- **첫째부분**(first part) : 빗장밑동맥이 시작되는 곳부터 앞목갈비근 안쪽모서리까지를 말하며, 척추동맥, 속가슴동맥, 갑상목동맥이 나온다.
- **둘째부분**(second part) : 앞목갈비근 뒤에 있으며, 목갈비동맥이 나온다.
- **셋째부분**(third part)은 앞목갈비근 가쪽모서리에서 첫째갈비뼈 가쪽모서리 사이 부분이며, 등쪽어깨동맥이 나온다.

(1) 빗장밑동맥의 가지

척추동맥(vertebral a.)은 주로 대뇌 뒷부분과 뇌줄기에 분포한다. 척추동맥 목부분은 목갈비근과 목긴근 사이 공간으로 올라가며(그림 9.22), 여섯째부터 첫째 목뼈 가로구멍을 통과한다(그림 9.23). 척추동맥은 고리뼈에 이르고 뒤고리 위에 있는 척추동맥고랑을 지나 큰구멍을 통해 머리뼈안으로 들어간다.

속가슴동맥(internal thoracic a.)은 빗장밑동맥 아래 앞면에서 시작하여 가슴안으로 들어간다(그림 9.23).

갑상목동맥(thyrocervical trunk)은 앞목갈비근 안쪽에서 시작하는 짧고 굵은 동맥이며(그림 9.11, 9.22, 9.23), 어깨위동맥, 가로목동맥, 아래갑상동맥, 오름목동맥의 4개 가지를 낸다. 어깨위동맥은 어깨뼈 뒷면에서 일어나는 근육에 분포하고, 가로목동맥은 등세모근과 어깨뼈 안쪽 근육으로 주행한다. 아래갑상동맥은 갑상샘 아랫부분에 분포하고, 오름목동맥은 목 윗부분의 가쪽척주근육에 분포한다(그림 9.11, 9.22).

목갈비동맥(costocervical trunk)은 위뒤쪽으로 달려 **맨위갈비사이동맥**(supreme intercostal a.)과 깊은목동맥(deep cervical a.)으로 나뉘어 각각 첫째와 둘째 갈비사이공간과 뒤쪽의 깊은목근육에 분포한다(그림 9.23).

등쪽어깨동맥(dorsal scapular a.)은 팔신경얼기 줄기를

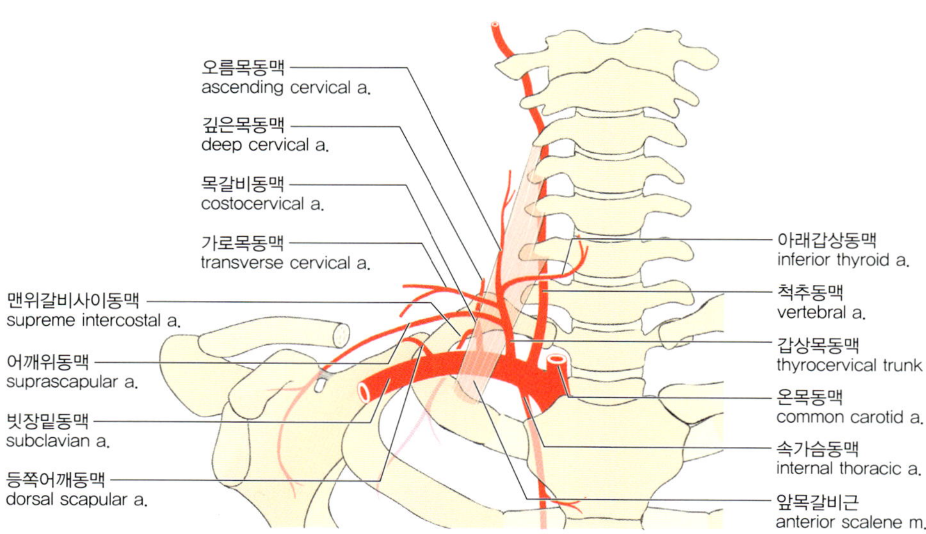

그림 9.23 빗장밑동맥과 가지. 앞목갈비근을 기준으로 편의상 세 부분으로 나눈다.

가로질러 중간목갈비근 앞을 지나며 어깨뼈에 이르러 **마름근**(rhomboideus mm.)에 혈액을 공급한다(그림 9.23). 이 동맥은 가로목동맥에서 시작되기도 한다.

3. 목뿌리의 정맥

목뿌리에서 끝나는 정맥으로는 **바깥목정맥**(external jugular v.)과 **앞목정맥**(anterior jugular v.)이 있다. 앞목정맥은 목뿔뼈 근처에서 턱 아랫부분의 얕은 정맥이 모여 시작된다(그림 9.8, 9.9).

이 정맥은 피부밑조직이나 목근막 얕은층 깊은 곳을 지나며 목빗근 안쪽모서리와 앞정중선 사이로 내려온다. 목뿌리에서 앞목정맥은 가쪽으로 돌아 바깥목정맥 아래 끝 또는 빗장밑정맥(subclavian v.)으로 열린다. 양쪽 앞목정맥은 일반적으로 복장위공간 정중선에서 만나 목정맥활(jugular venous arch)을 이룬다.

빗장밑정맥은 겨드랑정맥(axillary v.)이 연속된 것으로, 첫째갈비뼈 가쪽모서리에서 시작된다. 빗장밑정맥은 빗장뼈 복장끝 뒤에서 속목정맥(internal jugular v.)과 만나 팔머리정맥(brachiocephalic v.)을 이루며 끝난다(그림 9.9). 이곳을 **정맥각**(venous angle)이라고 하는데, 왼쪽 가슴림프관(thoracic duct)과 오른쪽 오른림프관(right lymphatic duct)으로 모인 림프가 정맥계통으로 유입되는 곳이다.

4. 목뿌리의 신경

1) 미주신경

미주신경(vagus n.)은 목정맥구멍(jugular foramen)을 나와 목혈관신경집 속으로 달리는데, 뒤쪽에 놓인다(그림 9.3). **오른미주신경**은 빗장밑동맥의 앞과 팔머리정맥과 복장빗장관절 사이를 지나 가슴안으로 들어간다(그림 9.11). **왼미주신경**은 왼온목동맥과 왼빗장밑동맥 사이를 지나 복장빗장관절 뒤로 내려가 가슴안으로 들어간다.

되돌이후두신경(recurrent laryngeal n.)은 미주신경에서 나와 아래쪽으로 달리다 방향을 바꾸어 후두로 되돌아 올라가는 신경이다. **오른되돌이후두신경**은 빗장밑동맥 아랫면을 휘감고 다시 기관과 식도의 가쪽으로 올라간다(그림 9.38, 9.39). **왼되돌이후두신경**은 대동맥활을 감고 돌아 기관의 가쪽면으로 올라간다. 그 이후의 경로는 서로 비슷하여, 기관과 식도 사이의 되돌이후두신경고랑으로 올라가며, 반지방패관절(cricothyroid articulation) 뒤를 지나 후두로 들어가서(그림 9.39), 반지방패근을 제외한 모든 후두근육에 분포한다. 미주신경의 가지로는 심장가지, 기관가지, 식도가지, 인두가지, 아래후두신경이 있다.

2) 가로막신경

가로막신경(phrenic n.)은 앞목갈비근 가쪽모서리에서 셋째~다섯째 목신경이 이룬다(그림 9.11, 9.21). 가로막신경은 앞목갈비근 앞에서 속목정맥과 목빗근에 덮여 달리며, 빗장밑동맥과 정맥 사이를 지나 가슴안으로 들어가 가로막에 분포한다(그림 9.22). 이 신경은 가로막의 감각과 운동을 담당하는 혼합신경이다.

3) 목교감신경줄기

목교감신경줄기(cervical sympathetic trunk)는 첫째목뼈 높이에서 시작하며 척주 앞가쪽에 위치한다(그림 9.22, 9.24). 목 부위에서 관찰되는 교감신경줄기의 신경절인 목신경절(cervical ganglion)은 위 · 중간 · 아래목신경절 등 모두 3개가 있다. 이들 신경절의 신경절이전섬유는 위쪽 가슴신경에서 나와 목교감신경줄기를 따라 올라와 이들 신경절에 도달한다. 신경절이후섬유는 목신경으로 가거나 내장가지로 직접 내장에 분포한다. 머리와 목으로 가는 가지는 혈관을 따라 달리는데, 특히 척추동맥과 바깥 · 속목동맥을 따라 달린다.

아래목신경절(inferior cervical ganglion)은 약 80%의 사람에서 첫째가슴신경절과 합쳐져 크기와 모양이 다양한 **목가슴신경절**(cervicothoracic ganglion)을 이루며, 이것을 **별신경절**(stellate ganglion)이라고 한다(그림 9.22, 9.24).

이 신경절은 일곱째목뼈 가로돌기 앞과 양쪽 첫째갈비뼈목 사이에서 척추동맥 뒤에 있다. 백색교통가지는 첫째가슴신경에서 온다. 일부 신경절이후섬유는 일곱째와 여덟째 목신경 앞가지로 가고, 일부는 깊은심장신경얼기로 가는 아래목심장신경(inferior cervical cardiac n.)을 통해 심장에 분포한다. 척추동맥 주변의 동맥주위신경얼기(periarterial sympathetic n. plexus)를 이루는 신경섬유는 머리뼈안으로 들어간다.

중간목신경절(middle cervical ganglion)은 3개 신경절

중에서 가장 작으며 간혹 없는 경우도 있다. 이 신경절은 반지연골과 여섯째목뼈 가로돌기 근처에서 척추동맥이나 아래갑상동맥 앞에 위치한다(그림 9.22). 신경절에서 나온 신경절이후섬유는 다섯째~여섯째 목신경 앞가지를 통해 심장신경이 되어 심장으로 가고, 동맥주위신경얼기를 타고 갑상샘으로도 간다.

위목신경절(superior cervical ganglion)은 첫째~둘째 목뼈 높이에서 목혈관신경집과 머리긴근을 덮는 목근막 척주앞층 사이의 결합조직 속에 있다(그림 9.22, 9.24). 이 신경절은 크기가 매우 크다. 그러나 미주신경의 아래신경절과는 구별해야 한다. 머리쪽으로 가는 신경절이후섬유는 속목동맥을 따라 속목신경얼기(internal carotid plexus)를 이룬다. 가슴부위로 가는 신경절이후섬유는 바깥목동맥으로 가는 동맥가지와 심장신경을 통해서 심장신경얼기로 간다.

목교감신경줄기의 병변(lesion of the cervical sympathetic trunk)

목교감신경줄기에 생긴 병변은 교감신경계통에 이상을 초래할 수 있으며, 이를 호너증후군(Horner's syndrome)이라고 한다. 이 질병은 동공확대근 마비에 의한 동공 축소(축동, miosis), 눈꺼풀올림근(levator palpebrae supe-rioris m.)과 섞여 있는 민무늬근육인 눈꺼풀판근(tarsal m.) 마비에 의한 눈꺼풀처짐(안검하수, ptosis), 눈확 바닥의 민무늬근육 마비에 의한 안구함몰(enophthalmos), 혈관과 땀샘에 분포하는 교감신경 소실로 인한 얼굴과 목의 혈관 확장과 땀이 분비되지 않는 증상(anhidrosis)이 나타난다.

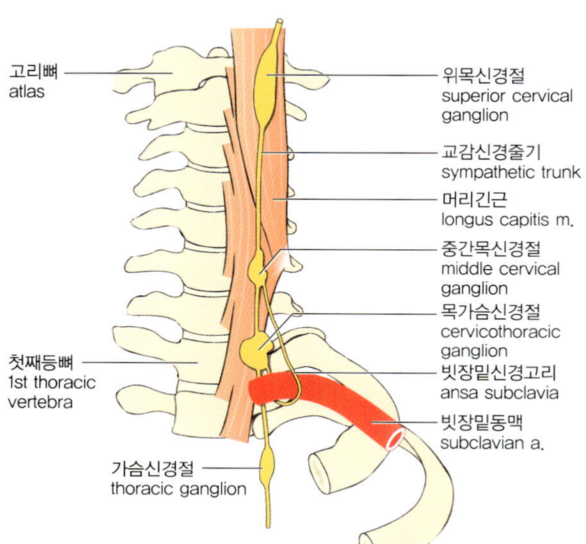

그림 9.24 목교감신경줄기

V 목의 내장

목의 내장으로는 호흡계통인 후두와 기관, 소화계통인 인두와 식도, 내분비샘인 갑상샘과 부갑상샘, 침샘인 턱밑샘과 혀밑샘이 있다.

1. 갑상샘

갑상샘(thyroid gland)은 우리 몸에서 가장 큰 내분비샘으로(그림 9.25), 신진대사를 조절하는 갑상샘 호르몬과 칼슘대사를 조절하는 칼시토닌(calcitonin)을 생산한다.

1) 갑상샘의 모양과 위치

갑상샘은 후두와 기관 앞에서 다섯째목뼈~첫째등뼈 높이에 위치하며, 복장방패근과 복장목뿔근으로 덮여 있다. 갑상샘은 오른엽과 왼엽, 기관을 가로질러 두 엽을 연결하는 **갑상샘잘록**(isthmus of thyroid gland)으로 구성되며, 갑상샘잘록은 둘째~셋째 기관고리(tracheal ring) 앞에 위치한다(그림 9.25). 갑상샘은 얇은 섬유피막으로 싸여 있으며, 피막 바깥은 목근막 기관앞층으로 덮여 있다.

갑상샘잘록은 반지연골 아래에 놓여 있으며, 갑상샘 양쪽 엽끝은 방패연골 중간 높이까지 올라와 있다(그림 9.25).

갑상샘은 배아인두(embryonic pharynx) 바닥에서 갑상혀관(thyroglossal duct)이 자라나서 만들어진다. 발생이 끝난 후에 갑상혀관은 폐쇄되며, 그 흔적이 혀막구멍(foramen cecum of tongue)으로 남는다. 때로는 갑상혀관 아래쪽 끝 일부가 남아서 **피라미드엽**(pyramidal lobe)을 만든다. 때로는 엽이나 잘룩 위에서 작은 갑상샘 조직이 발견되는데, 이를 **덧갑상샘**(accessory thyroid gland)이라고 한다.

갑상혀관물혹(thyroglossal duct cyst)

갑상샘 발생 동안에 만들어진 갑상혀관(thyroglossal duct)이 퇴화되지 않고 잔유물로 남아 갑상혀관물혹을 형성하기도 한다. 이 물혹은 갑상샘내림 경로의 어느 곳에나 생길 수 있지만, 대개는 목뿔뼈몸통이나 그 근처에 존재하며, 목 앞부위에 팽대를 형성할 수 있다.

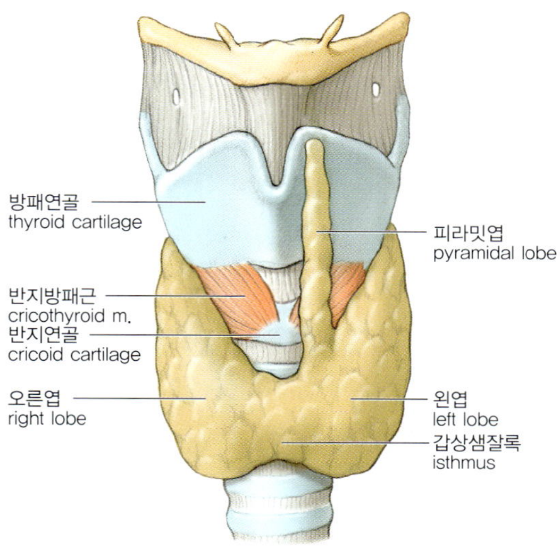

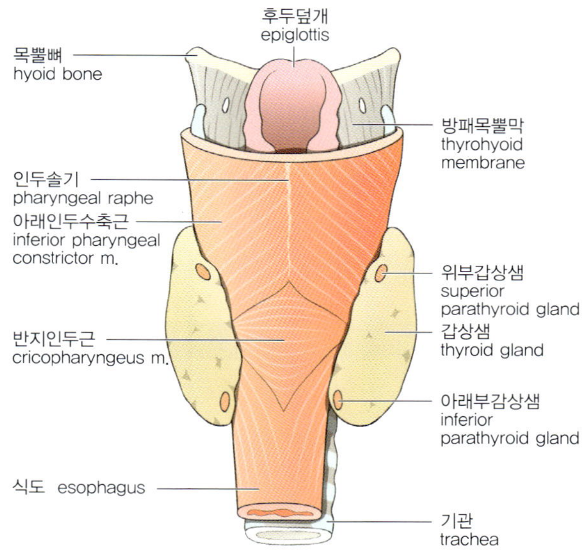

그림 9.25 갑상샘을 앞쪽(A)과 뒤쪽(B)에서 본 모습. 갑상샘 뒷면에는 부갑상샘이 붙어 있다.

2) 갑상샘의 동맥

갑상샘에는 **위 · 아래갑상동맥**(superior and inferior thyroid aa.)이 분포하며, 때로 **맨아래갑상동맥**(thyroid ima a.)이 팔머리동맥 또는 대동맥활에서 일어나 기관 앞으로 올라오기도 한다. 일반적으로 **위갑상동맥**은 갑상샘 엽의 위끝으로 내려와 목근막 기관앞층을 관통한다(그림 9.11, 9.26). **아래갑상동맥**은 갑상목동맥의 가장 큰 가지로, 목혈관신경집 뒤를 지나 갑상샘 뒷면에 이른다(그림 9.11, 9.26).

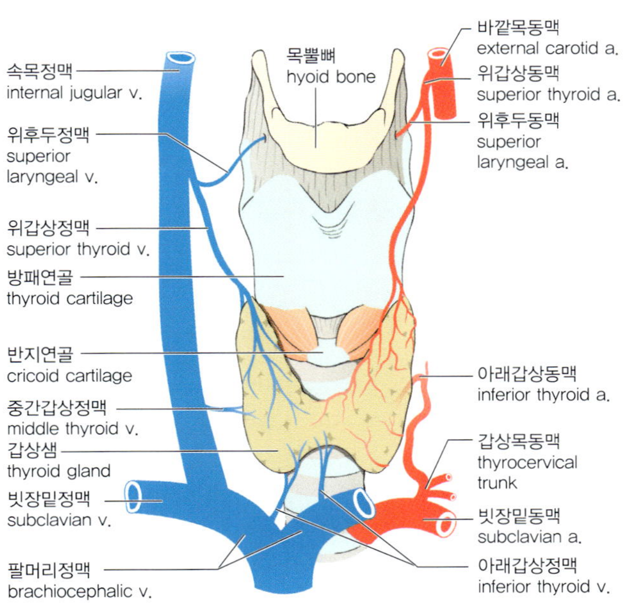

그림 9.26 갑상샘과 후두의 혈관

3) 갑상샘의 정맥, 림프관, 신경

갑상샘 앞면의 갑상정맥얼기에서 3쌍의 갑상정맥이 시작된다. 위갑상정맥은 갑상샘 위끝 부분에서, 중간갑상정맥은 갑상샘 중간부분에서, 아래갑상정맥은 아래끝부분에서 시작된다. 위 · 중간갑상정맥은 속목정맥으로, 아래갑상정맥은 복장뼈자루 뒤에서 팔머리정맥으로 각각 합류된다(그림 9.26).

림프관은 후두앞림프절, 기관앞림프절, 또는 기관옆림프절(prelaryngeal, pretracheal and paratracheal nodes)로 들어간다. 위갑상정맥을 따라 가쪽으로 달리는 림프관은 아래깊은목림프절(inferior deep cervical nodes)로 들어간다. 일부 림프관은 팔머리림프절(brachiocephalic nodes) 또는 가슴림프관으로 유입된다.

갑상샘에 분포하는 교감신경은 위 · 중간 · 아래목신경절에서 시작한다.

2. 부갑상샘

부갑상샘(parathyroid gland)은 갑상샘 뒷면에, 쌀알 크기로 보통 4개가 있으나 경우에 따라 2~6개가 있을 수 있다(그림 9.25). 위치에 따라서 위 · 아래부갑상샘으로 나누는데, **위부갑상샘**은 일반적으로 반지연골(cricoid cartilage) 아래모서리 양쪽에 위치하며, **아래부갑상샘**은 주로 갑상샘엽 아래모서리에 인접하여 나타난다.

부갑상샘에는 주로 **아래갑상동맥**의 가지가 분포한다(그림 9.38). 부갑상정맥은 갑상샘과 기관 앞면에 있는 갑상정맥얼기로 배출된다. 부갑상샘에서 나오는 림프관은 갑상샘에서 나오는 림프관과 함께 깊은목림프절과 기관앞림프절로 들어간다. 부갑상샘호르몬은 혈액 내의 인과 칼슘 대사를 조절한다.

갑상샘절제술(thyroidectomy)

때로 갑상샘의 악성종양을 제거하거나 다른 외과적인 처치를 위하여 갑상샘을 완전히 제거해야 하는 경우가 있다. 이러한 수술 시 되돌이후두신경이나 위후두신경, 부갑상샘을 보호하기 위하여 갑상샘 각 엽의 뒷부분을 보존해야 한다.
부갑상샘의 위치가 다양하기 때문에 갑상샘 수술 중 아래쪽 부갑상샘이 손상을 받거나 제거될 가능성이 높다. 만약 부갑상샘의 퇴축(atrophy)이 있거나 수술 중 잘못으로 모두 제거되면, 환자는 심한 경련성 장애인 강축(tetany)을 일으키게 된다. 이 전신성 근육 경련은 혈중 칼슘 농도가 떨어져 일어나게 된다.

3. 후두

후두(larynx)는 호흡계통의 한 부분으로 목의 중앙에 위치한다(그림 9.27). 후두는 앞으로 돌출되어 있는데 이 부위를 **후두융기**(laryngeal prominence; Adam's apple)(그림 9.28)라고 한다. 후두는 셋째~여섯째 목뼈 높이에서 후두인두(laryngopharynx)의 앞벽을 이룬다. 후두는 소리를 내는 기관으로 공기의 통로이며, 특히 음식을 삼킬 때 기도를 보호하는 역할을 한다.

1) 후두연골

후두의 뼈대는 **후두연골**(laryngeal cartilgae)로 구성되며, 후두연골은 모두 여섯 종류 9개가 있다. 방패연골, 반지연골, 후두덮개연골은 각각 하나씩 있으며 모뿔연골, 잔뿔연골, 쐐기연골은 양쪽에 하나씩 있다(그림 9.29).

(1) 방패연골

방패연골(thyroid cartilage)은 후두연골 중 그 크기가 가장 크고, 네모난 **판**(lamina) 2개로 구성되어 있다. 양쪽 판의 앞모서리는 정중면에서 예각으로 만나 **후두융기**(laryngeal prominence)를 이룬다(그림 9.29). 후두융기는 여자보다 남자가 더 발달되어 있으며 윗부분이 더 뚜렷하다. 이 융기의 위 모서리에는 V자 모양의 **위방**

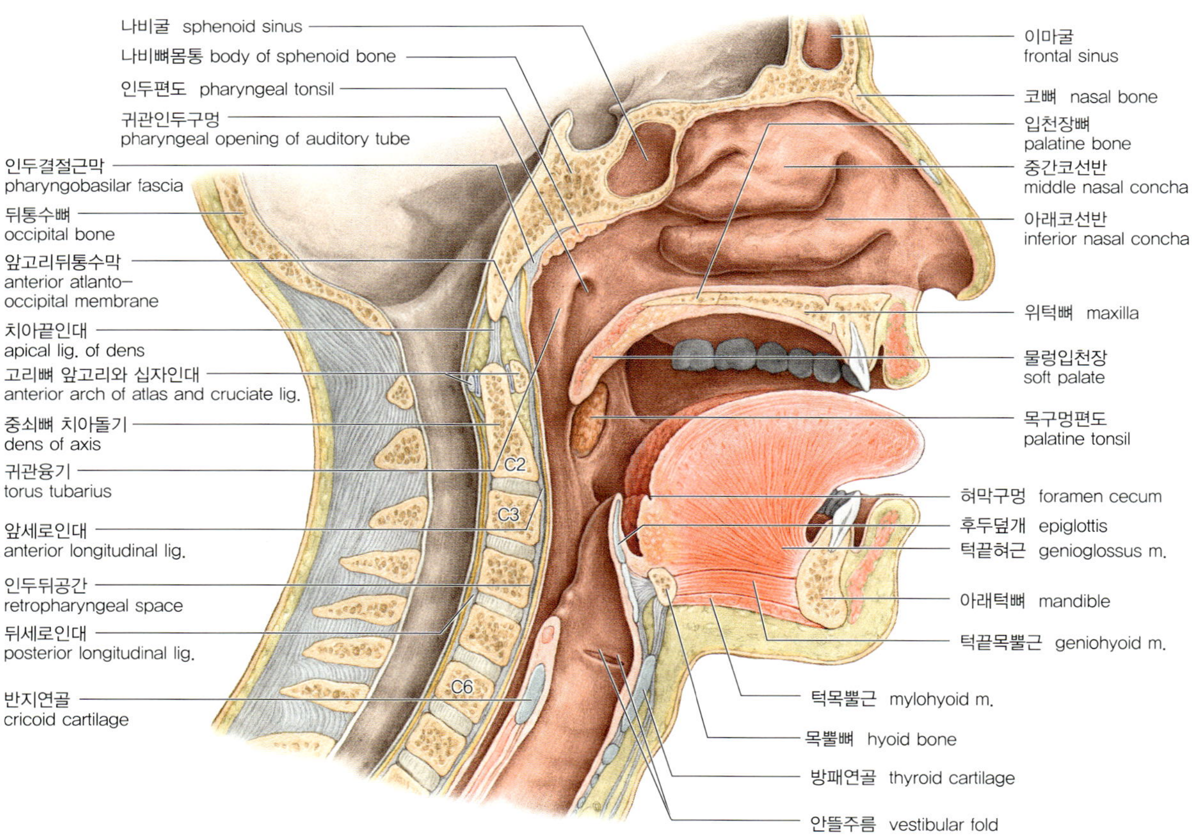

그림 9.27 머리와 목의 정중단면

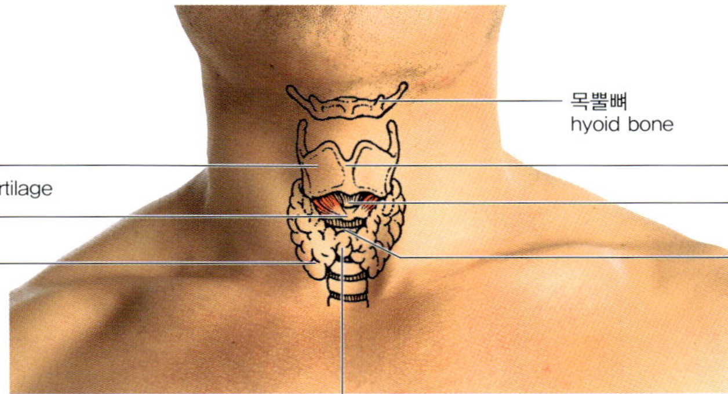

그림 9.28 후두융기의 표면해부학

패패임(superior thyroid notch)이 있고, 아래모서리에는 매우 얕은 **아래방패패임**(inferior thyroid notch)이 있다. 각 판의 뒷모서리는 **위뿔**과 **아래뿔**로 끝난다. 아래뿔(inferior horn)은 반지연골 가쪽면과 만나 반지방패관절(cricothyroid joint)을 이룬다(그림 9.29). 이 관절의 주된 작용은 방패연골의 돌림운동이며, 이를 통해 성대주름의 길이를 조절한다(표 9.4). 방패연골 바깥면에는 위뿔 바로 앞에서 아래앞쪽으로 뻗는 **빗선**(oblique line)이 있으며, 이곳에 복장방패근, 방패목뿔근, 아래인두수축근 등이 붙는다.

(2) 반지연골

반지연골(cricoid cartilage)은 연골 자체가 반지처럼 생겨 붙여진 이름으로, 크기는 방패연골보다 작지만 더 두껍고 강하며, 후두연골 중에서는 유일하게 완전한 원의 형태를 이루어 공기 통로를 유지하는데 기여한다. 반지연골은 뒷부분이 앞부분보다 넓은데, 넓은 뒷부분을 반지연골판, 좁은 앞부분은 반지연골활이라고 한다(그림 9.29).

반지연골판과 **반지연골활**이 만나는 곳에는 조그맣고 둥근 **방패관절면**(thyroid articular surface)이 있어 방패연골 아래뿔과 관절을 이룬다.

반지연골판 윗면에는 정중선 양 옆으로 편평하고 타원형인 **모뿔관절면**(arytenoid articular surface)이 있어 모뿔연골 바닥과 관절을 이룬다. 반지연골 아래모서리는 수평이고 기관의 첫째연골과 **반지기관인대**(cricotracheal lig.)로 이어진다.

(3) 모뿔연골

모뿔연골(arytenoid cartilage)은 쌍으로 존재하며, 세모뿔 모양이다. 위쪽은 모뿔연골끝(apex)이라 하고, 그 끝에는 잔뿔연골(corniculate cartilage)이 놓여 있다. 모뿔연골 아랫면은 바닥(base)이라고 하며, 바닥 앞쪽으로는 **성대돌기**(vocal process)가, 가쪽으로는 **근육돌기**(muscular process)가 솟아 있다(그림 9.29). 성대돌기에는 성대인대(vocal lig.)가 붙으며, 근육돌기에는 **뒤반지모뿔근**(posterior cricoarytenoid m.)과 **가쪽반지모뿔근**(lateral cricoarytenoid m.)이 붙는다(그림 9.36).

모뿔연골바닥과 반지연골판 위가쪽면이 만나 **반지모뿔관절**(cricoarytenoid joint)을 이룬다. 모뿔연골이 미끄러져 양쪽 모뿔연골이 서로 가까워지거나 멀어지기도 하고, 연골 전체가 앞뒤로 기울거나 회전하는 등 다양한 운동이 일어나며, 이러한 운동은 성대주름의 긴장도 조절에 매우 중요하다.

(4) 후두덮개연골

후두덮개연골(epiglottic cartilage)은 나뭇잎 모양으로 생긴 탄력연골로, 표면은 점막으로 덮여 있다(그림 9.29). 후두덮개연골의 넓은 윗부분은 다른 곳에 붙지 않지만 아래 끝은 점차 좁아져 양쪽 방패연골판이 만난 정중면에 방패덮개인대(thyroepiglottic lig.)에 의해 붙는다(그림 9.31).

(5) 잔뿔연골, 쐐기연골, 밀알연골

잔뿔연골(corniculate cartilage)과 **쐐기연골**(cuneiform cartilage)은 모뿔덮개주름 뒤쪽에 작은 결절을 이루고

있으며, 잔뿔연골은 모뿔연골끝에 붙어 있다(그림 9.29). 쐐기연골은 다른 어느 연골과도 직접 닿지 않는다(그림 9.36). 목뿔뼈와 방패연골 사이를 연결하는 방패목뿔막(thyrohyoid membrane) 뒷모서리에는 **밀알연골**(triticeal cartilage)이라고 하는 또 다른 작은 연골이 박혀 있다(그림 9.30, 9.37).

2) 후두의 인대와 섬유막

후두연골들은 많은 인대와 섬유막으로 서로 연결되어 후두 뼈대를 완성한다.

방패목뿔막(thyrohyoid membrane)은 방패연골과 목뿔뼈를 이어주는 섬유탄력막이다(그림 9.30). 이 막의 가운데 부분은 다른 곳보다 두꺼우며, 이를 **정중방패목뿔인대**(median thyrohyoid lig.)라 하고, 가쪽 부분은 **가쪽방패목뿔인대**(lateral thyrohyoid lig.)라고 한다. 가쪽방패목뿔인대에는 밀알연골이 박혀 있다. 방패목뿔막 가쪽면으로 위후두혈관과 위후두신경 속가지가 지난다(그림 9.10).

반지연골과 방패연골 사이는 반지방패인대로 이어져 있는데, 정중면의 좀 더 굵은 부분을 **정중반지방패인대**(median cricothyroid lig.), 보다 얇은 가쪽 부분을 **가쪽반지방패인대**(lateral cricothyroid lig.)라고 한다(그림 9.30). 반지연골 아랫면과 첫째 기관연골 사이는 **반지기관인대**(cricotracheal lig.)가 이어준다(그림 9.30).

후두덮개연골은 그 아래끝이 탄력성 있는 **방패덮개인대**(thyroepiglottic lig.)에 의해서 방패연골 후두융기 뒷면에 부착한다(그림 9.30, 9.31). 후두덮개연골 앞면 중간 부분은 또 다른 인대인 **목뿔덮개인대**(hyoepiglottic lig.)로 목뿔뼈 윗면에 부착된다(그림 9.31). 모뿔연골 가쪽면과 후두덮개연골 사이에 얇은 결합조직 판이 있는데, 이를 **네모막**(quadrangular membrane)이라고 한다(그림 9.32). 네모막의 위 · 아래 모서리는 자유모서리이며, 위모서리는 **모뿔덮개인대**(aryepiglottic lig.), 아래모서리는 **안뜰인대**(vestibular lig.)라고 한다. 이들 인대는 각각 점막으로 덮여 **안뜰주름**(vestibular fold)과 **모뿔덮개주름**(aryepiglottic fold)을 이룬다(그림 9.32, 9.33). 모뿔덮개주름 안에 쐐기연골과 잔뿔연골이 박혀 있어서 각각 **쐐기연**

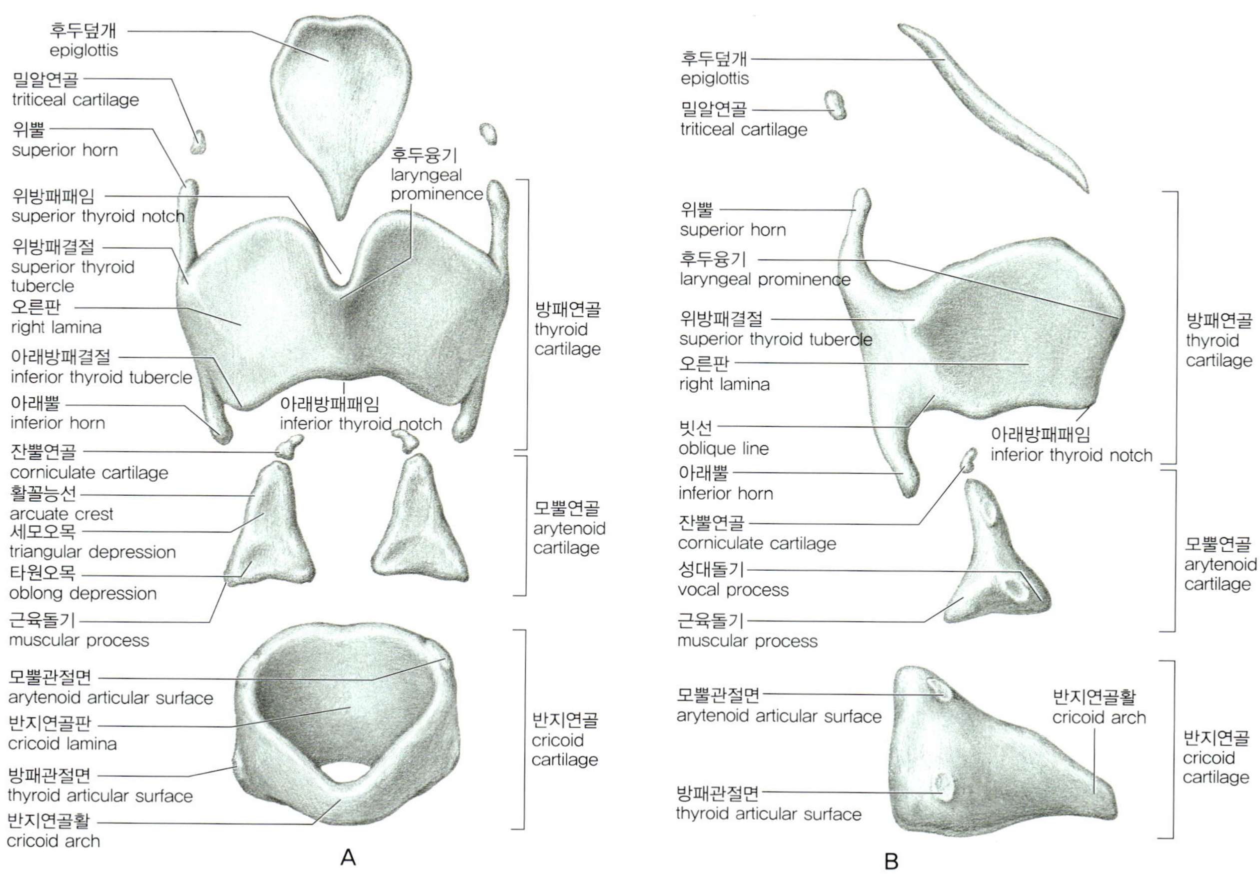

그림 9.29 후두연골. 낱개 후두연골을 앞쪽(A)과 가쪽(B)에서 본 모습

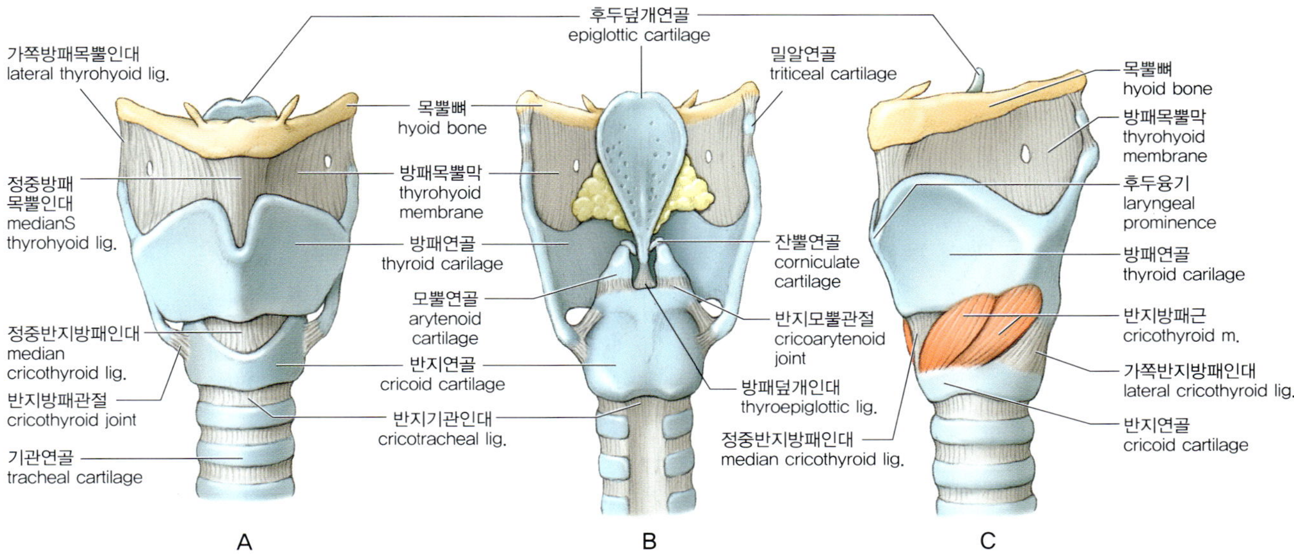

그림 9.30 후두뼈대를 앞쪽(A), 뒤쪽(B), 가쪽(C)에서 본 모습

골결절(cuneiform tubercle)과 **잔뿔연골결절**(corniculate cartilage)을 만든다(그림 9.33, 9.34, 9.37).

반지연골 안쪽면에서 위로 뻗어 올라가 방패연골각과 모뿔연골 성대돌기에 부착하는 황색 탄력조직막이 있는데, 이를 **탄력원뿔**(conus elasticus; cricovocal membrane)이라고 한다. 탄력원뿔의 위쪽모서리는 자유모서리이며, 이 부분이 두꺼워져서 **성대인대**(vocal lig.)가 된다(그림 9.31, 9.32, 9.33). 성대인대 표면이 점막으로 덮이면 **성대주름**(vocal fold)이 된다.

3) 후두의 속구조

후두인두(laryngopharynx)에서 후두어귀를 지나면 **후두안**(laryngeal cavity)이 시작된다. 후두안은 아래로 반지연골 아래모서리까지 이어지고, 여기서부터는 기관(trachea)이 시작된다(그림 9.31).

후두어귀(laryngeal inlet)는 앞으로 후두덮개, 뒤로 모뿔사이패임(interarytenoid notch)과 잔뿔연골결절, 쐐기연골결절, 가쪽으로 모뿔덮개주름으로 경계를 이룬다(그림 9.33, 9.34).

후두안은 내강 속으로 돌출되어 있는 안뜰주름과 성대주름에 의해서 후두안뜰, 후두실, 성대문아래공간의 세 부분으로 나뉜다. **후두안뜰**(laryngeal vestibule)은 후두어귀에서 안뜰주름까지를 가리키며, **후두실**(laryngeal ventricle)은 안뜰주름과 성대주름 사이에서 옆으로 넓어진 주머니 같은 공간을 말한다. **성대문아래공간**(infraglottic cavity)은 성대주름 아래쪽 공간을 말한다(그림 9.33).

안뜰주름(vestibular fold)은 안뜰인대가 두꺼운 점막으로 싸인 구조물로, 방패연골과 모뿔연골 사이에 걸쳐 있다(그림 9.33). 이 주름은 발성과는 별 관계가 없으며, 다만 성대를 보호하는 역할을 한다. 양쪽 안뜰주름 사이의 틈새를 **안뜰틈새**(rima vestibuli)라고 한다.

성대주름(vocal fold)은 성대인대를 점막이 덮고 있는 구조물이다. 성대인대 바로 가쪽에는 **성대근**(vocalis m.)이 성대인대와 평행하게 달리며 존재한다. 후두에서 발성이 가능한 것은 성대주름이 있기 때문이다. 양쪽 성대주

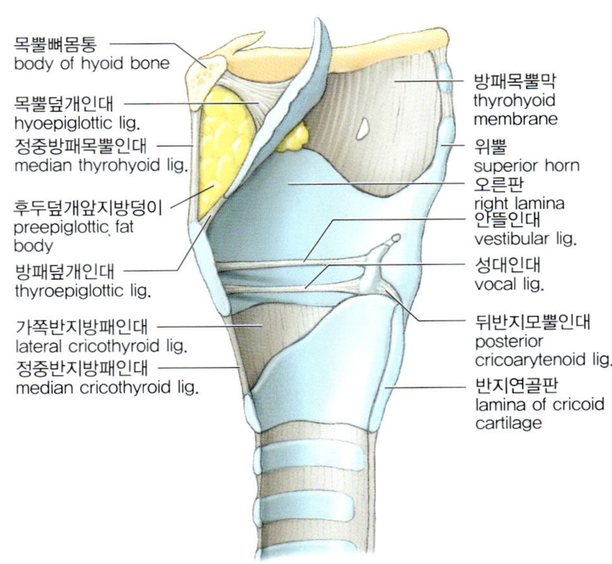

그림 9.31 후두를 정중면을 따라 시상절단하고 안쪽면을 들여다 본 모습

름이 서로 가까이 접근하고, 그 틈새로 공기가 뿜어져 통과하면 우리가 들을 수 있는 진동이 발생한다. 양쪽 성대주름이 닫히면 숨을 들이쉴 때 공기길의 조임근 역할을 하기도 하며 완전히 닫히는 경우에는 공기 흡입이 차단된다(그림 9.34).

양쪽 성대주름 사이 틈새를 **성대틈새**(rima glottidis), 또는 **성대문**(glottis)이라고 한다(그림 9.34). 성대틈새는 후두안에서 가장 좁은 부분으로, 성대틈새의 너비와 모양은 호흡과 발성 시 성대와 모뿔연골의 운동에 따라 달라진다(표 9.4). 성대주름의 길이와 긴장도의 변화, 성대틈새 너비의 변화, 숨을 내쉬는 강도의 변화 등에 따라서 음성의 높낮이가 달라진다. 사춘기 이후 남자에서 나타나는 저음은 성대주름의 길이가 길어져서 생기는 현상이다.

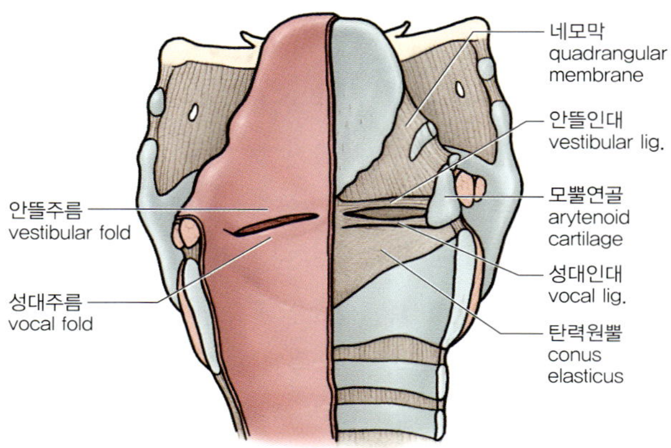

그림 9.32 후두 뒷면을 세로로 잘라 벌려 본 모습

4) 후두의 근육

후두의 근육에는 후두와 주위 구조물 사이를 지나는 후두 바깥기원근육(extrinsic laryngeal mm.)과, 후두에만 국한된 자체기원근육(intrinsic mm.)인 **후두근육**(laryngeal mm.)이 있다. 후두 바깥기원근육은 후두 전체를 움직이는데, 목뿔아래근육(infrahyoid mm.)은 목뿔뼈와 후두를 내리고, 목뿔위근육(suprahyoid mm.)과 붓인두근(stylopharyngeus m.)은 후두를 올린다.

후두근육은 후두 일부분을 움직여 성대주름의 길이와 긴장도를 조절하며 성대틈새의 크기와 모양을 변화시킨다. 후두근육에는 **반지방패근, 뒤반지모뿔근, 가쪽반지모뿔근, 빗모뿔근, 가로모뿔근, 방패모뿔근, 성대근**이 있다(그림 9.35, 9.36, 9.37, 표 9.4).

반지방패근을 제외한 후두근육은 되돌이후두신경이 분포한다. 반지방패근은 위후두신경(superior laryngeal n.) 바깥가지가 분포한다.

(1) 모음근(adductor)과 벌림근(abductor)

성대의 모음근에는 가쪽반지모뿔근, 가로모뿔근, 빗모뿔근이 있고, 벌림근에는 뒤반지모뿔근이 있다. 이들 근육은 성대주름을 움직여 성대틈새를 여닫는다. 가쪽반지모뿔근은 모뿔연골 근육돌기를 앞으로 당겨 모뿔연골을 돌려 성대돌기가 안쪽으로 모이게 한다. 이 근육의 작용과 양쪽 모뿔연골을 가까이 모으는 가로모뿔근과 빗모뿔

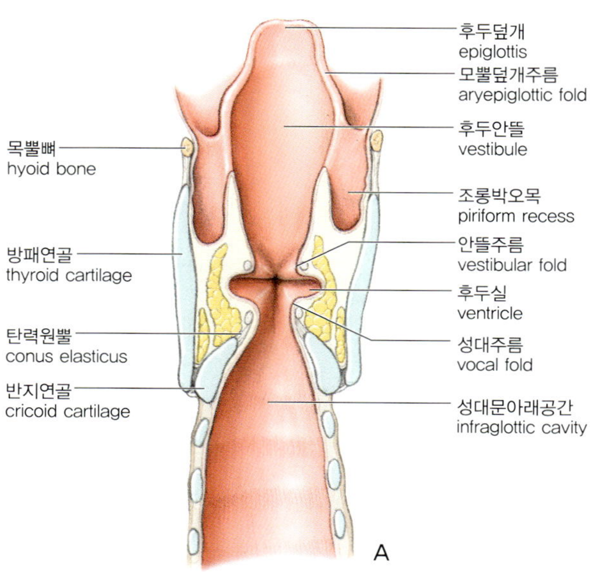

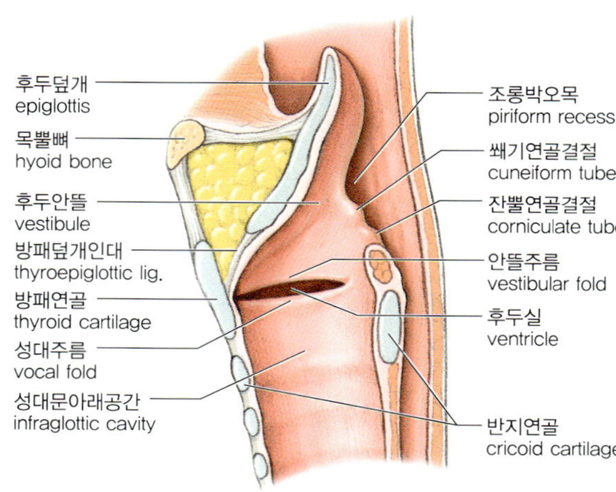

그림 9.33 후두의 속구조. 후두를 이마면을 따라 세로로 절개한 후 앞쪽 부분 뒷면을 바라본 모습(A)과, 정중면을 따라 시상절단한 후 속면을 안쪽에서 가쪽으로 본 모습(B)

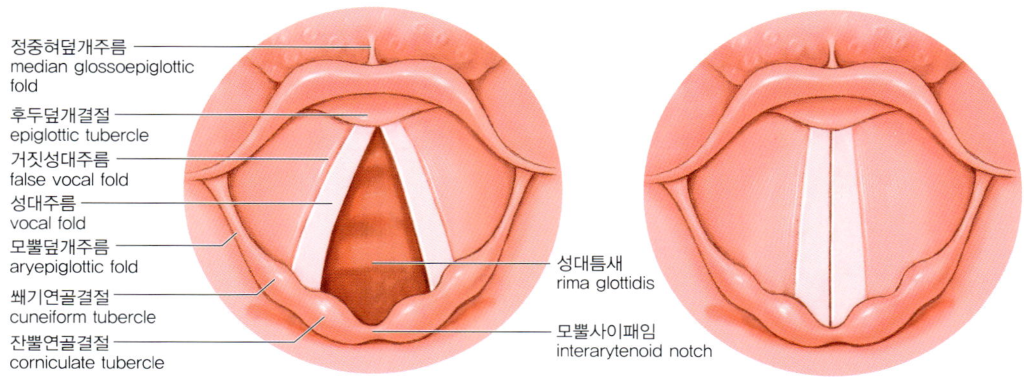

그림 9.34 후두어귀를 통하여 본 후두안. 성대틈새가 열리고(A) 닫힌(B) 상태를 나타냈다.

근의 작용이 합쳐지면 성대틈새를 지나는 공기는 성대인대의 진동을 일으킨다.

뒤반지모뿔근은 유일한 벌림근으로 근육돌기를 뒤로 당겨 성대돌기를 가쪽으로 돌리며 그 결과 성대틈새는 벌어진다.

(2) 긴장근(tensor)

성대를 긴장시키는 근육으로 반지방패근이 있다. 이 근육은 방패연골을 반지연골활 방향으로 당기거나 기울여서 후두융기와 모뿔연골 사이가 멀어지게 한다. 성대인대의 앞끝이 후두융기 뒷면에 붙어 있기 때문에 성대인대는 팽팽해져 목소리는 고음이 된다.

(3) 이완근(relaxer)

성대를 이완시키는 근육으로 방패모뿔근이 있다. 방패모뿔근이 수축하면 모뿔연골이 방패연골쪽으로 당겨지며, 그 결과 성대인대는 느슨해진다.

성대근은 미세한 조정역할을 하는데, 노래를 하거나 성대모사 등과 같은 상황에서 성대인대의 특정 부분을 선택적으로 긴장시키거나 이완시킨다.

5) 후두의 혈관과 림프관

후두에는 위 · 아래갑상동맥의 가지인 위 · 아래후두동맥이 분포한다(그림 9.38). **위후두동맥**(superior laryngeal a.)은 위후두신경 속가지와 같이 달리며, 방패목뿔막(thyrohyoid membrane)을 뚫고 들어가 후두안에 분포한다. **아래후두동맥**(inferior laryngeal a.)은 되돌이후두신

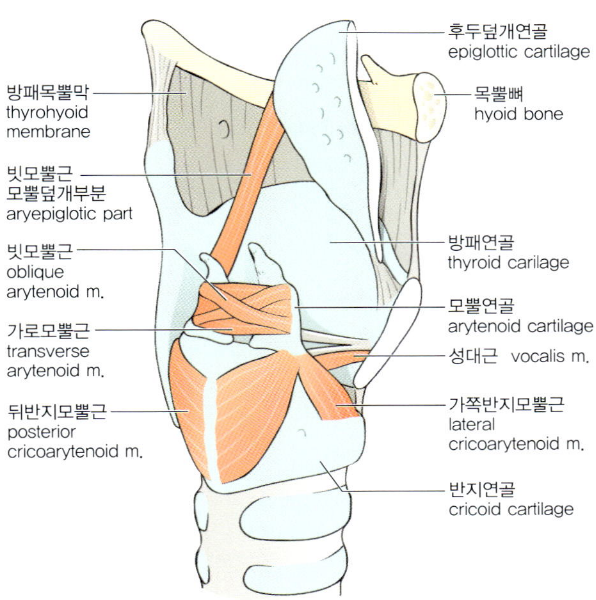

그림 9.35 후두근육을 뒤가쪽에서 본 모습

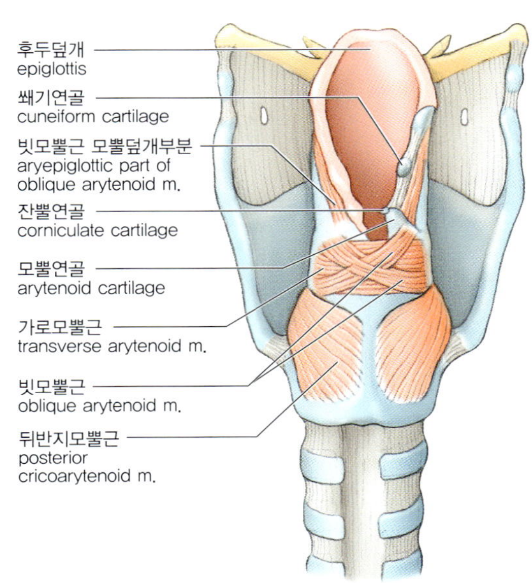

그림 9.36 후두근육을 뒤에서 본 모습

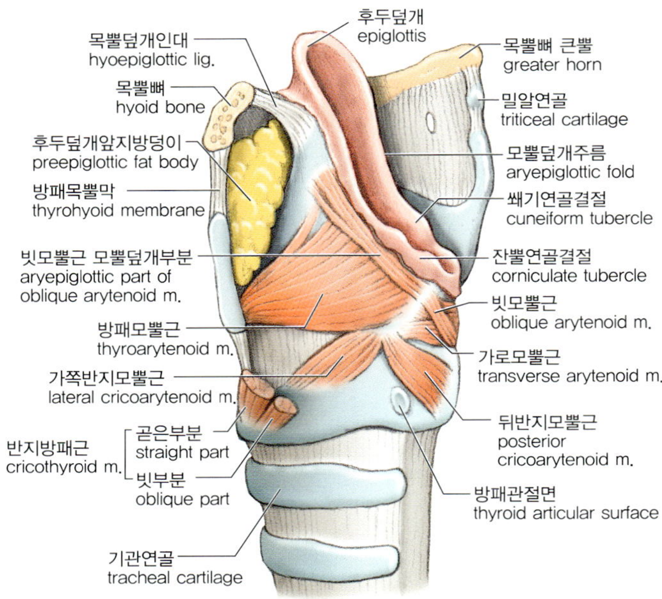

그림 9.37 후두근육을 뒤에서 본 모습. 방패연골 왼판은 제거하였음.

경 종말가지인 아래후두신경과 같이 달리며, 후두 아랫부분의 점막과 근육에 분포한다.

후두정맥은 동맥과 같이 달리는데 위후두동맥과 같이 달리는 **위후두정맥**(superior laryngeal v.)은 위갑상정맥에 합쳐져 속목정맥으로 이어지고, 아래후두동맥과 같이 달리는 **아래후두정맥**(inferior laryngeal v.)은 아래갑상정맥에 합쳐져 팔머리정맥으로 간다(그림 9.26).

성대주름 윗부분의 림프관은 위후두동맥과 같이 달리며 방패목뿔막을 지나 위깊은목림프절(superior deep cervical nodes)로 유입된다. 성대주름 아랫부분의 림프관은 기관앞림프절(pretracheal nodes) 또는 기관옆림프절(paratracheal nodes)로 가며, 이는 다시 아래깊은목림프절로 이어진다.

6) 후두의 신경

후두로 가는 신경은 미주신경의 가지인 위후두신경과 아래후두신경이다(그림 9.39).

위후두신경(superior laryngeal n.)은 미주신경 아래신경절에서 나와 목혈관신경집 속에서 속가지(감각과 자율신경성분)와 바깥가지(운동성분)로 나뉜다. 보다 큰 가지인 **속가지**(internal branch)는 위후두동맥과 같이 달리며 방패목뿔막을 뚫고 후두안으로 들어가 성대주름 윗면을 포함한 후두실과 후두안뜰 점막에 분포한다(그림 9.38).

바깥가지(external branch)는 위갑상동맥과 함께 달리며 반지방패근에 분포한다(그림 9.39). 되돌이후두신경의 연속인 **아래후두신경**(inferior laryngeal n.)은 아래인두수축근과 식도 사이를 지나 후두안으로 들어가 반지방패근을 제외한 모든 후두근육에 분포한다.

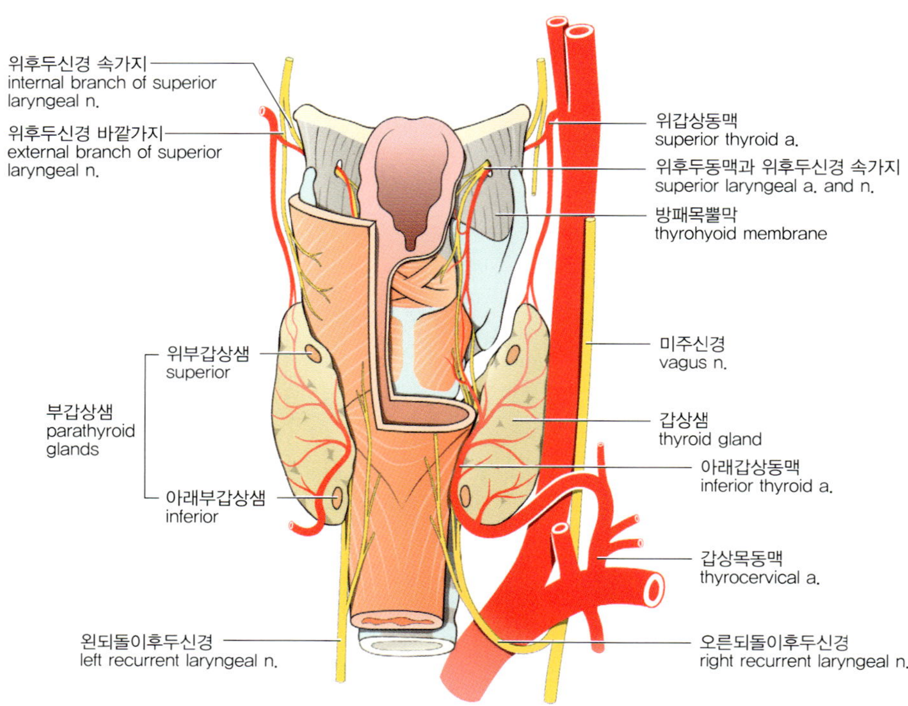

그림 9.38 후두의 혈관과 신경분포

표 9.4 후두근육

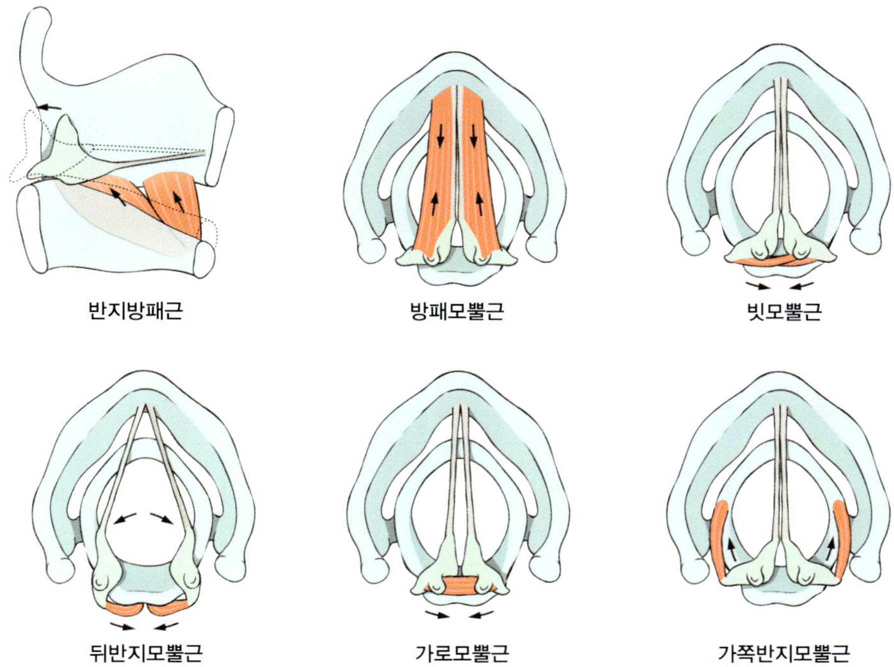

근육 이름	이는곳	닿는곳	신경	작용
반지방패근 (cricothyroid m.)	반지연골활 가쪽면	빗부분 : 방패연골 아래뿔 앞 모서리 곧은부분 : 방패연골판 아래 모서리	위후두신경 바깥가지	반지연골활을 올림 반지연골 위모서리를 뒤로 기울임(성대를 길게 하고 긴장시킴)
뒤반지모뿔근 (posterior cricoaryte-noid m.)	반지연골판 뒷면 넓은 부분	모뿔연골 근육돌기	되돌이후두신경	모뿔연골을 돌리고 기울여 성대를 분리하고 성대문을 엶
가쪽반지모뿔근 (lateral cricoarytenoid m.)	반지연골활 위모서리	모뿔연골 근육돌기의 앞모서리	되돌이후두신경	모뿔연골을 안쪽으로 돌려 양쪽 성대주름을 가깝게 하고 성대문을 닫음
방패모뿔근 (thyroarytenoid m.)	방패연골판 안쪽면 아래쪽 절반 반지방패인대	모뿔연골바닥과 앞모서리	되돌이후두신경	모뿔연골을 앞으로 당겨 성대주름을 이완시키고 짧게 함 모뿔연골을 안쪽으로 돌려 성대문을 닫음
가로모뿔근 (transverse arytenoid m.)	한쪽 모뿔연골	다른 쪽 모뿔연골	되돌이후두신경	양쪽 모뿔연골을 가깝게 하여 성대문을 닫음
빗모뿔근 (oblique arytenoid m.)	한쪽 모뿔연골바닥	다른쪽 모뿔연골의 모뿔연골끝	되돌이후두신경	양쪽 모뿔연골을 가깝게 하여 성대문을 닫음
성대근 (vocalis m.)	방패연골판 안쪽모서리에서 방패모뿔근과 함께 일어남, 성대인대 앞부분, 반지방패인대	모뿔연골 성대돌기의 앞면	되돌이후두신경	가로모뿔근과 함께 성대인대를 긴장

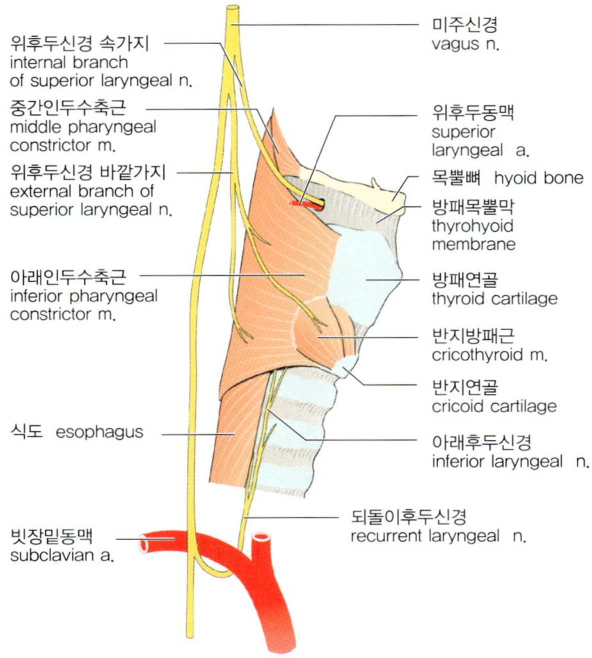

그림 9.39 후두와 인두의 신경분포

되돌이후두신경의 손상(injury to the recurrent laryngeal n.)

되돌이후두신경은 목 수술 중에 손상될 가능성이 많다. 갑상샘 아래에 있는 되돌이후두신경은 아래갑상동맥(inferior thyroid a.)의 가지들과 인접하여 있다. 이런 밀접한 관계 때문에 아래갑상동맥을 묶을 때 신경 손상을 막기 위해 갑상샘 가쪽에서 시행한다. 또한, 갑상샘 아래쪽에 동맥이나 신경이 붙어 있으므로, 이 부위 수술 시 특히 주의해야 한다. 되돌이후두신경은 성대를 움직이는 근육에 분포하므로 손상을 입으면 성대 마비가 나타난다. 양쪽 신경이 모두 손상되면 양쪽 성대가 모두 마비되기 때문에 성대가 서로 모이지 않아 소리를 내지 못한다. 한쪽 신경이 손상을 받으면 마비된 성대가 정상 성대와 접촉하지 못하기 때문에 쉰소리(hoarseness)가 난다.

4. 기관

기관(trachea)은 섬유와 연골로 된 관 모양의 구조물로 여섯째목뼈 높이에서 시작하며, 다섯째등뼈 윗모서리 높이에서 양쪽 **기관지**(bronchus)로 나뉘며 끝난다.

기관의 뼈대는 'C'자 모양의 기관연골(tracheal cartilage)이 이룬다. 기관 뒷면에는 식도가 밀착되어 있다(그림 9.27). 목 부분의 기관에는 주로 아래갑상동맥과 되돌이후두신경이 분포한다.

기관절개술(tracheotomy)

기도 윗부분이 이물질 등으로 폐쇄되거나, 호흡부전이 있어서 적절한 기도를 유지할 필요가 있을 때 목 피부와 기관 앞쪽 벽을 가로로 잘라 기관에 구멍을 만드는 것을 기관절개술이라고 한다. 먼저 목을 뒤로 젖히고, 방패연골 아래방패패임에서 목아래패임(jugular notch) 위쪽까지 피부를 절개한다. 목뿔아래근육(infrahyoid mm.)들을 가쪽으로 젖힌 후에 갑상샘잘록(isthmus)을 분리하거나 위로 젖힌다. 첫째와 둘째 기관연골 사이나, 둘째와 넷째 기관연골 사이에 공기통로가 될 구멍을 만든 후 기관절개관(tracheotomy tube)을 기관에 삽입하고 고정시킨다. 또한 상부기도 폐색의 응급치료로 공기구멍을 확보하기 위해 피부와 반지방패막을 절개하는 것을 반지방패막절개술(cricothyrotomy)이라고 한다.

5. 인두

인두(pharynx)는 코안(nasal cavity), 입안(oral cavity), 후두 뒤에 위치하는 길이 약 12.5 cm의 소화관이다(그림 9.27). 인두는 인두수축근의 작용으로 음식물을 식도로 넘기고 공기가 지나는 통로로 작용한다.

인두 아래끝은 앞에서는 반지연골 아래모서리에, 뒤에서는 여섯째목뼈 아래모서리에 해당되며 이곳에서 식도로 이어진다(그림 9.27).

인두는 코안, 고실, 입안, 후두, 식도와 연결되며, 위에서부터 **코인두**(nasopharynx), **입인두**(oropharynx), **후두인두**(laryngopharynx)로 나뉜다.

1) 인두벽

인두벽은 점막, 섬유막, 인두근육층으로 이루어져 있다. 섬유막 또는 **인두널힘줄**(pharyngeal aponeurosis)은 점막과 인두근육층 사이에 위치하며 위쪽은 두꺼워져 뒤통수뼈 바닥부분과 나비뼈에 단단히 붙고, 아래쪽은 얇아져 아래인두수축근 근막에 붙는다. 뒤통수뼈 바닥부분의 **인두결절**(pharyngeal tubercle)은 위인두수축근이 **정중솔기**(median raphe)를 이루어 닿는 곳이다. 점막은 코안, 입안, 귀관, 후두상피의 점막과 이어지며 코인두의 점막은 거짓중층원주섬모상피, 입인두와 후두인두의 점막은 중층편평상피로 되어 있다.

2) 인두의 구분

인두는 위에서부터 코인두, 입인두, 후두인두로 나뉜다.

(1) 코인두

코인두(nasopharynx)는 물렁입천장(soft palate)보다 위쪽의 인두를 말하며, 코안이 뒤로 연장된 부분이다. 코안과 코인두 사이의 경계를 **뒤콧구멍**(choanae)이라고 한다.

인두 윗부분에는 림프조직인 인두편도, 귀관편도, 목구멍편도, 혀편도가 원형으로 모여 **편도고리**(tonsillar ring)를 이룬다.

인두편도(pharyngeal tonsil)는 코인두 천장과 뒷벽 점막에 있으며, 커진 경우 **아데노이드**(adenoid)라고 한다. 귀인두관 주변 점막밑조직에는 귀관편도(tubal tonsil)가 있다. 귀관융기(torus tubalis) 안쪽 끝에서 점막주름이 수직으로 뻗어 있는데, 이를 **귀관인두주름**(salpingopharyngeal fold)이라고 하며 그 속에는 귀관인두근(salpingopharyngeus m.)이 있다(그림 9.40, 9.41). 음식을 삼킬 때 이 근육의 작용으로 귀인두관이 열린다. 귀관인두주름과 귀관융기 뒤쪽으로 인두가 가느다란 틈새 모양으로 뒤가쪽을 향해 뻗은 부분이 있는데, 이를 **인두오목**(pharyngeal recess)이라 한다(그림 9.40).

(2) 입인두

입인두(oropharynx)는 소화기능을 담당하는 곳이다. 입인두 위로는 물렁입천장이 있고 아래로는 혀뿌리와 후두덮개가 있으며 가쪽으로는 **입천장혀활**(palatoglossal arch)과 **입천장인두활**(palatopharyngeal arch)이 경계를 이룬다(그림 8.62, 8.67). 입천장혀활과 입천장인두활 사이의 공간을 편도오목(tonsillar fossa, tonsillar bed)이라 하는데, 이 오목의 바닥은 위인두수축근이 이루며 이곳에는 **목구멍편도**(palatine tonsil)가 위치한다(그림 8.67, 9.40).

> **편도절제술(tonsillectomy)**
>
> 편도절제술은 편도오목에서 목구멍편도를 제거하는 수술이다. 목구멍편도는 혈관분포가 풍부하기 때문에 편도동맥이나 다른 동맥가지에서 출혈이 일어날 수 있다.

(3) 후두인두

후두인두(laryngopharynx)는 후두 뒤쪽의 인두부분을 말한다. 이 공간은 후두덮개 위모서리에서부터 반지연골 아래모서리까지이며, 아래 끝은 좁아지면서 식도로 이행된다(그림 9.27, 9.40). 뒤로는 셋째~여섯째 목뼈가 닿아 있다. 후두인두 뒷벽과 가쪽벽은 중간 · 아래인두수축근(middle and inferior pharyngeal constrictor mm.)이 이루며, 속면에는 입천장인두근(palatopharyngeus m.), 붓인두근(stylopharyngeus m.), 귀관인두근(salpingopharyngeus m.)이 있다(그림 9.40).

후두어귀 양옆의 후두인두 공간을 **조롱박오목**(piriform recess)이라고 하며, 이 오목과 후두어귀 사이에는 모뿔덮개주름이 있다(그림 9.40).

위후두신경 속가지와 되돌이후두신경의 가지가 조롱박오목 점막 속을 지나며 만약 이 오목에 이물질이 끼면 이 신경가지가 손상을 받을 수 있다.

3) 인두의 근육

인두벽의 근육은 두 층으로 되어 있다. 다른 소화 기관의 벽과는 반대로 돌림층(outer circular layer)이 바깥에, 세로층(inner longitudinal layer)이 속으로 배열되어 있다. 바깥돌림층에 해당하는 근육으로는 아래 · 중간 · 위인두수축근이 있다(그림 9.41, 9.42, 표 9.5).

- **아래인두수축근**(inferior pharyngeal constrictor m.) : 세 쌍의 수축근 중에서 가장 두꺼운 근육으로, 뒤안쪽으로 달려 인두의 뒤정중선에서 인두솔기에 닿는다.
- **중간인두수축근**(middle pharyngeal constrictor m.) : 부채꼴 모양 근육으로, 인두의 뒤정중선에서 인두솔기에 닿는다.
- **위인두수축근**(superior pharyngeal constrictor m.) : 다른 인두수축근보다는 얇다.

인두수축근 속면과 점막 사이에는 질긴 근막인 인두결절근막(pharyngobasilar fascia)이 있다(그림 9.41, 9.42). 인두수축근 바깥면은 **볼인두근막**(buccopharyngeal fascia)이라는 얇은 근막이 덮고 있다. 양쪽 인두수축근이 정중면에서 만나는 구조물인 **인두솔기**(pharyngeal raphe)는 널힘줄 형태로 위로 연장되어 뒤통수뼈 인두결절에 닿는다.

인두수축근은 의지와 관계없이 위에서 아래로 차례로 수축함으로써 음식물을 식도로 밀어낸다. 세 쌍의 수축근에는 모두 **인두신경얼기**(pharyngeal plexus)가 분포하는데, 이 신경얼기는 미주신경 인두가지, 더부신경 속가지, 혀인두신경 인두가지, 위목신경절에서 온 교감신경섬유로 이루어지며 주로 중간인두수축근 가쪽벽에 놓여 있다(그림 9.42).

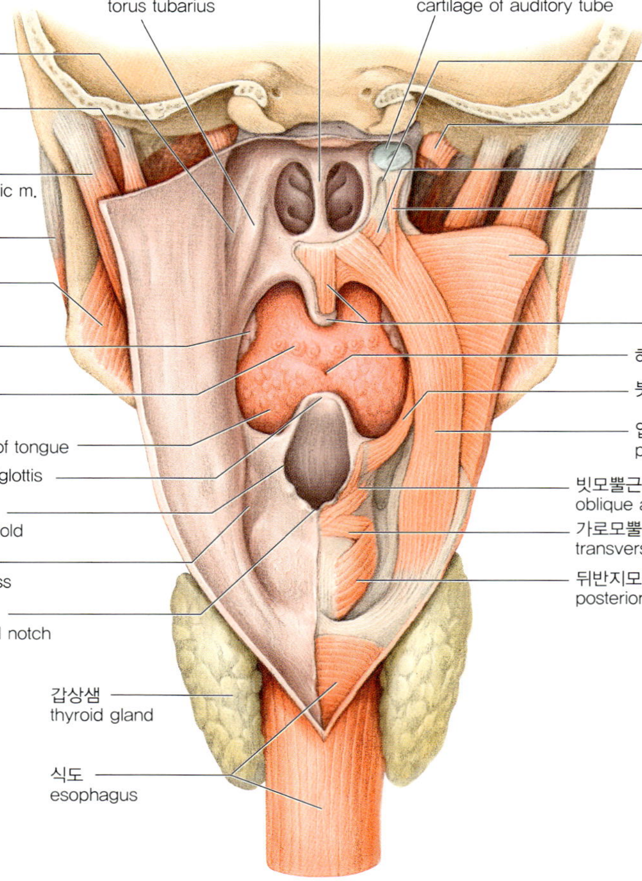

그림 9.40 인두의 속 구조. 인두 뒷면 전체 길이를 정중면에서 세로로 잘라 열어젖힌 모습

인두수축근이 겹쳐진 틈새를 따라 여러 구조물이 인두로 들어가거나 나온다(그림 9.42).

- 위인두수축근과 머리뼈바닥 사이 : 입천장올림근(levator veli palatini m.), 귀관, 오름입천장동맥(ascending palatine a.) 등이 지난다.
- 위인두수축근과 중간인두수축근 사이 : 입과 이어진 통로가 있고 이곳으로 붓인두근, 혀인두신경, 붓목뿔인대 등이 지난다.
- 중간인두수축근과 아래인두수축근 사이 : 후두로 가는 위후두신경 속가지와 위후두동 · 정맥이 지난다.
- 아래인두수축근 아래 : 되돌이후두신경과 아래후두동맥이 지난다.

인두의 속세로층에 해당하는 근육으로 **입천장인두근**, **붓인두근**, **귀관인두근** 등이 있다(표 9.5). 이들 근육은 말하거나 음식을 삼킬 때 후두를 올리고 인두의 길이를 짧게 한다.

4) 혈관과 림프관

얼굴동맥(facial a.)의 가지인 편도가지(tonsillar branch)가 위인두수축근을 뚫고 나와 목구멍편도 아래끝에 분포한다. 이외에도 목구멍편도는 오름입천장동맥, 혀동맥, 내림입천장동맥, 오름인두동맥에서도 작은 가지를 받는다. 편도에서 나온 림프관은 아래가쪽으로 달려 턱뼈각쪽으로 가서 위깊은목림프절로 간다.

5) 신경

운동과 감각을 포함한 인두의 신경은 **인두신경얼기**(pharyngeal nerve plexus)가 담당한다(그림 9.42).

이 신경얼기의 운동섬유는 더부신경 뇌뿌리에서 나와 미주신경 인두가지를 따라온 섬유로 붓인두근(혀인두신경)과 입천장긴장근(아래턱신경)을 제외한 인두와 물렁입천장(soft palate)의 모든 근육에 분포한다. 아래인두수축근에는 미주신경의 가지인 되돌이후두신경과 위후두신경

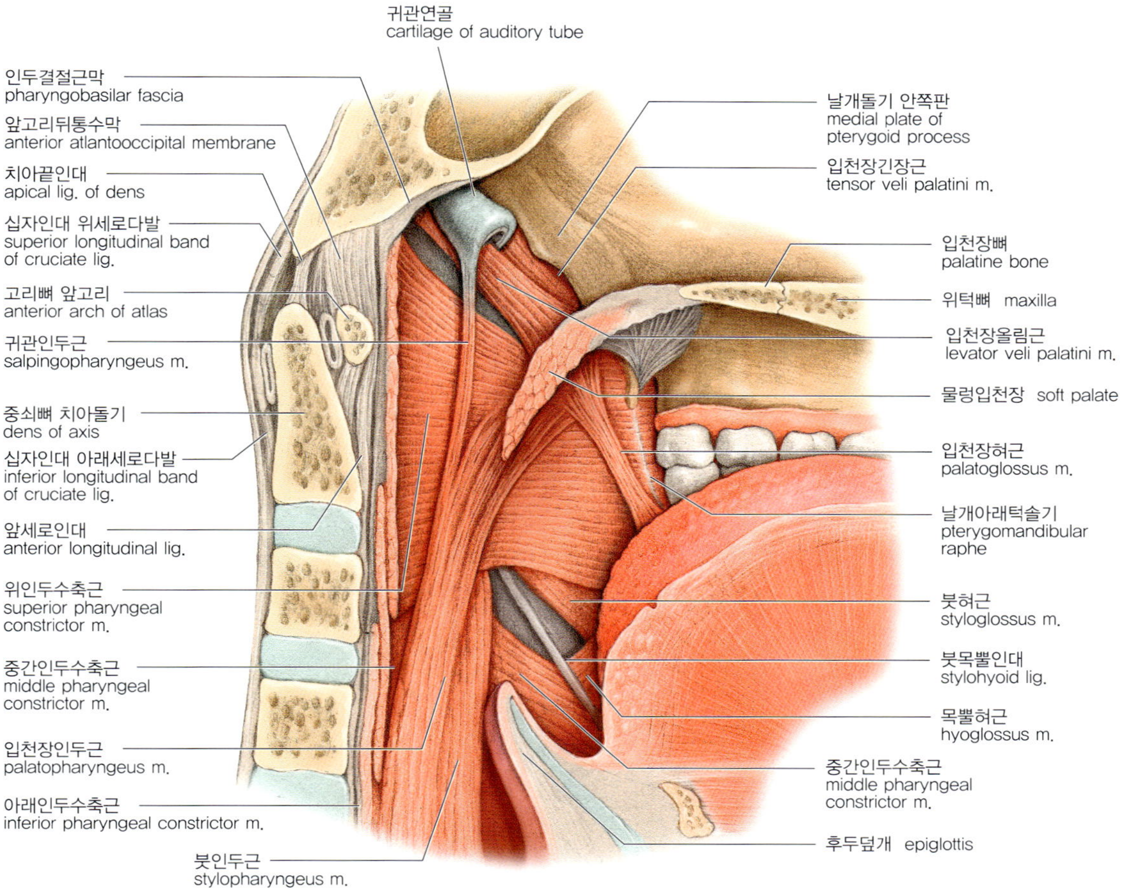

그림 9.41 물렁입천장과 인두의 근육

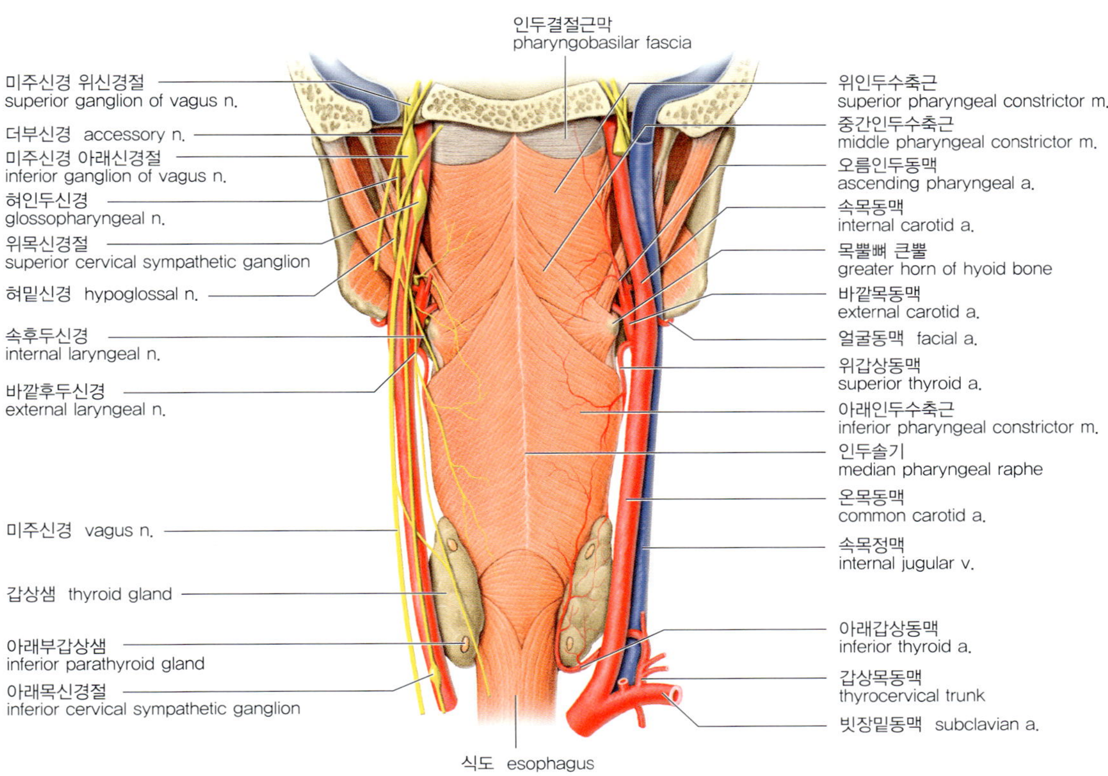

그림 9.42 인두를 뒤에서 본 모습

표 9.5 인두의 근육

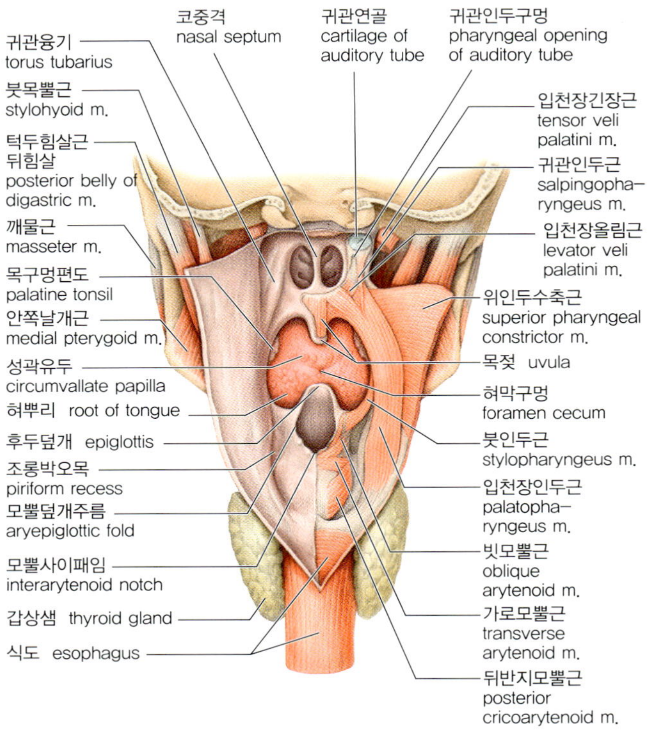

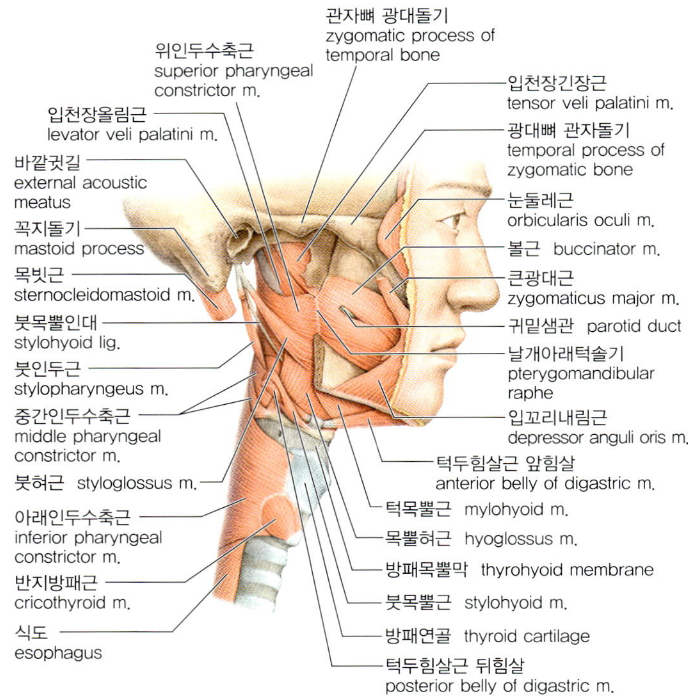

근육 이름	이는곳	닿는곳	신경	작용
바깥돌림층				
위인두수축근 (superior pharyngeal constrictor m.)	안쪽날개판 뒷모서리 아래쪽 1/3 날개아래턱인대 아래턱뼈 이틀돌기 턱목뿔근선 뒤쪽 끝 혀 옆면	인두의 인두솔기 뒤통수뼈 인두결절	인두신경얼기를 통한 더부신경 뇌뿌리	음식물을 삼킬 때 인두를 수축시킴
중간인두수축근 (middle pharyngeal constrictor m.)	목뿔뼈 위뿔, 아래뿔 붓목뿔인대	인두의 인두솔기 위쪽에서는 위인두수축근과 섞임 아래쪽 근육섬유는 아래인두수축근과 섞임	인두신경얼기를 통한 더부신경 뇌뿌리	음식물을 삼킬 때 인두를 수축시킴
아래인두수축근 (inferior pharyngeal constrictor m.)	방패연골 빗선 반지연골 옆면 반지방패근 뒷모서리	인두의 인두솔기 위쪽에서는 중간인두수축근과 섞임 아래쪽 근육섬유는 수평으로 달리며 식도의 돌림근육층과 섞임	인두신경얼기를 통한 더부신경 뇌뿌리 되돌이후두신경	음식물을 삼킬 때 인두를 수축시킴
속세로층				
입천장인두근 (palatopharyngeus m.)	입천장널힘줄 단단입천장 뒷모서리	방패연골 뒷모서리 인두의 널힘줄	인두신경얼기를 통한 더부신경 뇌뿌리	인두를 올림 인두 길이를 줄임
귀관인두근 (salpingopharyngeus m.)	귀관구멍	입천장인두근과 섞임		인두를 올림 귀관 개방을 도움
붓인두근 (stylopharyngeus m.)	붓돌기 안쪽부분	방패연골 위 뒤쪽모서리 일부 근육섬유는 인두수축근과 섞임	혀인두신경	인두와 후두를 올림

바깥가지도 분포한다(그림 9.38, 9.39). 인두신경얼기의 감각성분은 혀인두신경에서 비롯된다. 인두의 감각 대부분이 인두신경얼기에서 담당하나 코인두의 위쪽 앞부분은 주로 위턱신경이 담당한다.

6. 식도

식도(esophagus)는 후두인두와 이어진 근육관으로 기관과 척주 사이에 위치하며, 그 길이는 약 23~25 cm 정도이다. 식도는 여섯째목뼈 높이, 즉 반지연골 아래모서리에서 시작하며, 아래로 내려가면서 약간 왼쪽으로 치우친다. 이후 가슴안의 위세로칸(superior mediastinum)과 뒤세로칸(posterior mediastinum)을 차례로 지난 다음 가로막(diaphragm)을 지나 배안으로 들어가 위들문(cardia)과 이어진다. 식도에서 가장 좁은 부분은 인두와 식도의 경계부위로 아래인두수축근이 이 부분을 조이고 있다.

식도 목부분에는 아래갑상동맥(inferior thyroid a.)의 가지가 분포한다. 식도 목부분의 림프는 기관옆림프절(paratracheal nodes)과 아래깊은목림프절(inferior deep cervical nodes)로 유입된다.

식도의 위쪽 반에는 되돌이후두신경이 분포하고 아래쪽 반에는 자율신경이 분포한다.

VI 목의 림프관

목의 얕은층에서 오는 림프는 대부분 **얕은목림프절**(superficial cervical nodes)로 유입된다. 이 림프절은 바깥목정맥을 따라 있으며, 아래깊은목림프절(inferior deep cervical nodes)로 이어진다(그림 9.12, 9.43).

깊은목림프절(deep cervical nodes)은 속목정맥 가까이에 있으며 대개는 목빗근으로 덮여 있다. 깊은목림프절에서 나온 림프관은 서로 합쳐져 목림프줄기(jugular trunk)를 이루며, 이는 다시 왼쪽에서는 가슴림프관(thoracic duct)으로 합쳐지고, 오른쪽에서는 속목정맥과 빗장밑정맥이 합쳐지는 부위로 직접 합류하거나 또는 짧은 오른림프관(right lymphatic duct)이 되었다가 합류한다(그림 9.43).

가슴림프관(thoracic duct)은 매우 큰 림프관으로, 배

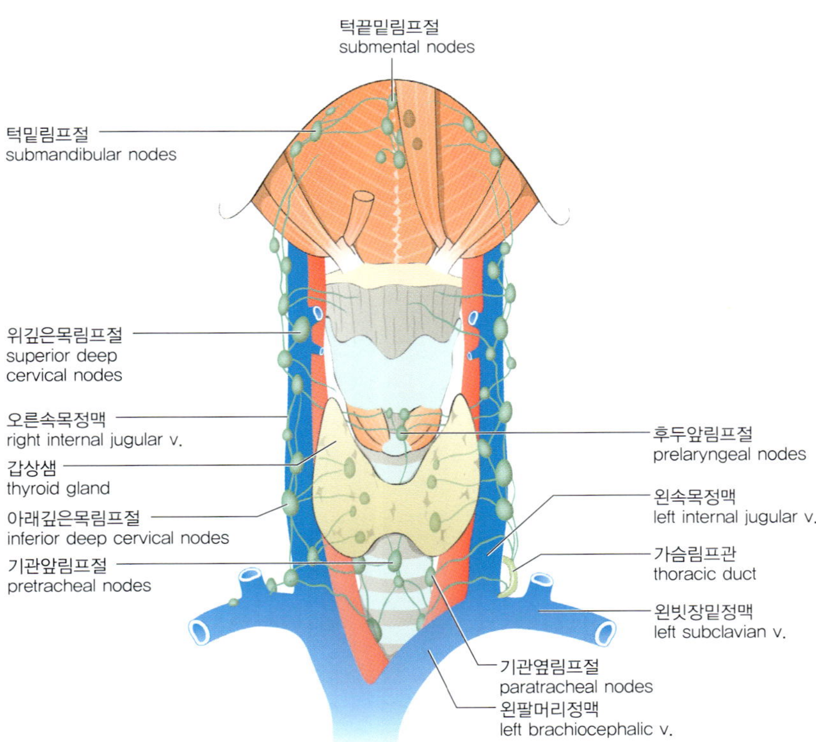

그림 9.43 목의 림프흐름

안에 있는 **가슴림프관팽대**(cisterna chyli)에서 시작하여(그림 5.34) 식도 왼쪽 면을 따라 위로 올라온다. 목뿌리에서 이 림프관은 가쪽으로 활처럼 휘어진다. 이때 이 림프관 앞쪽에는 목혈관신경집이, 뒤쪽에는 교감신경줄기, 척추동맥, 빗장밑동맥 등이 지난다. 가슴림프관은 최종적으로 왼빗장밑정맥과 왼속목정맥이 만나는 곳인 왼정맥각(left venous angle)에서 왼팔머리정맥으로 유입된다(그림 9.43).

오른쪽 머리와 목, 오른팔, 오른쪽 가슴부위의 림프는 **오른림프관**(right lymphatic duct)으로 합쳐지지만, 이를 제외한 몸의 나머지 부분은 모두 가슴림프관으로 합쳐진다.

턱밑림프절병증(submandibular lymphadenopathy)

입안의 림프는 일차적으로 턱밑림프절(submandibular lymph nodes)로 모이기 때문에, 구강암, 입안 염증 등과 같은 증상이 나타났을 때에는 이 림프가 커진다. 이러한 증상을 림프절병증이라고 한다. 턱밑림프절병증의 경우, 턱뼈각 부위에서 커진 턱밑림프절을 만질 수 있으며, 약간의 발열도 느낄 수 있다.

근본목수술(radical neck dissection)

근본목수술은 암이 림프관을 통해 전이되었을 때 시행한다. 이러한 수술 시 암 주위의 깊은목림프절과 조직들을 가능한 완전히 제거한다. 이때 주요 동맥들과 팔신경얼기, 미주신경, 가로막신경은 보존하지만, 목신경얼기의 피부가지들은 제거한다. 근본목수술의 목적은 암세포가 침입한 모든 림프절을 제거하는 데 있다. 특히 가로목동맥을 따라 있는 깊은목림프절들은 암세포가 가슴부위나 배부위로 전이하는 경로가 될 수 있다. 이 림프절들이 커지면 이 부위에 암이 발생하였다는 첫째 증거가 되어 목의 감시림프절(cervical sentinel lymph nodes)이라고 하기도 한다.

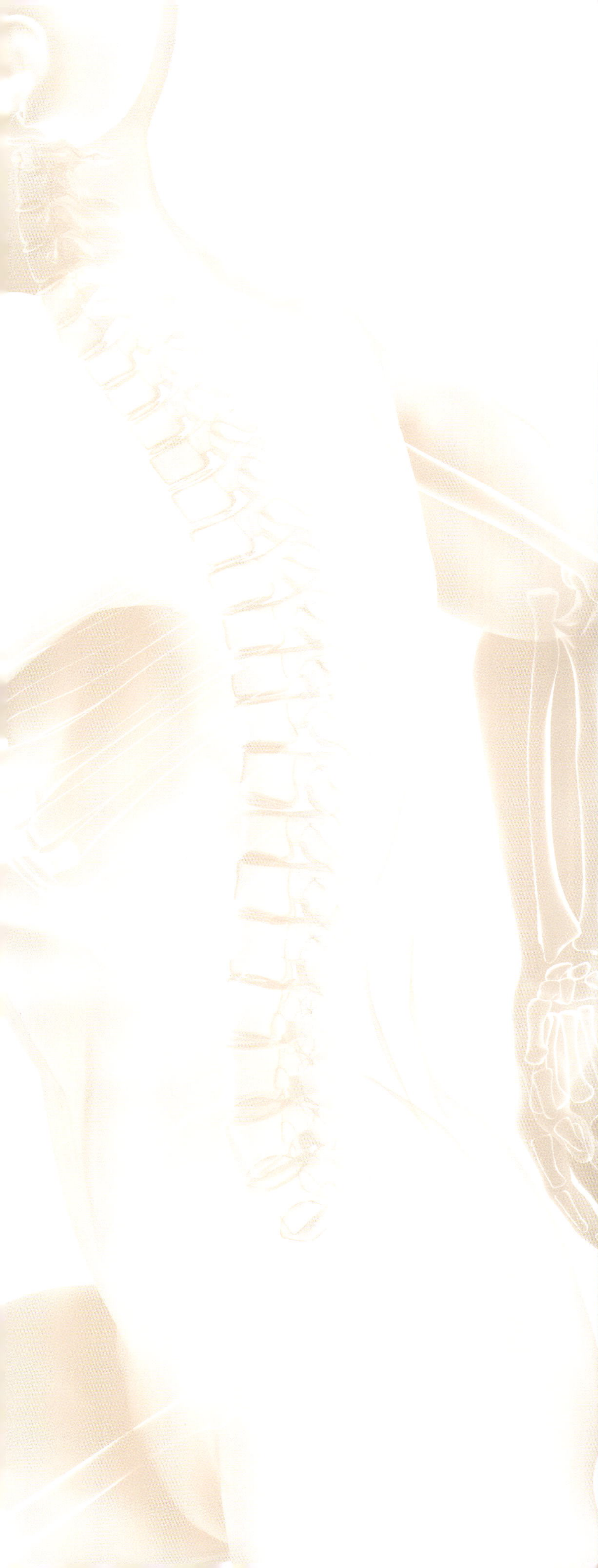

찾아보기
Index

국문색인

ㄱ

ㄷ

ㅅ

ㅇ

ㅊ

영문색인

A

B

C

D

G

H

I

J

K

L

M

Q

R

S

T

U

V

W

X

Z

핵심 국소해부학

2020년 8월 20일 인 쇄
2020년 8월 25일 발 행

저 자 : 대한해부학회 편
발 행 자 : 최 병 진

정가 60,000원

발 행 처 : 도서출판 **고 려 의 학**
(02880) 서울 성북구 성북구 성북로9길 1 보문빌딩3층
Tel. 765-0333, 0337
Fax. 743-2288
등록번호 : 제 1-519호 1978. 6. 29.

ISBN 979-11-89210-37-3